心臓手術の周術期管理

監訳
天野 篤 順天堂大学医学部 心臓血管外科 教授

監訳協力
南 和 草加市立病院 救急診療科 医長

訳（五十音順）
明石 浩和 順天堂大学医学部 心臓血管外科 大学院
梶本 完 順天堂大学医学部 心臓血管外科 助教
河野 安伸 順天堂大学浦安病院 循環器内科 助手
小池 裕之 順天堂大学医学部 心臓血管外科 助教
榊原 直樹 江戸川病院 心臓血管外科 部長
塩尻 泰宏 順天堂大学医学部 心臓血管外科 非常勤助教
手取屋岳夫 昭和大学医学部 第1外科 教授
土肥 静之 土肥病院 心臓血管外科
内藤 嘉之 明石医療センター 麻酔科 部長
中里 祐二 順天堂大学浦安病院 循環器内科 教授
仲冨 岳 順天堂大学静岡病院 心臓血管外科 助手
針谷 明房 せんぽ東京高輪病院 心臓血管外科 部長
廣瀬 仁 順天堂大学医学部 心臓血管外科 非常勤講師
廣田 真規 昭和大学医学部 第1外科 助手
松下 訓 順天堂大学医学部 心臓血管外科 非常勤助手
丸田 一人 昭和大学医学部 心臓血管外科 助手
南 和 草加市立病院 救急診療科 医長
村上美樹子 新東京病院 心臓血管外科
山本 平 順天堂大学医学部 心臓血管外科 准教授

MANUAL OF PERIOPERATIVE CARE IN ADULT CARDIAC SURGERY
FOURTH EDITION

By
Robert M. Bojar, M.D.
  Associate Professor of Cardiothoracic Surgery
  Tufts University School of Medicine
  Chief of Cardiothoracic Surgery
  St. Vincent Hospital, Worcester, Massachusetts
  Senior Cardiothoracic Surgeon
  Tufts-New England Medical Center, Boston, Massachusetts

メディカル・サイエンス・インターナショナル

亡き妻 Mercedes に捧げる。
Alana や Rebecca にベッドで本を読んであげることができないときも，
彼女は耐え，理解してくれた。

Authorized translation of the original English edition,
"Manual of Perioperative Care in Adult Cardiac Surgery"
Fourth Edition
by Robert M. Bojar, M.D.

Copyright © 2005 by Robert M. Bojar, M.D.
Published by Blackwell Publishing Ltd., 9600 Garsington Road, Oxford OX4 2DQ, UK
All rights reserved.

© First Japanese Edition 2008 by Medical Sciences International, Ltd., Tokyo

This edition is published by arrangement with Blackwell Publishing Ltd., Oxford.
Translated by MEDSI Medical Sciences International from the original English
language version. Responsibility of the accuracy of the translation rests solely with
the MEDSI Medical Sciences International and is not the responsibility of Blackwell
Publishing Ltd.

Printed and Bound in Japan

監訳者の序

本書は，米国における成人心臓外科診療のポケットマニュアルとして，多くの専門家から賞賛されている Bojar 先生の著書を，多くの若手医師たちの協力を得て全訳したものである．本書の内容は，すでに米国内で高い評価を得てきたように，医学部学生から研修医，心臓外科専修医，さらに成人心臓外科医療に従事するすべての医療スタッフを満足させるものである．的確に分類された項目とわかりやすい記述，必要に応じて提示されるイラストや表，代表的な画像診断データが，重要な項目を視覚に訴え，知識を整理するのに役立っている．本書は，若手医師たちには，今すぐに使える成人心臓外科診療の診断・治療指針である．しかし，それだけにとどまらず，大量の文献的裏づけによって最新の情報を提供し，知識のアップデートが可能なようにも配慮してある．中堅・ベテランの医師たちにとっても，手軽に知識の再構築ができるものに仕上がっている．

臨床医学のすべてに言えることだが，呼吸や循環に関する病態生理学を中心とする基礎医学の上に立った周術期の患者管理が重要であることは，本書の著者も示すところである．多くの技術や手術手技を習得することは，心臓外科医にとって欠かせないことではあるが，それ以上に，そうした技術の根拠となる知識，持てる技術を存分に活かすうえでの確固たる判断力，応用力，想像力などを身につけることの重要性は，これまた言うまでもないことである．そうした力を養ううえでも，若い心臓外科医には是非，本書の通読をそして日々の活用を望む．

著者が序文で述べている「どのような手術手技であっても，いかに手術が素晴らしくても，重症患者の治療結果は周術期管理の善し悪しで決まる」という言葉からは，執刀する心臓外科医からの患者管理に携わる医療スタッフに対する本音と感謝の両方が感じとれる．そして，その真のエールともいうべきものが，本書の具体的な記述内容なのである．これは心臓外科チームの"標準語"，"知識の基準線"であり，本書を手にした方は，読むほどに，その内容の濃さと現代診療とのマッチングに震撼するであろうと確信している．本書が訳書であることを考慮しても，これまでで最良，かつ最も有益な患者管理マニュアルと評されることを期待したい．

思い出せば，本書との出会いは，2005 年の米国胸部外科学会参加の際に，医科器械展示場に隣接した図書コーナーで最新版を購入した時にさかのぼる．帰国後，本書の一部を若手医師の教育にと，抄読会で使用し始めた際に，監訳協力の南和先生から「いっそ訳本にしてしまいましょう」と提案され，これがまさしく翻訳のきっかけとなっている．それ以降の翻訳担当医師たちとのいくつかの出会い，各人の紆余曲折もあったが，それらを克服して，今日の完成に至った次第である．監訳者の立場からは内容に古さを感じさせることなく，新鮮

さが随所に感じられる時点で世に送り出せたことが望外の喜びである。

　最後に本書の翻訳にご協力いただいた諸先生方に深く感謝申し上げるとともに，本書がすべての心臓外科医療チームの日常診療に役立ち，広く，長くベッドサイドに置かれることを祈念する次第である。

2007 年 11 月

天野　　篤

序　文

　心臓血管系の管理技術の進歩により，心臓外科医に照会される患者の分布層は大きく変化した。オフポンプ手術やロボット手術が普及し，より侵襲が少なく質のよい手術が可能となる一方で，薬物溶解性ステントが出現し，冠動脈バイパス術の手術件数は激減した。現在では，大伏在静脈グラフト病変，多枝病変，左冠動脈主幹部病変でさえ，カテーテル検査室で経皮的冠動脈形成術（PCI）によって治療できる"血管内"の問題となってしまった。一見，冠動脈バイパス術（CABG）の適応は，ステント失敗，ステント不能な病変，勇猛果敢な循環器内科医でさえカテーテル治療を断念するようなびまん性病変に限定されてしまった。心臓手術のなかで最も多く行われている術式は，依然として冠動脈の単独手術であるが，弁膜症手術および付加手術の割合が増加している。しかし，このような状況のなかでも，Society of Thoracic Surgeons データベースの集計によると，手術成績は向上の一途をたどっている。私たちは常に正しい道を貫かなければならない！

　術中管理の進歩が，より良好な手術成績につながっている。早期抜管を目標とする心臓麻酔プロトコールおよび術中経食道超音波検査のルーチン化が，手術成績の向上に大きく貢献した。また，外科医の技術も上達し，心筋保護の重要性も認識されるようになった。人工心肺（CPB）技術が改善される一方で，CPBの悪影響を最小限にとどめる手段としてオフポンプ手術（OPCAB）が開発された。しかし，それまでのCABGを上回る効果があるかどうかは，いささか意見の分かれるところである。重篤な合併症のためオンポンプ手術の適応から外れる患者だけに限定している外科医もいる。しかし，オフポンプであれ，オンポンプであれ，いかに手術が素晴らしくても，周術期管理の善し悪しが重篤な患者の予後を左右するものである。そうした理由で，前版から6年たった今こそ，本マニュアルのアップデートが必要なのである。

　このマニュアルが読者のポケットで重くなりすぎず，かさばらず，妥当な内容量にとどめるため，成人の心臓病領域だけに限定した。周術期管理に関する最新の情報を盛り込むべく，各々の章を大幅にアップデートし，周術期管理に関連する新しい文献を引用文献に列挙した。各章を同じ形式にし，読者が容易に情報を得られるよう便宜を図っている。第2章から第8章では，診断的検査，術前，術中および術後早期管理の詳細，と経時的な順番で記載した。第9章から第12章では，出血，呼吸，心臓，腎機能の問題を深く掘りさげて検討し，最後の章は，術後の病棟におけるその他の問題や管理で締めくくった。したがって，オフポンプ手術については特別な章を割り当てず，術中および術後管理の章（第4章と第8章）で解説している。

　この第4版が周術期管理に関する最新の情報を提供し，成人心臓手術患者を管理する読者

にとって最善の治療を行う礎となることを願う。

2004 年 12 月

Robert M. Bojar, M. D.

謝　辞

　心臓手術後の患者管理で最善を尽くすためには，医療チーム全員の密接な協力と意思疎通が不可欠である．そのなかには，より専門的な特殊領域に対する相談および診察依頼も含まれ，これにより対処が困難な問題に関して専門的意見を得ることができる．医学的に専門外領域の知識および技術が発達拡大するにつれ，最新の進歩におくれをとらずについていくことは難しくなった．そのため，多くの人が貴重な時間を費やして，原稿の段階で各々の章にコメントをくださったことに感謝したい．Drs. Robert Black, George Gordon, Munther Homoud, Charles Zee, Timothy Hastings CRNA, Wanda Reynolds CRT の援助に感謝する．また，私を支えてくれた医療スタッフに深く感謝する．彼らの助けがあって，私は手術患者の管理を極めることができた．Theresa Phillips, Jennifer Hardy, Jeniffer Delhotal, Joshua Deisenroth, Philip Carpino は，原稿を読み本書の内容が「まったく正しい！」と確信をもってくださった．人工心肺および心筋保護の章では，St. Vincent 病院の体外循環チーム，Bettina Alpert, Anne Oulton, Mark Wante にご協力いただいた．

　また，Eric H. Awtry, MD, FACC, Julie Pappalard, MHS, PA-C, Loisann Stapleton, RN, MSN, ACNP, CCRN に感謝の意を表する．彼らの協力および助言が，今回の出版の根幹となっている．

目次

監訳者の序 ………… iii
序文 ……………… v
謝辞 ……………… vii

第1章　成人心臓外科疾患の概略　　　　　　　　　　　　　　　　1

Ⅰ. 冠動脈疾患…1／Ⅱ. 左室瘤…8／Ⅲ. 心室中隔欠損症…11／Ⅳ. 大動脈弁狭窄症…12／Ⅴ. 大動脈弁閉鎖不全症…18／Ⅵ. 僧帽弁狭窄症…19／Ⅶ. 僧帽弁閉鎖不全症…22／Ⅷ. 三尖弁疾患…25／Ⅸ. 感染性心内膜炎…26／Ⅹ. 閉塞性肥大型心筋症…28／Ⅺ. 大動脈解離…30／Ⅻ. 胸腹部大動脈瘤…33／ⅩⅢ. 心室頻拍と突然死…36／ⅩⅣ. 心房細動…39／ⅩⅤ. 末期心不全…41／ⅩⅥ. 心膜疾患…43

第2章　心臓血管外科における診断技術　　　　　　　　　　　　　57

Ⅰ. 胸部Ｘ線写真…57／Ⅱ. 心電図…60／Ⅲ. 心筋灌流イメージング…61／Ⅳ. 心臓カテーテル検査…65／Ⅴ. 冠動脈造影…69／Ⅵ. 心エコー図検査…73／Ⅶ. CT検査…73／Ⅷ. MRIとMRA…77／Ⅸ. 大動脈造影…79

第3章　術前評価とリスクアセスメント　　　　　　　　　　　　　87

Ⅰ. 概要…87／Ⅱ. 病歴…87／Ⅲ. 身体所見…96／Ⅳ. 臨床検査…97／Ⅴ. 術前の自己血貯血…99／Ⅵ. 術前の薬物療法…100／Ⅶ. 術前チェックリスト…101／Ⅷ. リスクアセスメントとインフォームドコンセント…104

第4章　心臓手術の麻酔　　　　　　　　　　　　　　　　　　　121

Ⅰ. 術前訪問…121／Ⅱ. 術前投薬…122／Ⅲ. 術中モニタリングと経食道心エコー法…122／Ⅳ. さまざまな心臓手術における麻酔の問題点…130／Ⅴ. 麻酔の導入と維持…135／Ⅵ. 人工心肺開始前の麻酔管理…138／Ⅶ. 人工心肺中の麻酔管理…145／Ⅷ. 人工心肺からの離脱と抗凝固薬の中和方法…147／Ⅸ. オフポンプ手術の麻酔管理…151

第5章　人工心肺　　　　　　　　　　　　　　　　　　　　　　165

Ⅰ. 概略…165／Ⅱ. 人工心肺回路…166／Ⅲ. 人工心肺のためのカニュレーション…170／Ⅳ. 人工心肺の開始と管理…175／Ⅴ. 体外循環終了…178／Ⅵ. 人工心肺中に予想される問題…179／Ⅶ. 特殊な体外循環法…181

第6章　心筋保護法　　　　　　　　　　　　　　　　　　　　　191

Ⅰ. 心筋保護法の種類…191／Ⅱ. 心筋保護の基本原則…192／Ⅲ. 心筋保護の方法論…196

第7章　ICU入室とモニタリング法　　201

Ⅰ．ICU入室…201／Ⅱ．ICUでのモニタリング：技術と問題点…206／Ⅲ．ICUにおけるライン・チューブ抜去のためのガイドライン…212

第8章　早期術後管理　　217

Ⅰ．術後早期の基本的な特徴…217／Ⅱ．一般的な術後経過の管理…223／Ⅲ．術式別の術後の注意点…227

第9章　縦隔出血　　243

Ⅰ．概要…243／Ⅱ．縦隔出血の原因…244／Ⅲ．周術期出血の予防…246／Ⅳ．ICUでの出血に対する評価…249／Ⅴ．縦隔出血の管理…252／Ⅵ．血液成分，膠質液，代用血液…256／Ⅶ．縦隔出血再開胸止血のためのガイドライン…259／Ⅷ．緊急再開胸止血の手技…261

第10章　呼吸管理　　269

Ⅰ．概要…269／Ⅱ．呼吸機能の術後変化…269／Ⅲ．人工呼吸器，鎮静，鎮痛に関する標準的な管理法…271／Ⅳ．酸素化の基本概念…273／Ⅴ．肺胞換気の基本概念…275／Ⅵ．早期抜管のための検討項目…278／Ⅶ．術後の呼吸状態向上のための治療手段…279／Ⅷ．術後早期の呼吸器ウィーニングと抜管…280／Ⅸ．抜管後の呼吸管理…283／Ⅹ．急性呼吸不全／短期人工呼吸…285／Ⅺ．慢性呼吸不全／人工呼吸器依存…290／Ⅻ．人工呼吸法…294／ⅩⅢ．人工呼吸器からの離脱…295／ⅩⅣ．その他の呼吸器合併症…299

第11章　心臓血管管理　　311

Ⅰ．基本原理…311／Ⅱ．低心拍出量症候群…315／Ⅲ．強心薬および血管作動薬…326／Ⅳ．大動脈内バルーン補助拍動…338／Ⅴ．循環補助装置…343／Ⅵ．全身性の高血圧…354／Ⅶ．血管拡張薬と降圧薬…355／Ⅷ．心停止…364／Ⅸ．周術期心筋梗塞…367／Ⅹ．冠動脈攣縮…370／Ⅺ．ペーシングワイヤーとペースメーカ…371／Ⅻ．不整脈…381／ⅩⅢ．抗不整脈薬治療…404

第12章　水分管理と腎・代謝障害　　431

Ⅰ．体液分布…431／Ⅱ．人工心肺下手術およびオフポンプ手術が腎機能に及ぼす影響…432／Ⅲ．術後早期における通常水分管理…433／Ⅳ．腎機能障害の予防…436／Ⅴ．術後乏尿と腎不全…442／Ⅵ．血液濾過と透析…449／Ⅶ．高カリウム血症…452／Ⅷ．低カリウム血症…454／Ⅸ．低カルシウム血症…454／Ⅹ．低マグネシウム血症…455／Ⅺ．代謝性アシドーシス…455／Ⅻ．代謝性アルカローシス…458／ⅩⅢ．高血糖…459／ⅩⅣ．甲状腺機能低下…460／ⅩⅤ．副腎機能不全…461／ⅩⅥ．下垂体異常…461

第13章　ICU退室後の管理とその他の合併症　　471

Ⅰ．概要…471／Ⅱ．ICU退出と通常の術後管理…471／Ⅲ．一般的な術後症状の鑑別診断…477／Ⅳ．呼吸管理と合併症…479／Ⅴ．心臓の管理と合併症…481／Ⅵ．腎，代謝，体液の管理と合併症…486／Ⅶ．血液学的合併症と抗凝固療法…488／Ⅷ．創傷管理と感染の合併症…493／Ⅸ．

神経学的合併症…500／X．消化管合併症…506／XI．栄養…514／XII．人工弁関連の問題…515／XIII．退院計画…516

Appendix1	一般的な術前指示書	529
Appendix2	ICU入室指示表	530
Appendix3	ICU退出指示表	533
Appendix4	ICUの典型的なフローシート	536
Appendix5	心臓手術患者のヘパリンプロトコール	537
Appendix6	心臓手術患者の高血糖プロトコール	538
Appendix7	ICUにおける基本的な薬物療法（通常および腎不全時）	539
Appendix8	心臓手術後の基本的な薬物療法（通常および腎不全時）	542
Appendix9	ワルファリンに影響を与える薬物および食物	547
Appendix10	STSデータ（2004）による定義	548
Appendix11	胸水穿刺法	550
Appendix12	胸腔ドレーン（トロッカー）挿入法	551
Appendix13	経皮的気管切開チューブ挿入法	553
Appendix14	成人の体表面積表	514

注意

本文中のすべての薬物に関する用法および用量は，文献的に推奨されているもので，一般の使用法に準じている。ただし，必ずしもFDAによって定められた用法ではない。薬のパッケージに同封された説明書を参照し，FDAの定めた用法および用量も確認してほしい。薬の使用法は常に変更される。特に最近の薬物に関しては，新たな用法が推奨されていないか，注意してほしい。

　本文中の略語は代表的なもので，読みやすくするために用いている。しかし，多くの病院が独自の略語リストを作成し，理解不能から起こる医療事故の予防に努めている。各々の病院の規則に従って指示を書くとともに，記載した用量および投与間隔が患者にとって適当か，再確認することが重要である。

1 成人心臓外科疾患の概略

心臓外科患者の評価および管理にかかわる者は誰でも，治療の対象となる疾患のプロセスに関して，基礎的な知識をもつ必要がある。本章では，心臓外科診療で最も頻度の高い疾患について，病態生理，手術適応，それぞれの疾患特有の術前管理，手術方法について解説する。診断方法および一般的な周術期管理については次章以降で，術式別の術後管理については8章で説明する。

I. 冠動脈疾患

A. **病態生理**：冠動脈疾患（CAD）は，動脈硬化による進行性の冠動脈閉塞から生じる。心筋への酸素の供給と需要のバランスが崩れ，心筋の灌流量が心筋代謝に対して不足すること，つまり虚血により症状が出現する。急性冠症候群は，粥腫の破裂と血栓形成が原因であると考えられている。

B. **治療管理の考え方**
  1. 症状のある冠動脈疾患の治療として，まず硝酸薬，β遮断薬，カルシウム拮抗薬，アスピリン投与を行う[1]。アンギオテンシン変換酵素阻害薬（ACE阻害薬）は高血圧の管理に用いられ，"スタチン"は高脂血症とプラークの安定化に有効である[2]。
  2. 心電図上ST変化を伴う心筋梗塞は，胸痛出現後6時間以内であれば，カテーテルによる冠動脈形成術，ステント植え込み術，血栓溶解療法が第一選択となる[3,4]。
  3. ST変化を伴わない急性冠症候群では，ヘパリン（非分画ヘパリン，または低分子量ヘパリン），アスピリン，クロピドグレルを投与する[5~10]。ただし，緊急手術が考えられる場合にはクロピドグレルは投与すべきでない。
  4. 心筋虚血が持続し，急性心筋梗塞へ移行するリスクが高い患者〔48時間にわたって増悪する狭心発作，安静時胸痛，安静時心電図変化，うっ血性心不全（CHF），トロポニン値高値〕では，カテーテル治療（冠動脈形成術，ステント留置術）や外科的手術を考慮しつつ，チロフィバンやエプチフィバチドなど，血小板糖タンパクⅡb/Ⅲa阻害薬を投与する[11]。

C. **カテーテル治療の選択** [12]
  1. 適切な治療方法を選択する際には，患者の臨床状態，冠動脈の解剖学的状態，負荷テストによる虚血の程度，左室機能などを総合的に評価する。いかなる治療方法であっても，治療の第一目的は虚血の解除である。つまり，解剖学的に冠動脈走行が正常な患者に難治性の狭心症がある場合，あるいは症状の有無にかかわらず心筋梗塞（MI）の原因となる虚血がみられる場合には，その解除を目的とすべきである。インターベンションの適応があると判断したら，冠動脈病変の進行度および性状をもとに，適切

な手段を決定する。
  2. 近年の経皮的冠動脈インターベンション（PCI）の進歩により，CAD患者に対する基本的な治療概念は大きく変化した。バルーンによる冠動脈形成術やステント留置術は，多枝病変の多くの患者で適応となる。薬物溶出ステント（DES）は，米国では2003年前半の認可のため遠隔期成績は未知数であるが，早期成績として再狭窄率の低下が明らかになっている[13,14]。びまん性多枝病変症例における完璧な血行再建には，PCIでは限界があり，特に糖尿病患者で問題となる。しかし最近のデータによると，綿密なファローアップと複数回のPCIにより，遠隔期成績は冠動脈バイパス術に匹敵するほど向上している[15]。DESが登場する以前は，クロピドグレルをステント留置術前より投与し，術後も少なくとも1週間，できれば1年間投与することが推奨されていた[16]。

D. **手術適応**：PCIが困難な症例（左冠動脈主幹部病変，びまん性多枝病変，石灰化冠動脈病変）およびPCI不成功例（病変部をガイドワイヤーが通過しない症例，ステント内狭窄）で，以下の内容を満たす場合には外科的治療の対象となる。
  1. 患者に薬物不応性の狭心症状がある場合，または広範な心筋虚血の危険性がある場合
     a. 内科的治療に抵抗性のNYHA（New York Heart Association）クラスIIIまたはIVの安定狭心症（**Box1.1**）
     b. 内科的治療に抵抗性の不安定狭心症。"急性冠症候群"は，不安定狭心症と急性心筋梗塞のどちらにも使用される用語である。血中トロポニン値測定により，心筋梗塞を起こしていない不安定狭心症とST変化を伴わない心筋梗塞を鑑別できる。トロポニン値高値は心臓血管系合併症を起こす可能性が高く，早期の侵襲的治療を要する。
     c. 冠動脈形成術またはステント留置術を試みた後の急性虚血，および不安定な血行動態（特に冠動脈解離や冠血流量の不足）
     d. 胸痛出現後4～6時間以内の心筋梗塞急性期，あるいはその後の虚血の継続（早期梗塞後虚血）
     e. 腹腔内手術前または血管手術前の負荷テスト陽性症例
     f. 虚血性肺うっ血，高齢女性の狭心症
  2. 第二の手術適応は，狭心症状や薬物不応性の虚血は認めないが，冠動脈病変の広がり，左室機能，負荷テストによる虚血の程度から判断され，手術により長期的生存予後の改善が見込まれる症例である。手術は将来的な心筋梗塞の予防と，左室機能の温存を目的として行われる。特に左室機能低下があり，内科的治療では予後不良な虚血を認

Box1.1 New York Heart Association 機能分類

クラス
I．身体運動制限がない状態
II．軽度の身体運動制限がある状態。通常の労作で倦怠感，動悸，息切れ，狭心痛を訴える
III．高度の身体運動制限がある状態。通常より軽度の労作で倦怠感，動悸，息切れ，狭心痛を訴える
IV．常に症状があり，いかなる身体運動も不可能な状態。安静時も症状が継続する

a. 左冠動脈主幹部（LMT）病変＞50％
   b. 左室駆出率（EF）＜50％の3枝病変
   c. EF＞50％以上の3枝病変で，有意な虚血を認める場合
   d. 左冠動脈前下行枝（LAD）中枢側を含む2枝病変
   e. 心筋虚血の危険性があるPCIの適応とならない1枝または2枝病変
3. 第三の手術適応は，その他の開心術を行う際に，冠動脈バイパス術を同時に行う場合である。
   a. CADを伴う弁膜症手術，心筋中隔切除術など
   b. 心筋梗塞後の器質的異常（心室瘤，心室中隔破裂，急性僧帽弁逆流）との同時手術
   c. 突然死のリスクのある冠動脈先天異常（冠動脈が大動脈と肺動脈の間を走行する）
4. 冠動脈バイパス術（CABG）に関して，American Heart Association/American College of Cardiology（AHA/ACC）ガイドラインでは，臨床所見および冠動脈の解剖学的所見より患者を分類し，手術の有効性をクラスI～IIIに分けて，手術の適応を示している（**表1.1**）。

E. 術前の注意点

1. 輸血のリスク軽減のため，慢性期の安定した狭心症患者であれば，術前の自己血貯血が望ましい[17, 18]。しかし，オンポンプ手術時の抗線溶薬の使用，およびオフポンプ手術の普及により，退院までに何らかの血液製剤投与を必要とする患者は50％以下となった。そのため，安定した待期手術患者では自己血貯血の有用性は低い。不安定狭心症や左冠動脈主幹部病変をもつ患者は，カテーテル検査後速やかに緊急手術となることが多く，またヘマトクリット値が低い傾向があるため，自己血貯血は避けるべきである。
2. 術直前は，心筋虚血の回避が何よりの課題である。抗狭心症薬は手術当日の朝まで継続する。術前のβ遮断薬の使用により，心臓手術患者の周術期の死亡率が低下することを示した研究[19, 20]もある。手術当日入院の患者では，来院前に内服薬を服用するように指導する。
3. 不安定狭心症の患者では，手術のリスク軽減のために強力な抗虚血治療が行われる。これには，適切な鎮静，ヘパリン，抗血小板薬，血圧と心拍数コントロールのための抗虚血治療薬（硝酸薬やβ遮断薬の静注）があり，薬物不応性の虚血の場合には，大動脈内バルーンポンプ（IABP）を挿入する。カテーテル検査の後，手術承諾が得られても，手術開始の時まで内科的治療の手を緩めてはならない。これらの内科的治療を行っても虚血症状が持続する場合は，手術の緊急性が高まる。
4. 不安定狭心症，左冠動脈主幹部病変，術前にIABP挿入の患者では，非分画ヘパリンを静脈内投与することが多い。抗凝固作用減弱によるバイパス前の虚血を回避するため，ヘパリンは手術時まで継続する。ヘパリン使用中でも，中心静脈ラインは安全に挿入できる。ヘパリン使用中の患者では，血小板数を毎日（特に手術前24時間以内）検査し，ヘパリン誘発性血小板減少症（HIT）の発生がないかを確認する。低分子ヘパリンは手術の12時間前までに中止する[21]。
5. ヘマトクリット26％以下の不安定狭心症患者では，術前の輸血を考慮する。心筋虚血を改善するだけでなく，術中の血液希釈を軽減し，術中の輸血使用量を減少させる。

表 1.1　冠動脈バイパス術に関する ACC/AHA ガイドライン

	クラス I	クラス II A	クラス II B
ST 上昇を伴う心筋梗塞	PCI が不成功または適応とならない症例で，継続的または反復的虚血や不安定な血行動態 ST 上昇を伴う MI 発症後 36 時間以内に起こった心原性ショックで，ショック発症後 18 時間以内に CABG 可能（75 歳以下） LMT 狭窄 ≧ 50% あるいは 3 枝病変を伴う致死性心室性不整脈	ST 上昇を伴う MI 発症後 6～12 時間以内で，PCI および血栓溶解療法が適応とならない 75 歳以上のクラス I に示した心原性ショック	なし
不安定狭心症 ST 上昇のない心筋梗塞	LMT 狭窄 ≧ 50% LMT 病変に相当する病変（LAD または回旋枝の近位部狭窄 > 70%） 内科的治療に抵抗性の虚血	LAD 近位部病変を伴う 1～2 枝病変	LAD 病変を伴わない 1～2 枝病変
安定狭心症	LMT 狭窄 ≧ 50% LMT 病変に相当する病変（LAD または回旋枝の近位部狭窄 > 70%） 3 枝病変 2 枝病変かつ LAD 近位部狭窄 > 70% かつ EF < 50% または負荷テスト陽性 LAD 近位部病変を除く 1～2 枝病変で，広範囲の心筋虚血域を伴うもの 薬物不応性狭心症かつ負荷テスト陽性	LAD 近位部病変を伴う 1 枝病変 中程度の心筋虚血域を伴う LAD 近位部病変以外の 1～2 枝病変	なし
無症候性 / 軽度狭心症	LMT 狭窄 ≧ 50% LMT 病変に相当する病変（LAD または回旋枝の近位部狭窄 > 70%） 3 枝病変	LAD 近位部病変を伴う 1～2 枝病変	LAD 病変を伴わない 1～2 枝病変

表 1.1（続き）

	クラス I	クラス IIA	クラス IIB
低左心機能	LMT 狭窄 ≥ 50% LMT 病変に相当する病変（LAD または回旋枝の近位部狭窄 > 70%） LAD 病変を含む 2 ～ 3 枝病変	左記以外での CAD にもとづく可逆性心筋機能異常	なし
心室性不整脈	LMT 狭窄 ≥ 50% 3 枝病変	バイパス可能な 1 ～ 2 枝病変 LAD 近位部病変を伴う 1 ～ 2 枝病変	なし
PCI 不成功	進行性の虚血あるいは閉塞の危機 血行動態不安定	異物挿入が不適当な部位 開心術の既往がなく，凝固異常を伴う血行動態不安定状態	再手術例で凝固異常を伴う血行動態不安定状態
再手術	内科的治療に抵抗性の狭心症 冠動脈病変がクラス I 適応で，開存グラフトがない（LMT 病変，LMT 病変に相当する病変，3 枝病変）	広範な虚血域を伴うバイパス可能な冠動脈病変 LAD あるいは広範な心筋灌流域への動脈硬化性変化を伴う静脈グラフト	なし

クラス I：手術が有用かつ効果的，クラス II：有用性 / 有効性に個人差あり，クラス III：有用性 / 有効性は確立されていない
MI：心筋梗塞，LMT：左冠動脈主幹部，LAD：左冠動脈前下行枝，EF：左室駆出率，CABG：冠動脈バイパス術，PCI：経皮的冠動脈インターベンション

術前採血に加え，失血や輸液による血液希釈のため，カテーテル検査後のヘマトクリット値が低下することは珍しくない。ある研究では，カテーテル検査中にヘモグロビン値が 1.8g/dL（ヘマトクリット 5.4% に該当）低下したと報告[22]されている。Society of Thoracic Surgeons（STS）のデータベースでは，輸血が必要となる症例では，周術期死亡率が増加することが示されている[23]。

6. アスピリンを術前に中止するかどうかについては，意見が分かれる。1980 ～ 90 年代初頭にかけての複数の研究では，アスピリン非中止例で周術期の出血が増加したと報告[24, 25]されているが，それを否定する報告[26, 27]もある。伝統的には，アスピリンは手術 7 日前に中止することが推奨されているが，3 日前までにアスピリンを中止すれば血小板機能は正常に回復し，輸血量も増加しないことが確認されている[28, 29]。さらに，アスピリンを手術当日まで継続すると周術期死亡率が低下したという報告もあり，アスピリン中止に関する議論は継続中である[30, 31]。

7. アスピリンとは対照的に，術前のクロピドグレルについては多くの研究で，出血および再開胸止血術のリスク増加が報告[32～35]されている。したがって，待期手術患者では，手術 7 ～ 10 日前に投与を中止することが推奨される。

a. 多くの患者は，カテーテル検査室到着時にステント留置に備えてクロピドグレル300mg（開始量）を服用し，その後準緊急手術が必要であると判明する。また，急性心筋梗塞の治療として，責任病変へ緊急にステントを留置した後，完全血行再建目的で準緊急的に外科手術を行うこともある。つまり，すべての患者で理想的な時期にクロピドグレルを中止することは不可能である。
　　b. 外科医は，血小板輸血などさまざまな手段を用いて，クロピドグレルによる血小板機能不全が引き起こす出血をコントロールしなければならない。残念ながら，血中のクロピドグレル活性代謝産物は，輸血された血小板にも結合するといわれている。急性冠症候群において準緊急手術が予想される症例では，クロピドグレルよりもⅡb/Ⅲa阻害薬を使用することが推奨されている[35]。

F. 手術手技
　1. 典型的な冠動脈バイパス術は，人工心肺（CPB）下，胸骨正中切開で行われる。心筋保護は，心停止下，心筋保護液注入でなされる。狭窄あるいは閉塞のある冠動脈に対して，さまざまなグラフトを用いてバイパスする。左内胸動脈（LITA）は左冠動脈前下行枝（LAD）への有茎グラフトとして用いられ，その他の冠動脈では大伏在静脈グラフト（SVG）が大動脈-冠動脈間に置かれることが多い（図1.1）。
　　a. 大伏在静脈を内視鏡下または非連続の小切開にて採取すると，患者の術後愁訴および下肢の浮腫が軽減され，創傷治癒が早まり，かつ美容上も有用である[36]。

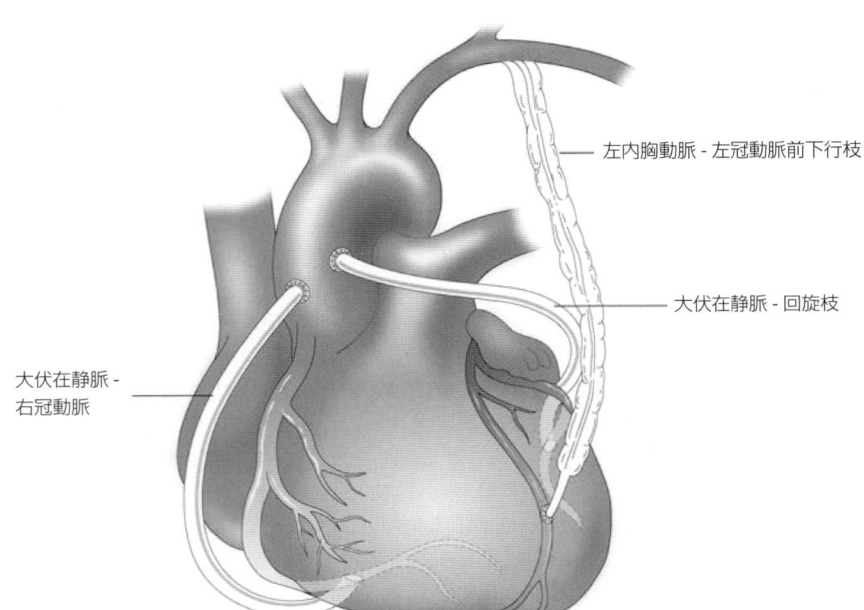

図1.1　冠動脈バイパス術
左内胸動脈が左冠動脈前下行枝へ，大伏在静脈が回旋枝と右冠動脈に，それぞれバイパスされている。

b. 動脈グラフト使用による術後の非心事故生存率の改善が明らかになるにつれ，内胸動脈（ITA）の汎用（両側 ITA や sequential 吻合）[37] や，橈骨動脈の使用が一般的になっている [38, 39]。橈骨動脈の採取法として，通常は前腕部を皮膚切開するが，内視鏡下でも可能である [40]。橈骨動脈の攣縮予防のため，術中から術後にかけて，ジルチアゼム 0.1mg/kg/hr（一般的には 5 〜 10mg/hr）またはニトログリセリン 10 〜 20μg/kg/min を持続点滴する。しかし，これら薬物療法の必要性はまだ証明されていない。

2. CPB の悪影響に対する懸念が技術の進歩を促し，安全な"オフポンプ"冠動脈バイパス術（OPCAB）が可能となった。その結果，CPB を用いずに血行再建が行われるようになった。深部の心外膜に縫合糸をかけて牽引すると，血行動態の変動を起こさずに，心臓を冠動脈吻合に適した位置に固定することができる。心尖部を牽引するさまざまな装置が開発され，心臓側壁の視野展開も改善されている。さらに，さまざまなタイプの安定化装置 stabilizing platform（圧迫型，吸引型）を使用することで，冠動脈操作時の心臓の動きを最小限に抑えることができるようになった（図 1.2）。冠動脈内または大動脈 - 冠動脈シャントを使用すると，冠動脈切開後の虚血を最小限に抑えることができる。

a. OPCAB からオンポンプ手術への変更は，以下の場合で必要となる。
   i．冠動脈が極度に細い場合，著明な動脈硬化病変，あるいは冠動脈の心筋内走行を認める場合

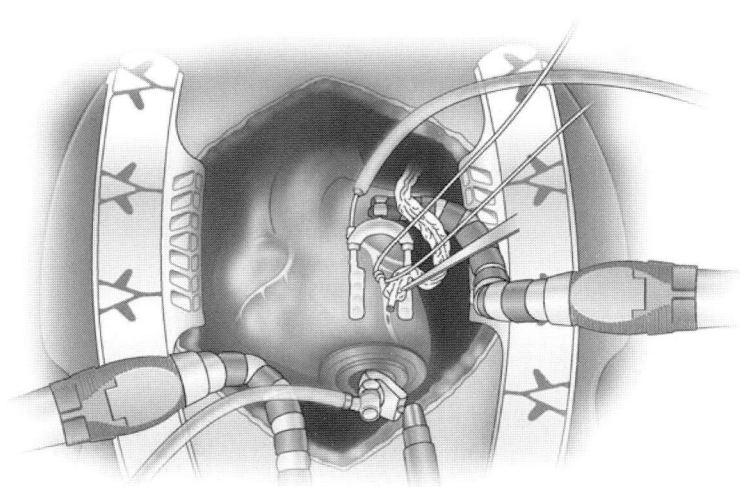

図 1.2　オフポンプ冠動脈バイパス術
オフポンプ冠動脈バイパス術では，血行動態に負担をかけずに心臓を脱転する技術が必要となる。その方法として，深部の心外膜へ縫合糸をかけて牽引する方法や，心尖部を吸引する装置を使用する方法などがある。安定化装置を使用すると，心臓の動きが最小限に抑えられる。血管ループで冠動脈中枢側を血流遮断すると，吻合部の出血が最小限に抑えられる。

ii. 左室機能がきわめて悪い場合，あるいは心肥大または心拡大が顕著で，心臓脱転が血行動態の悪化や不整脈を起こす場合
　　　iii. コントロール不能な虚血および不整脈が発生し，シャントチューブ挿入後も持続する場合
　　　iv. 血管ループ vessel loop やシャントチューブ挿入後もコントロール困難な出血が持続する場合
　　b. OPCAB によって，死亡率の低下，輸血量の減少，脳神経系合併症・腎機能障害・心房細動（AF）のリスク軽減が認められたと報告する研究もある。しかしながら，こうした有用性にもかかわらず，OPCAB への関心は薄れつつあり，多くの外科医は OPCAB を特定の患者に限定して行っている。術前に複数の合併症があり，CPB の回避が生死を分けるようなハイリスク患者であれば，OPCAB により最大の利益が得られるだろう [41〜43]。
　　c. 著明な心室機能障害のある患者では，オフポンプ手術時の心臓の操作に耐えられないことがある。その場合，右室補助装置を使用すると，血行動態が改善することがある。また，オンポンプで心臓を小さくし，心停止を得ず心拍動下にバイパス術を行うことも可能である。
3. 最小限侵襲冠動脈バイパス術（MIDCAB）は 1990 年代に確立された手技で，左胸部小切開により左内胸動脈を心拍動下に左冠動脈前下行枝へバイパスする手術である。皮膚切開を延長すると右冠動脈へのバイパスも可能であるが，多くの外科医は MIDCAB よりも，胸骨正中切開によるオフポンプ手術を好んで行う。
4. Transmyocardial revascularization（TMR）は，二酸化炭素レーザーまたは holmium-YAG レーザーにより心筋に小孔を開ける手術である。小孔は数日間で閉塞するが，炎症反応により血管内皮新生因子などのさまざまな成長因子が誘導され，血管新生が起こる。この手術は左開胸で行うことができるため，心筋のバイアビリティは保持されているがバイパス不能な CAD 患者でも，TMR 単独手術が可能である。CABG 時にバイパス不能な領域の心筋に対して，TMR を追加することもできる [44〜47]。

II. 左室瘤

A. 病態生理
　1. 左室瘤（LVA）は，主要冠動脈の閉塞による広範な貫壁性梗塞を原因とする。梗塞部の心筋は薄い瘢痕組織となり，心室収縮時に奇異性運動を呈する [48]。
　2. 主な発現症状として，虚血症状と CHF がある。狭心症状は，拡張した心室の収縮期壁応力の増加を伴う冠動脈多枝病変が原因である。低左心機能および一回拍出量の減少により CHF が出現するが，これは心筋の収縮組織の欠損と心室容量の増加により，心室瘤部分のリモデリングが起こるためである。
　3. 奇異性運動を示す部分に形成された血栓が全身性に播種され，塞栓症状をきたすことがある。
　4. 瘢痕組織と健常組織の境界部分に電気生理学的なリエントリー回路が生じると，悪性心室性不整脈や突然死の原因となる。

B. **手術適応**：自然歴は比較的良好であるため，無症状の患者は外科手術の適応とならない。一方，左室破裂による仮性瘤は予後の予想がつきにくく，外科手術の絶対適応となる。心室瘤が巨大である場合，または心室瘤壁に血栓形成を認める場合には，無症状でも外科治療が推奨される。しかし一般的には，心室瘤の4大症状（狭心症，CHF，全身性塞栓症状，悪性心室性不整脈）のいずれか1つを認めた場合に，症状の改善と長期生存を目的に手術適応となる。悪性心室性不整脈に対して，以前は心内電位マップ下に内膜除去が行われていたが，術中のマッピング装置が高価で販売中止となった。現在は，マッピングを行わずに心室瘤部分の内膜を切除し，場合によって凍結外科療法を追加し，さらに植え込み型除細動器（ICD）を経静脈的に植え込む方法が行われている。

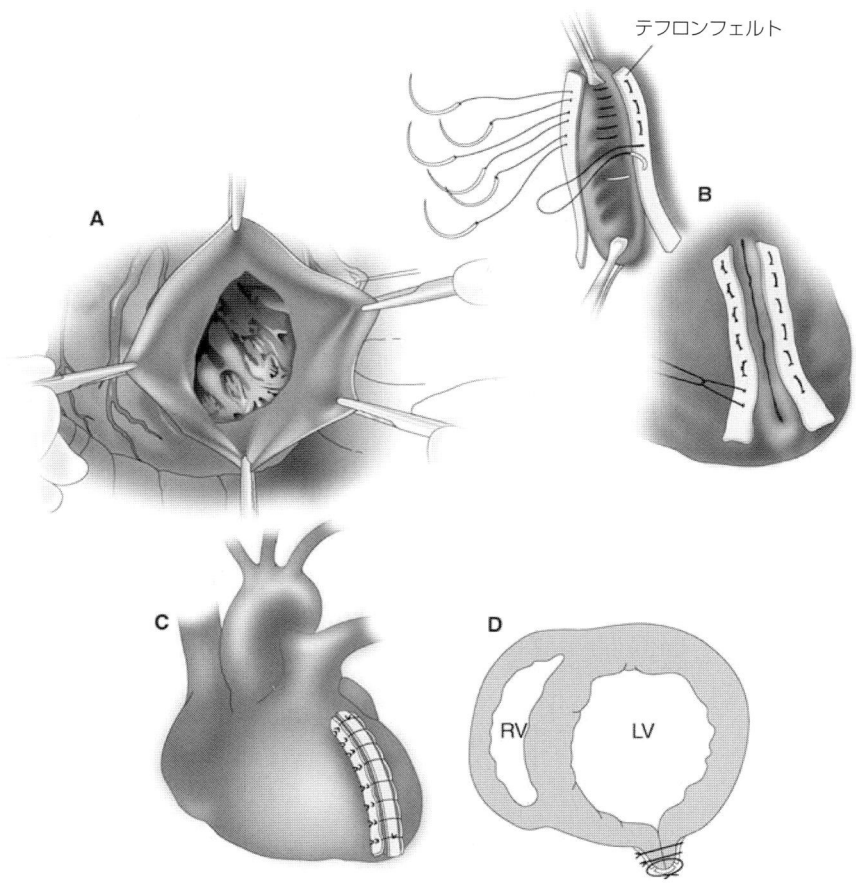

図1.3 左室瘤に対する単純閉鎖法
(A) 菲薄化した瘢痕組織を切開し，一部を切除する。(B) フェルトを用いて瘤をマットレス縫合にて閉鎖する。
(C) さらに over-and-over 縫合で3枚目のフェルトをあてた上を補強する。(D) 手術終了後の断面図

C. 術前の注意点

1. 2方向左室造影は，瘤化した部分と無動部の判別，および瘤化していない部分の心機能評価に有用である。左室壁の菲薄化は，心エコー図検査で最も良好に描出できる。
2. 左室内血栓が確認された場合には，手術時までヘパリン投与を継続する。血栓は心エコー図検査で最も良好に描出できる。

D. 手術手技 [49,50]

1. 標準的な瘤切除術は，左室瘤を含む心室壁に切開を加えたうえで，瘤壁を切除する方法で，切開線はフェルトパッチを用いて閉鎖する。心室中隔が瘤に含まれる場合は，その部分も同時に切除する（**図 1.3**）[51,52]。
2. 巨大心室瘤に対しては"瘤形成術"が行われる。心膜またはダクロンパッチを健常心筋の断端に縫着し，パッチを覆うように，心室瘤基部の瘤壁を縫縮する（**図 1.4**）。この方法は心室瘤単純閉鎖法に比べて，左室の形状が保たれ，心機能が改善することが示されている [53]。

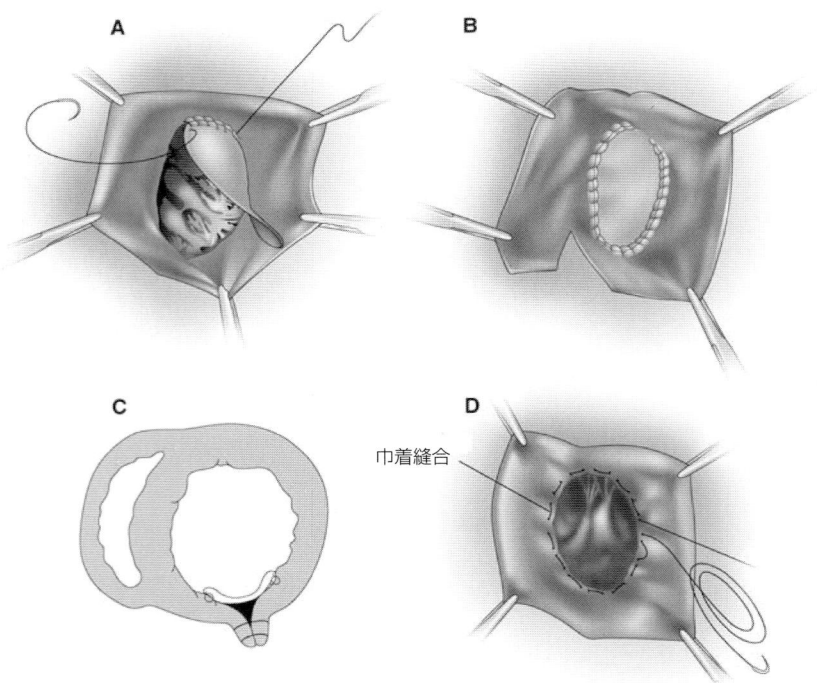

図 1.4 左室瘤に対する瘤形成術

（A，B）心膜パッチを欠損部の基部，すなわち瘢痕組織と健常心筋の境界部分に縫着して心室のジオメトリーを保持する。心室瘤は単純閉鎖法と同様の方法で閉鎖する。（C）手術終了後の断面図。（D）Dor 法は瘤形成術の変法で，欠損部に巾着縫合を置くことにより，左室の正常な形状を再生させる。巾着縫合を置いた後に，パッチを縫着して欠損部を埋める。

3. その他の心室瘤形成術としては，パッチ閉鎖前に残存心筋を縫縮する Jatene 法，非収縮部分の心筋部分をパッチで除外する Dor の endoventricular circular patch plasty 法（図 1.4D）などがある[49, 54, 55]。Dor の変法である surgical anterior ventricular endocardial restoration（SAVER）法は，左室の楕円形状を保持し，左室容積および機能を改善すると報告されている[56]。
4. 有意な病変のある冠動脈に対しては，冠動脈バイパス術を同時に行う。心室中隔への再灌流が必要な場合には，左冠動脈前下行枝および対角枝へのバイパスを検討する。

Ⅲ. 心室中隔欠損症

A. **病態生理**：主要冠動脈閉塞に伴う広範な心筋障害により，心室中隔が壊死を起こし破裂する。通常，梗塞後 1 週間以内に発症し，前壁‐心尖部の梗塞（左冠動脈前下行枝閉塞）によるものが多く，下壁梗塞〔一般に右冠動脈（RCA）閉塞〕によるものは少ない。発生頻度は急性心筋梗塞の 1％以下とされるが，ST 上昇を認める梗塞に早期の再灌流療法を行うことで，発生率は低下した。大きな汎収縮期雑音の聴取から心室中隔欠損症（VSD）が疑われ，中隔破裂部を介する左右シャントが認められる。左右シャントの出現により，急性肺水腫および心原性ショックを呈する[57]。

B. **手術適応**：多臓器不全の進行を防ぐために，ほとんどすべての心筋梗塞後 VSD で，緊急手術の適応となる。シャント比 2：1 以下の小さな VSD に限り，内科的治療の余地があるが，将来的な血行動態の悪化を防ぐため，6 週間後に手術を行うことが多い。

C. **術前の注意点**
1. Swan-Ganz カテーテル検査で右室内 O_2 step-up を認めれば，直ちに診断できる。心エコー図検査により VSD の診断を確定するとともに，同様の臨床像を呈する急性僧帽弁閉鎖不全症との鑑別を行う。
2. すべての患者に対して緊急心臓カテーテル検査と手術を予想し，強心薬投与および後負荷軽減（通常は IABP 挿入）をはかる。
3. 心臓カテーテル検査でシャントの程度を計測するとともに，冠動脈造影を行い，CAD の関与を確認する。

D. **手術手技**
1. 心筋梗塞後心室中隔欠損症に対する古典的な術式は，梗塞部分からの心室切開と中隔壊死部分の切除，およびテフロンフェルトまたは心膜パッチによる中隔および心室自由壁の再建である。この方法では心室壁を貫く運針が必要で，しかも再発率が高い[58]。
2. 現在最もよく行われている術式は，梗塞心筋境界部分を含めて心膜パッチで覆う方法である。この方法は，梗塞に陥った中隔を心室内腔から隔離することでシャントが消失し，しかも壊死巣から離れた健常心筋内に縫合糸をかけるため，再発率が低い（図1.5）[59]。
3. 重症冠動脈病変に対しては，術後遠隔期生存率の改善のため，冠動脈バイパス術を必ず追加する[60]。

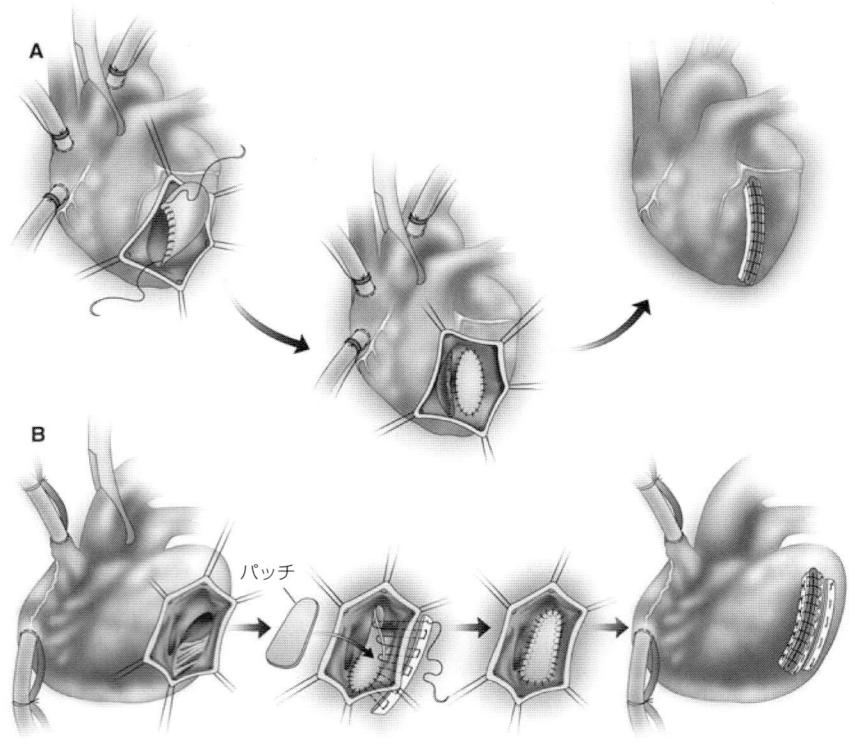

図 1.5　Exclusion 法による梗塞後心室中隔欠損閉鎖術
(A) 前壁に心室中隔欠損がある場合。(B) 下壁に心室中隔欠損がある場合。心膜パッチを欠損部から離れた健常心筋に縫着し，心室中隔欠損を通過するシャント血流をなくす。

IV. 大動脈弁狭窄症

A. **病態生理**：大動脈弁狭窄症（AS）では，大動脈弁の肥厚・石灰化，あるいは癒合を認め，その結果，左室流出路の狭窄を生じる。一般的に AS は，若年者では先天性二尖弁によるが，高齢者では三尖ある弁の変性によるものが多い。弁尖の開閉制限により，圧負荷，代償性の左室肥大（LVH），左室コンプライアンスの低下を認める[61,62]。
   1. 左室肥大が進行しても，左室壁応力と左室駆出率（EF）は正常に保たれる。左室内圧の上昇に合わせて左室壁厚が増加できなくなると，左室壁応力が上昇し，EF は低下する。EF の低下が，過剰な後負荷（狭窄に打ち勝つには不十分な左室肥大）によるものか，収縮力の低下によるものかを判別することが重要である。収縮力が低下した場合，手術のリスクは高くなる。

2. 左室肥大が著明な患者では，壁応力は低下して心臓は活動亢進状態となり，EF は非常に高くなる。この所見は，術後の予後を悪化させる一因となる[63, 64]。
3. 狭心痛は，壁応力の増大による心筋酸素需要量の増加，肥大した心筋組織におけるグラムあたりの血液供給量の低下，あるいは冠動脈の血管拡張予備能の制限から生じる。したがって，CAD が付随する場合もあれば，付随しない場合もありうる。CHF の諸症状は，拡張障害による充満圧の上昇および，左室収縮機能の低下により生じる。狭窄弁を介するため，心拍出量は一定量しか得られず，末梢血管が拡張すると，失神発作を起こすことがある。肥大心筋では適切な一回拍出量を維持するために，心房性の拍出"atrial kick"が不可欠であり，心房細動に陥るとたいてい心不全症状をきたす。
4. 弁狭窄の程度は，心拍出量および弁前後（左室内および大動脈の圧を計測）の圧較差（ピーク値または平均値）の測定により診断する。弁口面積（AVA）は，心拍出量を圧較差の平方根で割って計算する（Gorlin の計算式）。

$$AVA = \frac{CO/(SEP \times HR)}{44.5\sqrt{平均圧較差}}$$

* AVA：大動脈弁口面積（cm^2，正常値は 2.5 〜 3.5 cm^2）
  CO：心拍出量（mL/min）
  SEP：収縮駆出時間（一回拍動あたり）
  HR：心拍数

5. AS の重症度は，心エコー図検査または心臓カテーテル検査で評価する。弁狭窄が高度な場合，カテーテルが大動脈弁を通過せず，圧較差が計測できないことがある。さらに塞栓症のリスクが有意に高く，心エコー図検査で十分な情報が得られるうえ，より安全であると述べた研究[65]もある。
6. 心エコー図検査での左室流出路の面積と流速の計測により，弁口面積が計算できる。また，短軸像で面積を測定し，直接弁口面積を求めることもできる。超音波上での平均圧較差が 50mmHg 以上で，弁口面積が 0.75 cm^2 以下の場合，重度の AS と診断する[66]。
7. AS の重症度は，軽度 mild（AVA > 1.5 cm^2），中等度 moderate（AVA=1.0 〜 1.5cm^2），重度 severe（AVA < 1.0cm^2），危険 critical（AVA < 0.75cm^2）に分類される。体の小さな患者では弁口面積が 1.0cm^2 でも問題とならないが，体の大きな患者では重大な問題となることがあるため，より正確には身長体重をもとに弁口面積を指数化する。大動脈弁口面積指数が 0.45cm^2 未満の場合には，危険な AS と判定してよい。

B. 手術適応
1. 典型的な重度 AS 患者の平均生存期間は，2 〜 3 年以下である。一般的な手術適応として，狭心症状，CHF，失神発作，突然死状態からの蘇生の既往などがある。一方，無症状の患者では，いかに狭窄が強くても突然死の確率は低く，手術適応はない。しかし，ほとんどの危険な AS 患者では，短期間にこれらの症状のいずれかが出現し，突然死のリスクが高くなる[67]。また，著明な左室肥大が進行する可能性があり，その場合，遠隔期生存にマイナスの因子となる。AS の進行速度には個人差があるが，定期的にドプラーで流出路の流速を測定して増加率をみれば，AS が循環動態に及ぼ

す影響や臨床的な経過が予測できる[68, 69]。したがって，重度または危険な AS 患者では，手術適応となる症状の出現および病変の進行を，注意深く観察することが必要である。
2. 無症状の患者は突然死のリスクが低く，手術適応については意見が分かれる。しかし，左室収縮障害，運動時の血圧降下，心室頻拍（VT），著明な左室肥大（>15mm）は予後不良のサインで，早めの手術が望ましい。これらの所見と AVA 0.6cm^2 未満，圧較差 50mmHg 以上の場合は，無症状であっても手術を考慮する[62]。
3. 冠動脈バイパス術が必要な患者では，AVA 1.1cm^2 以下で大動脈弁置換術の適応となる。この程度の弁狭窄は，数年以内に進行して手術適応となる可能性が高く，再手術のリスクはさらに高くなる。弁置換術では人工弁の合併症を上回るメリットが保証されなければならず，そのため狭窄のある自己弁より良好な血行動態が確保される人工弁の選択が課題となる。しかし，たとえ血行動態に差がなくても，人工弁は自己弁より狭窄の進行が遅いため，再手術を回避できる。
4. 圧較差が少ない低左心機能患者では，AS の程度を評価することは難しい。狭窄が高度でなくても，弁口面積が低めに算出されることがある。このような患者では，ドブタミン負荷心エコー図検査を行うと，左室機能の低下が後負荷とのミスマッチによるものか，あるいは心収縮力の低下によるものかが判別できる。心拍出量は増加するが圧較差はほとんど上昇しない場合，弁口面積の計算値は増加し，AS の重症度は過大評価されており，手術適応でないと判断できる。一方，心拍出量と圧較差の増大を伴う心収縮予備能が認められる場合，弁口面積は小さい値のままであり，AS の存在が確定し手術適応となる[70〜72]。

C. 術前の注意点

1. 40 歳以上の患者すべて，さらに若年患者で冠動脈危険因子（狭心痛，負荷テスト陽性など）を有する場合，冠動脈造影を行う。
2. 虚血症状のある AS 患者では，特に注意が必要である。危険な AS 患者では，心拍出量が低下して心停止の危険があるため，前負荷を軽減する薬物（ニトログリセリン），後負荷を軽減する薬物（カルシウム拮抗薬），心拍数を低下させる薬物（β遮断薬）の使用を避ける。心房細動では心拍数をコントロールし，心不全症状が強い場合には除細動を行う。
3. 術後の人工弁関連の心内膜炎のリスクを減らすため，禁忌となるリスクがなければ，術前に歯科治療を行う。
4. 適切な術式および人工弁の選択については，患者の年齢，長期の抗凝固療法の必要性，抗凝固療法に関する患者の希望など，さまざまな要素を考慮して決定する。

D. 手術手技

1. 大動脈弁手術は通常胸骨正中切開で行われるが，第 3 あるいは第 4 肋間への"J"または"T"型の上部胸骨切開でも十分な手術視野が得られる[73, 74]。CPB のカニューレ挿入は術野より行うが，最小限侵襲手術では，大腿からカニューレを挿入することもある。
2. 生体弁または機械弁による大動脈弁置換術は，AS の標準的な治療法である（図 1.6）。ステントレス弁は，より有効な弁口面積を確保でき，subcoronary 法および基部置換

として用いられる（図1.7）。Ross手術は，自己の肺動脈弁を基部置換に使用し，肺動脈弁を同種移植片で再建する方法であるが，複雑な手術であり，抗凝固療法を希望しない50歳以下の患者に限定される（図1.8）[75]。同種移植片は一般的に，心内膜炎患者の大動脈弁置換術で使用される[76]。

3. 危険なASでは，交連切開術やデブリードメントなどの修復手術はほとんど意味がない。しかし，中等度のAS患者では，弁の変性が弁置換を行うほど重症でないが，石灰化部分の切除により弁置換術が数年間延期できる可能性がある場合には，デブリードメントを考慮する。

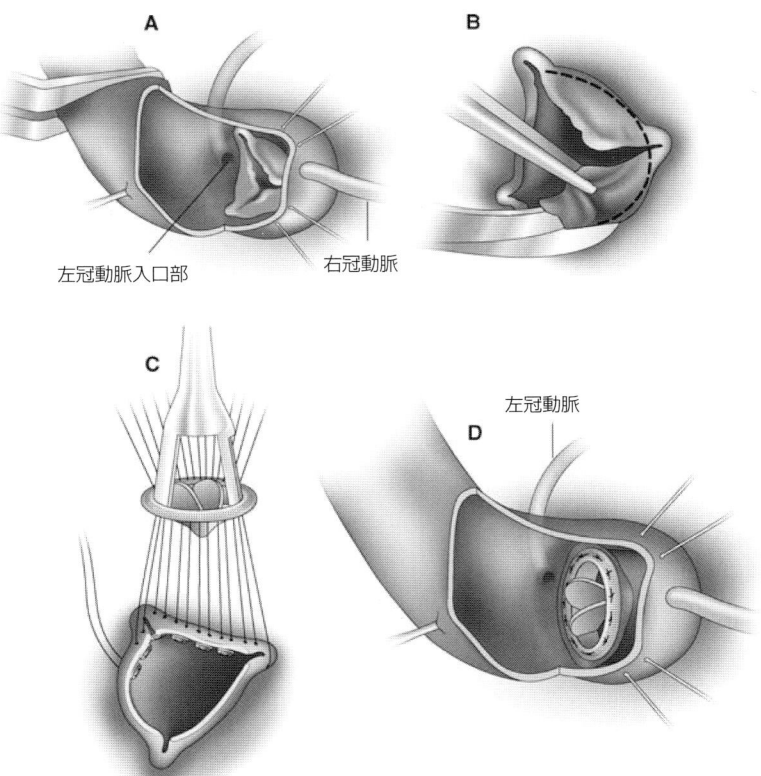

図1.6 大動脈弁置換術
（A）大動脈に横切開を加え，支持糸をかける。（B）弁を切除し，大動脈弁輪をデブリードメントし，弁輪径を計測する。（C，D）プレジェット付きマットレス縫合を弁輪にかけ，人工弁の弁輪へ通し，人工弁を適切な位置へ降ろした後に糸を結ぶ。最後に大動脈切開部を閉鎖する。

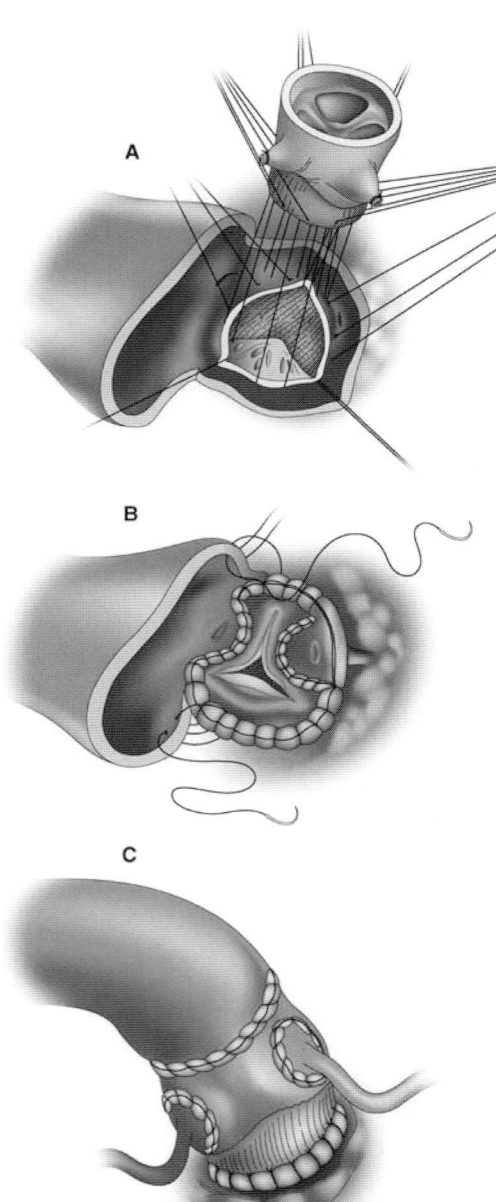

図 1.7 ステントレス人工弁

ステントレス人工弁はステント付き人工弁に比べて有効な弁口面積が大きく，弁置換後の左室肥大の改善が期待できる。

(A) 中枢側吻合は人工弁のダクロンスカート部分および大動脈弁輪の間で行う。

(B) Medtronic Freestyle 弁を用いた subcoronary 法。この方法では，2つの冠動脈入口部をまたぐように扇状に糸をかける。末梢側吻合は冠動脈入口部より下になる。

(C) ステントレス弁は基部置換術でも使用し，冠動脈はボタン状にして移植する。末梢側は上行大動脈との端端吻合となる。

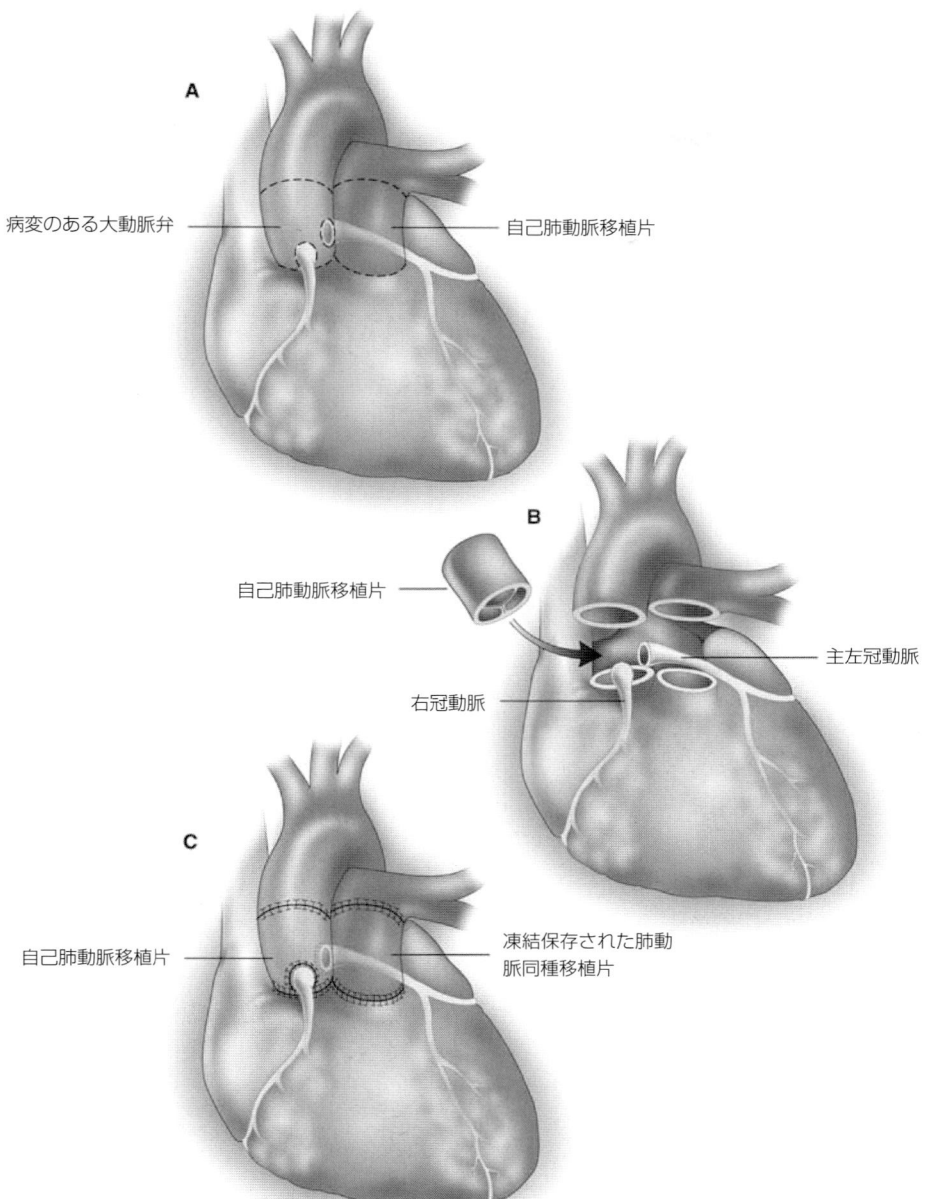

図 1.8 Ross 手術

(A) 大動脈を切開し大動脈弁を切除する．自己移植片となる肺動脈弁および主肺動脈を慎重に摘出し，冠動脈を授動する．(B) 自己肺動脈移植片を用いて，大動脈基部を置換する．(C) 冠動脈を移植し，凍結保存された肺動脈同種移植片を用いて，右室流出路を再建する．

V. 大動脈弁閉鎖不全症

A. **病態生理**：大動脈弁閉鎖不全症（AR）の原因は、大動脈弁弁尖の異常（炎症後変性、二尖弁、感染性心内膜炎による破壊）、および弁基部の拡張による弁尖の接合不良（大動脈弁基部拡張症、大動脈解離による大動脈弁の逸脱）である。心内膜炎やA型大動脈解離による急性のARでは、急激な容量負荷に必要な左室の拡張が得られず、急性左心不全および肺水腫が出現する。慢性のARでは、左室の容量および圧負荷により、左室拡大、壁応力の増大、進行性の心肥大、左心不全症状をきたす。一回拍出量の増加により、脈圧および体血圧の上昇をもたらし、血液循環亢進による末梢症状を生じる。最終的には、後負荷の増加と心収縮力の低下により、EFが低下する。狭心痛が起こることもある[61, 62, 77]。

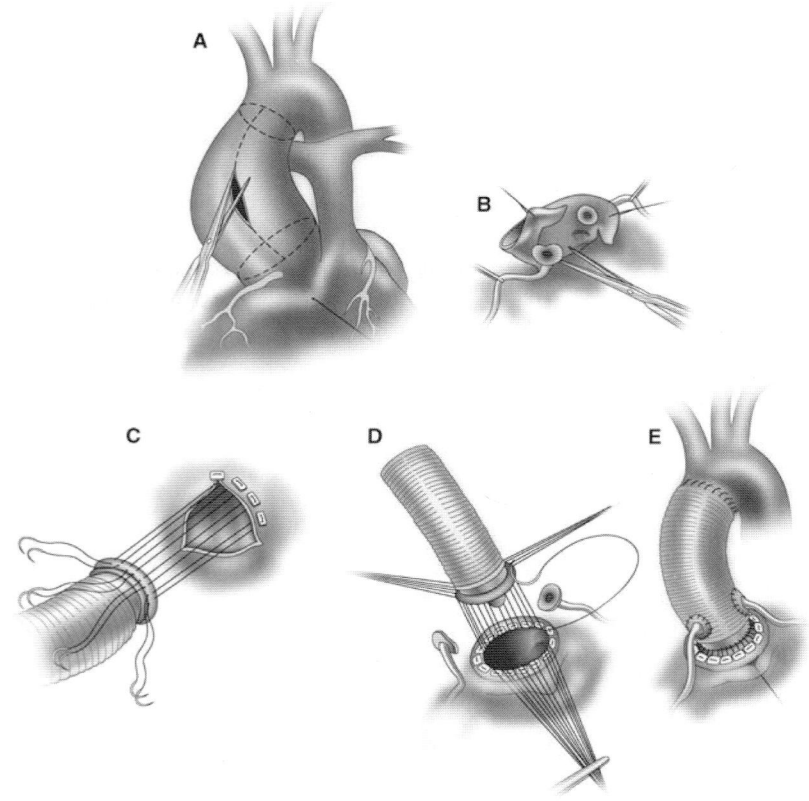

図 1.9　Bentall 法
（A）大動脈に縦切開を加えた後、遠位部および近位部で切離する。（B）冠動脈ボタンの作成。（C, D）人工血管中枢側に縫着された人工弁と大動脈弁輪に糸をかける。（E）冠動脈ボタンを人工血管に移植し、人工血管の末梢側を大動脈と端々吻合する。

B. 手術適応
1. うっ血性心不全を伴う急性 AR
2. 血行動態の悪化，敗血症や菌血症，伝導系の障害，疣贅からの反復性塞栓症，弁輪膿瘍形成を伴う感染性心内膜炎（IX項参照）。
3. AR が重症と考えられるかぎり，症状があれば手術適応となる。左室機能が正常（EF ＞ 50％）の場合，NYHA クラス III および IV の患者が手術適応とされ，EF 50％未満では，NYHA クラス II でも手術が推奨される。
4. 症状がない，あるいはごく軽度の患者では，今後の症状の出現や左室の代償不全に注意しながら経過観察する。左室機能が低下した患者では 1 年で 25％の割合で症状が出現し，左室機能が正常な患者でも 1 年で 4％の割合で，症状もしくは左室収縮機能障害が出現する。いったん左室機能の代償不全が認められると，手術を行っても生存率は低下する。したがって，以下の項目が該当する患者では，比較的無症状でも手術が推奨される[62,77～79]。
    a. EF ＜ 50％
    b. EF ＞ 50％だが，進行性の左室拡大（安静時の左室拡張終期径＞ 75mm，または左室収縮終期径＞ 55mm），または運動時に 5％以上の EF 低下を認める場合
5. 他の心臓手術の適応がある場合，中等度から重度の AR は，症状の有無に関係なく弁置換術の適応となる。

C. 術前の注意点
1. 高血圧は血管拡張薬を用いて管理し，弁逆流の軽減に努める。しかし，過剰な後負荷軽減は拡張期の冠灌流圧を低下させ，虚血を助長するおそれがある。
2. 徐脈で弁逆流が増加するため，虚血コントロール目的の β 遮断薬の使用には，十分な注意が必要である。
3. 狭心症状に対する IABP 挿入は禁忌である。
4. すべての患者で，術前に歯科治療を終了しておく。
5. 適切な弁の種類を選択するうえで，ワルファリンの禁忌がないかを確認しておく。

D. 手術手技
1. 成人の AR に対して，これまで大動脈弁置換術が行われてきた。置換弁の種類としては，生体弁，機械弁，Ross 手術，冷凍保存同種移植片などがある。
2. 大動脈弁形成術は，弁尖の部分切除と再形成により弁尖の接合を改善する方法で（特に二尖弁に対して），しばしば縫合糸による弁輪形成術も追加され，良好な成績をおさめている。この術式は，弁置換よりも弁を温存する手術が望ましい若年者で有用である[80,81]。
3. 上行大動脈瘤（大動脈弁輪拡張症）を合併する症例では，弁付き導管による置換術（Bentall 手術）が行われる（図 1.9）。

VI. 僧帽弁狭窄症

A. 病態生理：僧帽弁狭窄症（MS）のほとんどは，リウマチ熱の続発症である。弁尖の肥

厚と交連の癒合，腱索の肥厚や短縮により僧帽弁口面積が減少し，左室の充満不全をきたす．これらの変化により順行性の拍出量が減少し，左房圧および肺静脈圧が上昇し，CHFをきたす．心房細動（AF）を合併すると，左室充満はさらに低下し，CHF症状が悪化する．肺高血圧が進行すると，最終的には右心不全となり，機能的三尖弁閉鎖不全症（TR）が出現する．MSの重症度は，僧帽弁圧較差〔肺動脈喫入圧（PCWP）－平均左室拡張期圧〕の測定と，心拍出量と圧較差から計算される僧帽弁口面積により決定される．

$$\mathrm{MVA} = \frac{\mathrm{CO}/(\mathrm{DFP} \times \mathrm{HR})}{37.7\sqrt{\text{平均圧較差}}}$$

* CO：心拍出量（mL/min）
  DFP：拡張期充満時間（1回拍動あたり）
  HR：心拍数
  MVA：僧帽弁口面積（cm^2，正常値は$4 \sim 6 cm^2$）

B. 治療の適応

1. 治療の適応は，NYHAクラスⅢ〜Ⅳの患者で，中等度または重度のMS（MVA < 1.5 cm^2）である．危険なMS（MVA < 1 cm^2）では，NYHAクラスⅡでも治療の適応となる．
2. 弁の形態によっては，経皮的バルーン僧帽弁形成術（PBMV）が適応となる．心エコー図検査で弁の肥厚，弁尖の動き，交連の石灰化，弁下組織の状態を評価し判断する．左房内血栓や2度以上の僧帽弁閉鎖不全症を認める場合，PBMVは禁忌となる．したがってPBMVは，症状のあるNYHAクラスⅡ〜Ⅳ度の患者，無症状だが肺高血圧（安静時50 mmHg以上，運動負荷時60 mmHg以上）を認める患者，また，AF発生が新しい患者も適応としてよい．PBMVによりMVAは2倍に増え，圧較差は50％減少し，遠隔期成績も良好である．
3. PBMVが禁忌または不適切な場合，外科手術の適応となる．外科手術の適応は，症状のあるNYHAクラスⅢ〜Ⅳの患者で，MVA < 1.5 cm^2，PBMVには不適当な弁の形態，左房内血栓，僧帽弁閉鎖不全症の合併，十分な抗凝固療法にもかかわらず左房内血栓由来の塞栓症の既往がある場合である．NYHAクラスⅠ〜Ⅱの患者は，高度な肺高血圧（肺動脈収縮期圧 > 60mmHg）を伴う危険なMS（MVA < 1.0 cm^2）でないかぎり，外科手術は通常適応とならない．

C. 術前の注意点

1. MSが長期に及ぶ患者の多くは，悪液質に陥っており，呼吸器合併症のリスクが高い．術前の積極的な利尿薬投与および栄養状態の改善により，術後早期の合併症を軽減することができる．
2. AFや左房内血栓に対してワルファリンが使用されている場合，手術の4日前には中止してヘパリンに変更し，手術当日の朝までに国際標準率（INR）を治療域以下（一般に < 1.8）にする．
3. 心拍出量が境界域の患者では水分バランスが乱れやすく，過剰な水分負荷は肺水腫，過剰な利尿は腎機能低下を招く．そのため前負荷は，狭窄弁を介して十分な左室充満

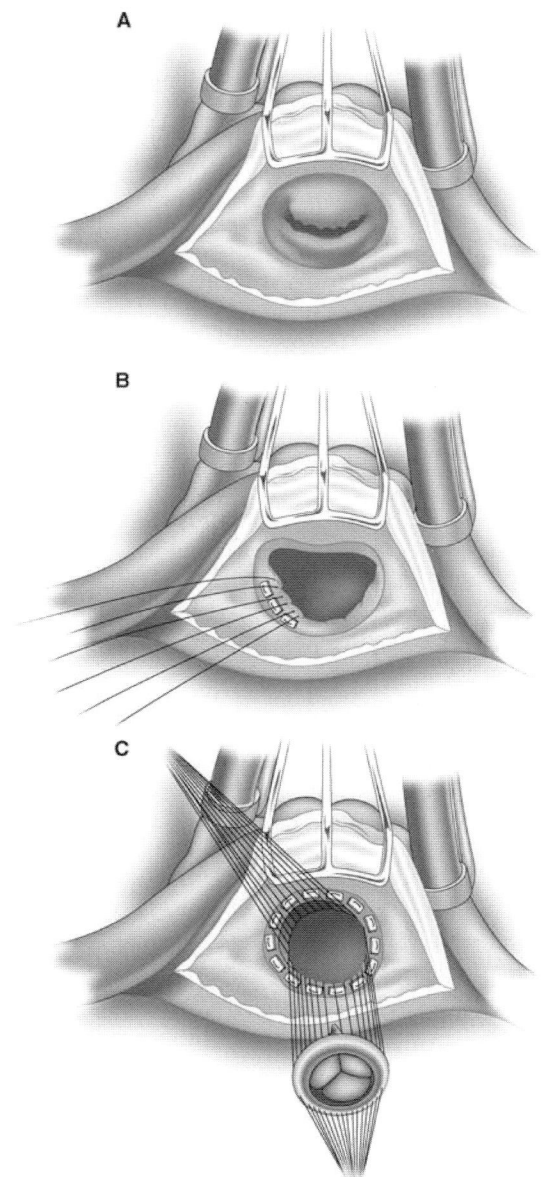

図1.10　後方到達法（後方アプローチ）による僧帽弁置換術
（A）左房を房間溝の後方で切開し，牽引器を挿入する。前尖，後尖とも温存できることもあるが，前尖はたいてい切除する。（B）後尖は温存し，縫合ラインに重ね合わせる。（C）プレジェット付きマットレス縫合を弁輪および弁組織に置いた後，人工弁の弁輪へ通す。人工弁を降ろし，糸を結ぶ。左心耳は左房内腔より閉鎖することもある。

圧が得られる程度に,厳密に調整する必要がある。心房細動では,拡張期の心室充満を十分に保つため,心拍数コントロールの必要がある。この目的で多くの患者にジゴキシンが使用されており,手術当日まで継続する。

D. 手術手技
1. 非直視下僧帽弁交連切開では,PBMVと同程度の結果が得られる。危険なMSだがCPBを回避すべき妊婦では,いずれの術式も考慮する[82, 83]。
2. 通常の僧帽弁手術は胸骨正中切開にて行う。その他の"最小限侵襲"アプローチ方法としては,上部胸骨切開〔大動脈と上大静脈(SVC)の間から弁に到達する"superior approach"を用いる〕,右側傍胸骨切開(両心房経中隔アプローチを用いる),右前方開胸(心房中隔背面からの後方アプローチを用いる)がある。CPBのカニューレ挿入は,胸部から直接または大腿動静脈より行う。
3. 直視下交連切開術は,PBMVが不適切または左房内血栓がある場合に適応となる。PBMVや非直視下交連切開術よりも血行動態の改善が得られる[83, 84]。
4. 僧帽弁置換術は,弁尖の石灰化あるいは線維化,高度な弁下組織の癒合を認める場合に適応となる(図1.10)。
5. 術前からの心房細動患者では,Maze手術を考慮する。"切開縫合 cut and saw"によるMaze手術,あるいは一定の部位にエネルギー(凍結,マイクロウェーブ,高周波)を与える方法でも,高い成功率で不整脈が消失する(XIV節参照)[85, 86]。
6. 3度以上のTRを認める場合,特に肺血管抵抗(PVR)が高い患者では,リングによる三尖弁形成術を考慮する。機能的TRは左心系の手術により軽快するが,有意なTRに対しては三尖弁輪形成術を加えたほうが,よりよい臨床結果が得られる。

VII. 僧帽弁閉鎖不全症

A. 病態生理:僧帽弁閉鎖不全症(MR)は,弁輪(弁輪拡大),弁尖(余剰や逸脱を伴う粘液性変化,感染性心内膜炎による弁破壊,リウマチ熱による弁短縮),腱索(断裂や延長),乳頭筋(断裂や虚血性変化)の異常により生じる。
1. 急性MRの原因としては,乳頭筋断裂を伴う心筋虚血や心筋梗塞,感染性心内膜炎,原因不明の腱索断裂がある。順行性心拍出量の減少,および容量の小さいコンプライアンスの低い左房内への逆流を伴う急激な左室容量負荷が発生する。その結果,心原性ショックや急性肺水腫をきたす。
2. 慢性MRでは,左房および左室のコンプライアンスが上昇し,左室が拡張する。前負荷の増加に伴い,一回拍出量が増加し心拍出量も維持される。同時に左室から左房へ逆流が生じるため,後負荷が減少する。したがって,EFが正常であっても,心機能は低下していることがある。左室の代償機能が破綻しても,患者は無症状のことがある。最終的には左室機能障害が顕著になり,左室拡張および充満圧の上昇が悪化する。定期的に心エコー図検査を行い,MRの程度および,左室の大きさや機能を経過観察しなければならない。
3. "虚血性MR"には,急性と慢性がある。急性のMRは,乳頭筋断裂など器質的変化が原因である場合と,虚血の進行など機能的原因の場合がある。慢性のMRは心筋

梗塞後に発生し，左室拡大により弁輪が拡大し弁尖の接合が不良となる，あるいは左室リモデリングに伴い乳頭筋が偏位し，弁尖が心尖方向へ引っ張られることにより生じる．

B. 手術適応 [62,77]
1. CHF や心原性ショックを伴う急性 MR
2. 血行動態の悪化，菌血症および敗血症の持続，弁輪膿瘍，疣贅による全身性塞栓症の再燃，巨大疣贅による塞栓症のリスクなどを伴う急性心内膜炎
3. EF に関係なく，NYHA クラス II～IV の症状がある重度（3～4度）MR（ただし EF < 25% はハイリスク）
4. 重度 MR で無症状あるいは NYHA クラス I の患者は，以下の場合に手術適応となる．
   a. EF < 60%
   b. 左室収縮終期径 > 45mm（たとえ EF > 60% でも）
   c. 左室機能は保たれているが心房細動，または肺動脈収縮期圧が安静時 > 50mmHg，あるいは運動負荷時 > 60mmHg
   d. 安静時の右室 EF 低下
5. 僧帽弁形成術の可能性が高い場合，早めの手術が望まれる．特に左室機能が保たれている患者や，心房細動の罹患期間が短い患者が該当する．
6. すべてではないが多くの文献で，冠動脈バイパス術時の MR 合併は，遠隔期成績に悪影響を与えると報告されている．一般的には，2 度以上の MR に対しては，冠動脈バイパス術時に弁形成術を追加すべきである [87～89]．

C. 術前の注意事項
1. 急性 MR の患者は，心拍出量の低下により，肺水腫や多臓器不全に陥りやすい．緊急カテーテル検査および外科手術に備える場合，強心薬，血管拡張薬，IABP を用いると，心機能および順行性血流の一時的な改善をはかることができる．低酸素症および高二酸化炭素症が進行し，気管挿管および人工換気が必要となることがある．肺水腫の治療のため利尿薬を投与する際は，高窒素血症を惹起しないように注意する．腱索断裂により急性肺水腫をきたした患者の場合，治療方法によっては状態が安定し，慢性 MR に移行させることができる．
2. 慢性 MR の患者ではジゴキシン，利尿薬，ACE 阻害薬などの経口後負荷軽減薬による治療を行う．これらの薬物は手術時まで継続する．
3. 順行性の心拍出量の維持には，適度な前負荷が必要であるが，CHF に対する慎重な経過観察が必要である．血圧が上がると弁逆流が増えるため，高血圧を避ける．虚血性 MR または心拍出量が境界域の患者では，血管拡張薬および IABP の使用により順行性の血流が増加する．
4. 左室造影による MR の評価は，カテーテルの位置，造影剤注入の量と速度，左房径，不整脈の有無により，不正確になる場合がある．MR の程度と性状の把握には，心エコー図検査，できれば経食道心エコー法（TEE）が適している．弁形成術が可能か，どのような形成術を行うか，あるいははじめから弁置換術が適応であるかを判断する際に，TEE は最も有用な検査となる．
5. 術前の覚醒下の検査と全身麻酔下の検査では，全身の血管抵抗や負荷が異なるため，

MRの程度が異なることがある。したがって，術前にTEEを行い，MRの程度および解剖学的な成因を把握しておくことが重要である。

D. 手術手技
1. 変性によるMR患者の90％以上で，僧帽弁再建術が適応となる。術式として，リングによる弁輪形成術，弁尖形成術，腱索移行，人工腱索などがある（図1.11）[90~92]。僧帽弁位の心内膜炎患者でも，これらの術式は同様に可能である[93]。虚血性MRでは，形成および弁置換の判断は難しいが，MRの病理学的所見と患者がもつ背景をもとに判断する[94~97]。
2. 弁形成術が不十分であった場合，弁置換術が適応となる。通常，乳頭筋断裂による急性MRでは弁置換術が行われる。MRに対する弁置換術では，少なくとも後尖の腱索は温存しなければならない。これにより，術後の左室機能の改善および左室破裂の予防が期待できる。

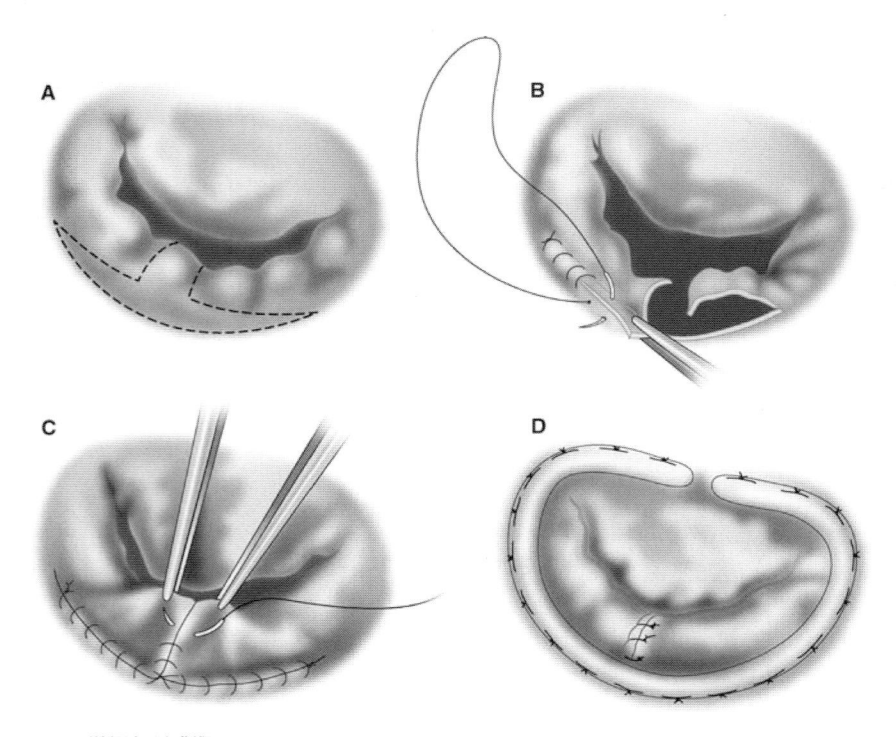

図1.11 僧帽弁形成術
最も多い病態は後尖の逸脱である。（A）点線部に沿って四辺形に切除し，逸脱部を切除する。残りの弁尖組織を弁輪に沿って切除する。（B）切除した弁輪を再縫合する（sliding形成）。（C）弁尖を適切な形に縫い合わせ，（D）弁輪形成リングを縫着する。

Ⅷ. 三尖弁疾患

A. **病態生理**：単発の三尖弁狭窄症（TS）はまれであるが，僧帽弁疾患に続発する機能的な三尖弁閉鎖不全症（TR）は頻度が高く，肺高血圧，右室拡大，三尖弁弁輪拡大を認める。右室収縮機能障害により右房圧および体静脈圧が上昇し，右心系の心不全症状が出現する。心房細動の合併も多い。順行性の血流が減少するため，易疲労感および拍出量の低下を認める。TR は感染性心内膜炎によっても起こり，通常，静注薬物中毒が関与する。

B. **手術適応**
 1. TS の手術適応は，NYHA クラス Ⅲ～Ⅳ で，肝うっ血，腹水，末梢の浮腫を認め，塩分制限や利尿薬に反応しない場合である。
 2. TR の手術適応は，症状が重篤，あるいは左心系の手術の際に中等度～重度の機能的 TR を認める場合である。肺血管抵抗（PVR）が上昇した症例では，三尖弁形成術が特に重要となる。平均肺動脈圧が 60mmHg 未満で利尿薬投与後も症状が持続する重度 TR は，手術の適応となる[62]。平均肺動脈圧が 60mmHg 以上で，特に左心系に異常がない場合，手術のリスクは高くなる。
 3. 三尖弁位の疣贅を原因とする敗血症や肺塞栓の再燃は，手術の適応となる。

C. **術前の注意点**
 1. 肝うっ血によりしばしば凝固系の異常が生じるため，術前および術中は厳重に管理する。これらの患者では，術前に修正不能なプロトロンビン時間の延長を認めることがある。
 2. 塩分制限，ジゴキシン，利尿薬は肝機能を改善する可能性があるが，肝機能データの著しい改善は術後まで期待できない。
 3. 中心静脈圧を高めに保ち，適切な順行性の血流を確保することが不可欠である。心房細動よりも正常な洞調律のほうが良好な血行動態を得られるが，心房細動の頻度は高い。TS では心拍数は低いほうが，TR では心拍数が多いほうが血行動態的に有利である。

D. **手術手技**
 1. リウマチ性の TS では，三尖弁の交連切開術が行われる。
 2. 三尖弁弁輪拡大を伴う患者では，リング（Carpentier）および縫合（DeVega 法または二尖弁化）を用いた弁輪形成術が行われる（**図 1.12**）[98]。
 3. 弁尖の短縮や接合不良のため弁輪形成術では TR が修復できない場合，弁置換術の適応となる。三尖弁置換術では，機械弁よりも生体弁を使用する。その理由は，右心系に機械弁を用いた際の血栓塞栓症のリスクだけでなく，三尖弁置換術後の遠隔期成績は不良で，特に連合弁膜症患者でその傾向が高いためである（5 年生存率は約 60％）[99,100]。
 4. 三尖弁の手術では，刺激伝導系の近くに縫合糸をかけなければならないため，術後に房室ブロックをきたしやすい。術中に永久ペーシングが必要と思われた場合，心外膜

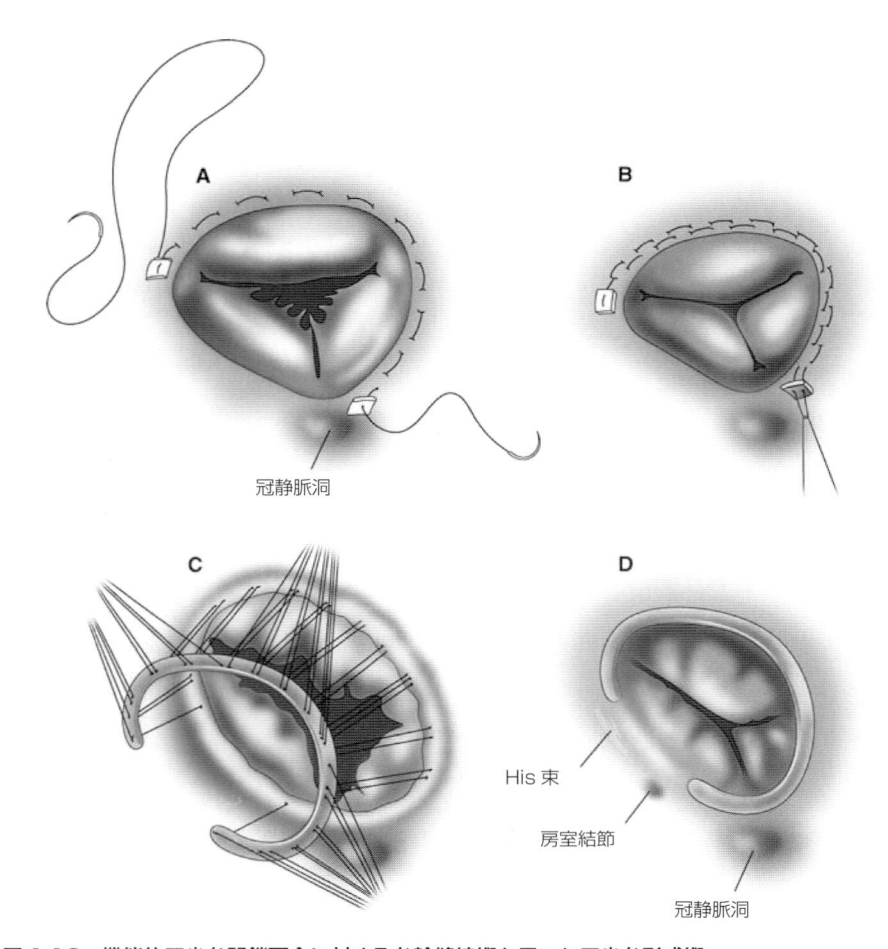

図 1.12　機能的三尖弁閉鎖不全に対する弁輪縫縮術を用いた三尖弁形成術
(A, B) 縫合糸で弁輪を縫縮する方法 (DeVega 法)。(C, D) 人工弁輪を縫着する。冠静脈洞の位置，および手術操作部位と刺激伝導系が近いことに注意する。

　　用ペーシングリードを右室表面に装着し，ペーシングとセンシングの閾値を測定する。後で永久ペースメーカと接続できるように，リードを皮下ポケットに留置する。
5. 三尖弁位の感染性心内膜炎については次に述べる。

IX. 感染性心内膜炎

A. **病態生理**：感染性心内膜炎は弁破壊，周囲心筋への侵襲，疣贅による塞栓症，敗血症などを引き起こす。三尖弁位の心内膜炎は，ほとんどが静注薬物中毒と関連する。人工弁関連感染性心内膜炎 (PVE) の年間発生率は，僧帽弁位の機械弁で 0.5％，同種移植片

を除く他の人工弁で1.0%である[101]。

B. 自己弁における感染性心内膜炎の手術適応
1. 中等度以上のCHF
2. 初期改善後の腎機能または呼吸機能障害の再燃
3. 適切な抗生物質治療にもかかわらず持続する菌血症
4. 弁輪部または心筋内膿瘍，刺激伝導系の異常，心内シャントの出現など感染の局所伸展を示唆する所見
5. 2回目の全身性塞栓症。大きな疣贅（＞1.5cm）または拡大傾向の疣贅は，塞栓症の危険が高く，相対的な手術適応となる[102]。黄色ブドウ球菌由来で，1cm以上かつ僧帽弁位の疣贅は塞栓症を起こしやすい[103]。

C. PVEの手術適応 [101, 104]
1. 上記のすべて
2. 真菌由来のPVE
3. 人工弁機能不全や縫合哆開（人工弁の動揺または人工弁周囲の漏れ）
4. 心ブロックの新たな出現
5. 相対的適応：弁置換術後早期のPVE，レンサ球菌以外の菌種，抗生物質治療終了後の再燃，培養陰性だが発熱の持続

D. 術前の注意点
1. 感染性心内膜炎の診断には，TEEが必須である。TEEにより，疣贅の存在とその大きさ，弁輪破壊の程度，弁尖の異常が同定できる[105]。
2. PVEのリスク軽減のため，術前に6週間の抗生物質治療を先行させることが理想的である。しかし，上記に述べた理由が1つでもあれば，外科手術を先行させることが一般的である。その場合も，適切な抗生物質を合計6週間投与する。心内膜炎の活動期に手術を行った場合（すなわち6週間の抗生物質投与が終了する前の手術），PVEのリスクは有意に高くなる（約10％）。
3. 術前に血行動態および腎機能の改善に努める。しかし，進行性の臓器不全を認めた場合は，速やかに手術を行う。
4. 脳塞栓症による神経障害が出現した場合，CT上で出血性梗塞の所見を認めないかぎり，手術は安全に施行できる。しかし，脳卒中発症直後に手術を行う場合，広範囲脳梗塞では周囲の脳浮腫が増悪することがある。
5. 大動脈弁位の感染性心内膜炎の患者では，弁輪周囲の感染が刺激伝導系に波及し，心ブロックをきたす可能性がある。この場合，術前に経静脈的ペーシングワイヤー挿入が必要となることもある。

E. 手術手技
1. 感染性心内膜炎の手術には，感染した弁組織の全切除，膿瘍のドレナージおよびデブリードメント，傷害された弁の形成または置換が含まれる。大動脈弁位における同種移植片の使用は，感染への耐性および大動脈基部の脆弱化した組織への整合性の点から有用である[77]。しかし，同種移植片による弁置換術は，手技が煩雑で多くの外科

医は慣れていない。また，適当なサイズの同種移植片が直ちに入手できるわけではない。機械弁または生体弁を用いた大動脈弁置換術も十分に満足できる方法である[106,107]。PVE の発生率は，生体弁および機械弁でほとんど差がない。
2. 僧帽弁位の感染性心内膜炎では，特に弁尖の穿孔が主病変である場合，弁形成術が可能なことが多い[93]。しかし，心内膜炎が進行すると，弁置換術が必要となる。
3. 三尖弁のうち一弁のみがおかされている場合，弁形成術が推奨される[108]。弁形成が困難な場合，肺高血圧がない患者であれば三尖弁切除術が行われるが，血行動態に大きな影響を与えることはない[109]。人工弁で置換するかどうかは議論の余地があり，特に薬物中毒患者の場合は難しい。薬物中毒から脱しないかぎり，PVE のリスクは高いが，血行動態悪化との相対的なリスクの大きさを考慮しなければならない。

X．閉塞性肥大型心筋症

A. **病態生理**：閉塞性肥大型心筋症（HOCM）では，中隔の肥厚および僧帽弁の中隔偏位〔収縮期前方運動（SAM）〕により，さまざまな程度の左室流出路閉塞をきたす。CHF 症状は，流出路閉塞の有無に関係なく，心臓の拡張不全により生じる。狭心症状は，冠動脈微小血管の異常，および心肥大の程度に比べて毛細血管分布が不十分であることに起因する。左房拡大を原因とする心房細動（AF）が 20～25％の患者で認められる。突然死のリスクは年間 1％であるが，心停止の既往，持続性心室頻拍（VT），再発性の非持続性 VT，HOCM 関連の若年死の家族歴，失神発作，運動時の血圧低下反応，左室壁厚 30mm 以上の著明な左室肥大などの危険因子が該当する患者では，リスクが高くなる[110～112]。

B. **治療の適応**
1. 突然死のリスクを低下させる薬物療法は存在しない。したがって，薬物療法は対症療法が主となり，多くは CHF に対する治療である。まず β 遮断薬が開始されるが，左室流出路閉塞がある患者ではジソピラミド，閉塞がない患者ではベラパミルを投与する。β 遮断薬の使用により，ほとんどの患者で圧較差が減少し，症状が軽減する。
2. 前述した突然死のリスクが高い患者では，ICD 植え込み術が行われる。
3. 房室間隔の短い両室ペーシングは心室ペーシングによる収縮をもたらし，約 50％の圧較差の軽減と症状の改善をもたらす。両室ペーシングは高齢者では有効であるが，若年者では症状の改善が運動耐容能の改善に関与するという証明は得られていない。
4. 最大圧較差が 50mmHg 以上で，薬物療法にもかかわらず症状が持続する場合，さらなるインターベンションの適応となる。若年者や圧較差が 80mmHg 以上など，突然死のリスクが高い患者では，無症状であってもインターベンションを考慮する。
5. 薬物治療が無効な患者では，アルコールによる中隔アブレーションが適応となる。この治療により，まず左室駆出速度が低下し，続いて中隔基部肥厚の減少，左室流出路の拡大，SAM の軽減が認められる。しかし，この術式には永久ペースメーカを要するなどさまざまな合併症が伴い，その遠隔期成績も未知数である。

C. 術前の注意点

1. 脱水や血管拡張を生じる処置は，流出路圧較差が増大するため，回避しなければならない。輸液で前負荷を維持し，α刺激薬を用いて血管抵抗を維持する。
2. β遮断薬およびカルシウム拮抗薬による心拍数と心収縮力の抑制が，HOCMに対する薬物治療の基本である。これらの薬物は手術時まで継続する。

D. 手術手技

1. 典型的な手術は，左室の心筋切開および心筋切除術で，大動脈切開にてアプローチし，大動脈弁右冠尖下の中隔を 1.5 × 4cm ほど切除する。
2. SAMの発生機序が明らかになったことで，現在では乳頭筋基部まで中隔心筋切除を拡大し，乳頭筋を左室心筋より遊離または部分的に切除して，乳頭筋が左室後方へ位置するようにし，また僧帽弁前尖が余剰な場合は，縫縮を追加する手術が行われている。この術式により，SAMの原因となる腱索および弁尖のゆるみが軽減される（図1.13）。
3. 中隔心筋の厚さが18mm以下，中隔の形態が非定型的，有意な僧帽弁閉鎖不全症の存在，他の方法では流出路圧較差が解消しない場合には，僧帽弁置換術の適応となる。

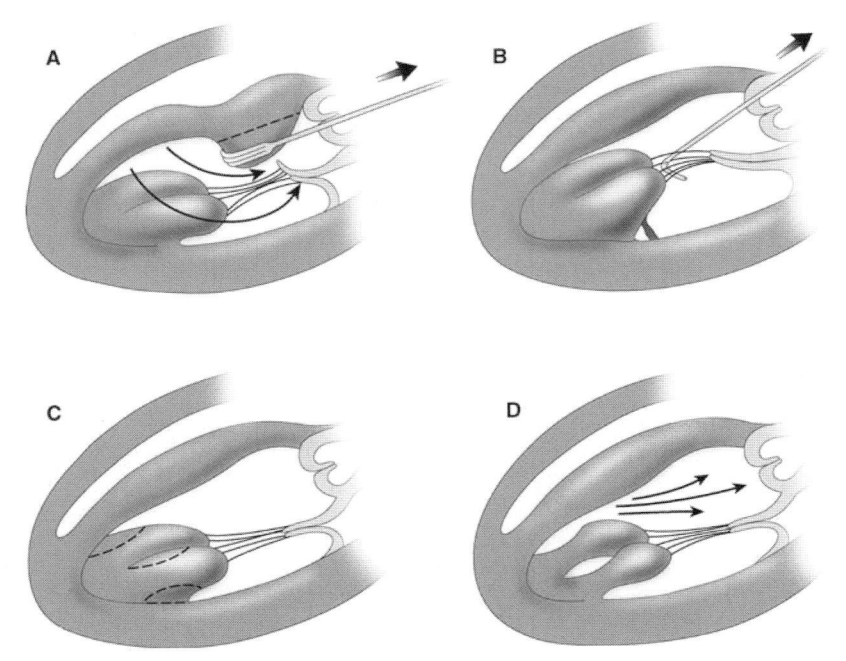

図 1.13 閉塞性肥大型心筋症
(A) 閉塞性肥大型心筋症の特徴は，駆出血流ジェットが僧帽弁前尖に向かう心室中隔肥厚であり，その結果，収縮期前方運動（SAM）が起こる。拡大型中隔心筋切除術を行う。時に中部心筋切除を追加する。(B, C) 神経鉤を用いて牽引し，肥大した異常乳頭筋の非定型的付着部の一部を左室壁より切離する。(D) 術後は左室流出血流ジェットが，より前方へ向かう。

XI. 大動脈解離

A. **病態生理**：大動脈解離は，内膜に亀裂が起こり，血液が中膜に流入し，偽腔を形成することが原因である。偽腔の外側は，中膜外層と大動脈の外膜で形成される。心拍動にあわせて，解離腔は近位側および遠位側へと拡大する。内膜の亀裂部位および解離の範囲により，心囊内血腫による心タンポナーデ（死因の第1位），大動脈弁閉鎖不全症，心筋梗塞，脳卒中，胸腔内破裂，大動脈分岐血管の血流障害などの合併症が起こる。頭頸部血管の血流障害による脳卒中や血圧の左右差，肋間動脈血流障害による対麻痺（下肢），腸間膜動脈血流障害，腎動脈血流障害，腸骨および大腿動脈血流障害による下肢の血流低下が出現する。上行大動脈を含む大動脈解離は Stanford A 型（DeBakey Ⅰ または Ⅱ 型），上行大動脈を含まない大動脈解離は Stanford B 型（DeBakey Ⅲ 型）に分類される（**図1.14**）[113〜115]。発症後2週間以内に診断された解離は急性，それ以降は慢性と定義される。

B. **手術適応**
  1. **A 型解離**：広範囲の腎梗塞，心筋梗塞，腸管壊死，広範な脳卒中など内科的な手術禁忌がないかぎり，すべての急性 A 型解離が手術適応となる。慢性 A 型解離も同様に手術適応となる。
  2. **B 型解離**：合併症のない B 型解離では一般的に内科的治療が行われ，外科手術は合併症（持続的疼痛，コントロール困難な高血圧，動脈瘤の拡大または破裂，腸管・腎・下肢の血流障害など）を認める場合に行われる。胸部大動脈手術の経験豊富な施設で

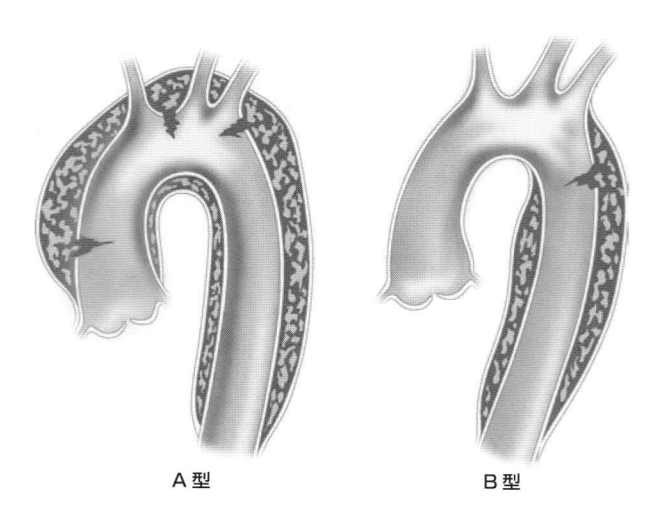

A 型　　　　　　B 型

図1.14 大動脈解離の分類
A 型解離は解離が上行大動脈に存在する。B 型解離は通常左鎖骨下動脈分岐部より遠位側に解離が存在し，上行大動脈に解離が及ばない。逆行性に解離が進行する場合は，A 型解離とみなす。

は，急性B型解離はリスクが低い患者であれば，原則として手術を行い，低い死亡率と良好な遠隔期成績をおさめている。慢性B型解離は，直径6〜6.5cmで手術適応となる[116]。

C. 術前の注意点

1. 大動脈解離が疑われたら，すべての患者で薬物を用いて血圧（目標収縮期血圧110mmHg付近），心駆出（dp/dt），心拍数（目標60〜70/min）のコントロールを行う。厳重なモニタリングを行い，できるだけ速やかに診断の確定および除外に必要な検査を行う。
2. 降圧薬として，ニトロプルシドとβ遮断薬（エスモロールまたはメトプロロール）の併用，またはβ遮断薬（エスモロール，メトプロロール，ラベタロール）の単独使用が推奨される（使用量は365ページ表11.7参照）。積極的な治療を手術開始時まで継続することが，瘤の破裂の予防には重要である。
3. 末梢動脈の拍動を注意深く触診し，大動脈解離の伸展範囲を推定する。特に頸動脈，橈骨動脈，大腿動脈の拍動には注意を払う。胸痛を訴える若年者で，上肢の血圧に左右差を認める場合，必ず大動脈解離を疑わなければならない。
4. 術後に生じる神経障害を術前からのものと判別するために，術前の詳細な神経学的検査が不可欠である。神経学的変化は進行性の脳灌流低下を示唆するが，緊急手術により解決される。腎機能障害〔血中尿素窒素（BUN）やクレアチニン上昇，乏尿〕または腸管虚血（腹痛，アシドーシス）が認められる場合には，手術方法の変更が必要となる。胸痛および背部痛の再発は，解離の伸展，瘤の拡大または破裂を示唆する。
5. 解離の診断はさまざまな方法で行われる。
    a. TEEは内膜フラップの同定，タンポナーデおよび大動脈弁閉鎖不全を確認するために不可欠である。しかし，心嚢液が貯留する患者では，TEE時の鎮静により急激な血圧低下をきたすことがあり，また，鎮静が不十分な場合には血圧が上昇して瘤が破裂するおそれがあるため，**厳重な注意**が必要である。経胸壁心エコー検査は，TEEを行う前に心嚢液貯留の除外診断が得られ有用である。
    b. TEEがすぐにできない状況では，まず造影CT検査を行う。CT検査は，小さな病院では大動脈解離のスクリーニングとして最も一般的な方法であり，診断後に開心術のできる施設へ搬送する。
    c. MRIは，大動脈解離の診断に関して，精度および特異性の最も高い手段であるが，緊急時に施行されることはほとんどない。また，厳重なモニタリングや薬物治療が必要な患者では，検査が行いにくい。
    d. 心エコー図検査およびCT検査の大動脈解離を診断する能力と信頼性は高い。そのため現在では，大動脈造影は腹部血管の灌流を同定する以外，ほとんど行われない。
    e. 急性A型解離では，手術の緊急性から冠動脈造影はほとんど行われない[117]。しかも，上行大動脈基部でのカテーテル操作はきわめて危険である。解離が冠動脈入口部を巻き込んで心筋虚血を生じた場合，誤って冠動脈造影を行ってしまうことがある。一方，慢性解離では，冠動脈造影や大動脈造影は手術プランを立てるうえで有用である。

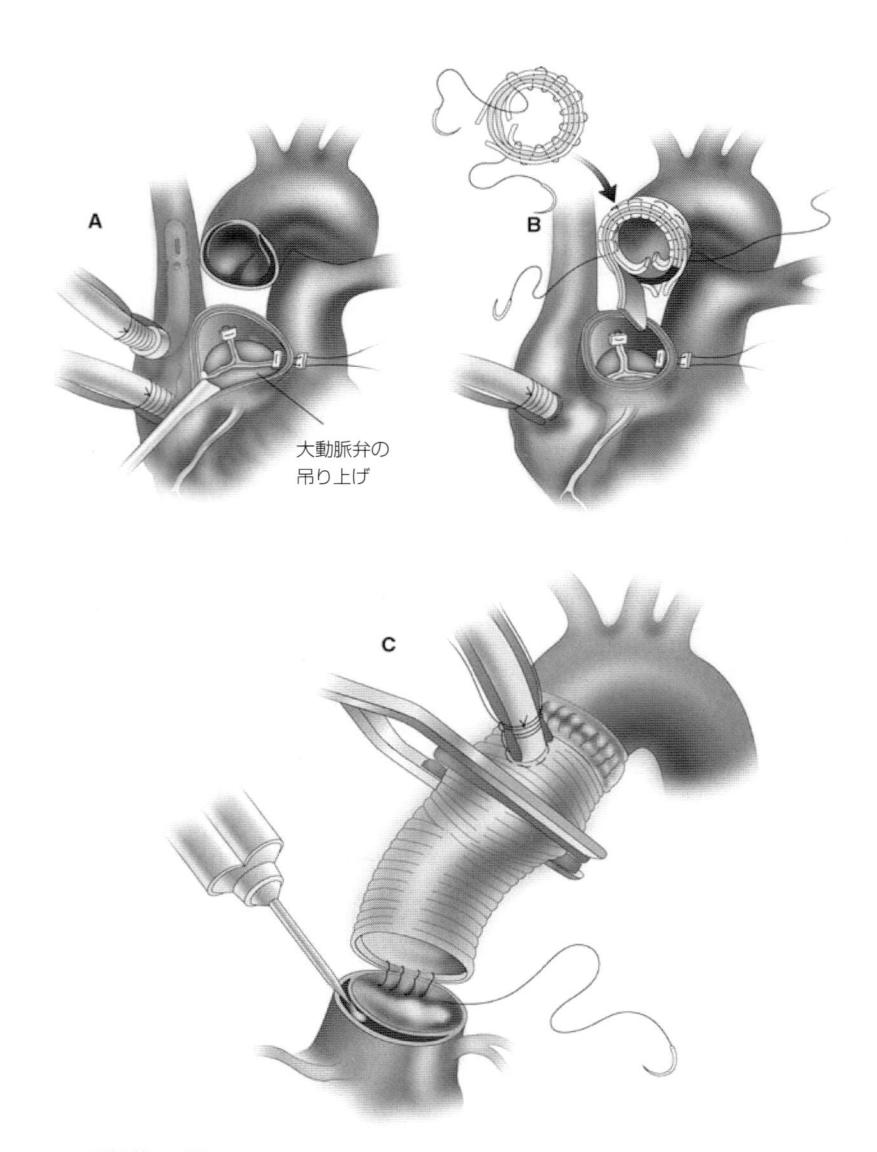

図 1.15 A 型解離の手術
(A) 循環停止を用いて大動脈を遮断せず,大動脈を切開してエントリー部位を切除する。大動脈弁の吊り上げを行う。(B) 大動脈の中枢および末梢端は脆弱なため,2 枚のフェルトを図のように真腔の内側と外膜の外側に縫着して補強する。(C) 末梢側吻合終了後,送血カニューレを人工血管側枝より挿入して人工血管中枢側を遮断し,順行性の体外循環を確立する。中枢端に BioGlue を滴下して動脈壁を補強した後,人工血管と吻合する。

D. 手術手技

1. **A 型解離**：手術の内容としては，内膜亀裂部分の切除，解離部分の血管壁の再建および人工血管置換，大動脈弁のつり上げまたは大動脈弁置換術（AR が存在する場合）がある（**図 1.15**）[118]。人工糊（BioGlue が望ましい）を用いて，血管と人工血管の吻合部を補強する[119]。大動脈基部が破壊され再建困難な場合には，Bentall 手術（弁付き導管）を行う。A 型解離の手術は，超低体温循環停止下に行われる（XII 節 D 参照）。下行大動脈に亀裂が存在する複雑な A 型解離では，まず胸骨正中切開で上行大動脈の解離部分を手術し，下行大動脈修復のため，"elephant trunk"を挿入しておくことがある[120]。

2. **B 型解離**：手術の内容としては，内膜亀裂部分の切除と，解離部分の血管壁の再建および人工血管置換がある[121]。術後対麻痺のリスクは，動脈硬化性大動脈瘤よりも解離の患者で高く，その理由は側副血行路が少ないためと考えられている。そのため，末梢への灌流を確保し，脊髄の虚血を予防する必要がある（XII 節 D 参照）。内臓の循環不全は，真腔へ血流を再開すると改善されることが多い。改善されない場合には真腔と偽腔を連結させる開窓術を行い，腹腔内臓器の循環改善をはかる必要がある[122]。最近では経皮的開窓術が行われ，致命率の高い循環不全をきたした患者において，開胸および人工血管置換術を回避できるようになった。B 型解離の治療として，血管内ステントも普及している[123]。

XII. 胸腹部大動脈瘤

A. **病態生理**：上行大動脈瘤は通常中膜の変性によるが，遠位弓部，下行大動脈，胸腹部大動脈瘤の多くは動脈硬化性である（**図 1.16**）[124]。どの部位でも，慢性解離の拡大により大動脈瘤が生じる可能性がある。持続的に瘤が拡大し，周囲組織を圧迫することもあるが，大動脈瘤の死因の多くは破裂または解離である。どの時点で手術を行うべきか客観的なデータを得るために，瘤の大きさと破裂の危険性を関連づけた，大動脈瘤の自然歴に関する研究が行われている[125～127]。

B. **手術適応**
1. **上行大動脈瘤**
    a. 症状がある場合，拡大傾向を認める場合，Marfan 症候群では直径 5cm 以上，それ以外では直径 5.5cm 以上の場合[125,126]
    b. AS または AR（"大動脈弁輪拡張症"）の手術適応があり，瘤径が 4.5〜5cm 以上の場合。大動脈弁置換術時に大動脈径が 5cm 以上の症例が，後に大動脈解離を起こす確率は 20% を超える[128]。大動脈弁二尖弁の手術症例では，4cm 以上で大動脈瘤切除術を考慮する。
    c. すべての A 型解離（上述）
    d. 感染性大動脈瘤
2. **弓部大動脈瘤**
    a. 手術適応のある上行大動脈瘤で，弓部まで病変が及ぶ場合
    b. 急性解離で内膜亀裂が弓部にあるか，あるいは弓部の拡大または破裂を伴う場合

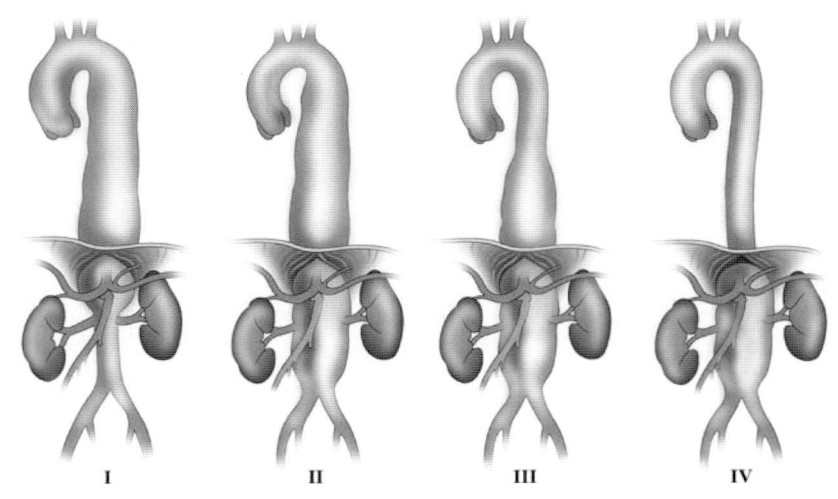

図 1.16 胸腹部大動脈瘤の Crawford 分類

  c. 直径 5 〜 6cm 以上の弓部瘤
 3. **下行および胸腹部大動脈瘤**（分類は図 1.16 参照）
  a. 症状がある場合
  b. 直径 6.5cm 以上の場合（動脈硬化性または慢性解離）
  c. 合併症を伴う急性 B 型解離（低リスク患者とは合併症のないもの）

C. **術前の注意点**
 1. 上行大動脈瘤と近位弓部大動脈瘤では，術前に冠動脈造影が必要である（急性解離を除く）。有意な冠動脈病変を認めた場合，大動脈瘤手術の際に冠動脈バイパス術を追加する。
 2. 下行大動脈瘤では CAD の合併率が高いため，心筋負荷シンチ検査（ジピリダモール-タリウムまたはセスタミビ）の適応となる。負荷テスト陽性であれば，冠動脈造影を行う。有意な冠動脈病変を認めた場合，何らかのインターベンション（PCI または CABG）を行い，大動脈瘤手術時の心臓合併症のリスク軽減をはかる。
 3. 循環停止による脳卒中や痙攣，大動脈遮断による下肢対麻痺のリスクが生じるため，術前の注意深い神経学的検査が重要である。術前に，これらの重大な合併症について患者にインフォームドコンセントを行い，内容を記録しておく必要がある。
 4. 術前に呼吸状態の改善に努める。大動脈瘤患者の多くが慢性肺疾患を合併し，開胸・肺への手術操作・抗凝固療法・輸血により，肺機能が低下する可能性がある。
 5. 造影検査後の腎機能を注意深くモニターする必要があり，特に糖尿病患者では重要である。手術までにクレアチニンを検査前の値に戻し，大動脈遮断による腎機能障害のリスク軽減に努める。

D. 手術手技
  1. 上行大動脈瘤
      a. 瘤が冠動脈入口部に及んでいない場合，その上からの上行大動脈置換となる。
      b. Marfan 症候群で，冠動脈入口部への病変の波及または大動脈弁輪拡張を認める場合，Bentall 手術（弁付き導管）を行う（図 1.9 参照）。
      c. 上行大動脈瘤に AR を合併する症例では，動脈瘤の部位（病変が冠動脈入口部に及ぶか否か）および，AR の病態生理によっては，大動脈弁を温存できることがある[129, 130]。
      d. 上行大動脈瘤の手術は CPB 下で行う。末梢側の吻合の場所によって，単純大動脈遮断で済む場合と超低体温循環停止が必要な場合がある。動脈カニューレ挿入部位としては大腿動脈が一般的だが，下行大動脈に動脈硬化性病変を認める場合は腋窩動脈が選択される。弓部瘤の手術では，弓部分枝吻合後に腋窩動脈カニュレーションから順行性の脳循環を再開することができる。
      e. 循環停止時の脳保護の補助手段として，チオペンタールまたはペントバルビタール 5〜10 mg/kg 投与，メチルプレドニゾロン 30mg/kg 投与，氷枕，上大静脈（SVC）からの持続逆行性脳灌流，脳分枝への順行性灌流がある[131〜133]。深部体温は，脳波が平坦となる 18℃以下に冷却する。これらを行うと，脳神経学的侵襲を最小限にとどめる安全な循環停止が，45〜60 分確保できる。
      f. 超低体温および加温により凝固障害が発生する。血小板，新鮮凍結血漿，クリオプレシピテートは止血に有用である。アプロチニンは超低体温手術の術中出血の軽減に有用であるが，脳障害の報告もある。アプロチニンの支持者は，適切な対処が行われているかぎり安全だと信じている。その方法とは，適切な活性凝固時間（ACT）（カオリン ACT で 750〜1000 秒以上）の維持，ヘパリン追加（循環停止直前に 1mg/kg），循環停止中のアプロチニン投与中止などである[134, 135]。また，アプロチニンを加温時より開始する方法もある。
  2. 弓部大動脈瘤
      a. 上行大動脈と近位弓部に瘤が存在する場合，hemiarch repair が行われる。弓部大弯側は分枝とともに残したまま，小弯側を人工血管で置換する。
      b. 拡大弓部置換術は循環停止下で行い，人工血管置換および島状にトリミングした頭部血管分枝の移植を行う。3 分枝付き人工血管をおのおのの分枝血管に吻合する方法もある。超低体温循環停止時の脳合併症を予防するため，順行性または逆行性脳灌流による脳保護を行う[131〜133]。
      c. 遠位弓部置換術は，左開胸アプローチで行い，CPB は不要である。中枢側吻合で追加の操作を行う場合，あるいは血管露出が困難と予想される場合（再手術）には，CPB および循環停止の使用（左開胸または胸骨正中切開を問わず）が有用である。
      d. 将来的に下行大動脈の手術が予想される患者では，末梢側吻合部から人工血管を下行大動脈内へ留置し，再手術時に左開胸にて使用する（"elephant trunk" 法）[136]。
  3. 下行大動脈瘤
      a. 病変が広範囲に及ぶ大動脈瘤を人工血管で置換する場合には，T8〜T12 の肋間動脈の再建を行う。左開胸または胸腹部切開で片肺換気とする。
      b. 大動脈遮断時の脊髄虚血の予防として，さまざまな補助手段（薬物，脊髄液ドレナージ，シャント）を検討する[137, 138]。シャントとは，大動脈遮断部より中枢側（下肺静脈，

左心耳，近位大動脈）から脱血し，遮断部より末梢側（遠位大動脈または大腿動脈）に送血し，脊髄や腎臓の灌流を確保する方法である．遠心ポンプを用いると，設定された値で能動的な送血が可能となる．酸素は使用しても使用しなくてもよい．

c. 左心バイパスのみでも，胸腹部大動脈瘤手術時の対麻痺発生率が低下することが示されているが，より限局した下行大動脈瘤では，必ずしも必要ではない[139,140]．その他の方法として，大腿動静脈からの部分体外循環も用いられる．瘤の伸展や石灰化により大動脈遮断が不可能な場合には，大腿動静脈からのCPBの確立と循環停止が非常に有用な手段となる．この方法には，内臓臓器および脊髄の保護作用も加わる[141]．

d. 動脈圧ラインを右橈骨動脈および大腿動脈に挿入し，特に左心バイパス使用時には，大動脈遮断時の中枢側および末梢側の血圧をそれぞれモニターする．

XIII. 心室頻拍と突然死

A. 病態生理

1. 非特発性の心室頻拍（VT）とは器質的心疾患が関与するものをいう．虚血性と非虚血性に分類されることがある[142,143]．

    a. 虚血性VTとは，粥腫の破裂または過去の心筋梗塞など，活動性の虚血を原因とするVTのことである．心筋梗塞後のVTは，部位によって程度の異なる心筋障害により電気生理学的物質が産生され，リエントリー回路を介するリズムが出現することが原因である．発生部位は心室瘤の境界部で，正常心筋と心膜下の強く瘢痕化した組織の間である．電気生理学検査時に期外刺激を加えると，リエントリー回路がトリガーされ，単相性のVT（"誘発性VT"）が出現する．

    b. 非虚血性VTはリエントリー回路の存在，または自動能亢進が原因と考えられている．拡張型心筋症や重度の低左心機能患者に最も多く，まれであるが不整脈誘発性の右室異形成症の患者で出現する．これらの患者では，不整脈源のマッピングは困難で，カテーテルアブレーションが難しい．

2. 特発性VTは，器質的心疾患が関与せず，右室流出路または左室の左後束に沿って発生するものをいう．一般的に，高アドレナリン状態による刺激で起こる．薬物療法で改善するが，無効時にはカテーテルによる高周波アブレーションを行う．

3. 病院外での心停止（いわゆる心臓突然死）は，冠動脈病変の初発症状である者が40%を占め，非安定型の粥腫破裂が原因とされる．それ以外は明らかな病因が確認できず，誘発性不整脈がある場合もない場合もある．こうした患者への適切な治療法を確立するため，二次的予防に関する多くの研究が行われているが，適切な治療法はいまだ確立されていない[144]．

B. 治療と適応 [144,145]

1. ICDは，以下の患者で適応となる．

    a. 一過性または回復可能な原因による場合を除く，心室細動（VF）あるいはVTによる心停止．心筋虚血が明らかな場合は，まずCABGを先行させる．二次的予防に関する3つの大きな試験〔Antiarrhythmics Versus Implantable Defibrillator

（AVID），Cardiac Arrest Study Hamburg（CASH），Canadian Implantable Defibrillator Study（CIDS）〕では，アミオダロンなどの薬物療法よりも ICD 植え込み患者で，死亡率の低下が認められた。
- b. 器質的心疾患（通常は低左心機能の拡張型心筋症）に伴う自発性持続性 VT
- c. 原因不明の失神発作があり，血行動態悪化を伴う持続性 VT または VF が誘発可能で，薬物治療が無効，耐容不能，不適切である患者
- d. 冠動脈疾患，陳旧性心筋梗塞，左室機能障害（EF＜35％）を伴う非持続性 VT，電気生理学的検査にて誘発可能な VF または持続性 VT で，プロカインアミドが無効な患者〔Multicenter Automatic Defibrillator Implantaion Trial（MADIT）〕。ただし，この研究では外科的血行再建の対象となる患者は除外されている。
- e. 器質的な心疾患のない自発性持続性 VT（特発性 VT）で，薬物治療やカテーテルアブレーション（90％の成功率）の対象とならない患者
- f. EF 30％以下で，少なくとも心筋梗塞後 1 か月または CABG 後 3 か月が経過した患者（MADIT II）[146]。このような患者では，電気生理学的検査で不整脈誘発性を評価しなくてもよい。
- g. 注意：CABG 後数週間内に非持続性 VT が出現した低左心機能患者に対し，ICD 挿入が有用であるかどうかの試験は，たとえ VT が誘発可能であっても行われていない。しかし，リエントリー回路の機序を考えると，誘発可能な VT には ICD が有用であると直感的に考えられている〔MADIT および MUSTT（Multicenter Unsustained Tachycardia Trial）からの類推〕。未解決の問題として，非持続性 VT の患者に術後数週間で，電気生理学的検査をせずに ICD 植え込みの適応としてよいか，ということがある。
- h. 電気生理学的検査が行えない場合でも，VT が原因と考えられる心停止や心室性不整脈によると思われる重篤な症状（失神など）を認める心移植待期患者
2. 虚血性 VT を伴う心室瘤の切除手術では，盲目的心内膜切除術を追加する。1990 年代中盤まではマッピングガイド下で行われ，その成功率は約 75％で薬物療法を加えると 90％に達した。ある研究では，心機能が低下したハイリスク症例では，しばしば CABG に追加して不整脈手術が行われており，その遠隔期生存率は，ICD 植え込みと同等の結果であった，と報告[147]されている。

C. 術前の注意点
1. 術前評価では，器質的心疾患の有無を確認することに努める。心臓カテーテル検査を行い，冠動脈血行再建の必要性を評価する。これにより ICD 植え込み術のリスクは軽減し，虚血由来の VT であれば，VT 再発のリスクも軽減できる。
2. 心筋症患者の多くはワルファリンを服用しているが，ICD 皮下ポケットの出血を予防するため，数日間ワルファリンを中止する。ポケット内の感染は，リード全体の感染を意味し，リードを含む全体の抜去を余儀なくされる[148]。予防的に抗生物質を投与する。
3. ICD 植え込み術中には，厳重なモニタリングと心肺蘇生の準備（熟練したスタッフと備品）が必須である。

D. 手術手技
1. 回復可能な虚血病変およびバイパス可能な冠動脈があれば，冠動脈血行再建術を行う。このような患者における PCI の有用性は確立されていない。術後改めて，電気生理学的不整脈誘発試験など ICD 植え込みに関する標準的な検査を行う。
2. マッピング下心内膜切除術用の装置は現在では入手困難であるが，代わりに心室瘤の手術時に盲目的心内膜切除術を行う。中隔に至る瘢痕組織の積極的な切除，瘢痕組織周辺部の冷凍凝固，左室形状のリモデリング（Dor および SAVER 法，10 ページ参照）を行い，不整脈の誘発を抑制する[149]。
3. 通常，ICD 植え込みは電気生理学検査室で行う。シングルチャンバーシステムでは 1 本の右室リードを使用するが，上大静脈（SVC）と右室に位置する部分にショックコイルが装着され，センシングとペーシングを行う双極電極が右室内に留置される仕組みになっている。デュアルチャンバーシステムでは，心房または左室電極を追加できるポートをもち，心房心室順次ペーシング，両室ペーシング，抗頻脈ペーシングが可能となる。ジェネレータを胸筋前の皮下ポケットに埋め込む。リードのセンシングおよび除細動閾値を測定した後，リード線をジェネレータに接続し，再度テストを行う（図 1.17）。

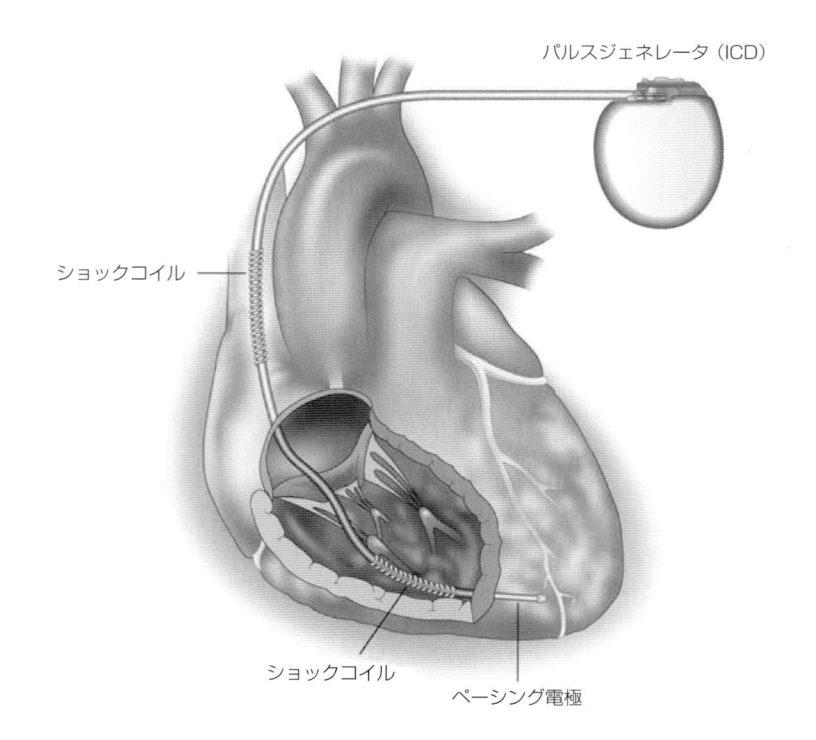

図 1.17 経静脈的 ICD 装置
シングルチャンバーシステムは 1 本の右室リードからなり，上大静脈および右室に位置する部分にそれぞれショックコイルが装着され，右室内に双極センシングおよびペーシング電極が留置される仕組みとなっている。

4. 経静脈システムが開発される以前は，ICD 植え込みは左開胸，胸骨正中切開，肋骨下切開，胸骨柄下切開アプローチにて行われていた。装置の植え込みや感染による抜去時には，これら植え込み方法についても熟知しておく必要がある。通常，右室または左室の心膜上に心拍数センシング電極を2個，心室の心膜内または心膜上に除細動用チタンメッシュパッチを2枚縫い付ける。

XIV. 心房細動

A. 病態生理
1. 心房細動（AF）では，複数のリエントリー回路が存在し，機械的収縮を生み出すために必要な，適切な心房組織の同期した活性が妨げられる。不均一な不応期をもつ心房組織により，リエントリー回路は永続化される。心房の拡大は AF の前駆状態とされ，AF により心房の拡大とリモデリングがさらに進み，慢性の AF へ移行する。AF では以下の状況が発生する。
    a. 心房心室の同期性が失われ，心室充満および一回拍出量が低下する。めまい，倦怠感，息切れが出現し，特に心拍数が多い場合に顕著となる。
    b. 左房内に血栓を形成し，塞栓症および脳卒中の原因となる。
    c. 不整な脈拍（動悸）が生じる。
    d. 心拍数がコントロールできない場合には，心筋症が進行する。
2. AF は器質的心疾患がない患者でも孤発性に出現し（"孤立性 AF"），慢性化することもあれば発作的な場合もある。通常，発作性 AF の持続時間は48時間以内で，起源は肺静脈の左房入口部付近の組織にあるとされる。一方，高血圧および心臓弁膜症患者では AF の頻度が高く，発作性よりも慢性のものが多い。通常，リエントリー回路は左房に起始する[150]。

B. 患者管理上の注意点
1. AF では，薬物（β遮断薬，カルシウム拮抗薬，ジゴキシン）による心拍数コントロールおよび塞栓症の予防（ワルファリン）が治療の中心となる。心拍数コントロールができない，症状が重篤，抗凝固療法中の塞栓症，抗凝固療法ができないあるいは希望しないなどの場合には，外科的手術を考慮する。
2. 他の心疾患で心臓手術を行う AF 患者では，同時に AF に対する外科治療を行う。
3. 胸腔鏡下手術やカテーテルアブレーションの発達により，治療の適応は孤立性 AF や上記の項目を満たさない患者にまで拡大しつつあるが，一般的には，上記の適応以外は外科的手術の対象とならない。
4. 肺静脈周囲より発生する発作性 AF は，カテーテルアブレーションにより80％の成功率で治療される。

C. 術前の注意点
1. AF の治療が奏功するまでに数か月かかることがある。そのため，心拍数コントロールまたは AF 予防のための薬物治療を手術時まで継続する。
2. AF 手術が追加手術として行われる場合，その他の注意点は手術適応となった心疾患

に準じる。

D. 手術手技

1. 1986年，CoxがMaze手術を考案した。この手術によりAFの治療，心房心室同期の回復，心房拍出能の保持が可能となった。手術手技は複雑で，40％の患者で心房ペースメーカが必要となるものの，成功率90％という良好な早期成績をおさめた[151]。
2. Maze手術の原法は技術的に難しく，心拍数が運動負荷に応じて増えなかったり，左房の機能が抑制されるなどの問題を認めたため，改良型のCox-Maze III手術が考案された[152]。この術式の切開線は，微小なエントリー回路を遮断するだけでなく，洞結節機能を保持して両心房を介する洞性刺激の伝搬を可能にする。以前の術式に比べ洞調律が回復する確率は増加したが，依然として約10％の患者でペースメーカが必要となる。Maze手術原法よりもかなり単純化されたが，それでも切開縫合は技術的に複雑で時間がかかり，広く普及するまでには至っていない。
3. 冷凍凝固，高周波，レーザー，マイクロウェーブなどCox-Maze III手術の切開線を模したさまざまなアブレーション技術が開発され，良好な結果をおさめている[153〜157]。アブレーションが成功するには，エネルギーが全壁を貫通しなければならない。リエントリー回路は左房に存在することが多く，左側Maze手術が最も一般的に行われている。
   a. 左側Maze手術は，たいてい僧帽弁手術とあわせて行われる（図1.18）。この方法では，切開線が左右の肺静脈を囲み，さらに両方をつなぐ形になる。その次に下肺静脈から僧帽弁弁輪へ向けて切開線を延長する。一般的に左心耳を切除し，左心耳基部から左肺静脈へ向けて切開を加える。
   b. 右側Maze手術は，右心耳の切除部分から約4cmほど下大静脈（IVC）側へ切開

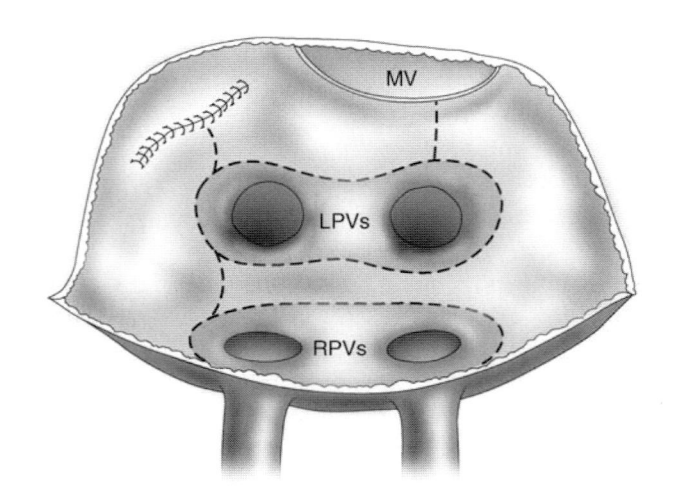

図1.18 左側Maze手術の切開線

左側Maze手術は，左肺静脈と右肺静脈をそれぞれ取り巻いて連結する切開線を設定し，左上肺静脈から僧帽弁輪へ向けてもう1本延長する。左心耳を切除し，左心耳の基部から左肺静脈にかけても切開を行う。LPVs：左肺静脈，MV：僧帽弁，RPVs：右肺静脈

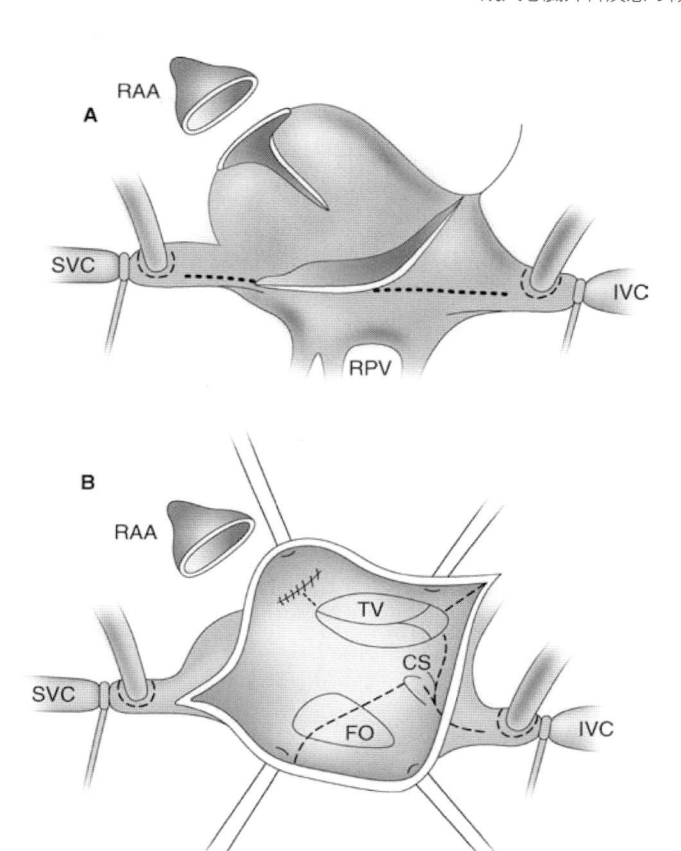

図 1.19　右側 Maze 手術の切開線
(A) 右側 Maze 手術では，IVC と SVC のカニュレーション部位の間の右房壁に，2 本の切開を置く。
(B) 心内膜アブレーションの位置を点線で示す（詳しくは本文参照）。CS：冠静脈洞，FO：卵円窩，IVC：下大静脈，RAA：右心耳，RPV：右肺静脈，SVC：上大静脈

線を延長し，もう1本，上大静脈（SVC）カニューレ挿入部位の尾側から房室溝へ向けて心房中隔に達するまで，後方縦切開を延長する（**図 1.19A**）。切離した右心耳から三尖弁前尖弁輪へ，前述した縦切開から三尖弁後尖弁輪へ，さらに右房切開線の中央から卵円孔，冠静脈洞，IVC へとつなげ，その後三尖弁へ引き返すように切開を加える（**図 1.19B**）[156]。

XV. 末期心不全

A. 病態生理
1. 末期心不全は進行性の左室機能低下を原因とし，左室リモデリングが関与する。左室

は拡張し，内腔は楕円形から球形に変化する．壁応力が増加して酸素需要量が増し，心筋細胞が病的に肥大する．左室収縮能はさらに悪化し，機能的僧帽弁閉鎖不全症が加わる．これらの変化により末期心不全が出現する．さらに，リモデリングされた左室では心室性不整脈が起こりやすくなる[158]．
2. 末期心不全の予後は非常に悪く，QOL は著明に低下して余命も短い．ACE 阻害薬，β遮断薬，スピロノラクトン投与により臨床症状および生存率の改善が認められるが，血行再建を行わない場合の年間死亡率は 12％を超える[159, 160]．末期心不全は年々増加しており，薬物療法以外の治療戦略が重要な役割を果たすようになった．

B. **手術適応と手術手技**：末期心不全に対してさまざまな外科治療が試みられているが，それらは患者の病態生理にもとづいたものでなければならない．
1. 虚血性の冬眠心筋に対しては，冠動脈バイパス術を行う．狭心症状が消失し，多くの場合心機能が改善し，突然死のリスクが低下し，生存率が改善する[160, 161]．
2. 重度 MR を伴う患者では，小さな弁輪形成リングを用いた僧帽弁形成術を行い，リモデリング解消の促進，心室ジオメトリーの正常化，CHF 症状の改善をはかる[162]．
3. 同期の回復（心房同期両室ペーシング）により，CHF 症状および運動耐容能の改善，リモデリング解消の促進が期待できる．充満時間が延長し，中隔異常運動あるいは MR が軽減することがある[163, 164]．
4. 左室容積の縮小あるいは拡張を制限する手術を行うことにより，壁応力が低下し，CHF 症状の改善が期待できる．
    a. 左室再建手術は，心筋梗塞後に心室壁が無動あるいは異常運動に陥った症例に行われる．冠動脈血行再建，機能しない領域の心筋切除，正常に近いサイズおよび形状の回復により，心室容積の減少，EF および心尖部のジオメトリーの改善が認められる．術式としては，Ⅱ節 D 項で述べた Dor 手術や SAVER 手術があり，比較的リスクは低く，症状の改善および遠隔期生存が期待できる[52]．
    b. 1990 年代後半に行われた Batista 手術あるいは左室切開術は，現在では行われていない．心室容積の縮小により心室の収縮機能が改善することに着目した，初めての術式である．
    c. 心筋形成術，Acorn restraint device，左室の前壁と後壁を合わせて縫い縮める Myocor myosplint など左室拡張を抑制する術式およびデバイスが，CHF 症状を改善する手段として開発された．拡張終期容積の減少，壁応力の低下，EF の改善，MR の軽減が報告されている[158, 165〜167]．
5. 心不全が進行し，上記いずれの手術も施行不能の場合には心移植を検討する．EF 15％未満および $MvO_2 < 10$ mL/min/m^2 の末期心不全患者が，一般的な移植の対象となる．
    a. 左室補助循環装置（LVAD）は，適切な内科治療や IABP 挿入にもかかわらず，血行動態が進行性に悪化する症例で適応となる．心移植への適切な移行手段となる[168〜171]．
    b. 心移植の適応がない患者では LVAD が最終選択となる[172]．2004 年後半では，Thoratec VE HeartMate が承認を受けていたが，遠心ポンプや軸流技術を用いたいくつかの装置も，移植への移行手段または最終選択として開発中である（349〜353 ページ参照）．

6. 左室機能の向上を目指して，梗塞心筋への筋肉細胞や幹細胞の移植が研究されている[173, 174]。

XVI. 心膜疾患

A. 病態生理：さまざまな全身疾患により心膜に病変が生じ，心囊液貯留または収縮性心膜炎をきたす。心囊液貯留の最も多い原因として，特発性（ほとんどはウイルス性），悪性新生物，尿毒症性，感染性，結核性がある。収縮性心膜炎の原因としては，特発性，放射線治療後，結核性がある。心臓手術後早期および後期の出血性心囊液貯留による心タンポナーデについては，259～260ページおよび483～484ページで解説する。
  1. 大量の心囊液貯留により心タンポナーデをきたし，低心拍出量状態が進行する[175]。二次元的心エコー図検査により最も的確に，心囊液貯留の程度や心タンポナーデを示唆する循環動態が明らかになる。右房や右室の拡張期の虚脱，心房収縮時の肝静脈逆流増加，吸気時に虚脱しない拡張したIVC，拡張期におけるSVCの血流減少などが，特徴的な所見である[176]。心臓カテーテル検査では，拡張期における心内圧の均等化を認める（右室拡張終期圧＝肺動脈楔入圧＝左室拡張終期圧）。
  2. 収縮性心膜炎では，心臓の収縮機能は保たれているが，低心拍出量状態を呈することがある。心臓カテーテル検査では右室圧曲線で"square root sign"がみられ，重篤な右室充満障害による早期の急速な右室充満と，拡張期プラトーが特徴的である（図1.20）。CTで心外膜の厚さを計測することも可能である。外科的に治療可能な収縮性心外膜炎と，治療不能な心臓拡張不全との鑑別は，多くの所見が類似するために困難である。拡張不全の病態として，拡張機能は低下するが収縮機能は保たれている場合もあれば，低下している場合もある。しかし，収縮性心膜炎では肺高血圧はまれなため，肺高血圧を認める場合は心臓拡張不全が考えられる[177, 178]。

B. 手術適応[179]
  1. 非侵襲的治療（尿毒症に対する透析，感染時の抗生物質，悪性新生物に対する抗癌薬や放射線，粘液浮腫の場合の甲状腺ホルモン投与）が奏功せず，大量の心囊液が貯留する場合，心囊穿刺，カテーテルドレナージ，経皮的バルーン心外膜切除術が行われる[180]。これらが施行不能あるいは心囊液が再発する場合，外科的治療の対象となる。
  2. 治療に反応しない低心拍出量状態，肝腫大，末梢の浮腫を伴う収縮性心膜炎では，心外膜切除術が行われる。程度の軽い収縮性心膜炎は自然治癒することもあるが，非ステロイド性抗炎症薬またはステロイドに反応することもある。

C. 術前の注意点
  1. 進行性の心タンポナーデでは多くの場合，腎機能障害や肝うっ血を伴い，心囊液のドレナージが行われるまで改善することはない。凝固障害が存在する場合には，新鮮凍結血漿を投与する。
  2. タンポナーデや収縮性心外膜炎では，低心拍出量状態になる。血圧および心拍出量維持のために内因性の代償機構が働き，頻脈と交感神経系緊張が生じる。心拍出量を維持するために，十分な前負荷が必要である。β遮断薬および血管拡張薬の使用は控え

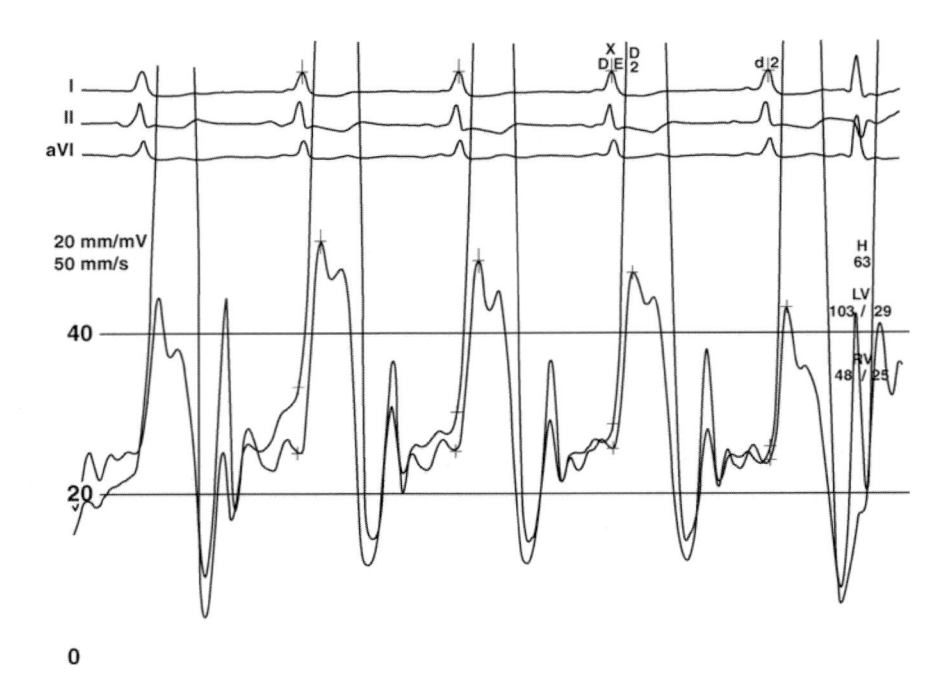

図 1.20 収縮性心膜炎における右室および左室の同時圧測定

心室の拡張期充満が，収縮性心膜炎により突然停止する．"dip and plateau" に注目．また，拡張期には左室および右室の心室内圧が等しくなる．(Myers RBH, Spodick DH. Constrictive pericarditis: clinical and pathophysiologic characteristics. Am Heart J 1999; 138: 219-32. より許可を得て転載)

   る．
3. 収縮性心外膜炎による低心拍出量状態の患者では，術前数日間の強心薬投与が有効なことがある[181]．
4. 大量心嚢液貯留症例では，術前に心嚢穿刺を行うと，麻酔導入による血管拡張，充満圧の低下，重篤な低血圧のリスクが軽減される．

D. 手術手技
1. 大量心嚢液貯留に対する治療として，ピッグテールカテーテルを用いた経皮的ドレナージがまず行われる．心エコー図検査は，局所的に貯留した心嚢液の同定や穿刺が可能かどうかの判断に有用である[182〜184]．心嚢液貯留が再発する患者（特に悪性腫瘍症例）では，硬化剤（ドキシサイクリン，ブレオマイシン，チオテパ）を心嚢内へ注入して，再発を予防することがある[185,186]．
2. 剣状突起下心嚢ドレナージでは，心嚢を切開して心嚢液を除去する，組織生検を行う，ドレナージチューブを数日間留置して，組織の癒着を促進することが可能である（図1.21）．これは血行動態的に不安定な患者に最も安全なアプローチで，悪性腫瘍で余命が限られた患者には最良である．今までの研究によると，経皮的ドレナージに比べ

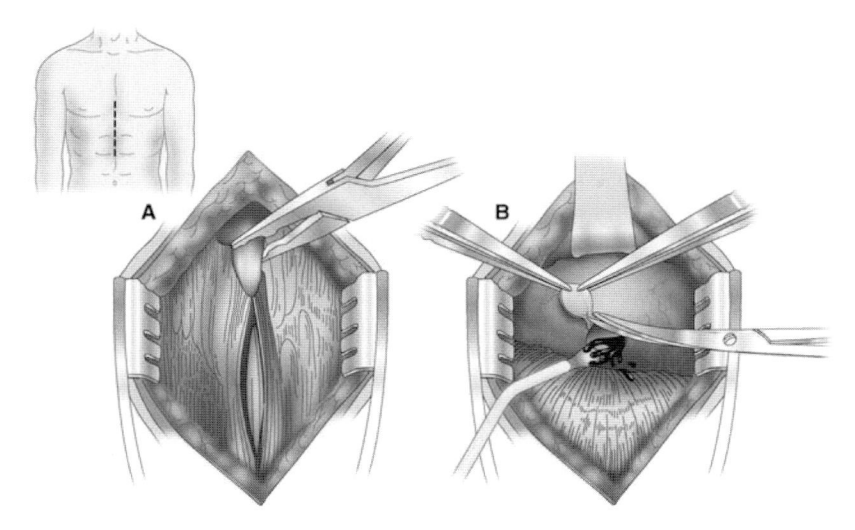

図 1.21 心膜疾患に対する剣状突起下ドレナージ（開窓術）
(A) 剣状突起茎部から下方へ約 5cm の皮膚切開を置く．腹直筋を胸骨突起付着部で切離し，剣状突起を切除する．(B) 胸骨遠位端を上方へ牽引し，腹膜周囲の脂肪織を剥離する．心膜を把持して切開し，小切片を採取する．心嚢内へ指を挿入し，隔壁があればそれを用手的に除去する．心嚢内の液体を吸引する．心腔内にドレーンを 1 本または 2 本挿入する．

て剣状突起下心嚢ドレナージでは，心嚢液貯留の再発率が有意に低かった[183, 184]．この方法の変法として，心嚢液を腹腔内へドレナージする方法もある[187]．
3. バルーン法[180]，局所開胸術，胸腔鏡下手術[188]などによる心嚢開窓術も，胸腔への心嚢液ドレナージおよび組織生検が可能である．局所開胸術および胸腔鏡下手術では全身麻酔が必要で，胸膜肺疾患の合併が予想される場合に最もよい適応となる．開窓術の場合，頻度としては少ないが，周囲の組織と肺が癒着して，窓の自然閉鎖をきたすことがある．
4. 心膜剥皮術は人工心肺準備下に，胸骨正中切開で行うのが最良である[181, 189]．両側とも横隔神経から 2cm 内側まで，あるいは可及的に心膜を切除する．肺水腫を予防するため，癒着剥離は大動脈と肺動脈周囲より解除し，次に左室，そして右室へと進める．高度な心膜癒着で切離面が明らかでない場合には，瘢痕組織上に多数の十字切開を置き心室の拡張と充満を促す Waffle 法を行う．石灰化を伴う高度な癒着を認める場合は，ヘパリン使用により出血は増えるが，CPB 下に癒着解除を行うほうが安全である．高度な石灰化病変は切除せずに心膜面に残し，出血と心筋損傷のリスクを最小限にとどめる．

文 献

1. Yeghiazarians Y, Braunstein JB, Askari A, Stone PH. Unstable angina pectoris. N Engl J Med 2000;342:101-14.
2. Foody JM, Nissen SE. Effectiveness of statins in acute coronary syndromes. Am J Cardiol

2001;88(suppl):31F-5.
3. Antman EM, Anbe DT, Armstrong PW, et al. ACC/AHA guidelines for the management of patients with ST-elevation myocardial infarction— executive summary. A report of the American College of Cardiology/American Heart Association task force on practice guidelines (writing committee to revise the 1999 guidelines for the management of patients with acute myocardial infarction). J Am Coll Cardiol 2004;44:671-719.
4. Andersen HR, Nielsen TT, Rasmussen K, et al. A comparison of coronary angioplasty with fibrinolytic therapy in acute myocardial infarction. N Engl J Med 2003;349:733-42.
5. Braunwald E, Antman EM, Beasley JW et al. ACC/AHA 2002 guideline update for the management of patients with unstable angina and non-ST-segment elevation myocardial infarction - summary article. A report of the American College of Cardiology/American Heart Association task force on practice guidelines (Committee on the management of patients with unstable angina). J Am Coll Cardiol 2002;40:1366-74 and Circulation 2002;106:1893-1900.
6. Roe MT, Staman KL, Pollack C, Teaff R, French PA, Peterson ED. A practical guide to understanding the 2002 ACC/AHA guidelines for the management of patients with non-ST segment elevation acute coronary syndromes. Crit Path Cardiol 2002;1:129-49.
7. Topol EJ. A guide to therapeutic decision-making in patients with non-ST-segment elevation acute coronary syndromes. J Am Coll Cardiol 2003;41:123S-9.
8. Jneid H, Bhatt DL, Corti R, Badimon JJ, Fuster V, Francis CS. Aspirin and clopidogrel in acute coronary syndromes: therapeutic insights from the CURE trial. Arch Intern Med 2003;26:1145-53.
9. Cohen M, Demers C, Gurfinkel EP, et al. A comparison of low-molecular weight heparin with unfractionated heparin for unstable coronary artery disease. N Engl J Med 1997;337:447-52.
10. Wong GC, Giugliano RP, Antman EM. Use of low-molecular weight heparins in the management of acute coronary syndromes and percutaneous coronary intervention. JAMA 2003;289:331-42.
11. Mahoney EM, Jurkoitz C, Chu N, et al. Cost and cost-effectiveness of an early invasive vs. conservative strategy for the treatment of unstable angina and non-ST-segment elevation myocardial infarction. JAMA 2002;288:1851-58.
12. Eagle KA, Guyton RA, Davidoff R, et al. ACC/AHA guidelines for coronary artery bypass graft surgery. A report of the American College of Cardiology/American Heart Association Task Force on Practice Guidelines (Committee to revise the 1991 guidelines for coronary artery bypass graft surgery). J Am Coll Cardiol 1999;34:1262-347.
13. Moses JW, Leon MB, Popma JJ, et al. Sirolimus-eluting stents versus standard stents in patients with stenosis in a native coronary artery. N Engl J Med 2003;349:1315-23.
14. Stone GW, Ellis SG, Cox DA, et al. A polymer-based, paclitaxel-eluting stent in patients with coronary artery disease. N Engl J Med 2004;350:221-31.
15. Serruys PA, Unger F, Sousa JE, et al. Comparison of coronary-artery bypass surgery and stenting for the treatment of multivessel disease. N Engl J Med 2001;314:1117-24.
16. Steinhubl ST, Berger PB, Mann III JT, et al. Early and sustained dual oral antiplatelet therapy following percutaneous coronary intervention. A randomized controlled trial. JAMA 2002; 288:2411-20.
17. Kiyama H, Ohshima N, Imazeki T, Yamada T. Autologous blood donation with recombinant human erythropoietin in anemic patients. Ann Thorac Surg 1999;68:1652-6.
18. Karkouti KM, McClusky S. Pro: preoperative autologous blood donation has a role in cardiac surgery. J Cardiothorac Vasc Anesth 2003;17:121-5.
19. ten Broecke PW, De Hert SG, Mertens E, Adriaensen HF. Effect of preoperative beta-blockade

on perioperative mortality in coronary surgery. Br J Anaesth 2003;90:27-31.
20. Ferguson TB, Coombs LP, Peterson ED. Preoperative beta-blocker use and mortality and morbidity following CABG surgery in North America. JAMA 2002;287:2221-7.
21. Kincaid EH, Monroe ML, Saliba DL, Kon ND, Byerly WG, Richert MG. Effects of preoperative enoxaparin versus unfractionated heparin on bleeding indices in patients undergoing coronary artery bypass grafting. Ann Thorac Surg 2003;76:124-8.
22. Ereth MH, Nuttall GA, Orszulak TA, Santrach PJ, Cooney WP IV, Oliver WC Jr. Blood loss from coronary angiography increases transfusion requirements for coronary artery bypass graft surgery. J Cardiothorac Vasc Anesth 2000;14:177-81.
23. www.STS.org/database.
24. Sethi GK, Copeland JG, Goldman S, Moritz T, Zadina K, Henderson WG. Implications of preoperative administration of aspirin in patients undergoing coronary artery bypass grafting. J Am Coll Cardiol 1990;15:15-20.
25. Ferraris VA, Ferraris SP, Lough FC, Berry WR. Preoperative aspirin ingestion increases operative blood loss after coronary artery bypass grafting. Ann Thorac Surg 1988;45:71-4.
26. Tuman KJ, McCarthy RJ, O'Connor CJ, McCarthy WE, Ivankovich AD. Aspirin does not increase allogeneic blood transfusions in reoperative coronary artery surgery. Anesth Analg 1996;83:1178-84.
27. Reich DL, Patel GC, Vela-Cantos F, Bodian C, Lansman S. Aspirin does not increase homologous blood requirements in elective coronary bypass surgery. Anesth Analg 1994;79:4-8.
28. Gibbs NM, Weightman WM, Thackray NM, Michalopoulos N, Weidmann C. The effects of recent spirin ingestion on platelet function in cardiac surgical patients. J Cardiothorac Vasc Anesth 2001;15:55-9.
29. Weightman WM, Gibbs NM, Weidmann CR, et al. The effect of preoperative aspirin-free interval on red blood cell transfusion requirements in cardiac surgical patients. J Cardiothorac Vasc Anesth 2002;16:54-8.
30. Dacey LJ, Munoz JJ, Johnson ER, et al. Effects of preoperative aspirin use on mortality in coronary artery bypass grafting patients. Ann Thorac Surg 2000;70:1986-90.
31. Mangano DT for the multicenter study of perioperative ischemia research group. Aspirin and mortality from coronary bypass surgery. N Engl J Med 2002;347:1309-17.
32. Hongo RH, Ley J, Dick SE, Yee RR. The effect of clopidogrel in combination with aspirin when given before coronary artery bypass grafting. J Am Coll Cardiol 2002;40:231-7.
33. Ray JG, Deniz S, Olivieri A, et al. Increased blood product use among coronary artery bypass patients prescribed preoperative aspirin and clopidogrel. BMC Cardiovasc Discord 2003;3:3.
34. Karabulut H, Toraman F, Evrenkaya S, Goksel O, Taarcan S, Alban C. Clopidogrel does not increase bleeding and allogenic blood transfusion in coronary artery surgery. Eur J Cardiothorac Surg 2004;25:419-23.
35. Genoni M, Tavakoli R, Hofer C, Bertel O, Turina M. Clopidogrel before urgent coronary artery bypass graft. J Thorac Cardiovasc Surg 2003;126:288-9.
36. Bitondo JM, Daggett WM, Torchiana DF, et al. Endoscopic versus open saphenous vein harvest: a comparison of postoperative wound infections. Ann Thorac Surg 2002;73:523-8.
37. Lytle BW, Blackstone EH, Loop FD, et al. Two internal thoracic artery grafts are better than one. J Thorac Cardiovasc Surg 1999;117:855-72.
38. Dietl CA, Benoit CH. Radial artery graft for coronary revascularization: technical considerations. Ann Thorac Surg 1995;60:102-10.
39. Reyes AT, Frame R, Brodman RF. Technique for harvesting the radial artery as a coronary artery bypass graft. Ann Thorac Surg 1995;59:118-26.

40. Connolly MW, Torillo LD, Stauder MJ, et al. Endoscopic radial artery harvesting: results of the first 300 patients. Ann Thorac Surg 2002;74:502-5.
41. Ascione R, Caputo M, Angelini GD. Off-pump coronary artery bypass grafting: not a flash in the pan. Ann Thorac Surg 2003;75:306-13.
42. Reston JT, Tregear SJ, Turkelson CM. Meta-analysis of short-term and mid-term outcomes following off-pump coronary artery bypass grafting. Ann Thorac Surg 2003;76:1510-5.
43. Mack MJ. Beating heart surgery: does it make a difference? Am Heart Hosp J 2003;1:149-57.
44. Allen KB, Dowling RD, Angell WW, et al. Transmyocardial revascularization: 5-year follow-up of a prospective, randomized multicenter trial. Ann Thorac Surg 2004;77:1228-34.
45. Peterson ED, Kaul P, Kaczmarek RG, et al. From controlled trials to clinical practice: monitoring transmyocardial revascularization use and outcomes. J Am Coll Cardiol 2004;42:1611-6.
46. Allen KB, Dowling RD, Schuch DR, et al. Adjunctive transmyocardial revascularization: five-year follow-up of a prospective, randomized trial. Ann Thorac Surg 2004;78:458-65.
47. Bridges CR, Horvath KA, Nugent WC, et al. The Society of Thoracic Surgeons practice guideline series: transmyocardial laser revascularization. Ann Thorac Surg 2004;77:1494-1502.
48. Ba'albaki HA, Clements SD Jr. Left ventricular aneurysm: a review. Clin Cardiol 1989;12:5-13.
49. Dor V, ed. Ventricular aneurysm surgery. Semin Thorac Cardiovasc Surg 1997;9:112-55.
50. Mills NL, Everson CT, Hockmuth DR. Technical advances in the treatment of left ventricular aneurysm. Ann Thorac Surg 1993;55:792-800.
51. Mickelborough LL, Carson S, Ivanov J. Repair of dyskinetic or akinetic left ventricular aneurysm: results obtained with a modified linear closure. J Thorac Cardiovasc Surg 2001;121:675-82.
52. Mickleborough LL, Merchant N, Provost Y, Carson S, Ivanov J. Ventricular reconstruction for ischemic cardiomyopathy. Ann Thorac Surg 2003;75:S6-12.
53. Shapira OM, Davidoff R, Hilkert RJ, Aldea GS, Fitzgerald CA, Shemin RJ. Repair of left ventricular aneurysm: long-term results of linear repair versus endoaneurysmorrhaphy. Ann Thorac Surg 1997;63:701-5.
54. Dor V, Di Donato M, Sabatier M, Montiglio F, Civaia F. Left ventricular reconstruction by endoventricular circular patch plasty repair: a 17-year experience. Semin Thorac Cardiovasc Surg 2001;13:435-7.
55. Di Donato M, Sabatier M, Dor V, et al. Effects of the Dor procedure on left ventricular dimension and shape and geometric correlates of mitral regurgitation one year after surgery. J Thorac Cardiovasc Surg 2001;121:91-6.
56. Athanasuleas CL, Stanley AWH Jr, Buckberg GD, Dor V, DiDonato M, Blackstone EH and the RESTORE group. Surgical anterior ventricular endocardial restoration (SAVER) in the dilated remodeled ventricle after anterior myocardial infarction. J Am Coll Cardiol 2001;37:1199-209.
57. Birnbaum Y, Fishbein MC, Blanche C, Siegel RJ. Ventricular septal rupture after acute myocardial infarction. N Engl J Med 2002;347:1426-32.
58. Heitmiller R, Jacobs ML, Daggett WM. Surgical management of postinfarction ventricular septal rupture. Ann Thorac Surg 1986;41:683-91.
59. David TE, Dale L, Sun Z. Postinfarction ventricular septal rupture: repair by endocardial patch with infarct exclusion. J Thorac Cardiovasc Surg 1995;110:1315-22.
60. Muehrcke DD, Daggett WM Jr, Buckley MJ, Akins CW, Hilgenberg AD, Austen WG. Postinfarct ventricular septal defect repair: effect of coronary artery bypass grafting. Ann Thorac Surg 1992;54:876-83.
61. Carabello BA, Crawford FA Jr. Valvular heart disease. N Engl J Med 1997;337:32-41.
62. Bonow RO, Carabello B, de Leon AC Jr, et al. ACC/AHA guidelines for the management of

patients with valvular heart disease. Executive summary. A report of the American College of Cardiology/American Heart Association task force on practice guidelines (Committee on management of patients with valvular heart disease). Circulation 1998;98:1949-84.
63. Aurigemma G, Battista S, Orsinelli D, Sweeney A, Pape L, Cuenoud H. Abnormal left ventricular intracavity flow acceleration in patients undergoing aortic valve replacement for aortic stenosis. A marker for high postoperative morbidity and mortality. Circulation. 1992;86:926-36.
64. Bartunek J, Sys SU, Rodrigues AC, Scheurbeeck EV, Mortier L, de Bruyne B. Abnormal systolic intracavity flow velocities after valve replacement for aortic stenosis. Mechanisms, predictive factors, and prognostic significance. Circulation 1996;93:712-9.
65. Omran H, Schmidt H, Hackenbroch M, et al. Silent and apparent cerebral embolism after retrograde catheterization of the aortic valve in valvular stenosis: a prospective, randomized study. Lancet 2003;361:1241-6.
66. Mochizuki Y, Pandian NG. Role of echocardiography in the diagnosis and treatment of patients with aortic stenosis. Curr Opin Cardiol 2003;18:327-33.
67. Pellika PA, Nishimura RA, Bailey KR, Tajik AJ. The natural history of adults with asymptomatic, hemodynamically significant aortic stenosis. J Am Coll Cardiol 1990;15:1012-7.
68. Otto CM, Burwash IG, Legget ME, et al. Prospective study of asymptomatic valvular aortic stenosis. Clinical, echocardiographic, and exercise predictors of outcome. Circulation 1997;95:2262-70.
69. Lester SJ, Heilbron B, Gin K, Dodek A, Jue J. The natural history and rate of progression of aortic stenosis. Chest 1998;113:1109-14.
70. Monin JL, Monchi M, Gest V, Duval-Moulin AM, Dubois-Rande JL, Gueret P. Aortic stenosis with severe left ventricular dysfunction and low transvalvular pressure gradients. Risk stratification by low-dose dobutamine echocardiography. J Am Coll Cardiol 2001;37:2101-7.
71. Perreira JJ, Lauer MS, Bashir M, et al. Survival after aortic valve replacement for severe aortic stenosis with low transvalvular gradients and severe left ventricular dysfunction. J Am Coll Cardiol 2002;39:1356-63.
72. Nishimura RA, Grantham JA, Connolly HM, Schaff HV, Higano ST, Holmes DR Jr. Low-output, low-gradient aortic stenosis in patients with depressed left ventricular systolic function: the clinical utility of the dobutamine challenge in the catheterization laboratory. Circulation 2002;106:809-13.
73. Dogan S, Dzemali O, Winzer-Greinecker G, et al. Minimally invasive versus conventional aortic valve replacement: a prospective randomized trial. J Heart Valve Dis 2003;12:76-80.
74. Corbi P, Rahmati M, Donal E, et al. Prospective evaluation of minimally invasive and standard techniques for aortic valve replacement: initial experience in the first hundred patients. J Card Surg 2003;18:113-9.
75. Elkins RC. The Ross operation: a 12-year experience. Ann Thorac Surg 1999;68:S14-8.
76. Sabik JF, Lytle BW, Blackstone EH, Marullo AGM, Pettersson GB, Cosgrove DM. Aortic root replacement with cryopreserved allograft for prosthetic valve endocarditis. Ann Thorac Surg 2002;74:650-9.
77. Borer JS, Bonow RO. Contemporary approach to aortic and mitral regurgitation. Circulation 2003;108:2432-8.
78. Klodas E, Enriquez-Sarano M, Tajik AJ, Mullany CJ, Bailey KR, Seward JB. Optimizing timing of surgical correction in patients with severe aortic regurgitation: role of symptoms. J Am Coll Cardiol 1997;30:746-52.
79. Borer JS, Herrold EM, Hochreiter CA, et al. Aortic regurgitation: selection of asymptomatic patients for valve surgery. Adv Cardiol 2002;39:74-85.

80. Fraser CD Jr, Cosgrove DM III. Surgical techniques for aortic valvuloplasty. Texas Heart Inst J 1994;21:305-9.
81. Schafers HJ, Langer F, Aicher D, Graeter TP, Wendler O. Remodeling of the aortic root and reconstruction of the bicuspid aortic valve. Ann Thorac Surg 2000;70:542-6.
82. Turi ZG, Reyes VP, Raju BS, et al. Percutaneous balloon versus surgical closed commissurotomy for mitral stenosis. A prospective, randomized trial. Circulation 1991;83:1179-85.
83. Farhet MB, Boussadia H, Gandjbakhch I, et al. Closed versus open mitral commissurotomy in pure noncalcific mitral stenosis: hemodynamic studies before and after operation. J Thorac Cardiovasc Surg 1990;99:639-44.
84. Choudhary SK, Dhareshwar J, Govil A, Airan B, Kumar AS. Open mitral commissurotomy in the current era: indications, technique, and results. Ann Thorac Surg 2003;75:41-6.
85. Kondo N, Takahashi K, Minakawa M, Daitoku K. Left atrial Maze procedure: a useful addition to other corrective operations. Ann Thorac Surg 2003;75:1490-4.
86. Sie HT, Beukema WP, Elvan A, Misier ARR. Long-term results of irrigated radiofrequency modified Maze procedure in 200 patients with concomitant cardiac surgery: six years experience. Ann Thorac Surg 2004;77:512-7.
87. Di Donato M, Frigiola A, Menicanti L, et al. Moderate ischemic mitral regurgitation and coronary artery bypass surgery: effect of mitral repair on clinical outcome. J Heart Valve Dis 2003;12:272- 9.
88. Trichon BH, Glower DD, Shaw LK, et al. Survival after coronary revascularization, with and without mitral valve surgery, in patients with ischemic mitral regurgitation. Circulation 2003;108 (suppl I):II-103-10.
89. Paparella D, Mickleborough LL, Carson S, Ivanov J. Mild to moderate mitral regurgitation in patients undergoing coronary bypass grafting: effects on operative mortality and long-term significance. Ann Thorac Surg 2003;76:1094-100.
90. Gillinov AM Cosgrove DM. Mitral valve repair for degenerative disease. J Heart Valve Dis 2002;11(suppl 1):S15-20.
91. Gillinov AM, Cosgrove DM. Current status of mitral valve repair. Am Heart Hosp J 2003;1:47-54.
92. Phillips MR, Daly RC, Schaff HV, Dearani JA, Mullany CJ, Orzulak T. Repair of anterior leaflet mitral valve prolapse: chordal replacement versus chordal shortening. Ann Thorac Surg 2000;69:25-9.
93. Dreyfus G, Serraf A, Jebara VA, et al. Valve repair in acute endocarditis. Ann Thorac Surg 1990;49:706-13.
94. Gillinov AM, Wierup PN, Blackstone EH, et al. Is repair preferable to replacement for ischemic mitral regurgitation? J Thorac Cardiovasc Surg 2001;122:1125-41.
95. Gillinov AM, Faber C, Houghtaling PL, et al. Repair versus replacement for degenerative mitral valve disease with coexisting ischemic heart disease. J Thorac Cardiovasc Surg 2003;125:1350-62.
96. Miller DC. Ischemic mitral regurgitation redux: to repair or to replace? J Thorac Cardiovasc Surg 2001;122:1059-62.
97. Grossi EA, Goldberg JD, LaPietra A, et al. Ischemic mitral valve reconstruction and replacement: comparison of long-term survival and complications. J Thorac Cardiovasc Surg 2001;122:1107- 24.
98. McCarthy PM, Bhudia SK, Rajeswaran J, et al. Tricuspid valve repair: durability and risk factors for failure. J Thorac Cardiovasc Surg 2004;127:674-85.
99. McGrath LB, Gonzalez-Lavin L, Bailey BM, Grunkemeier GL, Fernandez J, Laub GW. Tricus-

pid valve operations in 530 patients. Twenty-five-year assessment of early and late phase events. J Thorac Cardiovasc Surg 1990;99:124-33.
100. Carrier M, Hebert Y, Pellerin M, et al. Tricuspid valve replacement: analysis of 25 years of experience at a single center. Ann Thorac Surg 2003;75:47-50.
101. Vlessis AA, Khaki A, Grunkemeier GL, Li HH, Starr A. Risk, diagnosis, and management of prosthetic valve endocarditis: a review. J Heart Valve Disease 1997;6:443-65.
102. Di Salvo G, Habib G, Pergola V, et al. Echocardiography predicts embolic events in infective endocarditis. J Am Coll Cardiol 2001;37:1069-76.
103. Vilacosta I, Graupner C, San Roman JA, et al. Risk of embolization after institution of antibiotic therapy for infective endocarditis. J Am Coll Cardiol 2002;39:1489-95.
104. Cowgill LD, Addonizio VP, Hopeman AR, Harken AH. A practical approach to prosthetic valve endocarditis. Ann Thorac Surg 1987;43:450-7.
105. Lindner JR. Role of echocardiographic imaging in infective endocarditis. ACC Current Journal Review Mar/Apr 2002.
106. Moon MR, Miller DC, Moore KA, et al. Treatment of endocarditis with valve replacement: the question of tissue versus mechanical prosthesis. Ann Thorac Surg 2001;71:1164-71.
107. Hagl C, Galla JD, Lansman SL, et al. Replacing the ascending aorta and aortic valve for acute prosthetic valve endocarditis: is using prosthetic material contraindicated? Ann Thorac Surg 2002;74:S1781-5.
108. Carozza A, Renzulli A, de Feo M, et al. Tricuspid repair for infective endocarditis. Clinical and echocardiographic results. Tex Heart Inst J 2001;28:96-101.
109. Arbulu A, Holmes RJ, Asfaw I. Tricuspid valvulectomy without replacement. Twenty years' clinical experience. J Thorac Cardiovasc Surg 1991;102:917-22.
110. Maron BJ. Hypertrophic cardiomyopathy. A systematic review. JAMA 2002;287:1308-20.
111. Sherrid MV, Chaudhry FA, Swistel DG. Obstructive hypertrophic cardiomyopathy: echocardiography, pathophysiology, and the continuing evolution of surgery for obstruction. Ann Thorac Surg 2003;75:620-32.
112. Maron BJ, McKenna WJ, Danielson GK, et al. American College of Cardiology/European Society of Cardiology Clinical Expert Consensus Document on Hypertrophic Cardiomyopathy. A report of the American College of Cardiology Foundation Task Force on Clinical Expert Consensus Documents and the European Society of Cardiology Committee for Practice Guidelines. J Am Coll Cardiol 2003;42:1687-713.
113. Crawford ES. The diagnosis and management of aortic dissection. JAMA 1990;264:2537-41.
114. Khan IA, Nair CK. Clinical, diagnostic, and management perspectives of aortic dissection. Chest 2002;122:311-28.
115. Hagan PG, Nienaber CA, Isselbacher EM, et al. The international registry of acute aortic dissection (IRAD). New insights into an old disease. JAMA 2000;283:897-903.
116. Hata M, Shiono M, Inoue T, et al. Optimal treatment of type B acute aortic dissection: long-term medical follow-up results. Ann Thorac Surg 2003;75:1781-4.
117. Motallebzadeh R, Batas D, Valencia O, et al. The role of coronary angiography in acute type A aortic dissection. Eur J Cardiothorac Surg 2004;25:231-5.
118. Bavaria JE, Brinster DR, Gorman RC, Woo YJ, Gleason T, Pochettino A. Advances in the treatment of acute type A dissection: an integrated approach. Ann Thorac Surg 2002;74:S1848-52. 119. Passage J, Jalali H, Tam RKW, Harrocks S, O'Brien MF. BioGlue surgical adhesive: an appraisal of its indications in cardiac surgery. Ann Thorac Surg 2002;74:432-7.
120. Hanafusa Y, Ogino H, Sasaki H, et al. Total arch replacement with elephant trunk procedure for retrograde dissection. Ann Thorac Surg 2002;74:S1836-9.

121. Lansman SL, Hagl C, Fink D, et al. Acute type B aortic dissection: surgical therapy. Ann Thorac Surg 2002;74:S1833-5.
122. Elefteriades JA, Hartleroad J, Gusberg RJ, et al. Long-term experience with descending aortic dissection: the complication-specific approach. Ann Thorac Surg 1992;53:11-21.
123. Buffolo E, da Fonseca JHP, de Souza JAM, Alves CMR. Revolutionary treatment of aneurysms and dissections of the descending aorta: the endovascular approach. Ann Thorac Surg 2002;74: S1815-7.
124. Kouchoukos NT, Dougenis D. Surgery of the thoracic aorta. N Engl J Med 1997;336:1876-88.
125. Elefteriades JA. Natural history of thoracic aortic aneurysms: indications for surgery, and surgical versus nonsurgical risks. Ann Thorac Surg 2002;74:S1877-80.
126. Pitt MPI, Bonser RS. The natural history of thoracic aortic aneurysm disease: an overview. J Cardiac Surg 1997;12:270-8.
127. Coady MA, Rizzo JA, Hammond GL, et al. What is the appropriate size criterion for resection of thoracic aortic aneurysms? J Thorac Cardiovasc Surg 1997;113:476-91.
128. Pieters FAA, Widdershoven JW, Gerardy AC, Geskes G, Cheriex EC, Wellens HJ. Risk of aortic dissection after aortic valve replacement. Am J Cardiol 1993;72:1043-7.
129. Westaby S, Saito S, Anastasiadis K, Moorjani N, Jin XY. Aortic root remodeling in atheromatous aneurysms: the role of selected sinus repair. Eur J Cardiothorac Surg 2002;21:459-64.
130. David TE, Ivanov J, Armstrong S, Feindel CM, Webb GD. Aortic valve sparing operations in patients with aneurysms of the aortic root or ascending aorta. Ann Thorac Surg 2002;74: S1758-61.
131. Griepp RB. Cerebral protection during aortic arch surgery. J Thorac Cardiovasc Surg 2001;121:425-7.
132 Reich DL, Uysal S, Ergin MA, Griepp RB. Retrograde cerebral perfusion as a method of neuroprotection during thoracic aortic surgery. Ann Thorac Surg 2001;72:1774-82.
133. Di Eusanio M, Schepens AAM, Morshuis WJ, et al. Brain protection using antegrade selective cerebral perfusion: a multicenter study. Ann Thorac Surg 2003;76:1181-9.
134. Royston D. Pro: aprotinin should be used in patients undergoing hypothermic circulatory arrest. J Cardiothorac Vasc Anesth 2001;15:121-5.
135. Smith CR, Spanier TB. Aprotinin in deep hypothermic circulatory arrest. Ann Thorac Surg 1999;68:278-86.
136. Safi HJ, Miller CC III, Estrera AL, et al. Staged repair of extensive aortic aneurysm: morbidity and mortality in the elephant trunk technique. Circulation 2001;104:2938-42.
137. Estrera AL, Rubenstein FS, Miller CC III, Huynh TTT, Letsou GV, Safi HJ. Descending thoracic aortic aneurysm: surgical approach and treatment using the adjuncts cerebrospinal fluid drainage and distal aortic perfusion. Ann Thorac Surg 2001;72:481-6.
138. Plestis KA, Nair DG, Russo M, Gold JP. Left atrial femoral bypass and cerebrospinal fluid drainage decreases neurologic complications in repair of descending and thoracoabdominal aortic aneurysms. Ann Vasc Surg 2001;15:49-52.
139. Coselli JS, LeMaire SA, Conklin LD, Adams GJ. Left heart bypass during descending thoracic aortic aneurysm repair does not reduce the incidence of paraplegia. Ann Thorac Surg 2004;77:1298-303.
140. Coselli JS, LeMaire SA. Left heart bypass reduces paraplegia rates following thoracoabdominal aortic aneurysm repair. Ann Thorac Surg 1999;67:1931-4.
141. Kouchoukos NT, Masetti P, Rokkas CK, Murphy SF, Blackstone EH. Safety and efficacy of hypothermic cardiopulmonary bypass and circulatory arrest for operations on the descending thoracic and thoracoabdominal aorta. Ann Thorac Surg 2001;72:699-708.

142. Angkeow P, Calkins H. Radiofrequency catheter ablation of ventricular tachycardia. Am Coll Cardiol Curr J Rev Nov/Dec 2001.
143. Bhatia A, Cooley R, Berger M, et al. The implantable cardioverter defibrillator: technology, indications, and impact on cardiovascular survival. Curr Probl Cardiol 2004;29:303-56.
144. DiMarco JP. Implantable cardioverters-defibrillators. N Engl J Med 2003;349:1836-47.
145. Gregoratos G, Abrams J, Epstein AE. et al. ACC/AHA/NASPE 2002 Guideline update for implantation of cardiac pacemakers and antiarrhythmia devices: summary article. A report of the American College of Cardiology/American Heart Association task force on practice guidelines (ACC/AHA/NASPE committee to update the 1998 pacemaker guidelines). Circulation 2002;106:2145-61 or J Am Coll Cardiol 2002;40:1703-19.
146. Moss AJ, Zareba W, Hall WJ, et al. Prophylactic implantation of a defibrillator in patients with myocardial infarction and reduced ejection fraction. N Engl J Med 2002;346:877-83.
147. Ferguson TB Jr, Smith JM, Cox JL, Cain ME, Lindsay BD. Direct operation versus ICD therapy for ischemic ventricular tachycardia. Ann Thorac Surg 1994;58:1291-6.
148. del Rio A, Anguera I, Miro JM, et al. Surgical treatment of pacemaker and defibrillator lead endocarditis: the impact of electrode lead extraction on outcome. Chest 2003;124:1451-9.
149. Mickleborough LL, Merchant N, Provost Y, Carson S, Ivanov J. Ventricular reconstruction for ischemic cardiomyopathy. Ann Thorac Surg 2003;75:S6-12.
150. Yamauchi S, Ogasawara H, Saji Y, Bessho R, Miyagi Y, Fujii M. Efficacy of intraoperative mapping to optimize surgical ablation of atrial fibrillation in cardiac surgery. Ann Thorac Surg 2002;74:450-7.
151. Cox JL, Boineau, JP, Schuessler RB, Kater KM, Lappas DG. Five-year experience with the Maze procedure for atrial fibrillation. J Thorac Cardiovasc Surg 1993;56:814-24.
152. Cox JL, Jaquiss RDB, Schuessler RB, Boineau JP. Modification of the Maze procedure for atrial flutter and atrial fibrillation. II. Surgical technique of the Maze III procedure. Rationale and surgical results. J Thorac Cardiovasc Surg 1995;110:485-95.
153. Gillinov AM, McCarthy PM. Atricure bipolar radiofrequency clamp for intraoperative ablation of atrial fibrillation. Ann Thorac Surg 2002;74:2165-8.
154. Gillinov AM, Smedira NG, Cosgrove III DM. Microwave ablation of atrial fibrillation during mitral valve operations. Ann Thorac Surg 2002;74:1259-61.
155. Guden M, Akpinar B, Sanisoglu I, Sagbas E, Bayindir O. Intraoperative saline-irrigated radiofrequency modified Maze procedure for atrial fibrillation. Ann Thorac Surg 2002;74:S1301-6.
156. Williams MR, Stewart JR, Bolling SF, et al. Surgical treatment of atrial fibrillation using radiofrequency energy. Ann Thorac Surg 2001;71:1939-44.
157. Chiappini B, Martin-Suarez S, LoForte A, Arpesella G, Di Bartolomeo R, Marinelli G. Cox/Maze operation versus radiofrequency ablation for the surgical treatment of atrial fibrillation: a comparative study. Ann Thorac Surg 2004;77:87-92.
158. Sabbah HN. The cardiac support device and the Myosplint: treating heart failure by targeting left ventricular size and shape. Ann Thorac Surg 2003;75:S13-9.
159. Hunt SA, Baker DW, Chin MH, et al. ACC/AHA guidelines for the evaluation and management of chronic heart failure in the adult: executive summary. A report of the American College of Cardiology/American Heart Association Task Force on Practice Guidelines (Committee to Revise the 1995 guidelines for the evaluation and management of heart failure). J Am Coll Cardiol 2001;38:2101-13, J Heart Lung Transplant 2002;21:189-203, Circulation 2001;104:2496-3007.
160. Lytle BW. The role of coronary revascularization in the treatment of ischemic cardiomyopathy. Ann Thorac Surg 2003;75:S2-5.
161. Allman KC, Shaw LJ, Hachamovitch R. Udelson JE. Myocardial viability testing and impact

of revascularization on prognosis in patients with coronary artery disease and left ventricular dysfunction: a meta-analysis. J Am Coll Cardiol 2002;39:1151-8.
162. Romano MA, Bolling SF. Mitral valve repair as an alternative treatment for heart failure patients. Heart Fail Monit 2003;4:7-12.
163. Abraham WT. Cardiac resynchronization therapy for the management of chronic heart failure. Am Heart Hosp J 2003;1:55-61.
164. Abraham WT, Hayes DL. Cardiac resynchronization therapy for heart failure. Circulation 2003; 108:2596-603.
165. Raman JS, Byrne MJ, Power JM, Alferness CA. Ventricular constraint in severe heart failure halts decline in cardiovascular function associated with experimental dilated cardiomyopathy. Ann Thorac Surg 2003;76:141-7.
166. Oz MC, Konertz WF, Kleber FX, et al. Global surgical experience with the Acorn cardiac support device. J Thorac Cardiovasc Surg 2003;126:983-91.
167. Schenk S, Reichenspurner H. Ventricular reshaping with devices. Heart Surg Forum 2003;6:237- 43.
168. Aaronson KD, Patel H, Pagani FD. Patient selection for left ventricular assist device therapy. Ann Thorac Surg 2003;75:S29-35.
169. Rao V, Oz MC, Flannery MA, Catanese KA, Argenziano M, Naka Y. Revised screening scale to predict survival after insertion of a left ventricular assist device. J Thorac Cardiovasc Surg 2003;125:855-62.
170. Holman WL, Davies JE, Rayburn BK, et al. Treatment of end-stage heart disease with outpatient ventricular assist devices. Ann Thorac Surg 2002;73:1489-94.
171. Frazier OH, Rose EA, Oz MC, et al. Multicenter clinical evaluation of the HeartMate vented electric left ventricular assist system in patients awaiting heart transplantation. J Thorac Cardiovasc Surg 2001;122:1186-95.
172. Rose EA, Gelijns AC, Moskowitz AJ, for the REMATCH Study Group. Long-term use of a left ventricular assist device for end-stage heart failure. N Engl J Med 2001;345:1435-43.
173. Hassink RJ, de la Riviere AB, Mummery CL, Doevendans PA. Transplantation of cells for cardiac repair. J Am Coll Cardiol 2003;41:711-7.
174. Menasche P. Cell transplantation in myocardium. Ann Thorac Surg 2003;75:S20-8.
175. Spodick DH. Acute cardiac tamponade. N Engl J Med 2003;349:684-90.
176. Tsang TSM, Oh JK, Seward JB. Diagnosis and management of cardiac tamponade in the era of echocardiography. Clin Cardiol 1999;22:446-52.
177. Garcia MJ. Constriction vs. restriction: how to evaluate? Am Coll Cardiol Curr J Rev Jul/Aug 2003.
178. Hoit BD. Management of effusive and constrictive pericardial heart disease. Circulation 2002:105:2939-42.
179. Myers RB, Spodick DH. Constrictive pericarditis: clinical and pathophysiologic characteristics. Am Heart J 1999;138:219-32.
180. Galli M, Politi A, Pedretti F, Castiglioni B, Zerboni S. Percutaneous balloon pericardiotomy for malignant pericardial tamponade. Chest 1995;108:1499-1501.
181. Yetkin U, Kestelli M, Yilik L, et al. Recent surgical experience in chronic constrictive pericarditis. Tex Heart Inst J 2003;30:27-30.
182. Buchanan CL, Sullivan VV, Lampman R, Kulkarni MG. Pericardiocentesis with extended catheter drainage: an effective therapy. Ann Thorac Surg 2003;76:817-20.
183. McDonald JM, Meyers BF, Guthrie TJ, Battafarano RJ, Cooper JD, Patterson GA. Comparison of open subxiphoid pericardial drainage with percutaneous catheter drainage for symptomatic

pericardial effusion. Ann Thorac Surg 2003;76:811-6.
184. Allen KB, Faber LP, Warren WH, Shaar CJ. Pericardial effusion: subxiphoid pericardiostomy versus percutaneous catheter drainage. Ann Thorac Surg 1999;67:437-40.
185. Maher EA, Shepherd FA, Todd TJR. Pericardial sclerosis as the primary management of malignant pericardial effusion and cardiac tamponade. J Thorac Cardiovasc Surg 1996;112:637-43.
186. Girardi LN, Ginsberg RJ, Burt ME. Pericardiocentesis and intrapericardial sclerosis: effective therapy for malignant pericardial effusions. Ann Thorac Surg 1997;64:1422-8.
187. Ancalmo N, Ocshner JL. Pericardioperitoneal window. Ann Thorac Surg 1993;55:541-2.
188. Liu HP, Chang CH, Lin PJ, Hsieh HC, Chang JP, Hsieh MJ. Thoracoscopic management of effusive pericardial disease: indications and technique. Ann Thorac Surg 1994;58:1695-7.
189. DeValeria PA, Baumgartner WA, Casale AS, et al. Current indications, risks, and outcome after pericardiectomy. Ann Thorac Surg 1991;52:219-24.

2 心臓血管外科における診断技術

詳細な病歴聴取と身体所見から，患者の心疾患については大まかな状況は把握できるが，その病態や進行度を同定するには診断的検査が必要である。これらの情報を得るために有用な侵襲的・非侵襲的検査を的確に選択しなければならない。さまざまな検査から特異的または補足的なデータが得られるが，似たような情報しか得られず，不必要な検査となるものもある。本章では，臨床医に役立つ基本的な診断方法を簡単に紹介するとともに，術前評価における役割を明確にする。さまざまな診断技術の適応，利用法，結果に関する詳細な検討は，ACC/AHA ガイドライン www.acc.org を参照してほしい。

I. 胸部 X 線写真

A. 術前に，正面（PA）および側面 X 線写真をすべての患者で撮影する。胸部 X 線は心疾患の診断に必ず利用し，多くの思いがけない情報を外科医にもたらすことがある（図 2.1）。
   1. 次の所見を認めた場合，以下の病態が考えられる。
      - 左室の拡大：拡張型心筋症または容量負荷〔大動脈弁閉鎖不全症，僧帽弁閉鎖不全症（MR）〕
      - 左室肥大：大動脈弁狭窄症（AS）
      - 左房の拡大：僧帽弁疾患
      - 石灰化した僧帽弁・僧帽弁輪
      - 心陰影の拡大：多量の心嚢液貯留
      - 縦隔の拡大：大動脈解離
   2. 心疾患の合併症を確認する。うっ血性心不全（CHF）や肺血流の上肺野への再分布を認めたら，術前より利尿薬を開始する。
   3. 影響を及ぼしうる他の異常を確認する。
      a. 肺：肺気腫，肺炎，実質内結節，間質性疾患，肺切除の既往
      b. 胸膜：胸水，気胸
      c. 縦隔：腫瘍，または大動脈疾患に一致した縦隔の拡大
      d. 骨：漏斗胸，以前の開胸手術による肋骨切除
      e. 異物：以前の胸骨縦切開時に用いた胸骨ワイヤー，ペースメーカワイヤー，中心静脈カテーテル，大動脈内バルーンポンプ（IABP）の位置，人工弁のタイプ

B. 胸部 X 線写真は，手術操作に関する重要な特異的情報をもたらす可能性がある。
   1. 上行大動脈や弓部大動脈に石灰化を認めた場合，梗塞のリスクを減らすために，カニューレ挿入や大動脈遮断の方法を変更することがある。大動脈隆起部の石灰化は多くの症例でみられるが，ほとんど意味はない。これとは反対に，上行大動脈の石灰化

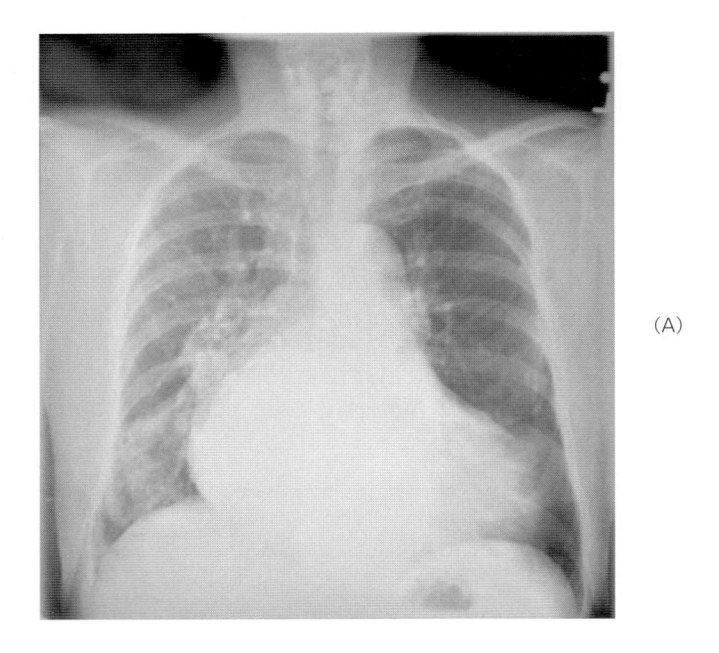

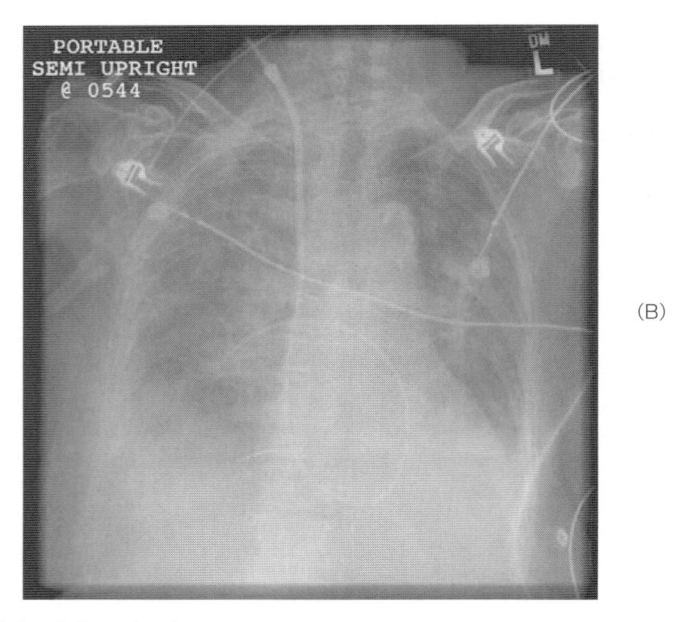

図 2.1　僧帽弁疾患の胸部 X 線写真
（A）高度な僧帽弁狭窄例の X 線写真：著明な左房拡大により心陰影は右側に突出する。（B）急性の肺水腫：急性心筋梗塞による乳頭筋不全のため，急性僧帽弁閉鎖不全をきたした症例

(C)

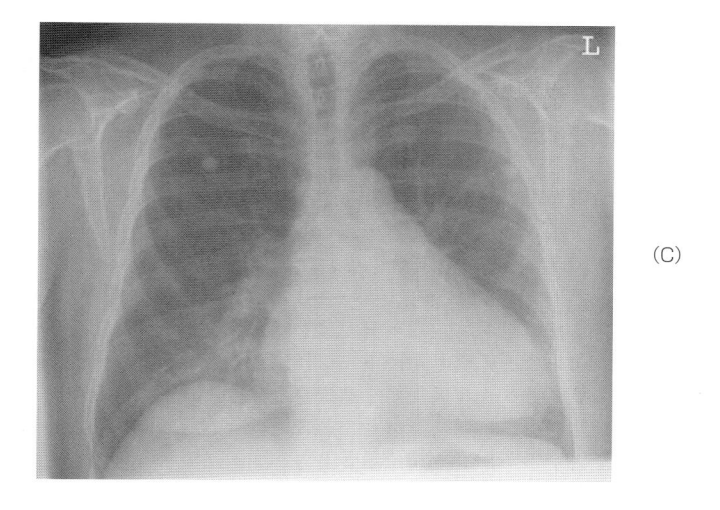

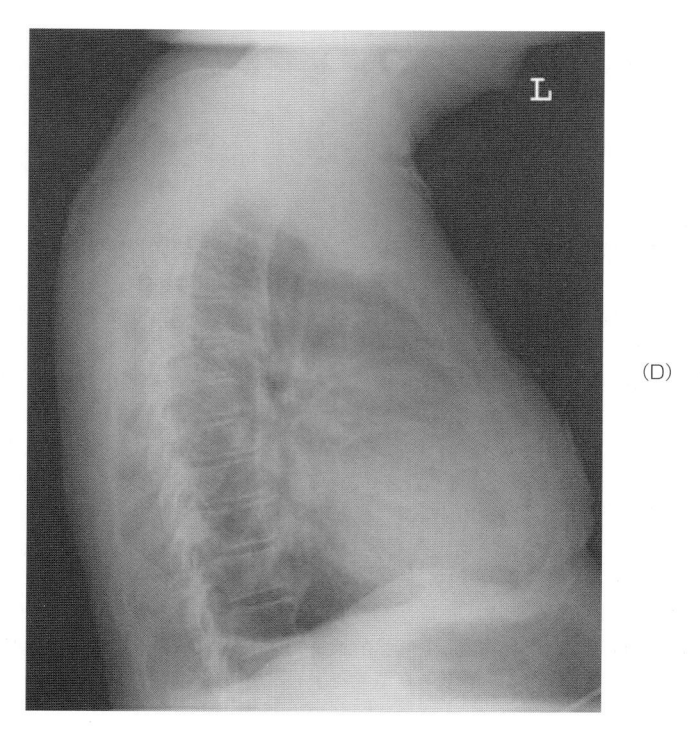

(D)

(C)左室の拡大：容量負荷を伴う慢性の僧帽弁閉鎖不全症。(D)冠動脈バイパス術後，僧帽弁閉鎖不全症の側面像：拡大した右室は胸骨後面に接する。冠動脈造影側面像より，内胸動脈グラフトが胸骨に接しているかを確認できる。

の疑い（冠動脈造影時に気づくことが多い）は非常に重要で，単純CT検査により詳細な情報を得ることができる．上行大動脈のアテローム性硬化を評価するためには，術中に大動脈壁直上から超音波検査を行うとよい[1]．
2. 片側の横隔膜挙上を認めた場合，特に反回神経麻痺をきたしやすい糖尿病合併例では，対側の内胸動脈（ITA）の使用を避けることがある[2]．
3. MR患者で僧帽弁輪の石灰化があると，弁置換術や弁形成術はより困難になる．外科的手技に工夫を要する場合がある．
4. 再手術例では，胸部X線正面像でITA側枝が正中に近いかどうか確認する．側面像では心臓の構造およびITA側枝のクリップが，胸骨後面に接しているか確認できる．
5. 上行大動脈瘤の患者，特に再手術例では，動脈瘤が胸骨後面に近いため，直ちに体外循環が確立できるよう，胸骨切開前に鼠径部よりカニューレ挿入を行うことがある．
6. 最小限侵襲手術で適切な皮膚切開を選択するには，心臓の位置や向きを考慮する必要がある．例えば，肺気腫のある痩せた患者では，心臓は直立し，縦隔内でまっすぐ尾側を向いている．大動脈弁手術を胸骨上方小切開法で行う場合，第3肋間より第4肋間での胸骨横切開が適している．
7. 重症CHFの患者では，体外循環中の積極的な利尿や血液濾過が有効である．

II. 心電図

A. 術前には，12誘導心電図を必ず検討する．疾患の状態，手術の緊急性，不整脈に対する適切な管理，その他周術期管理に関する留意点など，多くの情報を得ることができる．

B. 脈拍と調律の異常
1. 冠動脈疾患患者の洞性頻脈は，術前にβ遮断薬が適切に使用されていなかったことを意味する．このような患者は術後心房細動（AF）をきたしやすい．
2. 洞性徐脈の患者では，術後一時的にペーシングが必要となる場合が多い．また，術後AF予防のためにβ遮断薬を用いると，状態が悪化することがある．洞不全または徐脈頻脈症候群のある患者では，術後に永久的なペースメーカが必要になる可能性が高い．
3. AFに伴う早い心室収縮は，薬物を用いてコントロールする．冠動脈疾患の患者では，心筋虚血をきたし心拍出量低下を招く可能性がある．術前からの慢性AFに対し，術後に薬物を用いて洞調律へ回復させることにほとんど意義はないが，血栓塞栓症の予防のために，抗凝固薬を用いる必要がある．発作性または慢性AF患者の開心術では，Maze手術の追加を検討する．
4. 虚血や心筋梗塞から，心室頻拍（VT）が起こる場合がある．一般的に，冠動脈血行再建の適応となれば，電気生理学的検査は再建後に行う．持続性心室頻拍と低左心機能を認める患者では，埋め込み型除細動器の適応となる．

C. 伝導障害
1. 両側脚ブロックがある患者では，Swan-Ganzカテーテル挿入時に，心停止のリスクが増大する．このような症例では，胸骨切開して心表面ペーシングができる体制を整

えてから，カテーテルを挿入する。
2. 脚ブロックがある患者では，心電図での虚血性変化の評価は困難である。胸痛を訴えた場合も，虚血の検索が不十分となるおそれがある。
3. 大動脈弁位の心内膜炎症患者に伝導障害を認める場合，感染の弁輪への波及が示唆され，緊急手術の適応となる。
4. 下壁梗塞の患者ではブロックをきたすおそれがあり，術前にペーシングが一時的に必要となることがある。

D. 虚血および梗塞の根拠
1. 虚血を反映するST-T波の変化を認めた場合，積極的な治療が必要になる。硝酸薬の静注，抗血小板薬やヘパリンの使用，IABP挿入などを行う。緊急カテーテルインターベンションや外科手術など侵襲性の高い治療が，早期に適応となる場合もある。発症後間もない梗塞は，外科手術の時期やリスクに影響を与える。
2. Q波は，誘導部位から推測される冠動脈支配領域の心筋障害を示唆し，インターベンションの方法を適切に選択するのに役立つ。
3. 低左心機能症例でのQ波の消失は，梗塞というよりも，慢性的な虚血や冬眠心筋の状態を示唆する。心筋のバイアビリティを詳細に評価することで，外科手術が効果的かどうかを判定できる。

E. ペースメーカ装置
1. 外科手術時に電気メスを使用すると，経静脈的ペーシング装置が誤作動する可能性がある。マグネットでペースメーカを固定モードに変更する。
2. 術中，右房内のリードの位置が変わったり，電気メスの使用によりジェネレータが障害を受ける可能性があるので，適切なセンシングとペーシングが維持されているかを，術後すぐに必ず確認する。

III. 心筋灌流イメージング

A.
安静時と負荷時の画像は，冠動脈疾患の評価に大きな役割を果たす。最も重要な目的は，インターベンション治療が有効なバイアビリティのある虚血心筋の同定である。負荷イメージングと核医学の検査技術はきわめて精密なものとなっている。

B. 負荷検査の種類
1. 最も簡単な検査は，段階別プロトコールを用いたトレッドミル運動耐容能検査である（図2.2）[3~5]。以下の所見は冠動脈多枝病変の存在を示唆し，特に軽労作時（6 MET未満）に認める場合は予後不良である。
   a. 狭心症状の発生
   b. 多くの誘導で2mm以上のST低下があり，回復に5分以上を要する。
   c. STの上昇
   d. 血圧が120mmHg以上に上昇しない，または10mmHg以上低下したままで安静時よりも低い。

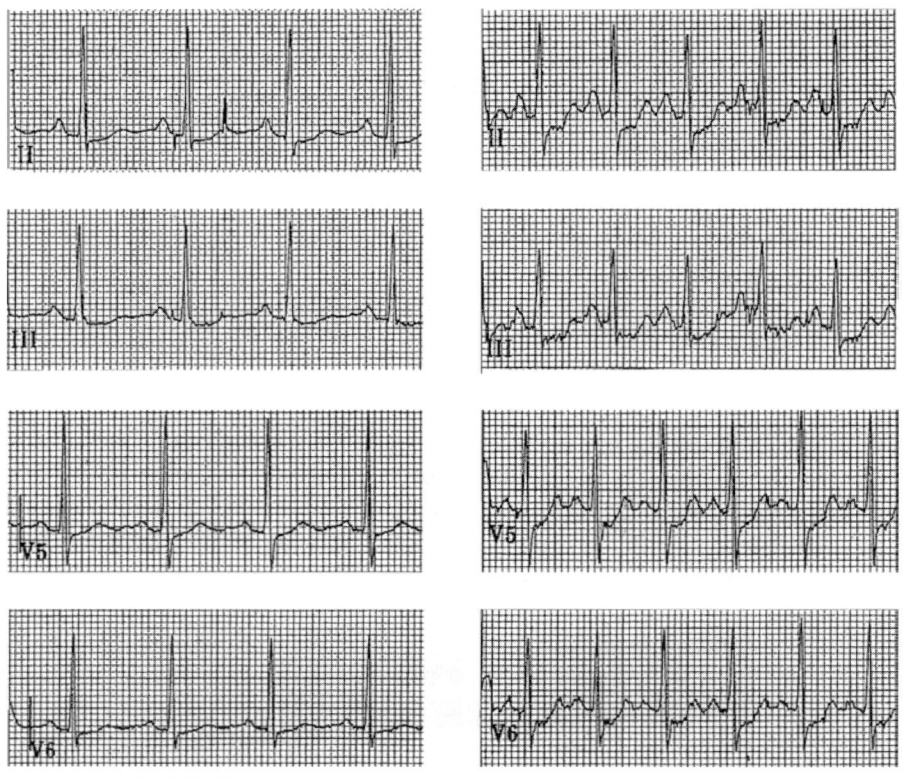

図 2.2 運動負荷試験陽性例
（左）負荷前の心電図（II, III, V_5, V_6 誘導）。（右）第 2 段階負荷後 4 分の心電図。心拍数 157 回/min, 4mm の ST 低下を認め, 下側壁の虚血を示唆する。

  e. 持続性 VT
2. 一般的には, プラナー像または単一光子放出型コンピュータ断層撮影（SPECT）による**心筋灌流イメージング**が行われる。タリウム-201（^{201}Tl）, テクネシウム-99m（^{99m}Tc）, セスタミビ, ^{99m}Tc テトロフォスミンが, 標識心筋血流製剤として一般的に用いられている[6,7]。運動負荷ピーク時に製剤を注入し, シンチグラフィを行う。これらの製剤は生存心筋に集積し "light up" されるが, 非可逆的な梗塞心筋には集積せず "cold spot" として示される。虚血心筋は, 再分布により遅れて light up される（**図 2.3**）。負荷による再分布像では, 虚血や生存の程度が実際より低く評価されることがあるが, 再注入により感度は改善する[8]。運動負荷が不能な場合, アデノシンまたはジピリダモールで代用し, 血流の再分布を確認する。薬物による負荷イメージングは, 運動負荷で虚血を誘発した場合に匹敵する情報を提供する。
3. **運動負荷 RI アンギオグラフィ**は, 心筋虚血を同定するために用いられる。負荷により局所的な壁運動異常が生じたり, 駆出率が低下した場合, 虚血を示唆する。テクネシウム標識製剤を用いると, 心筋灌流と心室機能の両方が評価できる[7]。

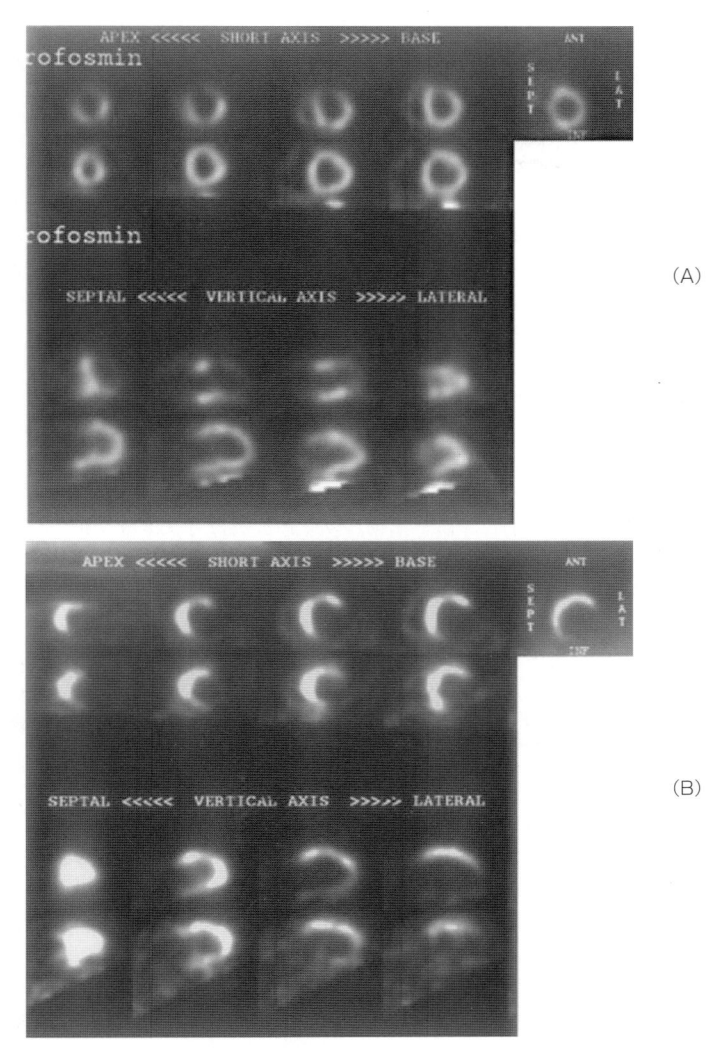

図2.3 ^{99m}Tc テトロフォスミン負荷時の断層像
(A) 短軸像負荷時（1列目）と再分布時（2列目），長軸像負荷時（3列目）と再分布時（4列目）。負荷時に，前壁 - 心尖部の血流低下があり，後期像で分布の改善（再分布）が描出され，前壁 - 心尖部の虚血を示す。
(B) 同様に断層像を示す。負荷時の下側壁の欠損とともに再分布時に改善がなく，心筋梗塞を示す。
(Dr. David Bader, Department of Radiology, St. Vincent Hospotal, Worcester, MA. の好意により掲載)

4. 冠動脈狭窄を原因とし運動負荷で誘発される虚血は，局所的な壁運動異常をもたらすが，この原理をもとに行われる検査が，**運動負荷心エコー図検査**である。この検査では，自転車またはトレッドミルを用いる。運動の代わりに，心筋の酸素需要が増加するドブタミンを用いることもある〔ドブタミン負荷心エコー図検査（DSE）〕。負荷に応じ

た冠血流量増加が得られない場合，虚血により冠動脈支配領域に一致した壁運動異常が生じる。これらの検査は，タリウムイメージングに匹敵する情報価値がある[9, 10]。

C. **バイアビリティの検査**：心筋バイアビリティの検査は，血行再建後に機能の回復が見込まれる"冬眠心筋"を検索するもので，重症左心不全症例で有用である。この検査により細胞膜障害の有無，エネルギー代謝機能，収縮予備能を評価し，結果として機能不全だがバイアビリティはあると証明された場合には，血行再建後の生存率が改善することが明らかにされている[11〜13]。対照的に，これらの領域にバイアビリティが認められない場合，生存率はほとんど改善しない[14]。CHF患者では，バイアビリティを認める領域の数に応じて，局所または左室全体の心機能が改善し，自覚症状や生存率の改善につながる[15]。狭心症患者およびCHF患者の一部では，負荷時に虚血を認めた領域への再灌流が，症状の改善に関与する。その場合，局所または心臓全体の機能改善は得られないことがある。つまり，生存率の向上に必ずしも左室機能の改善が関与するわけではない。

1. プラナー像またはSPECTによる**タリウム安静時再分布イメージ**は，バイアビリティを検討する最も基本的な手段である。タリウムの取り込みは，正常の細胞膜機能を反映する。そのためバイアビリティのある領域は，虚血の有無に関係なくタリウムを取り込む。負荷イメージの場合は逆に，再注入または時間を経た後のイメージングにおける再分布によりlight upされる。
2. ポジトロン断層撮影（PET）またはSPECTによる^{18}F-**デオキシグルコース（FDG）集積**は，バイアビリティの判定において非常に信頼性の高い検査である。FDGは心筋に取り込まれるグルコースのマーカーで，心筋エネルギー代謝や細胞のバイアビリティを評価できる。この検査では，^{13}N-アンモニアで血流を評価し，ついで^{18}FDGを注入して代謝を評価する。血流分布と代謝が一致する領域は，虚血や梗塞ではない。血流は低下しているが，代謝機能が維持されている領域は，冬眠心筋を意味する。この検査を行うと，タリウムイメージングでバイアビリティがないとされた領域でも，バイアビリティを認めることがある。
3. **ドブタミン負荷心エコー図検査（DSE）**を用いて，バイアビリティを示唆する心収縮予備能を評価できる。低用量ドブタミンを心エコー図検査中に静注し，局所または心臓全体の壁運動の変化を確認する。ドブタミン負荷心エコー図検査で二相性の変化（低用量で機能回復，高用量で機能悪化）を認めた場合，左心不全症例では局所の収縮能の回復が大いに期待できる[16]。この検査は他にも，低心拍出量で圧較差の少ない大動脈弁狭窄症（AS）の患者に用いられる。この場合，ドブタミン負荷により左室機能の改善や圧較差の増大が認められれば，大動脈弁置換術は有益であることが示唆される[17]。
4. **造影MRI検査**はバイアビリティを解析する信頼性の高い検査である。MRIで測定された拡張期壁厚＞5.5mmとドブタミン負荷時の収縮期壁厚増加＞2mmは，冠動脈バイパス術後に心収縮力が回復する可能性を示す。心外膜と心内膜の境界が明瞭な精度の高い画像が得られるため，心室の壁運動や壁厚増加の評価も可能である[18〜21]。
5. 左心不全症例におけるPET，SPECT，DSEに関するメタ分析では，これら3つの検査はどれも，心筋のバイアビリティと血行再建後の生存率改善との関連を示すうえで，同程度に有効であった。心機能の改善を予測する際，PETとSPECT断層像は信頼

Ⅳ. 心臓カテーテル検査

A. ほとんどの心疾患において，その形態を診断する最も中心的な検査法は，依然として心臓カテーテル検査である[22,23]。病歴，検査，負荷試験の結果をもとに，治療が必要と思われる患者のほとんどが，心臓カテーテル検査の適応となる。大動脈基部でのカテーテル操作にリスクを伴うため，A型大動脈解離，大動脈弁位の心内膜炎や疣贅のある患者は適応外となる。

B. 方法（図2.4，図2.5，表2.1，表2.2）
 1. **右心カテーテル検査**は，弁膜疾患や冠動脈疾患を有する低左心機能症例に対して行う。Swan-Ganzカテーテルを静脈より挿入し，肺動脈に到達させる。心腔内の圧測定と圧波形が得られる。また，心房と心室で酸素飽和度を測定し，心内シャント（心房または心室中隔欠損）の有無を検索する。肺動脈ラインから採取した混合静脈血の酸素飽和度は，間接的に心拍出量を反映する。熱希釈法を用いて心拍出量を測定し，両心カテーテル検査で得た圧較差とGorlinの式を用いて弁口面積を計算する（1章参照）。
 2. **左心カテーテル検査**では，大動脈，大動脈弁，左室内へと逆行性にカテーテルを到達させる。この検査では，左室拡張終期圧の測定，**左室造影**による駆出率（拡張終期容

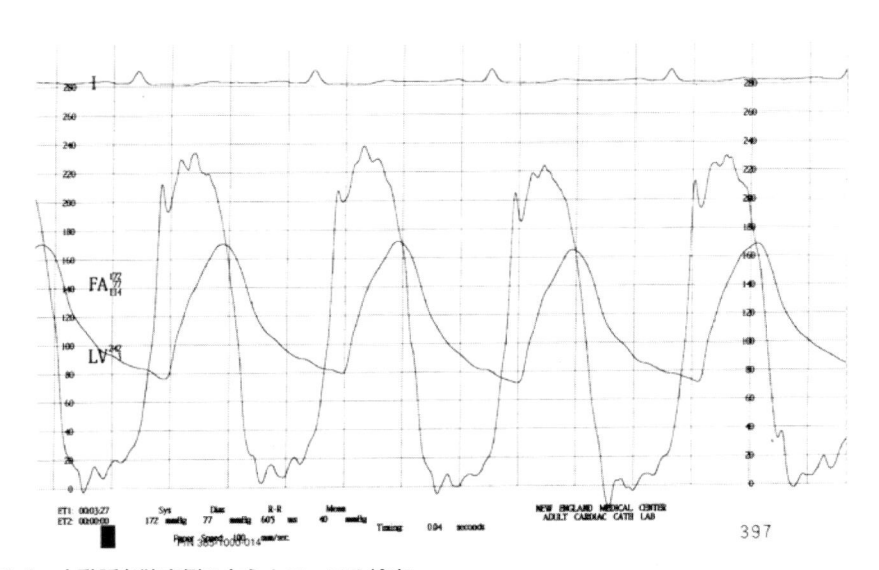

図2.4 大動脈弁狭窄例の左心カテーテル検査
左室と大腿動脈の同時圧測定で，60mmHgの圧較差を認める。中枢の大動脈と大腿動脈に圧較差を認める場合，左室から大動脈にカテーテルを引き抜き，圧較差を測定する。(Dr. John J. Smith, MD, PhD, Division of Cardiology, New England Medical Centerの好意により掲載)

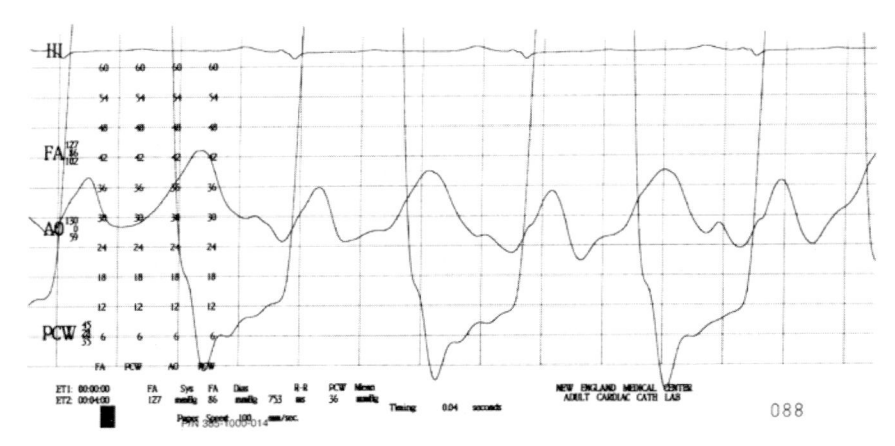

図 2.5　僧帽弁狭窄例の左心カテーテル検査
肺動脈楔入圧と平均左室拡張終期圧に約 20mmHg の圧較差を認める。(Dr. John J. Smith, MD, PhD, Division of Cardiology, New England Medical Center の好意により掲載)

表 2.1　右心および左心カテーテル検査で得られる情報

右房圧の上昇	三尖弁狭窄症（大きな"a"波）
	三尖弁閉鎖不全症（大きな"v"波）
	右室機能不全（肺高血圧，右室梗塞）
	収縮性心膜炎 / 心タンポナーデ
右室圧の上昇	右室機能不全（肺高血圧，右室梗塞）
	収縮性心膜炎（square root sign；急峻な"x"および"y"波）
	心タンポナーデ（"y"波の下降がない）
肺動脈圧の上昇	僧帽弁狭窄症 / 閉鎖不全症
	左室収縮または拡張機能障害（虚血性，拡張型心筋症，大動脈弁狭窄症 / 閉鎖不全症）
	その他の原因による肺高血圧
	収縮性心膜炎 / 心タンポナーデ
肺動脈楔入圧の上昇	僧帽弁狭窄症（洞調律では大きな"a"波）
	僧帽弁閉鎖不全症（大きな"v"波）
	左室収縮または拡張機能障害（虚血性，拡張型心筋症，大動脈弁狭窄症 / 閉鎖不全症）
	収縮性心膜炎　タンポナーデ
左室拡張終期圧の上昇	左室収縮または拡張機能障害（虚血性，拡張型心筋症，大動脈弁狭窄症 / 閉鎖不全症）
	収縮性心膜炎 / 心タンポナーデ

表 2.2　血行動態の正常値

部位	圧（mmHg）
右房	平均 3～8
右室	収縮期 15～30 拡張期 3～8
肺動脈	収縮期 15～30 拡張期 5～12 平均 9～16
肺動脈楔入	5～12
左房	5～12
左室	収縮期 90～140 拡張終期 5～12
大動脈	収縮期 90～140 拡張期 60～90 平均 70～105

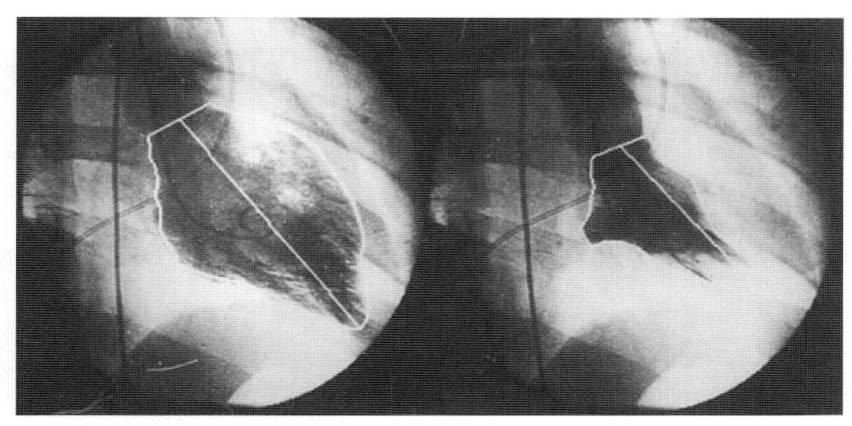

図 2.6　左室造影像のデジタル画像
駆出率は，左室拡張終期容量（左）－左室収縮終期容量（右）から計算できる。

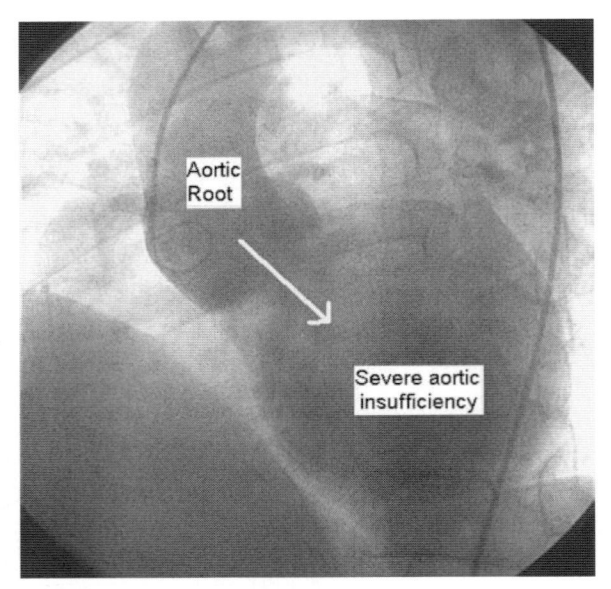

図 2.7 高度な大動脈閉鎖不全例の大動脈基部造影
ピッグテールカテーテルを大動脈弁付近まで進めて造影剤を注入する。上行大動脈径も計測できるが，実際よりも拡大されて描出されることがある。Aortic root：大動脈基部，Severe aortic insufficiency：高度な大動脈閉鎖不全

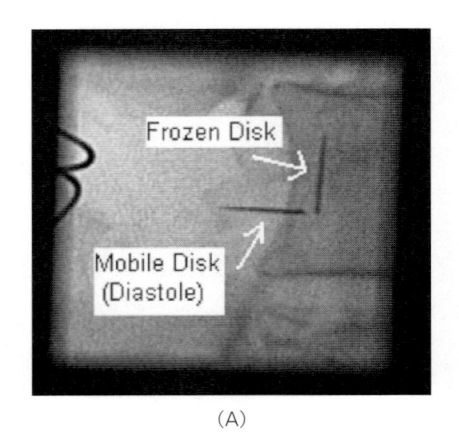

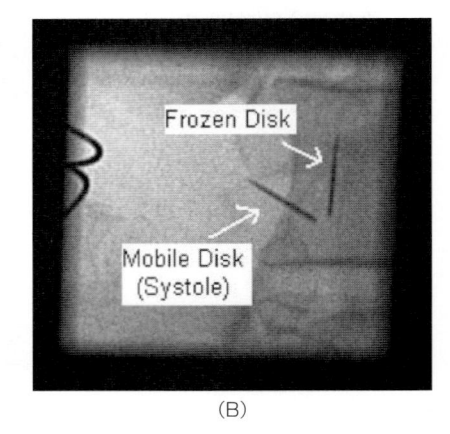

(A) (B)

図 2.8 弁透視所見
大動脈弁位の St. Jude Medical 社製 bileaflet 人工弁使用例で，超音波上，高度な圧較差が認められた。1つの弁は開放位で固定され，もう一方の弁も動きが制限されている。手術所見ではパンヌスの増殖が著しく，微少血栓も認められた。(A) 拡張期，(B) 収縮期を示す。Frozen disk: 固定された弁，Mobile disk: 可動性のある弁

量－収縮終期容量）の計算（図2.6），僧帽弁閉鎖不全症（MR）の同定，カテーテル引き抜きによる大動脈弁位の圧較差の計測ができる．Fick 法を用いて心拍出量を測定することもできる．左室圧測定のために狭窄した大動脈弁にカテーテルを通すと，脳塞栓症の危険が増大することが報告されている．したがって，心エコー図検査で高度な大動脈弁狭窄を認めた場合，カテーテル検査は必須ではない[24]．
3. **大動脈造影**（基部造影）は通常，大動脈弁疾患の患者に対して行い，大動脈弁閉鎖不全症（AR）の程度を評価する（図2.7）．大動脈造影と左室造影より大動脈の直径を測定し，その結果必要ならば上行大動脈置換を追加する．造影用カテーテルの著しい"たわみ"は，大動脈基部の拡張を示す．大動脈造影では，大動脈が実際より拡大してみえることがあるため，その確認には CT 検査や心エコー図検査が必要になる．
4. **X 線透視**で有用な情報が得られる．透視により確認できるのは，
    a. 上行大動脈（と冠動脈）の石灰化．CT による詳細な評価が必要である．
    b. 血管内カテーテルの位置と IABP の位置
    c. 人工弁の"ゆれ"．心内膜炎の弁輪部への波及と，哆開を示唆する．
    d. 人工弁の可動制限．血栓弁やパンヌスの増生による障害を示す（図2.8）．

V. 冠動脈造影

A. 冠動脈造影は心臓カテーテル検査の一部であり，特殊な形状のカテーテルを冠動脈入口部に直接挿入し，造影剤を冠動脈に注入する（図2.9，図2.10）．血管造影により，冠灌流が右優位か左優位か（すなわち，後下行枝が左右冠動脈のどちらから起始しているか），冠動脈狭窄の部位，長さ，程度が同定できる．治療の対象となる血管のサイズや末梢狭窄病変の程度をもとに，その性状やバイパスの可能性について判定する．前後・右前斜位・左前斜位造影では，可視性が最大限に得られるように頭側・尾側にさまざまな角度をつけることで，おのおのの冠動脈を明瞭に描出できる．臨床所見，負荷試験，血管造影や左室機能の評価にもとづき，内服治療の継続，経皮的冠動脈形成術，手術のどれを適応とするかを決定する．

B. 冠動脈造影の重要な適応基準[22,23]
    1. 臨床症状から治療が必要と思われる冠動脈疾患（CAD）患者．明らかな適応は，ST 上昇または非上昇性の心筋梗塞，重症化する狭心症および不安定狭心症，負荷テスト陽性例，虚血により肺水腫をきたした患者などである．
    2. 他の原因により開心術が必要な 40 歳以上の患者．40 歳未満の若い患者でも，CAD の危険因子を多く有する場合は血管造影を考慮する．
    3. 心移植後の患者では，年に1回フォローアップ検査を行い，移植心の無症候性 CAD の発生を検索する．

C. 心臓カテーテル検査や冠動脈造影における合併症のリスクは 1 ～ 2% である．その大部分は，検査時の患者の状態と合併疾患，特に腎機能障害に左右される．左冠動脈主幹部病変の患者は，心筋梗塞，不整脈，不安定な血行動態など死に至る高いリスクがある．腎機能障害を認める患者では，非イオン性造影剤や N-アセチルシステインを使用する

(A)

(B)

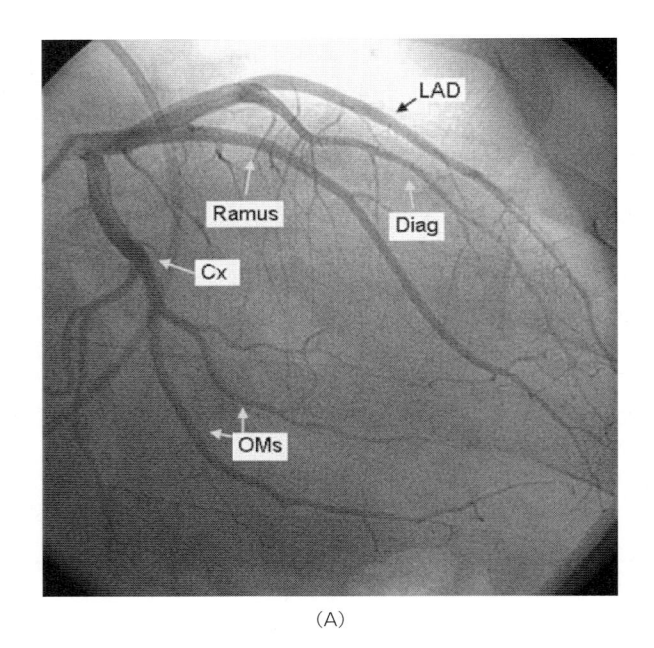

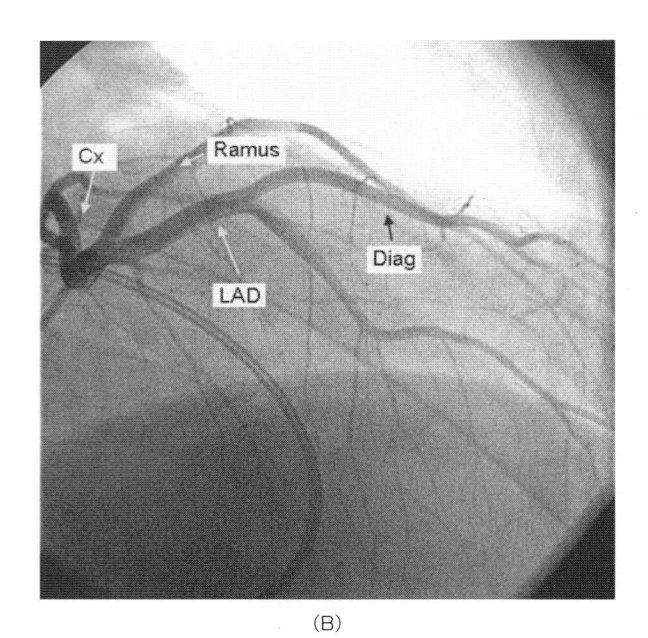

図 2.9　四方向から撮影された左冠動脈造影

(A) 右前斜位 (RAO)：回旋枝 (Cx) と鈍縁枝 (OMs) が明瞭に描出される。(B) 頭側寄りの RAO：左冠動脈前下行枝 (LAD) と対角枝の分岐部が明瞭に描出される。

(C)

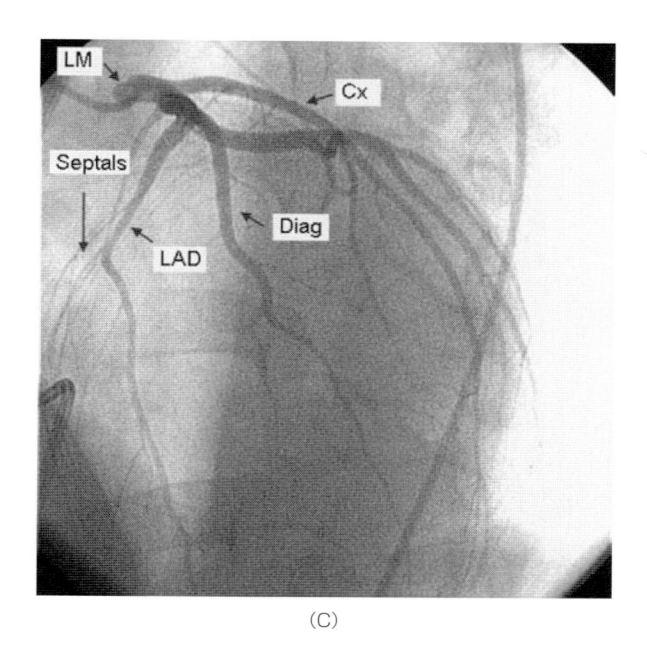

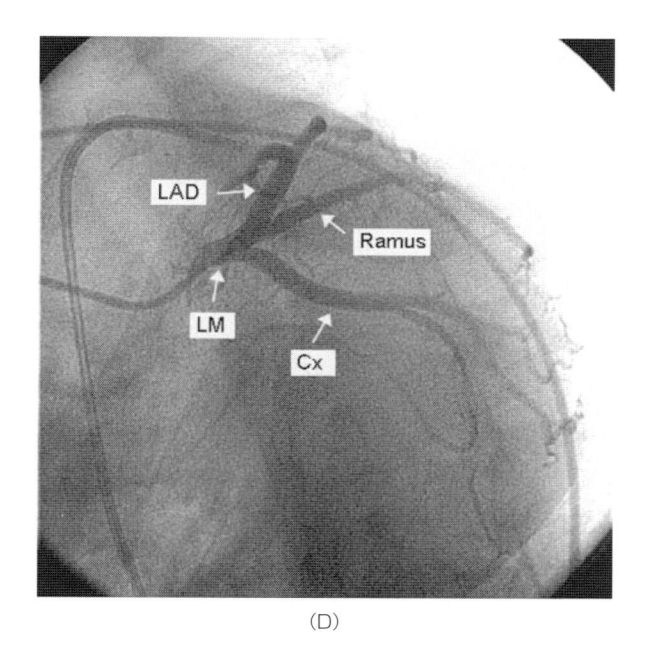

(D)

(C) 左前斜位（LAO）：LAD 全体と Cx 分岐部が明瞭に描出される．(D) 尾側寄りの LAO "spider view"：左冠動脈主幹部より 3 本の血管が分岐する部分と，その側枝も描出される．LM: 左冠動脈主幹部, Septals: 中隔枝, Diag: 対角枝, Ramus: 側枝

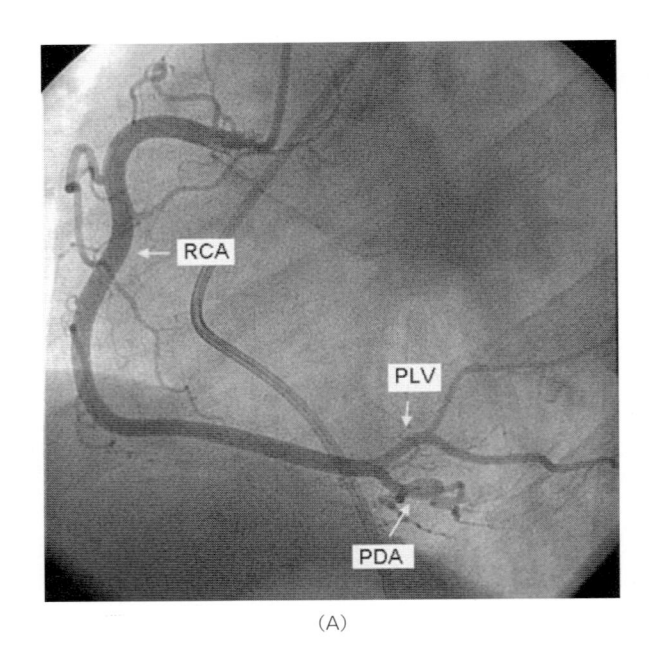

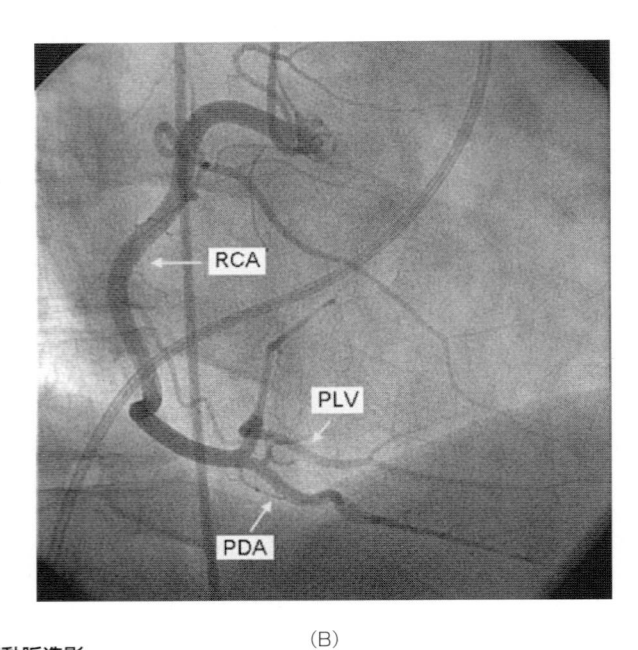

図 2.10　右冠動脈造影
(A) LAO。(B) RAO：右冠動脈 (RCA) は室間溝の交点で後下行枝 (PDA) と房室枝 (PLV) に分かれる。PDA は RAO で，PLV は LAO で最も明瞭に描出される。

と，造影剤誘発性の腎障害の発生頻度が低下する[25]。またドパミン作動薬であるフェノルドパムは，ハイリスク症例の腎障害を軽減することができる[26]。糖尿病治療薬であるメトホルミンを服用中の患者では，検査前後の1～2日間投薬を中止すべきであり，これによりイオン性造影剤使用後の乳酸アシドーシスの発生を予防できる[27]。

VI. 心エコー図検査

A. 心エコー図検査では，胸部大動脈や心臓の二次元的（最近では三次元的）な画像を，リアルタイムに得ることができる。術前，術中，術後に左室や弁機能を評価できる侵襲の少ない貴重な方法である[28～32]。術前，まず経胸壁検査を行うが，経食道心エコー法（TEE）ではプローブが心臓に近いため，より良好な画像が得られる。通常の超音波検査には，多数の二次元的な断層像のほか，パルスドプラー法やカラードプラー法による解析が含まれる。TEE は，術前に僧帽弁の形態を評価するうえで非常に有用である（図 2.11）。僧帽弁閉鎖不全症（MR）の患者では，TEE は MR の性状と程度を評価するのに有用だが，術中は容量負荷が変化するため，評価に食い違いを生じることがある。TEE は大動脈解離の診断における最も重要な検査法である（図 2.12）[33, 34]。また，心臓腫瘍の位置や付着部位を同定するのにも最良の方法である（図 2.13A）。

B. III節 C項で記したように，ドブタミン負荷心エコー図検査により，虚血や心筋のバイアビリティを確認できる[9, 10, 16]。

C. 術前・術後の心エコー図検査から得られる情報を，表 2.3 と表 2.4 に示す。手術室における TEE の有用性は，125 ページ 表 4.1 に記した通りである。

VII. CT 検査

A. CT 検査は主に胸部大動脈疾患の評価に用いられ，心臓疾患の評価に用いられることはほとんどない。開心術症例で以下の場合に，CT 検査が適応となることがある。
  1. 説明できない胸痛のある患者に対して，大動脈解離を検索する場合（超音波検査ができない，またはそれで判断できない場合）。この場合は造影剤を使用する（図 2.14）。大動脈解離修復後のフォローアップ検査として，遠位部の瘤化の検索に用いられることもあるが，MRI 検査のほうが適している。
  2. 大動脈径の測定
      a. 通常の血管造影（左室造影や基部造影）で上行大動脈の拡大を認める場合，単純 CT 検査を行い，大動脈断面像から正確な径を測定する（図 2.15）。斜めに走行する構造物（大動脈の蛇行や拡大した部位など）は，横断面では実際よりも拡張して見え，正確な大動脈径とならない場合があるので，その計測には注意を要する。
      b. 下行大動脈瘤（図 2.16 A）
  3. X 線や血管造影で示唆された上行大動脈石灰化の評価（図 2.17）。結果によっては，カニューレ挿入や大動脈遮断の方法を変更する。

(A)

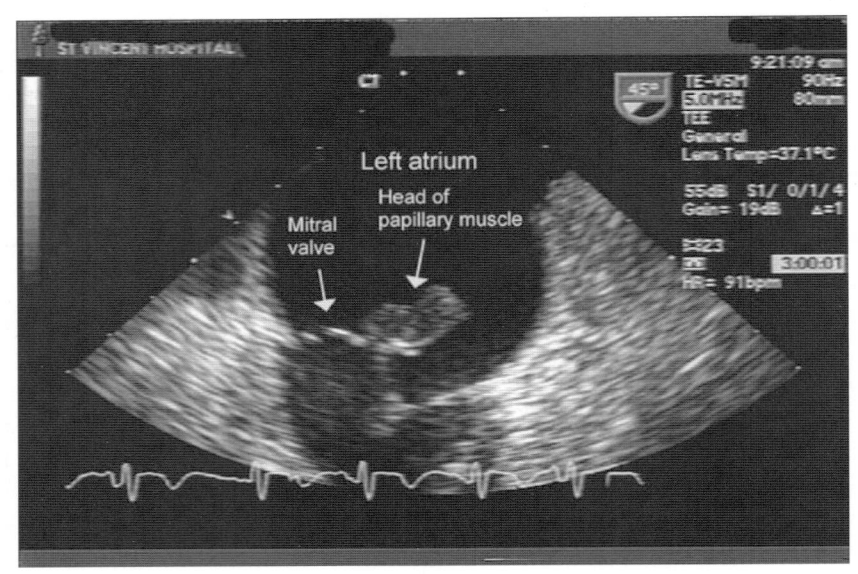

(B)

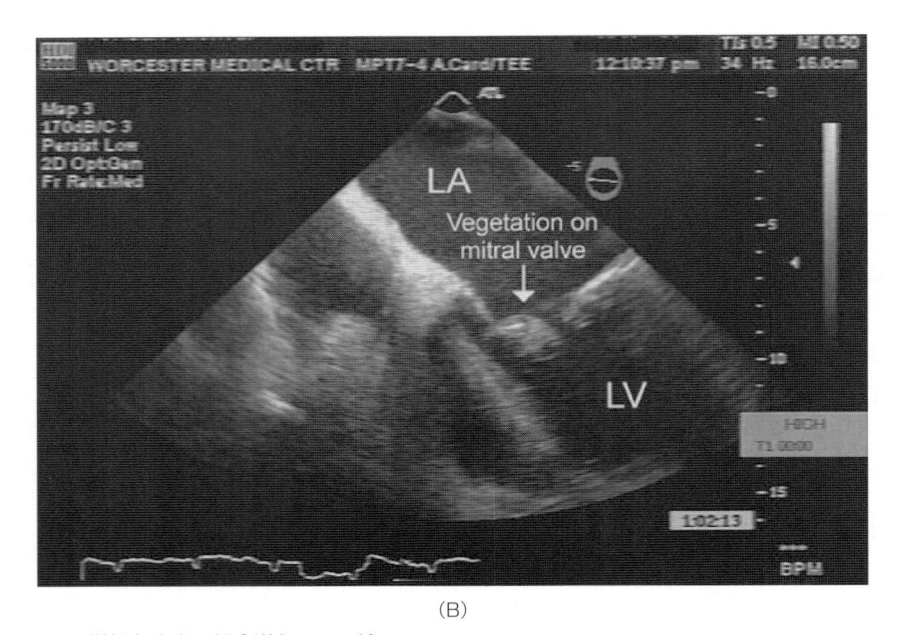

図2.11 僧帽弁疾患の経食道心エコー法
(A) 乳頭筋断裂と急性僧帽弁閉鎖不全。異常運動を示す僧帽弁前尖に，乳頭筋の断端が付着している。カラードプラーでは高度な僧帽弁逆流を示す。(B) 僧帽弁前尖に疣贅を認める心内膜炎例。Mitral valve：僧帽弁，Head of papillary muscle：乳頭筋先端，Vegetation on mitral valve：僧帽弁に付着する疣贅，LA：左房，LV：左室

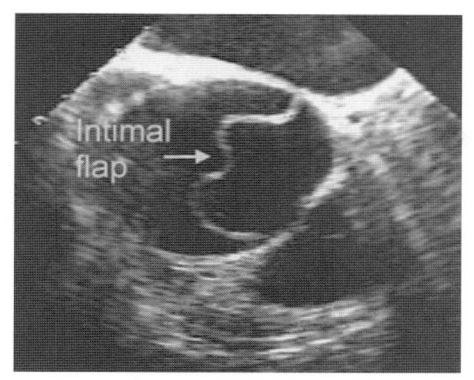

図2.12 A型大動脈解離症例の経食道心エコー法
真腔と偽腔の間に内膜フラップが存在する。

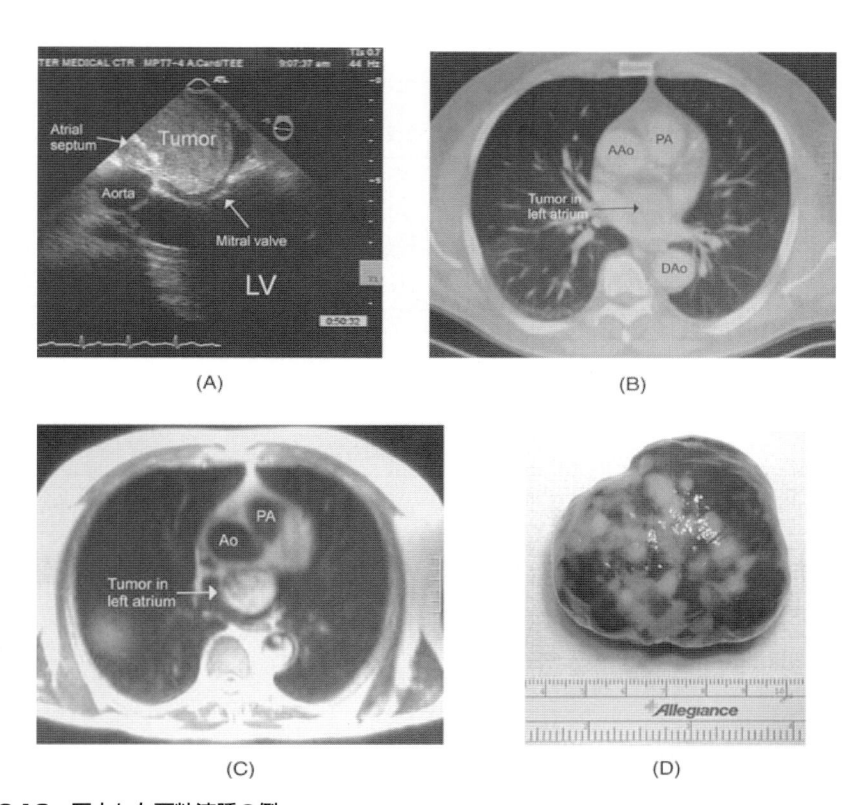

図2.13 巨大な左房粘液腫の例
(A) 経食道心エコー法（TEE）：腫瘍は心房中隔上縁に付着している。(B) この粘液腫は，最初にCT検査で同定された。(C) TEE前に施行したMRI。(D) 切除された粘液腫

表 2.3　術前心エコー図検査から得られる情報

全症例	全体および局所の壁運動異常
	弁機能
	アテローム性大動脈硬化症
	心嚢液貯留や心膜肥厚
	心内シャント
冠動脈疾患 （CAD）	全体および局所の壁運動異常
	左室の壁在血栓
	僧帽弁閉鎖不全症の合併
	負荷試験による虚血領域の確認
僧帽弁狭窄症 （MS）	左房の大きさ
	拡張期の圧較差
	弁口面積の計測
	左房血栓の存在
僧帽弁閉鎖不全症 （MR）	左房の大きさ
	逆流の程度
	弁の病変（弁輪拡大，前尖または後尖の逸脱，腱索の延長または断裂，乳頭筋断裂）
大動脈弁狭窄症 （AS）	流速から圧較差の計測
	弁口面積の計測
	弁輪径（基部拡大，同種移植片の選択）と基部の径（大動脈置換）
	僧帽弁閉鎖不全症の合併
大動脈弁閉鎖不全症 （AR）	逆流の程度
	弁輪径（同種移植片の選択）
三尖弁疾患	三尖弁逆流から肺動脈圧を計測，流速（"4 V^2"）
	圧較差〔三尖弁狭窄症（TS）〕または逆流の程度（TR）
心内膜炎	疣贅
	弁輪部膿瘍
	弁逆流
大動脈解離	内膜フラップの位置
	大動脈弁逆流の確認
	心嚢液の存在
心臓腫瘤	腫瘍，血栓，疣贅の位置，心内構造物との位置関係
心タンポナーデ	心房や心室の拡張期虚脱
	心臓周囲の液体貯留部位

表 2.4 術後心エコー図検査の適応

低心拍出量	左室収縮および拡張機能不全
	心タンポナーデ
	循環血液量減少
	右室機能不全
新しい/持続性の心雑音 (CHF の再発)	人工弁周囲逆流
	不適切な弁形成
	サイズの小さい人工弁挿入または僧帽弁前尖の収縮期前方移動 (SAM) による左室流出路の圧較差
	心室中隔欠損の残存
補助循環開始後の心室機能回復の評価	左室や右室の収縮能

4. 収縮性心膜炎における心外膜の厚さや心嚢液貯留の程度を確認する場合
5. 心臓内腫瘤の同定（図 2.13B）
6. 術前の胸部 X 線で認めた肺や縦隔の異常所見の同定。術前に基本となる CT 検査を行うと，肺病変の術後変化を見分けることができる。

B. 技術の進歩に伴い，新しい CT が導入され，心臓疾患への適応は拡大している。
1. 超高速電子ビーム CT（EBCT）は，冠動脈石灰化病変の検出が可能で，石灰化はアテローム性プラークの集積（動脈硬化）を意味する。この検査は，冠危険因子を有するが狭心症状がない患者のスクリーニングとして用いられるほか，危険因子の改善をみた患者への再検査として，病変の進行または改善を評価するために行われる[35]。
2. 造影 EBCT や多列検出器型（またはマルチスライス）CT 血管造影（MDCTA）は，冠動脈狭窄の検出に有用と思われるが，さらなる検討が必要である[35〜40]。

VIII. MRI と MRA

A. MR 断層像では，心臓の構造や大動脈をあらゆる断面から鮮明に描出することができ，放射線被曝がないという特徴がある。MR 技術の目覚ましい進歩により，心臓病診断における適用範囲は拡大しつつある[41]。
　1. MRI（核磁気共鳴画像法）の主な適応は，大動脈疾患の評価である。
　　a. MRI は大動脈解離の診断に際して，最も感度と特異性が高い検査であるが（図 2.18），厳重なモニター管理や静脈点滴を必要とする重症患者では，検査ができない。しかしながら，臨床的に解離が強く疑われ，他の検査で結論が得られない場合には，MRI 検査を考慮する。最も多いケースは大動脈解離修復後のフォローアップで，偽腔や遠位部の瘤の拡大を評価するために用いられる[42]。
　　b. MRI は心臓内の腫瘤を同定し，心筋への伸展を描出する（図 2.13C）。
　　c. MRI は収縮性心膜炎の症例で心膜の肥厚を確認するのに有用である。

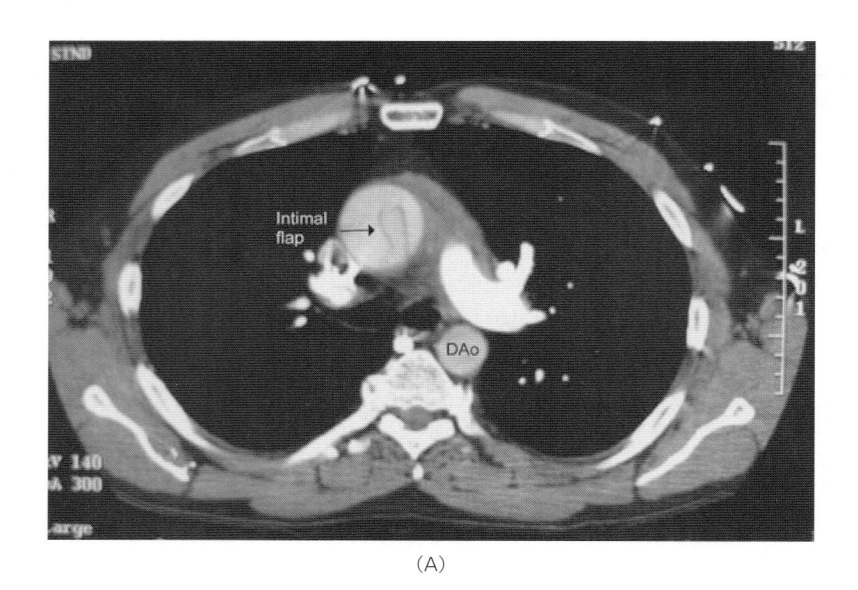

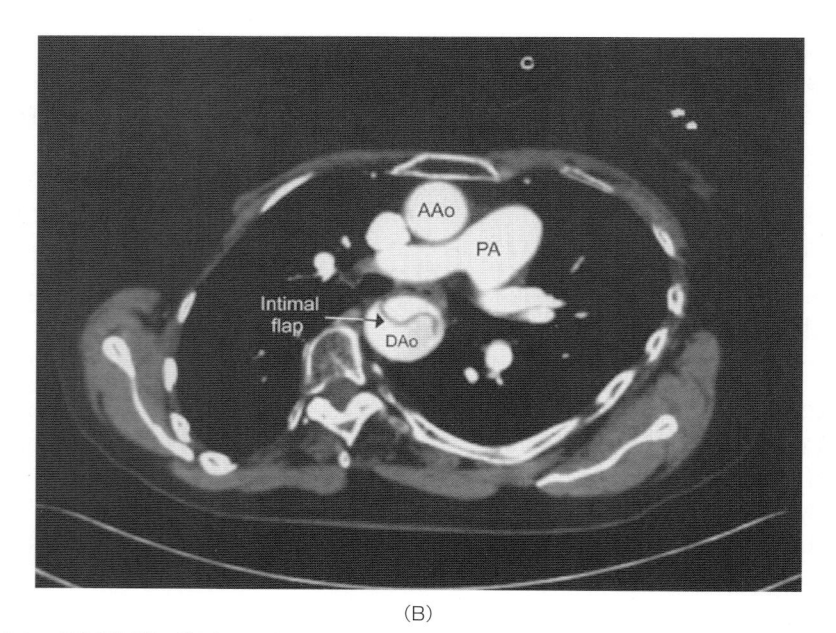

図 2.14 大動脈解離の造影 CT 所見
(A) 上行大動脈に限局した A 型解離。(B) B 型解離:鎖骨下動脈直下より末梢側へ伸展する。上行大動脈に解離はない。真腔と偽腔を隔てる内膜フラップを認める。AAo:上行大動脈,DAo:下行大動脈,PA:肺動脈

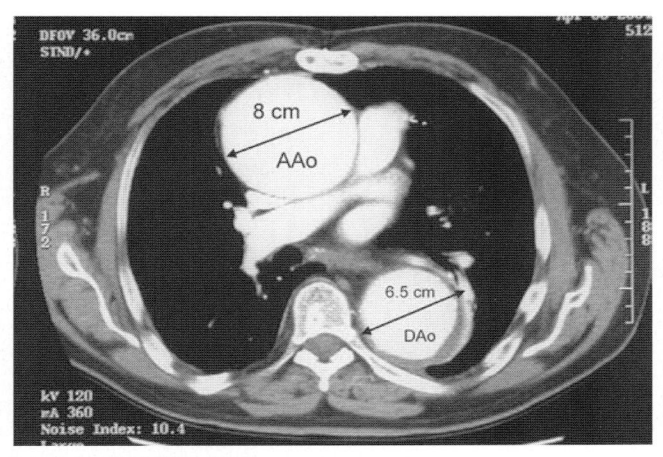

図 2.15　CT 検査による大動脈径の測定
CT 検査で上行大動脈は 8cm に拡大している。大動脈弁手術の際，弁付き導管を用いて上行置換術を追加する必要がある。拡張した下行大動脈の内腔に血栓を認める。

- d. MRA（磁気共鳴血管画像法）はルーチンの大動脈造影に代わって，脳血管，大動脈，末梢血管病変の評価に用いられる。
- e. MR 断層像は，感染性動脈瘤の評価や，感染が疑われる人工血管周囲の液体の貯留の確認に有用である。

2. 造影 MRI やドブタミン負荷 MRI を用いることで，心筋のバイアビリティの評価ができる[18〜21,43,44]。
3. 三次元 MRA は冠動脈近位部の狭窄を同定する際に用いられ，伏在静脈や内胸動脈グラフトの狭窄の評価に関して，非常に感度が高い。現在では，非典型的な胸痛を認める患者や負荷試験で確かな結果が得られない患者に対して，近位左冠動脈主幹部病変や 3 枝病変を否定するために有用であるとされている[36,39,45,46]。
4. MRI は CT（EBCT）と同様な方法で，冠動脈プラークを同定できる[36,47]。

B. ペースメーカや除細動器が植え込まれている患者，初期の人工弁（Starr-Edwards 弁）置換術後の患者では，MRI は禁忌である。しかし，St. Jude 人工弁置換術後や心外膜にペーシングワイヤーが残存する症例は問題ない[48]。冠動脈ステントの製造メーカーは，ステントの位置がずれて血栓症を起こさないように，ステント留置後 8 週間は MRI を控えるように推奨している。しかし，ある臨床データでは，早期（平均 18 日）に MRI を行っても安全であったと報告している[49]。ウェブサイト www.radiology.upmc.edu/MRsafety/ は，この問題に関する詳細な情報を提供している。

IX. 大動脈造影

A. 大動脈造影は，以前は大動脈解離の診断における最も基本的な検査法と考えられていた

(A)

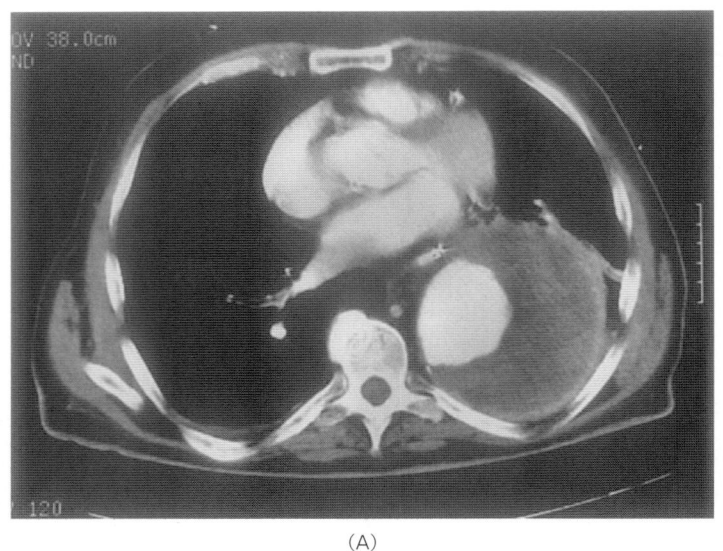

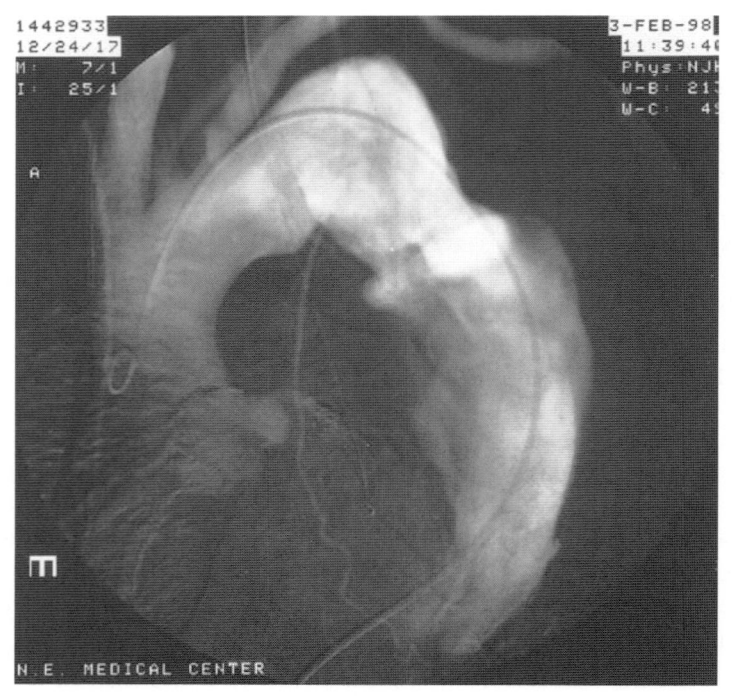

(B)

図 2.16 下行大動脈瘤の CT 所見
(A) 血管内腔を取り巻く大量の血栓が存在する。(B) 同じ患者の大動脈造影デジタル画像。瘤の中枢側および末梢側への進展や分枝との位置関係を，より正確に把握できる。しかし，瘤全体のサイズは過小評価される。

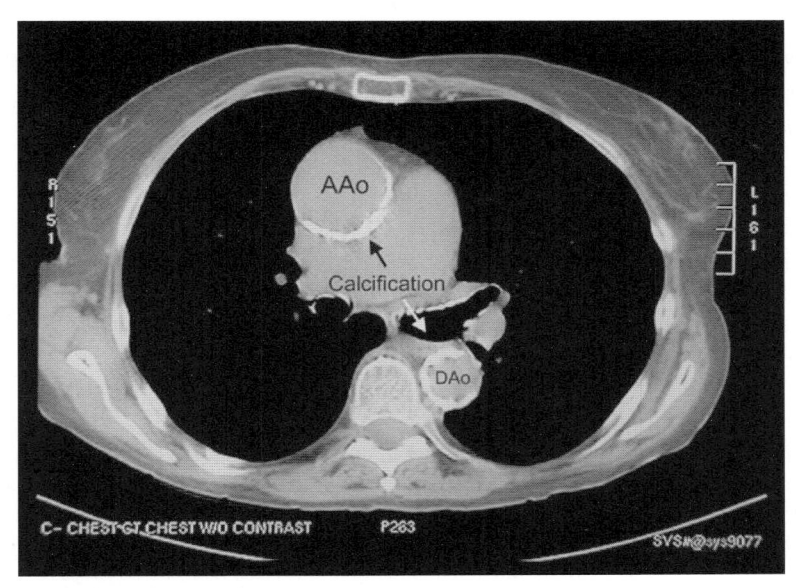

図 2.17 大動脈石灰化の CT 所見
上行大動脈後壁および下行大動脈全周に著明な石灰化を認める。上行大動脈の前壁は正常で，体外循環のカニューレ挿入は可能であった。しかし，大動脈遮断にはリスクがあり，循環停止下で大動脈弁置換術を行った。

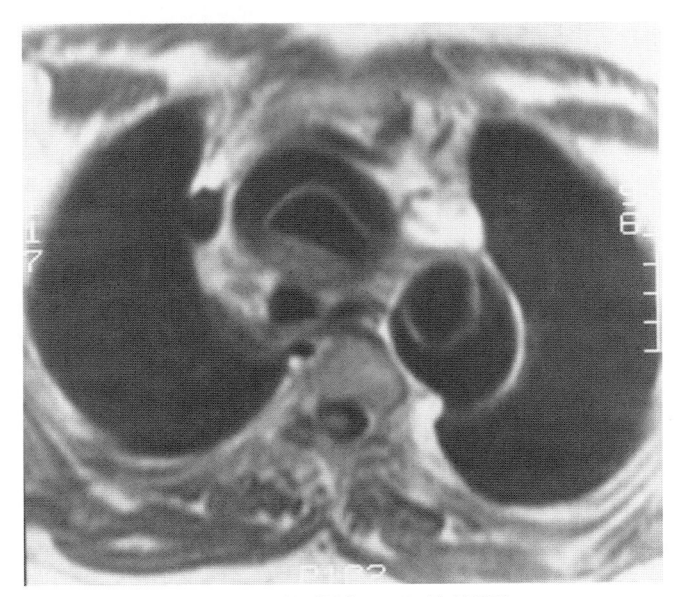

図 2.18 上行および下行に伸展した大動脈解離例の MRI 検査所見
真腔と偽腔を分ける内膜フラップが描出されている。

が，現在では大動脈瘤，外傷性大動脈断裂，慢性大動脈解離の評価にしか利用されない。血管内腔だけを描出するので，大動脈瘤全体の径を過小評価する可能性がある（図2.16B参照）。大動脈造影は，特に三次元に再構築した場合，大動脈瘤の大きさ，および大動脈分枝との関係を詳細に把握することができる。

B. 造影技術の進歩により，血管造影に伴う合併症は減少している。大きな合併症の1つに，造影剤による腎機能障害がある。1980年代の研究では，腎機能障害は全体の10％，腎不全の既往のある患者では約50％に発生したと報告されている[50]。最近ではデジタル化技術が用いられ，少量で薄い造影剤でも画像が得られるようになった。動脈内への注入により，アテローム塞栓症，大動脈解離，穿刺部位での合併症（出血，仮性動脈瘤）などが生じる可能性もある。

文献

1. Wilson MJ, Boyd SY, Lisagor PG, Rubal BJ, Cohen DJ. Ascending aortic atheroma assessed intraoperatively by epiaortic and transesophageal echocardiography. Ann Thorac Surg 2000;70:25-30.
2. Yamazaki K, Kato H, Tsujimoto S, Kitamura R. Diabetes mellitus, internal thoracic artery grafting, and the risk of an elevated hemidiaphragm after coronary artery bypass surgery. J Cardiothorac Vasc Anesth 1994;8:437-40.
3. Gibbons RJ, Balady GJ, Bricker JT, et al. ACC/AHA Guidelines for exercise testing: summary article. A report of the American College of Cardiology/American Heart Association Task Force on Practice Guidelines (Committee to Update the 1997 Exercise Testing Guidelines). J Am Coll Cardiol 2002;40:1531-40.
4. Tavel ME. Stress testing in cardiac evaluation. Current concepts with emphasis on the ECG. Chest 2001;119:907-25.
5. Lee TH, Boucher CA. Noninvasive tests in patients with stable coronary artery disease. N Engl J Med 2001;344:1840-5.
6. Soman P, Taillefer R, DePuey EG, Udelson JE, Lahiri A. Enhanced detection of reversible perfusion defects by Tc-99m sestamibi compared to Tc-99m tetrofosmin during vasodilator stress SPECT imaging in mild-to-moderate coronary artery disease. J Am Coll Cardiol 2001;37:458-62.
7. Klocke FJ, Baird MG, Lorell BH, et al. ACC/AHA/ASNC Guidelines for the clinical use of cardiac radionuclide imaging—executive summary. A report of the American College of Cardiology/American Heart Association Task Force on Practice Guidelines (ACC/AHA/ASNC Committee to Revise the 1995 Guidelines for the Clinical Use of Cardiac Radionuclide Imaging). J Am Coll Cardiol 2003;42:1318-33.
8. Dilsizian V, Rocco TP, Freedman NM, Leon MB, Bonow RO. Enhanced detection of ischemic but viable myocardium by the reinjection of thallium after stress-redistribution imaging. N Engl J Med 1990;323:141-6.
9. Geleijnse ML, Fioretti PM, Roelandt JRTC. Methodology, feasibility, safety, and diagnostic accuracy of dobutamine stress echocardiography. J Am Coll Cardiol 1997;30:595-606.
10. Pellikka PA, Roger VL, Oh JK, Miller FA, Seward JB, Tajik AJ. Part II. Dobutamine stress echocardiography: techniques, implementation, clinical applications, and correlations. Mayo Clin Proc 1995;70:16-27.
11. Allman KC, Shaw LJ, Hachamovitch R. Udelson JE. Myocardial viability testing and impact

of revascularization on prognosis in patients with coronary artery disease and left ventricular dysfunction: a meta-analysis. J Am Coll Cardiol 2002;39:1151-8.
12. Pagano D, Townend JN, Littler WA, Horton R, Camici PG, Bonser RS. Coronary artery bypass surgery as treatment for ischemic heart failure: the predictive value of viability assessment with quantitative positron emission tomography for symptomatic and functional outcome. J Thorac Cardiovasc Surg 1998;115:791-9.
13. DiCarli MF, Maddahi J, Rokhsar S, et al. Long-term survival of patients with coronary artery disease and left ventricular dysfunction: implications for the role of myocardial viability assessment in management decisions. J Thorac Cardiovasc Surg 1998;116:997-1004.
14. DiCarli MF, Hachamovitch R, Berman DS. The art and science of predicting postrevascularization improvement in left ventricular (LV) function in patients with severely depressed LV function. J Am Coll Cardiol 2002;40:1744-7.
15. Bax JJ, Poldermans D, Elhendy A, et al. Improvement of left ventricular ejection fraction, heart failure symptoms, and prognosis after revascularization in patients with chronic coronary artery disease and viable myocardium detected by dobutamine stress echocardiography. J Am Coll Cardiol 1999;34:163-9.
16. Cornel JH, Bax JJ, Elhendy A, et al. Biphasic response to dobutamine predicts improvement of global left ventricular function after surgical revascularization in patients with stable coronary artery disease. Implications of time course of recovery on diagnostic accuracy. J Am Coll Cardiol 1998;31:1002-10.
17. Nishimura RA, Grantham JA, Connolly HM, Schaff HV, Higano ST, Holmes DR Jr. Low-output, low-gradient aortic stenosis in patients with depressed left ventricular systolic function: the clinical utility of the dobutamine challenge in the catheterization laboratory. Circulation 2002;106:809- 13.
18. Kim RJ, Wu E, Rafael A, et al. The use of contrast-enhanced magnetic resonance imaging to identify reversible myocardial dysfunction. N Engl J Med 2000;343:1445-53.
19. Nagel E, Lehmkuhl HB, Bocksch W, et al. Noninvasive diagnosis of ischemia-induced wall motion abnormalities with the use of high-dose dobutamine stress magnetic resonance imaging: comparison with dobutamine stress echocardiography. Circulation 1999;99:763-70.
20. Shan K, Constantine G, Sivananthan M, Flamm SD. Role of cardiac magnetic resonance imaging in the assessment of myocardial viability. Circulation 2004; 109:1328-34.
21. Zoghbi WA, Barasch E. Dobutamine MRI: a serious contender in pharmacological stress imaging. Circulation 1999;99:730-2.
22. Baim DS, Grossman W. Grossman's Cardiac catheterization, angiography, and intervention, 6th edition. Philadelphia: Lippincott Williams & Wilkins, 2000.
23. Scanlon PJ, Faxon DP, Audet AM, et al. ACC/AHA guidelines for coronary angiography. A report of the American College of Cardiology/American Heart Association Task Force on Practice Guidelines (Committee on Coronary Angiography). J Am Coll Cardiol 1999;33:1756-824.
24. Meine TJ, Harrison JK. Should we cross the valve: the risk of retrograde catheterization of the left ventricle in patients with aortic stenosis. Am Heart J 2004;148:41-2.
25. Kay J, Chow WH, Chan TM, et al. Acetylcysteine for prevention of acute deterioration of renal function following elective coronary angiography and intervention. A randomized controlled trial. JAMA 2003;289:553-8.
26. Kini AA, Sharma SK. Managing the high-risk patient: experience with fenoldopam, a selective dopamine receptor agonist, in prevention of radiocontrast nephropathy during percutaneous coronary intervention. Rev Cardiovasc Med 2001;2(suppl 1):S19-25.
27. Gupta R. Use of intravenous contrast agents in patients receiving metformin. Radiology

2002;225:311-2.
28. Seward JB, Khandheria BK, Freeman WK, et al. Multiplane transesophageal echocardiography: image orientation, examination technique, anatomic correlations, and clinical applications. Mayo Clin Proc 1993;68:523-51.
29. Schneider AT, Hsu TL, Schwartz SL, Pandian NG. Single, biplane, multiplane, and three-dimensional transesophageal echocardiography. Echocardiographic-anatomic correlations. Cardiol Clinics 1993;11:361-387.
30. Forrest AP, Lovelock ND, Hu JM, Fletcher SN. The impact of intraoperative echocardiography on an unselected cardiac surgical population: a review of 2343 cases. Anaesth Crit Care 2002;30:734-41.
31. Al-Tabbaa A, Gonzalez BM, Lee D. The role of state-of-the-art echocardiography in the assessment of myocardial injury during and following cardiac surgery. Ann Thorac Surg 2001;72: S2214-8.
32. Cicek S, Dermirkilic U, Kuralay E, Tatar H, Ozturk O. Transesophageal echocardiography in cardiac surgical emergencies. J Cardiac Surg 1995;10:236-44.
33. Willens JH, Kessler KM. Transesophageal echocardiography in the diagnosis of diseases of the thoracic aorta. Part 1. Aortic dissection, aortic intramural hematoma, and penetrating atherosclerotic ulcer of the aorta. Chest 1999;116:1772-9.
34. Willens JH, Kessler KM. Transesophageal echocardiography in the diagnosis of diseases of the thoracic aorta. Part II—Atherosclerotic and traumatic diseases of the aorta. Chest 2000;117:233-43.
35. O'Rourke RA, Brundage BH, Froelicher VF, et al. American College of Cardiology/American Heart Association expert consensus document on electron-beam computed tomography for the diagnosis and prognosis of coronary artery disease. J Am Coll Cardiol 2000;36:326-40.
36. Fayad ZA, Fuster V, Nikolaou K, Becker C. Computed tomography and magnetic resonance imaging for noninvasive coronary angiography and plaque imaging. Current and potential future concepts. Circulation 2002;106:2026-34.
37. Budoff MJ, Oudiz RJ, Zalace CP, et al. Intravenous three-dimensional coronary angiography using contrast enhanced electron beam computed tomography. Am J Cardiol 1999;83:840-5.
38. Mollett NR, Cademartiri F, Nieman K, et al. Multislice spiral computed tomography coronary angiography in patients with stable angina pectoris. J Am Coll Cardiol 2004;43:2265-70.
39. Budoff MJ, Achenbach S, Duerinckx A. Clinical utility of computed tomography and magnetic resonance techniques for noninvasive coronary angiography. J Am Coll Cardiol 2003;42:1867-78.
40. Kuettner A, Kopp AF, Schroeder S, et al. Diagnostic accuracy of multidetector computed tomography coronary angiography in patients with angiographically proven coronary artery disease. J Am Coll Cardiol 2004;43:831-9.
41. Carrol CL, Higgins CB, Caputo GR. Magnetic resonance imaging of acquired cardiac disease. Tex Heart Inst J 1996;23:144-54.
42. Barron DJ, Livesey SA, Brown IW, Delaney DJ, Lamb RK, Monro JL. Twenty-year follow-up of acute type A dissection: the incidence and extent of distal aortic disease using magnetic resonance imaging. J Cardiac Surg 1997;12:147-59.
43. Rogers WJ Jr, Kramer CM, Geskin G, et al. Early contrast-enhanced MRI predicts late functional recovery after reperfused myocardial infarction. Circulation 1999;99:744-50.
44. Baer FM, Voth E, LaRosee K, et al. Comparison of dobutamine transesophageal echocardiography and dobutamine magnetic resonance imaging for detection of residual myocardial viability. Am J Cardiol 1996;78:415-9.

45. Yang TP, Pohost GM. Magnetic resonance coronary angiography. Am Heart Hosp J 2003;1:141-8.
46. Kim WY, Danias PG, Stuber M, et al. Three-dimensional coronary magnetic resonance angiography for the detection of coronary stenosis. N Engl J Med 2001;345:1863-9.
47. Botnar TM, Stuber M, Kissinger KV, Kim WY, Spuentrup E, Manning WJ. Noninvasive coronary vessel wall and plaque imaging with magnetic resonance imaging. Circulation 2000;102:2582-7.
48. Hartnell GG, Spence L, Hughes LA, Cohen MC, Saouaf R, Buff B. Safety of MR imaging in patients who have retained metallic materials after cardiac surgery. Am J Roentgenol 1997;168:1157-9.
49. Gerber TC, Fasseas P, Lennon RJ, et al. Clinical safety of magnetic resonance imaging early after coronary artery stent placement. J Am Coll Cardiol 2003;42:1295-8.
50. Martin-Paredero V, Dixon SM, Baker JD, et al. Risk of renal failure after major angiography. Arch Surg 1983;118:1417-20.

3 術前評価とリスクアセスメント

I. 概要

A. 心臓手術の適応ありと診断された患者は，次に全身状態や併存疾患に対する総合的な評価が必要となる。これには詳細な病歴の聴取や身体診察が含まれ，その結果，最終的な心疾患の診断が確定する。また，術後合併症を最小限にとどめるために，周術期に問題となりうる非心臓疾患も同定する（Box3.1）。併存疾患の重症度や患者の QOL によっては，手術が禁忌となる場合もある。また，心臓カテーテル検査が改めて必要となるような新病変が発生していないか確認する。基本的な臨床検査もしばらく行われていなければ再検査し，必要であれば精密検査や専門家への受診をすすめる。

B. 背景因子，心臓疾患，非心臓性併存疾患の評価により，外科医と患者の双方が手術の危険性に関する知識を得ることができる（Ⅷ節参照）。米国胸部外科学会（STS）データベースに適合した解析ソフトウエアは利用価値が高く，外科医は自分の成績を全米の成績と比較できるだけでなく，適切な危険因子のモデル化により，自分の患者集団に"求められる"結果と比較することができる（表3.1）。

C. 心臓麻酔科医は患者を問診し，術前投与されていた薬物（特にインスリン，経口糖尿病治療薬，抗凝固薬）の中止や変更を検討する。鎮静，モニタリングライン，麻酔からの覚醒や人工呼吸管理について患者に説明し，周術期に関する十分な情報を提供し不安を和らげる（4章参照）。

D. 経験が豊富で術後管理を熟知している看護師は，簡略化したクリティカルパス（臨床治療計画）の内容を説明し，患者が入院中に起こる出来事を具体的に理解できるようにする。どのような治療行為がいつ行われるか，毎日どのような状態へと変わっていくか，退院の予定はいつか，退院後のケアにどんな選択肢があるか（高度な看護が提供される施設やリハビリテーション施設への転院，在宅医療など）といった情報は，術後の回復や早期退院を促進するうえで，非常に有益である。手術の前には，抗菌洗浄液を入浴時に使用してもらう。

Ⅱ. 病歴

A. 患者の心臓疾患に起因する臨床症状の性質，持続期間，パターンは，Canadian Classification system（狭心症のための分類）や New York Heart Association system（NYHA 分類，狭心症と心不全症状のための分類）を用いると，簡単に要約することが

Box3.1 開心術の術前評価

病歴
1. 出血関連：抗血小板薬，抗凝固薬，出血の既往歴
2. 喫煙〔慢性閉塞性肺疾患（COPD），気管支攣縮〕
3. アルコール（肝硬変，譫妄振戦）
4. 糖尿病（プロタミンショック，創感染）
5. 神経学的症状（一過性脳虚血発作，古い脳梗塞，頸動脈内膜切除術の既往）
6. 下肢静脈ストリッピング（代用となるグラフト血管）
7. 末梢血行再建（代用となるグラフト血管）
8. 泌尿器科的症状
9. 潰瘍病変 / 消化管出血（ストレス予防）
10. 活動期の感染（尿路）
11. 現在の処方
12. 薬物アレルギー

身体所見
1. 皮膚感染，発赤
2. う歯（弁手術）
3. 血管系検査 - 頸動脈雑音（脳卒中），腹部大動脈瘤，末梢動脈拍動（IABP 挿入）
4. 上腕血圧の差異（有茎内胸動脈グラフト）
5. 心 / 肺機能（うっ血性心不全，新しい心雑音の出現）
6. 下肢静脈瘤（代用グラフト血管）

臨床検査
1. 血球算定：血球数，プロトロンビン時間，部分トロンボプラスチン時間，血小板
2. 生化学：電解質，BUN，クレアチニン，血糖，肝機能検査
3. 尿検査
4. 胸部 X 線（正面像，側面像）
5. 心電図

できる．手術に伴う術後合併症や死亡のリスクを予測するために，的確な情報を収集しなければならない[1]．施行した診断的検査の所見にも注意を払う．

B. 患者が以前，または現在服用している内服薬を確認することが重要である．術前に虚血治療薬，抗血小板薬や抗凝固薬を継続または中止すべきかについては，特に注意を要する（表3.2）．

1. 手術直前のアスピリン使用は周術期の出血量増加に関与することが，多くの研究で明らかになっている．人工心肺（CPB）により凝固機能が著しく障害され，血小板機能異常が進むからである[2〜4]．アスピリンは，非可逆的に血小板のシクロオキシゲナー

表 3.1 STS データベース（2004）による手術死亡の危険因子

患者背景	心疾患
年齢	24 時間以内の心筋梗塞の既往
性	左冠動脈主幹部病変
体表面積	左室駆出率
人種	冠動脈病変枝数
	併存する弁疾患

併存疾患	術前状態
腎不全／透析	救命治療後
脳血管疾患	心原性ショック
慢性閉塞性肺疾患（COPD）	術前 IABP
糖尿病	再手術
末梢血管病変	NYHA 心機能分類
高血圧	6 時間以内の PTCA 不成功例
高コレステロール血症	
免疫抑制療法	

注：各分類別に手術死亡の危険率が相対的に高い順に並べた（すなわち，最も危険率の高い因子を 1 番目にあげ，危険因子アセスメントモデルでも高い比重を与えた）。2004 年 STS 定義分類の一部を Appendix 10 に記載した。

表 3.2 術前に中止する抗血小板薬

薬物	活性機序	効果持続期間	中止時期
アスピリン	シクロオキシゲナーゼ抑制	7 日（血小板の寿命）	術前 3～7 日
クロピドグレル	ADP 依存性凝集の阻害	7 日（血小板の寿命）	術前 5～7 日
アブシキシマブ	Ⅱb／Ⅲa 受容体阻害	12 時間以上	術前 12～24 時間
エプチフィバチド	Ⅱb／Ⅲa 受容体阻害	4～6 時間	術前 2～4 時間
チロフィバン	Ⅱb／Ⅲa 受容体阻害	4～6 時間	術前 2～4 時間

ゼをアセチル化し，血小板の寿命期間を通じて（7～10 日間）トロンボキサン A_2 形成を障害するとともに，血小板凝集能を阻害する。従来は，術前 7 日間のアスピリン中止が推奨されていたが，最近の研究では，術前 3 日間の中止で血小板機能の改善と輸血量の軽減がはかれることが示されている[5～7]。アスピリンを手術当日まで継続投与した場合，周術期の心筋梗塞発症率が低下し，生存率が上昇するとの報告もあり，術前のアスピリン中止に関しては，なお議論の余地がある[8,9]。

a. アスピリンが効かず，十分な血小板機能抑制が得られない患者も存在する。このこ

とは，アスピリンを投与して周術期に出血しやすい患者とそうでない患者がいることからも説明できる[10]。

b. アスピリンがよく効く患者，または尿毒症や von Willebrand 病など血小板機能異常を伴う患者では，出血傾向を認めることが多い。血小板機能異常の疑いがある患者ではその対策を強化し，術中に血小板機能を適切に維持し（アプロチニンを使用する）[11,12]，出血を認めた場合には手術終了時に積極的な血小板輸血を行う。一般的には，アスピリンが周術期の出血に関して重大な問題を引き起こすことはない。止血および必要時の血小板輸血に十分配慮すれば，周術期の出血は問題にならない。

2. クロピドグレルはチエノピリジン誘導体で，生体内で代謝された活性代謝物が血小板凝集作用を抑制する。活性代謝物は不可逆的に血小板アデノシン二リン酸（ADP）受容体と結合して，ADP 依存性の血小板糖タンパクⅡb/Ⅲa 受容体の活性化を抑制する。通常，急性冠症候群（CURE trial）や，ステント植え込み術予定の患者に投与される[13]。標準投与量 75mg/日 5 日間投与で血小板機能の 50％を阻害する。しかし，経皮的冠動脈形成術前に一般的に行われている 300mg 初期投与では，顕著な血小板抑制が 2〜6 時間以内に得られる。この効果は血小板の寿命期間を通じて維持される。クロピドグレル投与中のほとんどの患者で，抗血小板作用を増強させるアスピリンが併用されている。

a. 待期手術患者では，クロピドグレルを術前 5〜7 日に中止する。

b. クロピドグレル服用中の患者に緊急手術を行う場合，外科医は出血量が増える可能性を認識しなくてはならない。クロピドグレル服用中の患者では，出血や再開胸止血術の発生率が有意に増加することが，一部の研究で報告[14〜18]されている。クロピドグレルの半減期は 6〜8 時間であることから，直前に服用した場合は，輸血された血小板まで抑制される可能性がある。血小板輸血で解決可能な血小板機能抑制があるかどうかは，的を絞った凝固機能検査によって確認できる。アプロチニンはクロピドグレルによる血小板抑制作用の一部を減弱する働きがあるが，十分には解明されていない。

3. ヘパリンは急性冠症候群の患者に投与し，危険な冠動脈病変に対して外科的治療が必要な場合に継続投与する。術前に大動脈内バルーンポンプ（IABP）を挿入する患者にも投与する。

a. 非分画ヘパリンは，体重にもとづくプロトコール（Appendix 5 参照）を用いて，部分トロンボプラスチン時間（PTT）が 50〜60 秒になるように調節する。麻酔科医がヘパリン投与した患者の頸部にストレスなく静脈穿刺を行えるかぎり，手術導入時までのヘパリン継続にほとんど危険はない。術前にヘパリンを投与した場合，ヘパリン誘発性血小板減少症（HIT）の発生を確認するために，血小板数を毎日確認しなければならない[19]。

b. 低分子ヘパリン（LMWH）（エノキサパリン，ダルテパリン）1mg/kg 皮下注 1 日 2 回は，投与法が簡便で血液モニタリングが必要ないことから，急性冠症候群の患者によく用いられる。LMWH は非分画ヘパリンと同等の効果が得られるが，プロトロンビンからトロンビンへの変換を抑制するだけでなく，活性型第Ⅹ凝固因子（Xa 因子）も抑制することから，実際にはさらに効果が強い可能性もある[20]。LMWH の 60〜80％しかプロタミンで中和できないことから，周術期出血を最小限にするためには少なくとも手術の 12 時間前には投与を中止する[21〜23]。

4. 心房細動（AF），機械弁による人工弁置換，脳卒中の既往などの理由から**ワルファリン**を服用中の患者では，手術の4日前にワルファリンを中止する。短期間の抗凝固療法中断による血栓塞栓症のリスクは非常に低いが，国際標準率（INR）が治療域を下回った場合には，ヘパリン投与を検討することがある[24～26]。

   a. 血栓塞栓症のリスク増加が心配される患者は，手術前日に入院させ，非分画ヘパリン静注または5,000単位皮下注を行う。外来患者のINRが治療域以下の場合，予防的に皮下注を行うこともある。

   b. 準緊急手術が必要な場合，ビタミンK 5mgを投与（30分以上かけて静脈内投与）すると，12～24時間以内にINRの顕著な低下が得られるが，緊急手術の場合は新鮮凍結血漿が必要になることがある[27]。経口ビタミンK剤は，INRの正常化に時間がかかるが，アナフィラキシー反応の危険がある静脈内投与よりも安全である。緊急性のない手術，またはINRをわずかに低下させるだけで十分な手術（ほとんどは人工心肺を使用しない手術）の前には，経口ビタミンK剤を使用する[28]。ビタミンK皮下注の効果は予測がつかず，吸収も遅い[24]。

5. **糖タンパクⅡb/Ⅲa阻害薬**は，急性冠症候群や非ST上昇型心筋梗塞で早期に侵襲的治療の対象となる場合，または経皮的冠動脈インターベンション治療が予定される場合に使用する[29,30]。2004年末の時点では，長時間作用型1剤（アブシキシマブ）と短時間作用型2剤（エプチフィバチド および チロフィバン）がある。

   a. **アブシキシマブ**は，モノクローナル抗体のFabフラグメントで，血小板表面でⅡb/Ⅲa受容体と結合する。フィブリノーゲンとvon Willebrand因子が，活性化した血小板表面でⅡb/Ⅲa受容体と結合するのを阻害することで，血小板凝集を著明に抑制する。

      i. アブシキシマブは通常0.25mg/kgを静注した後，0.125μg/kg/minで12時間持続点滴する。これにより受容体の80%が飽和され，病変部の血管は血小板と反応しなくなる。半減期は少なくとも12時間かかるが，遊離したアブシキシマブは急速に血流内より消失する。

      ii. 静脈内投与中止後，低レベルの受容体遮断は10日ほど持続するが，血小板機能は通常48時間以内に回復する。出血時間の延長と血小板凝集能異常は，48時間後でも最高25%の患者にみられるが，受容体阻害能が50%未満になれば，止血機能にほとんど問題はない。

      iii. アブシキシマブ投与後，少なくとも12～24時間経過後に手術を行うことが理想である。しかし，必要があれば緊急手術を行うべきである。血小板輸血により，アブシキシマブと結合した血小板受容体が相対的に減少するため，止血機能を高めるのに有効である[31]。血液濃縮装置は残存する遊離アブシキシマブを取り除くため，血小板が遊離抗体と結合せず，止血機能の回復を助ける[32]。

   b. **エプチフィバチドとチロフィバン**は，フィブリノーゲンのⅡb/Ⅲa受容体に対する結合を短時間可逆的に阻害する薬物である。

      i. エプチフィバチドは180μgを静注した後，2.0μg/kg/minで72～96時間持続点滴する。チロフィバンは0.4μg/kg/minで30分間，その後0.1μg/kg/minで48～96時間点滴静注する。

      ii. 血小板抑制の経時的効果は血中濃度の変化と一致する。血小板凝集能は，チロフィバン中止後は4～8時間以内に正常値の90%まで，エプチフィバチド中止後は

4時間以内に50〜80％まで回復すると考えられている。これらの薬物は手術の約4時間前に中止することが推奨されている（**表 3.2**）。しかしながら，手術の2時間前，あるいは手術の皮膚切開時まではこれらの薬物を継続しても，体外循環後の出血量には影響しない。これは，血小板数や機能に及ぼす人工心肺の悪影響を一過性に相殺する"血小板麻酔 platelet anesthesia"効果が関与しているとも考えられる[33〜35]。

6. 急速に悪化する心筋梗塞に対して**血栓溶解療法**を行った場合，可能であれば，手術を少なくとも24時間延期する。周術期の出血量増加は，血栓溶解薬による全身性の止血機能低下の残存が原因であるが，血栓溶解薬の半減期は短い（組換え型組織プラスミノーゲン活性製剤のほとんどが30分未満）。血栓溶解薬の作用として，フィブリノーゲンの減少，凝固因子Ⅱ，Ⅴ，Ⅷの減少，血小板凝集能の障害，フィブリン分解産物の産生がある。緊急手術の場合は，4章に記載する抗線溶薬やさまざまな凝固因子を用いて，縦隔内出血をコントロールしなければならない。

7. 非ステロイド性抗炎症薬（NSAIDs）は，血小板機能に可逆的な作用をもたらすため，手術の2〜3日前に中止する必要がある。ω-3脂肪酸（魚油），ニンニク，ビタミンE，イチョウ製剤はすべて抗血小板作用をもつため，手術前はできるだけ早期に中止する[36〜38]。ブドウジュースに含まれるフラボノイドも血小板機能を阻害することが示されている[39]。これらのビタミン類やハーブ由来治療薬は冠動脈疾患患者には有益であるが，手術前に服用を確認し中止しておかなければ，著明な周術期出血をきたすおそれがある。

C. 患者を問診し，臨床的な出血異常や凝固能亢進が認められないか，確認しておく。周術期の抗凝固療法や術後出血に対する治療の手がかりとなることがある。

1. **抗リン脂質抗体症候群**は一般的に，心臓弁膜症の患者でみられ，抗リン脂質抗体（抗カルジオリピン抗体やループス抗凝固因子）が関与する。血小板は減少していても，凝固能は亢進していることが多い。こうした患者では，PTTや活性凝固時間（ACT）が上昇するため，術中のヘパリン化を評価する際のACTの信頼性は低い。ヘパリン・プロタミン滴定試験を用いて，ヘパリン濃度3.4単位/mLを目標とすることが推奨されている[40]。

2. 第Ⅴ Leiden因子，プロテインCまたはS欠乏症など，凝固能の亢進をもたらす病態は，術後に患者が血栓症をきたして初めて発見されるのが一般的である。しかしながら，術前よりこれらの疾病が診断されワルファリンが投与されていた場合，術後も積極的に抗凝固療法を行い，血栓症の危険性を減少させる。INRが治療域以下の場合，術前にヘパリン化のための入院を検討する。凝固能が亢進するアンチトロンビンⅢ欠損症では，新鮮凍結血漿またはアンチトロンビンⅢ濃縮薬を使用して，人工心肺中に適切なヘパリン化をはかる必要がある[41〜43]。

D. **慢性閉塞性肺疾患**（COPD）は，著明な喫煙歴のある患者に対し，呼吸機能障害の程度に関係なくしばしば用いられる用語である。しかしながらCOPDの重症度は，呼吸機能検査で適切に分類することができる。軽度から中等度のCOPDの患者では，術後合併症の発症率は増加しないが，重度のCOPD（特に高齢者やステロイドが投与されている場合）は，肺や胸骨創部の合併症増加，ICU入院の長期化，手術死亡率の増加と

関連することが明らかになっている[44~46]。
1. 2004年STSデータベース定義分類における慢性肺疾患の定義は，以下のとおりである。
    a. 軽度：努力呼気肺活量1秒量（FEV_1）で予測値60～75%，または慢性的に吸入もしくは経口で気管支拡張薬が投与されている。
    b. 中等度：FEV_1が予測値の50～59%，または長期的にステロイド治療が行われている。
    c. 重症：FEV_1が予測値の50%未満，または室内気でPo_2 < 60 torr あるいはPco_2 > 50 torr
2. 肺合併症は喫煙者で頻度が高いが，特に高齢，肥満，糖尿病，術前の不安定な循環動態，喀痰を伴う咳，下部気道の細菌集落形成を伴う場合に顕著である[47~52]。喫煙者は少なくとも術前4週間は禁煙すると（できれば2か月間が望ましい），気道内分泌物が減少し，気道粘膜の線毛運動が改善される[53~55]。もちろん喫煙者のほとんどは，ニコチン中毒であるため禁煙ができず，この効果は期待できない。手術の2～3日前だけ禁煙してもほとんど利点はなく，気道内分泌物は増加することがある。
3. 術前に肺または気管支の炎症を認めた場合（喀痰を伴う咳など），抗生物質を投与して解決しなくてはならない。気管支攣縮疾患には気管支拡張薬を使用し，重症であればステロイドを投与する。このような場合，呼吸器科の受診を検討することもある。短期呼吸器リハビリテーションは，重症COPD患者の術前肺機能の改善に有効で，肺合併症のリスクを低下させる[56]。
4. 階段を一気に昇れるか，平面を数百フィート歩けるか，といった日常の活動性を尋ねることは，患者が手術に耐えうるかを判定するうえで，肺活量検査以上ではないとしても，同程度に重要である。呼気流量パラメータの著しい低下〔FEV_1，努力肺活量（FVC），呼気開始50～75秒後の最大呼気中間流量（MMEF50～75）が予測値の50％未満〕は，術後長期の人工呼吸管理および肺合併症のリスク増加に関与するという報告[50]があるが，肺機能検査（PFTs）と手術成績は相関しないという報告[57]もある。しかしながら，著明な呼吸障害をきたした患者では，PFTsの結果より肺合併症の危険が高く手術が禁忌となる患者を見極めることができるかもしれない（一般的にはFEV_1 < 0.6）。その場合でも，悪化した心不全などの心疾患がPFT異常や拡散障害（予測値の20％未満で酸素化障害と考えられる）に，どの程度影響を及ぼしているかを判定することは難しい。手術により患者の呼吸状態が改善するか，呼吸障害が残るか，慎重に臨床判断を下す必要がある。
5. B型ナトリウム利尿性ペプチド（BNP）は，呼吸困難の原因が心臓にあるか肺にあるかを鑑別する検査として用いられる。BNPは収縮または拡張障害に陥った心房と心室より分泌される。BNPが100pg/mL未満であれば，患者の息切れはCOPDの急性増悪など，肺由来の病態が考えられる。一方，BNPが500pg/mL以上では，非代償性のうっ血性心不全が原因となる。中等度の値は非代償性ではない左室機能低下との関連が疑われるが，鑑別診断では肺疾患も考慮しなければならない[58,59]。
6. すべての患者に，室内気でパルスオキシメータを用いて経皮的酸素飽和度を測定する。重症COPD症例に術前の動脈血液ガス分析検査を行っておくと，人工呼吸器離脱の際に，術後の値と比較でき有用である。術前のPco_2上昇は，術後の肺合併症や死亡率に関する最も有意なマーカーであることが知られている[51]。在宅酸素患者やPo_2

60 torr 未満の患者は，手術適応となるかどうかの境界線上にある。

7. アミオダロンを長期的に服用している患者は，術後に肺毒性障害や成人呼吸促迫症候群が悪化しやすい傾向がある。呼吸困難，低酸素症，X線像の浸潤陰影，肺拡散能の低下をきたし，死亡率が非常に高い[60〜62]。肺毒性障害の正確な機序は解明されていないが，長期間高用量のアミオダロンが投与されている患者で多く認められる。また，術前に肺拡散能が低下した症例，および肺毒性障害の既往がある症例で起こりやすい。高度な肺毒性障害を認める場合，心臓手術は禁忌になる可能性がある。高濃度の酸素吸入，長時間の体外循環，大量の輸液負荷など，発生原因となりうるものを回避することが重要である。アミオダロンをほんの短期間投与しただけでもこの症候群がまれに発生するが，特異的体質または過敏反応と考えられている[63]。

E. 重症アルコール中毒の既往は，術中の出血や術後の肝機能低下，興奮，アルコール禁断症状などの問題を起こしうる。チアミン，葉酸塩，ベンゾジアセピンによる術後の振戦譫妄（DTs）の予防を検討する。人工弁置換症例では生体弁を選択して，術後の抗凝固療法を回避する。
1. 軽度の肝機能異常は臨床的意義が不明なことも多く，追加の検査は一般に不要である。しかし，飲酒歴のある患者では，アルコール性肝炎または肝硬変を示唆する場合がある。消化管検査の適応となり，手術は延期する。軽度の肝機能異常の一般的な原因は，高コレステロール血症に対するスタチン投与である。
2. 消化管出血の既往，プロトロンビン時間（PT）の延長，合成能障害や低栄養を示す低アルブミン血症，血小板減少は，門脈圧亢進や脾腫を伴う重症の肝硬変を示唆する。手術の危険度と術後肝不全の危険性を評価するために，肝生検が適応となることもある。
3. Child-Pugh 分類 A（血中ビリルビン 2mg/dL 未満かつアルブミン 3.5g/dL 以上）に相当する肝硬変症例は，通常は人工心肺に耐えうるが，感染，出血，消化管合併症，呼吸不全，腎不全などの術後合併症の危険性が高くなる[64〜68]。進行したアルコール性肝硬変の患者（Child-Pugh 分類 B または C）は，一般的には心臓手術の適応とならない[64〜68]。これらの患者の死亡率は非常に高く，分類 B の患者で 50％，分類 C の患者で 100％と報告する研究[67,68]もある。しかし，進行した肝疾患患者であっても，心疾患のため患者の生活全般や寿命が危険にさらされているのであれば，オフポンプ手術で良好な結果が得られる可能性がある[68,69]。

F. 非糖尿病患者よりも**糖尿病**患者のほうが，脳卒中，感染，腎機能異常の発生，手術死亡の危険性が高い[70,71]。インスリン依存型糖尿病は非インスリン依存型糖尿病よりも，呼吸不全および腎不全の発生率が高い[71]。糖尿病では，両側の内胸動脈（ITA）グラフトを用いたバイパス術が相対的な禁忌となる。感染のリスクが著明に高いとする研究もあるが，それを否定する報告[72,73]もある。肥満や糖尿病の女性では感染症のリスクが依然として高いが，ITA を skeletonize すると感染のリスクが低下する可能性がある[74]。加えて糖尿病患者では，ITA グラフト採取後に横隔神経麻痺をきたしやすい[75,76]。中間型（NPH）インスリンが投与されている患者では，プロタミンショックの危険性が高い[77]。

G. **神経学的症状**を認める場合，活動期（一過性脳虚血発作）または過去の罹患（脳卒中の既往）にかかわらず，周術期の脳卒中発症のリスクは高く，その評価が必要となる[78]。神経学的症状，頸動脈内膜切除術（CEA）の既往，無症候性の頸動脈雑音を認める患者に対しては，頸動脈病変の非侵襲的検査（超音波検査や血流速度測定）を行い，有意な狭窄または血流障害部位を検索する。また，末梢血管疾患や大動脈石灰化がある患者に対しても，スクリーニング検査として行うことを検討する[79]。非侵襲的検査で診断が確定しない場合，または頸動脈をより正確に描出したい場合は，頸動脈造影（通常はMRIによる血管造影）を考慮する。
  1. 神経学的な発作症状を伴う頸動脈病変では，CEAを心臓手術の前，または同時に行う。不安定狭心症または切迫心筋梗塞の患者に神経学的症状を認める場合，冠動脈バイパス術（CABG）とCEAの同時手術を行う[80]。
  2. 心臓手術が必要な患者の無症候性頸動脈病変の治療には，なお議論の余地がある。後述する頸動脈雑音の項で解説する。

H. **伏在静脈ストリッピング・結紮，伏在静脈を用いた末梢血行再建の既往**は，バイパス手術時に適切なグラフト血管を採取する際，問題となりうることを外科医は認識しておく必要がある。非侵襲的下肢静脈マッピングにより，使用可能な大伏在静脈または小伏在静脈を同定できる。手掌弓のドプラー血流検査を行い，バイパスグラフトとして橈骨動脈が使用できるかを評価する（すなわち，腕の尺側動脈血流が優位であることを確かめる）。橈骨動脈採取により起こりうる合併症（特に表在橈骨神経損傷による母指背側と母指球の一部の感覚麻痺）を，必ず患者に説明しておくこと[81]。橈骨動脈採取予定の上肢には，静脈穿刺や静脈カテーテル留置を避ける。麻酔科医も手術室にて橈骨動脈ラインまたは静脈カテーテルを留置する際に，その上肢を使用しないように十分注意する。

I. 女性の**泌尿器症状**は活動性の尿路感染を示唆し，手術前に治療しておかなければならない。前立腺癌の放射線治療や経尿道的切除の既往，前立腺肥大に合致する尿路症状を認める男性患者では，手術室でのFoleyカテーテル留置に問題が生じることがある。Coudéカテーテルが必要となる場合もある。カテーテルが通過しない場合，泌尿器科に助けを求める。尿道を拡大した後にカテーテルを留置するか，恥骨上にチューブを挿入する。術後はトイレ移動が可能になるまで，または詳細な泌尿器科的検査が行われるまで，カテーテルを留置しておく。

J. 術後に抗凝固療法を必要とする患者に，著明な**潰瘍病変**または**消化管出血**の既往があると，内視鏡による精査が必要になることがある。しかし，重症冠動脈疾患例では，侵襲的な診断検査は後回しになる。術後はプロトンポンプ拮抗薬，H_2受容体遮断薬，スクラルファートの使用を検討する[82,83]。

K. 体内に感染源が存在する場合（一般に尿路または皮膚感染），**感染**のリスクは増加する。感染部位を同定し，術前に治療しておかなければならない。上気道感染は肺合併症の危険性を増加させ，細菌感染症は血行性胸骨創感染や人工弁へ菌を播種するおそれがある。

L. 患者の**薬物療法の内容とアレルギー**を確認しておく。大部分の心臓治療薬は手術時まで継続するが，術前に中止する薬物（ワルファリン，抗血小板薬，メトホルミン）もある。いくつかの薬物（ステロイド，インスリン，モノアミン酸化酵素阻害薬，アレルギーのため変更した抗生物質）は，麻酔中および術後早期の使用に特別な注意を払う。

M. その他の重要な病歴（癌に対する胸壁への放射線治療，内分泌系または精神科的な病歴など）は，診療記録に詳細に記録しておく。全身所見の完璧なサマリーは，手術経過に影響を及ぼす併存疾患の発見に役立つ。

Ⅲ. 身体所見

A. 患者の一般的所見，精神状態，情緒を評価し，術後と比較するための基準として診療記録に記載する。

B. 活動期の**皮膚感染**や二次感染を起こしうる発疹は術前に治療し，術後胸骨感染のリスクをできるかぎり少なくしておく。

C. **う歯**は人工物（人工弁，人工血管）置換術の前に治療しておく[84]。しかし，重症の虚血性心疾患および高度の大動脈弁狭窄症例では，抜歯は十分に注意しながら行う。歯科治療を局所麻酔下で行っても，心臓合併症が起こる可能性がある。

D. **頸動脈雑音**は頸動脈病変のマーカーになるが，信頼性は低い。頸動脈病変は，冠動脈疾患患者の約10％に合併する。頸動脈雑音を聴取する患者には頸動脈の非侵襲的検査を行い，片側性または両側性の高度な狭窄病変がないか検索する[85]。
   1. 開心術が必要な患者の無症候性頸動脈病変の治療に関しては，さまざまな意見がある。片側性の高度狭窄病変がある場合，CABGのみでは脳卒中の危険性は増加する[86]。急性冠症候群および広範囲の切迫心筋梗塞症例に90％以上の片側性の狭窄を認める場合，たいていCABG-CEA同時手術が行われる。片側性無症候性病変例の同時手術では，脳卒中のリスクは非常に低い。このアプローチは脳卒中のリスクを低下させ，かつ治療費の削減となる[87〜90]。これに対してCEAを先行させる戦略は，安定した狭心症患者で推奨され，脳卒中，心筋梗塞，死亡率のリスクを総合的に低下させると思われる[91]。
   2. 両側性病変（両側とも＞75％）の患者にCABGのみを行った場合，脳卒中の危険性は高く（10〜15％），特にどちらかが閉塞している場合に顕著である[86]。しかし，同時手術をしてもなお危険性は高く，心疾患が許せば，CEAを先行させ段階的に手術をしたほうがよい。不安定狭心症，左冠動脈主幹部または広範囲に"心筋が危険にさらされている"重症3枝病変など，段階的手術が不可能な場合は，脳卒中の危険性を理解したうえで同時手術を行う。

E. **上腕の血圧**は両側とも測定しなくてはならない。血圧に左右差がある場合，鎖骨下動脈狭窄の可能性があり，ITAグラフト採取は禁忌となる。この所見は，急性大動脈解離

の患者でも認められる。

F. 心臓カテーテル検査時に弁膜疾患が同定されておらず,その後心雑音を聴取した場合には,術前または術中に心エコー図検査を行ったほうがよい。新たに発生した虚血性僧帽弁閉鎖不全症や,診断されていなかった大動脈弁疾患が発見されることがある。

G. 腹部大動脈瘤を触知した場合,超音波検査で評価する。末梢側のアテローム塞栓症を予防するため,大腿動脈からのIABP挿入を避ける。

H. 下肢動脈の拍動を注意深く触診し,重症の末梢血管疾患(PVD)を検索する。PVDはしばしば脳血管疾患を合併するため,PVDが同定されれば,術前に非侵襲的頸動脈検査を行う。PVDは手術死亡の危険因子であるとする研究もある。
   1. 大腿動脈の拍動が微弱な場合は,大動脈-総腸骨動脈の"流入側"病変が疑われる。大腿動脈でのカニューレ挿入やIABP留置が不適切であることを示唆する可能性がある。上行大動脈にも著明な病変を認める場合は,カニューレ挿入部位として,腋窩動脈を考える[92]。
   2. PVDは創傷治癒遅延の原因となることがある。速やかな創傷治癒を得るために,一般的に伏在静脈グラフトは循環の良好な下肢より採取する。この方法は,将来の末梢血管再建のための静脈グラフトを残すことにもなる。内視鏡または直視下の"非連続小切開 skip incision"による"最小限侵襲"静脈採取は,下肢の長い皮膚切開よりも利点が多い[93]。

I. 下肢静脈瘤は,CABGのグラフト血管として支障をきたすことがある。静脈瘤の分布を確認し,大伏在静脈まで病変が及んでいるかを判断する。非侵襲的静脈マッピングは,著明な静脈瘤を認める場合でも,正常な大伏在静脈があるかを診断できる。小伏在静脈の分布を確認し,グラフト血管の候補となりうるかを判断する。前述した橈骨動脈の精査も考慮する。

IV. 臨床検査

A. 全血球計算(CBC),PT,PTT,血小板数
   1. 白血球数増加には感染が絡むことがあり,術前に同定しておかなければならない。しかし,白血球は炎症の一般的なマーカーでもある。ある大規模研究では,術前の白血球数が12,000以上の場合,CABGの手術死亡率は2.8倍になることが示されている[94]。
   2. ヘパリン投与中には,毎日血小板数を測定し,HITの発症を確認することが重要である。血小板が減少してHITが疑われた場合,ヘパリン誘導血小板凝集テスト(ふつうはセロトニン放出分析法)またはヘパリン抗体の血清学的検査を追加する[19]。これらの検査が陽性の場合,体外循環中にはヘパリン以外の抗凝固法が必要になる(143~145ページ参照)。血小板減少のない血清学的HIT陽性所見については解明されていないが,術中のヘパリン使用は禁忌ではない。
   3. 不安定な虚血症候のある症例には,少なくともヘマトクリット値が28%になるまで,

術前に輸血を行う．術中の輸血（手術死亡増加の危険因子）が減少するとともに，心臓虚血も軽減するという利点がある．多くの患者が心臓カテーテル検査後に著明なヘマトクリット値低下（平均約5.4%）を経験していることに，十分注意すべきである．その原因は，検査時の輸液，体外への失血，鼠径部の血腫，後腹膜出血である[95]．大腿動脈からシースを抜去する際にコラーゲンプラグを用いることは有用である．

4. アスピリン内服中の患者に出血時間を測定しても，ほとんど価値がないといわれている．一般的に抗血小板療法中の患者の出血時間は延長しており，検査結果に再現性はなく，術中出血の程度とも相関しないので，必要のない検査であるといえる[96,97]．術中の的を絞った血小板機能の定量的測定は，抗血小板療法中の患者に対して，出血コントロールに血小板が必要かどうかの目安となる．

B. **電解質，血中尿素窒素（BUN），クレアチニン，血糖**：クレアチニン高値（＞1.5mg/dL）例では，術後に進行性の腎不全をきたしやすく，手術死亡率が高くなる[98,99]．2004年STSでは，術前腎不全をクレアチニン2.0以上と定義している．クレアチニンが高い患者，特に糖尿病患者では，心臓カテーテル検査後に血清クレアチニンを測定する．クレアチニンが上昇している場合は再検査し，可能であれば腎機能が基準レベルに戻るまで手術を延期する．クレアチニンクリアランス $\{C_{CL} = [(140 - 年齢) \times 体重(kg)] / [72 \times 血清Cr]$，女性では$\times 0.85\}$ 55mL/min以下は，血清クレアチニンよりも信頼性の高い手術死亡予測因子である[100]．N-アセチルシステインは，心臓カテーテル検査時の腎毒性を最小限に抑える目的で使用する[101]．カテーテル検査前後で600mg（分2/日）を内服するか，造影剤使用前に150mg/kgを生理食塩水500mLに溶解し30分以上かけて点滴静注し，その後4時間あけて50mg/kgを生理食塩水500mLに溶解し，点滴静注する．心臓カテーテル検査中の腎機能を保護するためにフェノルドパム 0.1μg/kg/minを持続点滴することもある（術中と同様）[102]．水分負荷と血行動態の維持に注意しながら，術前の腎機能を適切なレベルに保つための治療を行う（12章参照）．

C. **肝機能検査**（ビリルビン，アルカリホスファターゼ，アラニンアミノトランスフェラーゼ，アスパラギン酸アミノトランスフェラーゼ，アルブミン）：肝炎または肝硬変を示唆する異常値では，精査が必要である．心疾患による慢性のうっ血が関与する場合，手術が終わるまで改善しない．心原性ショックにより急性の肝障害や著明な肝酵素上昇をきたした症例に対しても，緊急手術が行われることがある．この場合，術後に重篤な肝不全になる危険性が高く，死亡率も高い．

D. **尿検査**：初回の尿検査で細菌混入が疑われたら，十分に洗浄をして"清潔な"検体を採取する．尿路感染が示唆されたら，尿培養を行う．待期手術であれば，術前数日間，適当な抗生物質を投与する．準緊急手術の場合，グラム陰性菌に有効な抗生物質をバイパス手術前に1～2回，弁手術前に2～3日間投与する．

E. **胸部X線写真（正面および側面像）**：術前に対処すべき活動性肺疾患を除外するために，X線写真は不可欠な検査である．肺結節の所見を認めたら，術後は評価が難しくなるため，術前に胸部CTを行う．胸骨正中切開による再手術前には，必ず側面像を撮影し，心臓の構造物やITAグラフトのクリップが胸骨後面に接していないかを検討する．ま

た，最小限侵襲小切開手術の最適な皮膚切開の目安を立てる．胸部X線から得られる重要なその他の情報は，57ページに記載したとおりである．

F. 心電図：術前に基準となる心電図を記録し，術後に比較検討する．心臓カテーテル検査後に梗塞や新たな虚血を示す所見が認められた場合は，心室機能の再評価や，場合によっては再度冠動脈造影が行われる可能性がある．待期手術患者の心電図に活動性の虚血を認めた場合，入院させて準緊急手術を行う．
  1. 心房細動（AF）の場合，心拍数をコントロールし，AFの罹病期間を確認する．術後に洞調律に回復する可能性は，AF罹病期間が6か月以下で約80％であるが，長期の場合は回復しにくい．つまり，AF罹病期間は術後に積極的な治療を行うかどうか，さらに予定手術にMaze手術を追加するかの判断に影響を与える．
  2. 左脚ブロックがあると，Swan-Ganzカテーテル挿入時に心臓ブロックを起こす危険性が高いため，手術室では開胸するまでカテーテルを肺動脈に進めるべきではない．脚ブロックがあると，虚血の判断は難しくなる．

G. 1か月以内に手術が行われる場合，ほとんどの検査は再度行う必要はない．しかし，手術の2～3日前にCBC，電解質，BUN，クレアチニンを検査することは有益である．

V. 術前の自己血貯血

A. 術前の自己血貯血は，安定狭心症または心臓弁膜症患者で有益な手段である[103]．しかし，実際には過去数年間で，限られた症例しか行われていない．その原因には，①ほとんどの症例が準緊急手術であること，②重症な冠動脈疾患症例では狭心発作を誘発すること，③C型肝炎およびヒト免疫不全症ウィルス（HIV）感染に関する懸念が低下していること，④抗線溶薬，細胞回収装置，オフポンプ手術などの出血減少手段と比べて費用対効果がすぐれているかの疑問，⑤血液バンクの支援体制に関する問題，などがある[104]．こうした原因から，自己血貯血は一般的には必要性が低く，積極的には行われていない．
  1. ヘマトクリット値が33％以上であれば，1週間あたり1単位の血液を毎週貯血することができる．手術まで2～3週間あけ，ヘマトクリット値を正常値に戻す．
  2. 遺伝子組換え型エリスロポエチンは，急速な赤血球産生の効果がある．手術の7日および14日前に，600単位/kgを皮下注し錠剤を補給すると，貧血患者や自己血貯血後のヘマトクリット値が改善する．この方法は，「エホバの証人」の手術で特に有効である[105, 106]．手術4日前に遺伝子組換え型エリスロポエチン100単位/kgを1回静注しただけで赤血球は速やかに増加し，輸血の必要性は軽減される[107]．

B. 冠動脈バイパス術後に輸血が必要になる症例は徐々に減少し，何らかの血液製剤を投与する患者は50％未満になっている．前述した輸血の回避方法に加え，術後ヘマトクリット値は22～24％で安全という認識が浸透し，輸血を判断する基準は厳しくなっている[108, 109]．

C. C型肝炎（1/25万～150万単位）やHIV（1/75万単位）の検査の精度が高まったことで，

感染の危険性はごくわずかとなり，輸血を受ける患者の多くは輸血による感染に恐怖を感じなくなっている[110, 111]。にもかかわらず，輸血はなお，発熱，アレルギー，輸血反応の原因となり，大量輸血では呼吸機能や血行動態に悪影響を与えることもある。周術期の輸血により，感染，腎機能異常，呼吸器合併症の危険性，総死亡率が上昇すると報告されている。

Ⅵ. 術前の薬物療法

A. すべての抗狭心症薬は，手術当日の朝まで継続して虚血の再発を予防し，より安定した麻酔が得られるようにすべきである。β遮断薬およびカルシウム拮抗薬は，長時間作用型から短時間作用型へ変更することを考慮する（ナドロールをメトプロロール，増放性ジルチアゼムをジルチアゼムに変更）。術前にβ遮断薬を使用すると，冠動脈バイパス術の死亡率が低下するといわれている[112, 113]。

B. 降圧薬は手術当日の朝も投与してリバウンドの高血圧を予防し，安定した麻酔を得られるようにする。しかし，ACE阻害薬服用中の患者では，体外循環中や術直後に全身血管抵抗が低くなる傾向があるため，手術当日の朝は投与しないほうがよい。

C. ジゴキシンを心拍数コントロール目的で用いた場合は，手術当日の朝も投与する。

D. 利尿薬は手術当日の朝まで継続する。心筋保護液中に大量のカリウムが入っているため，術中に利尿薬による低カリウム血症が問題になることはない。

E. 抗凝固薬と抗血小板薬（Ⅱ節B参照）
  1. ワルファリンは手術の4日前に中止し，国際標準率（INR）を正常値に戻しておく。ビタミンK 5mg静脈内投与により急速中和が可能であるが，新鮮凍結血漿を同様に用いることがある。
  2. ヘパリン静脈内投与は一般的に手術時まで継続する。
  3. 低分子ヘパリン（LMWH）は手術12時間以上前に中止する。
  4. 短時間作用型Ⅱb/Ⅲa阻害薬は手術4時間前に中止する。
  5. アスピリンは手術の3〜7日前に中止する。
  6. クロピドグレルは手術の5〜7日前に中止する。
  7. アブシキシマブ投与または血栓溶解療法中の患者では，手術を12〜24時間延期する。
  8. 準緊急または緊急手術が必要な場合，血小板輸血や凝固因子投与を行い，上記の薬物による遷延性の止血能低下を是正しなければならない。

F. 糖尿病患者では，手術当日の朝の経口糖尿病治療薬およびインスリン投与を控える。血糖は手術室で測定し，必要に応じてインスリンを投与する。

G. 抗不整脈薬は手術時まで継続する。アミオダロンの長期投与は術後の呼吸不全に影響することがあり，手術が決定した際に肺障害の所見があれば，すぐに中止しなければなら

ない。半減期が長いため，短期間中止しても術後の危険性を軽減するメリットはほとんどない。

H. 術前の予防的抗生物質は，手術室で皮膚切開前に投与する。一般的に，セファゾリンなどの第1世代のセファロスポリンが，グラム陽性菌に有効であることから用いられる。セファマンドールやセフロキシムなどの第2世代のセファロスポリンは，ほとんどすべての感染症罹患率を低下させるという報告がある[114]。ペニシリンやセファロスポリンで重篤なアレルギーを認める場合には，バンコマイシンを使用する。セファロスポリンより高価だが，グラム陽性菌に対する抗菌力が強いため，すべての弁膜症手術例に使用したほうがよいかもしれない[115]。しかし，ICUでの関心が高まっているバンコマイシン耐性腸球菌の発生を抑えるためには，むやみに使用すべきではない。

I. 術前投与薬は，麻酔科医が処方する。これには麻薬（モルヒネ），ベンゾジアセピン（ロラゼパムやミダゾラム），スコポラミンなどの鎮静薬，胃酸分泌を軽減するH_2拮抗薬（シメチジンやラニチジン）などが含まれる。その内容は，患者の心疾患の状況にもとづいて選択する。詳しくは4章で解説する。

VII. 術前チェックリスト

患者が手術を承諾したら，一般的ならびに患者特有の事項（検査や薬物）にもとづいた術前指示を書かなくてはならない。あらかじめ印刷した指示書を用意しておけば，項目の見落としがない（Box3.2）。患者を担当する医師，医師アシスタント，看護師は，手術前夜に患者に必要不可欠な情報をまとめた術前サマリーを作成し，手術を始める前に再確認する。サマリーを書くことで，重要事項の見落としが予防できる（Box3.3）。外科チームは，待期手術患者の必要な情報が，手術前夜には患者管理オフィスの診療録内にあること，当日の朝，患者が到着した際に手術室で利用できることを，確実に準備する責任がある。以下の項目に留意する。

A. 予定術式

B. 手術適応

C. 心臓カテーテル検査データのサマリー

D. 上記の臨床検査の結果

E. 診療録内の手術説明書と患者承諾書

F. 診療録内の麻酔説明書と患者承諾書

G. 輸血部での交差試験の確認と輸血準備

Box3.2　典型的な術前指示シート

1. 入院病棟： 2. 手術予定日： 3. 予定術式： 4. 臨床検査 　　□血算と分画 　　□PT/INR　　□PTT 　　□電解質，BUN，クレアチニン，血糖 　　□ビリルビン，AST，ALT，アルカリホスタファーゼ，アルブミン 　　□尿検査 　　□心電図 　　□胸部X線（正面と側面） 　　□抗体スクリーニング 　　□クロスマッチ：赤血球濃厚液＿＿単位 　　□その他 5. 治療/アセスメント 　　入院時バイタルサイン 　　パルスオキシメータによる室内気での酸素飽和度；＜90％で血液ガス分析検査 　　身長と体重測定 　　深夜より絶飲食（内服薬を除く） 　　除毛/クロルヘキシジンによる胸部と下肢の消毒 　　深呼吸の訓練 6. 薬物 　　□クロルヘキシジンうがい薬（手術室入室直前） 　　□静注用セファゾリン1gを手術室へ持参 　　□バンコマイシン15mg/kg=＿＿g静注の手術室への持参 　　□アスピリン，クロピドグレル，NSAIDsの中止 　　□ヘパリン中止：＿＿＿時 　　□手術室までヘパリン点滴継続 　　□低分子量ヘパリン（　　）日午後より中止 　　□Ⅱb/Ⅲa阻害薬の中止：＿＿＿時 　　□その他

1. 輸血の必要性を判断する主な因子は，患者の循環血液量（体格と性別に相関する）と術前のヘモグロビン濃度である．他の危険因子としては，高齢者，準緊急または緊急手術，低左心機能，再手術，人工心肺の時間が長い複雑な手術，術中の晶質液による輸液負荷（2,500mL以上），術前のINR高値，インスリン依存性糖尿病，末梢血管疾患，クレアチニン上昇，アルブミン値4g/dL未満の低栄養などがある[116〜119]．

Box3.3　術前チェックリスト

---
1. 予定術式：＿＿＿＿＿＿＿
2. 手術適応：＿＿＿＿＿＿＿
3. 心臓カテーテル検査のサマリー
4. 検査結果
   a. 電解質，BUN，クレアチニン，血糖
   b. PT，PTT，血小板数，血算
   c. 尿検査
   d. 胸部X線
   e. 心電図
5. 手術説明書と承諾書
6. 麻酔説明書と承諾書
7. 輸血準備の確認
8. 術前指示の記載確認
---

2. 輸血準備ガイドラインを**表3.3**に示す。

H. 術前指示には以下の内容を記載する。
1. 抗生物質（アレルギーを必ず確認すること）
   a. 手術室でセファゾリン1g静注（別の方法として，①麻酔導入前に1g，体外循環開始前に1g投与，②初回に2g投与して術中の血中濃度を適切に維持する，が推奨される）[120, 121]
   b. バンコマイシン15mg/kg：低血圧や"red-neck症候群"を予防するために，30分以上かけて皮膚切開までに投与する必要があり，患者が手術室へ到着したらすぐ使用できるようにしておく[122]。
2. Ⅳ節で示した中止薬の指示

表3.3　開心術における輸血準備ガイドライン

術式	赤血球濃厚液輸血準備
オフポンプ低侵襲冠動脈バイパス術	タイプ・アンド・スクリーニング
体重＞70kg　かつ　ヘマトクリット＞35％	1単位
体重＜70kg　または　ヘマトクリット＜35％	2単位
再手術	3単位
上行大動脈手術	3単位
下行大動脈手術	6単位

3. 抗菌洗浄液（クロルヘキシジン）による手術前夜のシャワー浴。1回だけでなく，数回行ったほうがよい[123]。
4. ムピロシンの鼻腔内塗布により鼻腔内のブドウ球菌数が減少し，メチシリン耐性ブドウ球菌による手術創感染率が低下する[124]。
5. クロルヘキシジン含有うがい薬による口腔内洗浄
6. 皮膚前処置：手術当日の朝に行うのが最良で，かつ前処置の時間が手術開始時に近ければ近いほど，創部の感染率は低下する[125]。剃毛はカミソリよりバリカンを使用したほうが，皮膚感染は少ない。
7. 午前0時より絶飲食
8. 麻酔科医による術前投薬

VIII. リスクアセスメントとインフォームドコンセント

A. 概要
1. 心臓手術における術前準備で重要な要素として，手術の危険性のアセスメントがある。リスクを分類して示すことで，患者や家族は合併症と手術死亡に関する**真の危険性**を受け入れることができる。また，術前，術中，術後の積極的な治療が有効なハイリスク患者を担当する医療チームにも，多くの情報を提供することができる。いかなる心臓手術の前であれ，インフォームドコンセントの内容を診療記録に記載することは**義務である**。予想される死亡率を何らかの形で定量化し，予定される手術の一般的な合併症をリスト化し，患者特有のリスクを伝え，その内容を記録する。
2. 死亡率は幅広く調査されているが，心臓手術全体の死亡率はきわめて低く，2004年STSデータベースにおける冠動脈バイパス術死亡率は3%以下となっている。しかしながら，術後合併症の発生率は約40〜50%ときわめて高い。術後合併症の予測および可能であれば予防が，患者の回復，術後のQOL，入院期間や出費の軽減に大きな影響を与える。

B. **リスク分類**は，相互関連性のある4つの重要な危険因子カテゴリーの評価にもとづく（**表3.1**参照）。
1. **患者の背景**：患者自身に関する因子で，年齢，性別，人種など，疾患とは関連のない因子
2. **併存疾患**：必ずしも心疾患に直接関与するわけではないが，術後の回復に大きな影響を与える可能性がある疾患。死亡率や合併症には，腎機能障害，脳血管疾患，慢性閉塞性肺疾患（COPD）など，術前からの併存疾患が関連することが多い。患者は人工心肺や低心拍出量による合併症の影響を受けやすくなる。
3. **心疾患**：心疾患の性質や重症度，心機能異常の程度は，手術の危険性を判断するうえで重要である。ほとんどの患者は軽度〜中等度のリスクであることから，手術の危険性が有意に上昇することはない。しかし，超急性期の心筋梗塞（24時間以内），高度の左室機能低下（EF < 25%），心室中隔欠損症（VSD）や急性僧帽弁閉鎖不全症といった形態異常を伴う心筋梗塞など，通常と異なる手術の場合は，大きなリスク要因となる。低左心機能が関与する開心術後の心不全は，腎機能異常など術前からの併存疾患を悪化させ，手術死亡の一因となる可能性がある。

4. 術前状態：準緊急または緊急手術の患者で，死亡のリスクが最も高い。このような患者は，虚血の進行や血行動態の破綻など不安定な心疾患を有し，強心薬やIABPが必要なうえに，心肺蘇生が行われていることもある。

C. リスクモデルの種類
1. 単変量解析は，個々の独立した危険因子が，死亡率など特異的な結果に関連しているかどうかを評価する。オッズ比を算出し，危険因子の有無に応じた結果を比較する。しかし，単変量データでは手術リスクの算出は困難である。個々の独立した危険因子は手術リスクを高めるが，複数の因子が存在する場合，多くの因子は相互的であるため，全体のリスクを評価するのは難しい。性別や再手術などは，不連続または二分性因子であるが，年齢や心室機能などの因子は連続性の変数である。さらに，連続変数を複数のカテゴリー（例えば年齢＞65歳，年齢＞75歳）に再分割すると，大量の危険因子を検討する場合に，リスクアセスメントを非常に複雑にしてしまうおそれがある。
2. 多変量回帰モデルは，特異的な結果と変数のそれぞれの関連性を評価するようにデザインされている。単変量モデルには固有の欠点があるため，単変量解析により死亡率や合併症率で有意差があると認められた因子のそれぞれの関連性を評価するには，多変量解析を使用しなければならない。ロジスティック（非線形）回帰分析は，死亡などの二者択一で表現される結果の分析に用いる。線形回帰分析は，入院期間や入院費用などの連続的な数字で表される結果の分析に用いる。

D. 手術死亡率に関する術前予測
1. さまざまな大規模手術データベースが，冠動脈バイパス術後の死亡に関する危険因子を解析している（**表3.4**）[126～137]。これら危険因子のほとんどは治療により改善されず，予測死亡率は臨床研究で検証されている。外科医はこれらのモデルを用いて，周術期治療が行われた場合に起こりうる，その患者に固有の予測死亡率を，患者に客観的に提供することができる。これらの研究で示された一般的な危険因子を，有意性が高い順に示す。
   a. 緊急手術：強力だが非常にまれな危険因子（心原性ショック，VSD，継続的な心肺蘇生）が含まれる。
   b. 腎機能障害：特に維持透析の場合
   c. 再手術
   d. 高齢者（＞75～80歳）
   e. 低左心機能（EF＜30%）
   f. 女性
   g. 左冠動脈主幹部病変
   h. COPD，末梢血管疾患，糖尿病，脳血管疾患などの併存疾患
2. 手術危険度の計算は，"ベッドサイド"またはコンピュータ化したモデルで行うことができる。ベッドサイドモデルの最も一般的なものは，Parsonnet[127]，Northern New England（NNE）[128]，Cleveland Clinicリスク分類システム[129]である（**表3.5A，表3.5B，図3.1，表3.6**）。これらのシステムでは，検証されたモデルにおける各因子の死亡率への関与度に応じたオッズ比にもとづいて，各因子へ重さや点数が割り当てられており，それぞれの因子の重さから導き出したスコアを用いて，"予測死亡率"

表 3.4 大規模研究による手術死亡の予測因子（多変量解析）

Parsonnet[127]	Cleveland Clinic[129]	STS[130]	NNE[128]	VA System[133]	New York State[131]	Toronto[134]	Israel[135]
2 回目の再手術	緊急手術	緊急手術（救命的）	年齢＞75	緊急手術	血行動態破綻（VSD，心原性ショック）	EF＜25%	緊急手術
透析中の腎不全	Cr＞1.9	再手術	緊急手術	再手術	2 回目の再手術	EF＜35%	左冠動脈主幹部病変
肝硬変	重度左室機能障害	透析依存性腎不全	再手術	うっ血性心不全	EF＜20%	緊急手術	Cr＞1.4
心原性ショックまたは VSD	再手術	心原性ショック	年齢＞65	術前 IABP	透析依存性腎不全	再手術	重症のうっ血性心不全
年齢＞80	僧帽弁閉鎖不全	緊急手術（非救命的）	体表面積＜1.6	ニトログリセリン点滴	1 回目の再手術	年齢＞75	年齢＞75
1 回目の再手術	年齢＞75	Cr＞2.0	合併症スコア＞1	高齢	うっ血性心不全	女性	糖尿病
EF＜30%	血管手術の既往	脳梗塞/脳出血の既往	準緊急手術	準緊急手術	糖尿病	年齢65〜74	女性
年齢＞75	COPD	女性	左室拡張終期圧＞22	NYHA 心機能分類	不安定狭心症	3 枝病変	EF＜40%
EF＜50%	貧血	術前 IABP	年齢60〜64	脳血管病変	弁手術		準緊急手術
重症の COPD	糖尿病	末梢血管病変		末梢血管病変	左冠動脈主幹部病変		

表 3.5A　術前リスク評価ワークシート（Parsonnet）[127]

リスク因子		スコア	点数
女性		6	
年齢	70～75	2.5	
	76～79	7	
	80+	11	
うっ血性心不全		2.5	
COPD（重症）		6	
糖尿病		3	
駆出率	30～49%	6.5	
	＜30%	8	
高血圧	＞140/90	3	
左冠動脈主幹部病変	＞50%	2.5	
高度肥満	＞1.5×標準体重	1	
術前 IABP		4	
再手術	1 回目	10	
	2 回目	20	
大動脈弁置換術		0	
僧帽弁置換術		4.5	
CABG-弁同時手術		6	
特殊な状況			
		合計	

表 3.5B　特殊な状況に対するリスク値（Parsonnet）[127]

心臓		肝臓および腎臓	
心原性ショック	12	肝硬変	12.5
感染性心内膜炎，活動期	6.5	透析依存性	13.5
感染性心内膜炎，治癒後	0	腎不全，急性または慢性	3.5
左室瘤切除	1.5	**血管**	
三尖弁疾患	5	腹部大動脈瘤，無症状	0.5
ペースメーカ依存	0	頸動脈病変	2
貫壁性急性心筋梗塞＜48 時間	4	（両側または片側 100%閉塞）	
心室中隔穿孔，急性期	12	末梢血管病変，重症の心房細動，	2.5
心室頻拍，心室細動，突然死の予防	1	突然死の予防	
肺		**その他**	
喘息	1	血液製剤の拒否	11
術前気管挿管	4	重症の脳神経異常	5
特発性血小板減少性紫斑病	12	（陳旧性脳血管障害，片麻痺）	
肺高血圧（平均肺動脈圧＞30）	11	PTCA または心臓カテーテル不成功	5.5
		薬物中毒	4.5

PTCA（percutaneous transluminal coronary angioplasty）：経皮経管的冠動脈形成術

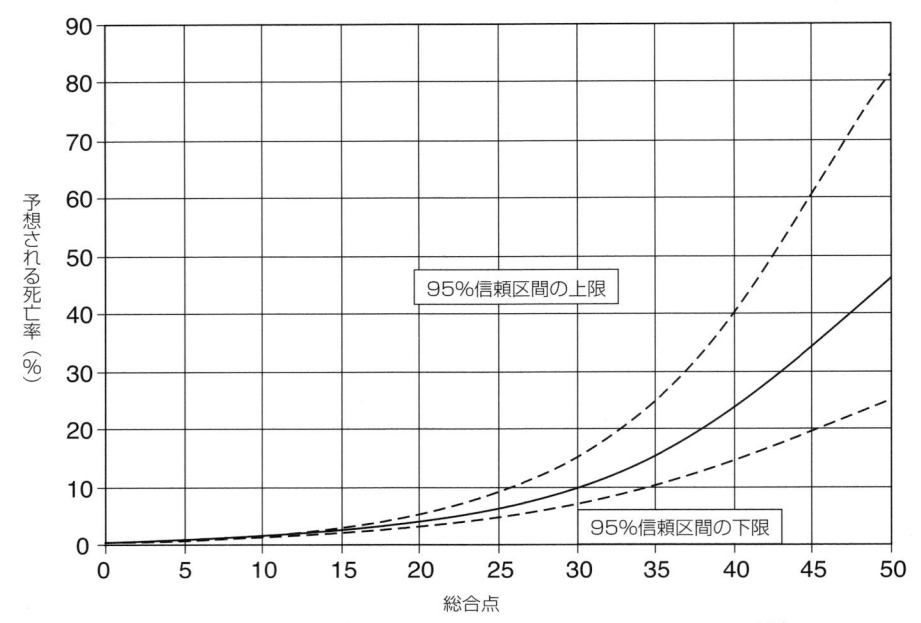

図 3.1　表 3.5 の術前リスク評価ワークシートを用いた患者の死亡リスク予測 [127]

(Bernstein AD, Parsonnet V: Bedside estimation of risk as an aid for decision-making in cardiac surgery. Ann Thorac Surg 2000;69:823-8. を許可を得て改変)

を算出する。STS データベースに適合した洗練されたコンピュータソフトウェアは，より大量のデータ入力を要するが，正確な予測死亡率を導き出すことができる。これらのモデルは，それぞれ分析するパラメータ数は異なるが，すべてほぼ同等のリスク評価が可能である。

E. 術後合併症に関する術前予測
1. 術後合併症全般の発生を予測する危険因子の分析が多数行われている（**表3.7**）[137〜145]。標準的な開心術で合併症が高率に発生することは注目すべきであり，その確率は STS データベースで約 40〜50％と算出されている。AF のようなありがちな合併症は良性の類に入るが，入院期間と医療費は増大する [146]。一方，一般的でない合併症は，有意に死亡率に相関する（**表3.8**）。
2. 術後合併症に関する術前予測因子は，死亡率に関与する因子とほとんど同じである。有意な順に記載すると，以下の通りである。
    a. 再手術
    b. 緊急手術
    c. 術前の IABP 使用
    d. CHF（CHF 患者での BNP 高値は，臨床的に悪い結果につながる）
    e. CABG - 弁同時手術

表 3.6 冠動脈バイパス術後患者の死亡，脳血管障害，縦隔洞炎のリスク評価（Northern New England Cardiovascular Disease Study Group 1999）[128,136]

患者背景因子	死亡スコア	脳血管障害スコア	前縦隔炎スコア
年齢 60～69 歳	2	3.5	
年齢 70～79 歳	3	5	
年齢 ≧ 80 歳	5	6	
女性	1.5		
EF ＜ 40%	1.5	1.5	2.0
準緊急手術	2	1.5	1.5
緊急手術	5	2	3.5
CABG の既往	5	1.5	
末梢血管病変	2	2	
糖尿病			1.5
透析または Cr ＞ 2	4	2	2.5
COPD	1.5		3.5
肥満（BMI 31～36）			2.5
高度肥満（BMI ≧ 37）			3.5

周術期リスク			
総合点	死亡率	脳血管障害	縦隔洞炎
0	0.4	0.3	0.4
1	0.5	0.4	0.5
2	0.7	0.7	0.6
3	0.9	0.9	0.7
4	1.3	1.1	1.1
5	1.7	1.5	1.5
6	2.2	1.9	1.9
7	3.3	2.8	3.0
8	3.9	3.5	3.5
9	6.1	4.5	5.8
10	7.7	≧ 6.5	≧ 6.5
11	10.6		
12	13.7		
13	17.7		
14	＞ 28.3		

表 3.7　術後合併症または入院期間延長の術前予測因子

Boston Univ[138]	Veterans Affairs[139]	Helsinki[140]	Pres-St.Luke's[141]	Albany[142]	Ontario[143]	Boston Univ[144]
死亡率と合併症	合併症	合併症	合併症	入院期間	入院期間	入院期間
再手術	再手術	緊急手術	緊急手術	腎機能異常	緊急手術	再手術
緊急手術	術前IABP	糖尿病	年齢≥75歳	脳梗塞の既往	年齢≥75歳	弁-CABG同時手術
COPD	末梢血管病変	ST変化, 洞調律以外のリズム	3か月以内の心筋梗塞	未梢血管病変	複雑な手術	うっ血性心不全
肺炎	準緊急手術	EF低下	CABG-弁同時手術	うっ血性心不全	EF<20%, 糖尿病	インスリン依存性
洞性頻脈>110	糖尿病	年齢>70歳	腎機能異常	年齢/赤血球量	年齢65~74	Cr≥1.5
年齢>65	COPD	Cr>1.2	脳血管病変	高血圧	EF20~34%	CCUから手術室への入室
BUN>30	NYHA心機能分類	糖尿病	再手術	COPD	再手術	
急性心筋梗塞	うっ血性心不全	COPD	女性		準緊急手術	
慢性期心筋梗塞	血清クレアチニン濃度	脳血管病変	肺高血圧			
	年齢	BMI>28 〔体重/身長(m)^2〕				

表 3.8 冠動脈バイパス術の術後合併症と死亡危険度（STS データベース）

リスク変数	初回手術での発生率	危険度	死亡率（％）
多臓器不全	0.6	28.52	74.4
心停止	1.3	29.63	64.1
腎不全（透析）	0.8	17.61	47.6
敗血症	0.9	13.92	38.6
腎不全（非透析, Cr > 2.0）	2.8	13.53	30.6
人工呼吸 > 5 日間	5.5	10.73	21
脳卒中（一過性を除く）	1.5	10.35	28
タンポナーデ	0.3	8.25	25
抗凝固療法関連	0.4	8.23	24.7
周術期心筋梗塞	1.2	6.64	19
消化管合併症	20	6.02	17
再開胸止血術	2.1	4.53	13
縦隔洞炎	0.6	3.74	11

* データは 1990 年中期のものを STS ウェブサイトから転載した。それ以降のデータは得られなかった。

  f. 高齢者
  g. 併存疾患：腎機能障害，COPD，糖尿病，脳血管疾患
 3. 死亡率の予測に加え，特定の合併症のリスクに関連する術前因子を明らかにした研究もある。NNE データベースでは脳卒中と縦隔洞炎のリスク評価が（**表 3.6**），STS データベースでは脳卒中，再開胸止血術，縦隔炎，腎機能低下，人工呼吸の遷延に関するリスク評価が可能である[1]。これらの危険因子を認識することが，さまざまな合併症の発生に影響を与える特異的かつ対処可能な因子に注意を払うことにつながる。

F. 罹患率および死亡率に関与する危険因子の対処方法

1. 合併症が関与した死亡を分析すると，術後の事故や死亡の危険因子を同定する意義が明らかとなる（**表 3.8**）。
2. 透析が必要となる腎不全は，死亡率を 40％以上に引き上げる。術前より腎機能異常を認める患者では，術前，術中，術後の腎機能を適切に保つことが重要である。術前クレアチニンが 2mg/dL 以上の死亡のオッズ比は 3 以上である。
3. 5 日間以上の人工呼吸を要する患者の手術死亡率は 20％以上である。術前治療（肺浸潤または気管支炎に対する抗生物質投与，気管支拡張薬）や積極的な術後管理（術中輸液量の制限，利尿薬，気管支拡張薬とステロイド，早期離床，胸部理学療法）によ

り，人工呼吸の期間が短縮される可能性がある．
4. 高齢者では，心房性不整脈，脳卒中，前縦隔出血，腎機能低下などの合併症とそれによる医療費が問題となる．周術期に症状が永続する脳卒中を発症すると，死亡率は25％以上となる．高齢者の手術成績の向上のために術前に頸動脈病変が確認された場合，術中に大動脈表面超音波検査を行い，上行大動脈や弓部大動脈の硬化性病変を検索する，脳酸素飽和度を測定する，体外循環中に高い血圧を維持する，などに留意する．高齢者の組織は脆弱であるため，止血には細心の注意を払い，出血，輸血，心タンポナーデ，低心拍出量症候群，二次的な呼吸不全・腎不全などのリスクの軽減に努める．
5. 出血や心タンポナーデに対する再手術の死亡率は有意に高い（それぞれ13％，25％）．再手術，準緊急手術，高齢者，腎機能異常で出血のリスクが高いため，抗線溶薬（アプロチニン）の投与や，手術室での厳重な警戒が重要である．術中の血液製剤使用は，有意に手術死亡率を高める．これは，血液製剤が必要となる臨床状態も，ある程度関与していると考えられる．
6. 抗凝固療法にまつわる何らかの合併症が関与する死亡率は，STSデータベースでは約25％と算出されている．ヘパリンは脳塞栓を起こしたAFや人工弁置換例に対して使用されることがある．ヘパリン使用により，心タンポナーデ，消化管または後腹膜出血，脳梗塞巣への出血が起こる可能性がある．厳密なヘパリン使用基準，PTTやINRによる注意深い調節管理，遅発性心タンポナーデに対する警戒が，術後に抗凝固療法を行う患者にとって非常に重要である．

文　献

1. Shroyer ALW, Coombs LP, Peterson ED, et al. The Society of Thoracic Surgeons: 30-day mortality and morbidity risk models. Ann Thorac Surg 2003;75:1856-64.
2. Kallis P, Tooze JA, Talbot S, et al. Preoperative aspirin decreases platelet aggregation and increases postoperative blood loss: a prospective, randomized, placebo-controlled, double-blind clinical trial in 100 patients with chronic stable angina. Eur J Cardiothorac Surg 1994;8:404-9.
3. Tuman KJ, McCarthy RJ, O'Connor CJ, McCarthy WE, Ivankovich AD. Aspirin does not increase allogeneic blood transfusions in reoperative coronary artery surgery. Anesth Analg 1996;83:1178-84.
4. Reich DL, Patel GC, Vela-Cantos F, Bodian C, Lansman S. Aspirin does not increase homologous blood requirements in elective coronary bypass surgery. Anesth Analg 1994;79:4-8.
5. Furukawa K, Ohteki H. Changes in platelet aggregation after suspension of aspirin therapy. J Thorac Cardiovasc Surg 2004;127:1814-5.
6. Gibbs NM, Weightman WM, Thackray NM, Michalopoulos N, Weidmann C. The effects of recent aspirin ingestion on platelet function in cardiac surgical patients. J Cardiothorac Vasc Anesth 2001;15:55-9.
7. Weightman WM, Gibbs NM, Weidmann CR, et al. The effect of preoperative aspirin-free interval on red blood cell transfusion requirements in cardiac surgical patients. J Cardiothorac Vasc Anesth 2002;16:54-8.
8. Dacey LJ, Munoz JJ, Johnson ER, et al. Effects of preoperative aspirin use on mortality in coronary artery bypass grafting patients. Ann Thorac Surg 2000;70:1986-90.
9. Mangano DT for the Multicenter Study of Perioperative Ischemia Research Group. Aspirin and mortality from coronary bypass surgery. N Engl J Med 2002;347:1309-17.
10. Gum PA, Kottke-Marchant K, Poggio ED, et al. Profile and prevalence of aspirin resistance in

patients with cardiovascular disease. Am J Cardiol 2001;88:230-5.
11. Bidstrup BP, Hunt BJ, Sheikh S, Parratt RN, Bidstrup JM, Sapsford RN. Amelioration of the bleeding tendency of preoperative aspirin after aortocoronary bypass grafting. Ann Thorac Surg 2000;69:541-7.
12. Murkin JM, Lux J, Shannon NA, et al. Aprotinin significantly decreases bleeding and transfusion- requirements in patients receiving aspirin and undergoing cardiac operations. J Thorac Cardiovasc Surg 1994;107:554-61.
13. The Clopidogrel in Unstable Angina to Prevent Recurrent Events Trial investigators. Effects of clopidogrel in addition to aspirin in patients with acute coronary syndromes without ST segment elevation. N Engl J Med 2001;345:494-502.
14. Kam PCA, Nethery CM. The thienopyridine derivatives (platelet adenosine diphosphate receptor antagonists), pharmacology, and clinical developments. Anaesthesia 2003;58:28-35.
15. Karabulut H, Toraman F, Evrenkaya S, Goksel O, Tarcan S, Alhan C. Clopidogrel does not increase bleeding and allogenic blood transfusion in coronary artery surgery. Eur J Cardiothorac Surg 2004;25:419-23.
16. Hongo RH, Ley J, Dick SE, Yee RR. The effect of clopidogrel in combination with aspirin when given before coronary artery bypass grafting. J Am Coll Cardiol 2002;40:231-7.
17. Englberger L, Faeh B, Berdat PA, Eberli F, Meier B, Carrel T. Impact of clopidogrel in coronary artery bypass grafting. Eur J Cardiothorac Surg 2004;26:96-101.
18. Genoni M, Tavakoli R, Bertel O, Turina M. Clopidogrel before urgent coronary artery bypass graft. J Thorac Cardiovasc Surg 2003;126:288-9.
19. Warkentin TE, Greinacher A. Heparin-induced thrombocytopenia and cardiac surgery. Ann Thorac Surg 2003;76:2121-31.
20. Cohen M, Demers C, Gurfinkel EP, et al. A comparison of low-molecular weight heparin with unfractionated heparin for unstable coronary artery disease. N Engl J Med 1997;337: 447-52.
21. Kincaid EH, Monroe ML, Saliba D, Kon ND, Byerly WG, Reichert MG. Effects of preoperative enoxaparin versus unfractionated heparin on bleeding indices in patients undergoing coronary artery bypass grafting. Ann Thorac Surg 2003;76:124-8.
22. Jones HU, Muhlestein JB, Jones KW, et al. Preoperative use of enoxaparin compared with unfractionated heparin increases the incidence of re-exploration for postoperative bleeding after open-heart surgery in patients who present with an acute coronary syndrome. Clinical investigation and reports. Circulation 2002;106(suppl I):19-22.
23. Clark SC, Vitale N, Zacharias J, Forty J. Effect of low molecular weight heparin (Fragmin) on bleeding after cardiac surgery. Ann Thorac Surg 2000;69:762-5.
24. Hirsh J, Fuster V, Ansell J, Halperin JL. American Heart Association/American College of Cardiology Foundation guide to warfarin therapy. Circulation 2003;41:1633-52.
25. Kearon C, Hirsh J. Management of anticoagulation before and after elective surgery. N Engl J Med 1997;336:1506-11.
26. Tavel ME, Stein PD. Management of anticoagulants in a patient requiring major surgery. Chest 1998;114:1756-8.
27. Shetty HG, Backhouse G, Bentley DP, Routledge PA. Effective reversal of warfarin-induced excessive anticoagulation with low dose vitamin K1. Thromb Haemost 1992;67:13-5.
28. Wentzien TH, O'Reilly RA, Kearns PJ. Prospective evaluation of anticoagulant reversal with oral vitamin K1 while continuing warfarin therapy unchanged. Chest 1998;114:1546-50.
29. Roe MT, Staman KL, Pollack C, Teaff R, French PA, Peterson ED. A practical guide to understanding the 2002 ACC/AHA guidelines for the management of patients with non-ST segment elevation acute coronary syndromes. Crit Path Card 2002;1:129-49.

30. Chun R, Orser BA, Madan M. Platelet glycoprotein IIb/IIIa inhibitors: overview and implications for the anesthesiologist. Anesth Analg 2002;95:879-88.
31. Silvestry SC. Smith PK. Current status of cardiac surgery in the abciximab-treated patient. Ann Thorac Surg 2000;70:S12-9.
32. Poullis M, Manning R, Haskard D, Taylor K. ReoPro removal during cardiopulmonary bypass using a hemoconcentrator. J Thorac Cardiovasc Surg 1999;117:1032-4.
33. Bizzari F, Scolletta S, Tucci E, et al. Perioperative use of tirofiban hydrochloride (Aggrastat) does not increase surgical bleeding after emergency or urgent coronary artery bypass grafting. J Thorac Cardiovasc Surg 2001;122:1181-5.
34. Dyke CM, Bhatia D, Lorenz TJ, et al. Immediate coronary artery bypass surgery after platelet inhibition with eptifibatide: results from PURSUIT. Ann Thorac Surg 2000;70:866-72.
35. Genoni M, Zeller D, Bertel O, Maloigne M, Turina M. Tirofiban therapy does not increase risk of hemorrhage after emergency coronary surgery. J Thorac Cardiovasc Surg 2001;122:630-2.
36. Celestini A, Pulcinelli FM, Pignatelli P, et al. Vitamin E potentiates the antiplatelet activity of aspirin in collagen-stimulation platelets. Haematologica 2002;87:420-6.
37. Cupp MJ. Herbal remedies: adverse effects and drug interactions. Am Fam Physician 1999;59:1239-45.
38. Antiplatelet effects of herbal products. Dermatol Nurs 2002;14:207.
39. Freedman JE, Parker C III, Li L, et al. Select flavonoids and whole juice from purple grapes inhibit platelet function and enhance nitric oxide release. Circulation 2001;103:2792-8.
40. Hogan WJ, McBane RD, Santrach PJ, et al. Antiphospholipid syndrome and perioperative hemostatic management of cardiac valvular surgery. Mayo Clin Proc 2000;75:971-6.
41. Williams MR, D'Ambra AB, Beck JR, et al. A randomized trial of antithrombin concentrates for treatment of heparin resistance. Ann Thorac Surg 2000;70:873-7.
42. Lemmer JR JH, Despotis GJ. Antithrombin III concentrate to treat heparin resistance in patients undergoing cardiac surgery. J Thorac Cardiovasc Surg 2002;123:213-7.
43. Sabbagh AH, Chung GK, Shuttleworth P, Applegate BJ, Gabrhel W. Fresh frozen plasma: a solution to heparin resistance during cardiopulmonary bypass. Ann Thorac Surg 1984;37:466-8.
44. Cohen A, Katz M, Katz R, Hauptman E, Schachner A. Chronic obstructive pulmonary disease in patients undergoing coronary artery bypass grafting. J Thorac Cardiovasc Surg 1995;109:574-81.
45. Michalopoulos A, Geroulanos S, Papadimitriou L, et al. Mild or moderate chronic obstructive pulmonary disease risk in elective coronary artery bypass grafting surgery. World J Surg 2001;25:1507-11.
46. Samuels LE, Kaufman MS, Morris RJ, Promisloff R, Brockman SK. Coronary artery bypass grafting in patients with COPD. Chest 1998;113:878-82.
47. Hulzebos EH, Van Meeteren NL, De Bie RA, Dagnelie PC, Helders PJ. Prediction of postoperative pulmonary complications on the basis of preoperative risk factors in patients who had undergone coronary artery bypass graft surgery. Phys Ther 2003;83:8-16.
48. Zickmann B, Sablotzki A, Fussle R, Gorlach G, Hempelmann G. Perioperative microbiologic monitoring of tracheal aspirates as a predictor of pulmonary complications after cardiac operations. J Thorac Cardiovasc Surg 1996;111:1213-8.
49. Branca P, McGaw P, Light RW and Cardiovascular Surgery Associates, P.C. Factors associated with prolonged mechanical ventilation following coronary artery bypass surgery. Chest 2001;119:537-46.
50. Bevelaqua F, Garritan S, Hass F, Salazar-Schicchi J, Axen K, Reggiani JL. Complications after cardiac operations in patients with severe pulmonary impairment. Ann Thorac Surg

1990;50:602-6.
51. Cain HD, Stevens PM, Adaniya R. Preoperative pulmonary function and complications after cardiovascular surgery. Chest 1979;76:130-5.
52. Bluman LG, Mosca L, Newman N, Simon DG. Preoperative smoking habits and postoperative pulmonary complications. Chest 1998;113:883-9.
53. Warner MA, Offord KP, Warner ME, Lennon RL, Conover MA, Jansson-Schumacher U. Role of preoperative cessation of smoking and other factors in postoperative pulmonary complications: a blinded prospective study of coronary artery bypass patients. Mayo Clin Proc 1989;64:609-16.
54. Nakagawa M, Tanaka H, Tsukuma H, Kishi Y. Relationship between the duration of the preoperative smoke-free period and the incidence of postoperative pulmonary complications after pulmonary surgery. Chest 2001;120:705-10.
55. Arabaci U, Akdur H, Yigit Z. Effects of smoking on pulmonary functions and arterial blood gases following coronary artery surgery in Turkish patients. Jpn Heart J 2003;44:61-72.
56. Rajendran AJ, Pandurangi UM, Murali R, Gomathi S, Vijayan VK, Cherian KM. Preoperative shortterm pulmonary rehabilitation for patients of chronic obstructive pulmonary disease undergoing coronary artery bypass graft surgery. Indian Heart J 1998;50:531-4.
57. Jacob B, Amoateng-Adjepong Y, Rasakulasuriar S, Manthous CA, Haddad R. Preoperative pulmonary function tests do not predict outcome after coronary artery bypass. Conn Med 1997;61:327-32.
58. de Denus S, Pharand C, Williamson DR. Brain natriuretic peptide in the management of heart failure. The versatile neurohormone. Chest 2004;125:652-68.
59. Mueller C, Scholer A, Laule-Kilian K, et al. Use of B-type natriuretic peptide in the evaluation and management of acute dyspnea. N Engl J Med 2004;350:647-54.
60. Mickleborough LL, Maruyama H, Mohamed S, et al. Are patients receiving amiodarone at increased risk for cardiac operations? Ann Thorac Surg 1994;58:622-9.
61. Greenspon AJ, Kidwell GA, Hurley W, Mannion J. Amiodarone-related postoperative adult respiratory distress syndrome. Circulation 1991;84(suppl III):407-15.
62. Nalos PC, Kass RM, Gang ES, Fishbein MC, Mandel WJ, Peter T. Life-threatening postoperative pulmonary complications in patients with previous amiodarone pulmonary toxicity undergoing cardiothoracic operations. J Thorac Cardiovasc Surg 1987;93:904-12.
63. Kaushik S, Hussain A, Clarke P, Lazar HL. Acute pulmonary toxicity after low-dose amiodarone therapy. Ann Thorac Surg 2001;72:1760-1.
64. Ninomiya M, Takamoto S, Kotsuka Y, Ohtsuka T. Indication and perioperative management for cardiac surgery in patients with liver cirrhosis. Our experience with 3 patients. Jpn J Thorac Cardiovasc Surg 2001;49:391-4.
65. Klemperer JD, Ko W, Krieger KH, et al. Cardiac operations in patients with cirrhosis. Ann Thorac Surg 1998;65:85-7.
66. Bizouarn P, Ausseur A, Desseigne P, et al. Early and late outcome after elective cardiac surgery in patients with cirrhosis. Ann Thorac Surg 1999;67:1334-8.
67. Kaplan M, Cimen S, Kut MS, Demirtas MM. Cardiac operations for patients with chronic liver disease. Heart Surg Forum 2002;5:60-5.
68. Hayashida N, Shoujima T, Teshima H, et al. Clinical outcome after cardiac operations in patients with cirrhosis. Ann Thorac Surg 2004;77:500-5.
69. Yamamoto T, Takazawa K, Hariya A, Ishikawa N, Dohi S, Matsushita S. Off-pump coronary artery bypass grafting in a patient with liver cirrhosis. Jpn J Cardiovasc Surg 2002;50:526-9.
70. Thourani VH, Weintraub WS, Stein B, et al. Influence of diabetes mellitus on early and late outcome after coronary artery bypass grafting. Ann Thorac Surg 1999;67:1045-52.

71. Luciani N, Nasso G, Gaudino M, et al. Coronary artery bypass grafting in type II diabetic patients: a comparison between insulin-dependent and non-insulin-dependent patients at short- and mid-term follow-up. Ann Thorac Surg 2003;76:1149-54.
72. Hirotani T, Nakamichi T, Munakata M, Takeuchi S. Risks and benefits of bilateral internal thoracic artery grafting in diabetic patients. Ann Thorac Surg 2003;76:2017-22.
73. Lev-Ran, O, Mohr R, Pevni D, et al. Bilateral internal thoracic artery grafting in diabetic patients: short-term and long-term results of a 515 patient series. J Thorac Cardiovasc Surg 2004;127: 1145-50.
74. Matsa M, Paz Y, Gurevitch J, et al. Bilateral skeletonized internal thoracic artery grafts in patients with diabetes mellitus. J Thorac Cardiovasc Surg 2001;121:668-74.
75. Yamazaki K, Kato H, Tsujimoto S, Kitamura R. Diabetes mellitus, internal thoracic artery grafting, and the risk of an elevated hemidiaphragm after coronary artery bypass surgery. J Cardiothorac Vasc Anesth 1994;8:437-40.
76. Clement R, Rousou JA, Engleman RM, Breyer RH. Perioperative morbidity in diabetics requiring coronary artery bypass surgery. Ann Thorac Surg 1988;46:321-3.
77. Weiler JM, Gellhaus MA, Carter JG, et al. A prospective study of the risk of an immediate adverse reaction to protamine sulfate during cardiopulmonary bypass surgery. J Allergy Clin Immunol 1990;85:713-9.
78. Redmond JM, Green PS, Goldsborough MA, et al. Neurologic injury in cardiac surgical patients with a history of stroke. Ann Thorac Surg 1996;61:42-7.
79. Kallikazaros IE, Tsioufis CP, Stefanadis CI, Pitsavos CE, Toutouzas PK. Closed relation between carotid and ascending aortic atherosclerosis in cardiac patients. Circulation 2000;102(suppl III): 263-8.
80. Gott JP, Thourani VH, Wright CE, et al. Risk neutralization in cardiac operations: detection and treatment of associated carotid disease. Ann Thorac Surg 1999;68:850-7.
81. Denton TA, Trento L, Cohen M, et al. Radial artery harvesting for coronary bypass operations: neurologic complications and their potential mechanisms. J Thorac Cardiovasc Surg 2001;121: 951-6.
82. Tryba M. Sucralfate versus antacids or H_2-antagonists for stress ulcer prophylaxis: a meta-analysis on efficacy and pneumonia rate. Crit Care Med 1991;19:942-9.
83. Steinberg KP. Stress-related mucosal disease in the critically ill patient: risk factors and strategies to prevent stress-related bleeding in the intensive care unit. Crit Care Med 2002;30:S362-4.
84. Terezhalmy GT, Safadi TJ, Longworth DL, Muehrcke DD. Oral disease burden in patients undergoing prosthetic heart valve implantation. Ann Thorac Surg 1997;63:402-4.
85. Fukuda I, Gomi S, Watanabe K, Seita J. Carotid and aortic screening for coronary artery bypass grafting. Ann Thorac Surg 2000;70:2034-9.
86. D'Agostino RS, Svensson LG, Neumann DJ, Balkhy HH, Williamson WA, Shahian DM. Screening carotid ultrasonography and risk factors for stroke in coronary artery surgery patients. Ann Thorac Surg 1996;62:1714-23.
87. Hertzer NR, Loop FD, Beven EG, O'Hara PJ, Krajewski LP. Surgical staging for simultaneous coronary and carotid disease: a study including prospective randomization. J Vasc Surg 1989;9: 455-63.
88. Khaitan L, Sutter FP, Goldman SM, et al. Simultaneous carotid endarterectomy and coronary revascularization. Ann Thorac Surg 2000;69:421-4.
89. Bilfinger TV, Reda H, Giron F, Seifert FC, Ricotta JJ. Coronary and carotid operations under prospective standardized conditions: incidence and outcome. Ann Thorac Surg 2000;69:1792-8.
90. Borger MA, Fremes SE, Weisel RD, et al. Coronary bypass and carotid endarterectomy: does a

combined approach increase risk? A meta-analysis. Ann Thorac Surg 1999;68:14-21.
91. Hirotani T, Kameda T, Kumamoto T, Shirota S, Yamano M. Stroke after coronary artery bypass grafting in patients with cerebrovascular disease. Ann Thorac Surg 2000;70:1571-6.
92. Sinclair MC, Singer RL, Manley NJ, Montesano RM. Cannulation of the axillary artery for cardiopulmonary bypass: safeguards and pitfalls. Ann Thorac Surg 2003;75:931-4.
93. Bitondo JM, Daggett WM, Torchiana DF, et al. Endoscopic versus open saphenous vein harvest: a comparison of postoperative wound infections. Ann Thorac Surg 2002;73:523-8.
94. Dacey LJ, DeSimone J, Braxton JH, et al. Preoperative white blood cell count and mortality and morbidity after coronary artery bypass grafting. Ann Thorac Surg 2003;76:760-4.
95. Ereth MH, Nuttall GA, Orszulak TA, Santrach PJ, Cooney WP IV, Oliver WC Jr. Blood loss from coronary angiography increases transfusion requirements for coronary artery bypass graft surgery. J Cardiothorac Vasc Anesth 2000;14:177-81.
96. Burns ER, Billett HH, Frater RW, Sisto DA. The preoperative bleeding time as a predictor of postoperative hemorrhage after cardiopulmonary bypass. J Thorac Cardiovasc Surg 1986;92:310-2.
97. Lind SE. The bleeding time does not predict surgical bleeding. Blood 1991;77:2747-52.
98. Chertow GM, Lazarus JM, Christiansen CL, et al. Preoperative renal risk stratification. Circulation 1997;95:878-84.
99. Weerasinghe A, Nornick P, Smith P, Taylor K, Ratnatunga C. Coronary artery bypass grafting in non-dialysis-dependent mild-to-moderate renal dysfunction. J Thorac Cardiovasc Surg 2001;121: 1083-9.
100. Walter J, Mortasawi A, Arnrich B, et al. Creatinine clearance versus serum creatinine as a risk factor for cardiac surgery. BMC Surg 2003;17:4.
101. Kay J, Chow WH, Chan TM, et al. Acetylcysteine for prevention of acute deterioration of renal function following elective coronary angiography and intervention. A randomized controlled trial. JAMA 2003;289:553-8.
102. Kini AA, Sharma SK. Managing the high-risk patient: experience with fenoldopam, a selective dopamine receptor agonist, in prevention of radiocontrast nephropathy during percutaneous coronary intervention. Rev Cardiovasc Med 2001;2(suppl 1):S19-25.
103. Karkouti K, McCluskey S. Pro: preoperative autologous blood donation has a role in cardiac surgery. J Cardiothorac Vasc Anesth 2003;17:121-5.
104. Muirhead B. Con: preoperative autologous donation has no role in cardiac surgery. J Cardiothorac Vasc Anesth 2003;17:126-8.
105. Kiyama H, Ohshima N, Imazeki T, Yamada T. Autologous blood donation with recombinant human erythropoietin in anemic patients. Ann Thorac Surg 1999;168:1652-6.
106. Watanabe Y, Fuse K, Naruse Y, et al. Subcutaneous use of erythropoietin in heart surgery. Ann Thorac Surg 1992;54:479-84.
107. Yazicioglu L, Eryilmaz S, Sirlak M, et al. Recombinant human erythropoietin administration in cardiac surgery. J Thorac Cardiovasc Surg 2001;122:741-5.
108. Johnson RG, Thurer RL, Kruskall MS, et al. Comparison of two transfusion strategies after elective operations for myocardial revascularization. J Thorac Cardiovasc Surg 1992;104:307-14.
109. Doak GJ, Hall RI. Does hemoglobin concentration affect perioperative myocardial lactate flux in patients undergoing coronary artery bypass surgery? Anesth Analg 1995;80:910-6.
110. Chamberland ME. Emerging infectious agents: do they pose a risk to the safety of transfused blood and blood products? Clin Infect Dis 2002;34:797-805.
111. Goodnough LT, Brecher ME, Kanter MH, AuBuchon JP. Transfusion medicine. First of two parts. Blood transfusion. N Engl J Med 1999;340:438-47.

112. ten Broecke PW, De Hert SG, Mertens E, Adriaensen HF. Effect of preoperative beta-blockade on perioperative mortality in coronary surgery. Br J Anaesth 2003;90:27-31.
113. Ferguson TB, Coombs LP, Peterson ED. Preoperative beta-blocker use and mortality and morbidity following CABG surgery in North America. JAMA 2002;287:2221-7.
114. Kreter B, Woods M. Antibiotic prophylaxis for cardiothoracic operations. Metaanalysis of thirty years of clinical trials. J Thorac Cardiovasc Surg 1992;104:590-9.
115. Maki DG, Bohn MJ, Stolz SM, Kroncke GM, Acher CW, Myerowitz PD. Comparative study of cefazolin, cefamandole, and vancomycin for surgical prophylaxis in cardiac and vascular operations. J Thorac Cardiovasc Surg 1992;104:1423-34.
116. Litmathe J, Boeken U, Feindt P, Gams E. Predictors of homologous blood transfusion for patients undergoing open heart surgery. Thorac Cardiovasc Surg 2003;51:17-21.
117. Moskowitz DM, Klein JJ, Shander A, et al. Predictors of transfusion requirements for cardiac surgical procedures at a blood conservation center. Ann Thorac Surg 2004;77:626-34.
118. Parr KG, Patel MA, Dekker R, et al. Multivariate predictors of blood product use in cardiac surgery. J Cardiothorac Vasc Anesth 2003;17:176-81.
119. Scott BH, Seifert FC, Glass PS, Grimson R. Blood use in patients undergoing coronary artery bypass surgery: impact of cardiopulmonary bypass pump, hematocrit, gender, age, and body weight. Anesth Analg 2003;97:958-63.
120. Fellinger EK, Leavitt BJ, Hebert JC. Serum levels of prophylactic cefazolin during cardiopulmonary bypass surgery. Ann Thorac Surg 2002;74:1187-90.
121. Saginur R, Croteau D, Bergeron MG, the ESPRIT group. Comparative efficacy of teicoplanin and cefazolin for cardiac operation prophylaxis in 3027 patients. J Thorac Cardiovasc Surg 2000;120:1120-30.
122. Farber BF, Karchmer AW, Buckley MJ, Moellering RC Jr. Vancomycin prophylaxis in cardiac operations: determination of the optimal dosage regimen. J Thorac Cardiovasc Surg 1983;85:933-5.
123. Kaiser AB, Kernodle DS, Barg NL, Petracek MR. Influence of preoperative showers on staphylococcal skin colonization: a comparative trial of antiseptic skin cleansers. Ann Thorac Surg 1988;45:35-8.
124. Cimochowski GE, Harostock MD, Brown R, Bernardi M, Alonzo N, Coyle K. Intranasal mupirocin reduces sternal wound infection after open heart surgery in diabetics and nondiabetics. Ann Thorac Surg 2001;71:1572-9.
125. Ko W, Lazenby WD, Zelano JA, Isom OW, Krieger KH. Effects of shaving methods and intraoperative irrigation on suppurative mediastinitis after bypass operations. Ann Thorac Surg 1992;53: 301-5.
126. Grunkemeier GL, Zerr KJ, Jin R. Cardiac surgery report cards: making the grade. Ann Thorac Surg 2001;72:1845-8.
127. Bernstein AD, Parsonnet V. Bedside estimation of risk as an aid for decision-making in cardiac surgery. Ann Thorac Surg 2000;69:823-8.
128. O'Connor GT, Plume SK, Olmstead EM, et al. Multivariate prediction of in-hospital mortality associated with coronary artery bypass graft surgery. Northern New England Cardiovascular Disease Study Group. Circulation 1992;85:2110-8.
129. Higgins TL, Estafanous FG, Loop FD, et al. ICU admission score for predicting morbidity and mortality risks after coronary artery bypass grafting. Ann Thorac Surg 1997;64:1050-8.
130. Edwards FH, Grover FL, Shroyer ALW, Schwartz M, Bero J. The Society of Thoracic Surgeons national cardiac surgery database: current risk assessment. Ann Thorac Surg 1997;63:903-8.
131. Hannan EL, Kilburn H Jr, Racz M, Shields E, Chassin MR. Improving the outcomes of coronary

artery bypass surgery in New York State. JAMA 1994;27:761-6.
132. Ghali WA, Ash AS, Hall RE, Moskowitz MA, Statewide quality improvement initiatives and mortality after cardiac surgery. JAMA 1997;277:379-82.
133. Grover FL, Johnson RR, Marshall G, Hammermeister KE. Factors predictive of operative mortality among bypass subsets. Ann Thorac Surg 1993;56:1296-306.
134. Ivanov J, Tu JV, Naylor CD. Ready-made, recalibrated, or remodeled? Issues in the use of risk indexes for assessing mortality after coronary artery bypass graft surgery. Circulation 1999;99:2098-104.
135. Mozes B, Olmer L, Galai N, Simchen E, for the ISCAB Consortium. A national study of postoperative mortality associated with coronary artery bypass grafting in Israel. Ann Thorac Surg 1998;66:1254-63.
136. Eagle KA, Guyton RA, Davidoff R, et al. ACC/AHA guidelines for coronary artery bypass graft surgery. A report of the American College of Cardiology/American Heart Association Task Force on Practice Guidelines (Committee to Revise the 1991 Guidelines for Coronary Artery Bypass Graft Surgery). J Am Coll Cardiol 1999;34:1262-347.
137. Reich DL, Bodian CA, Krol M, Kuroda M, Osinski T, Thys DM. Intraoperative hemodynamic predictors of mortality, stroke, and myocardial infarction after coronary artery bypass surgery. Anesth Analg 1999;89:814-22.
138. Geraci JM, Rosen AK, Ash AS, McNiff KJ, Moskowitz MA. Predicting the occurrence of adverse events after coronary artery bypass surgery. Ann Intern Med 1993;118:18-24.
139. Grover FL, Shroyer ALW, Hammermeister KE. Calculating risk and outcome: the Veterans Affairs database. Ann Thorac Surg 1996;62:S6-11.
140. Kurki TSO, Kataja M. Preoperative prediction of postoperative morbidity in coronary artery bypass grafting. Ann Thorac Surg 1996;61:1740-5.
141. Tuman KJ, McCarthy RJ, March RJ, Najafi H, Ivankovich AD. Morbidity and duration of ICU stay after cardiac surgery. A model for preoperative risk assessment. Chest 1992;102:36-44.
142. Ferraris VA, Ferraris SP. Risk factors for postoperative morbidity. J Thorac Cardiovasc Surg 1996;111:731-41.
143. Tu JV, Jaglal SB, Naylor CD, and the Steering Committee of the Provincial Adult Cardiac Care Network of Ontario. Multicenter validation of a risk index for mortality, intensive care unit stay, and overall hospital length of stay after cardiac surgery. Circulation 1995;91:677-84.
144. Lazar HL, Fitzgerald C, Gross S, Heeren T, Aldea GS, Shemin RJ. Determinants of length of stay after coronary artery bypass graft surgery. Circulation 1995;92(suppl I):II-20-4.
145. Magovern JA, Sakert T, Magovern GJ Jr, et al. A model that predicts morbidity and mortality after coronary artery bypass graft surgery. J Am Coll Cardiol 1996;28:1147-53.
146. Aranki SF, Shaw DP, Adams DH, et al. Predictors of atrial fibrillation after coronary artery surgery. Current trends and impact on hospital resources. Circulation 1996;94:390-7.
147. Hutfless R, Kazanegra R, Madani M, et al. Utility of B-type natriuretic peptide in predicting postoperative complications and outcomes in patients undergoing heart surgery. J Am Coll Cardiol 2004;43:1873-9.

4 心臓手術の麻酔

術前・術後のすぐれたケアが術後回復の成否を決めることが多いとはいえ，一般的に患者の転帰に最も大きな影響を与えるのは，手術室内で行われる治療である．技術的にすぐれた手術を短時間で完璧に行うことは，この一部にすぎない．麻酔法やモニタリング，人工心肺（CPB），心筋保護が改良された結果，重症化した心疾患や多数の合併症のために全身状態がきわめて悪い患者に対しても，手術の成功が可能になった．オフポンプ手術は，CPB に関連する合併症のリスクが高い患者で特に有用である．以前は手術不可能と考えられていた多くの患者が，今では手術に耐えうるようになり，その術後管理が新たな課題となっている．本章ではモニタリング，経食道心エコー法（TEE），麻酔薬の使用法，出血や抗凝固に関連した問題など，心臓手術の麻酔について解説する．CPB と心筋保護に関連した問題は，次の2つの章で論じる．

I. 術前訪問

A. 担当麻酔科医による術前訪問は，心臓手術の全例で必須である．術前訪問では患者の既往を把握し，適切な診察を行い，モニター法や術後の呼吸補助について説明する．この際の評価により，さらに詳細な検査を必要とする問題や，術中管理に影響を及ぼしかねない問題が隠れていれば，それらを見つけ出すことができる．
  1. 病歴：心疾患の症状，重篤な合併症，麻酔歴，手術既往，アレルギー，投薬内容，最近のステロイド使用歴
  2. 診察：心臓，肺，気管挿管に関連する問題（歯牙の動揺，開口の程度とその柔らかさ）

B. 手術当日の朝まで継続する薬，服用を中止・変更する必要がある薬に関しては，麻酔科医が患者に指示する．特に以下のことは，患者に明確に伝えなければならない．
  1. 降圧薬や狭心症治療薬は，すべて手術当日の朝まで継続する．例外はアンギオテンシン変換酵素（ACE）阻害薬で，周術期の体血管抵抗（SVR）低下を軽減するために中止することがある．
  2. 手術当日朝のインスリン投与，経口糖尿病治療薬服用は中止する．手術室入室時に血糖値を測定し，術中はインスリンの静脈内投与を行いながら，血糖値を頻回に測定する．
  3. 抗凝固薬や抗血小板薬の投与中止（クロピドグレルは1週間，アスピリンは最低3日間）[1,2] が可能な症例では，外科医が特別の指示を出していないかぎり，予定手術の前に服薬が中止されていることを確認する（不確かな場合には外科医に確かめる）．入院中の患者では，さまざまな抗凝固薬の投与中止時期について，麻酔科医は外科医とコミュニケーションをとることが望ましい．すなわち，非分画ヘパリン，低分子ヘパリン（LMWH）（手術の12時間以上前に中止する）[3]，糖タンパクⅡb/Ⅲa

阻害薬（手術の4時間以上前に中止する）[4,5]などについてである。

C. モニタリングカテーテル類の挿入と合併症の可能性について説明し，患者の同意を得る。

D. 適切な麻酔前投薬を指示する。

II. 術前投薬

術前投薬は，患者が手術室へ入室する30〜60分前に投与する。これらの薬物は，患者の不安緩和と健忘のために投与され，血行動態に負荷をかけることなく，モニターライン類の安全な挿入を可能にする。通常用いられる薬物はロラゼパム1〜2mg経口とモルヒネ0.1mg筋注であり，若年患者ではしばしばスコポラミン0.2〜0.4mg筋注を併用する。重症弁膜症や心機能が非常に低下した患者ではふつう，前投薬を軽くする。中心静脈ライン挿入時には，ミダゾラムによる鎮静を追加するのが一般的である。予防的な抗生物質投与は病棟出棟時に行われることもあるが，皮膚切開時までに投与を確実に終了するためには，静脈ライン挿入時に麻酔科医が投与することが望ましい。

III. 術中モニタリングと経食道心エコー法

A. 心臓手術を受ける患者は，詳細にモニターで監視する。麻酔導入時，CPB開始前，CPB中，そして心拍動再開後に起こる血行動態の変化や心筋虚血は，心筋の機能とその回復に深刻な影響を及ぼす危険性がある。高血圧と頻脈はともに心筋の酸素需要を増大させうるが，同程度の酸素需要増大であっても，心拍数増加のほうが心筋虚血を起こしやすい[6]。

B. 手術室における標準的なモニター装置には，5極誘導の心電図，非観血的な血圧測定カフ，橈骨（時に大腿）動脈ライン，経皮的酸素飽和度測定，呼気終末二酸化炭素濃度測定，心室充満圧と心拍出量を測定して虚血を評価するSwan-Ganzカテーテル[7]，尿量と中枢体温を測定するFoley尿道カテーテルがある。心機能が正常か軽度低下のみで合併症を認めない患者の冠動脈バイパス術では，肺動脈カテーテルの代わりに中心静脈圧（CVP）測定ラインを用いても，心室充満圧の適正な評価が可能である[8,9]。ほとんどの専門病院ではTEEをほぼ常用しているが，費用効果に見合う有用な情報が得られる[10〜14]。上行大動脈のアテローム性動脈硬化を評価する場合は，大動脈表面超音波検査を行う[15,16]。

C. Swan-Ganzカテーテルはふつう，特に左室機能障害患者の場合に，麻酔導入に先立って留置する。このカテーテルは，右心系充満圧（CVP）と左心系充満圧〔肺動脈拡張期（PAD）圧，肺動脈楔入（PCW）圧〕測定に用いられる。Swan-Ganzカテーテルは，患者を注意深くモニタリングして心機能の客観的データを得るために広く用いられているが，そのことで心臓手術の転機が実際によくなるかどうかは，これまでの研究からは確証が得られていない[9,17〜19]。

1. カテーテルは，8.5F のイントロデューサを通して，通常は内頸静脈，場合によっては鎖骨下静脈に挿入する[20]。イントロデューサシースにはサイドポートがついており，血管作動薬やカリウムの中心静脈内投与に使用される。8.5F や 9F の高流量型 advanced venous access（AVA）（Edwards Lifesciences 社や Arrow 社）のようなマルチルーメンイントロデューサは，上肢の静脈が細い場合や末梢静脈の確保が困難な場合に，静脈路としても使用できる。イントロデューサのサイドポートや AVA のサイドルーメンに複数連の三方活栓を取り付けると，あらゆる薬物が投与できる。
2. カテーテルを右房へ挿入し，カテーテル先端のバルーンを膨らませる。カテーテルを右室，肺動脈を経て肺毛細管楔入位置へと進めるが，これは圧波形の変化で確認できる（図 4.1）。肺動脈の圧波形は，バルーンを脱気すれば再び現れるはずである。
   注意：左脚ブロックのある患者は心ブロックに陥る危険性があるため，右室内でカテーテルを進める際は特に注意する。このような症例では，必要時に外科医が心臓を直接刺激できるように，開胸後にカテーテルを進めるのが最も安全である[21]。体外式除細動器やペーシング電極が有用なこともある。
3. Swan-Ganz カテーテルの近位ポート（先端より 30cm）は，右房の CVP 測定と心拍出量測定時の液体注入に用いられる。この CVP ポートから血管作動薬を投与している場合，心拍出量測定のための清潔溶液注入によって，内腔の血管作動薬を大量に投与してしまわないように注意する。
   注意：先端を右房まで，CVP ポートが体外に出てしまうまでカテーテルを引き抜いた場合，このポートからは何も投与してはならないことに注意する。カテーテルは一般的に出し入れを可能にするための清潔なカバーで覆われているため，CVP ポートが体外に出ていることに気づかないこともある。
4. カテーテル先端圧は常にモニターし，カテーテルが肺動脈の完全閉塞位置まで深く入った場合には判別できるようにしておく。カテーテルが深く入りすぎると，肺動脈損傷を起こしかねないからである。手術中は，バルーンを膨らませる（カテーテルを楔入する）必要はほとんどない。カテーテル先端の肺動脈ポートからは，薬物を投与してはならない。
5. 特別の機能を備えたさまざまな種類の Swan-Ganz カテーテルがある。

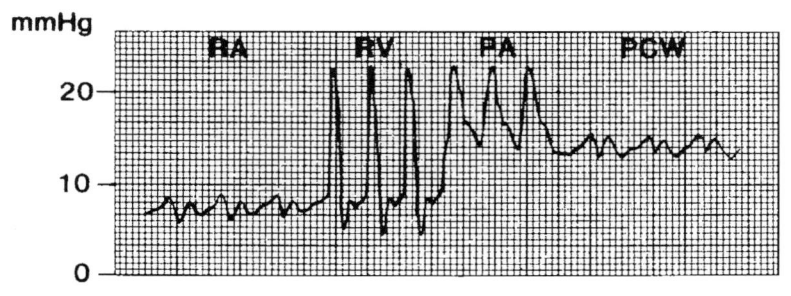

図 4.1 Swan-Ganz カテーテルの圧波形
カテーテルを右房（RA），右室（RV），肺動脈（PA）を通過して肺動脈楔入（PCW）位置へと進める間，遠位（PA）ポートを介して心腔内圧が記録される。

a. 容量負荷のためのポート，あるいは右房，右室にペーシングワイヤーを挿入するためのポートが付いたカテーテルがある．後者は，心臓の術野が限られる最小限侵襲手術で有用である．
　　b. 持続的な心拍出量測定と，光ファイバーオキシメトリによる混合静脈血酸素飽和度測定が可能なカテーテルもある（図4.2）．このようなカテーテルは，オフポンプ手術患者の血行動態評価にきわめて有用であり，また治療手段として多くの症例で役立つと思われる[22]．オキシメトリカテーテルはまた，三尖弁逆流のため熱希釈法による心拍出量測定が過小評価につながる患者でも有用である[23]．
　　c. 容量測定用 Swan-Ganz カテーテルは，熱希釈法を用いて右室の拡張終期容量と収縮終期容量を測定し，それによって右室駆出率を計算する[24]．これは肺高血圧や右室機能低下の患者で特に有用である．
6. 肺動脈カテーテル挿入時の主な注意点は，動脈穿刺，右室にカテーテルを通す際の不整脈，2枝ブロック患者が心ブロックに陥る可能性である．Swan-Ganz カテーテルのその他の合併症は，7章で述べる．
7. **肺動脈穿孔**は非常に重篤な合併症である[25〜28]．これはカテーテル挿入時に，また手術操作中であれば，低体温によるカテーテル硬化によって起こる可能性がある．心臓の手術操作中は，冷たく硬いカテーテルが肺内へ突き進む危険性があるため，CPB中はカテーテルを少し引き抜き，CPB後に再び進めるのが望ましい．CPBの前後であれば，カテーテルが楔入位置へ押し込まれると肺動脈圧の脈波が消失するため判別できる．また CPB 中も，心臓が減圧されているにもかかわらず，肺動脈圧が非常に高くなることから判別できる．カテーテルを少し引き抜いて，穿孔を予防する．
　　a. 穿孔が起こると，気管チューブ内へ血液が流れ込む．治療目標は，ガス交換を維持し，次に止血をはかることである．呼気終末陽圧（PEEP）を呼吸回路にかける．気道出血が少量であれば，CPB 離脱後にプロタミンを投与すれば止血することがある．
　　b. 出血により気道閉塞が起こるならば，CPB を再開して肺動脈を脱血する．気管支

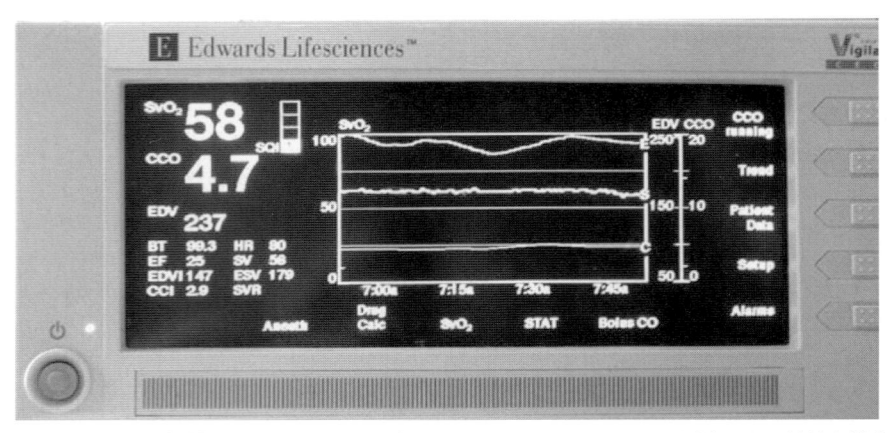

図 4.2 オフポンプ手術で用いられるタイプの Swan-Ganz カテーテルで測定された持続心拍出量と混合静脈血酸素飽和度
（Edwards Lifesciences 社の好意により掲載）

ブロッカーかダブルルーメン気管チューブを挿入して，分離換気を行い，気管支鏡検査を施行する。胸腔内を調べて，問題点を見極める。肺門部で血管を遮断してPEEPをかければ，出血がおさまることがある。それでも出血がコントロールできない場合には，肺の切除が必要となる。大腿動脈-大腿静脈体外膜型肺を使用すると，肺動脈圧を下げて出血をコントロールできることがある。再出血の危険性がある場合，いったん止血した後に肺血管造影と塞栓術を考慮することがある。

D. 術中のTEEは，心臓手術を行うほとんどの専門病院で常用されている[10~14, 29~33]。プローブは全身麻酔導入後，ヘパリン化の前に挿入する。TEEにより，右室と左室の局所的および全体的機能を評価する。TEEは虚血の発症を鋭敏に検出し[34]，また弁機能障害の診断ができる（表4.1）。カラードプラは，弁機能やシャントの検索に用いる。TEEで大動脈のアテローム性病変を描出することがあるが，アテローム性病変の懸念がある場合には，大動脈表面超音波検査のほうが上行～弓部大動脈をよりよく描出できる[15, 16]。CPB離脱後は，TEEで心室機能評価，心腔内気泡の確認[35]，弁形成や弁置換の効果判定ができる。TEEを的確に施行するためには，心臓麻酔を担当する麻酔科医であれ循環器内科医であれ，TEEを施行してその結果を評価するトレーニングを受ける必要がある。プローブを挿入する前に，食道穿孔など重篤な合併症を引き起こしうるTEEの禁忌について，確認すべきである。禁忌には，食道の手術歴や，狭窄，Schatzki下部食道粘膜輪，食道静脈瘤などの食道疾患がある[36, 37]。

1. 180°回転可能なマルチプレーンTEEは今や標準となっており，さまざまな断面で心臓のすぐれた画像が描出できる。プローブは食道内を上下させて用い，さらに経胃像を描出するために，胃内にも進めることができる。プローブ先端は四方向に屈曲し，プローブの軸も回旋することができる。American Society of Echocardiographyと

表4.1　術中の心エコー使用法

すべての患者	アテローム性動脈硬化症の大動脈表面超音波検査
	心機能の評価（局所的/全体的な機能障害）
	医原性大動脈解離の評価
冠動脈疾患	局所的な機能障害（不完全/不十分な血行再建）
弁手術	CPB前の弁機能障害評価
	弁周囲のリークや不十分な修復による弁逆流
	僧帽弁形成後の流出路狭窄
	弁の可動制限
	交連切開後の残存狭窄
	心腔内気泡
大動脈内バルーンポンプ（IABP）	バルーンと弓部大動脈の相対位置確認
心室中隔欠損症（VSD）閉鎖	VSD残存

Society of Cardiovascular Anesthesiologists は，通常の検査のための標準的な20断層像を提唱している（**図4.3**）。[31)] 心臓手術中に最適な断層像は，以下のとおりである。
2. 中部 - 上部食道でプローブを回転させると，大動脈弁や上行大動脈基部の短軸像と長軸像が描出される（**図4.4**）。
3. 中部 - 下部食道ではプローブを135°まで回転させ，標準的な断層像を描出する。角度が大きくなるに従い，四腔像（0°），長軸二腔像（90°），左室流出路長軸像（130〜150°）

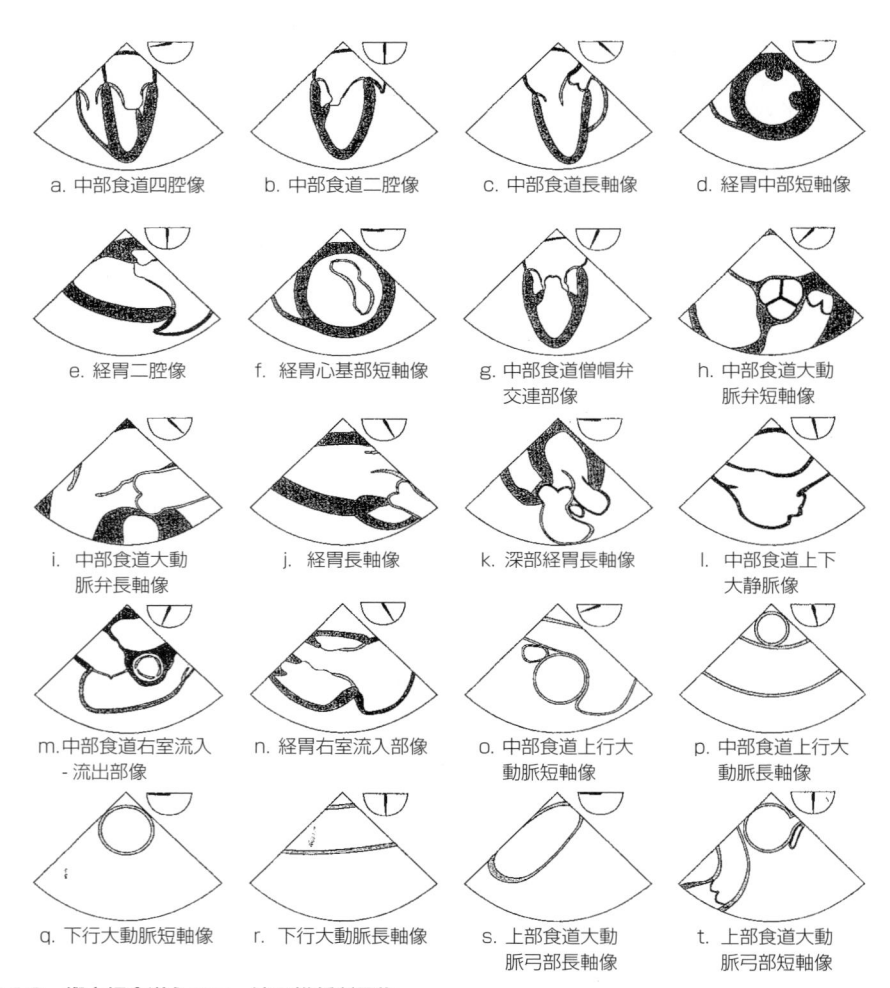

a. 中部食道四腔像
b. 中部食道二腔像
c. 中部食道長軸像
d. 経胃中部短軸像
e. 経胃二腔像
f. 経胃心基部短軸像
g. 中部食道僧帽弁交連部像
h. 中部食道大動脈弁短軸像
i. 中部食道大動脈弁長軸像
j. 経胃長軸像
k. 深部経胃長軸像
l. 中部食道上下大静脈像
m. 中部食道右室流入 - 流出部像
n. 経胃右室流入部像
o. 中部食道上行大動脈短軸像
p. 中部食道上行大動脈長軸像
q. 下行大動脈短軸像
r. 下行大動脈長軸像
s. 上部食道大動脈弓部長軸像
t. 上部食道大動脈弓部短軸像

図4.3　術中経食道心エコー法の推奨断層像

(Shanewise JS, Cheung AT, Aronson S, et al. ASE/SCA guidelines for performing a comprehensive intraoperative multiplane transesophageal echocardiography examination: Recommendations of the American Society of Echocardiography Council for Intraoperative Echocardiography and the Society of Cardiovascular Anesthesiologists Task Force for certification in perioperative transesophageal echocardiography. Anesth Analg 1999;89:870-84. より許可を得て引用)

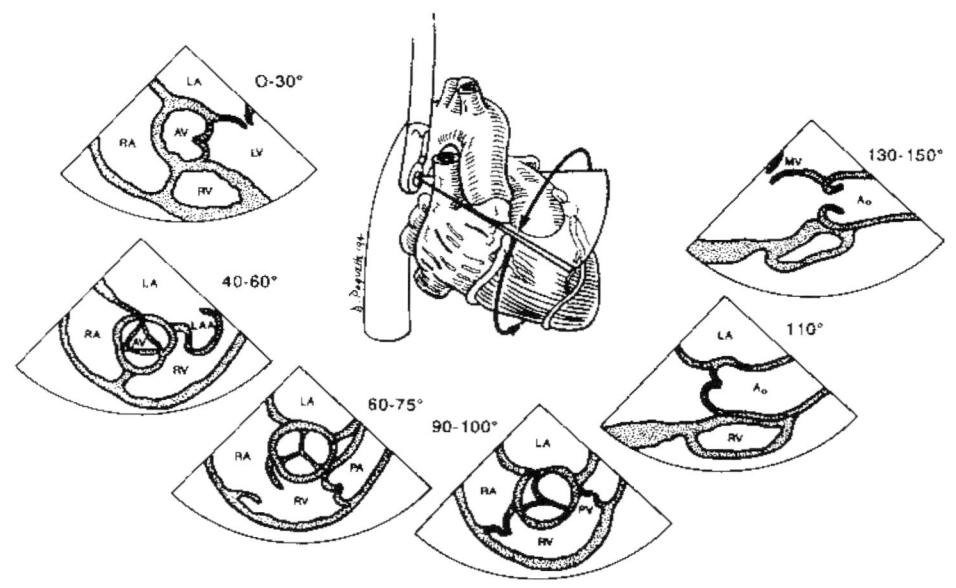

図 4.4　上部 - 中部経食道心エコー法による大動脈弁の描出
プローブを回転させて大動脈弁や上行大動脈基部の短軸像と長軸像を描出する．(Roelandt J, Pandian NG, eds. Multiplane Transesophageal Echocardiography. New York: Churchill Livingstone, 1996：33-58. より許可を得て引用)

が描出される（図 4.5）．
4. 経胃像でプローブを前屈し，右室と左室の短軸像（0°），左室長軸二腔像（70 〜 90°），左室流出路（110 〜 135°）の 3 つの標準断層像を描出する（図 4.6）[29〜31]．
5. オンポンプ冠動脈手術の際，CPB 前に TEE を行い，局所と全体の心室機能を術前評価する．乳頭筋中部での長軸断層像と短軸断層像が，左室のほとんどの領域を評価するのに最も適している．心室の壁厚増加は心筋が正常であることを示し，薄く引き延ばされる部分は梗塞領域を示す．CPB 後，特に強心薬投与によって術前の虚血領域にわずかな改善を認めることがある．このような収縮能低下領域は，気絶心筋あるいは冬眠心筋の可能性があり，収縮予備力は保たれているため，血行再建後にゆっくりと機能が回復することもある．収縮能の低下が新たに認められた場合，吻合やグラフトの異常による低灌流，不完全な血行再建，心筋保護が不十分であるなどの可能性が疑われる．新たな僧帽弁閉鎖不全症（MR）の発症は，容量負荷によることもあるが，虚血発生の疑いもある．
6. オフポンプ手術中に，右室機能，左室機能および MR を評価するためには，中部食道像が最も適している．まずは術前の画像を観察する．血管遮断中は，左冠動脈領域の再建では左室の局所的な収縮能障害や急性 MR の発生を，右冠動脈のグラフト再建では右室の機能障害を評価する．心臓を心嚢外へ吊り上げた場合，経胃像は役に立たない[33]．グラフト終了後に新たな壁運動の異常が発生して持続する場合は，血流に問題があることが示唆され，ふつうは吻合部の異常が考えられる．しかし，壁運動の局所

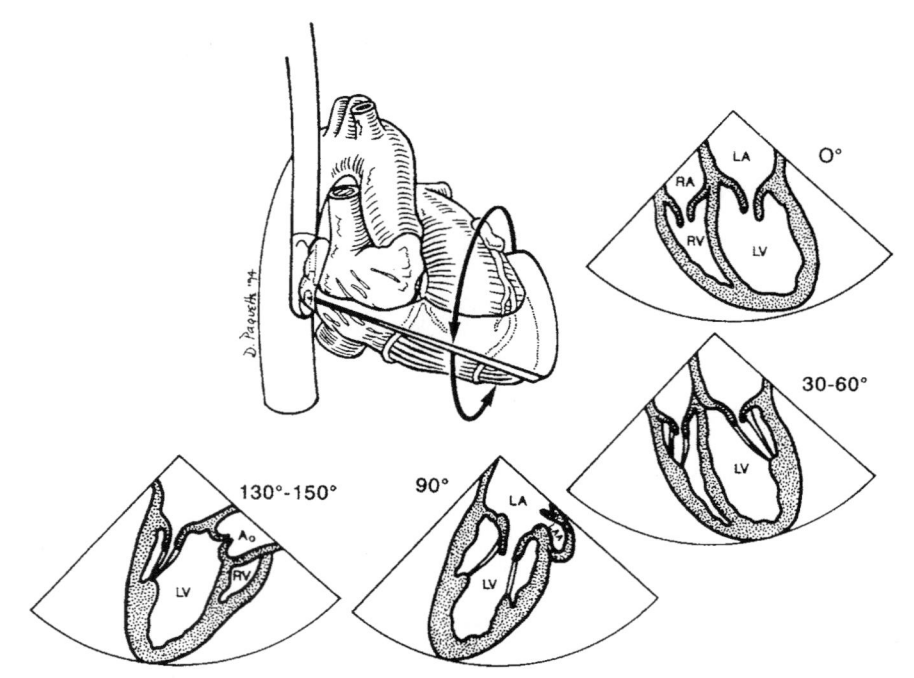

図 4.5 中部 - 下部経食道心エコー法による断層像
プローブを 135°まで回転させて標準的な断層像を描出する。角度が大きくなるに従い、四腔像（0°），長軸二腔像（90°），左室流出路長軸像（130〜150°）が描出される。(Roelandt J, Pandian NG, eds. Multiplane Transesophageal Echocardiography. New York: Churchill Livingstone, 1996：33-58. より許可を得て引用)

的な異常が認められない場合でも，吻合部の血流異常が起こっている場合がある。
7. 最小限侵襲術式（通常は大動脈弁あるいは僧帽弁手術）では，逆行性冠静脈カテーテルの位置を術者が触知できないため，TEE によってその位置を確認する。
8. 大動脈弁手術では，中部 - 上部食道で最も適した断層像が得られる（図 4.4 参照）。プラニメトリ法と圧較差を用いると，TEE で大動脈弁狭窄の程度を定量化できる。カラードプラーによる血流分析で大動脈弁逆流の程度を定量化し，それにより心筋保護液の投与法を検討する。また，左室肥大の程度とその性状（求心性か中隔型か）を評価する。TEE で弁輪径を測定する。収縮機能障害よりも重症の拡張機能障害が，薬物治療に大きく影響することがある。CPB 離脱後は，弁の開閉状態の評価や弁周囲リークの精査を行う。同種移植や自己移植（Ross 手術）における弁の適合性も評価できる。まれに予期せぬ異常，大動脈左房瘻や心室中隔欠損症（VSD）が発見されることもある。
9. 僧帽弁は，下部食道および中部食道で最も良好に描出される。CPB 前の評価で弁の病態を確認し，MR の機序（弁の逸脱や逆流ジェットの向きなど）を調べる。しかし，MR 症例では容量負荷状態が異なるために，術前診断と術中 TEE の所見が矛盾することも珍しくない。左房血栓の検索も行うべきである。CPB 離脱中は，TEE が心腔

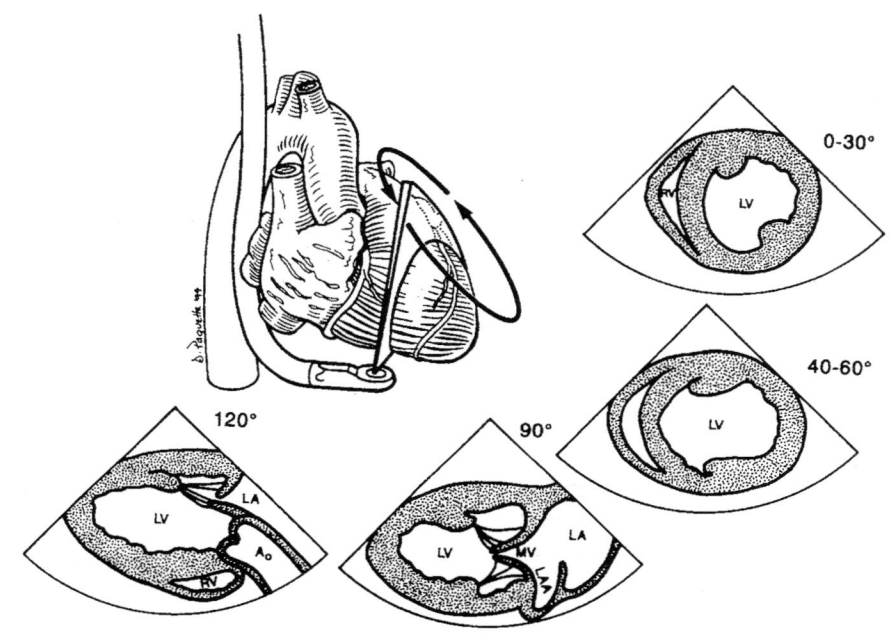

図 4.6 経胃像

経胃像でプローブを前屈し,右室と左室の短軸像(0°),左室長軸二腔像(90°),左室流出路(120°)の3つの標準断層像を描出する。(Roelandt J, Pandian NG, eds. Multiplane Transesophageal Echocardiography. New York: Churchill Livingstone, 1996 : 33-58. より許可を得て引用)

内気泡の検索に有用である[35]。CPB 離脱後は TEE により,形成弁の機能評価,弁置換後の弁周囲リーク検索,左室と右室の収縮能評価を行う。また,TEE によって時に予期せぬ異常,僧帽弁前尖の収縮期前方運動による左室流出路狭窄,弁の可動制限による弁機能異常,難航した僧帽弁手術後に発症する大動脈弁閉鎖不全(大動脈弁を縫い付けたり,装着した僧帽弁が小さすぎるために大動脈弁輪に変形が生じて起こる)などが明らかになる。

10. 大動脈解離は,麻酔導入後に TEE を行うことで診断を確定できる。内膜フラップの検索だけでなく,大動脈弁の吊り上げや置換を必要とするような大動脈弁閉鎖不全があるかどうかも精査できる。大量の心嚢液貯留を認めた場合には,緊急に CPB が開始できるように,心嚢切開に先立って鼠径部からカニューレ挿入を行うこともある。カニューレ挿入部や動脈遮断部位に医原性の動脈解離が生じた場合も,TEE で内膜フラップが確認できる。

11. 胸部大動脈手術では,大動脈遮断中と遮断解除後に,肺動脈圧が前負荷に比して不釣合いに上昇する傾向が認められる。そのような場合,TEE は心臓の収縮能や容量負荷状態の評価に有用である。この結果をもとに,輸液と薬物療法を調整する[38]。

IV. さまざまな心臓手術における麻酔の問題点

A. 麻酔管理は年齢,合併症,冠動脈疾患や弁疾患の性状と重症度,左室機能障害の程度を考慮して,それぞれの患者ごとにきめ細かく行う。これらの要因にもとづいて,どのような薬物を選択すれば心筋抑制や頻脈,徐脈,血管緊張の反射的な変化をきたさないかを考える。心筋抑制を最小限とするために,開心術には麻薬を基本とした麻酔法が一般的に用いられる。本節では,さまざまな疾患に関する麻酔の注意点を解説する。

B. 冠動脈バイパス術
1. CPB 前,特に麻酔導入時は,頻脈や高血圧など,心筋の酸素需要を増加させる要因は絶対に避ける。麻薬やミダゾラムなど抗不安薬を投与するとしばしば血圧が低下するが,低血圧は高血圧よりも心筋虚血を起こしやすいため,輸液や α 刺激薬を用いて是正する。
2. CPB 前は,心筋虚血の発見と治療が非常に重要である。TEE は虚血による壁運動の局所的異常を最も鋭敏に検出するが,いわゆる"ルーチン"症例ではいつも用いられるとは限らない[34]。虚血は,肺動脈圧の上昇や心電図上の ST 上昇からも捉えられる。ニトログリセリン,β 遮断薬(エスモロール)や麻薬を用いて積極的に治療すると,CPB 前の虚血はコントロールされるのがふつうである。治療が奏功しない場合には,迅速な CPB 開始が必要なこともある。
3. 麻薬と鎮静薬の併用麻酔は冠動脈手術,特に左室機能低下患者に対して標準的に用いられる。少量のフェンタニルかスフェンタニルと吸入麻酔薬,ミダゾラム,プロポフォールを用いると,術後早期の抜管が可能である。
4. オフポンプ手術の麻酔では一般的に,持続心拍出量測定と混合静脈血酸素飽和度の持続的モニタリングが可能な Swan-Ganz カテーテルを用いる。静脈還流を促進するために手術台を傾ける操作(右下トレンデレンブルグ位),適正な輸液負荷,不整脈の治療(リドカイン,マグネシウム),α 刺激薬(フェニレフリン)と強心薬(エピネフリン,ミルリノン)の投与,また時に大動脈内バルーンポンプ(IABP)の挿入などが行われる。オフポンプ手術を成功させるには,オフポンプ手術が可能であるか,あるいは CPB への移行や右心補助が必要であるかを適切に判断できる忍耐強い外科医と,経験豊かでオフポンプ手術に慣れた麻酔科医,さらに資格をもったやる気のある介助者,の三者が不可欠である(オフポンプ手術の麻酔に関しては,本章IX節で詳しく解説する)。

C. **左室瘤**:左室瘤は重症の左室機能低下を伴うため,心筋抑制をきたす麻酔薬の使用は避ける。CPB 前後の前負荷や心筋収縮力を適正に保つためには,Swan-Ganz カテーテルによるモニタリングが重要である。TEE は左室内血栓検索の最も鋭敏な方法である。

D. **心室中隔欠損症**:心室中隔欠損症に対する手術は一般的に,心原性ショックに陥った患者に対する緊急手術として行われ,強心薬投与や IABP が施行されていることが多い。そのため,心筋抑制は絶対に避けなければならない。体循環の血圧上昇は,シャントを増加させることがあるので予防する。

E. **大動脈弁狭窄症（AS）**：大動脈弁狭窄症の患者は，麻酔導入に危険を伴う。心筋抑制，血管拡張，頻脈や不整脈などは心拍出量を急激に減少させるので，こうした血行動態変化を最小限に抑えるために，麻薬を基本とした麻酔法が用いられる。フェニレフリンやノルアドレナリンのような α 刺激薬は，体血管抵抗（SVR）を維持するうえできわめて有用である。大動脈弁は，TEE の中部食道短軸と長軸の断層像で，最も良好に描出される。

F. **大動脈弁閉鎖不全症（AR）**：CPB 開始までは，十分な前負荷を維持して徐脈や高血圧を避けることが血行動態管理の目標となる。血管拡張は有利に作用することもあるが，低血圧は拡張期の灌流圧を低下させて，虚血を招くおそれがある。大動脈弁閉鎖不全を評価するには，カラードプラーを用いた経胃長軸像が最も適している。

G. **閉塞性肥大型心筋症**：循環血液量減少や血管拡張は流出路圧較差の増大をもたらすため，こうした変化を招く処置は避けるべきである。輸液負荷により前負荷を保ち，α 刺激薬でSVRを維持する。β 遮断薬やカルシウム拮抗薬による心拍数や心筋収縮能の抑制は，手術直前からCPB開始に至る時期に有益である。主としてβ受容体刺激作用を発揮する強心薬は避ける。

H. **僧帽弁狭窄症（MS）**：前負荷を維持し，心拍数を減少させ，肺血管抵抗（PVR）が増加しないように注意する。
  1. 狭窄弁を介して左室が十分に充満するように前負荷を適正に調節し，かつ肺水腫を起こさないよう過剰輸液を避ける。容量（右室駆出率）測定が可能な Swan-Ganz カテーテルは，右室容量と駆出率の評価に有用である。肺動脈拡張期圧は左房圧を過大評価するおそれがあり，CPB 後のモニタリングに左房ライン留置が必要なこともある。肺高血圧の患者では肺動脈破裂の危険性が高いため，Swan-Ganz カテーテルのバルーンを膨らませる（楔入させる）のは避けるか，あるいは最小の注入量とする。
  2. 心拍数を低下させて拡張期の心室充満時間を長くする。心房細動（AF）の患者では，早い心拍をコントロールするために少量のエスモロールを投与する。前投薬にアトロピンは使用しない。にもかかわらず，僧帽弁狭窄の患者はふつう心拍出量がかなり低下しているため，心拍数が極端に低下すると状態が悪くなる。
  3. PVR を上昇させるような要因は避ける。高二酸化炭素症にならないように，術前の鎮静は軽度にする。手術室では，低酸素症，高二酸化炭素症，アシドーシスに注意し，亜酸化窒素（一酸化窒素ではない）の使用を避ける。CPB 前の PVR は肺血管拡張薬（通常はニトログリセリン）により，CPB 後は肺血管拡張作用をもつ強心薬（イナムリノン，ミルリノン，イソプロテレノール）を用いて下げる。重症の右室不全があるなら，ネシリチド，プロスタグランジン E_1（PGE_1），一酸化窒素，イロプロストを用いて PVR を下げることがある（232，323 ページを参照）。

I. **僧帽弁閉鎖不全症（MR）**
  1. 低酸素症，高二酸化炭素症，アシドーシス，亜酸化窒素の投与などは肺動脈圧を上昇させるので避ける。術前の鎮静も軽度とする。
  2. CPB 前は，前方への血流を確保するために前負荷を適正に保つ。体循環の血圧上昇は，

逆流量を増加させるように働くので避ける。虚血性 MR あるいは心拍出量がかなり低下した患者では，体血管拡張薬や IABP は前方への血流を増加させる。
3. MR の正確な解剖学的原因を検索し手術の結果を評価するうえで，TEE は非常に重要である。麻酔導入後に，TEE を施行する。SVR や容量負荷の状態が変化するため，術前診断と術中所見が時に食い違うことがある。中等度の虚血性 MR を有する患者に α 刺激薬を投与して血圧を上昇させると，逆流量が増加することがある。これは，弁修復の必要性を冠動脈バイパス術中に判断する際に役に立つ。中部食道像と経胃長軸断層像でプローブを回転させると，僧帽弁をきわめて正確に評価することができる。

J. 三尖弁疾患
1. 前方への十分な血流を維持するためには，CVP を高めに維持することが必須である。Swan-Ganz カテーテルを左心系の圧測定目的で留置するが，三尖弁逆流患者では，心拍出量測定値はあまりあてにならない。弁形成あるいは生体弁による弁置換後には Swan-Ganz カテーテルを使用できるが，機械弁の場合は留置できない。代わりに右房ラインと肺動脈温度センサーを留置して，心拍出量を測定することもある。他の方法（食道ドプラー法や生体インピーダンス法）を用いて心拍出量を評価することもできる。
2. しばしば AF がみられるが，正常洞調律のほうが AF に比べてよい血行動態が得られる。三尖弁狭窄症（TS）には遅めの心拍数が，また三尖弁閉鎖不全症（TR）には早めの心拍数が好ましい。
3. 心筋抑制を避けて PVR を低下させると，右室機能改善に有効なことがある。
4. 肝うっ血の患者では，CPB 後に凝固障害が起こることがある。このような患者ではアプロチニンの使用を検討し，また正常ならば肝臓で産生される凝固因子の欠乏に対処するため，新鮮凍結血漿を用意する。

K. 心内膜炎
1. 障害された弁が引き起こす血行動態の異常に応じた麻酔管理が要求される。
2. 大動脈弁位での心内膜炎では，弁輪部の感染により刺激伝導系が障害されて，心ブロックをきたすことがある。この場合，術前の経静脈的ペーシングワイヤー挿入が必要となる。
3. 敗血症が治癒していない場合，CPB 中に α 刺激薬投与に反応しない低血圧をきたすおそれがある。血圧を維持するために，バソプレシン投与が必要となる。

L. 大動脈解離
1. 特に麻酔導入時やカテーテル挿入時などは，大動脈破裂を起こさないために血行動態の安定化が必須であり，高血圧は絶対に避ける。Swan-Ganz カテーテルの使用は，周術期の血行動態を適正に保つうえで重要である。ストレス反応を最小限に抑えるため，Swan-Ganz カテーテル挿入は麻酔導入後に行う。
2. ほとんどの患者で緊急手術が必要になり，フルストマックと考えるべきである。誤嚥を予防しつつ血行動態の安定を保つためには，迅速導入すべきである。
3. 解離の部位と範囲，大動脈弁閉鎖不全の程度，心囊内出血の有無を検索するうえで，TEE は非常に有用である。解離が疑われる患者に意識下で TEE を行う場合には，高

血圧や破裂，さらに心タンポナーデをきたすおそれが高いため，**ごくごく慎重**に施行する．他の方法で診断が確定しているのであれば，TEEは麻酔導入後に行う．
4. A型解離の修復は通常，超低体温循環停止下で行われる．頭部は氷で覆い，さらに脳保護作用をもつ薬物を投与する（M. 1項を参照）．
5. B型解離の修復は，下行大動脈遮断を必要とする．解離症例はアテローム性の大動脈瘤に比べて側副血行に乏しいため，対麻痺の危険性が高くなる．脳脊髄液（CSF）ドレナージカテーテルを麻酔導入前に留置する．動脈遮断中は中枢側の血圧上昇をコントロールするが，脊髄灌流を障害するほど血圧を下げてはならない．

M. 上行大動脈瘤および弓部大動脈瘤

1. 上行大動脈の基部から中部に限局する動脈瘤は，CPB下に大動脈を遮断して修復する．病変が遠位に及んでいたり，弓部大動脈に広範な病変が認められる場合には，18℃の超低体温による循環停止を用いる．これにより，神経学的な障害が起きるリスクを最小限に抑えて，45～60分の循環停止が安全に施行できる．脳保護のために頭部を氷で覆い，さらにメチルプレドニゾロン30mg/kgとチオペンタールかペントバルビタール5～10mg/kgを投与する．脳の低温を維持するために，上大静脈（SVC）からの持続的な逆行性灌流を行うこともあるが，この場合はCVPをモニターして20mmHg未満に保つ．この代わりに，脳血管の順行性灌流を行うこともある．
2. 超低体温と復温は凝固障害を伴う．血小板，新鮮凍結血漿，クリオプレシピテートが止血に効果的である．Arctic Sun 体温制御システム（MediVance社）などの加温補助装置を使用すると，復温が速やかで，復温後の体温低下を予防できる．
3. アプロチニンは超低体温下循環停止後の術中出血改善に有効であるといわれているが，神経学的に有害な作用を及ぼす疑いがある[39]．アプロチニンを支持する人は予防策を講じれば安全だと主張する．それには，適正な活性凝固時間（ACT）（カオリンACT＞750～1000秒），ヘパリンの追加投与（循環停止の直前に1mg/kg），循環停止中のアプロチニン投与中断などがある[40～42]．アプロチニンを復温期のみに投与する方法もある．

N. 下行大動脈瘤

1. 大動脈遮断時に近位部と遠位部の血圧を測定するため，動脈ラインは右橈骨動脈と右大腿動脈に挿入する．左心バイパスを使用する場合は，大腿動脈ラインが非常に役に立つ．
2. 大動脈遮断中は，Swan-Ganzカテーテルを用いた充満圧モニタリングが重要である．TEEは心筋収縮の評価に有用であり，また遮断解除後はしばしばTEEにより，肺動脈圧上昇にもかかわらず左室容量が不足していることが明らかになる[38]．大動脈の遮断解除にあたっては，循環血液量を適正に保っておけば"遮断解除後ショック"が緩和される．
3. ダブルルーメン気管チューブかユニベントチューブで分離換気を行うと，良好な術野が得られる．
4. 大動脈遮断中の腎灌流を改善する目的で，いくつかの薬物が使用されている．フェノルドパム 0.1μg/kg/min の投与が有望と考えられている[43]．

5. 遮断中は近位部の血圧上昇をコントロールすることが重要である。脊髄虚血の発生を予防するために CSF ドレナージを行うが，カテーテルの挿入は麻酔導入前に行う。ニトロプルシドは腎臓と脊髄の灌流を減少させて CSF 圧を上昇させる可能性があるので，その使用には注意を要する[44]。

O. 植え込み型除細動器（ICD）の設置
1. ICD の植え込み術は一般的に，電気生理学検査室で，ミダゾラムで中等度に鎮静された自発呼吸患者に対して行われる。心室細動が生じた場合は，プロポフォールで鎮静を深くして補助呼吸を行えば十分なことが多い。これには看護師による緻密な介助，または麻酔科医の立会いと注意深いモニタリングが必要である。たいていの患者は心機能が非常に低下している。心肺蘇生が直ちに行えるように（人員と機器を）準備する。緊急除細動のため，体外式除細動器の電極を貼り付ける。
2. カテコールアミンなど，不整脈を引き起こしうる薬物は避ける。電気生理学的検索が予定される場合は抗不整脈薬を中止するが，それ以外の場合は服用を継続する。

P. 心房細動（AF）に対する手術
1. AF の治療が奏功するには数か月を要することもある。そのため，心拍数の調節や AF 予防のための投薬が，手術時まで継続されることがある。
2. 不整脈の外科的治療が何らかの手術に付随して施行される場合には，その手術が行われる病変に応じた検討もなされる。

Q. 心膜疾患に対する手術
1. 心拍出量と血圧は，十分な前負荷，心拍数の増加，交感神経緊張の亢進に依存する。Swan-Ganz カテーテルによるモニタリングは，前負荷を適正に維持し，手術操作による血行動態の変化を評価するうえで有用である。血管拡張，徐脈，心筋抑制をきたす薬物は避ける。容量負荷と α 刺激薬は血行動態を安定化するのに有用である。タンポナーデの病態に陥った患者の交感神経緊張が失われると急激に状態が悪化しかねないので，麻酔導入前に消毒など術野の準備を済ませておくことが強く推奨される。
2. TEE は心嚢液の量とその血行動態に及ぼす影響を評価するうえで，非常に有用である。剣状突起下開窓術や胸腔鏡など視野が限られる手技の場合には，心嚢液が十分に排出されたかどうかを TEE で確認する。
3. タンポナーデが解除されると充満圧は一般的に低下し，血圧が上昇して急激に利尿が促される。タンポナーデに陥っていた時間によっては，心嚢液排出後，一時的に強心薬投与が必要な患者もいる。
4. 収縮性心膜炎に対して剥皮術を行った場合，充満圧は一過性に低下するが，多くの患者は心室拡張を伴う低心拍出量状態に陥り，強心薬投与が必要になる。輸液負荷を行って，充満圧を術前の状態まで回復させても心拍出量が増加しない場合には，剥皮が不十分であることが疑われる。右室の剥皮のみを行って左室の絞搾を放置した場合，肺水腫を起こすことがある。

V. 麻酔の導入と維持

A. 心臓手術の麻酔は，麻酔導入薬，抗不安薬，健忘薬，鎮痛薬，筋弛緩薬，吸入麻酔薬などを組み合わせて行う。

B. 麻酔導入にはチオペンタール，プロポフォール，エトミデート，ケタミン，ベンゾジアゼピンなどを用いる。最も一般的なのはチオペンタール，麻薬，筋弛緩薬を組み合わせる方法であり，麻酔導入時の高用量麻薬投与に伴う胸郭筋強直を，筋弛緩で予防する。ケタミンとベンゾジアゼピンの併用は，血行動態の悪化やタンポナーデが認められる患者で非常に有用である。ケタミンは心筋を抑制せず，その解離作用と高血圧や頻脈を招く交感神経刺激作用はベンゾジアゼピンで緩和される[45]。

C. 導入に続く麻酔の維持は，麻薬と筋弛緩薬の追加投与に抗不安薬（ミダゾラムやプロポフォール）と吸入麻酔薬を組み合わせて行う（表4.2, 表4.3）。バイスペクトラル（BIS）脳波モニターを用いると，十分な深さの麻酔（55〜60付近のレベル）を維持しながら薬物投与量を最小限に調整し，しかも術中覚醒を予防できる[46, 47]。CPB中は，血液希釈によって麻酔薬の有効分布容積が増加し追加投与が必要になることがあるため，BISモニターが有用である。術中に十分な麻酔と鎮痛が得られるように，麻酔薬を選択してその投与量を決めるが，これは手術室で抜管するか，あるいは一般的な方法であるICU帰室後数時間での抜管を行うかによっても変わる。

D. 従来行われていた大量フェンタニル麻酔は，最近では少量のフェンタニル，スフェンタニル，あるいはアルフェンタニルを用いる方法に変わっている[48〜50]。最もコストがかからない方法は少量のフェンタニルと吸入麻酔薬の組み合わせであり，術後早期の抜管がやりやすくなる。スフェンタニルは半減期が20〜40分で，手術終了後数時間以内に患者は目覚める。レミフェンタニルは非常に作用時間の短い麻薬であり，その半減期は3〜5分であるが，使用方法に応じて変化する。したがって，短時間の手術や高齢者に向いていると考えられる[51〜54]。レミフェンタニルは高価であるが，代わりにプロポフォールの使用量を減らすことができる。一般的にレミフェンタニルは，術後早期に抜管可能な患者に用いられる。このように，レミフェンタニルを使用しても入院費用全体が高くなることは示されていない[54]。

E. 心臓手術患者のミダゾラム排泄半減期は，10時間以上であることがわかっている[55]。手術中にミダゾラムを継続使用しても早期抜管は可能だが，ほとんどの麻酔科医はCPB前に限って使用し，CPB後はプロポフォール投与を始めICUでも持続する。プロポフォールは強力な血管拡張作用をもち，CPB後の高血圧コントロールに使用できる。患者の状態が落ち着けば，プロポフォールを中止して患者を覚醒させる[56]。

F. 吸入麻酔薬は筋弛緩と無意識を引き起こし，さらに心筋をさまざまな程度に抑制する[57]。通常，イソフルラン，エンフルラン，デスフルラン，セボフルランなどを用いる。これらの薬物は一般的に，CPB中に麻酔を維持して血圧を下げるために投与される。吸入

表 4.2　通常用いられる麻酔薬が血行動態に及ぼす影響

薬物	心拍数	心筋収縮力	体血管抵抗（SVR）	血圧に及ぼす影響
麻酔導入薬				
チオペンタール	↑	↓	↓	↓
プロポフォール	↓	↓	↓↓	↓↓
エトミデート	↔	↔	↔	↔
抗不安薬				
ミダゾラム	↑	↔	↓	↓
プロポフォール	↓	↓	↓↓	↓↓
ロラゼパム	↔	↔	↓	↓
麻薬				
フェンタニル	↓	↔	↓	↓
スフェンタニル	↓↓	↔	↓	↓
アルフェンタニル	↓	↔	↓	↓
レミフェンタニル	↓	↔	↓	↓
筋弛緩薬				
パンクロニウム	↑	↔	↔	↑
ベクロニウム	↔	↔	↔	↔
ドクサクリウム	↔	↔	↔	↔
アトラクリウム	↔	↔	↓	↓
ロクロニウム	↔	↔	↔	↔
サクシニルコリン	↑↓	↓	↔	↑↓

　麻酔薬には鎮痛効果はないが，静脈麻酔薬の使用量を節減することができる．デスフルランとセボフルランは脂質溶解性が小さく，効果の発現と回復が迅速であるため，早期抜管が可能である．亜酸化窒素は酸素供給量を減少させるだけでなく肺動脈圧も上昇させるため，禁忌である．

G. 筋弛緩薬は，体動を予防することと低体温時のシバリングを抑制する目的で，手術中は常時投与する．十分に筋弛緩を効かせておくと，術後にしばしばみられる胸骨牽引による脊椎周辺の筋肉痛を軽減できる可能性がある．
　1. パンクロニウムは最も一般的に使用される筋弛緩薬である．心拍数と血圧を上昇させて，麻薬による徐脈と低血圧を軽減する．一方，ベクロニウムとドクサクリウムは血行動態にほとんど影響しない．ロクロニウムは短時間作用性の筋弛緩薬で，作用発現が迅速で迷走神経遮断作用をもつ．麻酔導入時にはきわめて有用である．アトラクリウムの排泄は腎臓に依存しないので，腎不全症例に用いるのに最適である（**表 4.2，表 4.3**）[58〜60]．

表 4.3　通常用いられる麻酔薬の用量と代謝

薬物	通常の使用量	作用時間
麻酔導入薬		
チオペンタール	3～5 mg/kg	5～10 分
プロポフォール	1～3 mg/kg → 10～100 μg/kg/min	2～8 分
エトミデート	0.2～0.4 mg/kg → 5～10 μg/kg/min	3～8 分
抗不安薬		
プロポフォール	25～75 μg/kg/min	20 分以下
ミダゾラム	2.5～5 mg 静注 2 時間毎 または 1～4 mg/hr	10 時間以下
ロラゼパム	1～4 mg　4 時間毎 または 0.02～0.05 mg/kg	4～6 時間
麻薬		
フェンタニル	5～10 μg/kg → 1～5 μg/kg/hr	1～4 時間
スフェンタニル	0.5～1 μg/kg → 0.25～0.75 μg/kg/hr	1～4 時間
アルフェンタニル	50～75 μg/kg → 0.5～3 μg/kg/min	1～1.6 時間
レミフェンタニル	1 μg/kg → 0.05～2 μg/kg/min	10 分
筋弛緩薬		
パンクロニウム	0.1 mg/kg → 0.01 mg/kg　1 時間毎	180～240 分[a]/0～60 分[b]
ベクロニウム	0.1 mg/kg → 0.01 mg/kg　30～45 分毎	45～90 分[a]/25～40 分[b]
ドクサクリウム	0.06 mg/kg → 0.005 mg/kg　30 分毎	180～240 分[a]/45～60 分[b]
アトラクリウム	0.4～0.5 mg/kg → 0.3～0.6 mg/kg/hr	30～45 分[a]/15～30 分[b]
ロクロニウム	0.6～1.2 mg/kg 静注	30～60 分
サクシニルコリン	1 mg/kg	5～10 分

a：気管挿管のための初期量投与後
b：追加投与後

2. 施設によっては手術終了時に筋弛緩のリバースを行うところもあるが，患者が譫妄状態に陥って血行動態が変化すると危険なことがある。ICU に収容して数時間観察するのが安全な方法であり，この間に筋弛緩薬の作用が消失して抜管が可能になる。**筋弛緩薬が効いている間は，ICU でも適度な鎮静を保つ。**

H. デクスメデトミジンは $α_2$ 刺激薬であり，鎮静，鎮痛，抗不安，交感神経遮断などさまざまな作用をもつ。手術中に用いると，他の薬物の使用量が節減できて，早期に快適な抜管が可能になる。シバリングや心筋虚血の予防も期待できる[61,62]。しかし，周術期管理における有用性はまだはっきりしていない[63]。初期投与量 1 μg/kg を 10 分かけて投与し，続けて 0.2～0.7 mg/kg/hr で持続投与を行う。

VI. 人工心肺開始前の麻酔管理

A. CPB 開始前の虚血発症を予防することは，いかなる心臓手術にとっても非常に重要である。心電図上で虚血性変化を認めたり，充満圧の上昇や TEE で局所壁運動の異常を認めた場合には，速やかに対処する。外科医による心臓へのカニューレ挿入操作，再手術に伴う出血，下肢皮膚切開からの持続する出血，心房カニューレ挿入中の AF などは，それ以上危険な状態に発展しないように注意すべき事態の一例である。血管拡張と低血圧に対しては，輸液と α 刺激薬を適正に使用し，高血圧と頻脈には β 遮断薬と麻酔薬の追加投与を行い，さらに虚血にはニトログリセリンを用いるなど，血行動態を安定させるための適切な処置を行う。CPB 前はふつう，輸液剤投与に晶質液を用いる。

B. CPB 前に TEE を施行して壁運動の局所的異常に関する術前評価を行い，診断済みあるいは見落とされた弁機能異常について精査する[29~32]。

C. CPB 開始前に自己血を採取しておくと，CPB による障害から血小板を守ることができる。この血液は，血小板がごくわずかしか活性化されていない良質なものであり，赤血球量の保持と輸血必要量の低減に有効である[64]。1~2単位の血液を採取して輸液で補った後に CPB 開始となるが，その際のヘマトクリット値が十分高いと計算される患者には，自己血採取を考慮する。

D. CPB による全身性炎症反応症候群を抑制するために，薬物投与を行うことがある。これにはアプロチニン（下記参照）やステロイドなどが用いられる。術前にメチルプレドニゾロンやデキサメタゾンを用いると炎症反応が抑制される可能性があるが，嘔気や食欲に関して効果が認められる以外には，臨床的な有用性はほとんどない[65~68]。

E. 抗線溶薬が心臓手術の周術期出血量を低減することに関しては，はっきりとした証拠が示されている。これらの薬物は CPB を用いるすべての心臓手術で使用されるべきであり，またオフポンプ手術でも効果が期待される[69~72]。たいていのプロトコルでは，まず初期量投与を皮膚切開時かヘパリン化前に行い，さらに CPB 充填液中への投与および，手術中の持続投与を行う（Box4.1）。
   1. アプロチニンはセリンプロテアーゼ阻害薬であり，周術期の出血軽減と炎症反応の抑制に非常に効果があることが，数多くの研究で示されている[73]。
      a. アプロチニンの作用機序は，以下のとおりである。
         i. 血小板の糖タンパク Ib 受容体を阻害することにより，血小板機能を維持する。
         ii. 血中プラスミンを直接抑制すること，およびカリクレインによるプラスミノーゲンからプラスミンへの転換を遮断することにより，フィブリン溶解を抑制する。
         iii. カリクレインによるキニン産生を抑制し，血管透過性亢進の原因となるキニンの血管運動活性を最小限に抑える。
         iv. 好中球の活性化と脱顆粒の抑制
         v. 補体活性化の減弱
      b. アプロチニンは周術期の出血軽減に強い効果があるため，特に冠動脈が細い症例

Box4.1　抗線溶薬の用量

アプロチニン	（1）高用量：	ヘパリン化前に 200 万 KIU
		CPB 充填液内に 200 万 KIU
		50 万 KIU/hr
	（2）低用量：	上記の半量を投与
	（3）体重に応じた用量：	3.5mg/kg 1 回静注
		CPB 充填液内に 70mg
		3.5mg/kg/hr を 1 時間投与
		1mg/kg/hr で持続投与 [83]
ε-アミノカプロン酸	ヘパリン化前に 5g	
	CPB 充填液内に 5g	
	手術中は 1g/hr で投与	
トラネキサム酸	（1）10mg/kg を 20 分かけて投与後 1mg/kg/hr で持続静注 [99, 103]	
	（2）1g 1 回投与後 400mg/hr で持続静注，CPB 充填液内に 500mg 投与 [93]	
	（3）CPB 前に 100mg/kg 投与 [104]	
	（4）初期投与量 5.4mg/kg，（2.5L の回路に対して）CPB 充填液内に 50mg 投与と 5mg/kg/hr の持続静注 [98]	

における血栓形成傾向が心配されてきた[74]。しかし，アプロチニンはタンパク質分解により活性化される血小板のトロンビン受容体 1（PAR1）を選択的に遮断し，それによりトロンビンによる血小板凝集を抑制する（抗血栓作用）。一方，アプロチニンはコラーゲンやアデノシン二リン酸（ADP）による血小板凝集は抑制しないので，手術創では正常な止血が起こる[75]。ほとんどの研究では，アプロチニンがグラフトの開通性に関して悪影響を及ぼすことを認めていない[76]。さらに，高用量のアプロチニンは脳卒中を予防するが，低用量ではこの作用は認められない[77]。

c. アプロチニンは費用がかかるため，通常その使用は複雑な手術，再手術，出血のリスクが高いと思われる症例（肝機能障害，血小板減少，尿毒症，アスピリン使用患者，また場合によってはクロピドグレル使用患者）に限られる[78, 79]。

d. これまで用いられてきたアプロチニン投与のプロトコールは高用量，低用量，超低用量に分けられ，それぞれ以下のとおりである。

　 i. 高用量アプロチニン：200 万カリクレイン不活性化単位（KIU）（280mg）を麻酔導入後に 30 分かけて投与し，200 万 KIU（280mg）を CPB 充填液内に，50 万 KIU/hr（70mg/hr）の持続投与を手術終了まで続ける。

　ii. アプロチニンの半量投与：100 万 KIU（140mg）を麻酔導入後に，100 万 KIU（140mg）を CPB 充填液内に，また 25 万 KIU/hr（35mg/hr）を持続投与する。

　iii. "小量"あるいは"超低用量"投与：このプロトコールでは，50 万 KIU（70mg）を皮膚切開前に投与し，さらに CPB 中に 50 万 KIU（70mg）を追加するか，あ

るいは 100 ～ 200 万 KIU（140 ～ 280mg）を CPB 充填液内のみに投与する。

 e. アプロチニンの抗線溶作用は血漿濃度が 125 KIU/mL で認められ，プラスミン活性が 90％抑制される。この濃度は低用量プロトコールを用いた場合でも達成されることがあり，出血軽減に有効である。しかし，抗炎症作用のためには 200 KIU/mL の血漿濃度が必要であるが，これはカリクレインを約 50％抑制しなければならないためである[80～82]。一般的にこの場合は，高用量プロトコールで投与する。

 f. アプロチニンは高価であるため，200 KIU/mL の血清濃度を維持するような体重にもとづいた投与法が開発されている[83, 84]。Mayo Clinic のグループが提唱する方法は，以下のとおりである。
  i. 3.5 mg/kg を 1 回静注
  ii. 70 mg を CPB 充填液に加える。
  iii. 3.5 mg/kg/hr で 1 時間投与した後，1mg/kg/hr で持続投与

 g. アプロチニンは，維持透析中の腎不全症例における血小板機能障害による尿毒症性出血の軽減に有用である。しかし中等度の腎機能障害では，腎機能を悪化させる危険性があるので，注意して用いなければならない。約 20％の患者で血清クレアチニンが 0.5mg/dL 以上上昇し，4％では 2mg/dL 以上上昇するが，両者ともアプロチニン非投与症例に比べると大きな数字である[85]。アプロチニンは腎尿細管系で能動的に再吸収されるが，5～6 日そこにとどまり，尿細管の再吸収機構に可逆性の過負荷状態を引き起こす。術前の腎機能が正常である症例では，この異常は代償されて，血清クレアチニンはほとんど上昇しない。しかし，尿細管機能が低下している場合は，尿細管障害の増悪が持続する可能性がある。中等度の腎機能障害症例における使用のガイドラインはまだ作成されていないが，腎機能障害症例では半減期が延長するため，投与量を減らす必要があると思われる[86～88]。アプロチニンは，術中の血液濾過で排泄されることに注意する。術中に水分除去目的で血液濾過をかける場合には，このことを計算に入れておくべきである。

 h. アプロチニンは ACT を延長するので，ヘパリン化の不足をきたすおそれがある。アプロチニンはカオリンに吸収されるため，カオリン ACT は 480 秒以上が適当である。セライトには吸収されないので，セライト ACT は 750 秒以上でなければならない[89]。ヘパリン濃度が測定可能なら，2.7IU/mL 以上を維持する。

 i. 超低体温循環停止での手術患者におけるアプロチニン使用は，神経学的障害と腎機能障害の発生に関連があると報告[39]されている。アプロチニンを安全に使用するためには，循環停止前にヘパリンを追加投与して，さらに ACT を延長させる（最低でも 600 秒以上，可能であれば 1000 秒以上まで），ヘパリン濃度を 2.7 単位/kg 以上に保つ，循環停止中は CPB を再循環させる，循環停止中はアプロチニン投与を中止する，などを行う。復温時からアプロチニン投与を開始するという別の手もある。

 j. アプロチニンは抗原性をもつが（50％の症例で，投与後 3 か月以内に IgG 免疫グロブリンが検出される），再投与時のアレルギー反応は比較的まれである（約 3％）[90]。しかし，可能であれば 6 か月以内の再使用は避ける。初回投与症例においても重篤なアナフィラキシー反応が報告されているので，アプロチニンの初期量投与に先立って 1mL の小量投与でテストすることもよい[91]。

2. ε-アミノカプロン酸は安価な薬物であり，1 回目の再手術でそれほど複雑ではない

症例の出血を軽減するために使われることがある。この薬物は抗線維素溶解作用をもち，さらにプラスミノーゲンのプラスミンへの変換を抑制することによって血小板機能を保護する。ACT には影響しない。あるメタ分析では，心臓手術後の出血を減少させるうえで，アプロチニンと同様に有効であると結論づけられているが[92]，多くの研究ではこのような効果は確認されず，これは大方の外科医の経験とも一致する[93]。

   a. よく用いられる投与法に，麻酔導入後 5g，CPB 中に 5g，手術中 1g/hr を投与するやり方がある。一般的に体重が 100kg を超える患者では，この倍量を投与する。CPB のためヘパリン化する際に 5〜10g を一度投与するだけでも，出血は減少する。
   b. CPB 中はε-アミノカプロン酸のクリアランスは減少し分布容積は増大することが，ある薬物動態学的研究で示されている。260μg/mL の血漿濃度を維持するためには，一般的に勧められている初期量 50mg/kg を 20 分かけて投与した後，25mg/kg/hr の維持投与を行うとよい[94]。
   c. ε-アミノカプロン酸を使用しても，臨床的に問題となる副作用はほとんど認められない。脳卒中のリスクは増加しない[95]。尿中 β_2-ミクログロブリン濃度上昇などで示されるように，わずかな程度の腎尿細管機能障害が認められることもあるが，10g の投与ではクレアチニンクリアランスは変化しない[96,97]。
   d. ε-アミノカプロン酸は予防的に投与した場合に最も効果的であるが，CPB 後のみに投与した場合でも，線溶抑制による出血軽減効果が期待できる。予防的投与下で大量の出血を認めた場合には，アプロチニンによる出血のコントロールを検討する。しかしこの方法を試みる場合には，両者の組み合わせにより，理論的には血栓形成傾向が促進されることも考慮すべきである。

3. **トラネキサム酸**はε-アミノカプロン酸と同様の作用をもち，10μg/mL の血清濃度で線溶を阻害し，16μg/mL でプラスミンによる血小板活性化を抑制する[98]。CPB 下手術とオフポンプ手術において周術期の出血を軽減し[71,99]，アプロチニンと同程度に有効であるとした研究結果もある[100,101]。トラネキサム酸は ACT に影響しない[102]。

   a. トラネキサム酸の至適投与量は，まだ十分には確立されていない。よく使われるのは 10mg/kg を 20 分かけて投与し，続いて 1mg/kg/hr で持続投与する方法である。あるいは 1g の 1 回注入に続いて 400mg/hr で持続投与し，CPB 充填液内に 500mg を加える[93,99〜101,103]。CPB 前の 100mg/kg 1 回投与が出血軽減に非常に効果的であったとする研究[104]もある。
   b. 20μg/mL 以上の血漿濃度を保つような体重にもとづく投与法では，5.4mg/kg の初期投与，50mg の CPB 充填液内投与（2.5L の回路の場合），5mg/kg/hr の持続投与を行い，投与量は血清クレアチニンに応じて補正する[98]。
   c. トラネキサム酸を心嚢内に局所投与すると，周術期の出血が有意に減少する[105]。
   d. トラネキサム酸はアプロチニンに比べてかなり安価であるが，ε-アミノカプロン酸よりは高価である。

F. 人工心肺のための抗凝固療法

1. 血液が人工化合物と接触するとトロンビンとフィブリンの単量体が合成されるが，CPB 中はこれを防ぐための抗凝固療法が必須である。ヘパリンコーティング（Carmeda, Duraflo）など，体外循環回路の進歩により抗凝固の必要性は低下したが，

完全に無用となったわけではない（5章参照）[106, 107]。

2. **ヘパリン投与法**：ヘパリンはアンチトロンビンⅢに結合して凝固系を抑制する。さらに血小板機能を障害し、線溶状態を誘導する[108, 109]。手術開始後ヘパリン化前に、ACT のコントロール値を測定する。内胸動脈や橈骨動脈の切断に先立って小量のヘパリン（5000 単位）を投与するが、CPB のためのカニューレ挿入前には、総量で約 3～4mg/kg のヘパリンを投与する必要がある。ブタ由来のヘパリンはウシ由来のものに比べて抗体産生の危険性が低く、好んで用いられる[110]。

3. ヘパリンの作用をモニターするために、何種類かの ACT 測定系が用いられる。この方法は広く用いられており、ヘパリンの抗凝固作用が定性的に評価される。通常使用量のヘパリンを投与しても、その作用は症例ごとに大きくバラつく。症例ごとにヘパリン投与量とその ACT に及ぼす影響の用量反応曲線を作成すると、ヘパリンの必要量を決定できる。ヘパリンのほかにも低体温、血液希釈、そして影響は小さいが血小板減少など、さまざまな要素が ACT に影響する。さらに、ACT はヘパリン濃度を測定しているわけではなく、またヘパリン濃度と必ずしも相関しない。その患者に応じた高い血中ヘパリン濃度を達成すれば、ACT のみに頼った標準的な投与法に比べて、効果的に血液凝固系の活性化を抑制できる[111]。しかし ACT を十分延長するやり方は、簡便かつ総合的に安全で満足すべき方法であり、広く利用されている。CPB 中は ACT を 20～30 分毎（あるいはヘパリンの初期量投与後に長時間経過した場合は CPB 開始前）に測定すべきであり、必要に応じてヘパリンの追加投与を行う。

    a. CPB 中は ACT を 480 秒以上に保つ。ヘパリンコーティングされた CPB 回路を通常の冠動脈バイパス術に用いる場合は短い ACT でもよいが、複雑な開心術では、ACT が短いと問題が生じることが予想される[106, 107]。

    b. アプロチニンはそれ自体で ACT 延長作用があり、使用時にはカオリン ACT を 480 秒以上に保つ。一方、セライト ACT はヘパリン化不足を避けるために、750 秒以上に保つ必要がある。

    c. オフポンプ手術中の至適 ACT はまだわかっていない。2.5mg/kg のヘパリンを投与して 300 秒以上の ACT を目標とすれば十分であり、この投与量では血栓性合併症のリスクは増大しない[112]。

    d. ヘパリンに対する反応には個人差があり、低体温や血液希釈が ACT に影響するため、用量反応曲線の計算と Medtronic Hepcon システムを用いた血中濃度測定（2.7 単位/mL 以上が望ましい）によって、抗凝固を評価することもある。後者では、血中ヘパリン濃度を直接測定し、ACT をコントロール値に戻すのに必要なプロタミン中和量も計算できる[113]。

    e. 高用量トロンビン時間は、抗凝固を評価するもう1つの方法である。これはヘパリン濃度とより相関し、温度や血液希釈、アプロチニンの影響を受けない[114]。

4. 5mg/kg のヘパリン投与にもかかわらず ACT が十分延長（400 秒以上）しない場合は、**ヘパリン抵抗性**である。ヘパリン抵抗性はあらかじめ予測できないが、術前にヘパリン投与、ニトログリセリン静注、IABP を受けた患者、さらに感染性心内膜炎の患者で多く認められる[115]。一般的にはアンチトロンビンⅢ欠損と関連する。ヘパリンを追加投与しても ACT 延長が得られない場合、新鮮凍結血漿、あるいは1バイアルあたり 500 単位を含む市販の血液製剤（Thrombate Ⅲ）でアンチトロンビンⅢを投与する[116～118]。

5. ヘパリン誘発性血小板減少症（HIT）は血清学的検査（酵素免疫定量法）が陽性であるか，血小板凝集試験（ヘパリン-血小板第4因子試験あるいはセロトニン遊離試験）で診断されるが，このような患者の心臓手術はジレンマに陥る[119]。手術を約3か月延期するのが理想的であり，通常この間に抗体は消失する。この時点でヘパリン投与テストを行うことは安全とされており，抗体の再誘導は一般的には認めない。一方，HITが確定している（すなわち抗体と血小板減少の両者が認められる）にもかかわらず急いで手術をする必要がある場合，ヘパリンを再投与すると重篤な血小板減少と広範囲の血栓症を引き起こすおそれがある。術前にヘパリン投与を受けた患者では，抗ヘパリン抗体が認められることもまれではない（ある研究によれば35％にものぼる）が[120]，血小板減少を認めない場合には，心臓手術中のヘパリン投与は禁忌ではない。しかしHITの場合には，CPBやオフポンプ手術中の十分な抗凝固を得るために代用薬を用いる必要がある。いくつかの薬物投与法が検討されている（**表4.4**）。
   a. 標準的なヘパリン投与は，次の3つのオプションと組み合わせて使用することができる。
      i. 血小板の前処置として，術前にアスピリンとジピリダモールを投与する（リスクがやや高い方法）[121]。
      ii. 短時間作用性の**糖タンパクⅡb/Ⅲa阻害薬**（チロフィバン，エプチフィバチド）で血小板を抑制する。標準的なヘパリン投与の10分前にチロフィバン$10\mu g/kg$を投与し，続けて$0.15\mu g/kg/min$で持続投与するが，CPB終了1時間前には中止する。チロフィバンの血小板抑制作用を中和する薬物は存在しないが，その作用は4時間以内に80％が消失する。このため，CPB後はしばらくの間出血が続くことがある[122]。
      iii. **プロスタグランジン類似化合物**〔PGE_1，エポプロステノール（プロスタサイクリン），イロプロスト〕を，ヘパリン化中の血小板機能抑制に用いることがある。
         ・PGE_1は$0.5～1.0\mu g/min$で投与する。
         ・エポプロステノールは$5ng/kg/min$で投与を開始し，（低血圧に注意しながら）

表4.4 ヘパリン誘導性血小板減少症患者でCPB中の抗凝固に用いられる代用薬

薬物	半減期	拮抗薬	代謝	モニタリング	投与法
ビバリルジン	25分	なし	肝>腎	ACT，ECT	1.5mg/kg 1回投与，CPB充填液に50mg，続いて2.5mg/kg/hrで持続静注
レピルジン	80分	なし	腎	PTT，ECT	0.25mg/kg，CPB充填液に2mg/kg，0.5mg/kg/minで持続静注
アルガトロバン	30分	なし	肝>腎	PTT，ACT	$0.1\mu g/kg$ 1回投与，続いて$5～10\mu g/kg/min$
ダナパロイド	20時間	なし	腎	第Xa因子血中濃度	125U/kg，CPB充填液に3U/kg，7U/kg/hr

5分毎に5ng/kgずつ25〜30ng/kg/minまで増量する。続いてヘパリンの1回投与を行う。プロタミン投与後は，5ng/kgずつ減量する[123]。
- イロプロストは3ng/kg/minで開始し，5分毎に投与量を倍にして，術前の in vitro 試験で決定された投与量まで増やす。一般的には6〜24ng/kg/minが必要である[124]。

b. ビバリルジンは合成ヒルジン類似化合物で，トロンビンを直接阻害する。作用発現が迅速であり，半減期は25分である。ビバリルジンは主に，血中でトロンビンによるタンパク質分解を受けて代謝される。少量は腎から排泄されるので，腎機能障害患者では投与量を調整する。ビバリルジンの作用は中和できないが，血液濾過あるいは血漿交換で除去可能である[125]。投与中止後に凝固過剰状態を招くことはない（アルガトロバンを参照）。
  i. オフポンプ手術には，初期投与量として0.75mg/kg投与し，続いて1.75mg/kg/hrで持続注入を行ってACTを300〜350秒にする[126]。
  ii. CPB下手術の場合には，初期量1.5mg/kgを1回投与した後，2.5mg/kg/hrで持続投与を行い，CPB充填液には50mgを加えることが推奨されている[119]。持続投与量は ecarin clotting time（ECT）にもとづき，次に示す方法で調整する。他の研究では，50mgを1回投与した後，1.5〜1.75mg/kg/hrでの持続投与を行っている[127, 128]。
  iii. 適切な抗凝固が得られているかどうかは，30分毎に採血してACTあるいはECTでモニターする。血漿ビバリルジン濃度は10〜15μg/mLがよいとされている。血漿中濃度とECTの相関は，500秒以上（15μg/mL以上），400〜500秒（10〜15μg/mL），400秒未満（10μg/mL未満）である[119, 129]。

c. R-ヒルジン（レピルジン）は遺伝子組換えヒルジン類似体であり，トロンビンを直接阻害する。作用発現が緩徐で半減期も長く，腎機能が正常な場合の半減期は80分前後と考えられている。主に腎臓から排泄されるので，何らかの腎機能障害がある場合は禁忌である。その作用は中和できないが，血液濾過で除去することができる[130]。レピルジンを用いた場合，ほとんどの症例で少なからぬ出血が報告されている。
  i. CPB前に0.25mg/kgを投与し，CPB充填液中に0.2mg/kgを加え，0.5mg/minで持続静注することが推奨される。CPBの終了する15〜30分前には投与を中止する[131, 132]。
  ii. ヒルジンを用いる場合，CPBに必要な抗凝固が得られたかどうかを評価するために，ACTは役に立たない。抗凝固はECTでモニターすべきであり，400〜450秒を目標とする。これはヒルジン血中濃度4μg/mL以上に相当する[119]。

d. アルガトロバンはトロンビンを直接阻害するが，その血中濃度が定常状態に至るには1〜3時間を要し，また半減期は30分である。主に肝臓で代謝されるが，約25％は腎臓から排泄される。このため，腎機能障害症例にはレピルジンよりも使いやすい。その作用はACTでモニターし，300〜400秒を目標とする。オフポンプ手術には，2.5μg/kg/minを持続静注して，ACTをコントロール値の倍とする投与法が推奨される[133]。CPB下の手術では，0.1mg/kgを投与後，5〜10μg/kg/minで持続投与する[134]。

e. ダナパロイドは第Ⅹa因子を阻害するヘパリノイドであり，結果としてトロンビン生成を抑制する。ヘパリノイドは抗ヘパリン抗体との交差反応性が低い（約

10％）。これまでにも心臓手術に用いられてきたが，半減期が20時間と長く，腎代謝を受けるうえにその作用が中和できないという欠点がある[135, 136]。つまり，CPB後に少なからぬ出血を伴う危険性がある。
  i．125抗Ⅹa単位/kgを1回静注し，3単位/kgをCPB充填液に加え，7単位/kg/hrで持続静注することが推奨される。CPB終了の45分前に投与を中止する。
  ii．適切なモニタリングには第Ⅹ因子の血中濃度測定が必要であり，血漿濃度を0.7～1.3単位/mLに保つようにする。しかし，CPB中にこうした検査を行うことはできないので，投与のリスクは非常に高く，CPB中の血栓形成も起こりうる。術後のHIT患者には有用であるが，CPB中は用いないほうが安全である。現在，米国では使用できない。

G. 一般的に，皮膚切開前に抗生物質を単回投与すれば十分な組織内濃度が得られるが，CPB開始直前のセファゾリン1g追加投与が有益なこともある。

Ⅶ. 人工心肺中の麻酔管理

A. 実際にはすべての弁膜症手術とほとんどの冠動脈バイパス術は，CPB下で行われる。CPB回路の主要な構成については，次章で解説する。基本的な構造は，以下のとおりである。右房の血液は落差によって貯血槽へと脱血される。続いて酸素化，冷却または加温を受けた後，通常は上行大動脈に挿入された送血管を通して返血される。CPB中の血行動態および検査値の目標値を**表5.2**に示す。

B. 血液は酸素化装置で酸素化され，二酸化炭素は酸素化装置に流入するガスに運び去られる（sweep rate）ので，CPB中は換気を行わない。CPB中に肺を膨らませておくと，CPB後のガス交換が改善すると述べた研究もあるが，一般には行われない[137]。酸素化装置による適切な酸素化と適切なCO_2排出を確かめるため，血液ガス分析を行う。体循環の血流量が十分であるかを評価するために，静脈血の酸素飽和度を測定する。持続的なモニタリングができない場合には，15～20分毎に測定を繰り返す。

C. CPB中の適正な血圧に関しては，さまざまな議論がある[138, 139]。血圧を高くする（80mmHg前後）とCPB後の神経学的異常が減少するという報告があるが，血管拡張薬（麻薬や吸入麻酔薬）と血管収縮薬（フェニレフリン，ノルエピネフリン，バソプレシン）を用いて，血圧を65mmHg付近に維持するのが標準的である。いくつかの要素が灌流圧に影響する。
 1. 低血圧は，血液希釈，術前の血管拡張薬（ACE阻害薬，カルシウム拮抗薬，アミオダロンなど）使用，復温時の血管拡張，自律神経の機能異常などと関連する。また，体循環血流量が十分でない場合や，脱血不良，大動脈弁閉鎖不全症，心筋保護液の投与，心腔から大量の血液をCPB内へ吸引する場合にも，生じることがある。
 2. 血圧上昇は，血管収縮，麻酔と鎮痛の程度，内因性カテコールアミンの血中濃度上昇，酸塩基平衡や血液ガス交換の変化で起こることがある。

D. 静脈血の酸素飽和度が65％以上あれば，体循環の血流量は十分であると考えられるが，局所的な血流は異なることもある（すなわち腎臓や内臓血流は少ない）。低体温中は酸素消費が少ないため，静脈血の酸素飽和度は高めになる。その一方，復温時に大きく下がることがあり，その場合は血流量を上げる努力が必要となる。

E. 脳血流は，血流量よりも血圧に依存することが示唆されている[140,141]。十分な血流量が得られる状況では，血圧を最低でも40mmHg，できればそれ以上に保つようにα刺激薬を使用する。血圧が40mmHg未満に低下しても，脳血流量は自動調節能によって維持される。しかし，この反応は糖尿病や高血圧では障害されるため，より高い灌流圧を保たなければならない。両側前額に装着したセンサーと近赤外線スペクトロメータを用いた脳酸素飽和度測定（Somanetics社製INVOS脳酸素飽和度測定装置）による脳酸素化の評価は，CPB手術やオフポンプ手術の際に脳灌流（ScO_2）が十分であるかをモニターするのに有用である（図4.7）[142～144]。ScO_2が40mmHg以下に低下した場合，血流量，血圧，Pco_2やヘマトクリットを調節し麻酔や灌流を工夫すると，神経学的な合併症が減少することが明らかになっている[145]。

F. 手術とCPBに対する内分泌系ストレス反応によりインスリン抵抗性となるため，血糖値は上昇傾向になる。血糖値を下げるためのインスリン投与は，強心薬の必要性や不整脈

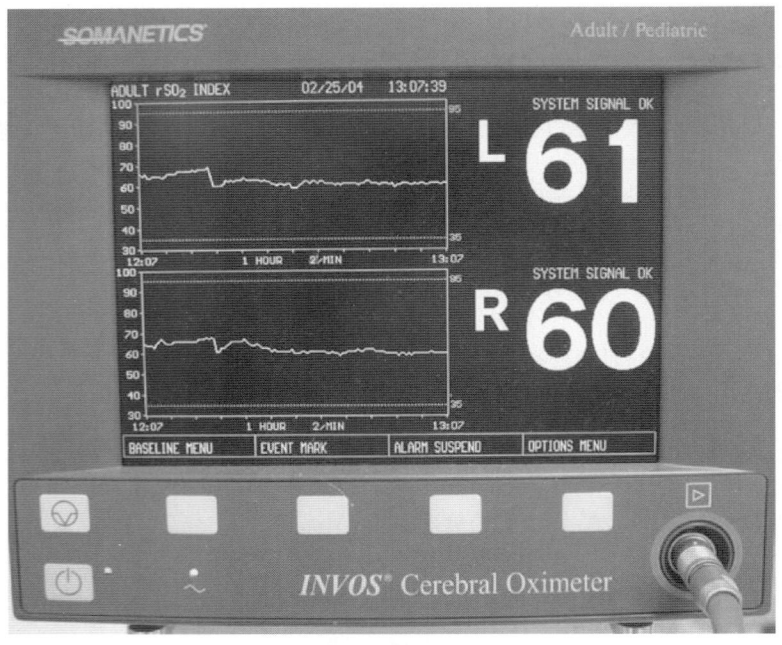

図4.7 Somanetics社製INVOS脳酸素飽和度測定装置
この装置は近赤外線スペクトロスコープを用い，左右の前額に装着した光学センサーを通して主に脳内静脈血の局所的酸素飽和度を直接測定する。（Somanetics社の好意により掲載）

G. 術前に腎機能障害（クレアチニンが 1.5mg/dL 以上）のある患者，特に糖尿病や高血圧が原因の患者では，腎機能維持のための手段を講じる必要がある。まず，灌流圧を高めに維持して（80mmHg 付近），CPB 時間をできるだけ短くする（もしくはオフポンプ手術で CPB を使わない）ことを考える。腎灌流を改善する薬物として，フェノルドパム（0.03〜0.1μg/kg/min）やネシリチドなどがあるが，ネシリチドの腎保護の効果については，いまだ明らかではない[148〜150]。腎用量のドパミン（3μg/kg/min）とフロセミドはともに CPB 中の尿量を増加させるが，どちらにも腎保護作用はない[151〜153]。それどころかフロセミドは，術後腎機能障害の発生頻度を高めることが知られている[151]。しかし，術後腎機能障害の主な原因は低心拍出量状態であり，仮に術中に腎障害が発生したとしても，それを一過性のものとするためには，CPB 終了時の血行動態を十分に安定させることが重要である。

H. 大動脈遮断解除の際，心房性不整脈や心室性不整脈を予防するためにリドカインとマグネシウムを投与することがある[154]。心筋保護液による心停止の間に心臓を低温に保つと心室細動が起こりやすくなり，一般的に心臓除細動が必要となる。しかし，自然に洞調律に戻ることもある。

Ⅷ. 人工心肺からの離脱と抗凝固薬の中和方法

A. 心臓に対する手術操作が終了すると肺の換気を行い，必要に応じて心臓ペーシングを始める。CPB 離脱を開始する前に塩化カルシウム 1g を投与すると，SVR が上昇し，かつ離脱に向けて軽度の強心作用が得られる。

B. あらかじめ強心薬投与が必要と考えられる場合には，CPB 離脱の前に投与を開始する。術前の左室機能障害，CPB 開始前の虚血，最近の心筋梗塞，不十分または不完全な血行再建，左室肥大，長時間の大動脈遮断などの症例で，強心薬投与を考慮する。CPB 中の体血圧維持のために α 刺激薬（フェニレフリン，ノルエピネフリン）を使用した症例では，一般的には CPB 離脱後も短期間これらの薬物が必要になる。

C. 徐々に脱血量を減らし，患者の血管内容量を増やしながら送血量を減らして CPB からの離脱を行う。

D. **末梢血管収縮**により，動脈血圧の測定値が一致しないことがある。送血回路の活栓より大動脈圧を測定すると，この問題を解決するのに非常に役立つ。10〜15 分以上経っても血圧較差が解消されない場合には，大腿動脈に動脈ラインを留置するとよい[155,156]。

E. CPB からの離脱時には，TEE を以下の目的で用いる（**表 4.1** を参照）。
   1. 心腔内気泡の確認：これは弁膜症手術をはじめ，左心系の心内操作を行った手術（左心ベントを含む）では必須である。最小限侵襲手術では，脱気のための術野が制限さ

れるため，特に重要である．
2. 心室の局所的機能と全体的機能，容量負荷の評価：容量 - 圧関係は心室のコンプライアンス低下によって変化するため，TEE は（直視下に確認する場合を除くと）血管内容量を直接評価する唯一の方法である．つまり，低血圧に対して容量負荷，強心薬，α 刺激薬のうち，どの方法で治療するのが適切であるかを考えるうえで，TEE が役立つ．
3. 弁周囲リークの検索や形成弁の機能評価

F. 血行動態があまり良好でない場合には，麻酔科医は心筋収縮力の評価と強心薬の必要性について，外科医と協力して検討する[157]．心筋機能が十分な場合は，輸液によって前負荷を適正化するだけで血行動態は改善する．最初は CPB から送血すればよい．プロタミン投与後は，CPB 回路内の残血をセルセーバーで処理した後，患者に戻す．処理が間に合わない場合には，血管内容量を保つために膠質液を用いる．ヘタスターチは出血量と輸血の必要性を増すことが明らかにされており，アルブミンのほうがよい[158]．
1. CPB から離脱後は直視下で心臓をよく観察し，Swan-Ganz カテーテルで心拍出量と充満圧を経時的に評価し，さらに TEE で心室機能を評価して問題がないかを検索する．例えば，新たに発生した局所的な壁運動異常は，手技上の問題によるグラフト血流不足を示唆するが，そのような問題は修正可能である．心腔内に気泡がある場合，右冠動脈に流れ込んで右室の機能障害と拡張を引き起こすことも少なくない．CPB を少し延長して大動脈やバイパスグラフトの脱気をはかることで十分である．これは僧帽弁手術では珍しいことではない．
2. TEE による評価と心拍出量測定にもとづく輸液負荷は，その後の循環管理を進めるうえで，適正な充満圧を得るのに大いに役立つ．ただし心機能が回復するとともに，充満圧は最終的に低下する．覚えておくべきことは，虚血性の心停止後は心臓のコンプライアンスが低下し，適正な血管内容量を得るためには高めの充満圧が必要になるということである．
3. 必要な場合には，エピネフリン（$1〜2\mu g/min$）やドブタミン（$5〜10\mu g/kg/min$）などのカテコールアミンを用いた強心薬投与を始める．それでも心機能が不十分な場合には，心負荷を軽減して強心作用を発揮するイナムリノンやミルリノンがきわめて有用である．これらの薬物を CPB 離脱直前から投与しておくと，術後の心機能低下や酸素運搬能低下が改善され，カテコールアミン投与の必要性を軽減することができることが示唆されている[159]．
4. 心機能が不十分な場合には，CPB を再開して負荷を軽減しながら心臓の再灌流を行うと，しばしば心室機能の改善をみる．それでも心機能が改善しなければ，一般的には IABP 装着が必要になる．以上のすべてが失敗した場合には，循環補助装置の使用を考える．

G. プロタミンはヘパリンの作用を中和する多価陽イオンのペプチドであり，ACT をコントロール値まで戻すために，通常は 1：1（mg/mg）の割合で投与する．ヘパリンが完全に中和されていても，血小板減少や凝固障害が強い患者では，ACT は延長したままの場合がある．血小板機能が正常な場合には，中等度の血小板減少があっても ACT は延長しないが，CPB 後の血小板機能異常が伴えば ACT は延長すると思われる[160]．し

たがって，ACT の軽度延長を認めた場合にプロタミンを追加投与しても，ACT は必ずしもコントロール値に戻るとは限らない．

1. Medtronic Hepcon システムにより，ヘパリン-プロタミン滴定試験を行い，血中のヘパリン濃度測定と，残存ヘパリンの中和に必要なプロタミン量の計算ができる．この測定装置を用いると，ヘパリン投与量にもとづく経験的なプロタミン投与量決定法に比べて，少なめの投与となる．これにより，ヘパリン過剰が原因ではない ACT 延長に対して，プロタミンを投与することが避けられる．より少量のプロタミン使用により血小板のトロンビンに対する反応性が回復し，血小板の α-顆粒分泌が抑制されることが知られている[161]．
2. ヘパリンの効果残存が ACT 延長の原因になることもある．したがって，少量のプロタミンを投与して ACT をコントロール値に戻そうと試みることも，的外れとはいえない．セルセーバーで処理された血液は少量のヘパリンを含むため（10%以下のヘパリンが残留する），プロタミンの追加（約 50mg）がその作用を中和するのに役立つことがある．
3. プロタミンによる中和後に血中ヘパリン濃度が再上昇した場合，"ヘパリン反跳" が生じている可能性がある．これは CPB 中に大量のヘパリンを投与した患者で生じやすく，さらに肥満患者で頻発する[162]．プロタミンの半減期が 5 分と短いことも，その原因と考えられる[163]．このような場合，一般的に ACT や PTT が延長し，プロタミンの追加投与で中和される．
4. プロタミン自体に抗凝固作用があり縦隔出血を引き起こしかねないため，大量のプロタミンを漫然と追加投与するのは好ましくない．一般的に，プロタミンによる出血傾向はヘパリンとの投与量比が 3:1 を超えると現れるが，プロタミンによる PT 延長は，投与量比が 1.5:1 を超えると起こりうることがわかっている[164]．
5. 血行動態に関する研究により，プロタミンの静脈内投与は肺からのヒスタミン遊離を引き起こして SVR と血圧の低下をもたらすこと，これは動脈内投与では起こらないことがわかっている[165]．一方，プロタミンの動脈内投与は，静脈内投与と比べて血行動態に特に有利な点はないとする研究[166]もある．

H. **プロタミン特異反応**はまれであり，その発生はしばしば予測できない．しかし，中間型（NPH）インスリンの使用（発症のリスクは 30～50 倍と考えられる），魚や薬物に対するアレルギー，プロタミン投与の既往，精管切除の既往がある患者で起こりやすいことが明らかになっている[167～169]．プロタミン特異反応が起こると周術期死亡率が高くなるため，その発症の可能性を念頭におくこと，さらに一度発症した場合には迅速に対応することが重要である[170, 171]．

1. Ⅰ型：急速投与による低血圧（CPB 後に完全中和量を 3 分間以下で投与した場合）．これはヒスタミンに関連する SVR と PVR の低下による．プロタミンを 10～15 分かけて投与すると血圧低下を起こさない場合があり，また，α 刺激薬で軽減される．
2. Ⅱ型：アナフィラキシーあるいはアナフィラキシー様反応により，低血圧，頻脈，気管支攣縮，皮膚紅潮，肺水腫などが起こる．
    a. ⅡA：IgE や IgG が関与する特異的アナフィラキシー反応．遊離されたヒスタミン，ロイコトリエン，キニンが全身の毛細管透過性を亢進させ，低血圧と肺水腫を引き起こす．投与後 10 分以内に起こることが多い．

b. ⅡB：即時型の非免疫学的なアナフィラキシー様反応
　　c. ⅡC：一般的にプロタミン投与開始後20分以上を経てから起こる遅延型反応であり，補体の活性化やロイコトリエンの遊離に関連すると考えられる．喘鳴，循環血液量減少と，肺毛細管透過性の亢進による非心原性肺水腫が起こる．
3. Ⅲ型：非常に重篤な肺血管収縮による肺動脈圧上昇，末梢血管拡張による低血圧，左房圧低下，右室拡大と心筋抑制が起こる．この反応はプロタミン投与開始後約10～20分で起こることが多い．ヘパリン-プロタミン複合体が補体を活性化し，それにより白血球の凝集とリポソーム酵素の遊離が引き起こされ，肺組織が傷害されて肺水腫が起こるのではないかと考えられている．アラキドン酸経路の活性化により，トロンボキサンが産生されて肺血管が収縮する．肺血管収縮はふつう約10分程度で消退する．
4. 一般的に，プロタミン特異反応の予防は不可能である．皮内反応はまったく役に立たない．リスクが高いと思われる患者では，Ⅱ型反応は抗ヒスタミン薬（シメチジン300mg静注，ジフェンヒドラミン50mg静注）とステロイド（ヒドロコルチゾン100mg静注）の予防的投与で反応を減弱できる可能性がある．これは一般的によく行われているが，臨床的に有効であると判明しているわけではない．
5. プロタミン特異反応の治療の一環として，血行動態の異常に対する治療を行う．低灌流，空気塞栓，心筋保護の失敗，弁機能異常といった別の原因による血行動態異常としっかり鑑別する．体血圧を維持する一方で，肺血管収縮がある場合にはそれを治療する．CPB再開の準備がしばしば必要になる．次にあげる対処が効果的な場合がある．
　　a. SVRの維持と多少の強心作用を目的に，塩化カルシウム500mgを静注する．
　　b. SVRを維持するために，α刺激薬（フェニレフリン，ノルエピネフリン）を投与する．
　　c. 強心作用をもつβ刺激薬は，PVRも減少させる（低用量エピネフリン，ドブタミン，イナムリノン，ミルリノン）．
　　d. 前負荷と肺動脈圧を軽減する薬物（ニトログリセリン，PGE_1，一酸化窒素）を投与する[172]．
　　e. 喘鳴に対してアミノフィリンを投与する．
　　f. プロタミン特異反応の中和目的で，ヘパリン再投与が行われている[173,174]．

I. **抗凝固中和の代替法**：ヘパリンの中和を行わずに凝固因子を投与するという単純な方法は，ヘパリン化による出血傾向の緩和に十分なこともあるが[175]，プロタミンを使用せずに止血を試みる方法が，これまでにいくつか試されてきた．
1. **ヘパリナーゼ-Ⅰ**はヘパリン分解酵素であり，血行動態に影響することなく用量依存性にACTを短縮する．7～10mg/kgの1回静注が行われる．ACTは正常値に回復するが，抗Xa因子活性は70％だけ中和され（プロタミンは100％中和する），抗Ⅱa因子活性はゼロに戻る．これはプロタミンに代わる確実な代替薬物である[176]．
2. **遺伝子組換え血小板第4因子**は，多価陽イオン・多価陰イオン相互作用でヘパリンを中和する．ヘパリンの3倍量を投与すると中和できる[177]．
3. **ヘパリン除去装置**が開発されており，数例のプロタミン感受性症例で臨床的に使用されている．この装置は，右房に留置されたダブルルーメンカテーテルおよび，静脈-静脈回路を用いる．装置には分離槽があり，ヘパリンがポリL-リジンと結合して血中から除去される[178,179]．

4. プロタミンアレルギーの患者数例に対して**ヘキサジメトリン**が緊急避難的に用いられてきたが，米国での臨床で使用することはできない[180]。
  5. 低分子プロタミン製薬がイヌの実験モデルで検討されており，非免疫学的な機序による血行動態への悪影響を伴わずに，ヘパリンの作用を効果的に中和することが明らかになっている[181]。

J. **凝固障害の治療**：術前に凝固障害がない患者に対して注意深く手術を行い，抗線溶薬を常用すると，術後出血は最小限に抑えられる。しかし，CPB 後はすべての症例において，多少なりとも凝固障害が起こる。一般論として，CPB が長いほど，また CPB 中の輸血必要量が多いほど，凝固障害も強くなる。さらに術前の投薬，特に汎用されている抗血小板薬は止血を難しくする。
  1. ほとんどの麻酔科医は，術中の凝固障害を"散弾銃方式"で治療する。プロタミンの追加投与と，血小板，新鮮凍結血漿，時にはクリオプレシピテートの投与がこれにあたる。しかし最善の方法は，止血障害の原因に応じてこれらを使い分けることである。例えば，アスピリンやクロピドグレル服用患者，尿毒症患者には，まず血小板輸血を行う。術前にワルファリン使用や肝障害のある症例，また CPB 中に多量の輸血を行った患者では，新鮮凍結血漿を投与する。尿毒症患者には，デスモプレシンが有効なこともある（9章参照）。
  2. "出血傾向"は通常，このようなやり方で食い止めることができるが，原因検索のための検査を行って止血障害の原因を特定し，それに応じた直接的な治療を行うほうが，より科学的かつ経済的である。PT，APTT 測定と血小板数計測を行う機器があり，なかには血小板機能を測定できる機種もある[114, 182, 183]。トロンボエラストグラムなど他の検査を用いると止血障害の正確な原因を突き止めることができるが，トロンボエラストグラムは時間がかかるのでほとんど用いられない。
  3. アスピリン，クロピドグレル，さらに糖タンパクⅡb/Ⅲa 阻害薬に関連する出血と凝固障害の治療に関しては，87〜92 ページで詳しく解説する。

Ⅸ. オフポンプ手術の麻酔管理 (Box4.2) [184]

A. モニタリングに関して
  1. CPB 下の手術とは対照的に，胸骨正中切開によるオフポンプ手術では，心臓による十分な全身血液灌流を常に維持する必要がある。心臓のポジショニング，心筋虚血，心室性不整脈，出血，弁逆流などにより，血行動態が悪化することがある。
  2. 心臓を不自然な位置へ偏位させる際に起こりうる心筋虚血や機能障害を十分に監視するためには，CPB 下手術に比べて，綿密なモニタリングが必要となる。Swan-Ganz カテーテルによる心拍出量，および混合静脈血酸素飽和度の連続測定は必須である。これによって，輸液負荷や薬物投与の適応が明確に判断できる。薬物を用いて血圧と心拍数を適当に維持するだけでは十分ではなく，それどころか，心臓が虚血に陥った場合や心室細動に向けて急激に悪化する場合にみられる前駆症状を，しばしば見落としてしまうことにつながる。
  3. TEE は，血管吻合中の局所的な壁運動異常発症を評価するのに有用である。麻酔科

Box4.2　オフポンプ手術における麻酔管理の要点

1. 心拍出量と混合静脈血酸素飽和度の連続測定
2. 経食道心エコー法
3. 抗線溶薬（おそらく効果がある）
4. ACT 300秒の低用量ヘパリン化
5. 短時間作用性の麻酔薬
6. 正常体温の保持
7. リドカインとマグネシウムによる不整脈予防
8. ペーシングの準備
9. 輸液，α刺激薬，強心薬による血行動態の維持
10. 外科医に辛抱強く付き合い，精神的に援助する！

医はTEEに習熟しておくべきであり，問題が起こればすぐに，外科医とコミュニケーションをはからなければならない．一般的には問題解決のための手段を講じることが可能であり，血流改善のためにしばしばシャントがおかれる．血行遮断中はTEEにより，左冠動脈系の血行再建では左室の局所的機能異常や急性MRの発症を，右冠動脈系の再建では右室や下壁の壁運動障害を評価する．血行再建後も局所的な壁運動異常が持続する場合，吻合の技術的な問題が疑われる．右室と左室の機能評価には，中部食道からの断層像が最もよい．心臓を胸郭外へ吊り上げる場合は，経胃像は役に立たない[33]．

B. **麻酔薬**はCPB下の手術で用いるものと同様であるが，抜管予定に応じて，より短時間作用性の薬物を用いることがある．手術室での抜管も可能だが，手術終了時そしてICUにおける数時間の間，プロポフォールによる鎮静を行い，その後抜管を検討するのが一般的である．

C. 組織因子の放出と外因系経路の活性化により血液凝固が亢進するため，オフポンプ手術ではヘパリン化が必須である．ヘパリンの必要量と許容できるACTの最短値はまだ明確になっていない．ACTを300秒のレベルまで延長させるには，一般的には2.5mg/kgのヘパリンを投与すれば十分である．CPBに伴う血液希釈，血小板機能障害，線溶などが生じないことから，オフポンプ冠動脈バイパス術（OPCAB）後の血栓傾向に関心が集まっている．こうした血栓傾向は，手術そのものによる血小板凝集活性化や，フィブリノーゲン，その他の急性相反応物質活性化が関与しているものと考えられる[185～189]．しかし300秒以上のACTでは，このような異常がグラフト閉塞など臨床問題につながる可能性はないと考えられる[112]．

D. オフポンプ手術では，**抗線溶療法**はなお十分に検討されてはいないが，いくつかの研究から，アプロチニンやトラネキサム酸が出血の軽減に有効であることが示されている[71,72]．血液が体外循環回路によって活性化されることはないが，実際にヘパリンは線溶を誘導するので，抗線溶薬を使用すれば，その効果を期待できると思われる．多くの専門

病院で OPCAB に対して ε-アミノカプロン酸が常用されている。

E. 開胸手術中は**体温**が変動しやすいが，不整脈，出血，ICU 入室後のシバリングを予防するために，可能なかぎり正常体温に近く保つべきである。室温は 24℃ 付近まで上げて加温ブランケット類を使用する。清潔な加温ブランケットや，Arctic Sun 体温制御システムなどの加熱装置を用いる[190]。輸液はすべて温め，呼吸回路に加温・加湿器を装着する。

F. **血行動態の維持**：心臓を偏位させる際は，患者をトレンデレンブルグ位として手術台を右下へ傾ける。心臓を適切に吊り上げるために深部の心膜に糸をかける。心臓を頭側右方向へ回転するために，心尖部吸引装置も使われる。頭低位では中心静脈圧と肺動脈圧が上昇するので，過剰輸液でさらに圧を上げないように注意する。正確な圧測定のためには，トランスデューサの位置調整が必要なこともある。脳浮腫発症の危険性を念頭におくべきである。
  1. 不整脈の閾値を上げるために，マグネシウムとリドカインを投与する。
  2. 冠動脈，特に側副血行路の血流維持のために，収縮期圧を 120〜140mmHg に保つ。輸液負荷を行ってもよいが，通常は α 刺激薬を十分に使う。
  3. 心臓の偏位により徐脈が心配される場合に，心房にペーシングワイヤーを置くことがある。経食道ペーシングを使う場合もある。最新のスタビライザーを用いると，徐脈にする必要はあまりない。しかし，頻脈はコントロールしなければならない。心ブロックに備えて，心室ペーシングの準備を整える。
  4. 心臓を偏位させている間は心電図モニターや TEE 断層像の解釈が難しいため，虚血を見つけにくい場合がある。SvO_2 低下は，心臓に過剰な負担が強いられている際にみられる最初の徴候の 1 つである。吻合操作中の冠動脈内シャントあるいは大動脈-冠動脈シャント留置は，遠位部の虚血を改善する。右冠動脈遠位部の手術では，房室結節の血流障害により心ブロックが起こるため，このようなバイパス留置がさらに必要となる。心室機能異常が疑われた段階ですぐに外科医へ警告し，予防的シャント留置が行われていなければ直ちに留置し，虚血を最小限に食い止めるよう努める。
  5. 強心薬が必要な場合には，まず低用量のエピネフリンを投与し，さらに必要であればイナムリノンかミルリノンを投与する。左冠動脈主幹部の高度狭窄などリスクの高い症例では，予防的な IABP が有用なことがある[191]。重篤な合併症などから OPCAB がきわめて望ましい場合を除き，血行動態が安定しない場合には，CPB 下の手術へ直ちに切り替えるほうがよい場合もある。

G. OPCAB 中は，**出血**に気づかないことがある。出血はセルセーバーで回収して輸血する。1L 程度の出血がセルセーバーにたまることも珍しくない。

H. 一般的に，**近位部の吻合**は最後に行われる。大動脈損傷とアテローム塞栓のリスクを最小限にするために，サイドクランプを掛ける際の収縮期圧は 80〜90mmHg 程度とする。低血圧麻酔は腎機能障害のリスクを高くすることがある。グラフトの大動脈吻合からクランプ解除までの間は末梢血流が障害され，この間患者は不安定となる。

I. プロタミンはヘパリンと1:1の割合で投与する。吻合部が止血されていれば，出血は最小限である。ペーシングワイヤーを心房と心室に置き，胸郭ドレーンを留置して閉胸する。

J. 手術室で抜管することもあるが，ICU入室後数時間プロポフォールを持続投与するのが一般的である。体温が正常で血行動態が安定しており，出血がみられなければプロポフォールを徐々に減量し，続いて人工呼吸からの離脱と抜管の標準的な手順を踏む。ほとんどの患者は，2〜3時間以内に抜管できる。

文 献

1. Gibbs NM, Weightman WM, Thrackray NM, Michalopoulos N, Weidmann C. The effects of recent aspirin ingestion on platelet function in cardiac surgical patients. J Cardiothorac Vasc Anesth 2001;15:55-9.
2. Weightman WM, Gibbs NM, Weidmann CR, et al. The effect of preoperative aspirin-free interval on red blood cell transfusion requirements in cardiac surgical patients. J Cardiothorac Vasc Anesth 2002;16:54-68.
3. Kincaid EH, Monroe ML, Saliba D, Kon N, Byerly WG, Reichert MG. Effects of preoperative enoxaparin versus unfractionated heparin on bleeding indices in patients undergoing coronary artery bypass grafting. Ann Thorac Surg 2003;76:124-8.
4. Chun R, Orser BA, Madan M. Platelet glycoprotein IIb IIIa inhibitors: overview and implications for the anesthesiologist. Anesth Analg 2002;95:879-88.
5. Sreeram GM, Sharma AD, Slaughter TF. Platelet glycoprotein IIb/IIIa antagonists: perioperative implications. J Cardiothorac Vasc Anesth 2001;15:237-40.
6. Loeb HS, Saudye A, Croke RP, et al. Effects of pharmacologically-induced hypertension on myocardial ischemia and coronary hemodynamics in patients with fixed coronary obstruction. Circulation 1978;57:41-6.
7. Sanchez R, Wee M. Perioperative myocardial ischemia: early diagnosis using the pulmonary artery catheter. J Cardiothorac Vasc Anesth 1991;5:604-7.
8. Stewart RD, Psyhojos T, Lahey SJ, Levitsky S, Campos CT. Central venous catheter use in low-risk coronary artery bypass grafting. Ann Thorac Surg 1998;66:1306-11.
9. Schwann TA, Zacharias A, Riordan CJ, Durham SJ, Engoren M, Habib RH. Safe, highly selective use of pulmonary artery catheters in coronary artery bypass grafting: an objective patient selection method. Ann Thorac Surg 2002;73:1394-1402.
10. Forrest AP, Lovelock ND, Hu JM, Fletcher SN. The impact of intraoperative echocardiography on an unselected cardiac surgical population: a review of 2343 cases. Anaesth Crit Care 2002;30:734-41.
11. Michel-Cherqui M, Ceddaha A, Liu N, et al. Assessment of the systematic use of intraoperative transesophageal echocardiography during cardiac surgery in adults: a prospective study of 203 patients. J Cardiothorac Vasc Anesth 2000;14:45-50.
12. Mishra M, Chauhan R, Sharma KK, et al. Real-time intraoperative transesophageal echocardiography: how useful? Experience of 5,016 cases. J Cardiothorac Vasc Anesth 1998;12:625-32.
13. Fanshawe M, Ellis C, Habib S, Konstadt SN, Reich DL. A retrospective analysis of the costs and benefits in cardiac surgery from routine intraoperative transesophageal echocardiography. Anesth Analg 2002;95:824-7.
14. Al-Tabbaa A, Gonzalez RM, Lee D. The role of state-of-the-art echocardiography in the assess-

ment of myocardial injury during and following cardiac surgery. Ann Thorac Surg 2001; 72: S2214-9.
15. Grigore AM, Grocott HP. Pro Epiaortic scanning is routinely necessary for cardiac surgery. J Cardiothorac Vasc Anesth 2002;14:87-90.
16. Wilson MJ, Boyd SY, Lisagor PG, Rubal BJ, Cohen DJ. Ascending aortic atheroma assessed intraoperatively by epiaortic and transesophageal echocardiography. Ann Thorac Surg 2000;70:25- 30.
17. Ramsey SD, Saint S, Sullivan SD, Dey L, Kelley K, Bowdle A. Clinical and economic effects of pulmonary artery catheterization in nonemergent coronary artery bypass graft surgery. J Cardiothorac Vasc Anesth 2000;14:113-8.
18. Tuman KJ, McCarthy RJ, Spiess BD, et al. Effect of pulmonary artery catheterization on outcome in patients undergoing coronary artery surgery. Anesthesiology 1989;70:199-206.
19. Spackman TN. A theoretical evaluation of cost-effectiveness of pulmonary artery catheters in patients undergoing coronary artery surgery. J Cardiothorac Vasc Anesth 1994;8:570-6.
20. Ruesch S, Walder B, Tramer MR. Complications of central venous catheters: internal jugular versus subclavian access: a systematic review. Crit Care Med 2002;30:454-60.
21. Wadsworth R, Littler C. Cardiac standstill, pulmonary artery catheterisation and left bundle branch block. Anaesthesia 1996;51:97.
22. Vedrinne C, Bastien O, De Varax R, et al. Predictive factors for usefulness of fiberoptic pulmonary artery catheter for continuous oxygen saturation in mixed venous blood monitoring in cardiac surgery. Anesth Analg 1997;85:2-10.
23. Balik K, Pachil J, Hendl J, Martin B, Jan P, Han H. Effect of the degree of tricuspid regurgitation on cardiac output measurements by thermodilution. Intensive Care Med 2002;28:1117-21.
24. Perings SM, Perings C, Kelm M, Strauer BE. Comparative evaluation of thermodilution and gated blood pool method for determination of right ventricular ejection fraction at rest and during exercise. Cardiology 2001;95:161-3.
25. Smythe WR, Gorman RC, DeCampli WM, Spray TL, Kaiser LR, Acker MA. Management of exsanguinating hemoptysis during cardiopulmonary bypass. Ann Thorac Surg 1999;67:1288-91.
26. Urschel JD, Myerowitz PD. Catheter-induced pulmonary artery rupture in the setting of cardiopulmonary bypass. Ann Thorac Surg 1993;56:585-9.
27. Mullerworth MH, Angelopoulos P, Couyant MA, et al. Recognition and management of catheter- induced pulmonary artery rupture. Ann Thorac Surg 1998;66:1242-5.
28. Sirivella S, Gielchinsky I, Parsonnet V. Management of catheter-induced pulmonary artery perforation: a rare complication in cardiovascular operations. Ann Thorac Surg 2001;72:2056-9.
29. Seward JB, Khandheria BK, Freeman WK, et al. Multiplane transesophageal echocardiography: image orientation, examination technique, anatomic correlations, and clinical applications. Mayo Clin Proc 1993;68:523-51.
30. Schneider AT, Hsu TL, Schwartz SL, Pandian NG. Single, biplane, multiplane, and three- dimensional transesophageal echocardiography. Echocardiographic-anatomic correlations. Cardiol Clin 1993;11:361-87.
31. Shanewise JS, Cheung AT, Aronson S, et al. ASE/SCA guidelines for performing a comprehensive intraoperative multiplane transesophageal echocardiography examination: Recommendations of the American Society of Echocardiography Council for Intraoperative Echocardiography and the Society of Cardiovascular Anesthesiologists Task Force for certification in perioperative transesophageal echocardiography. Anesth Analg 1999;89:870-84.
32. Oh JK, Seward JB, Tajik AJ. The Echo Manual, 2nd ed. Philadelphia: Lippincott Williams & Wilkins, 1999.

33. Shanewise JS, Zaffer R, Martin RP. Intraoperative echocardiography and minimally invasive cardiac surgery. Echocardiography 2002;19:579-82.
34. Koide Y, Keehn L, Nomura T, Long T, Oka Y. Relationship of regional wall motion abnormalities detected by biplane transesophageal echocardiography and electrocardiographic changes in patients undergoing coronary artery bypass graft surgery. J Cardiothorac Vasc Anesth 1996;10:719-27.
35. Tingleff J, Joyce FS, Pettersson G. Intraoperative echocardiographic study of air embolism during cardiac operations. Ann Thorac Surg 1995;60:673-7.
36. Brinkman WT, Shanewise JS, Clements SD, Mansour KA. Transesophageal echocardiography: not an innocuous procedure. Ann Thorac Surg 2001;72:1725-6.
37. Kallmeyer I, Morse CS, Body SC, Collard CD. Transesophageal echocardiography: associated gastrointestinal trauma. J Cardiothorac Vasc Anesth 2000;14:212-6.
38. Iafrati MD, Gordon G, Staples MH, et al. Transesophageal echocardiography for hemodynamic management of thoracoabdominal aneurysm repair. Am J Surg 1993;166:179-85.
39. Gravlee GP. Con: aprotinin should not be used in patients undergoing hypothermic circulatory arrest. J Cardiovasc Vasc Anesth 2001;15:126-8.
40. Mora Mangano CT, Neville NJ, Hsu PH, Mignea I, King J, Miller DC. Aprotinin, blood loss, and renal dysfunction in deep hypothermic circulatory arrest. Circulation 2001;104:1276-81.
41. Smith CR, Spanier TB. Aprotinin in deep hypothermic circulatory arrest. Ann Thorac Surg 1999;68:278-86.
42. Royston D. Pro: aprotinin should be used in patients undergoing circulatory arrest. J Cardiothorac Vasc Anesth 2001;15:121-5.
43. Sheinbaum R, Ignacio C, Safi HJ, Estrera A. Contemporary strategies to preserve renal function during cardiac and vascular surgery. Rev Cardiovasc Med 2003;4 (suppl 1):S21-8.
44. Marini CP, Levison J, Caliendo F, Nathan IM, Cohen JR. Control of proximal hypertension during aortic cross-clamping: its effect on cerebrospinal fluid dynamics and spinal cord perfusion pressures. Semin Thorac Cardiovasc Surg 1998;10:51-6.
45. Dhadphale PR, Jackson AP, Alseri S. Comparison of anesthesia with diazepam and ketamine vs. morphine in patients undergoing heart-valve replacement. Anesthesiology 1979;51:200-3.
46. Mourisse J, Booij L. Bispectral index detects period of cerebral hypoperfusion during cardiopulmonary bypass. J Cardiothorac Vasc Anesth 2003;17:76-8.
47. Sebel PS. Central nervous system monitoring during open heart surgery: an update. J Cardiothorac Vasc Anesth 1998;12:3-8.
48. Thomson IR, Harding G, Hudson RJ. A comparison of fentanyl and sufentanil in patients undergoing coronary artery bypass graft surgery. J Cardiothorac Vasc Anesth 2002;14:652-6.
49. Tritapepe L, Voci P, Di Giovanni C, et al. Alfentanil and sufentanil in fast-track anesthesia for coronary artery bypass graft surgery. J Cardiothorac Vasc Anesth 2002;16:157-62.
50. Howie MB, Cheng D, Newman MF, et al. A randomized double-blinded multicenter comparison of remifentanil versus fentanyl when combined with isoflurane/propofol for early extubation in coronary artery bypass graft surgery. Anesth Analg 2001;92:1084-93.
51. Guarracino F, Penzo D, De Cosmo D, Vardanega A, De Stefani R. Pharmacokinetic-based total intravenous anesthesia using remifentanil and propofol for surgical myocardial revascularization. Eur J Anaesthesiol 2003;20:385-90.
52. Howie MB, Michelson LG, Hug CC Jr, et al. Comparison of three remifentanil dose-finding regimens for coronary artery surgery. J Cardiothorac Vasc Anesth 2003;17:51-9.
53. Geisler FE, de Lange S, Royston D, et al. Efficacy and safety of remifentanil in coronary artery bypass graft surgery: a randomized, double-blind dose comparison study. J Cardiothorac Vasc

Anesth 2003;17:60-8.
54. Myles PS, Hunt JO, Fletcher H, et al. Remifentanil, fentanyl, and cardiac surgery: a double-blinded, randomized controlled trial of costs and outcomes. Anesth Analg 2002;95:805-12.
55. Maitre PO, Funk B, Crevoisier C, Ha HR. Pharmacokinetics of midazolam in patients recovering from cardiac surgery. Eur J Clin Pharmacol 1989;37:161-6.
56. Engoren MC, Kraras C, Garzia F. Propofol-based versus fentanyl-isoflurane-based anesthesia for cardiac surgery. J Cardiothorac Vasc Anesth 1998;12:177-81.
57. De Hert S, ten Broecke PW, Mertens E, et al. Sevoflurane but not propofol preserves myocardial function in coronary surgery patients. Anesthesiology 2002;97:42-9.
58. Searle NR, Sahab P, Blain R, et al. Hemodynamic and pharmacodynamic comparison of doxacurium and high-dose vecuronium during coronary artery bypass surgery: a cost-benefit study. J Cardiothorac Vasc Anesth 1994;8:490-4.
59. Smith CE, Botero C, Holbook C, Pinchak AC, Hagen JF. Rocuronium versus vecuronium during fentanyl induction in patients undergoing coronary artery surgery. J Cardiothorac Vasc Anesth 1999;13:567-73.
60. Berntman L, Rosberg B, Shweikh I, Yousef H. Atracurium and pancuronium in renal insufficiency. Acta Anaesthesiol Scand 1989;33:48-52.
61. Kamibayashi T, Maze M. Clinical uses of alpha-2 adrenergic agonists. Anesthesiology 2000;93:1345-49.
62. Doufas AG, Lin CM, Suleman MI, et al. Dexmedetomidine and meperidine additively reduce shivering threshold in humans. Stroke 2003;34:1218-23.
63. Herr DL, Sum-Ping ST, England M. ICU sedation after coronary artery bypass graft surgery: dexmedetomidine- based versus propofol-based sedation regiments. J Cardiothorac Vasc Anesth 2003;17:576-84.
64. Flom-Halvorsen HI, Ovrum E, Oystese R, Brosstad F. Quality of intraoperative autologous blood withdrawal for retransfusion after cardiopulmonary bypass. Ann Thorac Surg 2003;76:744-8.
65. Laffey JG, Boylan JF, Cheng DCH. The systemic inflammatory response to cardiac surgery. implications for the anesthesiologist. Anesthesiology 2002;97:215-52.
66. Fillinger MP, Rassias AJ, Guyre PM, et al. Glucocorticoid effects on the inflammatory and clinical responses to cardiac surgery. J Cardiothorac Vasc Anesth 2002;16:163-9.
67. Halvorsen P, Raeder J, White PF, et al. The effect of dexamethasone on side effects after coronary revascularization procedures. Anesth Analg 2003;96:1578-83.
68. Tassani P, Richter JA, Barankay A, et al. Does high-dose methylprednisolone in aprotinin-treated patients attenuate the systemic inflammatory response during coronary artery bypass grafting? J Cardiothorac Vasc Anesth 1999;13:165-72.
69. Levi M, Cromheecke ME, de Jonge E, et al. Pharmacological strategies to decrease excessive blood loss in cardiac surgery: a meta-analysis of clinically relevant endpoints. Lancet 1999;354:1940-7.
70. Laupacis A, Fergusson D. Drugs to minimize perioperative blood loss in cardiac surgery: meta-analyses using perioperative blood transfusions as the outcome. The International Study of Perioperative Transfusions (ISPOT) Investigators. Anesth Analg 1997;85:258-67.
71. Casati V, Valle PD, Benussi S, et al. Effects of tranexamic acid on postoperative bleeding and related histochemical variables in coronary surgery: comparison between on-pump and offpump techniques. J Thorac Cardiovasc Surg 2004;128:83-91.
72. Englberger L, Markart P, Eckstein FS, Immer FF, Berdat PA, Carrel TP. Aprotinin reduces blood loss in off-pump coronary artery (OPCAB) surgery. Eur J Cardiothorac Surg

2002;22:545-51.
73. Rich JB. The efficacy and safety of aprotinin use in cardiac surgery. Ann Thorac Surg 1998;66: S6-11.
74. Alderman EL, Levy JH, Rich JB, et al. Analyses of coronary graft patency after aprotinin use: results from the International Multicenter Aprotinin Graft Patency Experience (IMAGE) trial. J Thorac Cardiovasc Surg 1998;116:716-30.
75. Landis RC, Asimakopoulos G, Poullis M, Haskard DO, Taylor KM. The antithrombotic and antiinflammatory mechanisms of action of aprotinin. Ann Thorac Surg 2001;72:2169-75.
76. Westaby S, Katsumata T. Editorial: aprotinin and vein graft occlusion: the controversy continues. J Thorac Cardiovasc Surg 1998;116:731-3.
77. Frumento RJ, O'Malley CMN, Bennett-Guerrero E. Stroke after cardiac surgery: a retrospective analysis of the effects of aprotinin dosing regimens. Ann Thorac Surg 2003;75:479-83.
78. Murkin JM, Lux J, Shannon NA, et al. Aprotinin significantly decreases bleeding and transfusion requirements in patients receiving aspirin and undergoing cardiac operations. J Thorac Cardiovasc Surg 1994;107:554-61.
79. Bidstrup BP, Hunt BJ, Sheikh S, Parratt RN, Bidstrup M, Sapsford RN. Amelioration of the bleeding tendency of preoperative aspirin after aortocoronary bypass grafting. Ann Thorac Surg 2000;69:541-7.
80. Dignan RJ, Law DW, Seah PW, et al. Ultra-low dose aprotinin decreases transfusion requirements and is cost effective in coronary operations. Ann Thorac Surg 2001;71:158-64.
81. Englberger L, Kipfer B, Berdat PA, Nydegger UE, Carrel TP. Aprotinin in coronary operation with cardiopulmonary bypass: does "low-dose" aprotinin inhibit the inflammatory response? Ann Thorac Surg 2002;73:1897-904.
82. Royston D, Cardigan R, Gippner-Steppert C, Jochum M. Is perioperative plasma aprotinin concentration more predictable and constant after a weight-related dose regimen? Anesth Analg 2001;92:830-6.
83. Nuttall GA, Fass DN, Oyen LJ, Oliver WC Jr, Ereth MH. A study of weight-adjusted aprotinin dosing schedule during cardiac surgery. Anesth Analg 2002;94:283-9.
84. Beath SM, Nuttall G, Fass N, Oliver OC Jr, Ereth MH, Oyen LJ. Plasma aprotinin concentrations during cardiac surgery: full- versus half-dose regimens. Anesth Analg 2000;92:257-64.
85. Smith PK. Overview of aprotinin. Innovative strategies to improve open-heart surgery outcomes. Symposium, Washington DC May 2002.
86. Schweizer A, Hohn L, Morel MR, Kalangos A, Licker M. Aprotinin does not impair renal haemodynamics and function after cardiac surgery. Br J Anaesth 2000;84:16-22.
87. Feindt PR, Walcher S, Volkmer I, et al. Effects of high-dose aprotinin on renal function in aortocoronary bypass grafting. Ann Thorac Surg 1995;60:1076-80.
88. O'Connor CJ, Brown DV, Avramov M, Barnes S, O'Connor HN, Tuman KJ. The impact of renal dysfunction on aprotinin. Pharmacokinetics during cardiopulmonary bypass. Anesth Analg 1999;89:1101-7.
89. Dietrich W, Jochum M. Effect of celite and kaolin on activated clotting time in the presence of aprotinin: activated clotting time is reduced by binding of aprotinin to kaolin (Letter). J Thorac Cardiovasc Surg 1995;1090:177-8.
90. Dietrich W, Spath P, Ebell A, Richter JA. Prevalence of anaphylactic reactions to aprotinin: analysis of two hundred forty-eight reexposures to aprotinin in heart operations. J Thorac Cardiovasc Surg 1997;113:194-201.
91. Cohen DM, Norberto J, Cartabuke R, Ryu G. Severe anaphylactic reaction after primary exposure to aprotinin. Ann Thorac Surg 1999;67:837-8.

92. Munoz JJ, Birkmeyer NJO, Birkmeyer JD, O'Connor GT, Dacey LJ. Is ε-aminocaproic acid as effective as aprotinin in reducing bleeding with cardiac surgery? A meta-analysis. Circulation 1999;99:81-9.
93. Casati V, Guzzon D, Oppizzi M, et al. Hemostatic effects of aprotinin, tranexamic acid and epsilon- aminocaproic acid in primary cardiac surgery. Ann Thorac Surg 1999;68:2252-7.
94. Butterworth J, James RL, Lin Y, Prielipp RC, Hudspeth AS. Pharmacokinetics of epsilon-aminocaproic acid in patients undergoing aortocoronary bypass surgery. Anesthesiology 1999;90:1624-35.
95. Bennett-Guerrero E, Spillane WF, White WD, et al. ε-aminocaproic acid administration and stroke following coronary artery bypass surgery. Ann Thorac Surg 1999;67:1283-7.
96. Garwood S, Mathew J, Barash PG, Hines R. Reduced blood loss at the expense of renal function: is epsilon-aminocaproic acid a blow to the kidney? Presented at the American Society of Anesthesiologists 1997 Annual meeting. San Diego, CA. October 1997.
97. Stafford-Smith M, Phillips-Bute B, Reddan DN, Black J, Newman MF. The association of epsilon-aminocaproic acid with postoperative decrease in creatinine clearance in 1502 coronary bypass patients. Anesth Analg 2000;91:1085-90.
98. Fiechter BK, Nuttall GA, Johnson ME, et al. Plasma tranexamic acid concentrations during cardiopulmonary bypass. Anesth Analg 2001;92:1131-6.
99. Zabeeda D, Medalion B, Sverdlow M, et al. Tranexamic acid reduces bleeding and the need for blood transfusion in primary myocardial revascularization. Ann Thorac Surg 2002;74:733-8.
100. Casati V, Guzzon D, Oppizzi M, et al . Tranexamic acid compared with high-dose aprotinin in primary elective heart operations: effects on perioperative bleeding and allogeneic transfusions. J Thorac Cardiovasc Surg 2000;120:520-7.
101. Wong BI, McLean RF, Fremes SE, et al. Aprotinin and tranexamic acid for high transfusion risk cardiac surgery. Ann Thorac Surg 2000;69:808-16.
102. Bechtel JFM, Prosch J, Sievers HH, Bartels C. Is the kaolin or celite activated clotting time affected by tranexamic acid? Ann Thorac Surg 2002;74:390-3.
103. Horrow JC, Van Riper DF, Strong MD, Grunewald KE, Parmet JL. The dose-response relationship of tranexamic acid. Anesthesiology 1995;82:383-92.
104. Karski JM, Dowd NP, Joiner R, et al. The effect of three different doses of tranexamic acid on blood loss after cardiac surgery with mild systemic hypothermia (32°C). J Cardiothorac Vasc Anesth 1998;12:642-6.
105. De Bonis M, Cavaliere F, Alessandrini F, et al. Topical use of tranexamic acid in coronary artery bypass operations: a double-blind, prospective, randomized, placebo-controlled trial. J Thorac Cardiovasc Surg 2000;119:575-80.
106. Kuitunen AH, Heikkila LJ, Salmenpera MT. Cardiopulmonary bypass with heparin-coated circuits and reduced systemic anticoagulation. Ann Thorac Surg 1997;63:438-44.
107. Aldea GS, Doursounian M, O'Gara P, et al. Heparin-bonded circuits with a reduced anticoagulation protocol in primary CABG: a prospective, randomized study. Ann Thorac Surg 1996;62:410-8.
108. Jobes DR, Safety issues in heparin and protamine administration for extracorporeal circulation. J Cardiothorac Vasc Anesth 1998;12:17-20.
109. Upchurch GR, Valeri CR. Khuri SF, et al. Effect of heparin on fibrinolytic activity and platelet function in vivo. Am J Physiol 1996;27:H528-34.
110. Warkentin TE. Pork or beef ? Ann Thorac Surg 2003;75:15-6.
111. Despotis GJ, Joist JH, Hogue CW Jr, et al. More effective suppression of hemostatic system activation in patients undergoing cardiac surgery by heparin dosing based on heparin blood

concentrations rather than ACT. Thromb Haemost 1996;76:902-8.
112. Cartier R, Robitaille D. Thrombotic complications in beating heart operations. J Thorac Cardiovasc Surg 2001;121:920-2.
113. Despotis GJ, Joist JH. Anticoagulation and anticoagulation reversal with cardiac surgery involving cardiopulmonary bypass: an update. J Cardiothorac Vasc Anesth 1999;13 (4Suppl I):18-29.
114. Shore-Lesserson L. Point-of-care coagulation monitoring for cardiovascular patients: past and present. J Cardiothorac Vasc Anesth 2002;16:99-106.
115. Dietrich W, Spannagl M, Schramm W, Vogt W, Barankay A, Richter JA. The influence of preoperative anticoagulation on heparin response during cardiopulmonary bypass. J Thorac Cardiovasc Surg 1991;102:505-14.
116. Williams MR, D'Ambra AB, Beck JR, et al. A randomized trial of antithrombin concentrates for treatment of heparin resistance. Ann Thorac Surg 2000;70:873-7.
117. Lemmer JR JH, Despotis GJ. Antithrombin III concentrate to treat heparin resistance in patients undergoing cardiac surgery. J Thorac Cardiovasc Surg 2002;123:213-7.
118. Sabbagh AH, Chung GK, Shuttleworth P, Applegate BJ, Gabrhel W. Fresh frozen plasma: a solution to heparin resistance during cardiopulmonary bypass. Ann Thorac Surg 1984;37:466-8.
119. Warkentin TE, Greinacher A. Heparin-induced thrombocytopenia and cardiac surgery. Ann Thorac Surg 2003;76:2121-31.
120. Bauer TL, Arepally G, Konkle BA, et al. Prevalence of heparin-associated antibodies without thrombosis in patients undergoing cardiopulmonary bypass surgery. Circulation 1997;95:1242-6.
121. Makoul RG, McCann RL, Austin EH, Greenberg CS, Lowe JE. Management of patients with heparin- associated thrombocytopenia and thrombosis requiring cardiac surgery. Ann Thorac Surg 1987;43:617-21.
122. Koster A, Meyer O, Fischer T, et al. One-year experience with the platelet glycoprotein IIb/IIIa antagonist tirofiban and heparin during cardiopulmonary bypass in patients with heparin-induced thrombocytopenia type II. J Thorac Cardiovasc Surg 2001;122:1254-5.
123. Mertzlufft F, Kuppe H, Koster A. Management of urgent high-risk cardiopulmonary bypass with heparin-induced thrombocytopenia type II and coexisting disorders of renal function: use of heparin and epoprostenol combined with on-line monitoring of platelet function. J Cardiothorac Vasc Anesth 2000;14:304-8.
124. Palatianos GM, Foroulis CN, Vassili MI, et al. Preoperative detection and management of immune heparin-induced thrombocytopenia in patients undergoing heart surgery with Iloprost. J Thorac Cardiovasc Surg 2003;127:548-54.
125. Koster A, Chew D, Grundel M, et al. An assessment of different filter systems for extracorporeal elimination of bivalirudin: an in vitro study. Anesth Analg 2003;96:1316-9.
126. Merry AF, Raudkivi PJ, Middleton NG, et al. Bivalirudin versus heparin and protamine in off-pump coronary artery bypass surgery. Ann Thorac Surg 2004;77:925-31.
127. Davis Z, Anderson R, Short D, Garber D, Valgiusti A. Favorable outcome with bivalirudin anticoagulation during cardiopulmonary bypass. Ann Thorac Surg 2003;75:264-5.
128. Vasquez JC, Vichiendilokkul A, Mahmood S, Baciewicz FA Jr. Anticoagulation with bivalirudin during cardiopulmonary bypass in cardiac surgery. Ann Thorac Surg 2003;74:2177-9.
129. Koster A, Chew D, Grundel M, Bauer M, Kuppe H, Speiss BD. Bivalirudin monitored with the ecarin clotting time for anticoagulation during cardiopulmonary bypass. Anesth Analg 2003;96:383-6.
130. Koster A, Merkle F, Hansen R, et al. Elimination of recombinant hirudin by modified ultrafiltration during simulated cardiopulmonary bypass: assessment of different filter systems. Anesth

Analg 2000;91:265-9.
131. Nuttall GA, Oliver WC Jr, Santrach PJ, et al. Patients with a history of type II heparin-induced thrombocytopenia with thrombosis requiring cardiac surgery with cardiopulmonary bypass: a prospective observational case series. Anesth Analg 2003;96:344-50.
132. Koster A, Hansen R, Kuppe H, Hetzer R, Crystal GJ, Mertzlufft F. Recombinant hirudin as an alternative for anticoagulation during cardiopulmonary bypass in patients with heparin-induced thrombocytopenia type II: a 1-year experience in 57 patients. J Cardiothorac Vasc Anesth 2000;14:243-8.
133. Kieta DR, McGammon AT, Holman WL, Nielson VG. Hemostatic analysis of a patient undergoing off-pump coronary artery bypass surgery with argatroban anticoagulation. Anesth Analg 2003;96:956-8.
134. Furukawa K, Ohteki J, Hirahara K, Narita Y, Koga S. The use of argatroban as an anticoagulant for cardiopulmonary bypass in cardiac operations. J Thorac Cardiovasc Surg 2001;122:1255-6.
135. Olin DA, Urdaneta F, Lobato EB. Use of danaparoid during cardiopulmonary bypass in patients with heparin-induced thrombocytopenia. J Cardiothorac Vasc Anesth 2000;14:707-9.
136. Ariano RE, Bhattacharya SK, Moon M, Brownwell LG. Failure of danaparoid anticoagulation for cardiopulmonary bypass. J Thorac Cardiovasc Surg 2000;119:167-8.
137. Loeckinger A, Kleinsasser A, Lindner KH, Margreiter J, Keller C, Hoermann C. Continuous positive airway pressure at 10 cm H_2O during cardiopulmonary bypass improves postoperative gas exchange. Anesth Analg 2000;91:522-7.
138. DiNardo JA, Wegner JA. Pro: low-flow cardiopulmonary bypass is the preferred technique for patients undergoing cardiac surgical procedures. J Cardiothorac Vasc Anesth 2001;15:649-51.
139. Cook DJ. Con: low-flow cardiopulmonary bypass is not the preferred technique for patients undergoing cardiac surgical procedures. J Cardiothorac Vasc Anesth 2001;15:652-4.
140. Schwartz AE, Sandhu AA, Kaplon RJ, et al. Cerebral blood flow is determined by arterial pressure and not cardiopulmonary bypass flow rate. Ann Thorac Surg 1995;60:165-70.
141. Schwartz AE. Regulation of cerebral blood flow during hypothermic cardiopulmonary bypass. Review of experimental results and recommendations for clinical practice. CVE 1997;2:133-7.
142. Reents W, Muellges W, Franke D, Babin-Ebell J, Elert O. Cerebral oxygen saturation assessed by near-infrared spectroscopy during coronary artery bypass grafting and early postoperative cognitive dysfunction. Ann Thorac Surg 2002;74:109-14.
143. Edmonds Jr HL. Cerebral oximetry provides early warning of oxygen delivery failure during cardiopulmonary bypass. J Cardiothorac Vasc Anesth 2002;16:204-6.
144. Talpahewa SP, Ascione R, Angelini GD, Lovell AT. Cerebral cortical oxygenation changes during OPCAB surgery. Ann Thorac Surg 2003;Nov;76(5):1516-22.
145. Yao FSF, Tseng CC, Woo D, Huang SW, Levin SK. Maintaining cerebral oxygen saturation during cardiac surgery decreased neurological complications. Anesthesiology 2001;95:A-152.
146. Lanier WL. Glucose management during cardiopulmonary bypass: cardiovascular and neurologic implications. Anesth Analg 1991;72:423-7.
147. Groban L, Butterworth J, Legault C, Rogers AT, Kon ND, Hammon JW. Intraoperative insulin therapy does not reduce the need for inotropic or antiarrhythmic therapy after cardiopulmonary bypass. J Cardiothorac Vasc Anesth 2002;16:405-12.
148. Garwood S, Swamidoss CP, Davis EA, Samson L, Hines RL. A case series of low-dose fenoldopam in seventy cardiac surgical patients at increased risk of renal dysfunction. J Cardiothorac Vasc Anesth 2003;17:17-21.
149. Caimmi PP, Pagani L, Micalizzi E, et al. Fenoldopam for renal protection in patients undergoing cardiopulmonary bypass. J Cardiothorac Vasc Anesth 2003;17:491-4.

150. Ranucci M, Soro G, Barzaghi N, et al. Fenoldopam prophylaxis of postoperative acute renal failure in high-risk cardiac surgery patients. Ann Thorac Surg 2004;78:1332-8.
151. Lassnigg A, Donner E, Grubhoger G, Presterl E, Druml W, Hiesmayr M. Lack of renoprotective effects of dopamine and furosemide during cardiac surgery. J Am Soc Nephrol 2000;11: 97-104.
152. Woo EB, Tang AT, el-Gamel A, et al. Dopamine therapy for patients at risk for renal dysfunction following cardiac surgery: science or fiction? Eur J Cardiothorac Surg 2002;22:106-11.
153. Aronson S, Blumenthal R. Perioperative renal dysfunction and cardiovascular anesthesia: concerns and controversies. J Cardiothorac Vasc Anesth 1998;12:567-86.
154. Wilkes NJ, Mallett SV, Peachey T, Di Salvo C, Walesby R. Correction of ionized magnesium during cardiopulmonary bypass reduces the risk of postoperative cardiac arrhythmia. Anesth Analg 2002;95:828-34.
155. Mohr R, Lavee J, Goor DA. Inaccuracy of radial artery pressure measurement after cardiac operations. J Thorac Cardiovasc Surg 1987;94:286-90.
156. Gravlee GP, Wong AB, Adkins TG, Case LD, Pauca AL. A comparison of radial, brachial, and aortic pressures after cardiopulmonary bypass. J Cardiothorac Anesth 1989;3:20-6.
157. Griffin MJ, Hines RL. Management of perioperative ventricular dysfunction. J Cardiothorac Vasc Anesth 2001;15:90-106.
158. Knutson JE, Deering JA, Hall FW, et al. Does intraoperative hetastarch administration increase blood loss and transfusion requirements after cardiac surgery? Anesth Analg 2000;80:801-7.
159. Kikura M, Sato S. The efficacy of preemptive milrinone or amrinone in patients undergoing coronary artery bypass grafting. Anesth Analg 2002;94:22-30.
160. Ammar T, Fisher CF, Sarier K, Coller BS. The effects of thrombocytopenia on the activated coagulation time. Anesth Analg 1996;83:1185-8.
161. Shigeta O, Kojima H, Hiramatsu Y, et al. Low-dose protamine based on heparin-protamine titration method reduces platelet dysfunction after cardiopulmonary bypass. J Thorac Cardiovasc Surg 1999;118:354-60.
162. Gravlee GP, Rogers AT, Dudas DM, et al. Heparin management protocol for cardiopulmonary bypass influences postoperative heparin rebound but not bleeding. Anesthesiology 1992;76: 393-401.
163. Butterworth J, Lin YA, Prielipp RC, Bennett J, Hammon JW, James RL. Rapid disappearance of protamine in adults undergoing cardiac operation with cardiopulmonary bypass. Ann Thorac Surg 2002;74:1589-95.
164. Vertrees RA, Engelman RM, Breyer RH, Johnson J III, Auvil J, Rousou JA. Protamine-induced anticoagulation following coronary bypass. Proc Am Acad Cardiovasc Perfusion 1986;7:94-7.
165. Frater RW, Oka Y, Hong Y, Tsubo T, Loubser PG, Masone R. Protamine-induced circulatory changes. J Thorac Cardiovasc Surg 1984;87:687-92.
166. Milne B, Rogers K, Cervenko F, Salerno T. The haemodynamic effects of intraaortic versus intravenous administration of protamine for reversal of heparin in man. Can Anaesth Soc J 1983; 30:347-51.
167. Kimmel SE, Sekeres MA, Berlin JA, et al. Risk factors for clinically important adverse events after protamine administration following cardiopulmonary bypass. J Am Coll Cardiol 1998;32: 1916-22.
168. Comunale ME, Maslow A, Robertson LK, Haering JM, Mashikian JS, Lowenstein E. Effect of site of venous protamine administration, previously alleged risk factors, and preoperative use of aspirin on acute protamine-induced pulmonary vasoconstriction. J Cardiothorac Vasc Anesth 2003;17:309-13.
169. Weiler JM, Gellhaus MA, Carter JG, et al. A prospective study of the risk of an immediate ad-

verse reaction to protamine sulfate during cardiopulmonary bypass surgery. J Allergy Clin Immunol 1990;85:713-9.
170. Kimmel SE, Sekeres M, Berlin JA, Ellison N. Mortality and adverse events after protamine administration in patients undergoing cardiopulmonary bypass. Anesth Analg 2002;94:1402-8.
171. Horrow JC. Protamine allergy. J Cardiothorac Anesth 1988;2:225-42.
172. Abe K, Sakakibara T, Miyamoto Y, Ohnishi K. Effect of prostaglandin E1 on pulmonary hypertension after protamine injection during cardiac surgery. Eur J Clin Pharmacol 1998;54:21-5.
173. Lock R, Hessell EA II. Probable reversal of protamine reactions by heparin administration. J Cardiothorac Anesthesia 1990;4:604-8.
174. Horrow JC. Heparin reversal of protamine toxicity: have we come full circle? J Cardiothorac Anesth 1990;4:539-42.
175. Mukadam ME, Pritchard P, Riddington D, et al. Management during cardiopulmonary bypass of patients with presumed fish allergy. J Cardiothorac Vasc Anesth 2001;15:512-9.
176. Heres EK, Horrow JC, Gravlee GP, et al. A dose-determining trial of heparinase-I (Neutralase ^{TM}) for heparin neutralization in coronary artery surgery. Anesth Analg 2001;93:1446-52.
177. Levy JH, Cormack JG, Morales A. Heparin neutralization by recombinant platelet factor 4 and protamine. Anesth Analg 1995;81:35-7.
178. Zwishchenberger JB, Vertrees RA, Brunston RL Jr, Tao W, Alpard SK, Brown PS Jr. Application of a heparin removal device in patients with known protamine hypersensitivity. J Thorac Cardiovasc Surg 1998;115:729-31.
179. Zwischenberger JB, Tao W, Deyo DJ, Vertrees RA, Alpard SK, Shulman G. Safety and efficacy of Safety and efficacy of a heparin removal device: a prospective randomized preclinical outcomes study. Ann Thorac Surg 2001;71:270-7.
180. Cooney A, Mann TJ. Recent experiences with hexadimethrine for neutralizing heparin after cardiopulmonary bypass. Anaesth Intensive Care 1999;27:298-300.
181. Lee LM, Chang LC, Wrobleski S, Wakefield TW, Yang VC. Low molecular weight protamine as nontoxic heparin/low molecular weight heparin antidote (III): preliminary in vivo evaluation of efficacy and toxicity using a canine model. AAPS PharmSci 2001;3:article 19.
182. Despotis GJ, Santoro SA, Spitznagel E, et al Prospective evaluation and clinical utility of on-site monitoring of coagulation in patients undergoing cardiac operation. J Thorac Cardiovasc Surg 1994;107:271-9.
183. Johi RR, Cross MH, Hansbro SD. Near-patient testing for coagulopathy after cardiac surgery. Br J Anaesth 2003;90:499-501.
184. Michelsen LG, Horswell S. Anesthesia for off-pump coronary artery bypass grafting. Semin Thorac Cardiovasc Surg 2003;15:71-82.
185. Mariani AM, Gu J, Boonstra PW, et al. Procoagulant activity after off-pump coronary operation: is the current anticoagulation adequate? Ann Thorac Surg 1999;68:1370-5.
186. Casati V, Gerli C, Franco A, et al. Activation of coagulation and fibrinolysis during coronary surgery: on-pump versus off-pump techniques. Anesthesiology 2001;95:1103-9.
187. Moller CH, Steinbruchel DA. Platelet function after coronary artery bypass surgery: is there procoagulant activity after off-pump compared with on-pump surgery? Scand Cardiovasc J 2003;37:149-53.
188. Kurlansky PA. Is there a hypercoagulable state after off-pump bypass surgery? What do we know and what can we do? J Thorac Cardiovasc Surg 2003;126:7-10.
189. Englberger L, Immer FF, Eckstein FS, Perdat PA, Haeberli A, Carrel TP. Off-pump coronary artery bypass operation does not increase procoagulant and fibrinolytic activity: preliminary results. Ann Thorac Surg 2004;77:1560-6.

190. Grocott HP, Mathew JP, Carver EH, et al. A randomized controlled trial of the Arctic Sun Temperature Management System versus conventional methods for preventing hypothermia during off-pump cardiac surgery. Anesth Analg 2004;98:298-302.
191. Babatasi G, Massetti M, Bruno PG, et al. Pre-operative balloon counterpulsation and off-pump coronary surgery for high-risk patients. Cardiovasc Surg 2003;11:145-8.

5 人工心肺

この50年で体外循環は，開心術中の全身灌流を保つ安全な手段として，目覚ましい進歩を遂げた．臓器や術後回復への影響など体外循環が及ぼす作用の多くが，分子生物学的および生物化学的レベルで解明された．弁膜症手術のほとんどは人工心肺（CPB）下に行われるが，冠動脈バイパス術ではCPBが及ぼす影響，特に脳神経機能への影響を考慮して，CPBを使用しない術式（オフポンプ手術）も進歩した（1章参照）[1]．しかしながら，依然としてバイパス手術の大半はCPB下で行われ，多くの外科医は，血行再建術の完全性やオフポンプ手術の実際のメリットに疑問を抱き，伝統的な手術手技に戻りつつある[2,3]．本章では，体外循環に関して必要な知識，および開心術での操作方法について解説する．

I. 概略

A. CPBとは，心肺が機能しない状況で酸素化した血流を全身に供給する体外循環装置のことである．CPBは，正常循環血液量の血液希釈と無拍動流を伴う．

B. 体外循環回路に血液が接触すると，カリクレイン，凝固系，補体系など多数のカスケードの活性化が起こる[4〜7]．これら一連の反応の一部として，サイトカイン前駆物質の放出や全身性の炎症反応が生じる．好中球-内皮細胞の接着は内皮細胞の活性化や機能障害に関与し，心筋再灌流障害，肺・腎機能障害，脳神経学的変化，全身的な毛細管漏出を引き起こす．幸いにも，これら変化が深刻な臨床的異常をもたらすことは少ない．しかし，長時間のCPBを要する患者，あるいは術後血行動態が安定しない患者では，全身性の炎症反応が数日間持続し，多臓器障害に至る可能性がある．

C. こうした障害は，膜型肺の使用，ヘパリンコート回路，遠心ポンプ，術中のステロイド投与，白血球除去フィルター，マンニトール投与により軽減される[8〜14]．セリンプロテアーゼ阻害薬であるアプロチニンは，高濃度で使用すると出血量が減少するだけでなく，炎症反応による障害の発生を抑制するといわれている[15,16]．

D. CPB回路の使用により，炎症反応に関与するXa因子やトロンビンが発生するため，適切なヘパリン化が行われても，潜在的にCPB自体が凝固系の活性因子となりうる．体外循環中に凝固因子や血小板が希釈されるうえに，血小板や線溶系が亢進し凝固機能異常が進行する．

II. 人工心肺回路

A. 体外循環回路は，ポリ塩化ビニル製チューブとポリカーボネートコネクタで構成される。ヘパリンコート回路（Duraflo II, Carmeda Bioactive Surface）またはポリコーティング回路（poly 2-methoxyethylacrylate，PMEA）は，生物学的適合性をもつように改良されており，補体，好中球，血小板の活性を抑制し，先行性炎症性メディエータの遊離を最小にする[11~14]。この回路の使用により，血小板活性や出血が軽減され，ハイリスク患者における呼吸機能・腎機能障害，脳神経学的変化が減少し，臨床的に有益であったと報告されている。しかし，低リスク患者における臨床的な有用性を否定する研究もある[15~23]。Duraflo II は Carmeda 回路よりヘパリン投与量が少なく[22]，少量のヘパリン化は安全管理上必須である[23~25]。低リスクの冠動脈バイパス術では，活性凝固時間（ACT）は 250 秒以上で十分とされるが，再手術や弁膜症手術などハイリスク症例では必ず 400 秒以上を保つ[26]。

B. ポンプには電解質輸液剤を充填する。プライミング量は平均 1,500～2,000mL である。プライミングに膠質液（アルブミンが一般的）を使用すると，膠質浸透圧の上昇と輸液量の減少が得られ，抜管までの時間が短縮される。また，フィブリノーゲン吸収の遅延や血小板活性の抑制により，出血の改善も期待できる[27]。ヘタスターチは周術期の出血量増加に関与するとされるため，アルブミンが好ましい[28]。

C. 静脈血は右房あるいは上下大静脈から落差で貯血槽内に脱血され，冷温水槽に接続する酸素化装置／熱交換器を通り，ローラーあるいは遠心ポンプによりフィルターを通過し，動脈へ送血される（図 5.1）。遠心ポンプを用いた積極的な脱血および吸引脱血では，脱血量が増えるため，最小限侵襲手術や小口径カニューレを用いる手術で，有効な手段となる。こうした技術を用いる際には，静脈回路への気泡吸い込みや見えない空気微小塞栓などへの警戒を怠ってはならない[29]。

D. ローラーポンプまたは遠心ポンプにより全身に血液が送られるが，拍動流を生み出す方法を併用しないかぎり，両システムとも非拍動流である。ローラーポンプは圧を感知しないため，流出路が閉塞すると回路内圧が上昇する。遠心ポンプは後負荷に応じて流量が変化し，流出路が閉塞すると自動的に流量が減少する。遠心ポンプのほうが血球破壊は少ないが，炎症反応や周術期の出血に対する影響はほとんど変わらない，といわれている[30,31]。

E. 出血した血液を吸引して貯血槽に回収し，血液や血液成分の損失を防いでポンプ用量を維持する。吸引回路は広く用いられているが，術野から吸引された血液には，脂肪，凝固活性化因子，先行性炎症性メディエータが大量に含まれている[32,33]。これらサイトカインは臨床経過の悪化に関与し，周術期の出血増加や脳神経学的な影響をもたらす可能性がある。特に回路内へ吸引された血液は，全身性の低血圧を引き起こすことに注意する。組織と接触して刺激された血液を吸引すると，トロンビン生成が亢進し凝固系が活性化され，炎症が促進され溶血が起こる[34]。吸引を使用しない場合，トロンビン生成や血小

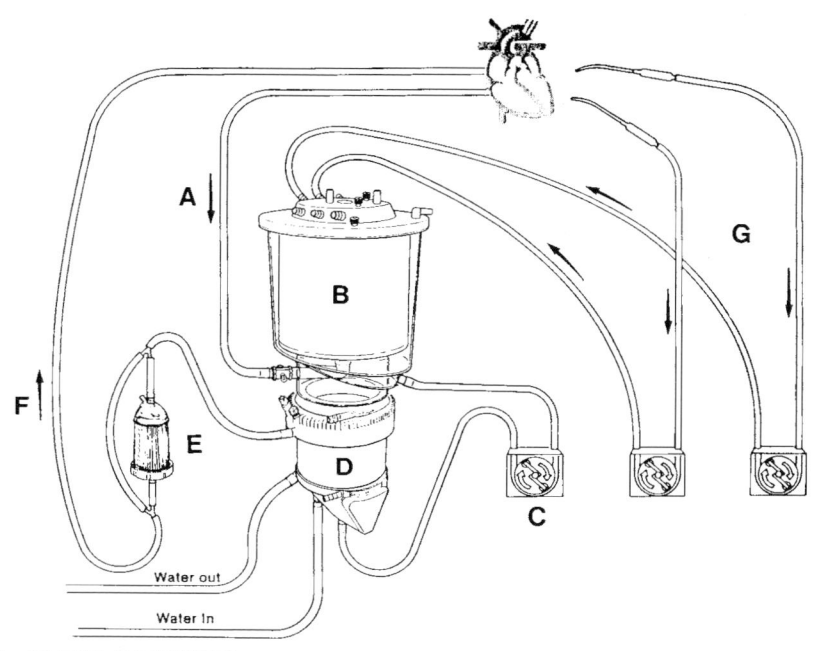

図 5.1　基本的な体外循環回路

血液は脱血回路（A）より落差で脱血され，貯血槽（B）内に流入する．ローラーポンプ（C）または遠心ポンプの回転により，人工肺／熱交換器（D）および送血フィルター（E）を通過し，送血回路（F）より返血される．吸引ライン（G）で心内ベントや術野の血液吸引を行う．

板の活性化，および全身性の炎症反応が減少することが示されている[35,36]．セルセーバー装置は血液を吸引し血球を洗浄する装置で，遠心分離中に凝固因子や血小板が失われるが，血球の損失を防ぎ，炎症反応に関与する因子や脂肪を除去することができる[37,38]．

F. 他の吸引回路は心内ベントに接続し，ローラーポンプで左室など心腔内の血液を積極的に吸引し，貯血槽内に回収する．このシステムは，心室の減圧や手術操作に有用である．

G. 酸素と圧縮空気は，ブレンダーを介して酸素化装置を通過する．F_{IO_2} を調節して適切な酸素濃度を維持する．ガス流量は，"sweep rate" に応じて調整する．sweep rate は全身血流量よりやや低めに設定し，P_{CO_2} 40mmHg 前後を目標に，血中の二酸化炭素を除去する．血液の活性化を最小限にとどめるため，場合によっては，ヘパリンやシリコンでコーティングされた生物学的適合性にすぐれた酸素化装置を選択する[39]．

H. CPB には，心筋保護液専用の熱交換器を装備する．異なる口径のチューブを同じローラーポンプに通し，ポンプ血と心筋保護液をあらかじめ選択した割合（4：1 など）で注入する．混合された心筋保護液を専用の熱交換器を通して，冷却または加温のうえ投与する．注入圧のモニタリングは必須で，特に逆行性心筋保護法の場合は冠静脈洞が破

Saint Vincent Hospital at Worcester medical Center
DEPARTMENT OF SURGERY
体外循環記録

- □ カルテのまとめと評価
- □ 心肺装置の電源プラグをコンセントに挿入する；バッテリーはあるか？ 正確に作動するか？
- □ 遠心ポンプの位置と装備の確認
- □ 手動用のL字型ハンドルの準備
- □ 回路接続は正しいか？ コネクターが外れないか？
- □ MPS装置の適切なセットアップと充填，塩化カリウムおよび硫酸マグネシウムの混注，温度
- □ 心筋保護チューブがポンプヘッドに正確にセットアップされているか？ 閉塞テストを行ったか？
- □ チューブクランプ鉗子の準備
- □ ガスラインの人工肺への接続，FIO_2とガス流量の決定
- □ 気化器の確認とイソフルランの充填
- □ 余剰ガス排出の準備
- □ 静脈血酸素飽和度モニター，電源の確認
- □ 静脈血酸素飽和度プローブ装着．作動するか？ 位置は適切か？
- □ 薬物，輸液，シリンジ，針，フィルターなどを適切に供給できるポンプカート
- □ 遠心ポンプ流量プローブ装着
- □ 酸素濃度の較正と電源確認
- □ 手術台上の回路との接続と確認，動静脈ループの充填
- □ 加温／冷却器の接続，充填，セッティング
- □ 部屋に氷を準備し，熱交換器に適当に加える
- □ 心筋保護液の準備と術者への確認
- □ Hepcon machineのセットアップ，適切な供給と患者データ入力
- □ 基準となるACTの測定，ヘパリン量の計算と麻酔科医への報告
- □ 麻酔科医によるヘパリン投与
- □ ヘパリン投与後のACT
- □ 動静脈ラインを遮断
- □ 貯血槽のセットアップ，正しい接続の確認
- □ 吸引とベントラインがポンプヘッドに正しく配置されているか？
- □ 送血管のオクルージョン確認
- □ 血液ガス分析のクオリティコントロール

署名：＿＿＿＿＿＿＿＿＿＿＿＿＿＿＿＿＿＿＿＿＿＿＿ 日付：＿＿＿＿＿＿

品名	製造者	ロットナンバー
酸素化装置：＿＿＿＿＿＿＿＿＿＿＿＿＿＿＿＿＿＿＿＿＿＿＿		
心筋保護液：＿＿＿＿＿＿＿＿＿＿＿＿＿＿＿＿＿＿＿＿＿＿＿		
回路：＿＿＿＿＿＿＿＿＿＿＿＿＿＿＿＿＿＿＿＿＿＿＿		
セルセーバー：＿＿＿＿＿＿＿＿＿＿＿＿＿＿＿＿＿＿＿＿＿＿＿		
血液濃縮器：＿＿＿＿＿＿＿＿＿＿＿＿＿＿＿＿＿＿＿＿＿＿＿		

図5.2 体外循環前のチェックリスト

裂しないように200mL/minで注入し，注入圧が40mmHgを超えないようにする．注入圧が非常に高い場合，回路のクランプやカテーテルの閉塞などがあることを示す．注入圧が低い場合は，カテーテルが抜けていることが多い．

I. CPB回路のその他の特徴は，以下のとおりである．
　1. 動静脈血液ガス分析検査，電解質，ヘマトクリット値，複数の部位の温度が表示でき

Saint Vincent Hospital at Worcester Medical Center
DEPARTMENT OF SURGERY
Perfusion Record

				Date	OR #	Case #	
				Preop Diagnosis		Procedure	
Surgeon		Anesthesiologist		Perfusionist		Assistant	
BSA	Ht.	Wt.	☐ M ☐ F	Age	Bld. Type	Preop Heparin: ☐ Yes ☐ No	
Labs	BUN/Creat	K	Glucose	WBC	HGB	Hct	Plts
PMH and Meds			On Pump	Xclamp On	IABP ☐ Preop ☐ Intraop	Art. Can.	Prime
			Off Pump	Xclamp Off	Inotropes ☐ Yes ☐ No	Ven. Can.	Blood ID #
			ECP Total	Xclamp Time	Defibx	Retro. Can	Cell Saver Vol.

Time
MAP/(L) Flows
Map X Flows *
100 5
90
80 4
70
60 3
50
40 2
30
20 1
10

Grafts | Flows

In-Line SVO₂%
Temp
Gas FiO₂%
Flow L/m
Labs pH A
Prebypass pCO₂ A
pO₂ A
HCO3 A
BE
Sat A
%
K+
Hct/Hgb
Glucose
iCa/Na+
ACT
Fluid Crystalloid
Colloid
ccs Blood
FFP
Urine
Hemoconc
Drugs HCO3
Heparin
Mannitol
Forane
CaCl
Lidocaine
Pressor (NEO)
Dilator (TNG)

Comments:

Cardioplegia: ☐ MPS ☐ 4:1
Time | Temp | Ant cc | Ret cc

Total Blood:
Cryst:

FORM #11132 (Rev. 11/00)

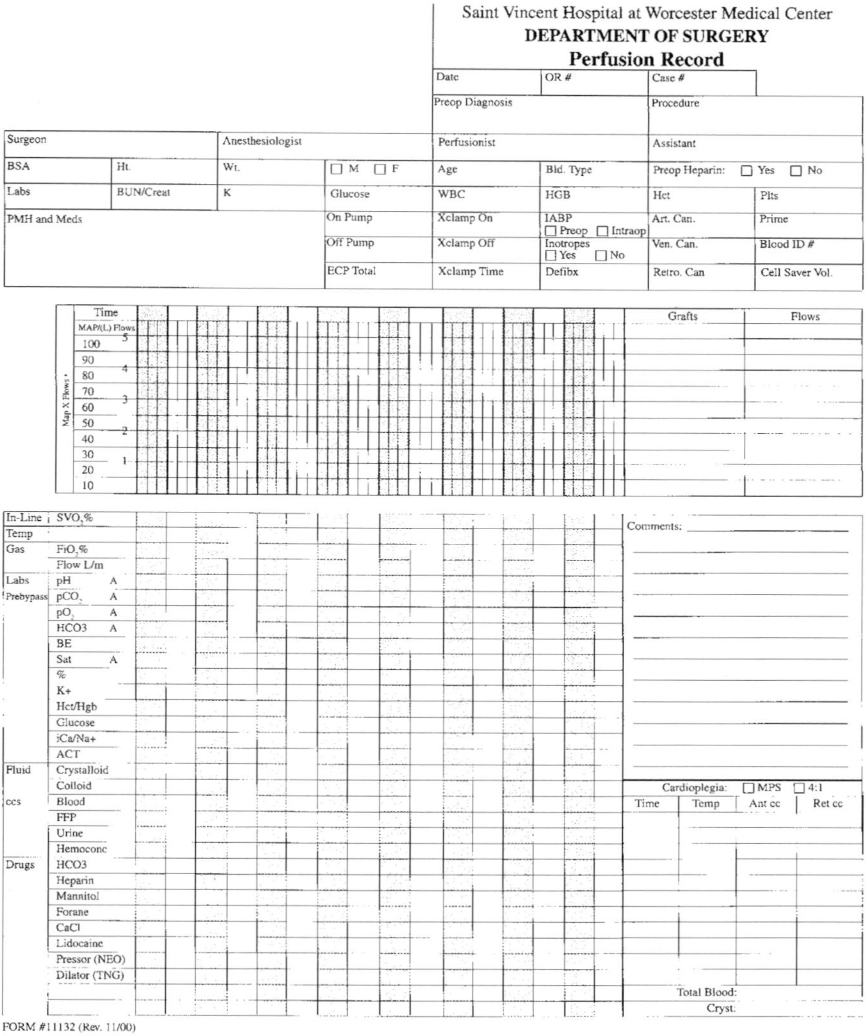

図 5.3 典型的な体外循環記録

るオンラインモニター。超低体温手術時に有用である。

2. セルセーバー装置と CPB を直接接続すると，ポンプ中の過剰な水分や手術終了時の回路内の血液をセルセーバー内に送り，遠心分離することができる。
3. 患者に送血する手前に必ず送血フィルター（一般的には 40 μm）を装着し，微小塞栓子を取り除く。微小塞栓子として空気，血液，微小血小板凝血塊，その他の粒子がある。微小脂肪塞栓子は吸引回路から大量に吸引されるが，20 μm フィルターで除去可能である[37, 38]。

4. 回路内の空気除去や血液うっ滞予防のため，再循環用の回路を組み込む．アプロチニンを投与する循環停止症例，および抗凝固薬としてトロンビン阻害薬を投与するヘパリン誘発性血小板減少症例で不可欠である．
5. 術前の水分バランスが過剰になった症例や腎不全症例では，血液フィルターや血液濃縮装置を回路内に組み込み，余分な水分を除去する．CPB の最後に限外濾過（MUF）を行い，回路内の血液を濃縮して脱血ラインから送血する場合もある[40,41]．

J. 体外循環技士 perfusionist は必ず術前に詳細なチェックリストを参照し，些細な点も見逃さないようにしなければならない．患者の生命は人工心肺という機器に委ねられている．CPB 操作状況を的確に記録しておくことが重要である（図 5.2，図 5.3）．

III. 人工心肺のためのカニュレーション

A. 動脈カニュレーションは一般的に，無名動脈分岐部手前の上行大動脈に行う（図 5.4）．カニューレのサイズは，送血回路の内圧やずり応力が最小となるように，患者の体表面積とポンプ流量にもとづいて選択する（表 5.1）．
  1. カニューレの形態にはさまざまな改良が加えられ，大動脈壁へのずり応力やジェット

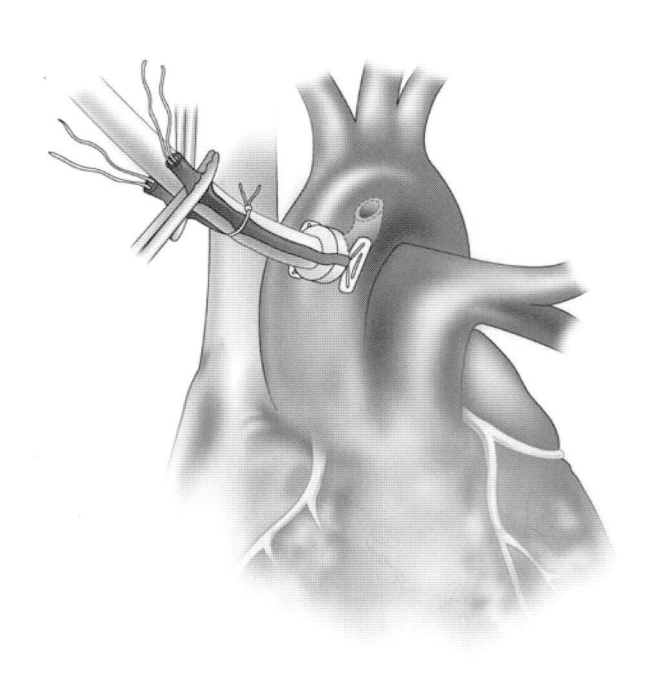

図 5.4 動脈カニュレーション
無名動脈分岐部手前に 2 本の巾着縫合を置き，その中心に送血管を挿入する．

表5.1 灌流量とカニューレサイズ

体表面積	静脈		動脈		灌流量 (L/min)
	2本脱血	1本脱血 (2-stage)	フレンチサイズ	メートル法 (mm)	
1.3	26 × 28	37/29	18	6.5	3.1
1.4					3.4
1.5	28 × 30				3.6
1.6					3.8
1.7	30 × 32	40/32	20		4.1
1.8					4.3
1.9	32 × 34				4.6
2.0					4.8
2.1					5.0
2.2					5.3
2.3	34 × 36	46/34	24	8.0	5.5
2.4					5.8
2.5					6.0
2.6					6.2

効果が最小になるよう設計されている（**図 5.5**）。先端に穴があるカニューレや，側面に複数の穴が開いているもの，また，出口の流速が低下するデザインのものもある（soft-flow cannula, dispersion cannula）[42]。後者のカニューレでは，理論的に脳塞栓症，特に左大脳半球のリスクが軽減する[43]。遠位部に小さな網が設けられたカニューレ（Embol-X, Edwards Lifesciences 社）は，大動脈遮断解除時に，塞栓子を捕捉するようにデザインされており，脳卒中の危険性を減少させることが示されている[44,45]。上行大動脈に高度な動脈硬化を認める症例では，カニューレ先端を左鎖骨下動脈を超える部位まで挿入する遠位弓部カニュレーションが，脳塞栓を減少させる方法として推奨されている[46]。

2. 術者の多くは術中に上行大動脈を触診し，アテローム性プラークや石灰化を検索するが，その信頼性は低い。経食道心エコー法（TEE）により突出したアテロームを同定することができるが，プラークの診断では大動脈壁直上からの超音波検査が原則である[47,48]。
3. 上行大動脈カニュレーションが不適切な場合，その他の部位を検討しなければならな

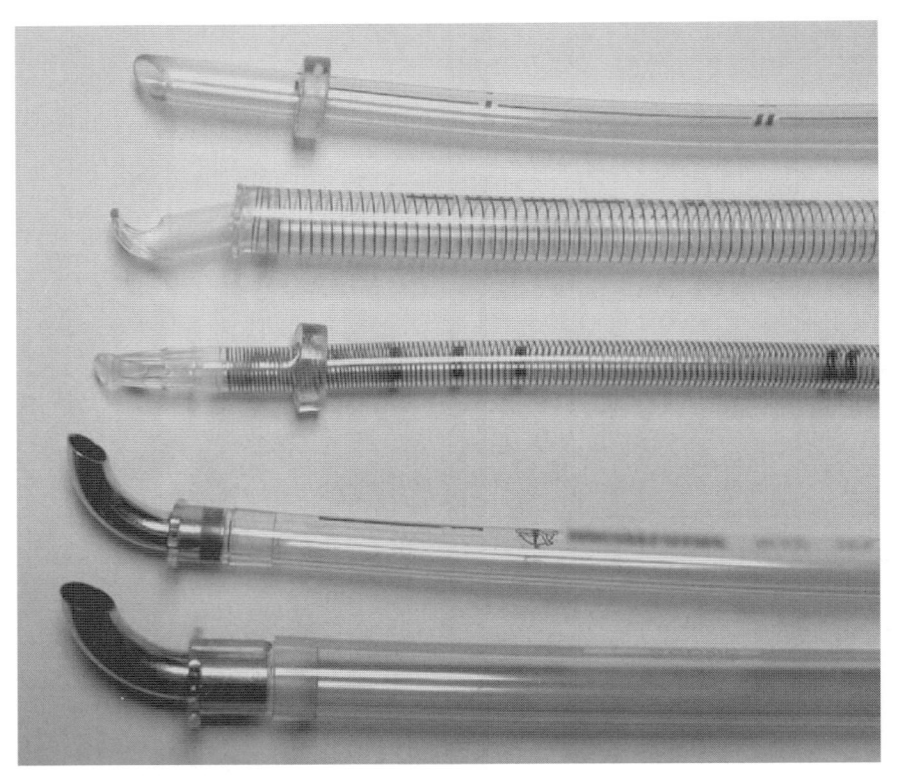

図 5.5　さまざまな動脈カニューレ
(上から下に)：straight tip flexible arch カニューレ，Edward dispersion カニューレ，側孔付き soft-flow カニューレ，Medtronic DLP 20Fr，Sarns 8mm curved metal tip カニューレ

い。大動脈 - 腸骨動脈の動脈硬化がわずかであれば，大腿動脈を使用するのがこれまでのやり方であるが，常に逆行性解離の危険が伴う。カニュレーションは経皮的または皮切下で行う。大腿動脈にはしばしば病変が存在し，抜去後に念入りな修復を要することがある。TEE は，下行大動脈の動脈硬化を同定するために有用である。このような病変を認めた場合は，逆行性アテローム性塞栓症のリスクがあるため，大腿動脈へのカニュレーションは禁忌となる。代わりの手段としては，遠位鎖骨下または腋窩動脈カニュレーションが望ましい。動脈を切開して直接カニューレを挿入する方法と，人工血管を端側吻合して送血中の末梢側血流を維持する方法がある[49]。

B. 多くの開心術では，1 本の 2-stage 大静脈心房カニューレを**静脈脱血**に使用する (**図 5.6**)。右心耳あるいは右房自由壁から挿入し，先端を下大静脈 (IVC) まで挿入する (**図 5.7A**)。先端近くにある数個の穴を介して IVC から脱血し，先端から 9 〜 10cm にある側孔を介して右房から脱血する。ほとんどの術式でこのカニューレを使用するが，心臓右側を切開する手術では使用できない。

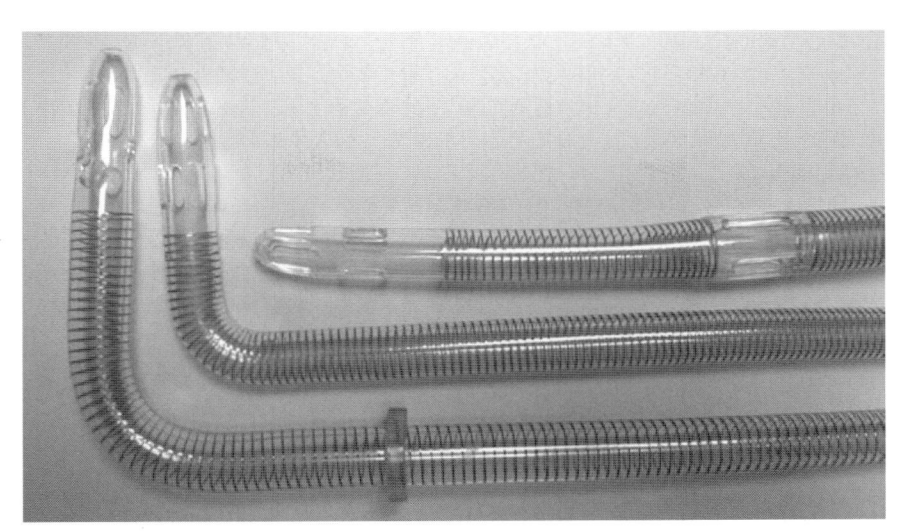

図 5.6　さまざまな静脈カニューレ
（上から下に）：40/32Fr 2-stage カニューレ，short/long right-angle カニューレ

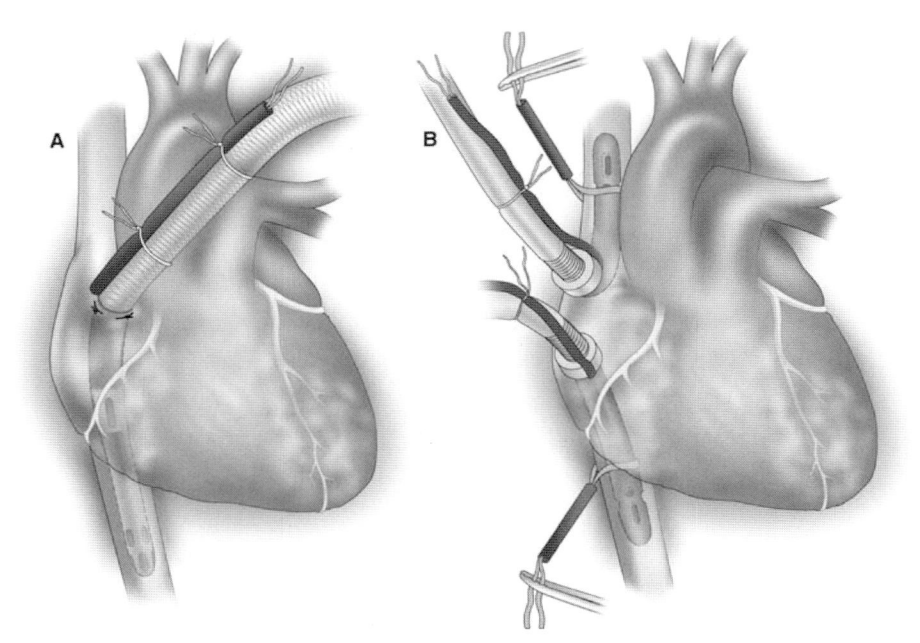

図 5.7　静脈カニュレーション
（A）右心耳に巾着縫合を置き，その中心に 2-stage カニューレを挿入する．多数の側孔がある先端を下大静脈まで挿入する．先端から 9cm 離れた多数の穴 "basket" が右房中心に位置するように調節し，上大静脈や冠静脈洞からの血液を吸引する．（B）両大静脈カニュレーション．上大静脈（SVC）カニューレは直接または右心耳から SVC へ挿入する．下大静脈（IVC）カニューレは右房自由壁下部に巾着縫合を置き，挿入する．

1. 両心房経心房中隔アプローチによる僧帽弁手術では，多くの術者が両大静脈カニュレーションをルーチンに用いている．三尖弁手術では両大静脈カニュレーション後にカニューレ周囲をつまんで，静脈回路内への空気混入を予防する．カニューレは上大静脈（SVC）に直接，または右心耳からSVCへ挿入する．IVCカニューレは，右房自由壁下部に巾着縫合を置いた後，挿入する（図5.7B）．
2. 胸骨切開前または切開後すぐにCPBを開始したい場合，大腿静脈カニュレーションが不可欠である．胸骨切開時に心臓，大動脈，グラフトを損傷するおそれがある上行大動脈瘤破裂（ほとんどはA型急性大動脈解離）や再手術で用いる．大腿静脈から右房内に長さ50cmの脱血管を挿入し，適切な静脈脱血を得る．必要に応じて短い脱血管を使用する．
3. 大腿動静脈カニュレーションは，偶発的に低体温をきたした患者の全身加温に使用されることもある．

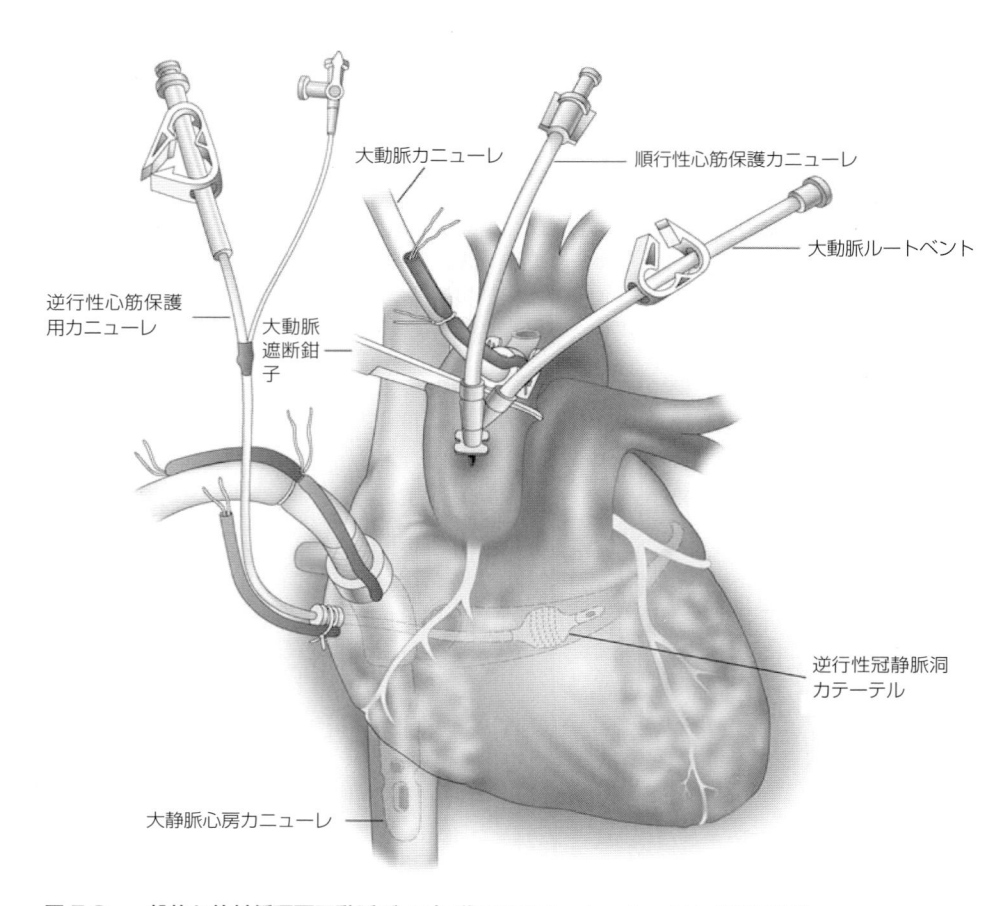

図5.8　一般的な体外循環下冠動脈バイパス術でのカニュレーションと大動脈遮断
動静脈カニュレーション，順行性／逆行性心筋保護カテーテル，大動脈遮断鉗子を図示する．

C. 図5.8に，通常の体外循環下冠動脈バイパス術のカニュレーションや大動脈遮断を図示した。

IV. 人工心肺の開始と管理（表5.2）

A. **ヘパリン管理**：体外循環回路内のトロンビン形成を最小限に抑えるために，抗凝固療法は必要不可欠である。ヘパリン3～4 mg/kgを投与し，ACTで抗凝固効果をモニタリングする。ヘパリン投与後3～5分で血液検体を採取し，ACT 480秒以上を目標にする。アプロチニンはACTを延長させるため，使用する場合には確実にACTを延長させる必要がある。ほとんどの外科施設では，アプロチニンを吸収するカオリン管でACTを測定しているため，480秒以上が適当である。セライトACTを使用する場合，ACTは750秒以上でなければならない。CPB中は，ACTを15分ごとにチェックする。ヘパリンに対する反応，および低体温や血液希釈によるACTへの影響は，患者により異なる。適切なACTを得るためのヘパリン量を計算するMedtronic Hepconシステムを使用すれば，患者によって異なる用量-反応曲線を描くことができる[50]。高用量トロンビン時間もヘパリン濃度を反映するが，体温，血液希釈，アプロチニンの影響を受けないという特徴がある[51]。

B. ヘパリン誘発性血小板減少症（HIT）の患者では，他の抗凝固療法を検討しなければならない。抗血小板薬（アセチルサリチル酸，糖タンパクⅡb/Ⅲa阻害薬，プロスタグランジン類似化合物）の術前投与または術中併用により，安全にヘパリンが投与できる。またはヘパリンを使用せず，直接型トロンビン阻害薬，レピルジン，ビバリルジン，アルガトロバンで代用する。これに関しては，143～145ページで解説する。

表5.2 体外循環中の目標値

1. ACT	＞480秒（ヘパリンコート回路はそれ以下でも可）
2. 全身への灌流量	37℃：2～2.5L/min/m² 30℃：1.7～2.0（低流量）または2.0～2.5L/min/m²（高流量）
3. 体血圧	50～70mmHg
4. 動脈血液ガス	P_{O_2}＞250mmHg，P_{CO_2} 35～45 mmHg：pH 7.40 超低体温 　　α stat pH 7.40：37℃に固定 　　pH stat pH 7.40：体温で補正
5. S_{vO_2}	＞65%
6. ヘマトクリット	＞20%
7. 血糖値	100～180mg/dL

C. 逆行性自己血充填（RAP）を行うと，充填液による血液希釈が軽減され，CPB中のヘマトクリット値を高めに保つことが可能になる。CPB開始時に晶質充填液を静脈回路から心肺側へ戻し，セルセーバーで処理する。同時に，α刺激薬を投与して体血圧を維持する。循環血液量減少を緩和するために，アルブミン投与がしばしば必要となるが，これは充填量を減らして高いヘマトクリットを保つという利点にある程度反する。RAPによりポンプ中の膠質浸透圧は高めに維持され，肺の血管外水分貯留も最小限になることが示されている。循環血液量が少なくヘマトクリット値の低い小柄な患者では，最も有効な方法である[52〜54]。

D. **体血圧と灌流量**：CPBを開始すると，患者自身の拍動流は心肺装置の非拍動流に置き換えられる。血液希釈と粘性の低下の影響を受け，CPB開始直後は血圧が低下する。CPB中は血圧を50〜70mmHgで維持しなくてはならない。心筋保護液注入（おそらく体循環へのカリウム投与），大量の血液吸引，復温により，血圧は一過性に低下することがある。低体温や充填液により麻酔薬が希釈されて血管収縮が起こると，血圧は上昇する。

1. 全身への灌流量は患者の体表面積にもとづいて算出し，低体温の程度や混合静脈血酸素飽和度（Svo_2）を考慮に入れて調整する。貧血による酸素運搬能低下の影響も考える。灌流量は常温で$2L/min/m^2$以上にすべきであるが，30℃では$1.5〜1.7L/min/m^2$のいわゆる"低流量"バイパスが可能である。復温時は代謝が亢進してSvo_2が低下するため，灌流量を上げなければならない。中等度低体温下の低流量バイパスは，組織灌流に悪影響を与えることなく，心筋保護効果の増強，側副血流減少による視野の改善，溶血の軽減，輸液量の減少などのメリットをもたらす[55]。

2. Svo_2が65%以上であれば，灌流量は適切であると考えられているが，これは必ずしも局所血流を反映するわけではない[56,57]。例えば，常温で血流量が低下した脳や腎臓には自己調節機能が働き，骨格筋や内臓の血流減少にもかかわらず，血流が維持される。しかし腎血流は，主として全身灌流量によって規定され，低体温中は自己調節機能が障害されているので，悪影響が及ぶ可能性がある[58,59]。血液希釈と低灌流が重なって，自己調節機能が働く閾値以下に平均血圧が低下すると，臓器機能不全をもたらす。この危険性を考慮すると，低体温中でも"低流量"より"高流量"バイパス（$2〜2.4L/min/m^2$）のほうが無難である[60]。

3. CPBに関する大きな問題点として，脳の適切な酸素化がある。脳の酸素化は，CPB中の血圧と灌流量によって規定される。灌流量が下がり平均血圧が40〜50mmHg程度になっても，脳の自己調節機能は働くが，高めの血圧維持が望ましい高血圧や糖尿病患者では，自己調節機能が十分に働かない。実際に灌流量が十分でも，この程度の血圧では，脳の酸素化が障害されることが示されている。したがって，灌流量に関係なくある程度の血圧を維持することが不可欠であり，そのためにフェニレフリン，ノルエピネフリン，バソプレシンなどの昇圧薬が用いられる[61,62]。これらの薬物を用いると脳の酸素化は改善されるが，他の臓器，特に腎臓や内臓の血流は減少する可能性がある。

4. CPB中の脳の酸素化が適切かどうかを評価するには，いくつかの方法がある[63〜68]。頸静脈内酸素飽和度測定，および両側の前頭葉に近赤外線センサーを装着する脳酸素飽和度測定（Somanetics INVOS cerebral oxymeter）（**図4.7**）を用いて，脳の酸素

化（Sco_2）を測定する．体外循環開始時と加温の際に全身灌流量が増加しても，Sco_2 は低下する傾向がある[64]．Svo_2 が正常でも，Sco_2 が低下している場合もある[66]．この装置は，脳神経学的合併症の軽減に有用であるといわれている．酸素化の低下は高齢者に起こりやすく，短期間の認知障害と関連がある[67]．Sco_2 が 40mmHg 以下に低下した場合，灌流量と血圧を調節して Pco_2 を上げる（脳血管を拡張させる），あるいはヘマトクリット値を上げると，神経学的合併症を減らすことができる，と述べた研究もある[68]．

E. 全身への酸素供給量は，ポンプ中のヘマトクリット（HCT）値と灌流量により規定される．次の公式より，プライミング時の血液希釈により酸素供給量は 25％減少することがわかる[2]．

$$\text{ポンプ中の予想 HCT 値} = \frac{(70 \times kg \times \text{術前 HCT 値}/100)}{(70 \times kg) + \text{充填量} + \text{体外循環前の輸液量}}$$

* $70 \times kg = $ 血液量，$70 \times kg \times$ 術前 HCT 値 $=$ 赤血球量

血液希釈によって血液粘性が低下するため，微小な組織への循環血流量は増加するが，極端な血液希釈は膠質浸透圧を大きく低下させ，輸液量を増やすことにつながる．これは全身性の炎症反応や毛細管漏出を悪化させ，皮下組織の浮腫の原因となる．また，脳浮腫，乳頭浮腫，虚血性視神経症，呼吸障害をはじめ多くの障害を引き起こす可能性もある[69]．ポンプ中の HCT 値が 22％以下になると，死亡率や多臓器不全の危険性が増すという報告もあるが，一般的には 18％が下限であるといわれている．このレベルを超えた血液希釈では，不十分な酸素供給により虚血性または炎症性の臓器不全をもたらすと考えられている[70]．症例の高齢化や疾患の重症化を考えると，このレベルの HCT 値を保つことが賢明である．

F. **体温管理**：体温は常温，または術者の好みや手術手技に合わせて，ある程度低体温に維持される．ほとんどの術者は中等度低体温を選択し，非拍動流や一過性の問題（手術関連：吻合時に灌流量を下げる，体外循環関連：脱血不良，低血圧，空気塞栓，ポンプ故障，人工肺不良など）が起きても，臓器が保護されるような対策を確保している．復温の速度が脳神経学的問題に影響を及ぼすといわれているが，どのような体温管理が，炎症の活性化，周術期の止血，脳神経学的予後に関してすぐれているかは確立されていない[71〜75]．

G. **ガス交換**：酸素化と二酸化炭素の除去は sweep rate に規定され，ブレンダーで調節される．一般的な酸素化装置では，7 L/min 以上の灌流量でも酸素化に問題はなく，175kg の患者にも対応できる．オンラインモニターや 30 分毎の血液ガス測定でモニタリングを行い，灌流量が一過性に低下する場合やポンプ不良の場合でも，Po_2 を 250mmHg 以上に保つ．セボフルラン，デスフルラン，イソフルランなどの吸入麻酔薬をブレンダーに混入し，酸素化装置を通した後，排気する．

H. **pH 管理**：体温低下とともに，CO_2 産生は低下し，pH は上昇する．軽度または中等度

低体温下では sweep rate を調節し，Pco_2 を 40mmHg 前後，pH を 7.40 〜 7.50 に保つ。ポンプ中の代謝性アシドーシスは，血液ガス値が正常であっても組織の酸素化が適切でないことを意味し，局所，特に内臓血管床の低灌流が原因の場合がある。事実，再灌流時の 4 mmol/L 以上の乳酸放出は，合併症と死亡リスク増加の予測因子である[76]。超低体温では 2 つの pH 管理法がある。pH スタットでは pH を体温で補正し，回路内に O_2 と CO_2 を混和させて pH 7.40 を維持する。この管理法では脳血流量は増加するが，脳微小塞栓のリスクは潜在的に増加する。一方，α スタットでは体温 37℃（すなわち体温で補正しない）で，pH 7.40 を維持する。脳血流量は自己調節され，脳酸素需要量に合わせて変動する。超低体温循環停止（DHCA）症例では，α スタットのほうが望ましい[77]。

I. 麻酔の維持や血圧コントロール用の**薬物**は，CPB に備え付けの三方活栓より注入し，貯血槽内の静脈血と混和する。バイパス中，体外循環技士が回路内へ注入する薬物として，マンニトール，フロセミド，インスリン，炭酸水素ナトリウム，抗生物質，昇圧薬，強心薬などがある。

J. 動静脈血液ガス検査や ACT 測定に加えて，血清カリウム，血糖，HCT の値を間欠的に測定する。カリウム値が上昇すると，心筋保護液の組成や回数の変更，利尿薬やインスリンの補正が必要となる。血糖値の上昇は，内因性エピネフリンやインスリン抵抗性の上昇と関係があり，脳神経障害の危険性が増加する[78]。血糖値は一般的に，180 mg/dL 未満に保つ。

V. 体外循環終了

A. 体外循環終了前に，常温まで復温する。タンパク質変性や脳障害を最小限にとどめるため，送血温 38℃以上の過剰な加温は避ける。低体温を用いた場合でも，送脱血の温度差は 10 〜 12℃以下にとどめ，空気塞栓形成を予防する。加温の速度は，術後の脳神経学的症状に影響を及ぼす可能性がある[72]。

B. 必要に応じて肺換気とペーシングを開始する。塩化カルシウム 1g を CPB 終了前に投与し，体血管抵抗（SVR）を上げ陽性変力作用を補助する。灌流量を下げながら脱血量を減らし，心臓を通常の大きさに戻して CPB を終了する。心収縮力が十分でない場合は，昇圧薬を使用する（11 章参照）。SVR は低下していることが多く，α 刺激薬は血圧の改善に有用である。まれに適切な心拍出量があるにもかかわらず，末梢血管拡張が持続する "血管麻痺" 状態に陥ることがある。術前にアミオダロンや ACE 阻害薬を服用していた患者にみられ，α または β 受容体遮断作用が関与している。これらの患者の SVR 低下を改善するには，バソプレシンが有効である[79,80]。

C. 患者の全身状態が安定したら，プロタミンを投与してヘパリンを中和し，ACT を正常値に戻す。Medtronic Hepcon システムを用いてヘパリン濃度を測定すれば，ヘパリン中和に要するプロタミン投与量も正確に算出できるが，一般的には投与したヘパリンと

1：1（mg/mg）の量を基本としている。プロタミン反応はまれであるが，生死にかかわる可能性がある（149ページ参照）。その場合は迅速な対応を要し，ヘパリンを追加投与して，CPBを再開することもある。

D. カニューレを抜去し，カニュレーション部位を縫合閉鎖する。止血を行い，閉胸する。

VI. 人工心肺中に予想される問題 (Box5.1)

A. 通常のヘパリン投与にもかかわらず適当なACTが得られない場合，アンチトロンビンⅢ（ATⅢ）欠損症であることが多い。術前にヘパリン治療やニトログリセリン静注を行っていた患者で多くみられる。一般的にはヘパリン1～2mg/kgを追加投与すると，適切なACTになる。うまく行かない場合は，新鮮凍結血漿を投与してATⅢを補給するか，可能であれば市販のATⅢ製剤1バイアル500単位を投与する[81～83]。

B. 脱血不良：術者は右心系の膨張により，体外循環技士はリザーバーのレベルが下がり（低レベルを警告するアラームが鳴る）全身への灌流量を維持できなくなることにより発見する。原因としては，回路のエアブロック，術野あるいは貯血槽付近での回路の折れ曲がり，不注意な回路のクランプ，心臓脱転による脱血不良，不適切なカニューレの位置（深すぎる，または浅い）などが考えられる。脱血不良によって心臓が温まり心筋保護効果が阻害されるだけでなく，臓器へ適切な灌流がなされず，悪影響を及ぼす可能性がある。中心静脈圧（CVP）が高い場合はSVCの脱血不良も考えられ，脳浮腫をきたすことがある（通常は上下大静脈カニュレーション時のみで起こる）。IVCの脱血不良はさらに一般的であり，肝臓や脾臓のうっ血，消化管内の著明な水分貯留を伴う腎臓機能障害を引き起こす。このような場合，術者には右房が十分に脱血されているようにみえるが，体外循環技士は脱血量が明らかに少ないと感じている。

C. 脱血回路への空気混入は，一般的に脱血管または逆行性心筋保護カニューレ挿入部位か

Box5.1　体外循環中の問題

1. 不十分なヘパリン化（低いACT値）
2. 不十分な静脈脱血
3. 脱血回路への空気混入
4. 高い送血圧
5. 心室膨張
6. 不適切な体血圧
7. 不適切な逆行性心筋保護液注入圧
8. 全身および冠動脈空気塞栓症
9. 不適切な全身酸素化
10. 体外循環回路内の赤血球凝集

ら生じるもので，挿入部の周りに追加縫合を置くと解決できる．まれに偶発的な IVC 損傷や心房中隔欠損症が原因のこともある．

D. **送血圧の上昇**は緊急事態である．ローラーポンプでは最悪の場合，高い圧に耐え切れず，回路のコネクターが外れることがある．遠心ポンプは後負荷に応じて自動的に灌流量が減少するため，送血圧が上昇することはない．適切なサイズのカニューレを選択していれば，灌流量が多いわりにカニューレが小さく圧が上昇するという事態はありえない．例えば，20Fr または 7mm のカニューレでは 6L/min までの灌流が可能であるが，それ以上の灌流量には適さない．高い送血圧の原因として，カニューレ先端の位置不良や大動脈解離がある．大動脈解離の場合，送血圧は高く，血圧は低い．送血を中止し，別の部位にカニューレを入れ直さなければならない．

E. 体外循環中の**心臓の膨張**は，静脈脱血不良，大動脈弁閉鎖不全，大量の側副血行路からの血流を示唆する．心筋線維の伸展により心筋障害を生じ，肺動脈圧の上昇は肺の圧損傷を引き起こし，心室の加温は心筋保護を阻害する．脱血回路を再調整するか，左室または肺動脈にベントチューブを挿入して，心室膨張を解除しなければならない．

F. **不適切な体血圧**は，脳神経学的変化，腎不全，内臓への低灌流など多臓器不全を引き起こすといわれている．臓器保護に関して，低流量と高流量のいずれが理想的であるかは議論が分かれるところであるが，意図的に高い血圧を維持しなければならない場合（高度な頸動脈病変，腎機能障害を伴う高血圧や糖尿病患者）を除いて，血圧は少なくとも 50～60mmHg に保つ．心筋保護液注入時または吸引回路から回収した血液を再注入する際に，一過性に血圧が落ち込むことがあるが，通常フェニレフリンやノルエピネフリンを用いて血圧を維持できる．しかし，α 刺激薬は筋肉や内臓への血液循環をシャントする可能性があるため，灌流量を適切に維持しなければならない．ACE 阻害薬，アミオダロン，カルシウム拮抗薬などの大量の降圧薬が使用されていた場合，治療に抵抗性の低血圧を認めることがある．自己調節機能不全や血管麻痺が考えられ，バソプレシンを投与して血圧を維持する[79,80]．まれにメチレンブルー 1～2mg/kg を使用することもある[84]．

G. 逆行性心筋保護液が適切に注入できないと，心筋保護効果は低下する．心筋保護回路の圧が低い場合には，冠静脈洞破裂，左上大静脈遺残，カテーテルの位置が右房へ抜け落ちたことが考えられる[85]．カテーテルの位置が冠静脈洞の中へ深く入りすぎると，右室への灌流が阻害され，心筋保護効果は低下する．冠静脈後下行枝の充満は，右室の心筋保護が良好であることを示すが，いつも確認できるわけではない．

H. 体外循環中の**全身への空気塞栓**は絶対に回避すべき事態で，ほとんどの場合，その原因はリザーバーレベルの低下に気づかず，ローラーポンプから空気が全身に送られたことにある．直ちに CPB をストップし，大動脈に針を刺したり送血回路の活栓を開いて早急に空気を排出し，さらに回路内の空気を除去する．純酸素での換気，トレンデレンブルグ体位，逆行性 SVC 灌流により，脳循環から空気を除去するように努める．ステロイドやバルビツレート投与，超低体温での体外循環の再開は，脳障害を軽減するといわ

れている[86]。ポンプ中の空気塞栓は，左心に空気がトラップされていた場合や，左室の血圧が大動脈圧より高くなった場合に起こる可能性がある。心内操作や積極的な心内および大動脈ベントを行う場合は，左室に針を刺したり，持続的な大動脈基部ベントを行うなどして，空気除去に注意を払う。心腔を閉鎖する際，術野を二酸化炭素で満たすことも有用である[87]。TEE は，空気の残存を同定する最良の手段である。弁膜症手術中に最も空気塞栓を起こしやすい部位は右冠動脈で，しばしば一過性の右室機能障害をきたす。CPB を短期間再開し，空気除去を追加すれば，解決される場合が多い。

I. **酸素化不良**は，酸素化装置やブレンダーの故障，酸素供給装置の接続が外れたことが原因と考えられる。脳酸素飽和度の低下は，全身の静脈血酸素飽和度の低下より先行する可能性がある。この問題は，送血回路の色の変化で直ちに気づかなければならない。体外循環技士がこの問題を解決すべく緊急処置を行っている間，中等度低体温にすると，低酸素による臓器障害の回避に役立つ。まれであるが，体外循環が終了しているのに，麻酔科医が換気を忘れていることがある（術者が術野を見やすくするために，換気をしないよう依頼した後が多い）。

J. **寒冷反応性自己免疫疾患**は，術前に診断されることは少ないが，低体温での CPB 中に赤血球凝集や溶血を引き起こす。この現象は，CPB や心筋保護回路内で発生する[88～90]。
  1. 寒冷凝集素症は IgM 自己免疫抗体が関与し，低体温時に赤血球凝集や溶血を起こす。微小血管血栓症をきたし，心筋梗塞，腎不全，その他の臓器障害に関与する。この疾患の頻度は 1% 以下で，スクリーニングは一般的には行われていない。CPB 中は血液希釈により抗体価が低下するため，あまり問題にはならない。しかし，抗体価をあらかじめ測定しておくべきであり，抗体価が高い場合（1：1000 以上），より高めの温度でも血液凝集が起こる。
     a. 抗体価が高い場合，低体温と冷却心筋保護液は避ける。初回は常温の心筋保護液，次に加温心筋保護液または冷却晶質性心筋保護液を注入する。オフポンプ冠動脈バイパス術か，オンポンプ心拍動下または心室細動下心臓手術が望ましい[91]。
     b. CPB 中に新たに生じた寒冷凝集反応は，血液心筋保護液用の熱交換器内の凝集や沈殿，さらに血液を含む回路の澱みから同定される。逆行性心筋保護法の場合は，凝集により回路が閉塞し，注入圧が上昇することでも診断できる。この状況が認められたら，常温まで復温し，晶質性心筋保護液で冠動脈を洗い流す。
  2. 発作性寒冷血液凝集は自己免疫疾患で，寒冷時に非凝集 IgG 抗体が赤血球と結合して，溶血を起こす。他の凝集疾患と同様に対処する[92]。

VII. 特殊な体外循環法

A. **超低体温循環停止法（DHCA）**は，主として大動脈吻合時，および安全に大動脈遮断ができない場合に用いられる。
  1. DHCA の適応は，以下のとおりである。
     a. 高度な大動脈の動脈硬化または石灰化（大動脈弁置換術での陶器様大動脈，冠動脈

バイパス術時の動脈グラフト中枢側吻合）
- b. 大動脈壁を損傷せず吻合の質を向上させたい場合（急性大動脈解離）
- c. 遮断部位が吻合部位に近すぎる場合：上行あるいはhemiarch再建，弓部を含む下行胸部大動脈瘤
- d. 複雑な胸部大動脈瘤手術で脳，脊髄の神経学的保護を行いながら，吻合時の術野を改善したい場合
- e. IVC腫瘍切除

2. 全身を18℃まで冷却すると，脳波は平坦になる。鼓膜，鼻咽頭，膀胱，直腸など複数の場所で体温を測定し，一律に温度が下がれば脳皮質が冷却されたと判断する。通常EEGの記録は行わず，術者は18℃で45～60分のDHCAであれば，脳障害は最小限にとどまるという臨床データを信用している[93]。

3. 脳障害を最小限にするために，頭部に氷沈を置き，薬物療法を行う。薬物療法としてはメチルプレドニゾロン20mg/kgとチオペンタール10mg/kg投与がある。送血回路を遮断し，回路内に空気が入りこまないように注意しながら，循環回路から血液を脱血する。DHCAの許容時間を延長する方法として，順行性脳灌流（循環停止中の弓部分岐血管への送血）と逆行性脳灌流（酸素化した冷たい血液をSVCへ灌流量500mL/min以上，灌流圧20mmHg以下で灌流する）がある[94～96]。前者は技術を要するが，脳に栄養を供給するという点ではより効果的である。後者は，脳の低体温が維持されることにメリットがある。また，空気や塞栓子を脳血管から追い出すことにも役立つ。

4. 過剰な冷却や復温は，しばしば凝固障害を招く。DHCA下でのアプロチニンの使用は意見が分かれるところであるが，循環停止中はプロトコールを厳守しACT値を適切な値にすることが，脳神経学的合併症のリスクを最小限にするために役立つといわれている[97,98]。

5. DHCA後にCPBを再開したら，大動脈分枝から空気や動脈硬化性塞栓子を除去することに注意する。復温には冷却の2倍の時間がかかるが，送血温と患者体温の較差は10℃以下にとどめて，空気塞栓形成を予防する。

B. 胸部大動脈手術における左心バイパス

1. 下半身への血液供給不良は，下行大動脈遮断を必要とするあらゆる大動脈手術に伴う問題である。最も重大なリスクは，対麻痺と腎不全である。左心バイパスは左心系の酸素化された血液を脱血し，遠位側の大動脈分枝へ返血する方法である（図5.9）[99,100]。

2. 遠心ポンプを用いて左房または下肺静脈から脱血するが，下肺静脈のほうが合併症が少なく望ましい[101]。血液は大腿動脈，あるいは外傷性大動脈亀裂やCrawford I型の大動脈瘤（34ページ参照）など限局性病変を有する症例では，遮断部位より遠位の大動脈に返血する。回路内に人工肺を組み込んで，片肺換気中の酸素化を改善することも可能だが，酸素化装置は通常使用しない[102]。

3. 左心バイパスでも最低限のヘパリン化が必要であり（ACT 250秒を目標に約5,000単位），外傷や広範囲の剝離を要する症例で有効である。灌流量は3L/minまで上げることができ，大腿動脈で測定する下肢の平均血圧は，50mmHg前後に調節する。心臓から脳への順行性血流が悪くなるほど脱血しすぎてはならない。

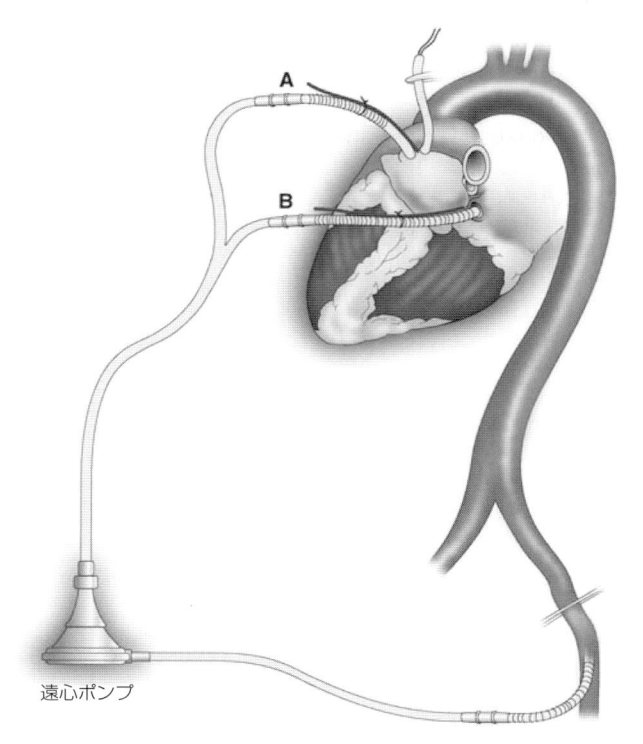

図 5.9 左心バイパス

脱血管を左心耳（A）または左下肺静脈（B）に挿入する。血液は遠心ポンプを介して大腿動脈へ送血，あるいは外傷性大動脈裂傷などの限局性病変では，大動脈末梢側へ送血する。

C. **オフポンプ手術での右心バイパス**：オフポンプ手術では心臓の手術操作中，特に拡張した心臓で，右室の充満が悪くなることがある。このような操作の間に右心を補助する装置として，右房から脱血し肺動脈へ送血する右心補助装置が考案されている[103]。

D. **灌流補助下の直接冠動脈バイパス術（PADCAB）**：オフポンプ手術では，冠動脈吻合中に一過性に血管を閉塞させるため，吻合部より末梢側の冠動脈血流が障害される。これにより，軽度あるいは高度な虚血や心筋壊死を生じることがある。冠動脈内および大動脈-冠動脈シャントをルーチンで，または虚血の徴候が認められた場合に使用し，吻合中の遠位側の血流を確保する[104]。PADCABは，体血圧に関係なく設定された圧（通常120mmHg）で，補助灌流を行う。さらに，ニトログリセリンなどの薬物を灌流液に注入すれば，冠動脈拡張が得られる。吻合時に小さなカテーテルを直接冠動脈内へ留置すると，遠位側の灌流を確保することができる。続いて中枢側を吻合するまでの間，グラフト内に2〜3mmのカテーテルを留置し，末梢側を灌流する[105, 106]。シャントを使用しなかった症例，自己の血圧によるシャントを行った症例，灌流補助装置を使用した症例を，心筋保護効果（トロポニン値測定）と心機能で比較検討すると，灌流補助装置

の使用がすぐれていることが明らかになっている[107]。

文　献

1. Kilo J, Czerny M, Gorlitzer M, et al. Cardiopulmonary bypass affects cognitive brain function after coronary artery bypass grafting. Ann Thorac Surg 2001;72:1926-32.
2. Gravlee GP, Davis RF, Kurusz M, Utley JR. Cardiopulmonary bypass: principles and practice. 2nd ed. Philadelphia: Lippincott Williams & Wilkins, 2000.
3. Lich BV, Brown DM. The Mannual of clinical perfusion. 2nd ed updated. Fort Meyers, FL: Perfusion.com, Inc.
4. Levy JH, Tanaka KA. Inflammatory response to cardiopulmonary bypass. Ann Thorac Surg 2003;75:S715-20.
5. Laffey JG, Boylan JF, Cheng DCH. The systemic inflammatory response to cardiac surgery. Implications for the anesthesiologist. Anesthesiology 2002;97:215-52.
6. Asimakopoulos G, Taylor KM. Effects of cardiopulmonary bypass on leukocyte and endothelial adhesion molecules. Ann Thorac Surg 1998;66:2135-44.
7. Boyle EM Jr, Pohlman TH, Johnson MC, Verrier ED. The systemic inflammatory response. Ann Thorac Surg 1997;64:S31-7.
8. Gott JP, Cooper WA, Schmidt FE Jr, et al. Modifying risk for extracorporeal circulation: trial of four antiinflammatory strategies. Ann Thorac Surg 1998;66:747-54.
9. Gu YJ, de Vries AJ, Vos P, Boonstra PW, van Oeveren W. Leukocyte depletion during cardiac operation: a new approach through the venous bypass circuit. Ann Thorac Surg 1999;67:604-9.
10. Chen YF, Tsai WC, Lin CC, et al. Leukocyte depletion attenuates expression of neutrophil adhesion molecules during cardiopulmonary bypass in human beings. J Thorac Cardiovasc Surg 2002;123:218-24.
11. Videm V, Mollnes TE, Fosse E, et al. Heparin-coated cardiopulmonary bypass equipment. I. Biocompatibility markers and development of complications in a high-risk population. J Thorac Cardiovasc Surg 1999;117:794-802.
12. Moen O, Fosse E, Dregelid E, et al. Centrifugal pump and heparin coating improves cardiopulmonary bypass biocompatibility. Ann Thorac Surg 1996;62:1134-40.
13. Weerwind PW, Maessen JG, van Tits LJH, et al. Influence of Duraflo II heparin-treated extracorporeal circuits on the systemic inflammatory response in patients having coronary bypass. J Thorac Cardiovasc Surg 1995;110:1633-41.
14. Ikuta T, Fujii H, Shibata T, et al. A new poly-2-methoxyethylacrylate-coated cardiopulmonary bypass circuit possesses superior platelet preservation and inflammatory suppression efficacy. Ann Thorac Surg 2004;77:1678-83.
15. Murkin JM. Cardiopulmonary bypass and the inflammatory response: a role for serine protease inhibitors? J Cardiothorac Vasc Anesth 1997;11:19-23.
16. Hill GE, Alonso A, Spurzem JR, Stammers AH, Robbins RA. Aprotinin and methylprednisolone equally blunt cardiopulmonary bypass-induced inflammation in humans. J Thorac Cardiovasc Surg 1995;110:1658-62.
17. Defraigne JO, Pincemail J, Dekoster G, et al. SMA circuits reduce platelet consumption and platelet factor release during cardiac surgery. Ann Thorac Surg 2000;70:2075-81.
18. McCarthy PM, Yared JPP, Foster RC, Ogella DA, Borsh JA, Cosgrove DM III. A prospective randomized trial of Duraflo II heparin-coated circuits in cardiac reoperations. Ann Thorac Surg 1999;67:1268-73.
19. Gunaydin S, Farsak B, Kocakulak M, Sari T, Yorcangioglu C, Zorlutana Y. Clinical performance

and biocompatibility of poly(2-methoxyethylacrylate)-coated extracorporeal circuits. Ann Thorac Surg 2002;74:819-24.
20. Ranucci M, Mazzucco A, Pessotto R, et al. Heparin-coated circuits for high-risk patients: a multicenter, prospective, randomized trial. Ann Thorac Surg 1999;67:994-1000.
21. Heyer EJ, Lee KS, Manspeizer HE, et al. Heparin-bonded cardiopulmonary bypass circuits reduce cognitive dysfunction. J Cardiothorac Vasc Anesth 2002;16:37-42.
22. Ovrum E, Tangen G, Oystese R, Ringdal MAL, Istad R. Comparison of two heparin-coated extracorporeal circuits with reduced systemic anticoagulation in routine coronary artery bypass operations. J Thorac Cardiovasc Surg 2001;121:324-30.
23. Kumano H, Suehiro S, Hattori K, et al. Coagulofibrinolysis during heparin-coated cardiopulmonary bypass with reduced heparinization. Ann Thorac Surg 1999;68:1252-6.
24. Ovrum E, Tangen G, Tollofsrud S, Ringdal MAL. Heparin-coated circuits and reduced systemic anticoagulation applied to 2500 consecutive first-time coronary artery bypass grafting procedures. Ann Thorac Surg 2003;76:1144-8.
25. von Segesser LK, Weiss BM, Garcia E, von Felten A, Turina MI. Reduction and elimination of systemic heparinization during cardiopulmonary bypass. J Thorac Cardiovasc Surg 1992;103:790-9.
26. Weiss BM, von Segesser LK. Pro and con of heparin-bonded circuits for cardiopulmonary bypass. J Cardiothorac Vasc Anesth 1999;13:646-58.
27. Kaplan M, Cimen S, Demirtas MM. Effects of different pump prime solutions on postoperative fluid balance and hemostasis. Chest 2001;120:172S.
28. Wilkes MM, Navickis RJ, Sibbald WJ. Albumin versus hydroxyethyl starch in cardiopulmonary bypass surgery: a meta-analysis of postoperative bleeding. Ann Thorac Surg 2001;72:527-33.
29. Willcox TW, Mitchell SJ, Gorman DF. Venous air in the bypass circuit: a source of arterial line emboli exacerbated by vacuum-assisted drainage. Ann Thorac Surg 1999;68:1285-9.
30. Baufreton C, Intrator L, Jansen PGM, et al. Inflammatory response to cardiopulmonary bypass using roller or centrifugal pumps. Ann Thorac Surg 1999;67:972-7.
31. Scott DA, Silbert BS, Blyth C, O'Brien J, Santamaria J. Blood loss in elective coronary artery surgery: a comparison of centrifugal versus roller pump heads during cardiopulmonary bypass. J Cardiothorac Vasc Anesth 2001;15:322-5.
32. Chung JH, Gikakis N, Rao AK, Drake TA, Colman RW, Edmunds LH Jr. Pericardial blood activates the extrinsic coagulation pathway during clinical cardiopulmonary bypass. Circulation 1996;93:2014-8.
33. Tabuchi N, de Hann J, Boonstra PWW, van Oeveren W. Activation of fibrinolysis in the pericardial cavity during cardiopulmonary bypass surgery. J Thorac Cardiovasc Surg 1993;106:828-33.
34. De Somer F, Van Belleghem Y, Caes F, et al. Tissue factor as the main activator of the coagulation system during cardiopulmonary bypass. J Thorac Cardiovasc Surg 2002;123:951-8.
35. Aldea GS, Soltow LO, Chandler WL, et al. Limitation of thrombin generation, platelet activation, and inflammation by elimination of cardiotomy suction in patients undergoing coronary artery bypass grafting treated with heparin-coated circuits. J Thorac Cardiovasc Surg 2002;123:742-55.
36. Westerberg M, Bengstsson A, Jeppsson A. Coronary surgery without cardiotomy suction and autotransfusion reduces the postoperative systemic inflammatory response. Ann Thorac Surg 2004;78:54-9.
37. Kaza AK, Cope JT, Fiser SM, et al. Elimination of fat microemboli during cardiopulmonary bypass. Ann Thorac Surg 2003;75:555-9.
38. Jewell AE, Akowuah EF, Suvarna SK, Braidley P, Hopkinson D, Cooper G. A prospective ran-

domized comparison of cardiotomy suction and cell saver for recycling shed blood during cardiac surgery. Eur J Cardiothorac Surg 2003;23:633-6.
39. Shimamoto A, Kanemitsu S, Fujinaga K, et al. Biocompatibility of silicone-coated oxygenator in cardiopulmonary bypass. Ann Thorac Surg 2000;69:115-20.
40. Lee LW, Gabbott S. High-volume ultrafiltration with extracellular fluid replacement for the management of dialysis patients during cardiopulmonary bypass. J Cardiothorac Vasc Anesth 2002; 16:70-2.
41. Boga M, Islamoglu F, Badak I, et al. The effects of modified hemofiltration on inflammatory mediators and cardiac performance in coronary artery bypass grafting. Perfusion 2000;15:143-50.
42. Grooters RK, Ver Steeg DA, Stewart MJ, Thieman KC, Schneider RF. Echocardiographic comparison of the standard end-hole cannula, the soft-flow cannula, and the dispersion cannula during perfusion into the aortic arch. Ann Thorac Surg 2003;75:1919-23.
43. Weinstein GS. Left hemispheric strokes in coronary surgery: implications for end-hole aortic cannulas. Ann Thorac Surg 2001;71:128-32.
44. Banbury MK, Kouchoukos NT, Allen KB, et al. Emboli capture using the Embol-X intraaortic filter in cardiac surgery: a multicenter randomized trial of 1,289 patients. Ann Thorac Surg 2003;76:508-15.
45. Wimmer-Greinecker G. Reduction of neurologic complications by intra-aortic filtration in patients undergoing combined intracardiac and CABG procedures. Eur J Cardiothorac Surg 2003;23:159-64.
46. Borger MA, Taylor RL, Weisel RD, et al. Decreased cerebral emboli during distal aortic arch cannulation: a randomized clinical trial. J Thorac Cardiovasc Surg 1999;118:740-5.
47. Wilson MJ, Boyd SY, Lisagor PG, Rubal BJ, Cohen DJ. Ascending aortic atheroma assessed intraoperatively by epiaortic and transesophageal echocardiography. Ann Thorac Surg 2000;70:25-30.
48. Ura M, Sakata R, Nakayama Y, Miyamoto TA, Goto T. Extracorporeal circulation before and after ultrasonographic evaluation of the ascending aorta. Ann Thorac Surg 1999;67:478-83.
49. Sinclair MC, Singer RL, Manley NJ, Montesano RM. Cannulation of the axillary artery for cardiopulmonary bypass: safeguards and pitfalls. Ann Thorac Surg 2003;75:931-4.
50. Despotis GJ, Joist JH. Anticoagulation and anticoagulation reversal with cardiac surgery involving cardiopulmonary bypass: an update. J Cardiothorac Vasc Anesth 1999;13(4 suppl I):18-29.
51. Shore-Lesserson L. Point-of-care coagulation monitoring for cardiovascular patients: past and present. J Cardiothorac Vasc Anesth 2002;16:99-106.
52. Rosengart TK, DeBois W, O'Hara M, et al. Retrograde autologous priming for cardiopulmonary bypass. A safe and effective means of decreasing hemodilution and transfusion requirements. J Thorac Cardiovasc Surg 1998;115:426-39.
53. Balachandran S, Cross MH, Karthikeyan S, Mulpur A, Hansbro SD, Hobson P. Retrograde autologous priming of the cardiopulmonary bypass circuit reduces blood transfusion after coronary artery surgery. Ann Thorac Surg 2002;73:1912-8.
54. Eising GP, Pfauder M, Niemeyer M, et al. Retrograde autologous priming: is it useful in elective on-pump coronary artery bypass surgery? Ann Thorac Surg 2003;75:23-7.
55. DiNardo JA, Wegner JA. Pro: low-flow cardiopulmonary bypass is the preferred technique for patients undergoing cardiac surgical procedures. J Cardiothorac Vasc Anesth 2001;15:649-51.
56. Boston US, Slater JM, Orszulak TA, Cook DJ. Hierarchy of regional oxygen delivery during cardiopulmonary bypass. Ann Thorac Surg 2001;71:260-4.
57. Johnston WE, Zwischenberger JB. Improving splanchnic perfusion during cardiopulmonary

bypass. Anesthesiology 2000;92:305-7.
58. Andersson LG, Bratteby LE, Ekroth R, et al. Renal function during cardiopulmonary bypass: influence of pump flow and systemic blood pressure. Eur J Cardiothorac Surg 1994;8:597-602.
59. Slogoff S, Reul GJ, Keats AS, et al. Role of perfusion pressure and flow in major organ dysfunction after cardiopulmonary bypass. Ann Thorac Surg 1990;50:911-8.
60. Cook DJ. Con: low-flow cardiopulmonary bypass is not the preferred technique for patients undergoing cardiac surgical procedures. J Cardiothorac Vasc Anesth 2001;15:652-4.
61. Sungurtekin H, Boston US, Cook DJ. Bypass flow, mean arterial pressure, and cerebral perfusion during cardiopulmonary bypass in dogs. J Cardiothorac Vasc Anesth 2000;14:25-8.
62. Schwartz AE, Sandhu AA, Kaplon RJ, et al. Cerebral blood flow is determined by arterial pressure and not cardiopulmonary bypass flow rate. Ann Thorac Surg 1995;60:165-70.
63. Anastasiou E, Gerolioliou K, Karakoulas K, Peftoulidou M, Giala M. Reliability of continuous jugular venous bulb hemoglobin oxygen saturation during cardiac surgery. J Cardiothorac Vasc Anesth 1999;13:276-9.
64. von Knobelsdorff G, Hanel F, Werner C, Schulte am Esch J. Jugular bulb oxygen saturation and middle cerebral blood flow velocity during cardiopulmonary bypass. J Neurosurg Anesthesiol 1997;9:128-33.
65. Reents W, Muellges W, Franke D, Babin-Ebell J, Elert O. Cerebral oxygen saturation assessed by near-infrared spectroscopy during coronary artery bypass grafting and early postoperative cognitive dysfunction. Ann Thorac Surg 2002;74:109-14.
66. Prabhune A, Sehic A, Spence PA, Church T, Edmonds HL Jr. Cerebral oximetry provides early warning of oxygen delivery failure during cardiopulmonary bypass. J Cardiothorac Vasc Anesth 2002;16:204-6.
67. Kadoi Y, Saito S, Goto F, Fujita N. Decrease in jugular venous oxygen saturation during normothermic cardiopulmonary bypass predicts short-term postoperative neurologic dysfunction in elderly patients. J Am Coll Cardiol 2001;38:1450-5.
68. Yao FSF, Tseng CC, Woo D, Huang SW, Levin SK. Maintaining cerebral oxygen saturation during cardiac surgery decreased neurological complications. Anesthesiology 2001;95:A-152.
69. Shapira OM, Kimmel WA, Lindsey PS, Shahian DM. Anterior ischemic optic neuropathy after open heart operations. Ann Thorac Surg 1996;61:660-6.
70. Habib RH, Zacharias A, Schwann TA, Riordan CJ, Durham SJ, Shah A. Adverse effects of low hematocrit during cardiopulmonary bypass in the adult: should current practice be changed? J Thorac Cardiovasc Surg 2003;125:1438-50.
71. Bert AA, Stearns GT, Feng W, Singh AK. Normothermic cardiopulmonary bypass. J Cardiothorac Vasc Anesth 1997;11:91-9.
72. Grigore AM, Grocott HP, Mathew JP, et al. The rewarming rate and increased peak temperature alter neurocognitive outcome after cardiac surgery. Anesth Analg 2002;94:4-10.
73. Stensrud PE, Nuttall GA, de Castro MA, et al. A prospective, randomized study of cardiopulmonary bypass temperature and blood transfusion. Ann Thorac Surg 1999;67:711-5.
74. Engelman RM, Pleet AB, Rousou JA, et al. Influence of cardiopulmonary bypass perfusion temperature on neurologic and hematologic function after coronary artery bypass grafting. Ann Thorac Surg 1999;67:1547-56.
75. Gaudino N, Zamparelli R, Andreotti F, et al. Normothermia does not improve postoperative hemostasis nor does it reduce inflammatory activation in patients undergoing primary isolated coronary artery bypass. J Thorac Cardiovasc Surg 2002;123:1092-100.
76. Demers P, Elkouri S, Martineau R, Couturier A, Cartier R. Outcome with high blood lactate levels during cardiopulmonary bypass in adult cardiac operation. Ann Thorac Surg 2000;70:

2082-6.
77. Patel RL, Turtle MR, Chambers DJ, James DN, Newman S, Venn GE. Alpha-stat acid-base regulation during cardiopulmonary bypass improves neuropsychological outcome in patients undergoing coronary artery bypass grafting. J Thorac Cardiovasc Surg 1996;111:1267-79.
78. Lanier WL. Glucose management during cardiopulmonary bypass: cardiovascular and neurologic implications. Anesth Analg 1991;72:423-7.
79. Mekontso-Dessap A, Houel R, Soustelle C, Kirsch M, Thebert D, Loisance DY. Risk factors for post-cardiopulmonary bypass vasoplegia in patients with preserved left ventricular function. Ann Thorac Surg 2001;71:1428-32.
80. Mets B, Michler RE, Delphin ED, Oz MC, Landry DW. Refractory vasodilation after cardiopulmonary bypass for heart transplantation in recipients on combined amiodarone and angiotensin-converting enzyme inhibitor therapy: a role for vasopressin administration. J Cardiothorac Vasc Anesth 1998;12:326-9.
81. Sabbagh AH, Chung GK, Shuttleworth P, Applegate BJ, Gabrhel W. Fresh frozen plasma: a solution to heparin resistance during cardiopulmonary bypass. Ann Thorac Surg 1984;37:466-8.
82. Lemmer JR JH, Despotis GJ. Antithrombin III concentrate to treat heparin resistance in patients undergoing cardiac surgery. J Thorac Cardiovasc Surg 2002;123:213.
83. Williams MR, D'Ambra AB, Beck JR, et al. A randomized trial of antithrombin concentrates for treatment of heparin resistance. Ann Thorac Surg 2000;70:873-7.
84. Leyh RG, Kofidis T, Struder M, et al. Methylene blue: the drug of choice for catecholaminerefractory vasoplegia after cardiopulmonary bypass? J Thorac Cardiovasc Surg 2003;125:1426-31.
85. Langenberg CJM, Pietersen HG, Geskes G, et al. Coronary sinus catheter placement. Assessment of placement criteria and cardiac complications. Chest 2003;124:1259-65.
86. Mills NL, Ochsner JL. Massive air embolism during cardiopulmonary bypass. J Thorac Cardiovasc Surg 1980;80:708-17.
87. Webb WR, Harrison LH Jr, Helmcke FR, et al. Carbon dioxide field flooding minimizes residual intracardiac air after open heart operations. Ann Thorac Surg 1997;64:1489-91.
88. Agarwal SK, Ghosh PK, Gupta D. Cardiac surgery and cold-reactive proteins. Ann Thorac Surg 1995;60:1143-50.
89. Fisher GD, Claypoole V, Collard CD. Increased pressures in the retrograde blood cardioplegia line: an unusual presentation of cold agglutinins during cardiopulmonary bypass. Anesth Analg 1997;84:454-6.
90. Dake SB, Johnston MF, Brueggeman P, Barner HB. Detection of cold hemagglutination in a blood cardioplegia unit before systemic cooling of a patient with unsuspected cold agglutinin disease. Ann Thorac Surg 1989;47:914-5.
91. Gokhale AGK, Suhasini T, Saraswati V, Chandrasekhar N, Rajagopal P. Cold agglutinins and warm heart surgery. J Thorac Cardiovasc Surg 1993;105:557.
92. Kuypson AP, Warner JJ, Telen MJ, Milano CA. Paroxysmal cold hemoglobinuria and cardiopulmonary bypass. Ann Thorac Surg 2003;75:579-81.
93. Kirklin JW, Barratt-Boyes MG. Cardiac Surgery. New York: John Wiley & Sons, 1986:42-3.
94. Griepp RB. Cerebral protection during aortic arch surgery. J Thorac Cardiovasc Surg 2001;121:425-7.
95. Kazui T, Yamashita K, Washiyama N, et al. Usefulness of antegrade selective cerebral perfusion during aortic arch operations. Ann Thorac Surg 2002;74:S1806-9.
96. Reich DL, Uysal S, Ergin MA, Griepp RB. Retrograde cerebral perfusion as a method of neuroprotection during thoracic aortic surgery. Ann Thorac Surg 2001;72:1774-82.

97. Royston D. Pro: aprotinin should be used in patients undergoing hypothermic circulatory arrest. J Cardiothorac Vasc Anesth 2001;15:121-5.
98. Smith CR, Spanier TB. Aprotinin in deep hypothermic circulatory arrest. Ann Thorac Surg 1999;68:278-86.
99. Coselli JS, LeMaire SA. Left heart bypass reduces paraplegia rates after thoracoabdominal aortic aneurysm repair. Ann Thorac Surg 1999;67:1931-4.
100. Szwerc MF, Benckhart DH, Lin JC, et al. Recent clinical experience with left heart bypass using a centrifugal pump for repair of traumatic aortic transection. Ann Surg 1999;230:484-90.
101. Karmy-Jones R, Carter Y, Meissner M, Mulligan MS. Choice of venous cannulation for bypass during repair of traumatic rupture of the aorta. Ann Thorac Surg 2001;71;39-41.
102. Leach WR, Sundt TM III, Moon MR. Oxygenator support for partial left-heart bypass. Ann Thorac Surg 2001;72:1770-1.
103. Mathison M, Buffolo E, Jatene AD, et al. Right heart circulatory support facilitates coronary artery bypass without cardiopulmonary bypass. Ann Thorac Surg 2000;70:1083-5.
104. Yeatman M, Caputo M, Narayan P, et al. Intracoronary shunts reduce transient intraoperative myocardial dysfunction during off-pump coronary operations. Ann Thorac Surg 2002;73:1411-7.
105. Cooper WA, Corvera JS, Thourani VH, et al. Perfusion-assisted direct coronary artery bypass provides early reperfusion of ischemic myocardium and facilitates complete revascularization. Ann Thorac Surg 2003;75:1132-9.
106. Muraki S, Tsukamoto M, Komatsu K, et al. Minimally ischemic off-pump coronary artery bypass grafting: active perfusion assist with nitroglycerin-supplemented blood. Ann Thorac Surg 2003;76:298-300.
107. Vassiliades TA Jr, Nielsen JL, Lonquist JL. Coronary perfusion methods during off-pump coronary artery bypass: results of a randomized clinical trial. Ann Thorac Surg 2002;74:S1383-9.

6 心筋保護法

満足できる手術成績を残すためには，技術的に洗練された手術を行うことはもちろん，適切な心筋保護の確立が重要な役割を果たす。体外循環下で大動脈を遮断して虚血性心停止を得ることにより，拍動のない無血の視野を確保し，正確な手術を行うことができる。約30年前に確立された心筋保護法は，心臓手術における大きな進歩の1つであり，これにより虚血性心停止の時間は3時間以上に延長され，外科医は心機能に悪影響を与えることなく，複雑な心臓手術を行うことが可能となった。高度に進歩した心筋保護の諸原則を的確に用いることが，術後の心機能障害に関与する虚血性および再灌流障害を最小限にとどめ，術後早期および遠隔期成績を向上させるために不可欠である[1]。

I. 心筋保護法の種類 (Box6.1)

A. 大動脈を遮断し冠動脈血流が途絶した後，**心筋保護液**を注入し，心停止を得る。心筋保護液を用いずに大動脈を遮断すると，嫌気性代謝が促進され，蓄積されていた心筋エネルギーが消費される。そのため，低体温や科学的な心停止など心筋代謝を抑制する手段を用いずに大動脈を遮断して，15～20分以上心臓を停止させると，重大な心機能不全をきたす。

B. **オフポンプ冠動脈バイパス術**（OPCAB）は，人工心肺を用いずに心拍動下で行うバイパス手術である。バイパス吻合中の動脈が灌流する領域のみが虚血の危機に曝され，術前に急性心筋虚血を認めた患者では，心筋保護の必要性は少ない。虚血が進行し，心電図上の変化や心機能不全を認めた場合は，冠動脈内シャントや大動脈-冠動脈シャントを使用して，吻合が完了するまで末梢への冠血流を確保する[2]。補助灌流装置を用いた

Box6.1 さまざまな心筋保護法

```
1. オフポンプ手術
   a. 大動脈-冠動脈シャント
   b. 灌流補助装置を用いたシャント
   c. 虚血プレコンディショニング
2. オンポンプ手術
   a. オンポンプ心拍動
   b. 心筋保護液による心停止
   c. 低体温心室細動
   d. 間欠的虚血性心停止
```

シャントは，OPCAB 中の心筋を最も有効に保護する[3,4]。

C. 虚血プレコンディショニングとは，心筋組織を一時的に血流低下の状況におくと，その後の長時間の虚血に耐えうる現象を指す[5]。この方法は，オフポンプ手術で最も効力を発揮する。側副血行が存在しない場合，血管吻合時の駆血によって必然的に一時的な虚血が起こるが，虚血プレコンディショニングを行い前もって虚血に慣らすことで，ダメージを軽減できる[6]。

D. 大動脈遮断を行わないオンポンプ手術も可能であり，心筋保護は必ずしも必要ではない（いわゆるオンポンプ心拍動下手術）。OPCAB で用いられるスタビライザーを使用すると，体外循環を用いて全身への血流を確保しながら，心拍動下で末梢側吻合を行うことができる。この術式は，安全に大動脈を遮断できない場合や，重度の心機能障害により心停止がもたらす危険性が高い場合に考慮される。脱血されて拍動する心臓では酸素需要量が低下するため，通常の OPCAB に比べて虚血に耐えうるが，シャントを使用して，心筋保護を万全にすることもある。オンポンプ心拍動下手術は，左室瘤の切除や心房中隔欠損閉鎖など，心内操作を行う手術にも用いられる。

E. 間欠的虚血性心停止とは，軽度低体温下で短時間の大動脈遮断を数回繰り返しながら，末梢側吻合を行う方法である。この方法は，大動脈遮断中は拡張期心臓停止により心筋を保護するという原則から外れている。しかし，短時間であれば，心臓は合併症もなく耐えうる[7]。低体温心室細動法では，大動脈を遮断せず，低体温心室細動下で高い冠灌流圧を保ちながら，末梢側を吻合する。この方法は，高度な石灰化やアテローム性動脈硬化病変により，大動脈遮断に危険が伴う場合に有効である[8]。しかし，心筋保護作用が低く，特に肥大した心臓では問題となる。大動脈を遮断せずに手術を行う必要がある場合は，常温や軽度低体温に関係なく，スタビライザーを使用して心拍動下で行う手術が最良であると思われる。

II. 心筋保護の基本原則 [9~13] (表 6.1)

A. 速やかな拡張期心停止は，塩化カリウム（KCl）20〜25mEq/L 入りの心筋保護液注入で得られる。晶質液にカリウムを加えたものを薄めずに投与する方法（晶質性心筋保護液 crystalloid cardioplegia）や，晶質液を入れた小さめのバッグに高濃度のカリウムを加え，さまざまな濃度で血液と混和する方法（最も一般的なのは心筋保護液：血液 = 4：1 で，血液心筋保護液 blood cardioplegia という）がある。カリウムを直接血液に添加する装置を使用し，血液希釈を最小限にとどめる方法もある（miniplegia）。
  1. 晶質性心筋保護液は，心停止の間，心臓に基質や酸素をほとんど供給しない。低温下で心臓を停止させることが主な作用となる。心筋保護液に酸素を流すと酸素化が得られるが，あまり一般的ではない。
  2. 血液心筋保護液には，酸素，天然の緩衝液，抗酸化物質，遊離基捕捉物質などが含まれている。標準的な添加薬物としては，pH をアルカリ性にする緩衝液（THAM），カルシウムを低値に保つクエン酸塩 - リン酸 - ブドウ糖（CPD），浸透圧を高めに維持

表 6.1 心筋保護における緒原則と組成

原則	組成
速やかな拡張期心停止	KCL 20 〜 25mEq/L
緩衝作用	THAM，重炭酸イオン
カルシウム濃度の減少	CPD
適切な投与法	順行性±逆行性投与
温度	冷却，微温，加温
心筋代謝の最適化と細胞障害の予防のために用いる添加薬物	アスパラギン酸 - グルタミン酸 Na^+-H^+ 交換阻害薬 マグネシウム，プロカインアミド L- アルギニン カルシウム拮抗薬

THAM：tris (hydroxymethyl) aminomethane, CPD：クエン酸 - リン酸 - ブドウ糖

する薬物（マンニトール）などがある。心筋保護液は，人工心肺回路の独立した加温／冷却装置を通過し，その注入速度と圧は体外循環士が調節する。

3. 単純な常温心停止で心筋酸素需要量は約 90％減少するため，大動脈遮断中に心停止を維持することが重要である（図 6.1）。心筋保護液を 15 〜 20 分毎に注入してカリウムを投与し，代謝産物をウォッシュアウトする。過剰なカリウム負荷を回避しながら心停止を維持すべく，低濃度のカリウム溶液（12 〜 15mEq/L）を使用する。心臓のわずかな動きも許されない場合は，高濃度のカリウム溶液を用いる。カリウム負荷を最小限にしたい場合は，心筋保護液の代わりに冷たい血液を冠静脈洞内に逆行性に注入し，理想的な組織の酸素化と代謝をはかる。心停止が保たれているかぎり，これで十分である。
4. 通常の症例では，ある 1 つの心筋保護法が他のタイプに勝るという臨床結果は得られていない[14]。しかし，高度な左室機能低下を認める症例では，血液心筋保護法を，特に順行性と逆行性の併用で用いるとよい[15]。
5. カリウムチャネル開口薬（ニコランジル，ピナシジル，アプリカリム）による非脱分極停止法は，カリウムによる脱分極停止法に代わるものとして研究されている。この方法は細胞内のカルシウム濃度上昇を抑制するので，通常のカリウムを用いた心停止法に比べて，心臓の収縮能を改善する可能性がある[16〜18]。

B. **温度**：心筋保護液が開発される以前は，全身および局所を冷却するだけで，心筋保護を行っていた。冷却した心筋保護液の投与は心筋代謝を抑制するうえで重要である，という理論は一見正しそうにみえる。しかしながら，低温による心筋代謝抑制は，拡張期心停止に比べると，とるに足らないものである（図 6.1）。にもかかわらず，冷却心筋保護法を用いる患者では，低体温に加えて，冷却した生理食塩水（氷ではない）や局所冷

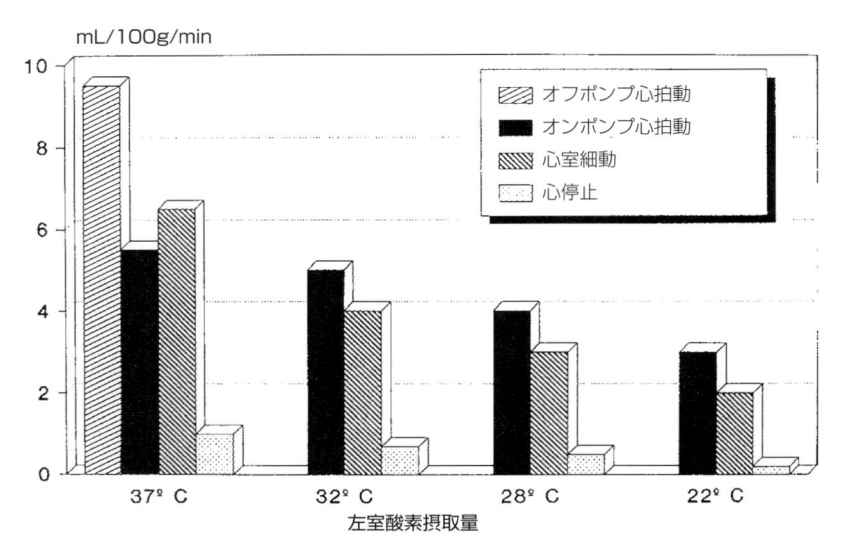

図 6.1　心筋酸素需要量（mvO$_2$）

mvO$_2$ の減少に最も関与するのは，心停止，次に低体温である。(Buckberg GD, Brazier JR, Nelson RL, Goldstein SM, McConnell DH, Cooper N. Studies of hypothermia on regional myocardial blood flow and metabolism during cardiopulmonary bypass. The adequately perfused beating, fibrillating, and arrested heart. J Thorac Cardiovasc Surg 1997;73:87-94. から許可を得て改変して引用)

却装置を左室の周りに置き，横隔膜神経を凍傷から守る方法をルーチンに行っている。

1. 心筋温を 15℃ 以下の適切な低温に保つと，満足すべき心筋保護が得られる，という考えにもとづき，心筋温をモニタリングする外科医がいる。臨床の場では 1 か所のモニタリングが行われるのみであるが，左室でも場所によって大きな温度差があり，左室と右室の間ではさらに差がある。温度のモニタリングは，心筋保護の程度を相対的に評価することしかできないことを理解すべきである[19]。心筋保護の程度をより科学的に評価する方法として，pH プローブがある。心筋代謝障害による重篤なアシドーシスの進行は，心筋保護が不完全であることを示唆する[20]。

2. 酵素および細胞修復の機能は常温下のほうがすぐれているため，"加温心筋保護法"を用いて心筋保護の成果をあげている外科医がいる[21, 22]。しかし，常温下では心臓が電気的活動を再開する傾向があり，この方法を用いて心臓を保護するには，持続的または短い中断をはさむだけで，心筋保護液の注入を継続しなければならない。しかし，持続的に注入すれば，術野は不良になる。大量の心筋保護液注入による血液希釈を最小限にするには，カリウムや他の物質（マグネシウム）を単に加えるだけの"miniplegia"が有効である。

3. 間欠的"微温"（32℃ または 20℃）血液心筋保護法は，冷却心筋保護法よりもすぐれた代謝的・機能的回復をもたらすことが示されており，遠隔成績の改善にも関与すると思われる[23〜26]。

4. 加温心筋保護法は，冷却心筋保護法の補助として大動脈遮断の最初と最後に用いる。
   a. warm induction では，加温心筋保護液 500mL を大動脈遮断直後に注入する。エ

ネルギーが枯渇しながら虚血が進行する心臓に対して，短い時間だが細胞の修復やエネルギー蓄積に使用される酸素を供給することにより，有利に作用することが示されている。グルタミン酸やアスパラギン酸が豊富な心筋保護液は，さらに効果的である[9,11,27]。

　b. 加温血液心筋保護液の最終投与（"hot shot"）は大動脈遮断解除直前の注入が一般的で，心筋代謝の改善が見込まれている[28]。大動脈遮断解除後も心臓は数分間停止したままのことが多く，その間の酸素需要量が低い時期に，細胞の"修復"やエネルギー蓄積が可能となる。

C. **投与方法**：心筋保護液はまず大動脈基部より順行性に注入し，その後冠静脈洞内に挿入したカテーテルより逆行性に注入する（**図6.2**）。

 1. 冠動脈に重症な狭窄病変を認める場合，順行性心筋保護液（ACP）の効力は低下し，しばしば側副血行路に依存することになる。中等度以上の大動脈弁閉鎖不全を認める患者では，大動脈基部の十分な拡張が得られない。大動脈弁や僧帽弁手術時には，ACPの再注入に手間がかかる。ルートベントを行っている場合は，心筋保護液注入時に空気が混入しないように注意しなければならない。
 2. 逆行性心筋保護液（RCP）は，間欠的にも持続的にも注入しやすく，手術の進行を邪魔することがない。また再手術時に，病変はあるが閉塞していない大伏在静脈グラフトからのアテローム塞栓症の予防に有用である。心筋保護液の不均一な拡散，特に右室への拡散は常に疑問視されるが，RCPはすぐれた心筋保護作用を発揮する。右室の心筋保護作用がすぐれているという報告もあるが，逆に劣っているという報告[30〜32]もある。RCP時には，冠静脈洞圧の注意深いモニタリングが不可欠である。圧が50mmHg以上では冠静脈洞破裂の可能性があり，20mmHg以下では一般的に，カテーテルの挿入位置に問題がある[33]。
 3. それぞれの心筋保護法の違いについて分析した結果，投与方法は相補的なものであり，どれか1つで十分なことはないことが明らかになっている。コントラスト心エコー検査を用いた研究では，左室の灌流は加温ACPのほうがRCPよりすぐれているとされている。また，どちらの投与法でも右室への灌流は乏しく，特に右冠動脈閉塞があ

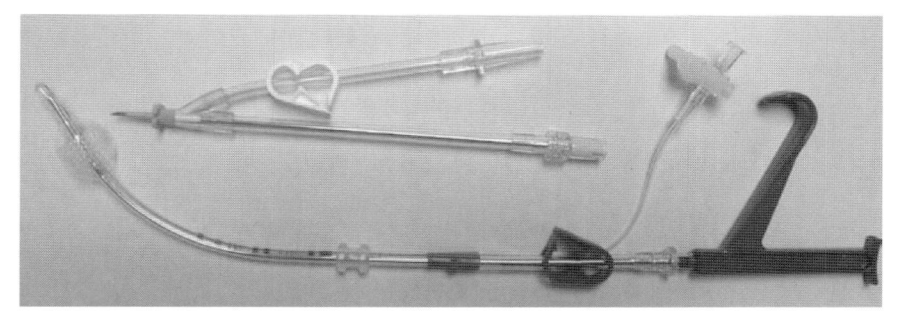

図6.2　心筋保護用カテーテル
（上）ベント用側孔付き順行性心筋保護カテーテル。（下）冠静脈洞圧測定可能なバルーン付き14Fr逆行性心筋保護カテーテル

る場合は顕著であるという結果も報告[13, 29, 34]されている。加温 RCP ではできるだけ持続的に灌流するほうが理想的であるが，冷却 RCP では間欠的に注入することが多い。しかし，冷却 RCP を持続的に灌流すると，間欠的投与に比べて心筋虚血が減少し心室機能が改善されたという報告もある[35]。

D. **心筋保護液添加薬物**：心筋保護作用を有すると考えられるさまざまな添加薬物が検討されている。最も効果が証明されているのは，Na^+-H^+ 交換阻害薬，アデノシン，L-アルギニンである[36~41]。アスパラギン酸とグルタミン酸はクレブス回路の中間体であり，心筋エネルギー代謝の改善に用いられ，ある程度の効果が認められている[9, 27]。他にプロカインアミドやマグネシウム（不整脈を減少させる），遊離基捕捉物質などがある[42]。インスリン加心筋保護法では，グルコースとインスリンを豊富に含んだ微温心筋保護液を使用する。この方法は，緊急性のない予定手術の患者に対して，代謝面・機能面でのメリットをもたらしてくれる[43~45]。

E. **再灌流変法**：大動脈遮断解除の直前に，ある特定の条件下で心筋保護液の内容を一部変更して注入すると，心機能が改善されることが示されている[9, 11]。この再灌流法では，アスパラギン酸やグルタミン酸などの基質を添加する場合も添加しない場合もあるが，カリウム負荷を少なくし（8~10mEq/L），CPD を加えてカルシウム流入を制限し，高浸透圧下で，50mmHg 以下の注入圧で数分間かけて注入する。この変法では，投与原則が厳守され，かつハイリスクな症例でのみ，その効力が発揮される[46, 47]。また，白血球濾過を行い再灌流液内の好中球を除去すると，虚血や再灌流による障害を軽減できる可能性がある[48]。

III. 心筋保護の方法論

最もすぐれた心筋保護の方法論を確立するために，これまでに多くの研究が行われている。コントラスト心エコー検査や冠灌流の評価，臨床成績（血行動態，昇圧薬の使用，梗塞の発生率，生存率），酵素の上昇（トロポニン：心筋障害に関する感度が非常に高い）などを解析し，さまざまな比較が行われている。例えばある研究では，順行性晶質性心筋保護液を使用したほうが，RCP よりもトロポニン値が上昇したと報告されているが，臨床的には何の関連性もないことが明らかになっている[49]。冠動脈病変の範囲，特に側副血行路の血流が，ACP および RCP の効果に重大な影響を及ぼし，分析を混乱させる可能性がある[29]。心筋保護の方法論およびその構成には，非常に多くのバリエーションがあるため，どの要素が真の利益をもたらすのかを判定することは，しばしば難しい作業となる。

A. リスクの低い症例では，順行性および逆行性に関係なく，大量の冷却晶質性心筋保護液または冷却/加温血液心筋保護液の複数回投与が，比較的良好な臨床成績をおさめている。一般的に，右室の保護はどの方法でも課題が残り，特に右冠動脈疾患をもつ患者で問題となる。重症例では，冷却または微温血液心筋保護液の順行性/逆行性併用投与が，最もすぐれている。

B. 血液心筋保護法では，以下の原則がある。
1. warm induction は重症の虚血心の場合のみとする。
2. まず，500mL 程度の心筋保護液（冷却または微温）を順行性に注入して心停止を得る。続いて逆行性に投与して，初回投与量を完了する。この方法は，重症冠動脈病変を有する患者で特に重要である。冷却心筋保護液を使用し温度のモニタリングを行っている場合は，20℃以下に保つ。
3. 弁膜手術では，持続的加温 RCP または低カリウム入り間欠的冷却 RCP を 20 分毎に行う。
4. 冠動脈手術では，右冠動脈のバイパス吻合を最初に行う。吻合後の RCP の際，バイパスグラフトから低カリウム性心筋保護液を同時に注入する。
5. 術野の妨げにならなければ，加温 RCP は可能なかぎり持続注入する。心臓が動き始めたら，高カリウム溶液を用いる。
6. 吻合したグラフトのおのおのの断端から心筋保護液を注入し，RCP と併用する。この方法は有用であるといわれているが，その効果はまだ解明されていない（**図 6.3**）。
7. 大動脈遮断解除前に，加温 RCP を 500mL 投与する。RCP が行われていない場合は，50 〜 80mmHg 以下の圧で大動脈基部より注入する。

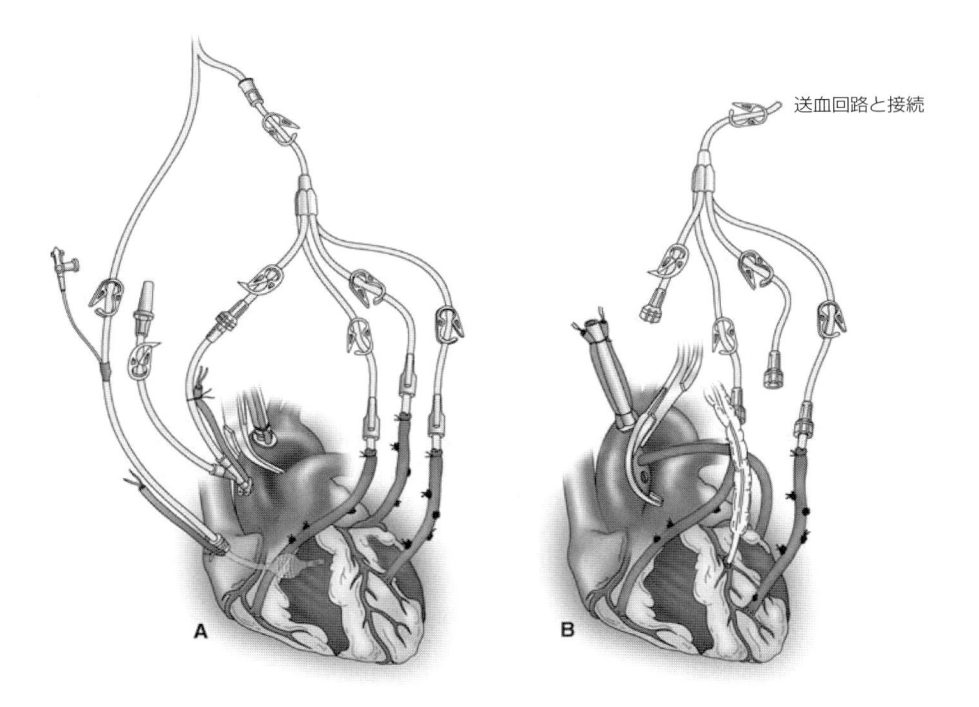

図 6.3　心筋保護液の注入法
(A) 末梢側吻合が完了した静脈グラフトおよび逆行性カニューレから心筋保護液を注入する方法
(B) 中枢側吻合が完了するまでの間，送血回路と接続して静脈グラフトから血流を送る方法

C. 心筋保護の原則（特に心停止の維持と複数回投与）を厳密に守ると，外科医は心筋保護について心配することなく，最も複雑な時間のかかる手術でさえ，集中力が途切れることなくスムーズに行うことができる。

文　献

1. Nicolini F, Beghi C, Muscari C, et al. Myocardial protection in adult cardiac surgery: current options and future challenges. Eur J Cardiothorac Surg 2003;24:986-93.
2. Yeatman M, Caputo M, Narayan P, et al. Intracoronary shunts reduce transient intraoperative myocardial dysfunction during off-pump coronary operations. Ann Thorac Surg 2002;73: 1411-7.
3. Cooper WA, Corvera JS, Thourani VH, et al. Perfusion-assisted direct coronary artery bypass provides early reperfusion of ischemic myocardium and facilitates complete revascularization. Ann Thorac Surg 2003;75:1132-9.
4. Vassiliades TA Jr, Nielsen JL, Lonquist JL. Coronary perfusion methods during off-pump coronary artery bypass: results of a randomized clinical trial. Ann Thorac Surg 2002;74:S1383-9.
5. Teoh LK, Grant R, Hulf JA, Pugsley WB, Yellon DM. A comparison of ischemic preconditioning, intermittent cross-clamp fibrillation and cold crystalloid cardioplegia for myocardial protection during coronary artery bypass graft surgery. Cardiovasc Surg 2002;10:251-5.
6. Laurikka J, Wu ZK, Iisalo P, et al. Regional ischemic preconditioning enhances myocardial performance in off-pump coronary artery bypass grafting. Chest 2002;121:1183-9.
7. Raco L, Mills E, Millner RJW. Isolated myocardial revascularization with intermittent aortic crossclamping: experience with 800 cases. Ann Thorac Surg 2002;73:1436-40.
8. Akins CW. Noncardioplegic myocardial preservation for coronary revascularization. J Thorac Cardiovasc Surg 1984;88:174-81.
9. Buckberg GD, Beyersdorf F, Allen BS, Robertson JM. Integrated myocardial management: background and initial application. J Card Surg 1995;10:68-89.
10. Buckberg GD. Update on current techniques of myocardial protection. Ann Thorac Surg 1995; 60:805-14.
11. Beyersdorf F, Buckberg GD. Myocardial protection with blood cardioplegia during valve operations. J Heart Valve Dis 1994;3:388-403.
12. Buckberg GD. Antegrade/retrograde cardioplegia to ensure cardioplegic distribution: operative techniques and objectives. J Card Surg 1989;4:216-38.
13. Cohen G, Borger MA, Weisel RD, Rao V. Intraoperative myocardial protection: current trends and future perspectives. Ann Thorac Surg 1999;68:1995-2001.
14. Hendriks M, Jiang H, Gutermann H, et al. Release of cardiac troponin I in antegrade crystalloid versus cold blood cardioplegia. J Thorac Cardiovasc Surg 1999;118:452-9.
15. Flack JE III, Cook JR, May SJ, et al. Does cardioplegia type affect outcome and survival in patients with advanced left ventricular dysfunction? Results from the CABG patch trial. Circulation 2000;102(suppl III):84-9.
16. Chambers DJ. Mechanisms and alternative methods of achieving cardiac arrest. Ann Thorac Surg 2003;75:S661-6.
17. Ducko CT, Stephenson ER Jr, Jayawant AM, Vigilance DW, Damiano RJ Jr. Potassium channel openers: are they effective as pretreatment or additives to cardioplegia? Ann Thorac Surg 2000;69:1363-8.
18. Li HY, Wu S, He GW, Wong TM. Aprikalim reduces the Na^+-Ca^{2+} exchange outward current enhanced by hyperkalemia in rat ventricular myocytes. Ann Thorac Surg 2002;73:1253-60.

19. Dearani JA, Axford TC, Patel MA, Healey NA, Lavin PT, Khuri SF. Role of myocardial temperature measurement in monitoring the adequacy of myocardial protection during cardiac surgery. Ann Thorac Surg 2001;72:S235-44.
20. Khabbaz KR, Zankoul F, Warner KG. Intraoperative metabolic monitoring of the heart: II. Online measurement of myocardial tissue pH. Ann Thorac Surg 2001;72:S2227-33.
21. Franke UFW, Korsch S, Wittwer T, et al. Intermittent antegrade warm myocardial protection compared to intermittent cold blood cardioplegia in elective coronary surgery: do we have to change? Eur J Cardiothorac Surg 2003;23:341-6.
22. Salerno TA, Houck JP, Barrozo CA, et al. Retrograde continuous warm blood cardioplegia: a new concept in myocardial protection. Ann Thorac Surg 1991;51:245-7.
23. Chocron S, Kaili D, Yan Y, et al. Intermittent lukewarm (20°C) antegrade intermittent blood cardioplegia compared with cold and warm blood cardioplegia. J Thorac Cardiovasc Surg 2000;119:610-6.
24. Hayashida N, Isomura T, Sato T, et al. Minimally diluted tepid blood cardioplegia. Ann Thorac Surg 1998;65:615-21.
25. Elwatidy AMF, Fadalah MA, Bukhari EA, et al. Antegrade crystalloid cardioplegia vs. antegrade/ retrograde cold and tepid blood cardioplegia in CABG. Ann Thorac Surg 1999;68:447-53.
26. Mallidi HR, Sever J, Tamariz M, et al. The short-term and long-term effects of warm or tepid cardioplegia. J Thorac Cardiovasc Surg 2003;125:711-20.
27. Wallace AW, Ratcliffe MB, Nosé PS, et al. Effect of induction and reperfusion with warm substrate-enriched cardioplegia on ventricular function. Ann Thorac Surg 2000;70:1301-7.
28. Teoh KH, Christakis GT, Weisel RD, et al. Accelerated myocardial metabolic recovery with terminal warm blood cardioplegia. J Thorac Cardiovasc Surg 1986;91:888-95.
29. Aronson S, Jacobsohn E, Savage R, Albertucci M. The influence of collateral flow on the antegrade and retrograde distribution of cardioplegia in patients with an occluded right coronary artery. Anesthesiology 1998;89:1099-1107.
30. Ruengsakulrach P, Buxton BF. Anatomic and hemodynamic considerations influencing the efficiency of retrograde cardioplegia. Ann Thorac Surg 2001;71:1389-95.
31. Kulshrestha P, Rousou JA, Engelman RM, et al. Does warm blood retrograde cardioplegia preserve right ventricular function? Ann Thorac Surg 2001;72:1572-5.
32. Allen BS, Winkelmann JW, Hanafy JH, et al. Retrograde cardioplegia does not adequately perfuse the right ventricle. J Thorac Cardiovasc Surg 1995;109:1116-26.
33. Langenberg CJM, Pietersen JG, Geskes G, et al. Coronary sinus catheter placement. Assessment of placement criteria and cardiac complications. Chest 2003;124:1259-65.
34. Borger MA, Wei KS, Weisel RD, et al. Myocardial perfusion during warm antegrade and retrograde cardioplegia: a contrast echo study. Ann Thorac Surg 1999;68:955-61.
35. Louagie YAG, Jamart J, Gonzalez M, et al. Continuous cold blood cardioplegia improves myocardial protection: a prospective randomized study. Ann Thorac Surg 2004;77:664-71.
36. Boyce SW, Bartels C, Bolli R, et al. Impact of sodium-hydrogen exchange inhibition by cariporide on death or myocardial infarction in high-risk CABG surgery patients: results of the CABG surgery cohort of the GUARDIAN study. J Thorac Cardiovasc Surg 2003;126:420-7.
37. Cox CS Jr, Allen SJ, Sauer H, Laine GA. Improved myocardial function using a Na^+/H^+ exchanger during cardioplegic arrest and cardiopulmonary bypass. Chest 2003;123:187-94.
38. Mentzer RM Jr, Lasley RD, Jessel A, Karmazyn M. Intracellular sodium hydrogen exchange inhibition and clinical myocardial protection. Ann Thorac Surg 2003;75:S700-8.
39. Chauhan S, Wasir HS, Bhan A, Rao BH, Saxena N, Venugopal P. Adenosine for cardioplegia in-

duction: a comparison with St. Thomas' solution. J Cardiothorac Vasc Anesth 2000;14:21-4.
40. Vinten-Johansen J, Zhao ZQ, Corvera JS, et al. Adenosine in myocardial protection in on-pump and off-pump cardiac surgery. Ann Thorac Surg 2003;75:S691-9.
41. Carrier M, Pellerin M, Perrault LP, et al. Cardioplegic arrest with l-arginine improves myocardial protection: results of a prospective randomized clinical trial. Ann Thorac Surg 2002;73:837-42.
42. Yeatman M, Caputo M, Narayan P, et al. Magnesium-supplemented warm blood cardioplegia in patients undergoing coronary artery revascularization. Ann Thorac Surg 2002;73:112-8.
43. Rao V, Christakis GT, Weisel RD, et al. The Insulin Cardioplegia Trial: myocardial protection for urgent coronary artery bypass grafting. J Thorac Cardiovasc Surg 2002;123:928-35.
44. Rao V, Borger MA, Weisel RD, et al. Insulin cardioplegia for elective coronary bypass surgery. J Thorac Cardiovasc Surg 2000;119:1176-84.
45. Doenst T, Bothe W, Beyersdorf F. Therapy with insulin in cardiac surgery: controversies and possible solutions. Ann Thorac Surg 2003;75:S721-8.
46. Edwards R, Treasure T, Hossein-Nia M, Murday A, Kantidakis GH, Holt DW. A controlled trial of substrate-enhanced, warm reperfusion ("hot shot") versus simple reperfusion. Ann Thorac Surg 2000;69:551-5.
47. Buckberg GD. Substrate enriched warm blood cardioplegia reperfusion: an alternate view. Ann Thorac Surg 2000;69:334-5.
48. Palatianos GM, Balentine G, Papadakis EG, et al. Neutrophil depletion reduces myocardial reperfusion morbidity. Ann Thorac Surg 2004;77:956-61.
49. Franke U, Wahlers T, Cohnert TU, et al. Retrograde versus antegrade crystalloid cardioplegia in coronary surgery: value of troponin-I measurement. Ann Thorac Surg 2001;71:249-53.

7 ICU入室とモニタリング法

I. ICU入室

A. 手術の成否を左右する術後管理の重要な局面は，手術終了時からすでに始まっている。患者を手術台から集中治療室（ICU）のベッドへ移す間，モニターを移し替える間，手術室からICUへ搬送する間，気道・換気の異常，突然の高血圧・低血圧，不整脈，薬物の誤投与，侵襲的カテーテル・モニター・出血に関連する予期せぬトラブルなど，さまざまな危険が存在する。心電図や圧計測ライン（動脈，中心静脈，肺動脈ラインなど）を手術室モニターから携帯モニターへ移し替える際には，患者が常にモニタリング下にあるように，1つずつ交換する。換気は，蘇生用バッグ（Ambuバッグ）に携帯型酸素ボンベを接続して行う。薬物の注入速度を正確に保つために，バッテリ駆動式輸液ポンプを使用する。移動中の急変に備え，必要な血管作動薬を必ず準備しておく。

B. ICU入室後，直ちに気管チューブを人工呼吸器に接続し，心電図と圧計測ラインをベッドサイドのモニターに接続する。パルスオキシメータを患者の指先に装着する。輸液ポンプの速度を確認または再調整するが，薬物投与が一時的にでも中断されないように，手術室で使っていたポンプをそのまま使用するほうがよい。胸腔ドレーンを吸引器に接続する。

C. このような移動の時期は，モニターの接続と人工呼吸器の装着に，細心の注意を払う。ICUで患者の状態を安定させるためには，受け入れる看護師や呼吸療法士はもちろん，移動に同伴する麻酔科医や外科医も，以下の確認が重要である
  1. 胸郭の動きの観察および両肺の呼吸音の聴診から，患者が良好に換気されていること。
  2. 移動中およびベッドサイドで，心電図が適切な心拍数と調律を示していること。
  3. 移動モニター上の血圧が適切に保たれていること，さらに動脈圧ラインをベッドサイドモニターに移して較正を経た後も，血圧が適切であること。

D. ICU入室時に少しでも異常が疑われた場合，真偽は定かでなくても，直ちに評価・対応することが重要である。最も頻度の高い問題は，低血圧と判読不能な心電図である。

E. **低血圧**（収縮期圧＜90mmHgまたは平均血圧＜60mmHg）は，循環血液量の不足または突然の薬物投与中断によることが多い。しかし，心筋虚血，重篤な心筋機能障害，不整脈，呼吸の問題など，より重大な問題も常に念頭におくべきである。低血圧はまた，不適切なトランスデューサのゼロ点設定，ラインのねじれや一時的な閉塞，波形のなまりによっても起こりうる。モニター上の血圧が低い場合，以下のことを行う。
  1. 用手換気を再開し，両肺呼吸音を聴診する。

2. 上腕動脈または大腿動脈を触診し，脈拍と血圧が十分かどうかを確かめる．橈骨動脈ライン刺入部より中枢側に血圧測定用カフを巻き，聴診または血圧計を用いた駆血により血圧を実測する．後者では動脈圧の波形が消えるまでカフを加圧し，圧波形が再び出現するときの血圧計の数値が収縮期血圧である．別の方法によって低血圧が否定されないかぎり，モニター上の低血圧が動脈ラインのなまりと決めつけてはならない．別の動脈ライン（通常は大腿動脈）を挿入するのも，1つの方法である．
3. 薬物のボトルすべてに適切にラベルが貼付され，患者に接続され，指定された速度で閉塞していない静脈ラインから投与されていることを確認する．
   注意：低血圧では，まず血圧を急激に下げるニトログリセリンやニトロプルシド（銀紙で遮光されている）が投与されているかを確認する．これら特殊な薬物に関する輸液ポンプでの投与量変更の方法を知らなければ，詳しい別の人にまかせること！
4. 素早く胸腔ドレーンを観察し，大量縦隔出血があるかどうかを確認する．大量の出血では，緊急の再開胸の可能性がある．
5. 低血圧の最初の治療は容量負荷で，即座に反応がなければ，塩化カルシウム 500 mg を静注する．血管作動薬を開始するか，使用中の薬物の点滴速度を調整する．これらの方法でも変化がなく心電図に異常を認める場合，問題が解決されるまでは最悪の事態を想定し，心停止の治療の準備を始める．患者を直ちに蘇生できない場合は，救援を求め，緊急再開胸の準備に入る．

F. 判読不能の心電図は，心電図リードの混線や接触不良によるアーチファクトが原因の場合がほとんどである．動脈圧波形やパルスオキシメータが正常にモニターされていれば，このケースが該当する．しかし，動脈圧が低いまたは圧が出ない，不規則な脈拍や徐脈を認める，モニターの判読が困難などの場合には，脈拍を触診し，前述した手順で血行動態を確認する．**血圧が測定できず心電図の解読が不能な場合は，最悪の事態を想定し，心停止とみなして処置を開始する．患者側とモニター側の心電図リードを付け直す．それでも解読できない場合は，調律を確認するために，通常の心電計を四肢に付ける．**
1. 心室細動または心室頻拍の場合，直ちに電気的心臓除細動と心停止プロトコールを開始する（363ページ参照）．
2. ペースメーカ使用中であれば，接続と設定を確認し，心電図上のスパイクを確認する．
3. 徐脈または心ブロックの場合，ペースメーカを取り付け，ペーシングを開始する．心ブロックの場合，心房リードが留置されていれば，心房（AOO）または房室ペーシ

Box7.1　ICU 入室患者の初期評価

1. 患者の全身を診察する（心臓，肺，末梢循環）．
2. 血行動態の計測（中心静脈圧，肺動脈拡張期圧，肺動脈楔入圧，左房圧など）を行い，心拍出量を測定し，末梢血管抵抗を計算する（**表 11.1** を参照）．
3. ポータブルで仰臥位での胸部 X 線撮影を行う．特に気管内チューブと Swan-Ganz カテーテルの位置，縦隔陰影の拡大や気胸，過剰な水分負荷，無気肺と胸水貯留に注意する．
4. 12 誘導心電図を記録し，心筋虚血所見や不整脈を鑑別する．
5. 血液検査を行う（**Box7.2** の ICU 入室時指示表の例を参照）．

Box7.2　ICU 入室指示表

1. ICU 入室
2. 術式：＿＿＿＿＿＿＿＿＿＿
3. 状態：＿＿＿＿＿＿＿＿＿＿
4. バイタルサイン計測：安定するまで 15 分毎。その後 30 分毎
5. 心電図モニター，動脈圧，肺動脈圧，Sao_2 をベッドサイドモニター上に表示
6. 心拍出量の測定：入室後 1 時間まで 15 分毎，4 時間まで 1 時間毎，安定後は 2〜4 時間毎
7. 胸腔ドレーンの吸引 $-20 cmH_2O$：1 時間毎の流出量の記録
8. 尿道カテーテル：1 時間毎の尿量の記録
9. ベッドをヘッドアップ 30°
10. 1 時間毎の水分バランス
11. 体重測定 1 日 1 回
12. 抜管後の活動度アップ（ベッド上坐位，椅子での坐位）
13. 経口/栄養：□挿管中絶飲食
    □経鼻胃管の低圧吸引
    □抜管 1 時間後から可能な範囲で飲水，経鼻胃管抜去
14. 人工呼吸器設定
    Fio_2：＿＿＿＿＿＿％ SIMV モード
    IMV：＿＿＿＿＿＿回/min
    一回換気量：＿＿＿＿＿＿ mL
    PEEP：＿＿＿＿＿＿ cmH_2O
    プレッシャーサポート：＿＿＿＿＿＿ cmH_2O
15. 呼吸ケア
    □気管内吸引 4 時間毎，その後必要に応じて
    □プロトコールに従い抜管まで呼吸器ウィーニング
    □プロトコールに従いフェイスマスクにて Fio_2 0.6〜1.0 の O_2 投与
    □Sao_2 > 95％を維持し，経鼻カニューレにて 2〜6L の O_2 投与
    □覚醒時，インセンティブスパイロメータ 1 時間毎
16. 検査
    □動脈血液ガス分析，全血球算定，電解質，血糖を直ちに測定
    □ドレーン流出 100mL/hr 以上で PT，APTT，血小板を直ちに測定
    □胸部 X 線を直ちに撮影
    □心電図を直ちに記録
    □入室後 4 時間，呼吸器ウィーニング前と抜管前に動脈血液ガス分析
    □ヘマトクリット，カリウム 4〜6 時間毎，かつ必要に応じて測定
    □術後第 1 病日朝：心電図，胸部 X 線，電解質，BUN，クレアチニン，全血球算定

Box7.2　ICU 入室指示表（続き）

17. ペースメーカ設定：モード：□心房　□ VVI　□ DVI　□ DDD
    心房アウトプット：＿＿＿＿ mA　心室アウトプット：＿＿＿＿ mA
    心拍数　＿＿＿＿ /min　AV 間隔　＿＿＿＿ /msec
    □ペースメーカは作動させず装着のみ

18. 以下の場合，医師またはアシスタントに連絡
    a. 収縮期血圧 90mmHg 以下または 140mmHg 以上
    b. 心係数 1.8L/min/m^2
    c. 尿量 30mL/hr 以下が 2 時間
    d. ドレーン流出 100mL/hr 以上
    e. 体温 38.5℃以上

19. 薬物
    アレルギー：＿＿＿＿＿＿＿＿
    a. 静脈内投与
       □5%ブドウ糖含有の 45%生食 250mL をトリプルルーメンカテーテルより
       □動脈ラインと Swan-Ganz カテーテルの先端ポート：ヘパリン 250 単位 / 生食 250mL を 3mL/hr
       □エピネフリン 1mg/5%糖液 250mL：心係数 2.0 以上維持のため＿＿＿＿ μg/min
       □ミルリノン 20mg/ 生食 100mL：＿＿＿＿ μg/kg/min
       □ノルエピネフリン 8mg/5%糖液 250mL：収縮期血圧 100 以上維持のため＿＿＿＿ μg/min
       □フェニレフリン 40mg/5%糖液 250mL：収縮期血圧 100 以上維持のため＿＿＿＿ μg/min
       □ニトロプルシド 50mg/5%糖液 250mL：収縮期血圧 130 以下維持のため＿＿＿＿ μg/kg/min
       □ニトログリセリン 100mg/5%糖液 250mL：＿＿＿＿ μg/kg/min
       □リドカイン 2g/5%糖液 250mL：＿＿＿＿ mg/min；術後第 1 病日 6 時に減量中止
       □ジルチアゼム 100mg/5%糖液 100mL：＿＿＿＿ mg/hr
       □その他＿＿＿＿＿＿＿＿
       □その他＿＿＿＿＿＿＿＿
    b. 抗生物質
       □セファゾリン 1g を静注，8 時間毎に 6 回
       □バンコマイシン 1g を静注，12 時間毎に 4 回
    c. 鎮静薬／鎮痛薬
       □プロポフォール静注 10mg/mL：プロトコールに従い 25〜50 μg/kg/min
       □興奮時必要に応じて 2 時間毎にミダゾラム 2g を静注；抜管後は中止
       □硫酸モルヒネ 25mg/5%糖液 100mL：0.01〜0.02mg/kg 持続静注；鎮痛目的で，必要に応じて 1〜2 時間毎に 2〜5mg 追加投与；術後第 1 病日午前中まで
       □メペリジン 25mg　悪寒・戦慄時必要に応じて静注
       □ケトロラク 15〜30mg を鎮痛のために必要に応じて静脈注射；術後 72 時間で中止
    d. その他の薬物
       □メトプロロール 25mg ICU 入室後 8 時間で内服 / 経鼻胃管より注入，その後 12 時間毎；

Box7.2　ICU 入室指示表（続き）

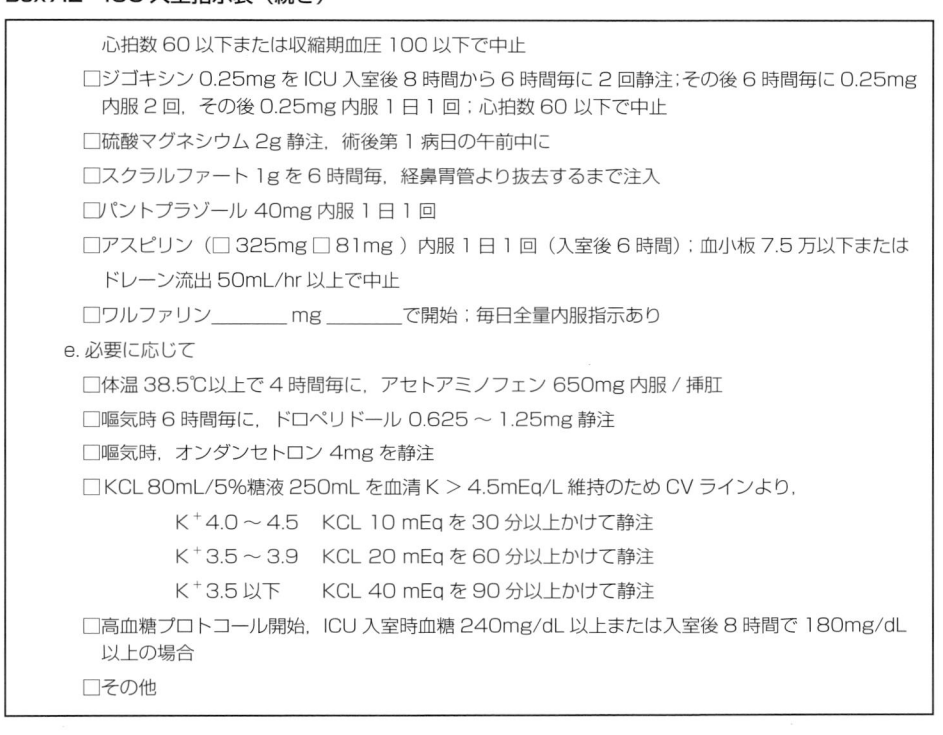

> 　　　　　心拍数 60 以下または収縮期血圧 100 以下で中止
> □ジゴキシン 0.25mg を ICU 入室後 8 時間から 6 時間毎に 2 回静注；その後 6 時間毎に 0.25mg
> 　内服 2 回，その後 0.25mg 内服 1 日 1 回；心拍数 60 以下で中止
> □硫酸マグネシウム 2g 静注，術後第 1 病日の午前中に
> □スクラルファート 1g を 6 時間毎，経鼻胃管より抜去するまで注入
> □パントプラゾール 40mg 内服 1 日 1 回
> □アスピリン（□ 325mg □ 81mg）内服 1 日 1 回（入室後 6 時間）；血小板 7.5 万以下または
> 　ドレーン流出 50mL/hr 以上で中止
> □ワルファリン_____ mg _____ で開始；毎日全量内服指示あり
> 　e. 必要に応じて
> □体温 38.5℃以上で 4 時間毎に，アセトアミノフェン 650mg 内服 / 挿肛
> □嘔気時 6 時間毎に，ドロペリドール 0.625 〜 1.25mg 静注
> □嘔気時，オンダンセトロン 4mg を静注
> □KCL 80mL/5%糖液 250mL を血清 K ＞ 4.5mEq/L 維持のため CV ラインより，
> 　　　　　　K⁺ 4.0 〜 4.5　　KCL 10 mEq を 30 分以上かけて静注
> 　　　　　　K⁺ 3.5 〜 3.9　　KCL 20 mEq を 60 分以上かけて静注
> 　　　　　　K⁺ 3.5 以下　　　KCL 40 mEq を 90 分以上かけて静注
> □高血糖プロトコール開始，ICU 入室時血糖 240mg/dL 以上または入室後 8 時間で 180mg/dL
> 　以上の場合
> □その他

　　ング（DDD または DVI）を試みる．反応がなければ，心室ペーシング（VVI）を行う．
　　ペーシング波があるのに心室収縮が得られない場合，ペースメーカワイヤーが心臓か
　　ら外れていることを予想して，接地電極を皮膚に留置する．
 4. 房室ペーシング中に生じうる心房細動に留意する．このような心房細動が出現すると，
　　適切な心室ペーシング数にもかかわらず，心拍出量と血圧低下の原因となる．
 5. 処置を要する虚血やその他の不整脈に留意する．

G. 心拍数，リズム，血圧が安定し，人工呼吸器が問題なく作動していることを確認した
　 ら，同伴した麻酔科医，手術スタッフは ICU スタッフに申し送りをする．申し送りには，
　 患者の心疾患名，合併症，術式，術中経過，薬物投与，術後管理での特別な指示が含ま
　 れる．Box7.1 に示した評価項目を用いると，詳細な患者管理が可能になる．どの患者
　 でも利用できる術後標準指示をあらかじめ印刷しておくと，術直後の管理の必須事項を
　 見落とすことがなくなる（Box7.2）．

H. 術直後の胸部 X 線は，気管チューブの位置の確認や気胸の見落とし予防のために，非
　 常に重要である．また，ICU 入室直後の心電図を判読することは，今後，緊急対応が
　 必要になるようなさまざまな虚血性変化を見分けるために不可欠である．

II. ICUでのモニタリング：技術と問題点

患者を的確に管理し良好な結果を得るために，術後早期には集中的なモニタリングが必要となる[1,2]。心電図を常時モニターし，手術室で挿入した動脈ラインやSwan-Ganzカテーテルなど，侵襲的なカテーテルが示す数種類の血圧を，ベッドサイドモニター上に表示する（図7.1）。気管チューブを確実に人工呼吸器に接続し，適切な換気条件を選択する。パルスオキシメータで測定される動脈血酸素飽和度（Sao_2）も，連続表示が望ましい。胸腔ドレーンの排液量と尿道カテーテルの尿量を測定・記録する。手書きであろうと電子カルテであろうと，包括的なフローシートを必ず使用する（Appendix 4）。侵襲度の高いモニターは重要な役割を果たし，術後経過に関する重要な情報を提供するが，合併症もある。モニタリングの恩恵を最大限に，かつ合併症を最小限にするため，必要な時期だけ使用する。

A. **ベッドサイドでの心電図の表示**は，調律の変化を迅速に把握するために重要である。カートリッジ・モジュールを用いると，標準肢誘導と心房心電図を同時に表示しながら記録できるため，複雑な調律を解析するのに役立つ（11章参照）。大部分のベッドサイドモニターはメモリーを内蔵し，異常な波形は自動的にプリントアウトされる。これは，不整脈発生のメカニズム（例えば，心室頻拍や心室細動に至るR on T現象）を解析する際に役立つ。ST変化は，ほとんどのモニタリングシステムで解析可能であるが，12誘

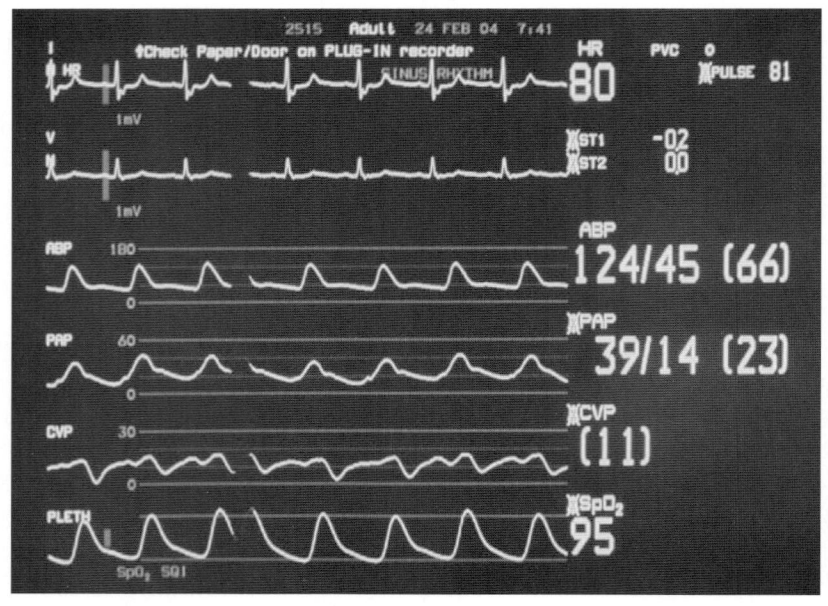

図7.1　ICUモニター

上から順に，心電図（HR），動脈圧（ABP），肺動脈収縮期圧／拡張期圧（PAP），中心静脈圧（CVP），動脈血酸素飽和度（Sao_2）。

導心電図でなければ異常な所見が解析できない場合もある。

B. 手術室で抜管しないかぎり，すべての患者で気管挿管され，人工換気が行われている。初期設定は麻酔科医と呼吸療法士が決定するが，一般的に一回換気量は 8～10mL/kg，換気回数は 8～10/min，F_{IO_2} は 1.0 に設定する。両側の呼吸音と胸郭の動きを確認し，人工呼吸器の設定を定期的にチェックし，ガス交換が適切かどうかを評価することが重要である。
  1. パルスオキシメータを必ず装着し，末梢循環と動脈血酸素飽和度を連続的にモニターする。パルスオキシメータを用いると，挿管中や抜管後に酸素化に関して重大な問題が起きた場合に，すぐに気づくことができる[3]。末梢血管が極度に収縮していると，手指では十分に感知できないため，耳朶に装着したほうがよい。パルスオキシメータがあれば，挿管中に頻回の動脈血液ガス分析（ABG）を行う必要がない。とはいえ，パルスオキシメータは S_{aO_2} を示すのみで，ABG と同等の情報を提供するわけではないことを念頭におく。ABG では，P_{aO_2} に加えて P_{CO_2} や pH の値が得られ，ウィーニング中の呼吸状態の評価に役立つ。さらに，代謝性または呼吸性のアシドーシスやアルカローシスが識別できる。これは，血行動態が不安定な患者が，さらなる薬物療法を要する代謝性アシドーシスを合併しているかを判断するうえで，特に有用である。
  2. 気管吸引は，2～3 時間毎，あるいは分泌物がチューブを閉塞させない程度に，必要に応じて愛護的に行うのが望ましく，気管支粘膜損傷や攣縮を誘発するほど頻回に行うべきではない[4]。気管チューブは，感染防御の働きがある上気道をバイパスするため，肺感染症が起こりやすくなる。患者が十分な換気と酸素化を維持できるようになり，十分な気道防御反射の回復がみられれば速やかに抜管する。抜管は通常，術後 12 時間以内に行われる。呼吸器からのウィーニングと抜管のための標準プロトコールは，心臓外科 ICU には必須である（Box 10.4～10.6 参照）。

C. 動脈ラインを橈骨動脈や大腿動脈に挿入し，血圧をトランスデューサ経由でベッドサイドモニターに表示する。血圧が正確にモニターされるかどうかは，トランスデューサの適切な較正と空気除去にかかっている。体外循環直後は橈骨動脈の血圧と中心動脈圧が異なることがあるが，ほとんどの場合，ICU 入室までに問題は解消される。血圧差が改善されない場合には，ICU で大腿動脈ラインを挿入することもある。大腿動脈ラインが示す圧は橈骨動脈の平均血圧とほぼ対応するが，しばしば収縮期にオーバーシュートする。しかし，ほとんどのモニターには共鳴フィルターがあり，オーバーシュートを修正できる[5,6]。
  1. 聴診または血圧計で駆血して測定した血圧と，ベッドサイドモニターにデジタル表示される血圧には，しばしば開きがある。この原因は，トランスデューサが強力に反応することにある[7]。信号のオーバーダンピングは，圧測ライン内にある気泡が原因のことがある。信号のアンダーダンピングは，動脈ラインとトランスデューサをつなぐチューブの過剰なコンプライアンス，長さ，直径に関係する。動脈圧が鈍ったりオーバーシュートしている場合，アナログ表示の平均血圧が最も信頼できる。血圧計で駆血して測定した血圧が，最も正確な収縮期血圧である。
  2. 動脈ラインにヘパリンを持続的に注入し，ラインの閉塞と血栓形成を予防する。3 日以上橈骨動脈ラインを留置すると，血栓症や敗血症のリスクが増加する[8]。動脈ライ

ンはABG測定や血液検査の採血に便利であるため，静脈採血が難しい場合には血圧のモニターが必要でなくなっても留置しておくことがある。通常，薬物によるサポートが終了し，抜管後のABGが満足できる結果であれば，動脈ラインを抜去する。抜去前に室内気で血液ガスを測定すると，患者の酸素化の評価基準になる。ICUで動脈圧モニターを長期間必要とする場合，ラインは4日毎に入れ替える。

注意：ヘパリン誘発性血小板減少症（HIT）が疑われる患者で動脈圧ラインが必要な場合，生理食塩水で管内を持続的に圧入（フラッシュ）し，ヘパリンをラインから除去することが重要である。

3. 橈骨動脈ラインが留置されている間，手指の循環に常に注意を払う。虚血の所見が認められたら，直ちにラインを抜去する。幸いにも，橈骨動脈ラインに関連する重大な合併症の発生率はきわめて低い。

D. 中心静脈圧（CVP）モニターは，正常な心機能を有する患者では，充満圧に関する適切な情報を与えてくれる[9, 10]。Swan-Ganzカテーテルによる合併症のリスクや，さまざまな計測法が必ずしも術後成績の改善に寄与しないことを考慮すると[10〜12]，順調な術後経過をとる低リスクの患者では，CVPのモニターだけで安全かつ十分であると考えられる。これらの患者では，通常CVPと肺動脈拡張期（PAD）圧は相関しており，容量管理の適切な指標となる。しかし，強心薬を使用するかどうかは，CVP，容量に対する血圧の反応，尿量，臨床検査から総合的に判断しなければならない。ある研究では，医師や看護師が予想する心拍出量と実際の心拍出量は大きく異なり，手術結果に影響するほどではないが，α刺激薬や強心薬が不適切に使用されている場合があることが示されている[12]。

E. Swan-Ganzカテーテルは通常，術中術後の循環動態管理のために挿入される。輸液，強心薬，昇圧薬投与に関して，根拠のある科学的な判断の指標となるが，術後の結果に影響を与えるのは，ハイリスク患者の場合に限定される。Swan-Ganzカテーテルは通常，麻酔導入の前に挿入するが，血行動態が不安定または悪化した患者では，ICUでも挿入する。Swan-Ganzカテーテルにより，CVP，肺動脈（PA）圧，左心の充満圧を反映する肺動脈楔入圧を測定できるが，熱希釈法による心拍出量の測定もできる。PAポートから採血すると，混合静脈血酸素飽和度（Svo_2）が測定できる。Svo_2と心拍出量の関係は多くの条件に左右されるが，熱希釈法による心拍出量と患者の臨床経過が矛盾するような場合には，Svo_2は心拍出量の目安として有用である[14, 15]。特に，熱希釈法による心拍出量が不正確になる三尖弁閉鎖不全症患者で有用である[16]。

1. Swan-Ganzカテーテルのなかには，心拍出量とSvo_2を連続的に表示でき，特にオフポンプ手術で役立つものがある。右室容積と駆出率を算出できるカテーテルや，輸液が可能なポートをもつもの，ペーシング可能なものがある。
2. Swan-Ganzカテーテルの近位ポート（先端から30cm）は，右房からのCVP測定と，心拍出量測定時の冷水注入に用いられる。心拍出量測定のために無菌の冷水を注入する場合，CVPポート内にたまっている血管作動薬がフラッシュされないように注意しなければならない。

注意：カテーテルの先端を右房に引き戻した場合，決してこのポートを使って薬物を注入してはならない！

3. カテーテル先端が肺動脈に楔入して肺動脈を損傷しないよう，遠位ポートの圧波形をベッドサイドモニターに表示する．肺動脈圧波形が消失すれば肺動脈に楔入したと考え，胸部X線でカテーテル先端を確認する．肺動脈損傷を予防するため，バルーンへの空気注入（カテーテルの"楔入"）は2～3時間に1回以下とし，膨らませる時間は呼吸サイクル2回以下にする．バルーンの加圧は最小量で慎重に行い，肺高血圧患者では加圧しない．遠位ポートからの薬物投与は，絶対に行ってはならない．
4. Swan-Ganzカテーテルの挿入と使用には軽度の合併症がつきものだが，重篤で致命的なものはごくまれである[17]．心臓手術の場合，穿刺部位は内頸静脈が鎖骨下静脈より一般的である．内頸静脈は動脈穿刺のリスクが高いが，カテーテルを肺動脈まで進める際の問題は少ない[18,19]．
   a. 挿入に関連する合併症は，以下のとおりである．
      ・不整脈と心ブロック（特に2枝ブロック患者において）
      ・動脈穿刺
      ・気胸
      ・空気塞栓
      ・カテーテルのもつれ
   b. PAカテーテル留置の合併症は，以下のとおりである．
      ・不整脈と心ブロック
      ・HIT（ヘパリンコートのカテーテルにおいて）
      ・感染
      ・肺動脈穿孔と出血
      ・心内膜や弁の損傷
      ・肺梗塞
      ・肺浸潤
      ・静脈血栓
5. **肺動脈穿孔**は，非常に重篤な合併症である[20]．カテーテル挿入時，術中，ICU入室後のいつでも起こる可能性がある．術後またはカテーテル挿入後すぐに，胸部X線検査でカテーテル先端の位置を確認する．ベッドサイドモニターでカテーテルの楔入が示唆されたら，直ちにカテーテルを少し引き抜く．穿孔すると，喀血，気管チューブへの出血，胸腔内出血などを引き起こす．胸部X線検査が，カテーテル先端周囲の血腫を示すこともある．穿孔が疑われたら，カテーテルを引き抜き，人工呼吸回路に呼気終末陽圧をかける．出血が持続する場合，気管支ブロッカーによる分離肺換気の下，気管支鏡検査を行うことがある．肺出血が持続する場合は，ダブルルーメン気管チューブの使用や，開胸による肺切除さえ必要になる．まれに肺動脈の枝から仮性動脈瘤が発達することがある．これは，カテーテル塞栓術で処理可能である．
6. 血管作動薬の投与が不要になったら，肺動脈カテーテルを抜去する．カテーテル抜去後も，輸液または薬物投与のためにシースを留置する場合は，感染予防のために，カテーテル挿入ポートを小さい粘着性のドレープで覆う．ほとんどのシースには一方向弁がついており，空気塞栓のリスクは少ない．シースはサイズも大きく，感染および静脈血栓のリスクを伴うため（患者の不快はいうまでもないが），できるだけ早く抜去する．より侵襲の低い方法でCVPをモニターする必要がある場合や静脈ラインの確保が難しい場合，太いシースの代わりに細いダブルまたはトリプルルーメンカテー

テルに入れ替える。

7. **心拍出量を評価する他の方法**（312ページも参照）：Swan-Ganz カテーテルは心拍出量を測定するための標準的な方法であるが，合併症の危険をはらむ侵襲度の高い方法である。食道ドプラー，胸部生体インピーダンス法，動脈圧波形分析など，低侵襲ながら Swan-Ganz カテーテルと同等に心拍出量を測定する方法も発達している[22～26]。食道ドプラーでフロー時間と最大速度などを測定すると，ドプラーフロー波形が得られる。この波形から左室の収縮力，充満と体血管抵抗が評価できる（**図 7.2**）[22～26]。

F. **左房（LA）圧ライン**は，重篤な左室機能不全，僧帽弁疾患に伴う重篤な肺高血圧，補助循環使用時，心移植などの特別な状況でモニターされる。LA ラインは手術中，右上肺静脈から挿入し左房に留置する。血行動態の重要な情報を得るために役立つが，まれ

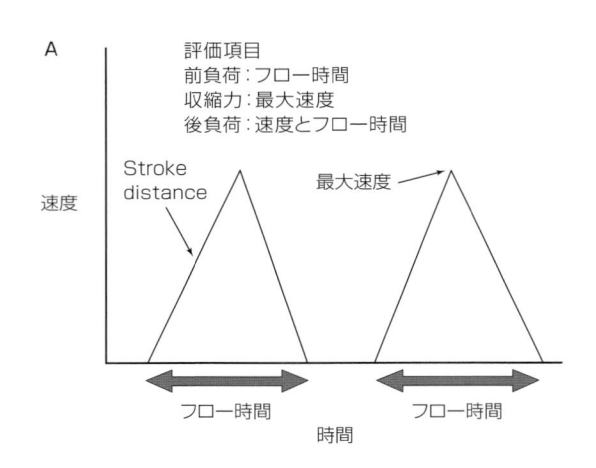

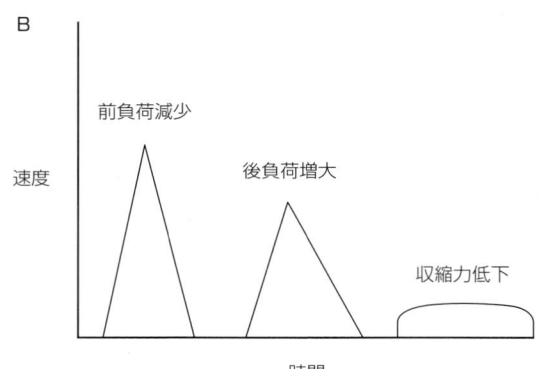

図 7.2 食道ドプラー法で得られたドプラーフロー波形
（A）正常波形：前負荷はフロー時間，収縮力は最大速度，後負荷（体血管抵抗）はその両方から評価される。
（B）前負荷の減少した波形，後負荷の増加した波形，収縮力の低下した波形：これらの状態はそれぞれ容量負荷，血管拡張薬，強心薬で改善する。

1. LAラインは，特に肺血管前後の圧較差が大きい症例で，左心系の充満圧を最も正確に評価できる．また，両心補助装置を装着した患者の左室の充満圧を評価する際，最も有用である．
   2. LAラインは空気塞栓のおそれがある危険なものであることを，常に念頭におく[28]．ラインをフラッシュする前には，ライン内に空気や血栓が存在しないことを確認するために，必ず吸引してみる．さらに，エアーフィルターを組み込んだ持続的輸液圧入ラインに接続し，全身への空気塞栓の危険性を減少させる．LAライン抜去後の挿入部からの出血に備えて，ドレーン留置中に抜去する．

G. **胸腔ドレーン**を縦隔，および術中に開胸となった場合は胸腔内に留置する．出血が著しい場合は，排液量を1時間毎，あるいはより頻回に記録する．
   1. 胸腔ドレーンを，$-20cmH_2O$ の持続吸引ができるドレナージシステムに接続する．チューブ内が血栓で閉塞しないように，ミルキングやストリッピングを丁寧に行う．ドレーンを閉塞させない手技にはさまざまなものがあるが（ミルキング，ストリッピング，折りたたみ，タッピングなど），大きな違いはない[29, 30]．ストリッピングを激しく行うと，縦隔内は最高で $-300cmH_2O$ の陰圧になる．これは，出血を増加させるおそれがあり，覚醒し十分に鎮静されていない患者には，大きな苦痛を与えることがある．血栓で閉塞したドレーンを気道内吸引用カテーテルで吸引することは，感染の誘引となるため控える．
   2. ドレーンがテープで完全に覆われていなければ，血性の排液を直接観察できる．プラスチックコネクターをチューブとドレナージシステムにしっかりと接続し，無菌を保ち，かつ空気漏れを起こさないようにする．
   3. 大量の縦隔出血は，しばしば血行動態の破綻，代謝性アシドーシス，多量の血液製剤投与，さらに心タンポナーデを引き起こすことがあり，迅速な対応を必要とする（9章参照）．
   4. 縦隔出血を回収するさまざまなシステムがある．回収血をソフトプラスチック製の収集バッグに集めるか，ドレーンバッグから $20 \sim 40 \mu m$ のフィルターを介してポンプで直接注入する．この血液には，低濃度の血小板，フィブリノーゲン，第VIII因子と高濃度のフィブリン分解物が含まれる．回収血は，出血した患者に赤血球を補充し，容量負荷として利用できるが，使用には多少の煩雑さがあるうえに，効果の評価も定まっていない．ある調査では，250mL以下の回収血は経済効率が悪いことが示されている．適度な量（$500 \sim 1,000mL$）の回収血輸血は，凝固機能を下げずに他家血輸血の必要性を軽減する．しかし，大量の回収血輸血は凝固障害をもたらすため，行うべきでない．術直後3～4時間で1,000mL以上の出血を認める場合，再開胸止血術の適応となる[31~33]．

H. **尿道（Foley）カテーテル**による導尿で，尿は重力に従って落下する．尿量を1時間毎に記録する．多くの因子に左右されるが，尿量は心機能を反映するすぐれた指標である．
   1. 一般的に，術中には体温計付き尿道カテーテルを使用するが，ICUでも中枢温を測定するために用いることがある．
   2. 尿道カテーテルは通常，術後第2病日の朝に抜去する．相当量の利尿薬が投与されて

いる患者，前立腺肥大または尿閉の既往のある患者，移動不能の患者では，留置を継続することもある。カテーテル留置の期間が長くなれば，それだけ尿路感染症の危険性が増加するため，特に弁置換術後やグラフト置換術後の患者では，必要性がなくなれば早めに抜去する。

3. 恥骨上の膀胱瘻は留置したままにしておき，数日後にクランプして尿道から排尿できることを確認する。

I. **経鼻胃管**は手術室で，あるいはICU入室後に胃の減圧を目的として挿入される。鎮静を十分に行わずに胃管を挿入すると，高血圧，徐脈，頻脈，不整脈などを生じるおそれがある。挿入が困難なときは，鎮静薬を追加する。ヘパリン投与中（術中）あるいは凝固障害のある患者では，挿入時に鼻咽頭出血を起こす危険がある。術直後の12～24時間は，すべての患者にストレス潰瘍に対する薬物（スクラルファートなど）の注入を考慮する。これらの薬物は，胃pHを上昇させるH_2拮抗薬やプロトンポンプ阻害薬と同程度の効果がある。ストレス潰瘍による出血の危険性がきわめて高い患者には，プロトンポンプ阻害薬の追加を検討する[34～36]。

J. **ペーシングワイヤー**：ほとんどの病例で，開心術の最後に，一時的な心外膜ペーシングワイヤーを心房および心室にそれぞれ2本ずつ留置する。ペーシング時には，ペーシングワイヤーが患者とケーブルコネクターに，ケーブルがペースメーカに確実に接続されていることを確認する。ペースメーカは，必要時すぐに使用できるように準備しておく。患者の治療にあたる全員がペースメーカの使用方法を熟知しておかなければならない。ワイヤーに電流が流れると，不整脈の引き金になるため，ペーシングワイヤーを使用していない場合は，先端をキャップで絶縁しておく。

III. ICUにおけるライン・チューブ抜去のためのガイドライン

A. 昇圧薬や血管拡張薬投与が不要になったら，Swan-Ganzカテーテルを抜去する。血行動態のモニターは不要でも，中心静脈ラインの留置がもう数日間必要な場合には，Swan-Ganzカテーテルをダブルルーメンあるいはトリプルルーメンのカテーテルに入れ替える。

B. いかなる中心静脈ラインも，必要性がなくなれば抜去し，感染のリスクを少なくする。文献的には，カテーテルの入れ替えは不明熱や菌血症を疑わせる臨床徴候が現れた場合に限る，とされている。カテーテル刺入部の感染や菌血症が認められた場合は，カテーテルを別の部位に入れ替える。感染徴候がなければ，部位への穿刺に伴う合併症のリスクを減らすために，ガイドワイヤーを使用してカテーテルを入れ替えてもかまわない。抜去したカテーテルの先端は，細菌培養検査に提出する。結果が陽性であれば，別の部位からカテーテルを入れ直す[18,37,38]。

C. 動脈ラインは，抜管後の血液ガスが安定したら抜去する。室内気での動脈血液ガス分析は，患者の術後酸素化の指標となるため，しばしば有用である。採血のために便利だと

はいえ，動脈ラインを3日以上留置するべきではない．

D. 左房ラインは，心嚢内出血が起こった場合に備え，胸腔ドレーンを留置している間にICUで抜去する．

E. 尿道カテーテルは，大量の利尿薬投与や尿閉の可能性がある場合は，留置したままにしておく．それ以外は，離床が可能になったとき（たいていは術後第2病日）に抜去する．

F. 胸腔ドレーンは，排液量が8時間で100mL未満であれば抜去する．ドレーン留置を長引かせると，術後心嚢液貯留の発生頻度は改善せずに，排液量が増加する可能性がある[39]．ある研究では，ドレーンの排液量が5時間で50mL以下または淡血性（目視または排液／血液のヘマトクリット比が0.3未満）になった時点でドレーンを抜去しても，心嚢液貯留の発生に差はなかったと報告している[39]．一般には32F胸腔ドレーンを使用するが，細いシラスティック（Blake）ドレーンを縦隔や胸腔内へと留置することもある．この方法によるドレナージ効率は，胸腔ドレーンと同程度にすぐれているが，患者にとってより快適であるというメリットがある[41〜43]．胸腔に補助的なドレーンを3〜5日間留置すると，症状を起こしうる胸水貯留の頻度の低下に役立つ[44]．理論的には，持続吸引にはグラフト損傷の危険性が伴うため，縦隔ドレーンは吸引器には接続すべきではない．胸部X線検査は，縦隔ドレーン抜去後には必ずしも必要ではないが，胸腔ドレーン抜去後では気胸を除外するために行うべきである．

文献

1. Wiedemann HP, Matthay MA, Matthay RA. Cardiovascular-pulmonary monitoring in the intensive care unit (Part 1). Chest 1984;85:537-49.
2. Wiedemann HP, Matthay MA, Matthay RA. Cardiovascular-pulmonary monitoring in the intensive care unit (Part 2). Chest 1984;85:656-68.
3. Bierman MI, Stein KL, Snyder JV. Pulse oximetry in the postoperative care of cardiac surgical patients. A randomized controlled trial. Chest 1992;102:1367-70.
4. Guglielminotti J, Desmonts JM, Dureuil B. Effects of tracheal suctioning on respiratory resistances in mechanically ventilated patients. Chest 1999;113:1135-8.
5. Gravlee GP, Wong AB, Adkins TG, Case LD, Pauca AL. A comparison of radial, brachial, and aortic pressures after cardiopulmonary bypass. J Cardiothorac Anesth 1989;3:20-6.
6. Thrush DN, Steighner ML, Rasanen J, Vijayanagar R. Blood pressure after cardiopulmonary bypass: which technique is accurate? J Cardiothorac Vasc Anesth 1994;8:269-72.
7. Gibbs NC, Gardner RM. Dynamics of invasive pressure monitoring systems: clinical and laboratory evaluation. Heart Lung 1988;17:43-51.
8. Martin C, Saux P, Papazian L, Gouin F. Long term arterial cannulation in ICU patients using the radial artery or dorsalis pedis artery. Chest 2001;119:901-6.
9. Stewart RD, Psyhojos T, Lahey SJ, Levitsky S, Campos CT. Central venous catheter use in low-risk coronary artery bypass grafting. Ann Thorac Surg 1998;66:1306-11.
10. Schwann TA, Zacharias A, Riordan CJ, Durham SJ, Engoren M, Habib RH. Safe, highly selective use of pulmonary artery catheters in coronary artery bypass grafting; an objective patient selection method. Ann Thorac Surg 2002;73:1394-1402.
11. Ramsey SD, Saint S, Sullivan SD, Dey L Kelley K, Bowdle A. Clinical and economic effects of

pulmonary artery catheterization in nonemergent coronary artery bypass graft surgery. J Cardiothorac Vasc Anesth 2000;14:113-8.
12. Tuman KJ, McCarthy RJ, Spiess BD, et al. Effect of pulmonary artery catheterization on outcome in patients undergoing coronary artery surgery. Anesthesiology 1989;70:199-206.
13. Linton RAF, Linton NWF, Kelly F. Is clinical assessment of the circulation reliable in postoperative cardiac surgical patients? J Cardiothorac Vasc Anesth 2002;16:4-7.
14. Sommers MS, Stevenson JS, Hamlin RL, Ivey TD, Russell AC. Mixed venous oxygen saturation and oxygen partial pressure as predictors of cardiac index after coronary artery bypass grafting. Heart Lung 1993;22:112-20.
15. Magilligan DJ Jr, Teasdall R, Eisinminger R, Peterson E. Mixed venous oxygen saturation as a predictor of cardiac output in the postoperative cardiac surgical patient. Ann Thorac Surg 1987;44:260-2.
16. Balik K, Pachl J, Hendl J, Martin B, Jan P, Jan H. Effect of the degree of tricuspid regurgitation on cardiac output measurements by thermodilution. Intensive Care Med 2002;28:1117-21.
17. Shah KB, Rao TLK, Laughlin S, El-Etr AA. A review of pulmonary artery catheterization in 6,245 patients. Anesthesiology 1984;61:271-5.
18. McGee DC, Gould MK. Preventing complications of central venous catheterization. N Engl J Med 2003;348:1123-33.
19. Ruesch S, Walder B, Tramer MR. Complications of central venous catheters: internal jugular versus subclavian access: a systematic review. Crit Care Med 2002;30:454-60.
20. Mullerworth MH, Angelopoulos P, Couyant MA, et al. Recognition and management of catheterinduced pulmonary artery rupture. Ann Thorac Surg 1998;66:1242-5.
21. Karak P, Dimick R, Hamrick KM, Schwartzberg M, Saddekni S. Immediate transcatheter embolization of Swan-Ganz catheter-induced pulmonary artery pseudoaneurysm. Chest 1997;111:1450- 2.
22. DiCorte CJ, Latham P, Greilich PE, Cooley MV, Grayburn PA, Jessen ME. Esophageal Doppler monitor determinations of cardiac output and preload during cardiac operations. Ann Thorac Surg 2000;69:1782-6.
23. Gan TJ. The esophageal Doppler as an alternative to the pulmonary artery catheter. Curr Opin Crit Care 2000;6:214-21.
24. Botero M, Lobato EB. Advances in noninvasive cardiac output monitoring: an update. J Cardiothorac Vasc Anesth 2001;15:631-40.
25. Poeze M, Ramsay G, Greve JWM, Singer M. Prediction of postoperative cardiac surgical morbidity and organ failure within 4 hours of intensive care unit admission using esophageal Doppler ultrasonography. Crit Care Med 1999;27:1288-94.
26. Bein B, Worthmann F, Tonner PH, et al. Comparison of esophageal Doppler, pulse contour analysis, and real-time pulmonary artery thermodilution for the continuous measurement of cardiac output. J Cardiothorac Vasc Anesth 2004;18:185-9.
27. Santini F, Gatti G, Borghetti V, Oppido G, Mazzucco A. Routine left atrial catheterization for the post-operative management of cardiac surgical patients: is the risk justified? Eur J Cardiothorac Surg 1999;16:218-21.
28. Feerick AE, Church JA, Zwischenberger J, Conti V, Johnston WE. Systemic gaseous microembolism during left atrial catheterization: a common occurrence? J Cardiothorac Vasc Anesth 1995;9:395- 8.
29. Wallen M, Morrison A, Gillies D, O'Riordan E, Bridge C, Stoddard F. Mediastinal chest drain clearance for cardiac surgery. Cochrane Database Syst Rev 2002;2:CD003042.
30. Charnock Y, Evans D. Nursing management of chest drains: a systematic review. Aust Crit Care

2001;14:156-60.
31. Axford TC, Dearani JA, Ragno G, et al. Safety and therapeutic effectiveness of reinfused shed blood after open heart surgery. Ann Thorac Surg 1994;57:615-22.
32. Vertrees RA, Conti VR, Lick SD, Zwischenberger JB, McDaniel LB, Schulman G. Adverse effects of postoperative infusion of shed mediastinal blood. Ann Thorac Surg 1996;62:717-23.
33. Hartz RS, Smith JA, Green D. Autotransfusion after cardiac operation. Assessment of hemostatic factors. J Thorac Cardiovasc Surg 1988;96:178-82.
34. Steinberg KP. Stress-related mucosal disease in the critically ill patient: risk factors and strategies to prevent stress-related bleeding in the intensive care unit. Crit Care Med 2002;30(6 suppl):S362-4.
35. Yang YX, Lewis JD. Prevention and treatment of stress ulcers in critically ill patients. Semin Gastrointest Dis 2003;14:11-19.
36. Jung R, MacLaren R. Proton-pump inhibitors for stress ulcer prophylaxis in critically ill patients. Ann Pharmacother 2002;36:1929-37.
37. Cobb DK, High KP, Sawyer RG, et al. A controlled trial of scheduled replacement of central venous and pulmonary-artery catheters. N Engl J Med 1992;327:1062-8.
38. Hagley MT, Martin B, Gast P, Traeger SM. Infectious and mechanical complications of central venous catheters placed by percutaneous venipuncture and over guidewires. Crit Care Med 1992;20:1426-30.
39. Smulders YM, Wiepking ME, Moulijn AC, et al. How soon should drainage tubes be removed after cardiac operations? Ann Thorac Surg 1989;48:540-3.
40. Gercekoglu H, Aydin NB, Dagdeviren B, et al. Effect of timing of chest tube removal on development of pericardial effusion following cardiac surgery. J Card Surg 2003;18:217-24.
41. Obney JA, Barnes MJ, Lisagor PG, Cohen DJ. A method for mediastinal drainage after cardiac procedures using small silastic drains. Ann Thorac Surg 2000;70:1109-10.
42. Frankel TL, Hill PC, Stamou SC, et al. Silastic drains vs conventional chest tubes after coronary artery bypass. Chest 2003;124:108-13.
43. Lancey RA, Gaca C, Vander Salm TJ. The use of smaller, more flexible chest drains following openheart surgery: an initial evaluation. Chest 2001:119:19-24.
44. Payne M, Magovern GJ Jr, Benckart DH, et al. Left pleural effusion after coronary artery bypass decreases with a supplemental pleural drain. Ann Thorac Surg 2002;73:149-52.

8 早期術後管理

人工心肺（CPB）を用いた心臓手術の術後早期の経過は，ほとんどの患者で，一定の病態生理学的障害パターンをとるため，標準化された患者管理が有用である[1]。大部分の患者で早期抜管と早期回復が達成できるような，麻酔方法および術後早期のプロトコールを作成しておかなければならない（表8.1）[2]。オフポンプ術後の患者は，CPBと心筋保護による障害を受けないため，この両者が関与する全身性炎症反応および一時的な心筋抑制に関して，少し異なった病態をとる。本章では，CPB後の典型的な臨床像を解説し，術後早期にみられる一般的な経過を解説する。さらに，術式別に特徴的な術後管理のポイントを解説する。次章以降では，縦隔出血のほか，呼吸，心血管，腎臓，代謝に関する問題など，術後の主要な問題に関する評価と対処方法を解説する。

I. 術後早期の基本的な特徴

A. 概要
  1. 通常ICU入室時の患者は，軽度の低体温で完全な麻酔下にあり，数時間は機械的な人工換気を必要とする。この時期，および人工呼吸器のウィーニング（離脱）の期間は，適切な疼痛管理を欠かすことができない。人工呼吸器のウィーニングは，基準を満たしたらすぐに開始する（Box10.2参照）。
  2. 強心薬は，人工心肺離脱時から投与されていることが多い。心臓が心停止に伴う虚血や再灌流による障害から回復するまでの間，心拍出量を安定させるために，少なくとも術後6～8時間は使用する。
  3. 術中の血液希釈のため，尿量は非常に多くなる。しかし，水分バランスが全体的にオーバーな状態でも，さらに輸液負荷を行い，血管内容量を維持して血行動態を安定化することが重要である。大量の利尿に伴う低カリウム血症を，血中濃度を測定して管理する。腎機能には多くの因子が関与するが，術後の血行動態を示すすぐれた指標である。
  4. 手術手技の技術的な問題または凝固障害により，縦隔出血をきたす可能性がある。
  5. 術後管理では，さまざまな血行動態の計測と臨床検査により総合的に評価し，迅速かつ順調な回復を確実なものとする必要がある。ICUで患者の経過を評価するためには，包括的なフローシートが不可欠である（Appendix 4）。

B. 低体温から37℃への加温
  1. CPB中，患者の体温は32～34℃の軽度低体温に維持されるが，CPB終了時，中枢温は少なくとも36℃まで復温されている。体外循環終了前に37℃まで復温することは一般的だが，そのためにはより高い送血温を必要とし，神経障害を起こすおそれがある[3,4]。実際，いくつかの研究から脳体温は鼻咽頭温より数℃高いことが示されており，

表 8.1　早期抜管と早期回復のためのプロトコール

手術室	
麻酔薬	導入時にスフェンタニル 0.5μg/kg，続いて 0.25μg/kg/hr
	フェンタニル 5〜10μg/kg，続いて 0.3〜5μg/kg/hr もしくは吸入麻酔薬＋プロポフォール
	導入時にレミフェンタニル 1μg/kg，続いて 0.05〜2μg/kg/min
鎮静薬	COB 前にミダゾラム 2.5〜5mg
	CPB 終了後にプロポフォール 50〜75μg/kg/min（2〜10mg/kg/hr）
人工心肺（CPB）	CPB 前に自己血採取
	ヘマトクリット値を高く維持するため，逆行性自己血プライミングを考慮
	超音波による大動脈のアテローム性動脈硬化部位の検索
	血糖値を 180mg/dL 以下で管理
	腎機能障害のある症例ではフェノルドパム使用を検討
	CPB 終了前に 37℃まで加温
心筋保護	順行性／逆行性の血液心筋保護と，終了時の加温心筋保護液投与
抗線溶薬	皮切時とポンプ充填液内に ε-アミノカプロン酸 5g，続いて 1g/hr
	皮切時とポンプ充填液内にアプロチニン 280mg，続いて 70mg/hr
輸液	最小限の輸液
その他の薬物	CPB 前にメチルプレドニゾロン 1g，続いてデキサメタゾン 4mg を 6 時間ごとに 4 回
集中治療室（ICU）	
鎮痛薬	年齢に合わせてモルヒネ 0.01〜0.02mg/kg/hr 注入
	抜管後ケトロラク 15〜30mg 静注
	術後第 1 病日にモルヒネを PCA ポンプで
抗不安薬	プロポフォール 25μg/kg/min
シバリング	メペリジン 25〜50mg 静注
高血圧	ニトロプルシド／エスモロール（鎮静薬を避ける）
貧血	安定している場合，ヘマトクリット値 22％まで許容範囲内
薬物療法	術後第 1 病日までメトプロロール（心房細動予防）
	術後第 1 病日に硫酸マグネシウム 2g（心房細動予防）
	心房細動予防にアミオダロンを考慮
	メトクロプラミド 10mg 1 日 3 回

脳以外の部位で温度を測定すると，体温上昇が過小評価されることが示唆されている[5]。中枢温の主な指標として計測される直腸や膀胱さえ，「中間部位」であるにすぎず，確かに中枢温には近いが，まったく同じであるわけではない。つまり，低体温による合併症には注意すべきだが，CPB 中の激しい加温も悪影響を及ぼす可能性がある。

2. 体外循環中に十分な復温がなされても，体外循環終了後，開胸下で止血している間に低体温が進む（"CPB 終了後低体温 afterdrop"）。これは，末梢組織の復温が不十分で，中枢温と末梢温に顕著な温度差がある場合に生じやすい。つまり，熱が末梢組織へと再分布されるため，中枢温が徐々に下がる。加えて，術中の冷気への曝露，末梢循環不全，麻酔による正常な体温調節機能抑制により，熱損失は継続し，さらに悪化する[6]。常温の体外循環でさえ，CPB 中に 35℃以上の体温を維持するためには積極的な加温が必要であり，それでも数℃の体温低下をきたすことがある。オフポンプ手術中の低体温の進行は，重大な問題となる。結論的にいえば，ICU 入室時の患者の中枢温は 35℃前後であるといえる。

3. "CPB 終了後低体温"を回避するには，CPB 中の加温時間を長くして末梢を温めるか，血管拡張薬の投与が必要である。術中の熱損失のほとんどは，体表前面からの熱放出であるため，温かい加熱コイルを背部に置いても，熱損失の予防にはわずかな効果しかない。Artic Sun 社の体温制御システムは，効果的に体周囲を加温することができ，オフポンプ手術にも有用である[7]。術中に Bair Hugger など経皮的空気加温装置を用いると，熱の再分布は抑制しないが，CPB 終了後の低体温を予防することができる[8]。ニトロプルシドは，末梢血管を拡張して末梢循環を改善し，体外循環後の低体温を抑制することに役立つ。ただし，通常この効果が認められるのは，32℃以下に冷却された患者だけである[8〜10]。

4. ICU 入室時の低体温（< 36℃）は，思わしくない結果につながることがある[11]。こうした結果を未然に防ぐため，ICU での積極的な治療が望まれる[12]。低体温により，以下の問題が生じる可能性がある。
   a. 心房性・心室性不整脈が誘発され，心室細動（VF）が生じやすくなる。
   b. 体血管抵抗（SVR）が上昇し，高血圧をきたす。これは，縦隔出血量増加の一因となる。また，後負荷および心筋酸素需要量が増え，心収縮力と心拍出量の低下を招く。さらに，充満圧が上昇するとともに，末梢血管が収縮して循環血液量減少の判別が難しくなる。
   c. シバリングが誘発され，末梢の O_2 消費および CO_2 産生が増加する[13,14]。
   d. 血小板機能異常，および凝固カスケードの全般的な機能障害をきたす[15]。
   e. 抜管までの時間が延長する。

5. ICU のほとんどの患者では，中枢温上昇の代償的機序として，末梢血管収縮が起こる。ニトロプルシドまたはプロポフォールなどの薬物を用いた血管拡張により，中枢の熱は末梢組織へ再分布され組織灌流は改善するが，同時に末梢血管拡張により熱損失が増加し，中枢温の上昇が遅れる可能性がある。加温ブランケットや放射加熱フードの使用は，直接的に中枢温を上昇させる効果はないものの，末梢の熱損失を最小限にするという点では有益であるといえる。通常，経皮的空気加温装置システム（Bair Hugger システムなど），あるいは熱伝導力のある電気毛布は，術後低体温の期間を短縮するという点で，スペースブランケットよりも効果的である。このような処置を行うと，シバリングと酸素消費量が減少し，早期抜管が促進される[16〜18]。

6. 点滴を加温する, 人工呼吸器回路に熱加湿機を備え付けるなどの方法は, 低体温の進行を予防する点で有用な面もあるが, 一般的に加温までの効力はない.
7. シバリングは低体温が関与し, 酸素消費量および患者の不快感を増加させる. 術後シバリングのコントロールは重要で, メペリジン（25mg）が最も効果的であり, いくつかの機序による特異的な抗シバリング作用をもつ[13]. シバリングのコントロールに関する有効性が示された薬物として, デクスメデトミジン[19], クロニジン150μg, ケタンセリン10mg, ドキサプラム100mgがある[20]. プロポフォールは全身酸素消費量を減少させ, かつシバリングを減少させる効果がある[21].
8. 体温を37℃まで急速に復温させると, 中枢の温度調節システムがリセットされ, 高体温まで過剰に加温されることがある. プロポフォールではみられないが, 麻薬は発汗に必要な中枢温を増加させる傾向があり, こうした問題を引き起こす可能性がある[22,23]. 加温により, 著しい末梢血管拡張と低血圧を招く可能性があるが, ニトロプルシドと輸液投与による段階的な血管拡張を行うと, この危険を最小限に抑えることができる（Ⅲ節A, B参照）.

C. 縦隔出血への対処（9章参照）

1. CPB後の縦隔出血には, さまざまな要因が関与する[24]. こうした要因には, ヘパリン効果の残存, 血小板減少, 血小板機能異常, 凝固因子減少, 線溶現象, 未熟な手術手技, 低体温, 術後高血圧などがある.
2. ほとんどの心臓手術では, 術中出血の減少を目的に, 抗線溶薬（アプロチニン, ε-アミノカプロン酸, トラネキサム酸）のいずれかを使用している[25]. これら薬物は, 線溶現象を阻害するのみでなく, 程度は異なるが血小板機能保護作用も有し, 術中および術後出血の問題はまれになっている. しかし, これらの薬物療法が手術室で丁寧に行われる止血操作の代わりとなるわけではない.
3. 術後出血量を注意深くモニターすることで, どのような手段を用いて止血を行うべきかが判断できる. "非外科的な" 原因による出血の多くは, 出血量が減少する前に, 数時間にわたって約100mL/hrの出血を認めるだろう. 9章で述べるように, 減少傾向のない大量の出血には, 全身的な評価と対処（場合によって再開胸止血が行われる）が必要である.
4. 心タンポナーデの徴候を早期に察知すること, そして重篤な出血やタンポナーデに対して速やかに再開胸を行うことが, 患者の予後の改善に非常に重要である.

D. 人工呼吸, 麻酔からの覚醒, ウィーニング, 抜管（10章参照）

1. 短時間作用性の薬物が用いられている場合, 手術室で抜管できることもあるが, 心臓手術では, ほとんどの施設が麻薬による麻酔を行い, 患者はICU入室時にも鎮静されたままで, 短期間の機械的な人工換気が必要となる. まず酸素濃度を1.0に設定し, Pao_2を80 torr以上または動脈血酸素飽和度（Sao_2）を95％以上に保ちながら, 段階的に0.5以下まで下げる. 人工呼吸器の呼吸数と一回換気量は, 加温, 覚醒, シバリングに伴うCO_2産生増加に合わせて調整する.
2. 酸素化は, 患者の肺の術前状態, 血行動態, CPBの使用と時間, 術中の輸液量などに影響される. CPBを用いると, 体外循環中に放出されるさまざまな血管作動性物質が "毛細管漏出 capillary leak" を引き起こし, その結果, 肺の間質に水分が貯留

する。術後の良好な肺機能のために，手術室からさまざまな手段を講じることができる。術中に水分負荷を最小限に抑えることは，早期抜管の達成と術後の回復を促進するための重要な要素である[26]。CPB 中に遠心ポンプ，膜型人工肺，ヘパリンコート回路，アプロチニン，ステロイド，白血球濾過フィルターを使用すると，全身炎症反応を減弱させ，より早い回復が期待できる[27]。

3. 早期抜管（8～12 時間以内）はほとんどの患者で可能であるが，術中に使用される麻酔薬，ICU で投与される薬物，患者の年齢やその他の因子，手術の侵襲度，患者の血行動態に左右される[2,28]。低用量フェンタニル，または短時間作用性麻薬（スフェンタニル，アルフェンタニル，レミフェンタニル）を用いると，早期の覚醒が見込まれる[29～31]。ミダゾラムなどの長い半減期をもつ健忘薬は体外循環前だけに投与し，プロポフォールなどの短時間作用性の薬物を，体外循環後から術後早期まで使用するのが一般的である。筋弛緩薬の拮抗薬を投与して速やかに抜管を行うこともできるが，大半の施設では ICU で 2～3 時間患者を観察し，その後患者が安定していれば，呼吸器のウィーニングを考慮する。覚醒後の高血圧に対しては，鎮静薬よりニトロプルシドなどの降圧薬を使用する。

4. 一定の抜管基準を満たせば（表 10.1 参照），高齢患者であれ，低左心機能や重大な合併疾患を有する患者であれ，早期抜管のプロトコールから除外される理由はない。こうした患者は状態のよい若年者の患者に比べて，抜管までに 2～3 時間長くかかるとしても，早期抜管により速やかな術後回復が期待できる。一般的に患者は，回復早期からしっかりと覚醒しており，術後第 1 病日には動くことができ，通常の手術（時に複雑な手術）では，術後第 4 病日の退院が可能である[32]。

E. 鎮痛と鎮静

1. 術後管理の必須要素として，適切な鎮痛と鎮静がある[33,34]。手術室で抜管されない場合，患者は麻酔薬の残存効果から，麻酔がかかった状態で ICU に入室する。麻酔には若干の鎮痛効果もある。早期抜管が予想される場合は，短時間作用薬を使用し，呼吸抑制を最小限にしながら，疼痛と不安の軽減をはかる。低用量プロポフォールに加えて，少量の麻薬が投与されることもある。プロポフォールを中止する直前に，鎮痛のためにインドメタシン 50mg 坐薬あるいはジクロフェナク 75mg 坐薬などの非ステロイド性抗炎症薬（NSAIDs）を使用することもある[35,36]。

2. 現在では，麻薬の一回静注の代わりに，低用量硫酸モルヒネの持続点滴療法（65 歳未満の患者では 0.02mg/kg/hr，65 歳以上では 0.01mg/kg/hr）が一般的である。この方法では呼吸抑制が少なく，抜管後も継続できる。患者の鎮静が強すぎる場合は，注入速度を遅くすればよい。デクスメデトミジンの点滴は，抗不安作用と鎮痛作用を有し，他の薬物の投与量を少なくできる。この薬物も，抜管後の継続が可能である[37]。

3. 挿管された患者の疼痛は，モルヒネまたはケトロラクの少量追加静注（15～30mg）で管理する。抜管後 ICU を退室するまで，モルヒネ静注は継続できる。ケトロラク静注（15～30mg を 6 時間おき，最高 72 時間まで）で疼痛管理は十分可能であるとしても，術後第 1 病日より自己調整鎮痛法（PCA）ポンプを用いてモルヒネを投与すると，多くの患者で良好な結果が得られる[38]。大量の強心薬使用中や大動脈内バルーンポンプ（IABP）挿入中など，抜管の遅延が予想される場合は，ミダゾラムなどの長時間作用性鎮静薬をモルヒネと組み合わせる。さらに長期の人工呼吸が必要な場合

は，フェンタニルの点滴で鎮静と鎮痛の両方を得ることができる．

F. **一時的な心機能低下時の血行動態補助**（11章参照）[39]
  1. 心臓が虚血，再灌流障害から回復する時期に，一時的に心機能は低下する．低体温やカテコールアミン分泌の増加は，SVRの上昇と全身的な高血圧を招き，その結果後負荷の増加と心機能低下をもたらす．
  2. 充満圧，心拍出量，SVRを連続的にモニターすると，輸液，強心薬，血管拡張薬などが適切に選択できる．これにより，前負荷，後負荷，心収縮力を調節し，心機能が一時的に低下する時期の血行動態を安定化できる．管理の目安は，安定した血圧（収縮期血圧100〜130mmHg，または平均血圧80〜90mmHg）で，心係数を2.2L/min/m^{2}以上に維持することである．組織の十分な酸素化は，血行動態管理における最も重要な目標となり，Swan-Ganzカテーテルの肺動脈ポートから得られる混合静脈血の酸素飽和度（Svo$_2$）から評価できる（標準は65％以上）．
  3. 手術終了時に90〜100回/minの心房あるいは房室ペーシングを行うと，理想的な血行動態が得られる．術前にβ遮断薬を服用していた患者では，特に効果がある．
  4. ヘマトクリット値の連続モニターは，組織へ適切に酸素供給が行われているかを確認するために重要である．ヘマトクリット値は血液希釈や縦隔出血に影響されるが，通常は22〜24％以上に維持しなければならない．高齢者あるいは非常に重症な患者では，輸血の潜在的なメリットとリスクを検討したうえで，より高いヘマトクリット値までの輸血を考慮する必要がある．

G. **毛細管漏出および血管拡張時に充満圧を維持するための輸液負荷**（12章参照）
  1. CPB後は，塩分量と水分量は過剰な状態にあり，理論的には積極的な利尿が必要とされる．しかし，CPB使用による"全身性炎症反応"は，毛細管漏出を引き起こし，さらに十分な左室充満圧があっても，末梢血管収縮により循環血液量の減少が隠されていることがある．
  2. したがって，術中の大量薬物や加温が原因の毛細管漏出や血管拡張を改善するには，輸液負荷が必須となる．間質水分量が増大するおそれはあるが，晶質液や膠質液を輸液し，血管内容量を維持する[40,41]．毛細管漏出がおさまり血行動態が安定したら，積極的な利尿を行い，術中または術後早期に投与した過剰な塩分や水分を除去する．

H. 血清カリウムおよび血糖値のモニターは，術後早期には不可欠である．心筋保護液が原因でカリウム濃度が上昇することもあるが，正常な腎機能と心機能を有するほとんどの患者では，CPB後の最初の数時間で大量の利尿が促され，低カリウム血症をきたすことがしばしばある．不整脈のリスクを回避するために，カリウム濃度は4時間毎にチェックし，必要に応じて補正する．

I. 高血糖を厳密に管理すると，胸骨の創感染率および手術死亡率が低下することが報告されている[42,43]．高血糖の誘因として，インスリン耐性，体外循環による内因性のカテコールアミン遊離，体外循環後の血行動態補助のためのエピネフリン使用がある．高血糖プロトコールを用いて適切な量のインスリンを投与（通常持続注入法）し，血糖値を180mg/dL未満に維持する（**Appendix 6**参照）．

Ⅱ. 一般的な術後経過の管理

開胸手術からの回復早期には，血行動態の変化に関して，いくつかの典型的なパターンがある。これらのパターンを理解しておけば，血行動態の変化をあらかじめ予測した治療が可能となり，起きてしまった問題に対処するという事態を回避することができる。

A. 低体温下での血管収縮による高血圧とボーダーラインの心拍出量

1. ICU入室時，体温35～36℃以下の患者では，中枢温を上昇させるために血管収縮が起こる。SVRが上昇して血圧が上昇するが，術後の心機能はまだ抑制されている。このような患者では，肺動脈拡張期圧（PAD）または肺動脈楔入圧（PCWP）15～20mmHgを目安に輸液負荷と，ニトロプルシドによる血管拡張を組み合わせながら，収縮期血圧100～130mmHg（平均血圧80～90mmHg）を維持しなくてはならない。また，心係数が$2.0L/min/m^2$未満であれば，強心薬を使用する。前述した体温を上げる方法も試みる。ニトログリセリンは，体血管拡張作用は少ないが，前負荷を下げ心拍出量を低下させるので，ニトロプルシドを使用したほうがよい。

2. 血管収縮をきたした患者にとって，ニトロプルシドは以下の理由から有益である。
   a. 後負荷を低下させ，心筋代謝および左室機能を改善する。
   b. 末梢組織の灌流を改善し，末梢組織に熱を再分布する。
   c. 緩やかかつ適切な輸液療法を可能にする。

3. ニトロプルシドは，$0.1\mu g/kg/min$（より少量でも可）で開始し，最高$8\mu g/kg/min$まで増量する。SVRおよび血圧が低下するにつれて，左心の充満圧は緩やかに低下する。心拍出量を維持するためには，同時に輸液が必要である。最適な左心充満圧は，心筋の収縮力やコンプライアンスの状態で判断する。心室壁応力が上昇すると，心筋代謝や心機能に悪影響を与えるため，一般的に前負荷は20mmHg以上に上げてはならない。しかしながら，ニトロプルシド投与中に前負荷が過度に低下した場合は，患者の体温が回復すると，循環血液量減少および低血圧を生じることがある。基本的な原則は，「前負荷の最適化→後負荷の低下→前負荷の最適化」である。

4. 血管が収縮している状態で心係数（CI）が低値（$< 2.0 L/min/m^2$）の患者には，ニトロプルシドに加えて強心薬を開始することが望ましい。**血圧が上昇したからといって，十分な心拍出量が得られているかどうかを確認せずに，強心薬を中止することは，きわめて危険である。**こうした低左心機能の患者では，交感神経の亢進と低体温によって血管を収縮させることで，十分な血圧が維持される。このような代償的なメカニズムが崩れると，灌流圧は維持されず，血行動態は急激に悪化する。

B. 復温期の血管拡張と低血圧

1. 循環血液量が減少している患者では，血管拡張により充満圧が低下し，血圧低下および，しばしば心拍出量の低下を認める。術後早期に血管拡張をきたす原因をいくつかあげる。
   a. 鎮痛薬，抗不安薬として用いられる薬物は，血管拡張薬である（麻薬，ミダゾラム，プロポフォール）。
   b. 血圧や虚血をコントロールする目的で，術中またはICUでニトログリセリンを使

用すると，血圧と同様に，前負荷や心拍出量も低下する。これら問題の解決に，相当量の輸液が必要になることもある。復温期の輸液量を軽減するためには，重大な虚血が起こっていないかぎり，ニトログリセリン静注を避けたほうがよい。
  c. 低体温から回復すると，末梢血管は拡張する。さらに，体温が37℃を超えると拡張作用は増強する。
  d. 心拍出量の改善は，末梢血管収縮の弛緩をもたらすことがある。
2. 低血圧を回避するためには，水分を負荷して充満圧を維持しなければならない。問題は，晶質液と膠質液のどちらを選択するか，その投与量はどれくらいにするか，である。循環血液量減少の原因が毛細管漏出症候群である場合，膠質液を使用すると悪化することがあるが，これは膠質液の成分が間質組織に浸透して組織浮腫を悪化させ，臓器の機能を低下させるからである。一方，末梢および内臓の血管拡張が原因である場合，膠質液のほうが望ましいが，これは膠質液が晶質液よりも血管内容量を増加させるためである。通常，PCWPが上昇しない程度であれば，膠質液と晶質液のどちらを輸液しても，血管外の肺水分量に大きな影響を与えない[41]。
3. 一般的には，乳酸リンゲル液500mLのボーラス投与から始めることが最善である。充満圧の上昇が少ない場合，膠質液（例えば5%のアルブミンまたはヘタスターチ）を選択する。ヘタスターチは血管内容量を増加させることができ，その作用は晶質液より効果的で，かつ5%アルブミンよりも長時間持続する。しかし，凝固機能の低下を最小限でとどめるには，24時間あたりの総輸液量は1,500～1,750mL（20mL/kg）に制限すべきである。ヘタスターチは出血を増加させることがあるため，縦隔出血が多い患者には使用しない。患者のヘマトクリット値が低い場合，濃厚赤血球液を輸血すると，最も効果的に血管内容量の増加が得られる。
4. 血管拡張の時期には，充満圧と全身血圧を維持するため，大量の水分負荷を行う傾向がある。そのうえ，心機能が良好なほとんどの患者では，大量の利尿も得られる。しかし，患者を水分で"満たしたい"という誘惑に耐えなければならない。過剰な水分投与（6時間以内に2L以上）は，間質の浮腫を悪化させ，抜管を遅らせる[26]。加えて，過度の血液希釈による貧血をきたし，輸血が必要になる場合もある。また，凝固因子の濃度が低下し，縦隔出血をきたしたり，血漿や血小板輸血が必要になる可能性もある。**十分な心拍出量と組織への灌流を維持する程度に，前負荷の増加はとどめるべきである。**
5. 水分負荷に対する反応は必ずしも予想どおりでなく，左房や左室のコンプライアンス，毛細管漏出の程度，末梢血管の収縮の程度に左右される。
  a. 繰り返し水分負荷を行って前負荷を増加させると，心拍出量は満足すべきレベルに達する。心拍出量が改善し，体温が上昇すると，末梢血管は弛緩し始める。このとき，充満圧は低下傾向にあり，何らかの容量負荷が必要になることがある。しかし，心機能や充満圧が適切に保たれている場合，α刺激薬を用いて昇圧をはかると，負荷すべき輸液量を減らすことができる。適度な充満圧と心機能が得られているにもかかわらず，十分な血圧が維持できない場合には，"血管麻痺症候群"が考えられる。この症候群は通常，バソプレシン0.04～0.1単位/min投与に反応する。白血球の活性化，および人工心肺による全身性炎症反応によって放出される炎症性メディエータが原因である。もっともこの症候群は，オフポンプ手術後でも同様に認められることが報告されている[44～46]。

b. 水分負荷を行っても充満圧の上昇が不十分な場合，その原因としては血管拡張だけでなく，間質腔への毛細管漏出が起こり，血管内に水分が保持されないことが考えられる。これは特に，人工心肺時間が長い重症患者に多い。大量の水分負荷を行っても，充満圧や心拍出量を維持することが実質的に不可能に思える場合もしばしばであるが，場合によっては，それでも水分投与が必要になることがある。血行動態を改善するために，過剰な体水分量による悪影響を受け入れざるを得ない場合がある。強心薬および全身の抵抗を多少増加させる薬物の使用により，輸液量が減る可能性もある。
c. 血圧や心拍出量がボーダーラインの患者では，水分負荷により充満圧は上昇するが，左右心室の拡張が起こり，心筋酸素の需要が増加するとともに，冠血流の減少をきたすことがある。さらなる水分投与は禁忌であり，強心薬の投与を開始しなければならない。

6. 以下は，復温期の血行動態管理に関する一般的なガイドラインである。
   a. 血圧がボーダーラインの場合，まず晶質液，次に膠質液を使用して，PCWP を 18〜20mmHg に上げる。この値に達した場合，または尿量と輸液量のバランスがとれた場合，または 2,000mL 以上の輸液を行っても充満圧が上がらない場合は，以下を考慮する。
      i. 心係数が $2.2 L/min/m^2$ 以上の場合，フェニレフリン使用（α 単独）
      ii. 心係数が $1.8 \sim 2.2 L/min/m^2$ である場合，ノルエピネフリン使用（α と β）
      iii. 心係数が $1.8 L/min/m^2$ 以下である場合，強心薬，その後必要に応じてノルエピネフリン使用
   b. 注意：α 刺激薬は毛細管漏出を最小限にできるわけではないが，血管拡張を抑えることはできる。α 刺激薬の使用により，輸液量が減少して SVR と血圧は改善するが，心機能にはほとんど影響ない。

C. 大量の尿量と PCWP の低下：大量の利尿により，患者によっては充満圧，血圧，心拍出量低下をきたすことがある。その原因を判定する際には，いくつかの因子を考慮しなければならない。
   1. "腎用量の"ドパミンを投与している患者で，血行動態への影響とは不釣り合いなほど，大量の尿量が得られていないか？ この場合，強心薬が必要であれば，他の薬物（ドブタミンやエピネフリンなど）への変更を検討する。
   2. 乏尿や高カリウム血症のため，手術室でマンニトールまたはフロセミドが投与されていないか？ 利尿薬を使用した後では，もはや尿量は心機能を直接反映しない。過剰な尿量の場合，充満圧を維持するために大量の水分負荷が必要になるとともに，適切に輸液を選択する（晶質液か膠質液か）必要がある。
   3. 高血糖による浸透圧利尿を起こしていないか？ 高血糖プロトコールを用いて，常に血糖値を 180mg/dL 以下に維持する（**Appendix 6** 参照）。
   4. 左室機能は正常か？ 体外循環による血液希釈のため，腎臓が過剰な水分を排泄しているだけなのか？ この状況は，人工心肺時間の短い経過良好の患者で認められ，望ましいものである。すぐれた心拍出量と腎機能を反映し，術後の早い回復が期待できる。しかし，過剰な尿量により充満圧，血圧，心拍出量が低下すると，問題になる場合もある。

a. 多尿に関与する因子や薬物は，すべて検討する。
　　b. 自然に利尿が得られる間は，晶質液や膠質液を投与し，水分バランスはややマイナスに保つ。大量の膠質液を投与したいという誘惑が起こるが，マイナスの水分バランスでも，血液希釈や進行性の貧血をもたらすおそれがあり，また凝固因子を希釈し，潜在的な縦隔出血の一因となる可能性があるため，我慢しなければならない。こうした患者で α 刺激薬を使用すると，充満圧を維持し，水分負荷を抑えられる場合がある。

D. 正常左室機能だが，低心拍出量（拡張機能不全と右室不全）
1. 術後問題となる経過として，心機能は良好であるにもかかわらず，正常または高い左室充満圧を伴った低心拍出量症候群をきたす場合がある。この現象は，小さく肥大した左室をもつ全身性高血圧の小柄な女性で頻度が高い。これに似た問題が，大動脈弁狭窄症（AS）患者や，内腔閉鎖寸前で高心拍出量状態の心臓をもつ患者にも起こる[47,48]。
2. このような重篤な左室拡張機能障害は，術中の虚血または再灌流障害による心筋浮腫のため，心室のコンプライアンスが低下することが特徴である。低心拍出量に関与する因子として房室（AV）同調性の欠如があるが，心室充満障害，場合によっては右室機能不全を伴っており，強心薬が過剰に投与されていることが多い。
3. Swan-Ganz カテーテルによる血行動態データでは，一般的に充満圧の上昇と拍出量の低下が示され，左心不全と一致する。したがって，一般的な治療方法として，房室伝導の確保，容量負荷，強心薬の開始が選択される。しかしながらこの方法では，心拍出量の改善がほとんど得られず，高い充満圧が肺うっ血につながり，腎血流低下（しばしば全身性の静脈圧上昇により悪化する），進行性の乏尿をもたらすこともある。また，強心薬は心筋の代謝や回復に有害な洞性頻脈を引き起こす可能性がある。
4. 経食道心エコー法（TEE）は，このような問題の評価や管理に非常に有用である。通常 TEE により，過収縮状態にある肥大化し硬化した左室が確認できる。この所見がみられたら PCWP を 20～25mmHg に上げるまで，輸液を行う。これにより左室拡張末期容積は増加するが，低い左室コンプライアンスのため，圧測定で示唆されるよりも，小さな増加しか得られない。β 刺激薬または陽性変時作用を有するカテコールアミンを，左室を弛緩させる拡張薬として代用する。イナムリノンやミルリノンはこの点に関して有益で，同様に右室機能も補助する。ネシリチド（合成 β-ナトリウム利尿ペプチド）は，肺および全身の血管拡張を促し，心室拡張を改善するので，重篤な拡張機能障害のある患者で有用であるという意見もある[49]。
5. 他に考慮すべきこととして，低用量カルシウム拮抗薬や β 遮断薬を使用して，拡張期の弛緩の改善を得るということがある。しかしながら，心拍出量が低下している状況でこれらの薬物療法を開始することは難しい。膠質液（低ナトリウム含有アルブミン）を投与して血管内容量を維持する一方で，積極的な利尿により間質性浮腫を減少させることにより，拡張期の弛緩を改善できる可能性がある。低心拍出量症候群の最初の数日を，末梢臓器の障害がなく乗り切れれば，通常心拍出量はゆっくりと改善する。
6. 左室機能は保たれているのに，ボーダーラインの心拍出量や血圧が問題となる場合，右室機能が著しく障害されている可能性がある。これは右室梗塞や，肺高血圧患者における拡張した右室の術中心筋保護の失敗などが原因であると考えられる。この問題

は，術前から肺高血圧を有する心移植レシピエントでは珍しくなく，重症僧帽弁疾患患者でも認められる。血液製剤の使用により，肺血管抵抗が増加し，右室機能障害が悪化する可能性がある。水分負荷，イナムリノンやミルリノンなどの強心薬の投与，ネシリチドの投与，一酸化窒素（純粋な肺血管拡張薬）の吸入などが有用である。こうした方法でも改善が得られない場合は，補助循環装置が必要となる。右室機能障害の管理は，322～325ページで詳述する。

III. 術式別の術後の注意点

A. 冠動脈バイパス術（オンポンプCABG）

1. 良好な心機能を有する患者では，強心薬よりも高血圧に対処するための血管拡張薬（ニトロプルシドまたはニトログリセリン）を必要とする場合が多い。プロポフォールを投与すると，体外循環直後の高血圧の頻度は減少する。術前にβ遮断薬を投与されていた患者では，体外循環終了時にペーシングを要することがあるが，非投与例で特に心配症の若年患者では，頻脈をきたすことがある。心拍出量が十分な場合，高血圧と頻脈はβ遮断薬（エスモロールあるいはメトプロロールの間欠的投与）で調節できる。**左室の過剰収縮が認められる**患者では，血管拡張薬を高血圧の管理に用いると，頻脈が悪化することがある。まずは収縮期血圧140（平均100～110）までは放置し，必要であれば頻脈と高血圧の両方に有効なβ遮断薬を投与する。

2. 高血圧の調節目的でニトログリセリンを使用すると，静脈血管拡張作用のために，前負荷や心拍出量が減少する。ニトロプルシドは，SVRを低下させるものの，前負荷への影響が少なく，輸液量を少量にとどめることができるため，望ましい薬物である。しかし，虚血の徴候がある場合は，ニトログリセリンを使用する。高血圧の調節に有用な他の薬物として，ニカルジピンがある。

3. **陽性変力作用のある強心薬の投与は**，通常，体外循環終了時より開始し，ICU入室後数時間継続する[39]。第一選択薬としてエピネフリン，ドブタミン，ドパミンがある。エピネフリンは強い陽性変力作用を有し，他の薬物よりも頻脈が少なく，適した薬物である。これらカテコールアミンの1つを用いても反応が不十分な場合は，イナムリノンやミルリノンが心拍出量を改善するうえで非常に有効である。これらホスホジエステラーゼ阻害薬は陽性変力作用薬であるが，全身の血管を拡張するため，ノルエピネフリンを追加し，血管抵抗を上げなければならないこともある。血行動態が不安定な場合は，IABP挿入を検討する。カテコールアミンとは対照的に，IABPは心筋酸素需要量を減少させ，冠灌流を改善する。周術期の梗塞が続いている，あるいは梗塞は認められないが機能障害が遷延する重度の気絶心筋を有する患者では，6～12時間以上の補助が必要になる。

4. リドカインはしばしば，手術室で大動脈遮断解除時から開始し，翌朝まで予防的に継続する。低体温，不安定な血行動態，気管チューブやSwan-Ganzカテーテル留置により起こりうる心室性期外収縮の発生を，リドカイン投与により抑制できる。抗不整脈療法を継続する場合，患者の駆出率，および不整脈の発生頻度と重症度を勘案する。左室機能が低下した患者で，術後の非持続性または持続性心室頻拍が生じた場合，電気生理学的検査および植え込み型除細動器（ICD）の設置が適応となる。さもなけれ

ば，β遮断薬，場合によってアミオダロンによる薬物治療を行う。

5. 心房細動（AF）は，冠動脈バイパス術（CABG）後の約25％の患者で認められる。術中の不完全な心房保護やβ遮断薬の中断が関与する。β遮断薬がAFの発生率を減少させるという多くの証拠にもとづいて，多くの施設で，β遮断薬療法（通常メトプロロール 25～50mg 1日2回）を術後第1病日の朝までに開始する[50]。ジゴキシンを併用すると，さらにAFの発生率は低下する[51]。すべてではないがいくつかの研究では，硫酸マグネシウムにより，洞調律回復に加えて，AF（および心室性不整脈）の発生率を減少させる働きがあることが示されている[52,53]。アミオダロンの投与もまた，AF予防のために検討される。AFの予防と管理に関しては，389～397ページで詳しく解説する。

6. 術後の心電図には，細心の注意を払わなければならない。虚血の所見は，不完全な血行再建，不十分な心筋保護のほか，吻合部狭窄，急性グラフト閉塞，冠動脈攣縮に伴う血流量の不足を示唆する。いかなる原因であれ，通常はニトログリセリン静注（$0.25\mu g/kg/min$ から開始）の適応となる。冠攣縮が疑われる場合，カルシウム拮抗薬（ニフェジピン 30mg 舌下 またはジルチアゼム 0.25mg/kg を2分以上かけて静注，その後 5～15mg/hr で静注）が有用である。心筋壊死がすでに進行した場合，これらの薬物は虚血性変化を改善する，または梗塞巣の大きさを小さくする可能性がある。IABP挿入も検討する。虚血の原因としてバイパスグラフトに関する問題が疑われる場合，緊急血管造影後に経皮的冠動脈形成術，または再手術が必要となる。

7. 橈骨動脈グラフトを使用した患者では，グラフト攣縮の予防に血管拡張薬を使用する。一般的な選択肢としては，ジルチアゼム 10mg/hr 静注，あるいはニトログリセリン 10～15μg/min（$0.1～0.2\mu g/kg/min$）を手術室より開始し，術後18～24時間継続する。これらの静注薬物は，その後長時間作用性のジルチアゼム 120～180 mg 1日1回経口，または一硝酸イソソルビド 20mg 1日1回経口に変更し，任意に6か月間続ける。

8. 周術期心筋梗塞（PMI）は，診断が困難な場合もあるが，通常，持続する心電図変化，および心エコー図検査上の新たな局所壁運動異常の出現によって診断される（367～370ページ参照）。心筋酵素は，開心術後の患者の90％以上で上昇するが，クレアチンキナーゼMBの値が正常上限の10倍を上回るか，トロポニン濃度が15～20μg/dL以上の場合，PMIと診断できる[54,55]。PMIの管理は，血行動態の補助および一般的な治療方法が中心となる。範囲の小さいPMIが持続する患者では，一般的にSVRが低く，昇圧薬を数日間投与して血圧を補助する。広範囲の心筋梗塞では，さらに長期の薬物補助やIABPが必要で，手術死亡率の増加や長期生存率の低下に大きく関係する。

9. 抗血小板療法は，静脈グラフトにおける血小板沈着を抑制し，グラフト開存率を向上させることが証明されている。アスピリン被包錠 75～325 mg 1日1回を術後6時間で，あるいは縦隔出血が減少したらできるだけ早期に開始する。この投与量を1年間継続し，その後 75～162mg 1日1回の投与量で無期限に投与する。非ST上昇型心筋梗塞（non-STEMI）に対する手術例では，1年間のクロピドグレル 75mg 1日1回投与も考慮する[56]。

B. 最小限侵襲冠動脈バイパス術（MIDCAB）は，左冠動脈前下行枝に左内胸動脈を吻合

する方法である。この術式は片肺換気下，左開胸にて行われる。
1. 患者は通常，手術室またはICU入室直後に抜管される。硬膜外麻酔（モルヒネ）や肋間へのブピバカイン注入は非常に有効であり，術中の肋骨牽引，切除あるいは骨折による胸壁痛が予想される患者にとって，創部の副子固定を不要にし，呼吸を楽にする効果がある。
2. ペーシングワイヤーは留置しないため，60～70/minの心拍数は許容範囲である。徐脈に対しては，ペーシング可能なSwan-Ganzカテーテルを用いて心室ペーシングを行うこともあるが，一般的に最適な血行動態には至らない。必要であれば，体外式ペーシングを行う。
3. 術後の心電図を必ず記録し，虚血が疑われるどんな所見についても慎重に検討しなければならない。心拍動下の手術では，心停止下での手術よりも吻合部に関する問題が起こりやすいからである。
4. 心嚢内や胸腔内への出血は，胸壁，吻合部，内胸動脈側枝の出血が考えられる。自発呼吸では，出血はさらに胸腔にたまりやすくなる。胸腔ドレナージ量と術後の胸部X線を確認して，出血の程度をモニターする。

C. **オフポンプ冠動脈バイパス術**（OPCAB）は，胸骨正中切開にて行われ，従来のオンポンプ手術に匹敵する完全な血行再建が可能である。多くの研究により，OPCABでは出血量，輸血必要量，腎機能障害のリスクの減少が証明されており，またおそらくAF，見当識障害，脳障害のリスクも軽減される[57～67]。OPCABでは，ふつうの冠動脈バイパス術より厳重なモニターが必要とされ，連続心拍出量測定，混合静脈酸素飽和度の連続表示，TEEなどを用いて，術中に異常がないことを確認する[68,69]。この術式が術後管理に影響をもたらす因子として，体温管理，手術操作に伴う術中虚血の影響，周術期の虚血や梗塞の原因となる吻合部の問題や不完全血行再建，心臓脱転中に血行動態を維持するために負荷した水分，ヘパリン使用や回収血輸血に伴う出血などがあげられる。
1. 術中，患者の体温は変動しやすいので，手術室内の高めの温度設定，静注するすべての点滴の加温，人工呼吸器回路での加温・加湿機の使用，局所的な加温装置（Bair Hugger, Arctic Sun体温制御システム）などを用いて，患者の体温を維持する[7]。低体温は心室性不整脈など多くの問題の引き金となるため，回避しなければならない。患者が低体温でICUに到着した場合，I節B項で述べた治療を行う。
2. 吻合中の虚血が原因で，心機能が一時的に低下することがあるが，一般的にICU入室後の血行動態は安定している。通常，CPB患者でみられるような術後早期の心拍出量低下は起こらない。しかし，特に心機能障害のある患者では，術中は低用量の強心薬を用いるのが一般的であり，十分な心拍出量が維持できるまで継続する。
3. 手術直後の心電図を検討する。ドプラー流量解析や心表面心エコー検査 epicardial echocardiographyを用いて，術中グラフトの開存を評価することもできるが，あまり一般的ではない[70,71]。OPCAB中は，出血や心臓の拍動により術野が悪くなり，吻合部に問題が起きる可能性が高くなる。この問題は，心電図変化やTEEでの局所壁運動異常により明らかになる。小さい冠動脈に対してバイパスを行わなかった場合，不完全な血行再建を示す異常な心電図を呈することがある。グラフトの流量や開存性に疑問をもったら，術後の冠動脈造影をためらうべきではない。
4. ペーシングワイヤーはすべての患者で留置する。術前β遮断薬が投与されていた患者

では心拍数が遅くなり，術後も継続する可能性があるからである．60〜70/min の心拍数でも許容範囲内であるが，術直後は少なくとも 80/min の心拍数を確保することで，心拍出量が適正になる．

5. OPCAB のメリットとして，AF 発生率の減少があるかどうかは，議論が分かれる[66,67]．したがって，β遮断薬の術後早期からの開始は，やはり必要不可欠である．一般的にマグネシウムは，バイパス吻合中の不整脈発生の閾値を上げる目的で，手術室にて投与される．また，AF のリスクを減少させる目的で，術後第 1 病日にも投与することがある．

6. 多くの心臓外科グループは，抜管を手術室または ICU 入室直後に行う．ウィーニングと抜管のための標準的な基準を使用する．これには，正常体温への回復，血行動態の安定，出血のないこと，強い痛みがなく適度に覚醒していること，良好なガス交換などが含まれる．これらの基準が満たされれば，安全な早期抜管のために，短時間作用性の麻酔薬やプロポフォールを使用する．OPCAB では CPB を使用しないが，術後の肺機能検査，動脈血液ガス，抜管までの時間を比較してみると，CPB の回避が呼吸機能を良好に維持するという証拠はほとんど得られていない[72,73]．

7. CPB による血液希釈は回避されるが，麻酔科医は術中に，大量の水分を負荷する傾向がある．輸液により前負荷を維持し，心臓への操作や心臓の脱転による血行動態の変動に対応するためである．したがって，患者はやや水分過剰の状態にあり，血行動態が安定したら，利尿を開始する必要がある．腎不全の発生率は OPCAB では少ないが，中枢側吻合の際，ある程度の低血圧が避けられない時期があり，術前より腎機能異常を認める患者では，悪影響を与えるおそれがある．

8. OPCAB 後の貧血は，オンポンプ手術後よりも頻度が少ない．CPB による血液希釈や凝固機能に対する悪影響を回避できるからである[60〜62]．したがって，外科的に出血している部位がなければ，大量の縦隔出血はきわめて珍しい．しかし，潜在的な凝固障害はなお存在する．

    a. 術中のヘパリン化は必須であり，ある程度のフィブリン溶解も起こると考えられる．抗線溶薬は，OPCAB における出血量の減少をもたらすことが示されており，使用すべきである[74,75]．

    b. 吻合中の出血は，セルセーバー装置に回収される．遠心分離と洗浄操作により，回収血からは凝固因子や血小板が除去されている．

    c. OPCAB では両側開胸になる．胸腔内に胸腔ドレーンを留置しない場合（または留置した胸腔ドレーンの排液が不良である場合），縦隔から流れ込む血液を全量吸引できないことがある．縦隔からの出血が認められる，あるいは患者の血行動態が安定せず，縦隔からの出血が強く疑われる場合には，その管理および評価に十分に注意しなければならない．

D. 大動脈弁手術

  1. 大動脈弁狭窄症

    a. 大動脈弁狭窄症（AS）は，伸展性に乏しい左室肥大を招く．このような左室では，一回拍出量の約 30％を心房心室の同期的な収縮に依存する．術後の洞調律，あるいは心房または房室ペーシングが必須である．特に術後 24 時間以内では，AF は著明な血行動態の悪化をきたすおそれがあるので，電気的心臓除細動を積極的に行

わなければならない。
- b. 特に術後 24 時間は，適切な左室充満量を確保するために，十分な**前負荷**を維持しなければならない（PCWP 15mmHg 以上）。伸展性のない肥大した心室により，最小限の輸液でも急激に充満圧が上昇することがある。
- c. AS 患者の術前左室圧はしばしば 200mmHg を超えることがある。術中に圧較差を解除し良好な心筋保護を行っても，体外循環終了時に有意な**収縮期高血圧**は認められない。しかし，ICU 入室後数時間で血圧は高くなるので，血圧をコントロールして心筋酸素需要量を抑制し，大動脈縫合部を保護しなければならない。過剰収縮状態にある心臓に血管拡張薬を使用すると，拡張期の灌流圧が低下し，頻脈が起こることがある。このような状況では，エスモロールなどのβ遮断薬が効果的である。
- d. 左室腔中部（僧帽弁下から乳頭筋付着部まで）の閉塞，および心室内の流速が加速する所見のある左室過剰収縮状態の患者では，術後の罹患率と死亡率のリスクが高い[47, 48]。これらの患者では，一回拍出量と心拍出量低下を伴う拡張障害を認める。循環血液量減少と強心薬の使用は回避しなければならない。過剰収縮状態の心室では，低心拍出量の治療としてカテコールアミンなどの強心薬を用いると逆効果になるため，術中に注意深く TEE を行い，病態生理学的な所見を把握しておく。

2. **大動脈弁閉鎖不全症**
   - a. 大動脈弁閉鎖不全症（AR）は，左室の容量負荷と圧負荷を認め，心室は拡張し，時に肥大する。上室性調律の維持が重要である。拡張し伸展性のある左室のため，大量の輸液負荷にもかかわらず，充満圧はわずかしか上昇しない場合がある。
   - b. 人工弁による大動脈弁置換術（AVR）後，ほとんどの患者で血管拡張状態が続き，フェニレフリンやノルエピネフリンなどのα刺激薬を用いた血圧の維持が必要になる。収縮期高血圧のコントロールには，多くの場合血管拡張薬よりもβ遮断薬のほうが適している。
3. **心ブロック**は AVR 後の経過を複雑にする。心ブロックの原因として，浮腫，出血，縫合，刺激伝導系（右冠尖の基部近く，無冠尖との交連寄り）周辺のデブリードメントなどが考えられ，心外膜に装着した房室ペーシングが，数日間必要になるかもしれない。AVR 後の脚ブロックの存在は，悪い予後の目安になる[76]。浮腫や出血は術後 2～3 日で改善するが，それ以上完全心ブロックが持続する場合は，永久 DDD ペースメーカ植え込みを検討しなければならない。
4. **抗凝固療法**
   - a. 生体弁：The American College of Chest Physicians（ACCP）の 2004 年ガイドラインでは，ワルファリンは生体弁の血栓塞栓症の発生率を減少させるため，3 か月間使用すべきであると提案されている〔国際標準率（INR）2.5 を目標とする。許容範囲は 2.0～3.0〕[77]。アスピリンがワルファリンと同様の効果を有することが多くの研究で確認され，ほとんどの外科医はワルファリンの代わりに，アスピリン 81～100 mg 1 日 1 回の術後投与を選択している[77～80]。
   - b. 機械弁：現在の世代である 傾斜ディスク弁およびバイリーフレット弁では，ワルファリンを無期限で投与し，INR2.5（範囲 2.0～3.0）を目指す。血栓塞栓症のハイリスク患者（AF，心筋梗塞，左房の拡大，心内膜の障害，低い駆出率，全身性塞栓症の既往）では，アスピリン 75～100mg 1 日 1 回を追加し，目標 INR も 3.0 に引き上げる。術後第 4 病日前後の INR が 1.8 未満の場合，ヘパリンを併用するこ

とがある．また，術後抗凝固療法中の患者では，遅延性心タンポナーデの可能性を常に意識しておかなければならない．いったん INR が治療域（一般に 1.8 以上）に到達すれば，退院することができる．

E. 僧帽弁手術
  1. **僧帽弁狭窄症**（MS）：ほとんどの MS 患者では，左室内腔は小さいが心機能は良好である．左室拡張終期容積と収縮終期容積が小さいため，術後低心拍出量症候群をきたしやすい．十分な一回拍出量を確保するために，適切な充満圧の維持が不可欠となる．"理想的な"充満圧は患者によって異なり，術前の肺高血圧の程度およびその可逆性による．血行動態の補助は，左室よりも右室機能不全のために必要となることが多い．
      a. 慢性 MS 患者では，肺高血圧，水分過剰，換気予備能の低い慢性の悪液質により，術後，換気不全に陥ることがある．積極的な利尿，栄養補給，計画的な呼吸補助とウィーニングが必要不可欠である．
      b. 大半の MS 患者では，術後に利尿薬が必要となる．僧帽弁が修復されても，術前体重に戻すために，入院中は相当量の利尿薬を必要とする．退院後も数か月は利尿薬を投与する．
  2. **僧帽弁閉鎖不全症**（MR）では，弁逆流により収縮期の負荷が軽減され，左室の壁応力は低下している．僧帽弁の異常が修復されると，前方への駆出のために収縮期の壁応力増加が必要となり，左心不全が表面化する．容量負荷を少なくすると，ある程度改善される．これを後負荷不整合というが，この状態では左心不全をきたす可能性があり，強心薬の補助や血管拡張薬による SVR 低下が重要である[81]．
  3. MS 患者または MR 患者のどちらでも，僧帽弁手術後の**右室機能障害**は珍しいものでなく，特に術前に重症肺高血圧症のある患者で著しい．右心不全は，不十分な心筋保護法や，右室後負荷を増加させる諸要因によって生じる．こうした要因には，陽圧呼吸，血管外肺水分の増加，血液や血液成分の輸血，血液ガスや酸塩基平衡の異常，体外循環にかかわる現象および全身性炎症反応に関連する可逆的な肺血管攣縮などがある．
      a. 右心不全のみの場合は，高い中心静脈圧（CVP），変動する肺動脈（PA）圧，左室の容量減少，心拍出量低下が認められる．容量測定ができる Swan-Ganz カテーテルは，右室駆出率が計算できるため，右心不全の程度を明確にすることに役立つが[82]，機能的な三尖弁閉鎖不全症（TR）が存在する場合，熱希釈法で算出する心拍出量に信頼性はない．別の方法での心拍出量測定が必要である（210, 312 ページ参照）．
      b. 右心不全の第一の管理は，輸液により前負荷を適切なレベルに保つことである．しかし，良好な心拍出量を得ることなく CVP が 20mmHg まで上昇した場合，さらなる輸液は行うべきではない．これにより右心不全が悪化して心室中隔の偏位を引き起こし，左室の充満不全を引き起こすことがある．
      c. 右室と左室機能を補助するために，強心薬を投与する．できれば PVR も低下させる薬物（イナムリノンやミルリノンなど）が望ましい．イソプロテレノールは PVR を低下させるが，頻脈をきたすため，その使用は制限される[83]．低用量エピネフリンまたはドブタミンが有用である．
      d. 次に，肺血管拡張薬を使用する．右室後負荷を低下させることで，右心機能を改善する．ネシリチドは簡単に投与できる血管拡張薬で，PA 圧の低下に非常に効果的であるうえに，強い利尿作用をもたらす．高用量では，全身性の血管拡張を認める

場合もある．ニトログリセリンは高用量では全身性の血管拡張をきたすが，前負荷を低下させるには有効である．使用は簡便でないが，肺血管を選択的に拡張する薬物として，一酸化窒素吸入（人工呼吸器下で20～40PPM）やプロスタサイクリン吸入（50ng/kg/min以下）がある[84,85]．プロスタグランジン E_1 静注は，$0.1\mu g$/kg/min以下の投与量で，全身の血圧を下げることなく，肺血管を拡張させることができる[86]．しかし，それ以上の投与量では，左房ラインから直接 α 刺激薬を投与して，体血圧を維持することが必要となる．

  e. 右心不全の詳細な管理については，322～325ページで説明する．
4. **左心不全**は僧帽弁閉鎖不全症（MR）の手術後に認められることがある．僧帽弁逆流の消失により，左室の圧負荷が増大し，左心不全が表面化するからである．僧帽弁形成術や置換術の際に，腱索下組織を温存すると，左室機能の悪化を最小限に抑えることができる．まれに，縫合時に冠動脈回旋枝を不注意に巻き込み，心機能が悪化することがある．TEEで冠動脈支配領域の著明な局所壁運動異常および心電図異常が確認されれば確定する．
  a. 十分な全身拍出量を得るために，左室容量は通常かなり高いレベルに維持する必要がある．左房と左室のコンプライアンスは増加するため，しばしば大量の輸液が必要となる．重篤な右室機能障害がある場合，このような輸液は難しい．というのも，十分な左室充満を得ようと大量に輸液を行うと，右室の拡大と機能不全が進行し，左室充満まで障害される可能性が生じるためである．輸液がメリットよりもデメリットをもたらす可能性がある場合は，CVPや右室拡張終期容積の注意深いモニターが必要である．
  b. ICUでの左室充満の評価は難しい．術後，PA圧はある程度低下するが，肺高血圧がどの程度，どれくらいの早さで回復するかは予測不能である．つまり，PA圧は左室充満の指標としては適切でない．人工心肺終了時に，心エコー図検査でさまざまな充満圧での心機能を測定することで，最適な容量状態を確認できる場合がある．
  c. 心エコー図検査以外では，左房圧が左室充満を評価する最も正確な手段である．空気塞栓症に関する予防措置とカテーテル抜去後の観察を正確に行っているかぎり，左房ラインは安全である[87]．また，左房ラインから選択的に α 刺激薬を投与し，全身性の血管拡張に対処することも可能であるが，ほとんど必要ない．
  d. 僧帽弁患者では，肺循環の前後で有意な圧較差（平均PA圧－PCWP）を認めるため，左室充満の評価法として肺動脈拡張期圧は正確でない．PCWPはより正確であるが，肺動脈損傷のリスクを避けるため，肺高血圧患者では通常はバルーンを拡張すべきでない．
5. **洞調律**の維持は，十分な心拍出量を得るために有効な手段である．僧帽弁手術が両心房経中隔アプローチで行われた場合，ほとんどの症例で洞結節動脈は切離され，洞調律はしばしば消失する[88,89]．一般的に，術前は洞調律であったとしても，心房を洞調律でペーシングすることは難しい．長期のAF患者では，房室リズムによる心拍が術後数時間あるいは数日間続くことがしばしばある．しかし，AFが1年間以上続く，または左房径が50mmを超える場合は，術後早期を超えて洞調律が維持される可能性は非常に低い．β 遮断薬，カルシウム拮抗薬，ジゴキシンが心拍数コントロールのために使用されるが，プロカインアミドやアミオダロンなどの洞調律を維持する薬物は，通常慢性AF患者では適応とならない．

6. Maze手術（図1.18，図1.19参照）は，発作性または慢性のAFに対する治療手段で，僧帽弁手術と同時に行われることが多い。肺静脈隔離は，電気生理学検査室や術中に，さまざまなアブレーションの技術を用いて行われ，発作性AFに対する成功率は90％に達する。"切開縫合"するCox-Maze III手術は，術後10～15％の患者でペースメーカを必要とするが，慢性AF患者に最も適した術式である。高周波，マイクロ波または凍結凝固を用いると，慢性AF患者の約70％が洞調律に回復する。ワルファリンによる抗凝固療法は，患者が洞調律に回復した場合は3か月間，回復しなかった場合は無期限に投与することが推奨されている。たとえ早期に洞調律に回復しても，アミオダロンは通常3か月間投与する。AFが持続する場合，電気的除細動を1～3か月後に行う。これが成功すれば，さらにアミオダロンを3か月間継続する。なおもAFが持続する場合は，アミオダロンを中止することもあるが，洞調律へ回復する可能性を高めるため，さらに数か月間継続する。

7. 抗凝固療法
   a. 生体弁および僧帽弁リングを使用する場合：洞調律の患者には，ワルファリンはINR 2.5（範囲2.0～3.0）を目標に3か月間投与し，その後アスピリン75～100mg/日に変更する[77]。AF，拡張した左房（直径50mm以上），血栓塞栓症の既往がある患者では，ワルファリンは無期限で継続する。外科医のなかには，僧帽弁リング留置後のワルファリン使用を好まない人もいる。術後第4病日までにINRが目標値に達しない場合，患者に与える利益とリスク（すなわち遅発性心タンポナーデ）を考慮し，ヘパリンを開始するかどうかを患者毎に判断しなければならない。
   b. 機械弁を使用する場合：ワルファリンは，INR 3.0（範囲2.5～3.5）を目標に，術後第1病日より開始し，無期限に投与する。アスピリン75～100mgを追加投与も安全であり，特にハイリスク患者（心房細動，左房拡張のある患者）では，血栓塞栓症の発生率がさらに低下する可能性がある。INRが2.0未満の場合，術後第4病日前後にヘパリンを開始する。
   c. INRが目標範囲内の値に近づいたら，退院可能である。容認できる値は，生体弁およびリングでは1.5（ただし，心房細動ならば1.8），機械弁では2.0である。血栓塞栓症のリスクが高い患者（左房拡大など）では，INRが目標値に達するまで，低分子ヘパリン（1mg/kg皮下注1日2回）を処方する場合がある（これは未認可の使用法である）。

8. 僧帽弁置換術（MVR）直後に胸腔チューブからの急性大量出血およびタンポナーデの悪化が認められた場合，**左室破裂**を疑う。房室間溝，乳頭筋基部，またはその中間より破裂する可能性がある。この合併症は，MVR時に腱索を温存すること，非常に小さい左室の患者（通常MSの老年女性）では生体弁の使用（支柱が突出）を避けること，そして，細心の手術手技を行うことで回避できる。体外循環後の左室の膨張，または過剰な後負荷が原因となる場合もある。CPB下での緊急手術が必要となるが，死亡率は高い[90]。

F. 大動脈解離

1. 上行大動脈を含む解離（A型解離）では，ほとんどの症例で外科的手術が行われる。非常に脆弱な組織にダクロングラフトを吻合して，血管の連続性を再建する手術が行われるが，吻合部からの出血に難渋することも多い。ただし，こうした問題は

BioGlue™ などの補助剤を使用することで解消できる[91]。また，外科的修復により解離のエントリー部位を安定化させる処置はできるが，遠位偽腔を完全に除去できるわけではない。つまり，手術は一時的手段であり，将来的には遠位動脈瘤形成の素因が残る。

2. 術前と同様に術後早期の降圧療法を行い，収縮期血圧および心収縮力（dp/dt）の低下をはかる。最も一般的な方法はエスモロール単独，またはニトロプルシドとの併用療法である。その後，β遮断薬（ラベタロールはよい選択である）の経口投与に変更し，必要に応じてカルシウム拮抗薬や ACE 阻害薬などの降圧薬を追加する。

3. A 型解離に対する手術では，通常，遠位部吻合時に超低体温循環停止を用いる。冷却および再加温は，重大な凝固障害を招くことがあるが，出血は通常 BioGlue™ やアプロチニンの使用によって，最小限にとどめることができる[92]。循環停止後の神経学的問題や腎機能異常にアプロチニンが関与している疑いがあるために，使用に関してはなお議論の余地がある[93]。術中のヘパリン化プロトコルを厳守して，このリスクを最小限に抑える（133 ページ参照）[94, 95]。術前・術後の注意深い神経学的評価が重要である。

4. B 型解離の手術は一般的に，合併症を認める場合に行われるが，大動脈遮断に関連した対麻痺や腎不全が出現することがある。術前・術後の注意深い神経学的検査，および周術期の腎機能を維持する処置が重要である。胸部下行大動脈手術に関しては，次節で解説する。

G. 胸部大動脈瘤

1. 胸部大動脈瘤は，高血圧，慢性肺疾患，さらに脳血管・冠動脈・腎血管性疾患を含むびまん性アテローム性動脈硬化症を有する高齢者で発症する傾向がある。これらの臓器系に関する合併症の予防やその認識が，順調な回復には不可欠である。

2. 上行大動脈および弓部大動脈瘤の手術では，超低体温循環停止を用いることがあり，それに関連した多くの合併症のリスクがある。体外循環中に 37℃まで復温しても，CPB 後に著明な体温低下をきたすことが多く，ICU では積極的な復温処置が必要となる。凝固障害も一般的であり，縦隔出血を最小限にするための積極的な管理が必須である。順行性または逆行性脳灌流により，循環停止を可能とする時間は延長されるが，術前・術後の注意深い神経学的評価が不可欠である[96, 97]。

3. 胸部下行および胸腹部の大動脈瘤の手術では，開胸および横隔膜の離断がしばしば必要となる。広範囲の切開は，患者の呼吸状態を悪化させ，疼痛を引き起こし，しばしば大量の鎮痛薬が必要となる。さらに，患者の肺機能は，術中の血液および血液成分の大量輸血によって悪化する可能性がある。こうした因子に既存の肺疾患が重なると，長期間の挿管が必要になるかもしれない。こうした手術症例の 10％以上で，長期の呼吸補助のために気管切開が行われる[98]。

4. 術後は凝固障害を生じる可能性が高く，必要であれば早期の再開胸も考慮するなど，積極的な対処が必要である。

5. 下行大動脈遮断中，遠位灌流が確保されていても，対麻痺または腎不全をきたすことがある。通常，脊髄灌流圧の改善をはかるために，脳脊髄液（CSF）ドレナージを手術開始前から行い，約 24 時間継続する[99〜103]。術前・術後の神経学的評価に，特別な注意が数日間は必要となる。ICU 入室後に遅発性対麻痺を発症する場合もあるが，

発症後すぐに判別できれば，血圧を上げる，高用量ステロイド投与，脳脊髄液ドレナージなどの処置により，通常は回復可能である[104,105]。

6. 大動脈遮断は，腎不全を引き起こすことがある。術中に効果的な腎灌流を得るための手段を講じる。マンニトールやフロセミドの使用，フェノルドパム点滴が有効である[106]。胸腹部手術後の腎不全の発生率は，大規模研究から12～25%であるといわれている[98]。

H. 左室瘤と心室性不整脈に対する手術

1. 左室瘤切除患者の左室機能は，ほとんどの場合，著しく低下している。心室瘤縫縮術や心室内円形パッチ形成術は，直線的な閉鎖術よりも心室の大きさやジオメトリーが確保できるが，瘤切除術後の一回拍出量は，さらに低下する。一回拍出量を適切に保つには，十分な充満圧（PCWP 約20～25mmHg）が不可欠である。小さく伸展性のない左室では，最小限の輸液負荷で充満圧は急激に上昇する。多くの患者は，速めの心拍数で良好な心拍出量を得ているので，一回拍出量が十分な場合以外は，薬物を用いて脈拍を低下させるべきではない。CPB離脱のために，しばしば循環補助やIABP挿入が必要となる。

2. 心室頻拍に対する手術として，冷凍凝固を用いた盲目的心内膜切開術が行われており，その成功率は約80%である。術後の心室性不整脈のリスクを最小限にするために，リドカインが24時間予防的に使用されることがある。電気生理学的検査の有無にかかわらず，心室頻拍の大部分の患者で，術後にICD設置の対象となる。

3. 持続性心室頻拍または他の致命的な不整脈の疑いがある患者に対して，ICD植え込み術を電気生理学検査室で行う。術前にICDの適応があった患者では，術後数日以内にICDを植え込む。同様に，左室機能が悪く，術後に持続性または非持続性心室頻拍が発生した患者でも，退院前にICD植え込みを検討する。ICD装置のテストを行い，有効に作動するモードを設定する。緊急時に対応する者が，装置が作動しているかどうか把握できるよう，ICDの状態を明記したカードを患者ベッドの頭上に掲示しておく。術前に抗不整脈薬を使用していたが，心内膜切開術を行わなかった患者では，ICD植え込み後も薬物を継続する。悪性の心室性不整脈が認められる場合，一般的にはβ遮断薬またはアミオダロンを投与する。

文　献

1. Higgins TL, Yared JP, Ryan T. Immediate postoperative care of cardiac surgical patients. J Cardiothorac Vasc Anesth 1996;10:643-58.
2. Pande RU, Nader ND, Donias HW, D'Ancona G, Karamanoukian HL. Review: Fast-tracking cardiac surgery. Heart Surg Forum 2003;6244-8.
3. Nathan HJ. The potential benefits of perioperative hypothermia. Ann Thorac Surg 1999;68:1452-3.
4. Mora CT, Henson MB, Weintraub WS, et al. The effect of temperature management during cardiopulmonary bypass on neurologic and neuropsychologic outcomes in patients undergoing coronary revascularization. J Thorac Cardiovasc Surg 1996;112:514-22.
5. Jones T, Roy RC. Should patients be normothermic in the immediate postoperative period? Ann Thorac Surg 1999;68:1454-5.
6. Sessler DI. Perioperative heat balance. Anesthesiology 2000;92:578-96.

7. Grocott HP, Mathew JP, Carver EH, et al. A randomized controlled trial of the Arctic Sun Temperature Management System versus conventional methods for preventing hypothermia during off-pump cardiac surgery. Anesth Analg 2004;98:298-302.
8. Rajek A, Lenhardt R, Sessler DI, et al. Efficacy of two methods for reducing postbypass afterdrop. Anesthesiology 2000;92:447-56.
9. Tugrul M, Pembeci K, Camci E, Ozkan T, Telci L. Comparison of the effects of sodium nitroprusside and isoflurane during rewarming on cardiopulmonary bypass. J Cardiothorac Vasc Anesth 1997;11:712-7.
10. Rajek A, Lenhardt R, Sessler DI, et al. Tissue heat content and distribution during and after cardiopulmonary bypass at 31oC and 27oC. Anesthesiology 1998;88:1511-8.
11. Insler SR, O'Connor MS, Leventhal MJ, Nelson DR, Starr NJ. Association between postoperative hypothermia and adverse outcome after coronary artery bypass surgery. Ann Thorac Surg 2000; 70:175-81.
12. Sessler DI. Complications and treatment of mild hypothermia. Anesthesiology 2001;95:531-43.
13. De Witte J, Sessler DI. Perioperative shivering: physiology and pharmacology. Anesthesiology 2002;96:467-84.
14. Frank SM, Fleisher LA, Olson KF, et al. Multivariate determinants of early postoperative oxygen consumption in elderly patients. Anesthesiology 1995;83:241-9.
15. Valeri CR, Khabbaz K, Khuri SF, et al. Effect of skin temperature on platelet function in patients undergoing extracorporeal bypass. J Thorac Cardiovasc Surg 1992;104:108-16.
16. Brauer A, English MJ, Lorenz N, et al. Comparison of forced-air warming systems with lower body blankets using a copper manikin of the human body. Acta Anaesthesiol Scand 2003;47:58-64.
17. Cross MH, Davies JC, Shah MV. Post-operative warming in the cardiac patient: evaluation of the Bair Hugger convective warming system. J Cardiothorac Vasc Anesth 1994;8(suppl 3):80.
18. Pathi V, Berg GA, Morrison J, Cramp G, McLaren D, Faichney A. The benefits of active rewarming after cardiac operations: a randomized prospective trial. J Thorac Cardiovasc Surg 1996; 111:637-41.
19. Doufas AG, Lin CM, Suleman MI, et al. Dexmedetomidine and meperidine additively reduce the shivering threshold in humans. Stroke 2003:34:1218-23.
20. Kranke P, Eberhart LH, Roewer N, Tramer MR. Pharmacological treatment of postoperative shivering: a quantitative systematic review of randomized controlled trials. Anesth Analg 2002;94:453-60.
21. Milne E, James KS, Nimmo S, Hickey S. Oxygen consumption after hypothermic cardiopulmonary bypass: the effect of continuing a propofol infusion postoperatively. J Cardiothorac Vasc Anesth 2002;16:32-6.
22. Kurz A, Go JC, Sessler DI, Kaer K, Larson MD, Bjorksten AR. Alfentanil slightly increases the sweating threshold and markedly reduces the vasoconstriction and shivering thresholds. Anesthesiology 1995;83:293-9.
23. Leslie K, Sessler DI, Bjorksten AR, et al. Propofol causes a dose-dependent decrease in the thermoregulatory threshold for vasoconstriction but has little effect on sweating. Anesthesiology 1994;81:353-60.
24. Despotis GJ, Hogue CW Jr. Pathophysiology, prevention, and treatment of bleeding after cardiac surgery: a primer for cardiologists and an update for the cardiothoracic team. Am J Cardiol 1999;83:15B-30.
25. Levi M, Cromheecke ME, de Jonge E, et al. Pharmacological strategies to decrease excessive blood loss in cardiac surgery: a meta-analysis of clinically relevant endpoints. Lancet

1999;354:1940-7.
26. Habbib R, Zacharias A, Engoren M. Determinants of prolonged mechanical ventilation after coronary artery bypass grafting. Ann Thorac Surg 1996;62:1164-71.
27. Gott JP, Cooper WA, Schmidt FE Jr, et al. Modifying risk for extracorporeal circulation: trial of four antiinflammatory strategies. Ann Thorac Surg 1998;66:747-54.
28. Meade MO, Guyatt G, Butler R, et al. Trials comparing early vs late extubation following cardiovascular surgery. Chest 2001;120(suppl 6):445S-53S.
29. Thomson IR, Harding G, Hudson RJ. A comparison of fentanyl and sufentanil in patients undergoing coronary artery bypass graft surgery. J Cardiothorac Vasc Anesth 2000;14:652-6.
30. Howie MB, Cheng D, Newman MF, et al. A randomized double-blinded multicenter comparison of remifentanil versus fentanyl when combined with isoflurane/propofol for early extubation in coronary artery bypass graft surgery. Anesth Analg 2001;92:1084-93.
31. Guarracino F, Penzo D, De Cosmo D, Vardanega A, De Stefani R. Pharmacokinetic-based total intravenous anaesthesia using remifentanil and propofol for surgical myocardial revascularization. Eur J Anaesthesiol 2003;20:385-90.
32. Alhan C, Toraman F, Karabulut EH, et al. Fast track recovery of high risk coronary bypass surgery patients. Eur J Cardiothorac Surg 2003;23:678-83.
33. Hall RI, Sandham D, Cardinal P, et al. Propofol vs midazolam for ICU sedation. A Canadian multicenter randomized trial. Chest 2001;119:1151-9.
34. Jacobi J, Fraser GL, Coursin DB, et al. Clinical practice guidelines for the sustained use of sedatives and analgesics in the critically ill adult. Crit Care Med 2002;30:119-41.
35. Ralley FE, Day FJ, Cheng DCH. Pro: Nonsteroidal anti-inflammatory drugs should be routinely administered for postoperative analgesia after cardiac surgery. J Cardiothorac Vasc Anesth 2000;14:731-4.
36. Hynninen MS, Cheng DC, Hossain I, et al. Non-steroidal anti-inflammatory drugs in treatment of postoperative pain after cardiac surgery. Can J Anaesth 2000;47:1182-7.
37. Herr DL, Sum-Ping ST, England M. ICU sedation after coronary artery bypass graft surgery: dexmedetomidine- based versus propofol-based sedation regimens. J Cardiothorac Vasc Anesth 2003;17:576-84.
38. Ready LB, Brown CR, Stahlgren LH, et al. Evaluation of intravenous ketorolac administered by bolus or infusion for treatment of postoperative pain. A double-blind, placebo-controlled, multicenter study. Anesthesiology 1994;80:1277-86.
39. Griffin MJ, Hines RL. Management of perioperative ventricular dysfunction. J Cardiothorac Vasc Anesth 2001;15:90-106.
40. Ley SJ, Miller K, Skov P, Preisig P. Crystalloid versus colloid fluid after cardiac surgery. Heart Lung 1990;19:31-40.
41. Gallagher JD, Moore RA, Kerns D, et al. Effects of colloid or crystalloid administration on pulmonary extravascular water in the postoperative period after coronary artery bypass grafting. Anesth Analg 1985;64:753-8.
42. Zerr KJ, Furnary AP, Grunkemeier GL, Bookin S, Kanhere V, Starr A. Glucose control lowers the risk of wound infection in diabetics after open heart operations. Ann Thorac Surg 1997;63:356- 61.
43. Furnary AP, Gao G, Grunkemeier GL, et al. Continuous insulin infusion reduces mortality in patients with diabetes undergoing coronary artery bypass grafting. J Thorac Cardiovasc Surg 2003;125:1007-21.
44. Mekontso-Dessap A, Houel R, Soutstelle C, Kirsch M, Thebert D, Loisance DY. Risk factors for post-cardiopulmonary bypass vasoplegia in patients with preserved left ventricular function.

Ann Thorac Surg 2001;71:1428-32.
45. Gomes WJ, Carvalho AC, Palma JH, et al. Vasoplegic syndrome after open heart surgery. J Cardiovasc Surg (Torino) 1998;39:619-23.
46. Gomes WJ, Erlichman MR, Batista-Filho ML, et al. Vasoplegic syndrome after off-pump coronary artery bypass surgery. Eur J Cardiothorac Surg 2003;23:165-9.
47. Aurigemma G, Battista S, Orsinelli D, Sweeney A, Pape L, Cuenoud H. Abnormal left ventricular intracavity flow acceleration in patients undergoing aortic valve replacement for aortic stenosis. A marker for high postoperative morbidity and mortality. Circulation 1992;86:926-36.
48. Bartunek J, Sys SU, Rodrigues AC, Scheurbeeck EV, Mortier L, de Bruyne B. Abnormal systolic intracavity flow velocities after valve replacement for aortic stenosis. Mechanisms, predictive factors, and prognostic significance. Circulation 1996;93:712-9.
49. Gordon G, Rastegar H, Khabbaz K, Schumann R, England M. Perioperative use of nesiritide in adult cardiac surgery. Anesth Analg 2004;98:SCA1-134.
50. Hill LL, De Wet C, Hogue CW Jr. Management of atrial fibrillation after cardiac surgery. Part II: Prevention and treatment. J Cardiothorac Vasc Anesth 2002;16:626-37.
51. Roffman JA, Fieldman A. Digoxin and propranolol in the prophylaxis of supraventricular tachydysrhythmias after coronary artery bypass surgery. Ann Thorac Surg 1981;31:496-501.
52. Speziale G, Ruvolo G, Fattouch K, et al. Arrhythmia prophylaxis after coronary artery bypass grafting: regimens of magnesium sulfate administration. Thorac Cardiovasc Surg 2000;48:22-6.
53. Bert AA, Reinert SE, Singh AK. A beta-blocker, not magnesium, is effective prophylaxis for atrial tachyarrhythmias after coronary artery bypass graft surgery. J Cardiothorac Vasc Anesth 2001;15:204-9.
54. Gavard JA, Chaitman BR, Sakai S, et al. Prognostic significance of elevated creatine kinase MB after coronary bypass surgery and after an acute coronary syndrome: results from the GUARDIAN trial. J Thorac Cardiovasc Surg 2003;126:807-13.
55. Alyanakian MA, Dehoux M, Chatel D, et al. Cardiac troponin I in diagnosis of perioperative myocardial infarction after cardiac surgery. J Cardiothorac Vasc Anesth 1998;12:288-94.
56. Stein PD, Schunemann HJ, Dalen JE, Gutterman D. Antithrombotic therapy in patients with saphenous vein and internal mammary artery grafts. The Seventh ACCP conference on antithrombotic and thrombolytic therapy. Chest 2004;126:600S-8S.
57. Ascione R, Caputo M, Angelini G. Off-pump coronary artery bypass grafting: not a flash in the pan. Ann Thorac Surg 2003;75:306-13.
58. Mack MJ. Pro: beating heart surgery for coronary revascularization: is it the most important development since the introduction of the heart-lung machine? Ann Thorac Surg 2000;70:1774-8.
59. Ngaage DL. Off-pump coronary artery bypass grafting: the myth, the logic and the science. Eur J Cardiothorac Surg 2003;24:557-70.
60. Puskas JD, Williams WH, Duke PG, et al. Off-pump coronary artery bypass grafting provides complete revascularization with reduced myocardial injury, transfusion requirements, and length of stay: a prospective randomized comparison of two hundred unselected patients undergoing off-pump versus conventional coronary artery bypass grafting. J Thorac Cardiovasc Surg 2003;125:797-808.
61. Nuttall GA, Erchul DT, Haight TJ, et al. A comparison of bleeding and transfusion in patients who undergo coronary artery bypass grafting via sternotomy with and without cardiopulmonary bypass. J Cardiothorac Vasc Anesth 2003;17:447-51.
62. Nader ND, Khadra WZ, Reich NT, Bacon DR, Salerno TA, Panos AL. Blood product use in cardiac revascularization: comparison of on-pump and off-pump techniques. Ann Thorac Surg

1999;68:1640-3.
63. Lee JD, Lee SJ, Tsushima WT, et al. Benefits of off-pump bypass on neurologic and clinical morbidity: a prospective randomized trial. Ann Thorac Surg 2003;76:18-26.
64. Athanasiou T, Al-Ruzzeh S, Kumar P, et al. Off-pump myocardial revascularization is associated with less incidence of stroke in elderly patients. Ann Thorac Surg 2004;77:745-53.
65. Taggart DP, Browne SM, Halligan PW, Wade DT. Is cardiopulmonary bypass still the cause of cognitive dysfunction after cardiac operations? J Thorac Cardiovasc Surg 1999;118:414-21.
66. Athanasiou T, Aziz O, Mangoush O, et al. Do off-pump techniques reduce the incidence of postoperative atrial fibrillation in elderly patients undergoing coronary artery bypass grafting? Ann Thorac Surg 2004;77:1567-74.
67. Salamon T, Michler RE, Knott KM, Brown DA. Off-pump coronary artery bypass grafting does not decrease the incidence of atrial fibrillation. Ann Thorac Surg 2003;75:505-7.
68. Michelsen LG, Horswell S. Anesthesia for off-pump coronary artery bypass grafting. Semin Thorac Cardiovasc Surg 2003;15:71-82.
69. Zimbler N, Ashley EM. Anaesthesia for coronary artery bypass: should it differ off-pump and on-pump? Hosp Med 2003;64:564.
70. Haaverstad R, Vitale N, Tjomsland O, Tromsdal A, Torp H, Samstad SO. Intraoperative color Doppler ultrasound assessment of LIMA-to-LAD anastomoses in off-pump coronary artery bypass grafting. Ann Thorac Surg 2002;74:S1390-4.
71. Suematsu Y, Ohtsuka T, Miyairi T, Motomura N, Takamoto S. Ultrasonic evaluation of graft anastomoses during coronary artery bypass grafting without cardiopulmonary bypass. Ann Thorac Surg 2002;74:273-5.
72. Cimen S, Ozkul V, Ketenci B, et al. Daily comparison of respiratory functions between on-pump and off-pump patients undergoing CABG. Eur J Cardiothorac Surg 2003;23:589-94.
73. Cumpeeravut P, Visudharom K, Jotisakulratana V, Pitigagool V, Banyatpiyaphod S, Pamornsing P. Off-pump coronary artery bypass surgery: evaluation of extubation time and predictors of failed early extubation. J Med Assoc Thai 2003;8(suppl I):S28-35.
74. Casati V, Valle PD, Benussi S et al. Effects of tranexamic acid on postoperative bleeding and related histochemical variables in coronary surgery: comparison between on-pump and offpump techniques. J Thorac Cardiovasc Surg 2004;128:83-91.
75. Englberger L, Markart P, Eckstein FS, Immer FF, Berdat PA, Carrel TP. Aprotinin reduces blood loss in off-pump coronary artery (OPCAB) surgery. Eur J Cardiothorac Surg 2002;22:545-51.
76. Thomas JL, Dickstein RA, Parker FB, et al. Prognostic significance of the development of left bundle conduction defects following aortic valve replacement. J Thorac Cardiovasc Surg 1982;84:382-6.
77. Salem DN, Stein PD, Al-Ahmad A, et al. Antithrombotic therapy in valvular heart disease—native and prosthetic. The Seventh ACCP conference on antithrombotic and thrombolytic therapy. Chest 2004;126:457S-82S.
78. Mistiaen W, Van Cauwelaert Ph, Muylaert Ph, Sys SU, Harrisson F, Bortier H. Thromboembolic events after aortic valve replacement in elderly patients with a Carpentier-Edwards Perimount pericardial bioprosthesis. J Thorac Cardiovasc Surg 2004;127:1166-70.
79. Moinuddeen K, Quin J, Shaw R, et al. Anticoagulation is unnecessary after biological aortic valve replacement. Circulation 1998;98:II-95-9.
80. Orszulak TA, Schaff HV, Mullany CJ, et al. Risk of thromboembolism with the aortic Carpentier- Edwards bioprosthesis. Ann Thorac Surg 1995;59:462-8.
81. Bonow RO, Carabello B, de Leon Jr AC, et al. ACC/AHA guidelines for the management of pa-

tients with valvular heart disease. A report of the American College of Cardiology/American Heart Association task force on practice guidelines (Committee on management of patients with valvular heart disease). J Am Coll Cardiol 1998;32:1486-588.
82. Spinale FG, Smith AC, Carabello BA, Crawford FA. Right ventricular function computed by thermodilution and ventriculography. A comparison of methods. J Thorac Cardiovasc Surg 1990;99:141-52.
83. Camara ML, Aris A, Alvarez J, Padro JM, Caralps JM. Hemodynamic effects of prostaglandin E1 and isoproterenol early after cardiac operations for mitral stenosis. J Thorac Cardiovasc Surg 1992;103:1177-85.
84. Mahoney PD, Loh E, Blitz LR, Herrmann HC. Hemodynamic effects of inhaled nitric oxide in women with mitral stenosis and pulmonary hypertension. Am J Cardiol 2001;87:188-92.
85. De Wet CJ, Affleck DG, Jacobsohn E, et al. Inhaled prostacyclin is safe, effective, and affordable in patients with pulmonary hypertension, right heart dysfunction, and refractory hypoxemia after cardiothoracic surgery. J Thorac Cardiovasc Surg 2004;127:1058-67.
86. D'Ambra MN, LaRaia PJ, Philbin DM, Watkins WD, Hilgenberg AD, Buckley MJ. Prostaglandin E1: a new therapy for refractory right heart failure and pulmonary hypertension after mitral valve replacement. J Thorac Cardiovasc Surg 1985;89:567-72.
87. Santini G, Gatti G, Borghetti V, Oppido G, Mazzucco A. Routine left atrial catheterization for the post-operative management of cardiac surgical patients: is the risk justified? Eur J Cardiothorac Surg 1999;16:218-21.
88. Garcia-Villarreal OA, Gonzalez-Oviedo R, Rodriguez-Gonzalez H, Martinez-Chapa HD. Superior septal approach for mitral valve surgery: a word of caution. Eur J Cardiothorac Surg 2003;24:862-7.
89. Tambuer L, Meyns B, Flameng W, Daenen W. Rhythm disturbances after mitral valve surgery: comparison between left atrial and extended transseptal approach. Cardiovasc Surg 1996;4:820-4.
90. Karlson KH, Ashraf MM, Berger RL. Rupture of the left ventricle following mitral valve replacement. Ann Thorac Surg 1988;46:590-7.
91. Passage J, Jalali H, Tam RKW, Harrocks S, O'Brien MF. BioGlue surgical adhesive: an appraisal of its indications in cardiac surgery. Ann Thorac Surg 2002;74:432-7.
92. de Figueiredo LFP, Coselli JS. Individual strategies of hemostasis for thoracic aortic surgery. J Cardiac Surg 1997;12(suppl):222-8.
93. Sundt TM III, Kouchoukos NT, Saffitz JE, Murphy SF, Wareing TH, Stahl DJ. Renal dysfunction and intravascular coagulation with aprotinin and hypothermic circulatory arrest. Ann Thorac Surg 1993;55:1418-24.
94. Smith CR, Spanier TB. Aprotinin in deep hypothermic circulatory arrest. Ann Thorac Surg 1999;68:278-86.
95. Royston D. Pro: aprotinin should be used in patients undergoing circulatory arrest. J Cardiothorac Vasc Anesth 2001;15:121-5.
96. Griepp RB. Cerebral protection during aortic arch surgery. J Thorac Cardiovasc Surg 2001;121:425-7.
97. Reich DL, Uysal S, Ergin MA, Griepp RB. Retrograde cerebral perfusion as a method of neuroprotection during thoracic aortic surgery. Ann Thorac Surg 2001;72:1774-82.
98. Cambria RP, Clouse WD, Davison JK, Dunn PF, Corey M, Dorer D. Thoracoabdominal aneurysm repair: results with 337 operations performed over a 15-year interval. Ann Surg 2002;236:471-9.
99. Estrera AL, Rubenstein FS, Miller CC III, Huynh TTT, Letsou GV, Safi HJ. Descending tho-

racic aortic aneurysm: surgical approach and treatment using the adjuncts cerebrospinal fluid drainage and distal aortic perfusion. Ann Thorac Surg 2001;72:481-6.
100. Estrera AL, Miller CC III, Huynh TTT, Porat E, Safi HJ. Neurologic outcome after thoracic and thoracoabdominal aortic aneurysm repair. Ann Thorac Surg 2001;72:1225-31.
101. LeMaire SA, Miller CC III, Conklin LD, Schmittling ZC, Coselli JC. Estimating group mortality and paraplegia rates after thoracoabdominal aortic aneurysm repair. Ann Thorac Surg 2003;75:508- 13.
102. Plestis KA, Nair DG, Russo M, Gold JP. Left atrial femoral bypass and cerebrospinal fluid drainage decreases neurologic complications in repair of descending and thoracoabdominal aortic aneurysms. Ann Vasc Surg 2001;15:49-52.
103. Coselli JS, Lemaire SA, Koksoy C, Schmittling ZC, Curling PE. Cerebrospinal fluid drainage reduces paraplegia after thoracoabdominal aortic aneurysm repair: results of a randomized clinical trial. J Vasc Surg 2002;35:631-9.
104. Maniar HS, Sundt TM III, Prasad SM, et al. Delayed paraplegia after thoracic and thoracoabdominal aneurysm repair: a continuing risk. Ann Thorac Surg 2003;75:113-20.
105. Huynh TT, Miller CC, Safi HJ. Delayed onset of neurologic deficit: significance and management. Semin Vasc Surg 2000;13:340-4.
106. Sheinbaum R, Ignacio C, Safi HJ, Estrera A. Contemporary strategies to preserve renal function during cardiac and vascular surgery. Rev Cardiovasc Med 2003;4(suppl):S2-8.

9 縦隔出血

I. 概要

A. 開心術における人工心肺(CPB)の使用は,著しい凝固機能障害を引き起こす[1,2]。晶質液を用いた回路内充填による血液希釈に加え,血液がCPB回路に接触して血小板やいくつかのカスケードが活性化され,内因系および外因系の凝固機構を活性化し,線溶現象の引き金となる[3]。実際,全身のヘパリン化を行うだけで血小板機能は低下し,線溶が亢進する[4]。さらにセルセーバー装置の使用により,血小板や凝固因子が減少する。このように,CPB下で行う手術では,程度の差こそあれ,さまざまな要因が凝固機能障害に関与する。

B. オフポンプ冠動脈バイパス術(OPCAB)では,これら多くの問題が回避され,血液製剤の使用量が減少する[5,6]。しかし,抗線溶薬投与により出血の軽減が得られることから,ヘパリンが関与する軽度の線溶がなお存在することを疑わせる[7,8]。OPCAB後の凝固機能障害はまれであるが,大量の出血が続くために,血液を回収してセルセーバー装置から返血した患者で認められることがあり,凝固因子や血小板の消耗も招く。OPCAB後の大量出血は,手術手技に問題がある場合が多い。

C. ほとんどの場合,術後出血は数時間以内で徐々に減少するが,約1～3%の患者では縦隔出血が遷延して手術室での再開胸が必要となる。ICU入室後,迅速かつ積極的な処置により縦隔出血は止まることが多いが,出血量が持続あるいは出血量が増加する場合には,適切な早期再開胸が必要となる(7章参照)。

D. 縦隔出血は深刻かつ致死的な問題となりうる。循環血液量の減少は輸液で改善することができるが,出血がある患者では,出血量に応じて輸液を負荷しても釣り合いがとれず,血行動態が不安定になる。出血に対してはさまざまな血液製剤を投与し,常に正常血液量の維持,貧血の改善,凝固障害の改善に努める必要がある。輸血用血液には血管作動性のサイトカインが多く含まれる。また,ヘモグロビンも含まれるが,酸素運搬能は低下しており,呼吸不全,抜管遅延,右心不全,輸血反応,ウイルス感染などの一因となる可能性がある。輸血により感染や腎不全の危険性が増し,周術期および遠隔期死亡率が増加する[9～13]。しかし,最も注意を要する合併症は,心臓周囲に血液が貯留する**心タンポナーデ**で,重篤な血行動態の悪化をきたし,突然の心停止を招くおそれがある。出血量や血行動態の変化に対して厳重な注意を払うことが,この問題を回避する手段となる。

E. 胸骨正中切開による心臓手術を行ったすべての患者に対して,手術終了時に縦隔ドレー

ンを留置する．開胸した場合は，胸腔ドレーンも挿入する．32Frまたは34Frの胸腔ドレーンチューブが一般的であるが，より細いシラスティック（Blake）ドレーンも十分に血液を吸引し，かつ患者にとって苦痛が少ないというメリットがある[14〜16]．ICUに入室後，ドレーンチューブを胸腔ドレーン装置に接続し，20cm H_2O で吸引する．ドレーンが閉塞しないように，丁寧にチューブをミルキングする．体外へ出た血液を回収して返血すると輸血の必要性を減らすことができると考えられるが，出血量があまり多くない場合は効果のわりに費用がかかるという問題があり，それどころか，凝固障害を悪化させることもある[17〜19]．

F. 術者によっては，特にオフポンプ手術後に，胸膜を大きく切開し，胸腔ドレーンを留置しないことがある．しかし，胸腔内に流れ込んだ出血はたまりやすく，縦隔ドレーンではドレナージできない．目に見えない出血は診断に迷いやすく，胸部X線でのみ診断される．

G. 左開胸の最小限侵襲冠動脈バイパス術（MIDCAB），右開胸や傍胸骨切開で行う僧帽弁手術では，胸腔ドレーンを留置する．胸骨上部切開，胸骨横切開，傍胸骨切開における最小限低侵襲弁膜症手術では，縦隔ドレーンを留置する．

II．縦隔出血の原因（Box9.1）

縦隔出血は，外科的なものと内科的なものに大きく分類できる．手術が順調に終了した場合，なかでも最初の凝固機能検査で異常を認めなかった場合の大量出血は，外科的に対処すべき問題があることが多い．しかし出血が続くと，凝固因子や血小板は欠乏し，永続的な凝固障害を生じる．一方，CPB時間の長い複雑な手術後の出血には，凝固機能異常が認められる場合が多く，内科的に対処すべき問題と考えられる．しかしながら，凝固機能が改善された後でも，特定の出血部位が存在する場合は，再開胸して止血する必要がある．つまり，出血に対する最初のアプローチとしては，出血の程度を説明できる要因を明確にし，それらに対する適切な措置をとることである[20, 21]．

A. 外科的出血に関与する要因は，以下のとおりである．
  1. 吻合部（縫合線）

Box9.1　縦隔出血の原因

1. 外科的問題
2. ヘパリンの影響，効果残存，リバウンド
3. 血小板機能低下
4. 血小板減少
5. 凝固因子の欠乏
6. 線溶現象

2. 動脈や静脈の側枝
   3. 胸骨下の軟部組織，胸骨の縫合線，骨髄，骨膜
   4. 前回手術，心膜炎，放射線照射後の組織の剥離面

B. ヘパリンが関与する抗凝固作用
   1. ヘパリン効果の残存は，不適切なプロタミンによる中和から生じる可能性がある。プロタミン投与後に，十分にヘパリン化された"ポンプ"血を輸血することにより，中和されていないヘパリンが血中に入ることがある。プロタミン投与後に輸血されるセルセーバー血中の残存ヘパリンによっても，同様の現象が起こる可能性がある。
   2. プロタミン投与後に，組織に蓄積されたヘパリンが再び血中に出現し，ヘパリンのリバウンド現象が起きることがある。一般的には大量のヘパリンを投与された患者，特に肥満患者で生じやすい。

C. 血小板数減少
   1. 術前のヘパリン使用により，血小板減少をきたすことがある。その場合は，ヘパリン抗体を測定し，ヘパリン誘発性血小板減少症を除外することが不可欠である。薬物に対する反応（特に抗生物質への反応）や肝臓疾患患者の脾機能亢進も原因となる。まれに，原因不明の軽い血小板減少がみられる場合がある。
   2. CPBによる血液希釈および，CPB回路による血小板の消耗により，血小板数は約30〜50％減少する。CPB時間が長くなるほど，血小板減少はさらに進行する。
   3. プロタミン投与により，一過性に血小板数が約30％減少する。

D. 急性冠症候群患者に対して積極的に抗血小板薬を使用した場合，血小板の機能障害が大きな問題となる。
   1. 術前の血小板不全は，抗血小板薬（アスピリン，クロピドグレル），糖タンパクⅡb/Ⅲa阻害薬（アブシキシマブ，チロフィバン，エプチフィバチド），薬草やビタミン類（魚油，ギンナン，ビタミンE）の服用，または尿毒症から生じる可能性がある。
   2. CPB回路に血小板が接触すると，α顆粒の放出と血小板膜受容体の変化をきたし，血小板機能が抑制される。血小板機能不全はCPB時間，およびCPB後の低体温に関連する。

E. 凝固因子の欠乏
   1. 術前の肝機能低下，ワルファリン効果の残存，ビタミンK依存性凝固因子欠乏症，von Willebrand病，血栓溶解療法などにより，凝固因子のレベルが低下する。
   2. CPB下での血液希釈により，ほとんどの凝固因子は50％減少し，第Ⅴ因子に至っては80％減少する。循環血液量の少ない患者では特に著しい。
   3. 凝固因子の欠乏は，術中のセルセーバー装置の使用によっても生じる。

F. 線溶現象による凝固因子の分解と血小板機能低下
   1. 術前の血栓溶解療法
   2. 体外循環中のプラスミノーゲンの活性化
   3. ヘパリン自体による線溶の誘発

Ⅲ. 周術期出血の予防（Box9.2）[22～24]

A. 術前の凝固機能評価として，プロトロビン時間（PT），部分トロンボプラスチン時間（PTT），血小板数を測定する。可能であれば，どんな異常も術前に検索し，改善すべきである。

B. ヘパリン誘発性血小板減少症（HIT）は，術前に数日間ヘパリンを投与された患者で生じることがある。そのため，こうした患者に対して，血小板数を毎日確認することが重要である。血小板減少を認め，血清試験もしくはセロトニン放出検定法でヘパリン抗体を確認したら，ヘパリンに代わる抗凝固療法が必要となる（143～145ページ参照）[25]。

C. 抗血小板薬や抗凝固薬の中止は不可欠であり，これにより薬の効果を解消し，出血を最小限にとどめることができる。これらの投薬に関する詳細は4章に述べたが，特に以下の事柄が推奨される。
   1. ワルファリンを手術4日前に中止して，ビタミンK依存性凝固因子の再合成を促し，国際標準率（INR）を正常値に回復する[26]。直前まで抗凝固療法が必要な場合は，ヘパリンで代用する。準緊急手術の場合は，ビタミンKを投与して（5mg静注2回で十分），INRを正常値に戻す。緊急手術の場合は，新鮮凍結血漿（FFP）が必要になることがある[27]。
   2. 非分画ヘパリンはプロタミンで中和され，一般的に急性冠症候群の治療で使用する。

Box9.2　出血および輸血を最小限にする方法

1. 術前にすべての抗凝固薬および抗血小板薬を中止する。
2. 術前に異常所見を同定しておく（血小板数減少の場合はヘパリン誘発性血小板減少症の否定）。緊急手術の場合はヘマトクリットが30％以上になるようにあらかじめ輸血する。待期手術症例では，理想的なヘマトクリットに到達するように鉄剤やエリスロポエチンを投与する。
3. 抗線溶薬を投与する（アプロチニン，ε-アミノカプロン酸，トラネキサム酸）。
4. ヘマトクリットがある程度高い場合，自己血を貯血する。
5. 体外循環終了前に，吻合部および動静脈断端を注意深く観察し，丁寧に止血する。
6. 可能であればオフポンプ冠動脈バイパス術を考慮する。
7. 可能であればヘパリンコーティングの回路を使用する。
8. 体外循環回路を逆行性に自己血充填することを検討する。
9. 吸引回路を使用しない。
10. ヘパリンをプロタミンで完全に中和し，活性凝固時間を基準値まで戻す。
11. 血液濾過やセルセーバー装置を用いて回路内の血液を返血し，プロタミンを用いて残存するヘパリンを中和する。
12. 止血作用に何が不足しているかを考え（特に血小板機能不全），それにもとづき血液成分投与を行う。または，必要な血液成分を判断するための的を絞った凝固能検査を行う。
13. 忍耐強く対処する。

手術開始時まで継続することができ，点滴ライン挿入時の合併症の増加を認めない。
3. **低分子ヘパリン**は急性冠症候群症例に対して，一般に1mg/kgを12時間毎に皮下注する。プロタミンでは80％しか中和できないため，少なくとも手術の12時間前に中止する。術前12時間以内に投与した場合，出血量が増加したとの報告がある[28]。
4. **アスピリン**は少なくとも手術の3日前に中止し，血小板機能を十分に回復させ輸血量の減少に努める[29,30]。手術時までアスピリンを継続していた症例では，心筋梗塞の発生率や死亡率が低いという報告があり，術前のアスピリン中止に関しては議論が分かれる[31,32]。アプロチニンやトラネキサム酸の使用は，アスピリンの術前使用に関連する出血の減少に効果的である[33,34]。
5. **クロピドグレル**は抗血小板作用を有し，血小板の寿命を通してその効果が持続するため，待期手術では術前5～7日前に中止すべきである[35]。しかしこの薬物は，急性冠症候群症例やステント留置が考えられる症例で一般的に使用されている。内服2時間後に血小板の活性を阻害するが，初回300mg内服後6時間，または75mgを4～5回内服により，血小板凝集を50％阻害する定常状態に達する。準緊急手術の場合，明らかな出血量増加が認められることがある。アプロチニンはこの薬物を服用した患者の出血軽減に効果的であると思われるが（まだ研究されていない），血小板投与がしばしば必要となる。血中にクロピドグレルの活性代謝が残存する場合は，血小板を輸血しても効果は低下する。
6. かつてはステント留置患者に**チクロピジン**が投与されていたが，現在ではクロピドグレルが代わって投与される。ただし，一部の患者では，脳血管障害の治療にまだ使用される。血小板の寿命を通してその効果が持続するため，少なくとも手術の7日前に中止すべきである。出血が続く場合は，血小板投与が必要となる。チクロピジンによる出血時間の異常は，メチルプレドニゾロン20mg静注により2時間以内に正常化する[36]。
7. **チロフィバンやエプチフィバチド**は短時間作用型のⅡb/Ⅲa阻害薬で，中止後4～6時間で血小板機能の80％が回復する[37]。手術の4時間前に中止すべきである。これらの薬物を手術直前まで継続すると，CPB中の血小板機能が維持され，CPB後に出血などの悪影響を及ぼすことなく，血小板数と機能を増加させるという報告もある[38]。
8. **アブシキシマブ**は半減期12時間の長時間作用型Ⅱb/Ⅲa阻害薬で，経皮冠状動脈インターベンション（PTCA）のハイリスク群に使用される。手術を緊急に行わなければならない場合，血中の薬物はほとんど血小板と結合しているため，血小板輸血が止血に有効である。ただし，血小板機能は48時間で回復するため，少なくとも12時間，可能であれば24時間手術を延期するのが理想である。この時点で25％の患者で出血時間や血小板凝集能の異常が残存するが，受容体阻害は50％以下になっており，止血に支障が出ることはほとんどない[39]。
9. **血栓溶解療法**はST上昇型の心筋梗塞患者の治療として，血管形成術と同様，考慮すべき治療法である。現在使用されている薬物の半減期は分単位と短いものが多いが，全身の止血障害は長く続く。これは，フィブリノーゲンの消耗，第Ⅱ，Ⅴ，Ⅷ因子の減少，血小板凝集能の障害，フィブリン分解産物の出現による。血栓溶解療法後に虚血が残存し手術を要する場合，手術は少なくとも12～24時間延期する。緊急手術を行う場合は，血漿とクリオプレシピテートを用いて凝固障害に対処する必要がある。

D. 抗線溶薬を使用し，術中出血の軽減をはかる（138〜141 ページ参照）[40,41]。
   1. アプロチニンはセリンプロテアーゼ阻害薬で，出血および輸血の軽減にきわめて有効である。CPB 初期には血小板受容体の結合能を保持し，プラスミンを阻害することで抗線溶作用を示し，さらにカリクレインを阻害し，凝固の接触相のブロック，および内因系凝固カスケードを阻害する。初回手術時の冠動脈バイパス術にも使用が推奨されているが，高価であるため，複雑な手術や再手術だけに使用するのが一般的である[42〜46]。使用量やその他の留意事項については，4 章で述べた。
   2. ε-アミノカプロン酸は抗線溶薬で，プラスミノーゲンがプラスミンに変化するのを阻害し，血小板機能を維持する。出血量の減少に効果的で，かつ値段も安いため，初回手術および複雑でない再手術でふつうに使用される。ただし，ほとんどの研究で，アプロチニンほどの効果はないことが示唆されている[44,47]。
   3. トラネキサム酸は ε-アミノカプロン酸と似た性質を有し，同様に術中の出血を軽減する。ε-アミノカプロン酸よりも高価だが，アプロチニンよりも安い。ε-アミノカプロン酸と同等の効果があるという報告も，アプロチニンと同等という報告もある[44〜46]。

E. CPB 開始前に自己血採血を行うと，CPB の有害な作用から血小板を保護することができる。赤血球が維持され，輸血量は減少することが示されている。しかしながら，周術期の出血を減らす効果があるかどうかは，なお議論の余地がある[48〜52]。自己血を採血してもポンプ中のヘマトクリットが十分な値（20〜22％以上）と計算されれば，考慮すべきであろう。採血量は次の公式を用いて計算することができる。

   採血量 = EBV − 〔0.22（EBV+PV+CV）〕/HCT
   * EBV：推定循環血液量（70 × kg）
     PV：CPB 回路の充填量
     CV：心筋保護液の推定使用量
     HCT：自己血採取前ヘマトクリット

F. 多血小板血漿採取とは，手術開始時に血漿分離装置を用いて血小板の豊富な血漿を採取し，プロタミン投与後に投与することをいう。これにより止血の改善が得られ，出血は減少する。再手術時に効果を発揮するが，高価なうえに時間がかかる。また，抗線溶薬を予防的に投与している場合は，おそらく効果はほとんど望めない[53,54]。

G. 丁寧な手術手技は，止血の基本である。体外循環終了前に体温を常温まで回復させると，凝固機能は改善する。

H. CPB に関連すること
   1. ヘパリンコーティング回路により，ヘパリン投与量は減少する。周術期の出血の軽減に効果的である。
   2. CPB 回路の逆行性自己血充填（RAP）は，晶質液除去により血液希釈を最小限にとどめ，CPB 中のヘマトクリットと膠質浸透圧を高めに保つ。この方法により輸血率が低下したとの報告もある[56]。
   3. 心嚢内吸引の回避により，周術期の出血が減少する。心嚢腔より吸引された血液は，

組織因子と接触している。こうした血液は第Ⅶa因子や凝固促進粒子，活性補体タンパクを大量に含み，線溶活性を示す[57〜59]。

Ⅳ. ICU での出血に対する評価

A. ICU において出血を適切に評価するには，以下の段階を踏む必要がある。
  1. ドレーン排液量を頻回に記録し，チューブが閉塞していないかを確認する。
  2. ドレーン排液の色調（動脈性か静脈性）や排液パターン（体位変化により突然増えたか，持続しているか）を把握する。
  3. 心タンポナーデの可能性を常に頭におきながら，血行動態を観察する。
  4. 凝固検査の結果を検討し，問題となる要素がないかを確認する。
  5. 胸部 X 線像の異常，呼吸音の減弱，人工呼吸器の吸気圧上昇などを調べ，胸腔や縦隔内にドレナージされていない出血がないことを確認する。

B. 胸腔ドレーン排液量の測定：血腫によりチューブが閉塞したり，出血が胸腔内に流れ込むと，出血の程度が把握できなくなるので，チューブが開存していることを常に確認する。注意：体位変換や移動の際に，大量の血液がしばしばドレナージされることがあるが，これは心囊と胸腔に数時間のうちに貯留したものである。突然の出血が疑われることもあり，その場合は外科的処置が必要となる。暗赤色の出血や少量の出血が持続する場合は，激しい出血がないことを示す。胸部 X 線撮影を数回行うことにより，血腫の残存が確認できる。

C. Swan-Ganz カテーテルで血行動態を評価する。適切な充満圧と心拍出量を維持することが重要で，通常は晶質液または膠質液の使用により目標に達する。しかし，出血を認める患者では血液希釈が起こり，貧血が進行する。
  1. 充満圧が低下し赤血球を含まない製剤を投与する場合，血液希釈によりヘマトクリットが低下することを予測しなければならないが，特に出血が続く場合には注意が必要である。止血効果を促進するために凝固因子や血小板によって容量負荷を行う際には，濃厚赤血球もともに輸血して，適切なヘマトクリット値を維持しなければならない。出血している患者では，充満圧が維持されていても不安定な血行動態になることを繰り返し強調しておく。
  2. 充満圧が上昇し心拍出量が低下した場合は，心タンポナーデが考えられる。術後の心タンポナーデでは，心内圧の平衡が特徴的であるといわれるが，より一般的には，右房や左房周囲の凝血塊によりさまざまな程度に心内圧が上昇し，それに応じて右心不全や左心不全をきたす[60]。
  3. 血行動態の測定により，心機能が低下しており，心タンポナーデが否定できない場合，正確な診断を得るためには**経食道心エコー法（TEE）**が有用である。大量出血を認める場合，突然出血が止まった場合，さらに，チューブの血腫閉塞や出血の胸腔内への流れ込みによってドレーンからの出血量が減少した場合に血行動態の悪化がみられると，心タンポナーデの疑いが発生する。経胸腔的心エコー検査では，心囊液を適切に評価する acoustic window を得ることができないため，心臓周囲の血腫の診断には

TEE が有用である。

D. ICU 入室時に凝固機能検査を行い，出血が続く場合には，継続的にヘマトクリット値を測定する。縦隔出血が少なければ，凝固機能検査の必要はない。しかしながら，手術室での止血が困難であった場合や，出血が持続する場合（一般に 100mL/hr 以上）には，検査は，凝固異常が縦隔出血の原因であるかどうかを判別するうえで役立つ。外科的な原因によらない一般的な出血原因（ヘパリンの効果残存，血小板減少，凝固因子欠乏）を検索する検査は簡単に行えるが，血小板機能異常の評価には，追加の検査が必要になる[61]。出血量の増減に関してどの検査法がすぐれているということはないが，通常それらを総合的にみることで，多少なりとも科学的な方法で対処が可能になる[62]。凝固検査の結果がいかなるものであれ，出血原因が外科的なものか（出血は持続する），あるいは凝固障害に伴うものか（出血は改善の余地がある）を見極める臨床判断が，依然として重要である。

1. **プロトロンビン時間（PT）** は INR で評価し，外因系の凝固カスケードの検査に用いる。通常の体外循環でも INR はやや延長するが，凝固因子が正常の 30%以上あれば，止血には十分である。INR の異常は FFP 投与で補正する。
2. **部分トロンボプラスチン時間（PTT）** は内因系の凝固カスケードの評価に用いられ，ヘパリンの効果残存や再燃（ヘパリンリバウンド）を検出することができる。単独に異常値をとる場合やわずかな INR 上昇を伴う場合は，プロタミンにより，PTT の補正および止血コントロールができる。
3. **血小板数**：CPB 使用により血小板は約 30〜50%減少し，血小板機能も低下するが，止血には十分な血小板機能が維持されている。血小板輸血は，出血のある患者で，血小板減少（一般に 10 万/μL 未満）もしくは血小板機能異常の疑いがある（多くはアスピリンやクロピドグレル内服中）患者で行う。
4. **血小板機能**はさまざまな技術を用いて評価できる。血小板凝固機能測定器のほか，止血血栓の形成・退縮を測定する精度の高い検査がある[61,63]。
5. 重篤な出血があり，凝固障害が疑われる場合，追加検査を考慮する。しかし，一般的な治療を行う前後で凝固機能検査に異常を認めない場合，外科的再開胸が適応となる。
    a. **線溶現象**の評価には，D ダイマーやフィブリノーゲン濃度の測定がある。線溶現象をきたすと，PT や PTT の上昇を認め，第 I 因子の濃度の減少（フィブリノーゲン < 150mg/dL）や第 VIII 因子の濃度が減少する。しかしながら，D ダイマーが単独で上昇することもまれではなく，術中回収血を輸血した場合に起こることがある[64]。線溶現象亢進の診断が確定した場合，術中に抗線溶薬の 1 つをすでに投与した後でも，アプロチニンの使用を考慮することがある。ただしこれは，血栓傾向を助長する可能性もある。
    b. **トロンボエラストグラフ**（図 9.1）により，血栓の強さを質的に評価できる。血栓形成から溶解に至る間の，血小板と凝固カスケードの相互作用を評価できる。線溶が亢進している患者では，トロンボエラストグラフで，特異的なパターンを得ることができる[65]。
    c. **ソノクロット解析**（図 9.2）は，血栓の形成と退縮を粘弾性的に評価するもう 1 つの方法で，凝固因子，フィブリノーゲン，血小板活性を評価できる。血液サンプル内に超音波周波数で振動する小さいプローブを入れ，その上に形成される血栓による運動抵抗の変化を測定する。トロンボエラストグラフやソノクロット解析は，通

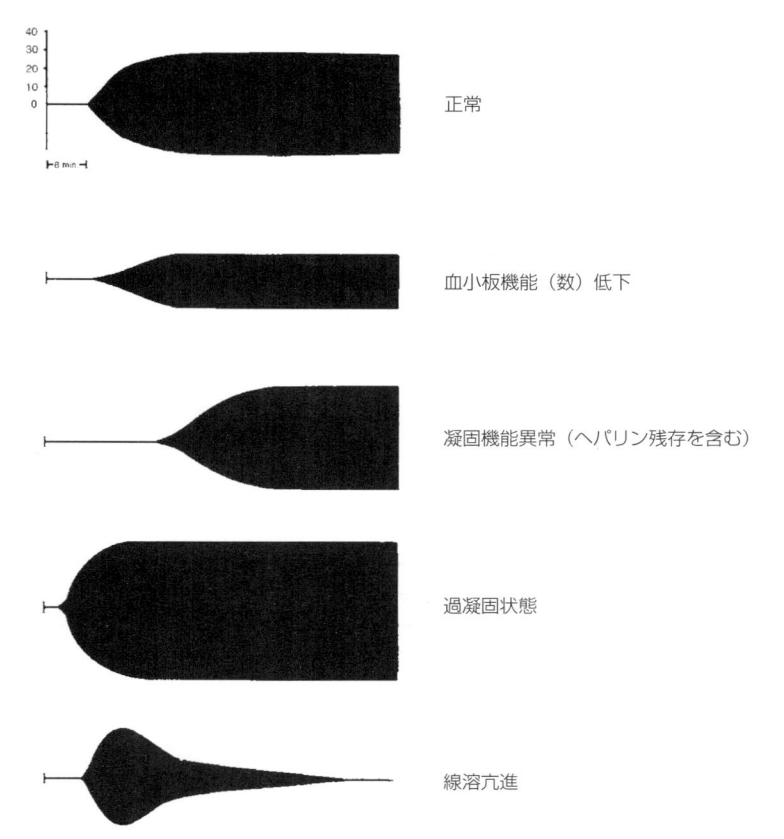

図 9.1 トロンボエラストグラフの一例
(The thromboelastograph: is it the solution to coagulation problems? Cardiothorac Vasc Anesth update 1991; 2; chapter 8:1-13 より許可を得て引用)

常の凝固検査よりも出血を予測しやすいといわれている．この検査は限られた場合にしか利用できないが，出血が持続する患者の適切な治療法を示唆してくれる[66]．

E. 胸部 X 線撮影の反復

1. 縦隔の幅に注意する．縦隔の拡大はドレナージされない心嚢内の血腫を示唆し，心タンポナーデを招く可能性がある．撮影法が異なるため，術前 X 線写真との比較は誤った判断を招くことがあるが，術直後の仰臥位写真とその後の写真では，いかなる変化にも注意を払わなければならない．
2. 右房内の Swan-Ganz カテーテルまたは右房ペーシングワイヤーの位置（右房自由壁に装着した場合）と，縦隔陰影の辺縁との距離に注意する．距離が拡大した場合は，右房周囲の血腫が疑われる．
3. 胸腔ドレーンに吸引されず，胸腔内に貯留する出血に注意する．仰臥位では液体は一面に広がるため評価が難しいが，胸腔の陰影の濃さに左右差がないか比較することが

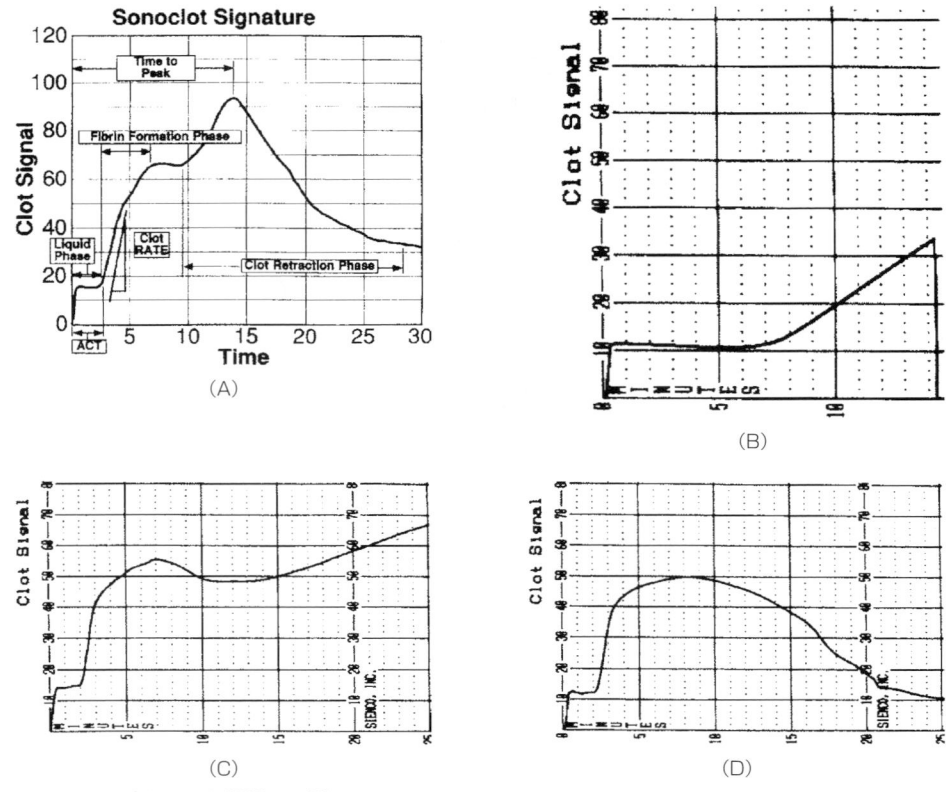

図 9.2 ソノクロット解析の一例
(A) ソノクロット曲線からは，止血血栓形成初期の液体の段階，フィブリンおよび血栓形成の速度，フィブリン形成およびフィブリン・血小板相互作用，フィブリン形成終了時のピーク抵抗，血小板の血栓縮小作用に伴う下降曲線を評価できる．(B) ヘパリン化，(C) 血小板機能低下（緩徐な血栓退縮），(D) 線溶亢進（血栓退縮による血栓の強化を認めない）

重要である．

V. 縦隔出血の管理 (Box9.3)

開心術後の出血を防ぐうえで，予防的に血液成分の輸血などを行うことに意味はないが，出血が持続する場合には，その原因を予測して，迅速かつ積極的に対処しなければならない．出血が長引くほど，凝固機能が悪化することは明らかである．一般的には，最も穏やかで侵襲の少ない治療から始める．閉胸時に術野が"dry"であった患者が突然出血した場合，原因はたいてい外科的な問題で，再開胸が必要となる．反対に出血が持続する場合，原因は外科的または内科的な問題である[24, 67]．

Box9.3　術後縦隔出血の管理

1. 大量出血や心タンポナーデに対する早期の開胸
2. ドレーンチューブが閉塞していないことを確認する。
3. 患者の体温を常温まで温める。
4. 高血圧とシバリングのコントロール
5. 凝固機能検査（PT, PTT, 血小板数）の結果を検討する。
6. プロタミン 25mg 静注を2回
7. 注意しながら終末呼気陽圧（PEEP）を10cmに設定する。
8. ヘマトクリット値＜26％なら濃厚赤血球液を輸血する。
9. 血小板輸血　1単位/10kg
10. 新鮮凍結血漿　2〜4単位
11. アプロチニン2万単位を20分以上かけて静注
12. クリオプレシピテート1単位/10kg
13. デスモプレシン（DDAVP）0.3μg/kg を20分かけて静注（尿毒症またはアスピリンによる血小板機能不全が疑われる場合）
14. 心タンポナーデの診断には**経食道心エコー法**

A. ドレーンが閉塞していないことを確認する。出血がドレナージされない状態が続くと、心タンポナーデをきたす。ドレーンを丁寧にミルキングし、血腫を動かす。激しくストリッピングする必要はない。ドレーン閉塞を予防する方法（ミルキング、ストリッピング、おりたたみ、タッピング）には、どれも差がないといわれている[68]。

B. 患者の体温を37℃まで温める。一般的に低体温は凝固機能を抑制し、血小板機能不全を引き起こす[69]。呼吸器回路に装着した加温・加湿器、加温ブランケット、輻射加熱装置の使用は有効で、シバリングを抑制する。輸血もすべて加温装置を通すべきである。

C. 血管拡張薬（ニトロプルシド）やβ遮断薬（過剰収縮状態の心臓に対するエスモロール）を使用し、高血圧をコントロールする（11章参照）。

D. 患者が覚醒したら短時間作用型の鎮静薬で興奮を抑える。
   1. プロポフォール 20〜25μg/kg/min
   2. ミダゾラム 2.5〜5.0mg 静注、1〜2時間毎
   3. 硫酸モルヒネ 2.5〜5.0mg 静注、1〜2時間毎

E. シバリングの抑制
   1. メペリジン 25〜50mg 静注
   2. パンクロニウム 0.1mg/kg を5〜10分かけて静注、続いて0.01mg/kg を1時間毎、または2〜4mg/hr で持続投与（必ず鎮静薬を併用）

F. 終末呼気陽圧（PEEP）を高く設定して縦隔内圧を上げると、出血が減少する[70]。しかし、

予防的にPEEPを5または10cmH$_2$Oに設定しても，出血量や輸血量を軽減する効果は得られない[71]。出血をコントロールするためにPEEPを上げる場合は，血行動態に及ぼす影響に十分な注意を払うことが重要である。

G. 止血機能の障害が疑われる場合は，血液成分を用いて術後早期の顕著な出血をコントロールする。凝固検査の結果が得られる前であっても，しばしばこの判断を下す必要がある。例えば，アスピリン，クロピドグレル，Ⅱb/Ⅲa阻害薬を服用している患者や尿毒症の患者では，血小板機能障害をきたしやすく，血小板数が正常であっても血小板輸血が最も効果的である。反対に，最近までワルファリンを服用していた患者や肝機能障害の患者では，凝固因子が欠乏しやすく，第一選択としてFFP輸血が有効である。CPB時間が長い患者（3時間以上）や術中に多数の血液製剤が投与された患者では，血小板とFFPの両方が必要となることがある。出血が持続すると，凝固因子や血小板が欠乏するため（"凝固障害が凝固障害をもたらす"），重篤な出血に対しては，血液成分による治療を可能なかぎり，早期から積極的に行うべきである。

H. 凝固検査の結果がわかれば，治療の根拠となる客観的な情報が得られる。術中から凝固検査を行うと，ICU入室前に検査結果を入手でき，手術室から適切な治療を開始できる。異常に対処したにもかかわらず出血が持続する場合は，凝固検査を再度行い，凝固機能を再評価する。
  1. PTの延長には，FFPやクリオプレシピテートを投与して，凝固因子を追加する必要がある。
  2. PTTの延長は，内因系の凝固カスケードの障害やヘパリン効果の残存を意味する。まずはプロタミンを追加する。FFP，クリオプレシピテート投与も適応となる。
  3. 血小板数が10万/μL以下の場合は，血小板輸血の必要性が示唆される。CPBにより血小板機能は低下するので，出血が続く患者で止血機能の障害が疑われる場合は，血小板数が適当であっても血小板輸血を行うべきである。
  4. 注意：検査結果に問題があっても，出血量が少なければ処置の必要はない。しばしばヘパリン化されたラインから血液サンプルを採取するため，結果が著明な異常値を示す場合や出血量と矛盾する場合には，検査をやり直したほうがよい。術直後の患者のほとんどは，血小板数が6万未満になると出血傾向をきたすが，出血を認めない場合，血小板数が3万以下でなければ血小板輸血の適応とはならない。
  5. 注意：FFPや血小板投与により血液希釈をきたし貧血が急速に悪化すると，しばしば輸血がなおざりにされていることがある。出血でヘマトクリットが低下した患者では，十分な組織の酸素化を確保するために同時に輸血を行って適切なヘマクリット値（26〜28％以上）を維持する必要がある。特に，完全な貧血に陥った患者は，著しい血小板機能不全を併発する[72]。赤血球は血小板同士の相互作用を高め，血管内皮下組織と血小板の相互作用を促進し，止血機能を改善する。

I. PTTが延長している場合，プロタミンを25〜50mg投与する。手術室でプロタミン投与後に活性凝固時間（ACT）が基準値まで回復しても，セルセーバー血からの返血，または組織に蓄積されたヘパリンの放出により，中和されないヘパリンが残存し，出血に関与する可能性がある。この現象は，プロタミンの半減期がわずか5分であることが

原因である[73]。プロタミン追加後に PTT が延長していても，一般的に中和されていないヘパリンが問題となることはなく，プロタミン自体が抗凝固作用をもつため，過剰投与は避ける[74]。ICU ではプロタミンはゆっくり投与する（5mg/min）。手術室でプロタミン使用に問題がなければ，術後の副作用は非常にまれである（149〜150 ページ，プロタミン反応に関する解説を参照）。

J. アプロチニン 200 万単位を 20 分以上かけて投与すると，抗線溶作用やその他のなお未解明の止血作用により，出血の軽減に有用なことがある。いくつかの研究では，患者が術前にアスピリンを服用していようといまいと，術後のアプロチニン投与は，出血の程度に関係なく，術後の出血量および血液製剤使用量を軽減することが示されている[75〜78]。別の研究でも，出血に対するアプロチニン術後投与の有効性が示されているが[78,79]，投与量が 200 万単位未満の場合は効果が認められなかった[80,81]。1 つの研究では，D ダイマー値の低下が示されず，線溶の阻害は示唆されていない[81]。しかしながらほとんどの研究では，術後のアプロチニン使用には十分な効果があり，一過性で回復可能な腎不全を除けば，副作用はほとんど認められない。このように，心嚢腔内での線溶の亢進は術後出血に影響を与えるため，外科的に問題のない持続的な出血に対しては，アプロチニン使用を検討する[67]。

K. デスモプレシン（DDAVP）は 0.3〜0.4μg/kg を 20 分以上かけて静注する。ゆっくり静注すると，DDAVP 投与後にしばしばみられる末梢血管拡張と血圧低下を軽減できる[82]。投与後 30〜60 分後で最大効果が得られる。
 1. 心臓手術時には，von Willebrand 因子欠損により，血小板の止血血栓形成不全をきたして，二次的な出血をきたすことがある。DDAVP は凝固活性（Ⅷ:c）を上昇させ，組織内に蓄積された von Willebrand 因子（Ⅷ:vWF）を放出し，その値を約 50% 上昇させる。これらの因子は，血小板の血管内皮下への粘着を促進する役割を担っている。
 2. ごく通常の心臓手術では，デスモプレシンの出血減少に関する効果は認められていない[83]。しかし，von Willebrand 病の患者や，尿毒症や抗血小板薬使用などの血小板機能に影響する問題がある患者では，効果的であると思われる[84]。著しい術中出血を認める患者，特に重度の血小板機能障害が認められる患者では，止血の改善が得られると報告されている[85,86]。したがって，このような状況では，血液成分投与に加えて投与することが推奨されうるが，それが大きな効果をもたらすかどうかを証明することは難しい。

L. クエン酸塩‐リン酸‐ブドウ糖（CPD）添加保存血を短時間で大量に輸血する場合（例えば，1〜2 時間で 10 単位以上），**塩化カルシウム 1g 静注**（10% 溶液 10mL）を 15 分かけて行うことがある。CPD 添加血中の保存液として用いられるクエン酸はカルシウムと結合するが，クエン酸は肝臓で急速に代謝されるため，低カルシウム血症をきたすことはまれである。しかし，アデニン食塩水（AS-1）を保存液として使用する場合，カルシウムは必要でない。CPB 後にしばしばみられるような，低カルシウム血症が起これば，その治療にはグルコン酸カルシウムよりも塩化カルシウムが適している。塩化カルシウムは，3 倍以上のイオン化カルシウムを含むからである。

VI. 血液成分，膠質液，代用血液

A. **赤血球輸血**は，高度な貧血患者，特に出血が持続する患者で適応となる。組織への酸素供給は心拍出量とヘモグロビン濃度で決まり，一般的に術後は少なくとも25%は低下する。開心術後の経過が安定している患者では，安全と思われる最低ヘマトクリット値は22～24%である[87～89]。事実，このような低ヘマトクリット値を保つと，異常Q波を伴う心筋梗塞の発生率や死亡率が低下することが報告されている[90]。出血を認める患者では，厳重な観察と管理が不可欠であり，適切なヘマトクリットを維持して，十分な組織の酸素化を確保し，心筋虚血を最小限にとどめ，血行動態悪化の回避に努めなければならない。出血を認める患者でヘマトクリット値が26%未満の場合，輸血が最も安全な治療法である。特に出血が続き，血小板や凝固因子など血液成分投与により血液が希釈された患者では，これにより安全域が確保できる。

1. 輸血にも問題がないわけではない。炎症性メディエータやサイトカインを含み，免疫抑制を起こし，創感染や敗血症，呼吸不全，腎機能障害のリスク増加に関与する[10～13]。輸血により手術死亡率は上昇し，遠隔期生存率は低下する[9]。また，輸血によりウイルス感染の危険性が増す[91,92]。C型肝炎やヒト免疫不全ウイルス（HIV）のリスクはきわめて低いが（それぞれ約1/10万単位と1/20万～1/200万単位），サイトメガロウイルスの危険性は高い（50%）。血液センターによる白血球の除去により，サイトメガロウイルスの危険性ならびに感染の発生率全体も低下することがある[93]。

2. 血液フィルターの使用は，血液の微小血栓の除去に効果がある。輸血の場合は必ず，170μm以下の孔をもつフィルターを使用する。血液保存中に蓄積されたフィブリン微小血栓，血小板の破片，白血球の除去には，20～40μmの孔をもつフィルターが有効である。これらのフィルターは，輸血反応である非溶血性発熱の発生率を低下させることが知られており，大量輸血による呼吸機能への悪影響も軽減する可能性がある。微小孔径のフィルターは，自己血輸血の際にも，必ず使用する。しかし，欠点の1つに，これらのフィルターを通すと急速に輸血できないことがある。輸血ルートはあらかじめ等張液（生理食塩水がよい）を通しておく。乳酸リンゲル液はカルシウムを含み，理論的にはチューブに凝血塊が沈着するので，使用しない。5%ブドウ糖液は低張液で，著明な赤血球溶血がみられる。

3. 注意：冷たい血液製剤を投与しないように注意する。急速輸血が必要な場合は通常，血液加温装置を使用する。1単位を輸血する場合は，室温に戻すか，加湿のために数分間加温フードの下に置く。

4. 濃厚赤血球液の平均ヘマトクリット値は70%で，体重70kgの男性の場合，1単位の輸血でヘマトクリットが3%上昇する。輸血された血球の少なくとも70%が24時間生存し，かつ正常な寿命を保つ。濃厚赤血球液には凝固因子が含まれていないため，短時間に大量の輸血（一般的に5単位以上）を行う場合は，FFPによる凝固因子の補充を検討する。

5. 新鮮全血（6時間以内）のヘマトクリット値は約35%で，凝固因子や血小板を含む。1単位分で血小板10単位以上とまではいかなくても，同等の止血効果を有する[94]。おそらく最良の補正成分であるが，ほとんどの輸血センターは血液を成分分離するため，新鮮血はたいてい手に入らず，使用できない。

6. **セルセーバー血**（手術室で出血し，洗浄された血液）は，ヘパリン加生理食塩水で洗浄されるため，凝固因子と血小板を含まない．遠心後でも，ヘパリンは最大で12%程度残存する．大量のセルセーバー血を使用する場合は，プロタミンの追加投与が必要となることがある．洗浄した赤血球の寿命，機能，溶血に関しては，何も手が加えられていない赤血球と同じである[95,96]．遠心分離したセルセーバー血を白血球フィルターに通すと，活性化された白血球が除去され，炎症反応が減弱し，術後の呼吸機能が改善する[97]．
7. **濾過血液**は，体外循環回路に血液濾過フィルターを組み込むことで得られる．これにより，赤血球が濃縮され，血小板や凝固因子も温存される．血液回収や止血効果の点では，血液濾過フィルターのほうがセルセーバー血よりもすぐれているという報告がある[98]．
8. 縦隔内に出血した血液を輸血する**回収式自己血輸血**は，循環血液量を維持する手段として用いられ，より頻度は低いが，血液の損失を防ぐ手段としても使用される．赤血球輸血量が減少するとの報告も，すべての報告ではないがいくつかみられる[17〜19]．こうした血液の輸血により，凝固障害を生じる可能性がある．第Ⅰ，第Ⅷ因子が少なく，機能不全をきたした血小板を少量含み，フィブリン分解産物やDダイマーが増加しているからである[64,99]．ある研究では，通常のドレナージ装置で回収した血液では，18時間まで細菌混入は最小限しか認めなかったとされているが[100]，別の研究では，特に6時間以上経過した自己血を輸血した場合，創感染の危険性が増大するとしている[101,102]．一般的には，感染の危険性を最小限にとどめるため，自己血は6〜8時間以内に輸血するのがよい．
   a. 血液はプラスチック製のソフトバッグに回収した後に再投与，または回収装置から20〜40μmのフィルターを通してポンプで直接注入する．患者に戻す血液はフィルターを通すが，洗浄は行わない．洗浄すると，血中の高分子フィブリン分解産物が除去される[103]．
   b. 回収式自己血輸血は，返血量が少ない場合はコスト上効率が悪い．返血量が多い場合，PT，PTT，Dダイマーが上昇し，フィブリノーゲンが減少して凝固障害を起こす可能性がある[103]．しかし中等度の量（500〜1,000mL）であれば，輸血の必要量を減らすうえでコストと見合い，かつ凝固機能に顕著な変化をきたすことがない[17]．

B. 出血を認める患者で，血小板数が10万/μL未満の場合，**血小板**を輸血すべきである．さらに，抗血小板薬やⅡb/Ⅲa阻害薬が投与されていた患者や，人工心肺時間が長い場合は，血小板機能不全に陥っているため，たとえ血小板数が10万/μL以上であっても，持続的な出血に対する血小板の管理を躊躇すべきではない．血小板数が危険なほど低下していなければ（2万〜3万/μL未満），出血を認めないかぎり，血小板輸血の適応はない．
1. 血小板は，1人以上の提供者による血小板をまとめた状態で，通常は6単位入りバッグとして準備される．この量が，標準的体型の成人患者に初回投与する通常量である（理想的には1単位/10kg）．1単位輸血すると，血小板数は7,000〜1万/μL増加する．保存期間中に血小板機能はある程度低下するが，血小板1単位には，新鮮血1単位に含まれる血小板の70%相当が含まれる．血小板は室温で5日間保存可能で，寿命は8

日間である。4℃で保存された血小板は24時間しか使用できず（6時間で血小板活性は50〜70％まで低下），寿命は2〜3日となる。
2. 注意：ヘマトクリット値が30％よりも低下すると，血小板機能も低下する。つまり，血小板機能の改善をはかるには，ヘマトクリット値を30％以上にすべきである[22,72]。
3. クロピドグレルを服用した患者では，活性代謝産物が血中に残存している場合もあり，血小板輸血に対する反応が悪くなることがある。術前12時間以内にアブシキシマブを服用した場合，アブシキシマブはすべて血小板と結合し，血中に遊離したものがほとんどないため，血小板輸血が効果的である。
4. ABO適合は血小板輸血の際も検査したほうがよいが，必須ではない。輸血1単位毎に，それぞれの輸血提供者が有する肝炎やHIV感染の危険性が，同程度に生じる。
5. 血小板輸血には，170μmのフィルターを使用する。血小板輸血から白血球を除去できる数種類のフィルター（Pall LRF 10 フィルターなど）もある。これらのフィルターにより，血小板輸血中の赤血球や白血球が引き起こすアレルギー反応のリスクを軽減できる。ジフェンヒドラミン（50mg静注）とシメチジン（300mg静注）（H_1およびH_2拮抗薬），ステロイド（ヒドロコルチゾン100mg静注）を前もって投与すると，これらの反応に効果を示すが，一般的には必要ない。

C. 新鮮凍結血漿（FFP）には血小板を除くすべての凝固因子が含まれる。著明な縦隔出血がある場合には，膠質液負荷としても選択する。ほとんどの凝固因子は正常値の30％もあれば止血機能が働くが，CPB後の血液希釈や持続的な出血により凝固因子が進行性に欠乏する場合は，たとえINRが正常値であっても，止血改善のためにFFPを輸血することを躊躇すべきではない。
1. FFP 1単位は250mLである。標準的な成人の場合，2〜4単位輸血する。
2. FFPはABO型を適合させ，溶解2時間以内に170μmのフィルターを介して輸血する。1単位は1人の提供者に由来するため，FFPは1単位輸血と同程度の肝炎やHIV感染リスクを有する。
3. FFPはアンチトロンビンⅢ（ATⅢ）欠損症の患者にも投与されるが，この疾患は，手術室で有意なヘパリン抵抗性を認めた場合にはじめて診断されることがある[104]。容量負荷を最小限にするためには，ATⅢ濃縮製剤が有用である[105]。
4. 注意：血漿や血小板輸血は凝固因子を補充するだけでなく，充満圧も上昇させる。これら血液成分を輸血するとヘマトクリットは低下し，容量過多を引き起こすことがある。出血を認める患者で，ヘマトクリットが26％未満または未確認の場合，輸血以外の水分負荷が行われていれば，輸血を準備する。急速に出血しても，補液を行うまでヘマトクリットは変化しないことに注意する。

D. クリオプレシピテート
1. クリオプレシピテート1バッグは20〜25mLであり，1人の提供者に由来する。元になった血漿中の40〜50％に相当する第Ⅷ因子およびvon Willebrand因子が含まれており，第Ⅰ因子（フィブリノーゲン）や第XIII因子の供給源ともなる。ふつう，複数の提供者に由来する10単位の大きいバッグ（200〜250mL）にまとめられる。通常は0.1単位/kg（例えば，体重70kgの人には7単位）を投与する。
2. クリオプレシピテートは，von Willebrand病や低フィブリノーゲン血症の患者で特

に有用である。また，血栓溶解療法直後の手術患者では，フィブリノーゲン値が低下しているため，有効なことがある。
 3. クリオプレシピテートは，溶解して6時間以内に170μmのフィルターを介して投与する。ABO型適合を検討すべきだが，必須ではない。

E. **遺伝子組換え第VII因子**（rFVIIa）は血友病の治療薬であるが，種々の開心術後に重篤かつコントロール不能な凝固障害をきたした患者の止血に効果を発揮する。組織因子と結合して，第X因子を介して外因系の凝固機能を活性化する。これによってトロンビンが生成され，プロトロンビン時間は直ちに改善する。rFVIIaは，組織傷害部位での限局性の止血を促進する。また，CPB後には全身性に組織因子や活性化された血小板が存在するが，全身の血栓化が起きたという報告はない。いくつかの症例報告では，20〜90μg/kgが投与されているが，必要であれば2時間後に追加投与してもよい（半減期は2.9時間）[106〜110]。

F. 生理食塩水に溶解した6％ヘタスターチや，電解質を調整した輸液に溶解したヘタスターチ，5％アルブミンは，循環血液量を増加させる膠質液である。一般的には，患者の循環血液量が減少し，かつ血液製剤が入手できない場合以外は，出血患者への投与は避ける。凝固因子の希釈を最小限にとどめるため，投与量は1,500mL/日（約20〜25mL/kg）を限度とする。特に生理食塩水（電解質調整液ではない）に溶解したヒドロキシエチル・デンプンは，第VIII因子，von Willebrand因子，フィブリノーゲンを減少させて，フィブリノーゲンの重合や血栓の強度を障害することで，凝固障害を招く可能性がある。血小板IIb/IIIa受容体の結合能低下と同様に，これらの現象も，この製剤の抗血小板作用に関与する[111〜115]。

G. **人工血液**：ヘモグロビン由来酸素運搬物質（HBOCs）で構成される人工赤血球の開発が進んでいる。これらの化合物のうち，ウシの重合ヘモグロビンであるHBOC-201の溶液（Hemopure, Biopure Co., Cambridge, MA）に関する研究では，酸素運搬能が保持され，心臓手術後の患者の34％で輸血の必要性がなくなることが明らかになっている。ただし，これらの薬物は短時間作用性であるため，相当量が必要であった[116]。

VII. 縦隔出血再開胸止血のためのガイドライン

A. 減少傾向のない縦隔出血を認める場合や心タンポナーデが疑われる場合，緊急の再開胸止血の適応となる。大量の出血や，心タンポナーデにより心停止のおそれがある場合，ICUで緊急に再開胸する。再開胸を検討する基準は，少量の出血後に突然の大量出血が生じた場合（＞300mL/hr），または術後に一定量以上の出血が持続する場合である。一般的な再開胸のガイドラインは，だいたい次にあげる時間単位の出血量で規定されている[117]。
 1. 400mL/hr以上が1時間（＞200mL/m^2）
 2. 300mL/hr以上が2〜3時間（＞150mL/m^2/hrで2〜3時間）
 3. 200mL/hr以上が4時間（＞100mL/m^2/hrで4時間）

B. 出血による再開胸止血は，しばしば手術室に戻る判断が遅れると，ICU での開胸心肺蘇生の必要が生じるので，手術死亡率や罹患率の増加に関与する[118, 119]。持続的な出血に対して，早期に再開胸を行うことで，輸血量の減少や，呼吸不全のリスク減少をはかれるほか，ドレナージされない縦隔血腫に関連する創感染も軽減できる[120〜122]。悪性の不整脈や心筋梗塞が原因で緊急開胸する場合と異なり，心タンポナーデや出血によって ICU で緊急再開胸を行った場合は，患者の生存率は高い[123]。

C. 大量の縦隔出血が持続する患者や大量出血が突然止まった患者で，充満圧が上昇して血行動態が悪化した場合，心タンポナーデが疑われる。以下の所見を認める場合，心タンポナーデの可能性が高い。
1. 大量の縦隔出血が突然止まった場合
2. 低心拍出量，呼吸パターンで変動する低血圧，脈圧の低下。人工呼吸器による陽圧呼吸は，呼吸に対する血圧変動を逆転かつ増強させる。吸気早期には，肺血管が呼吸により圧迫され，左心系への血液の充満が増加し，血圧が上昇する。しかし，吸気後期には，充満が減少し血圧は低下する。これは，自発呼吸でみられる血圧低下とは対照的である。つまり，典型的な奇脈は，人工呼吸下の患者の心タンポナーデ所見とはならない。
3. 心膜腔圧が上昇して心内圧は均一になり，右房圧＝肺動脈楔入圧＝左房圧となる。
   注意：右房または左房周囲に血栓が貯留し，右房と左房の圧上昇が不均等になることも珍しくない[124, 125]。
4. X 線写真によって同定される縦隔の拡大または右側心陰影境界の移動（右房周囲の血腫を示唆する）
5. 代償性の頻脈
6. 調律の異常
7. 心電図上の低電位
8. 伝導収縮解離

D. 心タンポナーデの診断が，非常に難しい場合がある。中等度の縦隔出血を伴う低血圧，頻脈，充満圧の上昇といった所見は，心機能の低下した患者では，よくみられる所見である。容量負荷や強心薬投与を行っても血行動態が改善されない場合は，心タンポナーデを疑う。時間が許せば心エコーを行い，心タンポナーデと心不全を鑑別する。経胸腔的心エコー法ではふつう，血腫が心房や心室を圧迫している像を認めるが，十分な acoustic window が得られずに，確認できないこともある。このように診断がつかない場合は，TEE を用いる。右室または左室の拡張期の虚脱は，心タンポナーデ所見として信頼性が高い[126]。心エコー図検査が行えない場合や，患者の血行動態が非常に不安定な場合は，緊急に再開胸して適切な診断を得ることも必要となる。CT 検査は心嚢内血腫の同定には感度が非常によいが，生理学的な心タンポナーデの評価は不可能である。しかも，血行動態が不安定な患者を厳重なモニター管理下の ICU から移動させなければならない。

Ⅷ. 緊急再開胸止血の手技

A. 大量の出血や，心タンポナーデにより心停止のおそれがある場合，緊急再開胸止血の適応となる。スタッフ全員が，開胸道具の保管場所と使い方を熟知しておく。そのスタッフが，緊急で開胸し患者の命を救うことができるただ 1 人の人間となる可能性があるからである。胸骨突起下に小さな切開を置くと，まず心囊内の減圧が得られるが，重篤な状況では，胸骨切開創をすべて開けるほうが容易かつ速やかである。

B. 心臓外科の患者が入室する ICU では，必ず緊急開胸セットを準備し，すぐに使えるようにしておく。処置に必要な道具をセットにすべて揃えておく。ガウン，手袋のほか，マスク，患者を迅速に消毒しドレーピングするための消毒液，ドレープ，さらに，必要な手術道具も選んでおく。大きなセットを開ける一方で，開胸に不可欠な道具（メス，ワイヤー把持鉗子，ワイヤーカッター，スポンジ）の小さなセットがあると役に立つ。

C. 緊急再開胸の方法
  1. 創部のガーゼまたはテープを外す。
  2. 消毒薬を皮膚に塗布する。
  3. 皮膚切開創の周囲にガーゼを 4 枚置く。
  4. メスで創を胸骨まで切開する。スキンステープルを使用している場合は，ステープルの横を切開する。
  5. 胸骨ワイヤーを使用している場合は，ワイヤーカッターで切断する。ワイヤーカッターがない場合は，ワイヤー鉗子でワイヤーを把持し，ねじ切る。ワイヤーで閉胸していない場合は，メスで糸を切って開胸する。
  6. 開胸器を置き，心臓を露出する。（一体型の開胸器が基本）
  7. 出血部位を同定したら，その部位を指でおさえる。周囲の血液を吸引し，術野を改善する。
  8. 中心静脈ラインまたは末梢ラインより輸液を行い，血行動態を改善する。
  9. 心停止または血圧低下が原因で再開胸を行った場合，まずは心マッサージを行う。タンポナーデが解除されれば，ふつう心臓の動きと血圧は回復する（患者の状態が悪化している場合には，しばしばエピネフリンをボーラス投与する）。経験を積んだ者であれば，片手のマッサージで十分な圧を心臓に加えることができる（通常は左手）。指を心臓後面に置き，母指球で心臓に圧を加える。右手を使うと，右室流出路に穿孔をきたすおそれがあり，より難しい。したがって，一般的には両手を使うことが望ましい。まず左手を左室後面から心尖部周囲に置き，右手の手掌とまっすぐ伸ばした指を心臓前面に置く。冠動脈バイパス術後では，グラフトの位置，特に左内胸動脈グラフトに対する注意が重要である。
  10. まず，大きな出血部位に対処し，次に小さな出血部位に対処する。出血を吸引しながら水分負荷を行って血圧を維持する一方で，指でおさえて出血をコントロールする。その後はじめて，細心の注意を払って止血のための縫合または結紮を行う。指による止血は出血を最小限にとどめることができ，経験のある者が到着するまで，あるいは手術室の準備が完了するまでの"時間かせぎ"となる。

注意：患者の血行動態が不安定なままの場合は，急いで手術室に移送するよりも ICU で蘇生するほうが望ましい。出血部位は必ずコントロールでき，患者は安定する。
11. 心タンポナーデではないが心停止をきたしている場合，大動脈内バルーンポンプを挿入し，できるだけ早く手術室へ移送する。
12. 温かい生理食塩水または抗生物質入りの液体で，縦隔内をくまなく洗浄する。術後感染に対する抗生物質灌流用のドレーン留置を検討する。

文　献

1. Czer LSC. Mediastinal bleeding after cardiac surgery: etiologies, diagnostic considerations, and blood conservation methods. J Cardiothorac Anesth 1989;3:760-75.
2. Woodman RC, Harker LA. Bleeding complications associated with cardiopulmonary bypass. Blood 1990;76:1680-97.
3. Paramo JA, Rifon J, Llorens R, Casares J, Paloma MJ, Rocha E. Intra-and postoperative fibrinolysis in patients undergoing cardiopulmonary bypass surgery. Haemostasis 1991;21:58-64.
4. Khuri SF, Valeri CR, Loscalzo J, et al. Heparin causes platelet dysfunction and induces fibrinolysis before cardiopulmonary bypass. Ann Thorac Surg 1995;60:1008-14.
5. Nuttall GA, Erchul DT, Haight TJ, et al. A comparison of bleeding and transfusion in patients who undergo coronary artery bypass grafting via sternotomy with and without cardiopulmonary bypass. J Cardiothorac Vasc Anesth 2003;17:447-51.
6. Nader ND, Khadra WZ, Reich NT, Bacon DR, Salerno TA, Panos AL. Blood product use in cardiac revascularization: comparison of on-pump and off-pump techniques. Ann Thorac Surg 1999;68:1640-3.
7. Casati V, Valle PD, Benussi S, et al. Effects of tranexamic acid on postoperative bleeding and related histochemical variables in coronary surgery: comparison between on-pump and offpump techniques. J Thorac Cardiovasc Surg 2004;128:83-91.
8. Englberger L, Markart P, Eckstein FS, Immer FF, Berdat PA, Carrel TP. Aprotinin reduces blood loss in off-pump coronary artery (OPCAB) surgery. Eur J Cardiothorac Surg 2002;22:545-51.
9. Engoren MC, Habib RH, Zacharias A, Schwann TA, Riordan CJ, Durham SJ. Effect of blood transfusion on long-term survival after cardiac operation. Ann Thorac Surg 2002;74:1180-6.
10. Chelemer SB, Prato BS, Cox PM Jr, O'Connor GT, Morton JR. Association of bacterial infection and red blood cell transfusion after coronary artery bypass surgery. Ann Thorac Surg 2002;73:138-42.
11. Leal-Noval S, Rincon-Ferrari MD, Garcia-Curiel A, et al. Transfusion of blood components and postoperative infection in patients undergoing cardiac surgery. Chest 2001;119:1461-8.
12. Habib RH, Zacharias A, Engoren M. Determinants of prolonged mechanical ventilation after coronary artery bypass grafting. Ann Thorac Surg 1996;62:1164-71.
13. Fransen E, Maessen J, Dentener M, Senden N, Buurman W. Impact of blood transfusions on inflammatory mediator release in patients undergoing cardiac surgery. Chest 1999;116:1233-9.
14. Obney JA, Barnes MJ, Lisagor PG, Cohen DJ. A method for mediastinal drainage after cardiac procedures using small silastic drains. Ann Thorac Surg 2000;70:1109-10.
15. Frankel TL, Hill PC, Stamou SC, et al. Silastic drains vs conventional chest tubes after coronary artery bypass. Chest 2003;124:108-13.
16. Lancey RA, Gaca C, Vander Salm TJ. The use of smaller, more flexible chest drains following open-heart surgery: an initial evaluation. Chest 2001;119:19-24.
17. Murphy GJ, Allen SM, Unsworth-White J, Lewis CT, Dalrymple-Hay MJ. Safety and efficacy of

perioperative cell salvage after coronary artery bypass grafting: a randomized trial. Ann Thorac Surg 2004;77:1553-9.
18. Axford TC, Dearani JA, Ragno G, et al. Safety and therapeutic effectiveness of reinfused shed blood after open heart surgery. Ann Thorac Surg 1994;57:615-22.
19. Martin J, Robitaille D, Perault LP, et al. Reinfusion of mediastinal blood after heart surgery. J Thorac Cardiovasc Surg 2000;120:499-504.
20. Mammen EF, Koets MH, Washington BC, et al. Hemostasis changes during cardiopulmonary bypass surgery. Semin Thromb Hemost 1985;11:281-92.
21. Kalter RD, Saul CM, Wetstein L, Soriano C, Reiss RF. Cardiopulmonary bypass. Associated hemostatic abnormalities. J Thorac Cardiovasc Surg 1979;77:427-35.
22. Hardy JF, Béisle S, Janvier G, Samama M. Reduction in requirements for allogeneic blood products: nonpharmacologic means. Ann Thorac Surg 1996;62:1935-43.
23. Levy JH. Pharmacologic preservation of the hemostatic system during cardiac surgery. Ann Thorac Surg 2001;72:S1814-20.
24. Despotis GJ, Hogue CW Jr. Pathophysiology, prevention, and treatment of bleeding after cardiac surgery: a primer for cardiologists and an update for the cardiothoracic team. Am J Cardiol 1999;83:15B-30B.
25. Warkentin TE, Greinacher A. Heparin-induced thrombocytopenia and cardiac surgery. Ann Thorac Surg 2003;76:2121-31.
26. White RH, McKittrick T, Hutchinson R, Twitchell J. Temporary discontinuation of warfarin therapy: changes in the international normalized ratio. Ann Intern Med 1995;122:40-2.
27. Hirsh J, Fuster V, Ansell J, Halperin JL. American Heart Association/American College of Cardiology Foundation guide to warfarin therapy. Circulation 2003;41:1633-52.
28. Jones HU, Muhlestein JB, Jones KW, et al. Preoperative use of enoxaparin compared with unfractionated heparin increases the incidence of re-exploration for postoperative bleeding after open-heart surgery in patients who present with an acute coronary syndrome. Clinical investigation and reports. Circulation 2002;106(suppl I):I-19-22.
29. Gibbs NM, Weightman WM, Thackray NM, Michalopoulos N, Weidmann C. The effects of recent aspirin ingestion on platelet function in cardiac surgical patients. J Cardiothorac Vasc Anesth 2001;15:55-9.
30. Weightman WM, Gibbs NM, Weidmann CR, et al. The effect of preoperative aspirin-free interval on red blood cell transfusion requirements in cardiac surgical patients. J Cardiothorac Vasc Anesth 2002;16:54-8.
31. Dacey LJ, Munoz JJ, Johnson ER, et al. Effects of preoperative aspirin use on mortality in coronary artery bypass grafting patients. Ann Thorac Surg 2000;70:1986-90.
32. Mangano DT for the multicenter study of perioperative ischemia research group. Aspirin and mortality from coronary bypass surgery. N Engl J Med 2002;347:1309-17.
33. Bidstrup BP, Hunt BJ, Sheikh S, Parratt RN, Bidstrup JM, Sapsford RN. Amelioration of the bleeding tendency of preoperative aspirin after bypass grafting. Ann Thorac Surg 2000;69:541-7.
34. Pleym H, Stenseth R, Wahba A, Bjella L, Karevold A, Dale A. Single-dose tranexamic acid reduces postoperative bleeding after coronary surgery in patients treated with aspirin until surgery. Anesth Analg 2003;96:923-8.
35. Kam PCA, Nethery CM. The thienopyridine derivatives (platelet adenosine diphosphate receptor antagonists), pharmacology, and clinical developments. Anaesthesia 2003;58:28-35.
36. Thomson Physician's Desk Reference, 2004, 58th edition: page 2964.
37. Chun R, Orser BA, Madan M. Platelet glycoprotein IIb/IIIa inhibitors: overview and implica-

tions for the anesthesiologist. Anesth Analg 2002;95:879-88.
38. Bizzari F, Scolletta S, Tucci E, et al. Perioperative use of tirofiban hydrochloride (Aggrastat) does not increase surgical bleeding after emergency or urgent coronary artery bypass grafting. J Thorac Cardiovasc Surg 2001;122:1181-5.
39. Silvestry SC, Smith PK. Current status of cardiac surgery in the Abciximab-treated patient. Ann Thorac Surg 2000;70:S12-9.
40. Levi M, Cromheecke ME, de Jonge E, et al. Pharmacological strategies to decrease excessive blood loss in cardiac surgery: a meta-analysis of clinically relevant endpoints. Lancet 1999;354:1940-7.
41. Laupacis A, Fergusson D. Drugs to minimize perioperative blood loss in cardiac surgery: meta-analyses using perioperative blood transfusions as the outcome. The International Study of Peri-operative Transfusions (ISPOT) Investigators. Anesth Analg 1997;85:258-67.
42. Rich JB. The efficacy and safety of aprotinin use in cardiac surgery. Ann Thorac Surg 1998;66: S6-11.
43. Lemmer JH Jr, Dilling EW, Morton JR, et al. Aprotinin for primary coronary artery bypass grafting: a multicenter trial of three dose regimens. Ann Thorac Surg 1996;62:1659-68.
44. Casati V, Guzzon D, Oppizzi M, et al. Hemostatic effects of aprotinin, tranexamic acid and epsilon-aminocaproic acid in primary cardiac surgery. Ann Thorac Surg 1999;68:2252-7.
45. Casati V, Guzzon D, Oppizzi M, et al. Tranexamic acid compared with high-dose aprotinin in primary elective heart operations: effects on perioperative bleeding and allogeneic transfusions. J Thorac Cardiovasc Surg 2000;120:520-7.
46. Wong BI, McLean RF, Fremes SE, et al. Aprotinin and tranexamic acid for high transfusion risk cardiac surgery. Ann Thorac Surg 2000;69:808-16.
47. Daily PO, Lamphere JA, Dembitsky WP, Adamson RM, Dans NF. Effect of prophylactic epsilon-aminocaproic acid on blood loss and transfusion requirements in patients undergoing firsttime coronary artery bypass grafting. A randomized, prospective, double-blind study. J Thorac Cardiovasc Surg 1994;108:99-108.
48. Schonberger JP, Bredee JJ, Tjian D, Everts PA, Wildervuur CR. Intraoperative predonation contributes to blood saving. Ann Thorac Surg 1993;56:893-8.
49. Petry AF, Jost J, Sievers H. Reduction of homologous blood requirements by blood-pooling at the onset of cardiopulmonary bypass. J Thorac Cardiovasc Surg 1994;107:1210-4.
50. Helm RE, Klemperer JD, Rosengart TK, et al. Intraoperative autologous blood donation preserves red cell mass but does not decrease postoperative bleeding. Ann Thorac Surg 1996;62:1431-41.
51. Flom-Halvorsen HI, Ovrum E, Oystese R, Brosstad F. Quality of intraoperative autologous blood withdrawal for retransfusion after cardiopulmonary bypass. Ann Thorac Surg 2003;76:744-8.
52. Ramnath AN, Naber HR, de Boer A, Leusink JA. No benefit of intraoperative whole blood sequestration and autotransfusion during coronary artery bypass grafting: results of a randomized clinical trial. J Thorac Cardiovasc Surg 2003;125:1432-7.
53. Shore-Lesserson L, Reich DL, DePerio M, Silvay G. Autologous platelet-rich plasmapheresis: risk versus benefit in repeat cardiac operations. Anesth Analg 1995;81:229-35.
54. Christenson JT, Reuse J, Badel P, Simonet F, Schmuziger M. Plateletpheresis before redo CABG diminishes excessive blood transfusion. Ann Thorac Surg 1996;62:1373-9.
55. McCarthy PM, Yared JPP, Foster RC, Ogella DA, Borsh JA, Cosgrove DM III. A prospective randomized trial of Duraflo II heparin-coated circuits in cardiac reoperations. Ann Thorac Surg 1999;67:1268-73.

56. Balachandran S, Cross MH, Karthikeyan S, Mulpur A, Hansbro SD, Hobson P. Retrograde autologous priming of the cardiopulmonary bypass circuit reduces blood transfusion after coronary artery surgery. Ann Thorac Surg 2002;73:1912-8.
57. Johnell M, Elgue G, Larsson R, Larsson A, Thelin S, Siegbahn A. Coagulation, fibrinolysis, and cell activation in patients and shed mediastinal blood during coronary artery bypass grafting with a new heparin-coated surface. J Thorac Cardiovasc Surg 2002;124:321-32.
58. Chung JH, Gikakis N, Rao AK, Drake TA, Colman RW, Edmunds LH Jr. Pericardial blood activates the extrinsic coagulation pathway during clinical cardiopulmonary bypass. Circulation 1996;93:2014-8.
59. Tabuchi N, De Hann J, Gallendat HRCG, Boonstra PAW, van Oeveren W. Activation of fibrinolysis in the pericardial cavity during cardiopulmonary bypass surgery. J Thorac Cardiovasc Surg 1993;106:828-33.
60. Russo AM, O'Connor WH, Waxman HL. Atypical presentations and echocardiographic findings in patients with cardiac tamponade occurring early and late after cardiac surgery. Chest 1993;104:71-8.
61. Shore-Lesserson L. Point-of-care coagulation monitoring for cardiovascular patients: past and present. J Cardiothorac Vasc Anesth 2002;16:99-106.
62. Gelb AB, Roth RI, Levin J, et al. Changes in blood coagulation during and following cardiopulmonary bypass. Lack of correlation with clinical bleeding. Am J Clin Pathol 1996;106:87-99.
63. Raman S, Silverman NA. Clinical utility of the platelet function analyzer (PFA-100) in cardiothoracic procedures involving extracorporeal circulation. J Thorac Cardiovasc Surg 2001; 122:190-1.
64. Vertrees RA, Conti VR, Lick SD, Zwischenberger JB, McDaniel LB, Schulman G. Adverse effects of postoperative infusion of shed mediastinal blood. Ann Thorac Surg 1996;62:717-23.
65. Tuman KJ, Spiess BD, McCarthy RJ, Ivankovich AD. Comparison of viscoelastic measures of coagulation after cardiopulmonary bypass. Anesth Analg 1989;69:69-75.
66. Hett DA, Walker D, Pilkington SN, Smith DC. Sonoclot analysis. Brit J Anaesth 1995;75: 771-6.
67. Hartstein G, Janssens M. Treatment of excessive mediastinal bleeding after cardiopulmonary bypass. Ann Thorac Surg 1996;62:1951-4.
68. Wallen M, Morrison A, Gillies D, O'Riordan R, Bridge C, Stoddard F. Mediastinal chest drain clearance for cardiac surgery. Cochrane Database Syst Rev 2002;2:CD003042.
69. Valeri CR, Khabbaz K, Khuri SF, et al. Effect of skin temperature on platelet function in patients undergoing extracorporeal bypass. J Thorac Cardiovasc Surg 1992;104:108-16.
70. Ilabaca PA, Oschner JL, Mills NL. Positive end-expiratory pressure in the management of the patient with a postoperative bleeding heart. Ann Thorac Surg 1980;30:281-4.
71. Collier B, Kolff J, Devineni R, Gonzalez LS III. Prophylactic positive end-expiratory pressure and reduction of postoperative blood loss in open-heart surgery. Ann Thorac Surg 2002;74:1191-4.
72. Fernandez F, Goudable C, Sie P, et al. Low haematocrit and prolonged bleeding time in uremic patients: effect of red cell transfusions. Br J Haematol 1985;59:139-48.
73. Butterworth J, Lin YA, Prielipp RC, Bennett J, Hammon JW, James RL. Rapid disappearance of protamine in adults undergoing cardiac operation with cardiopulmonary bypass. Ann Thorac Surg 2002;74:1589-95.
74. Nuttall GA, Oliver WC, Ereth MH, et al. Protamine-induced anticoagulation following coronary bypass. Proc Am Acad Cardiovasc Perfusion 1986;7:94-7.
75. Alvarez JM, Jackson LR, Chatwin C, Smolich JJ. Low-dose postoperative aprotinin reduces media stinal drainage and blood product use in patients undergoing primary coronary artery

bypass grafting who are taking aspirin : a prospective, randomized, double-blind, placebo-controlled trial. J Thorac Cardiovasc Surg 2001;122:457-63.
76. Cicek S, Demirkilic U, Kuralay E, Ozal E, Tatar H. Postoperative aprotinin: effect on blood loss and transfusion requirements in cardiac operations. Ann Thorac Surg 1996;61:1372-6.
77. Cicek S, Demirkilic U, Ozal E, et al. Postoperative use of aprotinin in cardiac operations: an alternative to its prophylactic use. J Thorac Cardiovasc Surg 1996;112:1462-7.
78. Kallis P, Tooze JA, Talbot S, Cowans D, Bevan DH, Treasure T. Aprotinin inhibits fibrinolysis, improves platelet adhesion and reduces blood loss: results of a double-blind randomized clinical trial. Eur J Cardiothorac Surg 1994;8:315-23.
79. Angelini GD, Cooper GJ, Lamarra M, Bryan AJ. Unorthodox use of aprotinin to control life-threatening bleeding after cardiopulmonary bypass. Lancet 1990;335:799-800.
80. Ray MJ, Hales MM, Brown L, O'Brien MF, Stafford EG. Postoperatively administered aprotinin or epsilon aminocaproic acid after cardiopulmonary bypass has limited benefit. Ann Thorac Surg 2001;72:521-6.
81. Forestier F, Belisle S, Robitaille D, Martineau R, Perrault LP, Hardy JF. Low-dose aprotinin is ineffective to treat excessive bleeding after cardiopulmonary bypass. Ann Thorac Surg 2000;69:452-6.
82. Frankville DD, Harper GB, Lake CL, Johns RA. Hemodynamic consequences of desmopressin administration after cardiopulmonary bypass. Anesthesiology 1991;74:988-96.
83. Ozkisacik E, Islamoglu F, Posacioglu H, et al. Desmopressin usage in elective cardiac surgery. J Cardiovasc Surg (Torino) 2001;42:741-7.
84. Gratz I, Koehler J, Olsen D, et al. The effect of desmopressin acetate on postoperative hemorrhage in patients receiving aspirin therapy before coronary artery bypass operations. J Thorac Cardiovasc Surg 1992;104:1417-22.
85. Cattaneo M, Harris AS, Stromberg U, Mannucci PM. The effect of desmopressin on reducing blood loss in cardiac surgery: a meta-analysis of double-blind, placebo-controlled trials. Thromb Haemost 1995;74:1064-70.
86. Czer LSC, Bateman TM, Gray RJ, et al. Treatment of severe platelet dysfunction and hemorrhage after cardiopulmonary bypass: reduction in blood product usage with desmopressin. J Am Coll Cardiol 1987;9:1139-47.
87. Johnson RG, Thurer RL, Kruskal MS, et al. Comparison of two transfusion strategies after elective operations for myocardial revascularization. J Thorac Cardiovasc Surg 1992;104:307-14.
88. Doak GJ, Hall RI. Does hemoglobin concentration affect perioperative myocardial lactate flux in patients undergoing coronary artery bypass surgery? Anesth Analg 1995;80:910-6.
89. Baron JG. Which lower value of haematocrit or haemoglobin concentration should guide the transfusion of red blood cell concentrates during and after extracorporeal circulation? Ann Fr Anesth Rénim 1995;14(suppl):21-7.
90. Spiess BD, Ley C, Body SC, et al. Hematocrit value on intensive care unit entry influences the frequency of Q-wave myocardial infarction after coronary artery bypass grafting. J Thorac Cardiovasc Surg 1998;116:460-7.
91. Goodnough LT, Brecher ME, Kanter MH, AuBuchon JP. Transfusion medicine. First of two parts. Blood transfusion. N Engl J Med 1999;340:438-47.
92. Chamberland ME. Emerging infectious agents: do they pose a risk to the safety of transfused blood and blood products? Clin Infect Dis 2002;34:797-805.
93. van de Watering LMG, Hermans J, Houbiers JGA, et al. Beneficial effects of leukocyte depletion of transfused blood on postoperative complications in patients undergoing heart surgery: a randomized clinical trial. Circulation 1998;97:562-8.

94. Mohr R, Martinowitz U, Lavee J, Amroch D, Ramot B, Goor DA. The hemostatic effects of transfusing fresh whole blood versus platelet concentrates after cardiac operations. J Thorac Cardiovasc Surg 1988;96:530-4.
95. Ansell J, Parilla N, King M, et al. Survival of autotransfused red blood cells recovered from the surgical field during cardiovascular operations. J Thorac Cardiovasc Surg 1982;84:387-91.
96. Valeri CR, Dennis RC, Ragno G, Pivacek LE, Hechtman HB, Khuri SF. Survival, function, and hemolysis of shed red blood cells processed or nonwashed and washed red blood cells. Ann Thorac Surg 2001;72:1598-602.
97. Gu YJ, deVries AJ, Boonstra PW, van Oeveren W. Leukocyte depletion results in improved lung function and reduced inflammatory response after cardiac surgery. J Thorac Cardiovasc Surg 1996;112:494-500.
98. Boldt J, Zickmann B, Fedderson B, Herold C, Dapper F, Hempelmann G. Six different hemofiltration devices for blood conservation in cardiac surgery. Ann Thorac Surg 1991;51:747-53.
99. Hartz R, Smith JA, Green D. Autotransfusion after cardiac operation. Assessment of hemostatic factors. J Thorac Cardiovasc Surg 1988;96:178-82.
100. Andreasen AS, Schmidt H, Jarlov JO, Skov R. Autologous transfusion of shed mediastinal blood after coronary artery bypass grafting and bacterial contamination. Ann Thorac Surg 2001;72:1327-30.
101. Body SC, Birmingham J, Parks R, et al. Safety and efficacy of shed mediastinal blood transfusion after cardiac surgery: a multicenter observational study. Multicenter Study of Perioperative Ischemia Research Group. J Cardiothorac Vasc Anesth 1999;13:410-6.
102. Dial S, Nguyen D, Menzies D. Autotransfusion of shed mediastinal blood. A risk factor for mediastinitis after cardiac surgery? Results of a cluster investigation. Chest 2003;124:1847-51.
103. Griffith LD, Billman GF, Daily PO, Lane TA. Apparent coagulopathy caused by infusion of shed mediastinal blood and its prevention by washing of the infusate. Ann Thorac Surg 1989;47:400-6.
104. Sabbagh AH, Chung GK, Shuttleworth P, Applegate BJ, Gabrhel W. Fresh frozen plasma: a solution to heparin resistance during cardiopulmonary bypass. Ann Thorac Surg 1984;37:466-8.
105. Lemmer JH Jr, Despotis GJ. Antithrombin III concentrate to treat heparin resistance in patients undergoing cardiac surgery. J Thorac Cardiovasc Surg 2002;123:213-7.
106. Al Douri M, Shafi T, Al Khudairi D, et al. Effect of the administration of recombinant activated factor VII (rFVIIa; Novoseven) in the management of severe uncontrolled bleeding in patients undergoing heart valve replacement surgery. Blood Coagul Fibrinolysis 2000;11(suppl1):S121-7.
107. Hendriks HG, van der Maaten JM, de Wolf J, et al. An effective treatment of severe intractable bleeding after valve repair by one single dose of activated recombinant factor VII. Anesth Analg 2001;93:287-9.
108. Von Heymann C, Hotz H, Konertz W, et al. Successful treatment of refractory bleeding with recombinant factor VIIa after redo coronary artery bypass graft surgery. J Cardiothorac Vasc Anesth 2002;16:615-6.
109. Stratman G, Russell IA, Merrick SH. Use of recombinant factor VIIa as a rescue treatment for intractable bleeding following repeat aortic arch repair. Ann Thorac Surg 2003;76:2094-7.
110. Murkin JM. A novel hemostatic agent: the potential role of recombinant activated factor VII (rFVIIa) in anesthetic practice. Can J Anaesth 2002;49:S21-6.
111. Kirklin JK, Lell WA, Kouchoukos NT. Hydroxyethylstarch versus albumin for colloid infusion following cardiopulmonary bypass in patients undergoing myocardial revascularization. Ann Thorac Surg 1984;37:40-6.

112. Wilkes NJ, Woolf RL, Powanda MC, et al. Hydroxyethyl starch in balanced electrolyte solution (Hextend™)-pharmacokinetic and pharmacodynamic profiles in healthy volunteers. Anesth Analg 2002;94:538-44.
113. Franz A, Braunlich P, Gamsjager T, Felfernig M, Gustorff B, Kozek-Langernecker SA. The effects of hydroxyethyl starches of varying molecular weights on platelet function. Anesth Analg 2001;92:1402-7.
114. Jamnicki M, Bombeli T, Seifert B, et al. Low-and medium-molecular weight hydroxyethyl starches. Comparison of their effect on blood coagulation. Anesthesiology 2000;93:1231-7.
115. Innerhofer P, Fries D, Margreiter J, et al. The effects of perioperative administered colloids and crystalloids on primary platelet-mediated hemostasis and clot formation. Anesth Analg 2002;95:858-65.
116. Levy JH, Goodnough LT, Greilich PE, et al. Polymerized bovine hemoglobin solution as a replacement for allogeneic red blood cell transfusion after cardiac surgery: results of a randomized, double-blind trial. J Thorac Cardiovasc Surg 2002;124:35-42.
117. Parolari A, Antona C, Gerometta P, et al. The effect of "high dose" aprotinin and other factors on bleeding and revisions for bleeding in adult coronary and valve operations: an analysis of 2190 patients during a five-year period (1987-1991). Eur J Cardiothorac Surg 1995;9:77-82.
118. Unsworth-White MJ, Herriot A, Valencia O, et al. Resternotomy for bleeding after cardiac operation: a marker for increased morbidity and mortality. Ann Thorac Surg 1995;59:664-7.
119. Moulton MJ, Creswell LL, Mackey ME, Cox JL, Rosenbloom M. Reexploration for bleeding is a risk factor for adverse outcomes after cardiac operations. J Thorac Cardiovasc Surg 1996;111:1037-46.
120. Karthik S, Grayson AD, McCarron EE, Pullan, DM, Desmond MJ. Reexploration for bleeding after coronary artery bypass surgery: risk factors, outcomes, and the effect of time delay. Ann Thorac Surg 2004;78:527-34.
121. Fiser SM, Tribble CG, Kern JA, Long SM, Kaza AK, Kron IL. Cardiac reoperation in the intensive care unit. Ann Thorac Surg 2001;71:1888-93.
122. McKowen RL, Magovern GJ, Liebler GA, Park SB, Burkholder JA, Maher TD. Infectious complications and cost-effectiveness of open resuscitation in the surgical intensive care unit after cardiac surgery. Ann Thorac Surg 1985;40:388-92.
123. Anthi A, Tzelepis GE, Alivizatos P, Michalis A, Palatianos GM, Geroulanos S. Unexpected cardiac arrest after cardiac surgery. Incidence, predisposing causes, and outcome of open chest cardiopulmonary resuscitation. Chest 1998;113:15-9.
124. Bateman T, Gray R, Chaux A, et al. Right atrial tamponade complicating cardiac operation. Clinical, hemodynamic, and scintigraphic correlates. J Thorac Cardiovasc Surg 1982;84:413-9.
125. Torelli J, Marwick TH, Salcedo EE. Left atrial tamponade: diagnosis by transesophageal echocardiography. J Am Soc Echocardiogr 1991;4:413-4.
126. Schwartz SL, Pandian NG, Cao QL, Hsu TL, Aronovitz M, Diehl JT. Left ventricular diastolic collapse in regional left heart tamponade. An experimental echocardiographic and hemodynamic study. J Am Coll Cardiol 1993;22:907-13.

10 呼吸管理

I. 概要

A. 開心術を受けたすべての患者は、実際のところ、何らかの術後呼吸不全に関連する要素をもっている。しかしながら、その多くは、酸素化と換気がわずかに低下するだけで大事には至らない。したがって、ほとんどの患者では術後12時間以内の抜管が可能であり、かつ望ましい。早期抜管が呼吸器合併症の減少、早期離床、入院日数の短縮を促進することは、さまざまな研究から明らかにされている[1～9]。

B. 大半の開心術は、全身麻酔下、胸骨正中切開にて行われ、冠動脈バイパス術ではほぼ全例で、内胸動脈（ITA）が使用される。こうした操作は、呼吸機能と胸郭運動に多大な悪影響を与える[10～12]。術後呼吸不全の主要な原因として全身性炎症反応があり、人工心肺（CPB）の使用が関与すると考えられている。CPB使用/不使用例で術後呼吸機能を比較したところ、進行した呼吸器疾患患者以外では有意な差を認めなかったという報告もある[13～16]。したがって、CPBの使用を問わず、早期抜管を達成するべく、麻酔管理とICUプロトコールの遂行を、術後の最終目標とすべきである。

C. 開心術が呼吸機能に与える影響に関しては次節で解説するが、ほとんどの患者は手術侵襲に耐えうる十分な呼吸予備能を備えている。術後の呼吸機能低下と"抜管遅延"のリスクは、臨床的要素から十分に予測できる[17～31]。こうした要素を患者個々について分析し、呼吸機能低下と抜管遅延のリスクを軽減するために対処可能な要素がないかを検討する。一方、非常にリスクの高い患者以外を対象に、呼吸管理と早期抜管の標準的なプロトコールを用いると、良好な結果が得られる。不安定な循環動態、不十分な酸素化や換気により、約5％の患者で48時間以上の人工呼吸管理が必要になる。

D. 術後の呼吸機能の変化、酸素化と換気の基本概念、通常の呼吸管理、呼吸不全を引き起こす因子についての理解は、呼吸機能の回復につながる諸問題の早期同定と管理を可能にする。

II. 呼吸機能の術後変化

A. 術後早期において、低酸素化を伴うガス交換率低下の原因となる主要なメカニズムは、換気血流比（V/Q）不均衡と肺内シャントである[11,32]。その要因として、以下のものがある。
  1. 全身麻酔、筋弛緩薬、麻薬は呼吸中枢を抑制し、呼吸筋機能を低下させる。

2. 胸骨正中切開により，胸壁は分割され，呼吸機能検査はほとんどの項目で低下する。縦隔・胸腔ドレーン挿入によっても，呼吸機能は低下する[33]。
3. ITA採取は開胸となることが多く，ITA非使用例に比べて，胸壁コンプライアンスが低下し，呼吸機能が著しく悪化する。
    a. 最大呼気流量〔1秒量（FEV_1），努力性肺活量（FVC）〕，機能的残気量（FRC），予備呼気量の著明な低下が明らかにされており，かつ胸腔ドレーン挿入により，さらに低下することがある[33〜39]。
    b. ITA採取例では高い確率で胸水を認め，おそらく無気肺も引き起こす[36〜38]。
    c. ITA採取中に横隔神経の損傷および，血流遮断を生じることがある。後者は糖尿病患者で起こりやすい[40〜42]。
    d. ITAの片側採取と両側採取では，呼吸器合併症の発生率，呼吸機能低下の程度に違いを認めなかったという興味深い報告がある[37]。
4. CPBの影響[10,43]
    a. 血液希釈，過剰輸液，膠質浸透圧低下による心原性肺水腫
    b. "全身性炎症反応"により内皮細胞の透過性が亢進，血管外肺水分が貯留し，非心原性間質性肺水腫をきたす。また肺胞サーファクタントが減少し，無気肺が生じる。この症状に関連する要素には，以下のものがある。
        ⅰ．補体の活性化
        ⅱ．サイトカイン，他の炎症性メディエータの放出
        ⅲ．血液の体外循環回路との接触により活性化された好中球の肺への貯留。好中球エラスターゼなどタンパク分解酵素の分泌を促進し，組織を障害し，肺胞-血管内皮の透過性を亢進する。
    c. 高酸素は，活性酸素による障害を増強する。
    d. アラキドン酸代謝物の不均衡
    e. 低体温，心臓や肺の虚血，不適当な換気により，呼吸機能が低下する[44]。
5. 不安定な循環動態：肺動脈（PA）圧上昇を伴う左室機能不全により，肺水腫が進行する。さらに肺血管抵抗（PVR）が上昇し，右室機能低下を招く。
6. 輸血により微小血栓が形成される。血液には炎症性メディエータが含まれ，PVRとPA圧の上昇，吸気圧上昇，酸素化の低下，右室機能の低下をもたらすおそれがある。また，輸血は創感染と肺炎のリスクを増加させる。
7. 術前からの併存疾患も術後呼吸機能低下に関与する可能性がある。例えば，術前からの呼吸器疾患〔特に活動期の気管支炎を伴う慢性閉塞性肺疾患（COPD）〕，肥満などはV/Q不均衡を招き，酸素化を悪化させる[22]。
8. 氷冷した生理食塩水による心嚢内冷却，ITA採取時の損傷や血行障害により，横隔神経が麻痺し，横隔膜機能不全をきたす可能性がある[40,41]。
9. 術後の呼吸機能低下は，数か月間持続するという報告がある。ある研究では，術後3.5か月でのFEV_1，FVC 50%時の努力性呼気流量（FEF_{50}），最大自発換気量は，術前に比べて25%以上低下したままであった[44]。

Ⅲ. 人工呼吸器，鎮静，鎮痛に関する標準的な管理法（Box10.1）

A. 開心術では，麻薬（フェンタニル，スフェンタニル，レミフェンタニル），吸入麻酔薬，筋弛緩薬，鎮静薬（ミダゾラム，プロポフォール）といった多様な薬物が，バランスよく投与されている[45,46]。心疾患を考慮してこれらの薬物を選択し，術後の抜管予定に応じて，使用法や投与量を決定すべきである。

B. ICU入室後，同期式間欠的強制換気（SIMV）あるいは補助・調節換気（ACV）に設定された従量式呼吸器を患者に接続し，完全な呼吸補助を行う。この時期の患者は，術中に投与された麻薬，抗不安薬，筋弛緩薬の効果が残存し，麻酔がかかったままの状態である。
  1. 患者が呼吸を開始して十分な自発呼吸ができるようになるまで，調節呼吸で効率的にガス交換を行い，呼吸運動を減少させて酸素消費を節約する。術直後の数時間は低体温，酸塩基平衡や電解質の異常，血行動態の変動が著しく，調節呼吸による呼吸補助が重要な役割を果たす。
  2. 術後早期のACV，SIMV，二相性陽圧呼吸（BiPAP）の効果を評価した報告がいくつかある。これら3種類の換気モードは，循環動態やガス交換に関して同等の効果を発揮するが，BiPAPでは，換気中の鎮痛薬・鎮静薬の投与量および人工呼吸補助期間を軽減することができた。BiPAPは呼吸のいかなる相においても自発呼吸を妨げないため，自発呼吸が回復しつつある患者にとって，より快適である[47,48]。

C. 人工呼吸器の初期設定は以下のとおりである。
　　　一回換気量：8〜10mL/kg
　　　間欠的強制換気（IMV）回数：8〜10回/min

Box10.1　人工呼吸器の初期設定指示

1. 呼吸器初回設定：
   a. 一回換気量：8〜10mL/kg
   b. 呼吸回数：8〜10/min
   c. Fio_2：1.0
   d. PEEP：5cmH$_2$O
   e. 圧補助：5〜8cmH$_2$O
2. 経皮的酸素飽和度をベッドサイドモニターに表示する。
3. ICU入室後（または手術室で）胸部X線撮影
4. ICU入室後15〜30分後に動脈血液ガス分析を行う。
5. Pao_2＞100torrもしくは酸素飽和度＞95%の場合，Fio_2を徐々に0.4まで下げる。
6. pH 7.30〜7.50で$Paco_2$＞30torrとなるように，呼吸器の設定を調節する。
7. プロポフォール25〜50μg/kg/min；標準的なウィーニング基準に一致したら徐々に減量し，次に筋弛緩薬の効果が切れ意識が回復したら，人工呼吸のウィーニングを開始する。

吸入酸素濃度（F_{IO_2}）：1.0
呼気呼気陽圧（PEEP）：5cmH_2O
圧補助：5～8cmH_2O

D. 約100mL/kg/min の分時換気量が得られるように，一回換気量と呼吸回数を設定する。COPD の患者では，呼吸回数を減らし，吸気流量を上げて一回換気量を多くすると，効果的なことが多い。吸気流量を上げることで呼気相の時間が増え，循環動態を悪化させる auto-PEEP の上昇や空気トラップの進行を抑制できる[49]。呼吸回数を増やして一回換気量を下げる設定は，拘束性肺障害の患者にしばしば有効である。

E. 無気肺予防のため，通常は軽い PEEP（5cmH_2O）をかける。この方法は一般的に行われているが，この程度の PEEP では無気肺を開くことにはならず，PEEP をかけない場合を上回る酸素化の改善は得られないという報告もある[50]。肺の再膨張のためにはふつう，10cmH_2O 以上の PEEP が必要であるが，静脈還流が減少し，両心室機能が低下する可能性があるので，十分に注意しなければならない[51～53]。特に末梢血管が拡張し，循環血液量が減少している患者，またはすでに右室機能低下を認める患者では，注意が必要である。

F. 人工呼吸中の患者にはパルスオキシメータを持続的に装着し，動脈酸素飽和度（Sa_{O_2}）をベッドサイドモニターに表示する。急激な酸素化の変化をすぐに発見でき，安定した患者では頻回の動脈血液ガス検査が不要になる。Sa_{O_2} が95%未満の場合は注意を要する。

G. カプノグラフィ（終末呼気 CO_2）の ICU での使用は一般的でないが，Pa_{CO_2} を相対的に評価できる。ただし V/Q 不均衡がある場合，その値は不正確になる。例えば，生理学的死腔が増加している場合（換気血液比が増加），終末呼気 CO_2 は Pa_{CO_2} に比べてずっと低くなる。また，CO_2 産生，分時換気量，心拍出量の程度にも影響される。このように注意すべき点も多いが，カプノグラム波形の急激な変化は，患者の呼吸状態，血行動態，代謝に関して急性の問題が生じたことを表す。

H. ICU 入室後，胸部 X 線をチェックする。気管チューブ，Swan-Ganz カテーテル，中心静脈カテーテル，大動脈内バルーンポンプ（IABP）の位置を確認する。肺の膨張／無気肺，気胸，ドレナージされていない胸水，肺水腫，浸潤影の有無を確認する。縦隔の横径にも注意し，特に術後出血が起こった場合の比較の対照とする。

I. ICU 到着15～20分後に，初回の動脈血液ガスをチェックする。動脈血液ガスが正常範囲に収まるように，F_{IO_2} を0.40まで徐々に減らし，一回換気量，呼吸回数も調節する。体温が回復するにつれ P_{CO_2} の増加が予測されるので，低体温の状態も考慮する。37℃以下では1℃下がるごとに，代謝と CO_2 産生が10%減少する。許容できる動脈血液ガス分析の結果は以下のとおりである。

Pa_{O_2} > 80torr（Sa_{O_2} > 95%）
Pa_{CO_2} 32～48torr

pH 7.32〜7.48

J. 術後早期には適度な鎮静と鎮痛を行い，心筋虚血や高血圧の誘因となる不安，疼痛，血行動態悪化を最小限に抑える[54]。しかし，挿管中の患者が快適に覚醒し，高血圧や頻脈をきたさない状態を保つことはなかなか難しい。

1. ICU入室時，ほとんどの患者は手術終了時まで投与されていた麻薬とプロポフォール（常用量 25μg/kg/min）の影響で，鎮静が続いている。デクスメデトミジンは鎮静作用なしに鎮痛と抗不安作用をもつ便利な薬物で，他の薬物も低用量で済むうえ，抜管後も継続可能である。この$α_2$受容体刺激薬は手術室またはICUで開始し，1μg/kgを10分かけて投与後，0.2〜0.7mg/kg/hrで持続投与する[55]。早期抜管を予定する患者では，CPB終了後のミダゾラム使用は控えるべきであるが，これは術後のミダゾラムの半減期が，10時間以上であることによる[56]。
2. 吸引は，気管粘膜損傷や一過性の気管収縮を起こす危険性があるため，必要時だけにとどめる[57]。
3. 標準的なウィーニング基準を満たしたら，プロポフォールを短時間で減量する。ほとんどの患者は，プロポフォール中止後20分以内に覚醒するが，抜管までにはさらに数時間かかる。
4. 最も望ましい疼痛管理は，硫酸モルヒネなど，麻薬の低用量（0.01〜0.02 mg/kg/hr）持続投与で，交感神経反応を鈍らせ疼痛を緩和する。この投与方法では，薬物の1回静注法でみられるような，薬物濃度の激しい変動による呼吸抑制および疼痛の再発が回避できる。麻薬の低用量持続投与は，抜管後も安全に継続できる。ケトロラク30mg静注は，モルヒネ持続点滴中の鎮痛効果の増強，およびその後の経口麻酔薬投与量の減量目的で使用する[58]。ケトロラク静注は術後72時間内に限定し，腎機能低下例では使用しない。他の非ステロイド性抗炎症薬（NSAIDs）は腎機能障害を気にせず，安全に投与できる[59]。プロポフォール投与を中止する直前にインドメタシン50mgを挿肛すると，ほとんどの患者で麻薬の追加投与を必要としなかったという報告もある[60]。

K. 患者の臨床所見が大きく変化した場合，または非侵襲的モニタリング（経皮的酸素飽和度や終末呼気CO_2）が異常を示した場合，動脈血液ガス分析を必ずチェックする。4〜6時間毎，ウィーニング開始前，抜管直前にもチェックするのが用心深いやり方である。ウィーニング基準を満たせばIMV回数を徐々に下げ，さらに十分な換気と動脈血液ガス分析の結果が得られれば，抜管する（Box10.2〜Box10.4を参照）。

IV. 酸素化の基本概念

A. 人工呼吸には主な目標が2つある。まず，動脈血の適切な酸素化である。これは一般的に動脈血のPao_2で評価されるが，Pao_2は血液に溶解している酸素の分圧の測定であることを忘れてはならない。この値は，血中ヘモグロビン（Hb）の酸素飽和度を間接的に反映するだけで，血中の酸素含有量を示すわけではない。

B. 血中酸素含有量は，主に Hb と結合する酸素の量（動脈血酸素飽和度や Sao_2）によって規定されるが，わずかではあるが，血中に溶解している酸素（Pao_2）によっても規定される。ヘモグロビン 1g 毎に，血液 100mL あたり（vol%）1.39mL の酸素が運搬可能であるが，Pao_2 100torr 毎では，0.031vol% を運搬するにすぎない。したがって，血中酸素含有量を改善するには，Fio_2 を上げて酸素溶解量（Pao_2）を増やすよりも，貧血を補正するほうがはるかに効果的であるといえる。

1. 酸素-ヘモグロビン解離曲線は，酸素分圧（Pao_2）と酸素飽和度の関係を表す（図 10.1）。組織に供給される酸素量は，この曲線に関与するいくつかの因子によって規定される。低体温やアルカローシスが生じて曲線が左方へ移動すると，ヘモグロビンは酸素と強固に結合し，組織への放出は減少する。一方，アシドーシスが生じて右方へ移動すると，組織への酸素供給が増加する。

2. Pao_2 65torr が酸素飽和度 90% と一致することを覚えておくこと。これは，S字カーブの肩にあたる。この値を下回ると，Pao_2 のわずかな減少でも，酸素飽和度は急激に低下する。したがって，Pao_2 60〜70torr は一応許容範囲内ではあるが，ヘマトクリット，心拍出量，呼吸機能に急激な変化が起きた場合，安全域の余裕はほとんどない。

3. メトヘモグロビン血症をきたすと，Pao_2 と酸素飽和度の関係は変化する。これは，ヘモグロビンの 1% 以上が酸化され，酸素と結合できなくなった場合に起こる。高用量ニトログリセリン静注（10μg/kg/min 以上を数日間）の患者で，特に肝機能障害や腎機能障害を認める場合は注意を要する[61]。メトヘモグロビン血症では，Pao_2 は高くても，直接測定した酸素飽和度は非常に低い。このため，低酸素症が発見されないまま，虚血が増悪するおそれがある。血液ガス検査の Sao_2 は通常，Pao_2，pH，体

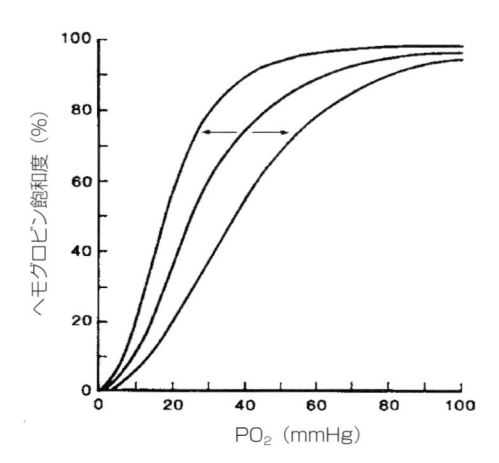

図 10.1 酸素-ヘモグロビン解離曲線

S字カーブは PO_2 増加に伴うヘモグロビン飽和度を表す。PO_2 65torr は飽和度 90% と一致することを覚えておく。酸素がこの値より増えても，血中酸素含有量はわずかしか増加しない。しかし，PO_2 がこの値を下回ると，酸素飽和度は急激に低下する。アルカローシスや低体温などで曲線が左へ移動すると，ヘモグロビンの酸素への親和性が増加し，組織への酸素供給は減少する。アシドーシスで曲線が右へ移動すると，組織への酸素供給は改善する。

温をもとにノモグラムによって計算された値で，直接の測定値ではないことを覚えておく。
 4. 経皮的酸素飽和度測定は，PO_2 が低く，酸素飽和度を持続的に測定したい患者で有用であるが，さまざまな形態のヘモグロビンを区別なく計測するため，メトヘモグロビン血症では，酸素化ヘモグロビンを過大評価してしまう。
 5. 組織へ供給可能な酸素量は，SaO_2，pH，血中 Hb 含有量だけでなく，心拍出量にも規定される。心拍出量低下を犠牲にして酸素飽和度の改善を試みるのは，逆効果である。循環血液量が減少している患者で PEEP を上げる際は注意を要する。

C. 一般的に PaO_2 は適切な酸素化を評価する目的で用いられるが，F_{IO_2} との関連性も評価するべきである。PaO_2/F_{IO_2} 比は，呼吸不全の予測指標として信頼性が高く，またウィーニングが可能かどうかの判断にも用いられる[62]。肺胞-動脈血酸素分圧較差〔$D(A-a)O_2$〕の計算には F_{IO_2} も考慮され，ガス交換効率の非常に鋭敏な指標となる。以下の公式を用いて計算する。

$$D(A-a)O_2 = (F_{IO_2})(713) - PaO_2 - PaCO_2/0.8$$

D. 呼吸機能が正常な患者では，術直後の 100％酸素下での PaO_2 は軽く 500torr を超える。吸着性無気肺や酸素毒性の予防のため，F_{IO_2} を 0.40 まで徐々に下げる。しかし，突然の低血圧，不整脈，出血，気胸に備えて，酸素化の安全域を確保するべく，PaO_2 が高くても F_{IO_2} を 0.4 以下にはしないほうがよい。

E. 100％酸素下で PaO_2 350torr 以下，または $D(A-a)O_2$ 350 以上は，酸素化が不十分であると考えられる。術前の低 PO_2，高血圧，喫煙歴を認める患者では，術後 PaO_2/F_{IO_2} 比 350 以下の値をよく認める[62]。しかし，この程度の PaO_2 は開心術後では珍しくなく，あまり注意をひかない。一方，F_{IO_2} が 50％以上で PO_2 が 80torr 以下の場合は問題となる。

F. 慢性呼吸器疾患の患者には，高い F_{IO_2} と適度な PEEP が維持されているにもかかわらず，PaO_2 60〜70torr となる相対的な"固定シャント"をもつ人がいる。酸素毒性による合併症予防のため，可能であれば，F_{IO_2} 0.5 以上を数日間以上継続しないほうがよい。このような患者では，PaO_2 65torr，酸素飽和度 90％が許容範囲であることを銘じておく。

V. 肺胞換気の基本概念

A. 人工呼吸の第二の目標は肺胞換気で，PCO_2 の値を適正に保つことである。肺胞換気は，人工呼吸器の一回換気量と呼吸回数の設定で調節し，分時換気量は 8〜10L/min とする。PCO_2 は，動脈血液ガス分析の値が最も正確である。終末呼気 CO_2 の非侵襲的モニタリングで，$PaCO_2$ は十分正確に評価できるが，その相関関係は生理学的死腔量に規定される。

B. 低二酸化炭素症
1. 軽度の低二酸化炭素症（Pco_2 30～35torr）は，術直後では許容範囲内で，特に低体温時には問題ない．この場合，軽度の呼吸性アルカローシスを認め，以下の状態を生じる．
   a. 呼吸中枢の抑制
   b. 加温とシバリングに伴う代謝率の上昇に応じてCO_2産生が増加するが，呼吸性アシドーシスには至らない．37℃以下では体温が1℃低下すると代謝率が10%低下すること，手術室からICUへ移送されたほとんどの患者の深部体温は35～36℃付近であることを覚えておく．
   c. 低体温が持続する場合には，低灌流と末梢血管収縮で生じる軽度の代謝性アシドーシスが代償されている．
2. 比較的高度な呼吸性アルカローシスは，有害な影響を与えるおそれがあるため，避けなければならない．
   a. 低カリウム血症をきたし，心室性不整脈が起こりやすくなる．
   b. 酸素-ヘモグロビン解離曲線が左方へ移動し，組織への酸素供給が低下する．
   c. 注意：低二酸化炭素症にもかかわらずpHが正常な場合は，代謝性アシドーシスが隠されており，病態の評価と対処が必要となる．
3. 低二酸化炭素症の管理には，IMVの回数を下げることが最適である．挿管中は死腔量を増やすこともできる．mL/kgで表される一回換気量の10%の死腔を回路に付加すると，Pco_2がおよそ5 torr上昇する．
   a. 呼吸器回路にPEEPを加えると，肺気量をクロージングボリューム以上の値で維持でき，肺胞虚脱を予防することができる．しかし，肺胞低換気と無気肺の予防には，8～10mL/kgの適度な一回換気量の確保が最も有効である．一回換気量を下げることもできるが，最高吸気圧が異常に高い場合（35～40cmH_2O以上）のみに限定したようがよい．
   b. "呼吸器とファイティング"して吸気トリガーを繰り返す患者に，低二酸化炭素症がみられることがある．こうした患者は，呼吸器と同期して換気することができない．低酸素症，不穏，譫妄，不安，不十分な鎮静状態の患者で起こりやすい．高いPEEP下に自発呼吸が始まると，激しい興奮状態に陥ることがある．
      i. まずは，換気と酸素化が適切かどうかを評価することが重要である．
      ii. 換気と酸素化が適切ならば，鎮静薬や筋弛緩薬を追加投与して，呼吸中枢を抑制する．この後，調節強制換気（CMV）下で完全な人工換気を再開する．Pao_2が良好であれば，PEEPは5cmH_2O以下にまで下げる．
      iii. 圧補助呼吸（PSV）（298ページ参照）は，自発呼吸する患者の快適性を増し，呼吸仕事量を軽減できる．

C. 高二酸化炭素症
1. 高二酸化炭素症は，呼吸器による分時換気量が本来必要な換気量に達していないことを示唆する．加温と麻酔後のシバリングによる代謝率亢進によって，術後早期のPco_2産生は増加するため，これに応じて呼吸器の設定を調節しなければならない．ウィーニングの過程ではまだ鎮静効果が残存するため，48～50 torr程度のわずかなPco_2上昇は許容できる．高めのPco_2は，十分な自発呼吸を行うほどには覚醒してい

ないことを意味する。
2. 短い ITA グラフトにかかる緊張を最小限に抑えるため，外科医は，一回換気量を低めに設定するように求めることがある。その場合には，一回換気量でなく IMV 回数を増やして，Pco_2 上昇に対処する。
3. 人工呼吸のウィーニング中に高二酸化炭素症がみられた場合，代謝性アルカローシスに対する代償性の低換気を意味することがある。代謝性アルカローシスは，術後早期の利尿薬大量投与によりしばしば認められる。他の利尿薬とともに，アセタゾラミドを 8 〜 12 時間毎，250 〜 500mg 静注を用いると，原因となった代謝性アルカローシスの補正に有用である。しかし，慢性的に CO_2 が貯留している患者では，その代謝性変化が一部だけ補正されるにすぎない。
4. 著明な高二酸化炭素症と呼吸性アシドーシスを**示唆する所見**として，以下のものがある。
    a. 頻脈
    b. 高血圧
    c. 不整脈
    d. 肺動脈圧上昇
5. 治療
    a. 完全な人工呼吸下での中等度の高二酸化炭素症は，最大吸気圧が 40cmH$_2$O 以下であるかぎり，呼吸回数または一回換気量を増やして補正する。
    b. 著明な高二酸化炭素症は，呼吸器の誤作動，気管チューブの位置異常，気胸などの機械的な問題を示唆する。ICU のような外部雑音が多い環境で両側呼吸音が聴取できたとしても，気胸は否定しきれない。一時的に用手換気を行う，呼吸器設定を調整する，気管チューブの位置を補正する，胸腔ドレーンを挿入するなどによって，問題は解決する。
    c. 短時間作用型の麻薬や他の鎮静薬で鎮静する。以下の薬物が用いられる。
        i. プロポフォール 25 〜 75μg/kg/min
        ii. 硫酸モルヒネ 2.5 〜 5mg 静注 1 〜 2 時間毎
        iii. ミダゾラム 2.5 〜 5.0mg 静注 1 時間毎，または 2mg/hr 持続投与。この方法により麻薬投与総量を減らすことはできるが，抜管は遅れる。
        iv. フェンタニル点滴は長時間の鎮静に適している。通常の用法は 50 〜 100μg を 5 分かけて静注し，その後 2.5mg/250mL の溶解液を 50 〜 200μg/hr で点滴する。
    d. シバリングのコントロールには，メペリジン 25 〜 50mg 静注が最もすぐれている[63]。持続的で治療抵抗性のシバリングは血行動態に悪影響を与えるため，筋弛緩薬を用いることがある。重要なことは，**覚醒している患者に鎮静薬を用いないで筋弛緩を行ってはならない**ということである。メペリジンが効かないシバリングには，パンクロニウム，ベクロニウム，アトラクリウムを用いる（用法・用量は **Appendix 7** を参照）。
6. 呼吸器とのファイティングにより高二酸化炭素症を認める場合や，一回換気量が不十分な場合は，前述した方法（鎮静と PSV への切り換え）を行うと換気は改善する。
7. 標準的治療が無効な高二酸化炭素症は，重大な換気不全を意味する。それについては，本章後半で解説する。

VI. 早期抜管のための検討項目

A. 術直後の鎮静された間に，出血の評価，循環動態の安定化，正常体温までの復温などを行うことができるが，ほとんどの患者では，それらを完了したら直ちに抜管したほうがよい。早期抜管により，循環動態の改善，呼吸器合併症の軽減，薬物の減量，早期離床と回復といった恩恵が得られる[64]。早期抜管を検討したほぼすべての文献で，その安全性と有用性が証明されており，入院日数の減少と入院費の削減も示されている[1~9]。重要なことは，抜管基準を満たした場合にのみ "早期に" 抜管することであって，何が何でも "早く" 抜管すればいいわけではない。例えば，自発呼吸が不完全なまま人工呼吸を中止すれば，患者の回復に悪影響を与えてしまう。手術室や術後数時間以内での抜管の利点は証明されていないが，ICU の滞在日数，および入院期間を減らすわけではないことは確かと思われる[65~67]。

B. 早期抜管がもたらす欠点にも常に配慮しなければならない。
  1. 交感神経の緊張亢進による頻脈と高血圧。ICU 入室後 4～6 時間以内では，心筋の回復に悪影響を与え，心筋虚血をきたすおそれがある[68]。
  2. 血圧が上昇すると，出血のリスクが増加する。
  3. 鎮痛が不十分だと，胸痛および創部固定の必要性が増加する。これにより低換気や無気肺を生じ，酸素化が低下し，再挿管を余儀なくされることがある。
  4. 過剰輸液があれば，換気能が低下する。

C. 早期抜管が可能と思われる患者の選択は厳しすぎないほうがよいが，その判断は，呼吸機能不全や抜管遅延の原因となりうる潜在的危険因子を適切に把握したうえで行う。これらの因子のなかには治療により改善されるものもあるが，そうでないものもある。The Society of Thoracic Surgeons では 48 時間以上の長期人工呼吸を予測するリスクモデルを作成している[17]。さらに，呼吸器合併症や長期人工呼吸に関する危険因子を同定した論文が多数ある[18~31]。早期抜管が可能か，もう少し呼吸補助を継続したほうが患者のためによいかを判断する際には，これらすべての危険因子を検討しなければならない。
  1. **術前の因子**：高齢者，女性，体表面積が小さい，心機能低下〔New York Heart Association (NYHA) 分類 class Ⅳ／うっ血性心不全 (CHF)，低左心機能，ショック〕，呼吸機能低下（喫煙，COPD），腎機能低下（クレアチニン高値），肥満，不安定な血行動態での準緊急もしくは緊急手術
  2. **術中の因子**：再手術，長時間の CPB，大量輸血，大量輸液，CPB 中の高血糖，強心薬や IABP を要する血行動態，周術期の心筋梗塞
  3. **術後の因子**：大量の縦隔出血，大量輸血，再開胸止血，敗血症，肺炎，腎機能不全，脳卒中，意識レベル低下，消化管出血

D. 長期人工呼吸のリスクが高い患者では，長時間作用型の薬物（モルヒネ，フェンタニル，ミダゾラム）の積極的な投与を検討することもあるが（**表 10.1**），一般的にはほとんどの患者で，一定の術後鎮静用の薬物プロトコールを使用する。当初の予想より人工呼吸

表10.1 早期抜管を除外する基準

術前の基準	術中の基準	術後の基準
肺水腫	超低体温循環停止	縦隔出血
挿管	凝固障害	不安定な血行動態／IABP挿入
心原性ショック	重度心筋機能障害	呼吸不全／低酸素症
敗血症	長時間の体外循環＞4～6時間	脳卒中

が少しだけ長引いても，臨床的に適応を認めれば，ウィーニングの標準的プロトコールと診断基準を用いて抜管してかまわない。挿管時間は危険因子だけに規定されたり，厳密なタイムスケジュールで進行するものではない。興味深いことに，喫煙は術後合併症の重大な危険因子であるが，喫煙者の抜管は遅めにするよりも早いほうが，呼吸器合併症の軽減には有利であるという報告がある[69]。

Ⅶ．術後の呼吸状態向上のための治療手段

A. 呼吸不全の危険因子をあらかじめ認識しておくと，術後呼吸機能の改善のための治療に迷うことがない。改善可能な要素の管理，熟練した手術，他の臓器系に関する術後の積極的な管理は，早期抜管の達成と術後呼吸不全のリスク軽減に不可欠である。

B. 術前の注意点
 1. 術前の少なくとも1か月前には禁煙する必要性を納得してもらい，実行させる。
 2. 肺炎，気管支攣縮，うっ血性心不全など，現在問題となる心臓および呼吸器疾患をすべて治療し，酸素化と呼吸状態の改善をはかる。
 3. 術前の輸血によりヘマトクリットを30％以上に保ち，術中の血液希釈の進行や，輸血および血液製剤投与を軽減する。
 4. 可能なかぎり，術前に血行動態や腎機能を改善しておく。

C. 術中の注意点
 1. 炎症反応，血液希釈，出血を最小限に抑えるため，CPB回路を工夫する。すなわち，膜型人工肺，遠心ポンプ，ヘパリンコーティング回路の使用など。逆行性自己血充填および，白血球除去フィルターの使用も検討する[70,71]。
 2. CPBを使用するかどうかに関係なく，術中の輸液を最小限に抑える。
 3. 症例に応じてアプロチニンを使用し，炎症反応および周術期の出血の軽減に努める[72]。
 4. 適切な心筋保護の下，迅速かつすぐれた技術を用いて手術を行い，完全血行再建および適切な弁機能再建を果たす。入念な止血も不可欠である。
 5. 必要に応じて強心薬やIABPを使用し，良好な循環動態（心係数＞$2L/min/m^2$）を保ち，充満圧を過剰に上昇させない。

6. 炎症反応軽減のため，ステロイド（メチルプレドニゾロンやデキサメタゾン）の使用を検討する[73〜75]。
7. 静注用インスリンを用いて，CPB中の血糖値をコントロールする（血糖値＜180mg/dLに保つ）。
8. CPB中の肺換気を検討する（体外循環後の酸素化を改善することが示されている）[76,77]。
9. 腎機能が低下した（クレアチニン＞1.5mg/dL）患者では，フェノルドパムを用いてCPB中の腎機能を保護する[78,79]。
10. 術前うっ血性心不全や腎機能低下を認める患者では，除水または炎症性メディエータ除去のために，血液濾過を検討する[80]。
11. 鎮静薬として短時間作用型の麻薬とプロポフォールを用いると，早期抜管に役立つ。

D. 術後の注意点

1. 再開胸止血の適応をゆるめて術後出血を積極的に治療し，血液製剤の使用を最小限に抑える。
2. 細心の注意を払いながら輸液を行い，血行動態を安定させる。血行動態が安定したら積極的に利尿をはかり，血管外肺水分を除去する。
3. 高血糖治療用のプロトコールを開始し，胸骨切開からの感染リスクを軽減する[81]（Appendix 6参照）。
4. 短時間作用型の抗不安薬や鎮静薬（プロポフォール）を選択する。中止後数時間以内に覚醒が得られる。
5. 呼吸抑制を起こさない程度に鎮痛薬を用いる（モルヒネ持続静注，非ステロイド性抗炎症薬）。
6. 高血圧のコントロールには，鎮静薬でなく降圧薬を用いる。
7. 高めのヘマトクリット値が有益な高齢者，低血圧，頻脈，酸素化障害を認める患者以外では，輸血の適応を厳しくする（ヘマトクリット値は20台前半で可）。

Ⅷ. 術後早期の呼吸器ウィーニングと抜管

A. ウィーニング開始基準（Box10.2）
人工呼吸器からのウィーニングは，ウィーニングが可能かどうかを判断する看護師や医療スタッフの能力と意欲，さらに適応を満たせばウィーニングを開始するという積極性にかかっている。ウィーニング開始にふさわしい時間には昼も夜もなく，都合がよい時間もない。その基準は以下のとおりである。

1. 刺激により覚醒する。
2. 胸腔ドレーンからの排液＜50mL/hr
3. 血行動態の安定
   a. 少量の強心薬投与で，心係数＞2.2L/min/m^2
   b. 薬物の有無に関係なく，収縮期血圧100〜140mmHgで安定
   c. 不整脈を認めない。
4. 深部体温＞35.5℃
5. 筋弛緩から回復していることの確認

Box10.2　人工呼吸器からのウィーニング開始基準

Ⅰ. 術後早期
  1. 刺激に反応する
  2. 筋弛緩からの十分な回復
  3. 胸腔ドレーン＜50mL/hr
  4. 深部体温＞35.5℃
  5. 血行動態の安定
      a. 心係数＞2.2L/min/m^2
      b. 薬物の有無に関係なく収縮期血圧100〜120で安定
      c. 心拍数＜120/min
      d. 不整脈なし
  6. 完全な人工呼吸下で十分な動脈血液ガス
      a. Pao_2/Fio_2＞150（Fio_2 0.5でPO_2＞75torr）
      b. $Paco_2$＜50torr
      c. pH 7.30〜7.50
Ⅱ. 長期の人工呼吸器管理
  1. 原因疾患の改善
  2. 覚醒，意識が回復し自力で呼吸を開始する
  3. 血管作動薬を使用せず，血行動態安定
  4. ヘモグロビンと代謝状態が適切である
  5. 呼吸回数＜35/minで上記の動脈血液ガス分析を満たす（多くの研究ではPao_2/Fio_2＞200が推奨されている）
  6. 浅速呼吸指数＜100

6. 十分な酸素化（Fio_2≦0.5，PEEP 5cmでPao_2＞75torr）と換気（Pco_2＜50torr）

B. 短期人工呼吸後のウィーニング法
1. 鎮静を最小限にする。
2. Fio_2≦0.5，PEEP≦5〜7.5cmH$_2$Oを維持する。これよりも高いPEEPレベルが必要な場合，ウィーニングはまだ早い。酸素化が良好であれば，PEEPを2.5〜5.0cmH$_2$Oずつ5cmH$_2$Oまで下げて，ウィーニングを開始する。
3. ウィーニングはSIMVモードで進めることが多い。Sao_2に注意しながら，30分毎に換気回数を2回ずつ下げていく。Tピースや持続気道陽圧（CPAP）5cmH$_2$Oで自発呼吸トライアル（SBT）を行い，30〜60分後の動脈血液ガス分析と呼吸状態に問題がなければ抜管する[82]（以下の抜管基準を参照）。
4. 臨床的にウィーニングは無理と判断したら，ひとまず中止して呼吸回数を上げて人工呼吸を再開する。このような臨床的所見はBox10.3を参照のこと。
5. 注意：肺動脈圧の上昇は，ウィーニングに耐えられない場合に最初に出現する血行動態の異常である。頻呼吸は，ウィーニングが順調でない場合の最初の臨床的徴候である。

Box 10.3　人工呼吸器からのウィーニング中止基準

1. 傾眠，興奮，異常発汗
2. 収縮期血圧が 20mmHg 以上増加，もしくは 160mmHg を超過
3. 心拍数の 20% 以上の増減，もしくは 140/min を超過
4. 血管作動薬を緊急で投与
5. 不整脈の新たな出現，もしくは頻度の増加
6. 呼吸数が 5 分以内で 10 回 /min 以上増加，もしくは 35 回 /min を超過
7. F_{IO_2} 0.5 で $P_{aO_2} < 60$torr に低下，もしくは $S_{aO_2} < 90\%$ に低下
8. $P_{CO_2} > 50$torr の呼吸性アシドーシス（pH ＜ 7.30）

C. **抜管基準（Box 10.4）**は，前述のウィーニング開始基準に，以下の項目が加わる．
　1. 刺激なしでも覚醒している
　2. 許容できる呼吸状態は以下のとおり
　　a. 肺活量 ＞ 10 〜 15mL/kg
　　b. 吸気陰圧 ＞ 25cmH_2O
　　c. 自発呼吸数 ＜ 24/min
　　d. 浅速呼吸指数 rapid shallow breathing index〔呼吸数 / 一回換気量（L）〕＜ 100
　3. CPAP ＜ 5cmH_2O 下で許容できる動脈血液ガス
　　a. $F_{IO_2} \leq 0.5$ で $P_{aO_2} > 70$torr
　　b. $P_{CO_2} < 48$torr
　　c. pH 7.32 〜 7.45

D. CPAP もしくは T ピースで問題がなければ抜管する．T ピーストライアルより CPAP のほうが酸素化はわずかにすぐれているが，T ピーストライアルでは抜管による P_{aO_2} の落ち込みが少なく，抜管後に良好な酸素化が得られる[83,84]．

E. さらに考察すべきこと
　1. 鎮静を浅くすると，強く興奮する患者がいる．このような患者では，動脈血液ガスが良好でも一晩鎮静し，翌朝にウィーニングを試みる．鎮静を徐々に浅くし，看護師とのコミュニケーションが可能になったら，CPAP へすぐにウィーニングして抜管するのが最善の策である．
　2. 手術室で挿管が非常に困難であった患者では，抜管前の動脈血液ガス分析と呼吸状態の確認が重要である．真夜中に早期抜管する場合は，細心の注意を払う．挿管困難に対処できる経験豊かなスタッフを待機させる．軟性喉頭鏡もしくは気管支鏡も準備しておく．
　3. 高齢者もしくは重症心疾患や肝機能障害の患者では，鎮静薬の投与がなくても，通常より麻酔の覚醒に時間がかかることがある．これは術中に使用した薬物の代謝が遅延している，または手術などの原因により脳血流が低下し，一過性に意識低下をきたしたことを意味する．重要なことは，ナロキソンで鎮静作用を拮抗してはならないということである．この薬物は，強い疼痛，不安，高血圧，不整脈，出血をもたらし，効

Box10.4　抜管基準

> Ⅰ. 術後早期
>   1. 刺激なしで覚醒
>   2. 十分な呼吸状態
>   a. 吸気陰圧＞25cmH$_2$O
>   b. 一回換気量＞5mL/kg
>   c. 肺活量＞10～15mL/kg
>   d. 自発呼吸回数＜24/min
>   3. 5cm以下のCPAPもしくはPSVでの許容できる動脈血液ガス
>   a. Fio$_2$≦0.5でPao$_2$＞70torr
>   b. Paco$_2$＜48torr
>   c. pH 7.32～7.45
> Ⅱ. 長期人工呼吸時
>   1. 異常発汗，興奮，不安のない快適な呼吸；呼吸回数＜35/min
>   2. 気道が確保され，咳や気道分泌喀出がある適度な覚醒状態
>   3. Box10.3に示したウィーニング時の循環動態の維持
>   4. 上記の呼吸状態，ABGs
>   5. カフをしぼませた状態でのカフ漏れ＞110mL

果が切れた際に再び呼吸が抑制される可能性がある．同様の理由から，術後早期にベンゾジアセピンの拮抗薬としてフルマゼニルを使用してはならない．

4. しかし，患者が24～36時間経過しても覚醒せず，脳卒中や脳症の発症，あるいは単なる鎮静の残存かの判断がつかない場合には，慎重に拮抗薬を投与して問題の解決をはかる．ナロキソンは3分毎に0.1～0.2mgずつ追加して静注する．フルマゼニルは30秒かけて0.2mgを静注し，必要ならば続いて0.3mg，0.5mgと30秒毎に投与する．1時間で3mgを極量とする．

5. 多くの患者は，刺激により十分な自発呼吸を示すが，いったん眠りにつくと無呼吸になる．特に麻薬を追加投与した場合に著しい．麻薬の効果が持続すると，瞳孔は収縮したままのことがある．これらの所見を認めるかぎり，ウィーニングや抜管はまだ早い．快適な呼吸状態と，麻薬や鎮静薬の効果が持続する状態を混同してはならない．

Ⅸ. 抜管後の呼吸管理（Box10.5）

A. 抜管後は，呼吸パターン，Sao$_2$，血行動態を注意深く観察する．しばしば，特に挿管困難例では，喉頭に喘鳴を生じ，エピネフリンやステロイド投与（デキサメタゾン 4mg 静注）に加えて，再挿管を要することもある．陽圧換気中に気管チューブのカフの空気を抜いても"空気漏れ"が認められない場合は，喉頭気管浮腫が考えられ，抜管後に上気道の閉塞を招く可能性がある．この現象は短期挿管例ではまれだが，2～3日間の人

Box10.5　抜管後の呼吸ケア

1. 経皮的酸素飽和度
2. フェイスマスク，鼻カニューレ，BiPAP マスクを使用して $Sao_2 > 90\%$ を維持
3. 適切な鎮痛（モルヒネ，ケトロラク）
4. 胸腔ドレーン抜去後には胸部 X 線撮影
5. インセンティブスパイロメータ / 深呼吸を 1～2 時間毎；喀痰排出用の枕を使用
6. 可能なかぎり患者を動かす；ベッド上では頻回の体位変換
7. DVT 予防用ストッキング；高リスク患者では Venodyne ブーツまたはヘパリン皮下注を検討
8. 血行動態が落ち着けば，積極的な利尿をはかる。
9. 気管支攣縮には気管支拡張薬の使用（重症な COPD 患者ではステロイドを検討）
10. 喀痰培養陽性の場合は抗生物質

　工呼吸例でみられることがある。

B. 胸骨正中切開後にはかなりの不快感が生じ，胸郭のコンプライアンスが低下するため，患者はしばしば患部をおさえて動かず，呼吸は浅くなり，咳が減る。過剰輸液，および呼吸努力の低下による無気肺から，酸素化が障害される。2～3 日間は，40～70% 濃度の酸素を加湿しながらマスク投与したほうがよい。酸素化が低下した患者では BiPAP マスクが有効で，酸素化を改善し，再挿管を予防できる[85]。非侵襲的 BiPAP 換気はインセンティブスパイロメータよりも，術後 2～3 日間の酸素化の改善においてすぐれていることが明らかになっている[86]。また，抜管後鼻カニューレを装着した患者では，ウィーニング時に血管外肺水分の増加が認められるが，BiPAP ではこれが抑制されることが示されている[87]。肺水腫の主な原因が呼吸不全にある場合，マスク CPAP が有用である[85]。

C. 一般病棟帰室後も，ほとんどの患者は 2～3 日間，鼻カニューレで酸素を吸入したほうがよい。パルスオキシメータによる Sao_2 の測定は，酸素化が低下した患者にとって特に移動中に有用である。

D. 嚥下困難は，挿管期間が 48 時間以内の患者ではまれであるが，長期化した患者では珍しくない。誤嚥の可能性があるため，初回の経口摂取時には十分な注意を払わなければならない。長期挿管患者ではしばしば，経口摂取の開始前に全般的な嚥下評価が必要になる[88,89]。

E. 血行動態が安定し，血管内容量を維持するための輸液負荷が必要でなくなったら，積極的な利尿を行う。フロセミド静注をボーラスで間欠的または持続的に静注し，過剰な血管外肺水分の除去を開始する。利尿薬は患者が術前体重に戻るまで継続し，Sao_2 が適当な値（室内気で 90% 以上）になれば，鼻カニューレによる O_2 投与を減量する。

F. 患者をよく動かし，咳と深い呼吸を促す[90]。インセンティブスパイロメータの術後肺

合併症予防効果は，客観的な証拠に乏しいが，機能的残気量を維持し無気肺を予防するうえで有用である[91]。事実，機械の補助なしで30回深い呼吸をするだけで，blow bottle device や inspiratory resistance positive expiratory pressure mask を用いた場合と同様の効果が得られたと報告されている[92]。枕を用いて胸郭を支え，深呼吸や咳に伴う不快感や患部の固定を最小限に抑える。胸部理学療法は通常必要ないが，重症呼吸器疾患の合併，呼吸機能の低下，大量の分泌液を認める患者では有用なことがある。アルブテロールのネブライザー吸入は，しばしば有効である。

G. 麻薬による適切な鎮痛は，呼吸の努力を改善するうえで有用である。疼痛を訴える患者にはまず，モルヒネを持続的または間欠的に静注し，次に自己調節鎮痛（PCA）ポンプに変更して1～2日間使用する。抜管後のケトロラク投与は非常に有効で，初めの2～3日間に中等度以上の痛みを訴える患者への麻薬投与量を減少，または不要にする。

H. 術後，血栓症予防ストッキングを必ず着用させ，深部静脈血栓症および肺梗塞のリスク軽減に努める。さらに重要なことは，患者を動かすことである。ICU滞在が長期化し，鎮静され動くことが少ない患者には，Venodyne system などの段階的に下肢に圧迫を加える装置を使用する。ヘパリン5000単位皮下注1日2回は，深部静脈血栓症のリスクが高い患者に有用であるが，遅発性心タンポナーデのリスクを最小限にするよう注意しなければならない[93, 94]。

X. 急性呼吸不全／短期人工呼吸

A. 開心術後患者の約5％で，48時間以上に及ぶ人工呼吸を要する。血行動態の異常や肺水腫など，一過性の胸膜肺障害に対処するために，人工呼吸管理を行うこともある[95]。また，内因性肺疾患がなくても，鎮静や覚醒不十分，脳神経障害が持続する患者には，人工呼吸を行うこともある。これらの患者はガス交換には問題がないが，気道確保の面から挿管の適応となる。

B. 急性呼吸不全は，人工換気中の不十分な酸素化（F_{IO_2} 0.5で$PO_2 < 60$ torr）および換気不全（$P_{CO_2} > 50$ torr）として認められ，CPB下手術患者の1％に発生する。周術期の重篤な呼吸循環障害（ふつう，低血圧，ショック，敗血症）が原因として多く，合併する肺疾患をしばしば増悪させる。この問題を促進する因子として，高齢，COPDの進行，喫煙，左室機能低下，症状のあるうっ血性心不全，肥満，糖尿病などがある[96, 97]。術中および術後の血行動態が不安定な患者では，過剰輸液が低酸素の主な原因となる。

C. 低酸素を伴う"急性肺損傷"は$Pa_{O_2}/F_{IO_2} < 300$，その重症型である急性呼吸促迫症候群（ARDS）は$Pa_{O_2}/F_{IO_2} < 200$と定義される[43, 98]。これは非常に深刻な問題で，多臓器不全を招き，死亡率は50％を超える。肺水腫による呼吸不全（しばしば$Pa_{O_2}/F_{IO_2} < 200$となる）との鑑別が重要であるが，この場合は利尿薬で十分回復可能であり，高い死亡率には至らない。急性肺損傷が進行すると，人工呼吸に慢性的に依存する状態に移

行するが，慢性呼吸不全および人工呼吸依存については次節で解説する。

D. 成因：最初の48時間は，酸素化障害が重大な問題となり，組織も低酸素の影響を受ける。この時期の不適切な換気（高二酸化炭素症）は，機械的な問題の場合が多い。
  1. 不適切な O_2 供給と換気（機械的な問題）
     a. 人工呼吸器の誤作動
     b. 不適切な人工呼吸器設定：低い F_{IO_2}，一回換気量，呼吸回数
     c. 気管チューブの問題：カフ漏れ，気管チューブの位置異常（咽頭，主気管支，食道），気管チューブの閉塞や屈曲
  2. 低心拍出量状態では，混合静脈血酸素濃度は低下し，静脈混合や低酸素症をきたす。
  3. 肺の問題
     a. 無気肺および肺葉の虚脱
     b. 肺水腫
        i. 過剰輸液や左室機能不全による心原性肺水腫。膠質浸透圧低下を伴うCPBによる血液希釈[99]
        ii. 肺血管内皮の障害による非心原性肺水腫で，微小血管の透過性亢進を伴う。体外循環による補体や白血球の活性化，炎症性メディエータの放出が関与する。この問題はCPBの時間が長いほど重篤になり，大量輸血を受けた患者で頻度が高い[100]。
     c. 肺炎
     d. 肺合併疾患（COPD），気管支攣縮，空気トラッピング
     e. 輸血：微小血栓症，炎症性メディエータの輸注
  4. 胸郭内の問題
     a. 気胸
     b. 血胸または胸水
  5. 代謝性の問題：シバリングにより末梢組織の酸素消費が増大する。
  6. 薬物性の問題：低酸素症をもたらす肺血管収縮の治療薬（ニトログリセリン，ニトロプルシド，カルシウム拮抗薬，ACE阻害薬）[101]

E. 術後早期の経過が順調であった患者の呼吸促迫や動脈血液ガスの急激な悪化を認めた場合，次の問題の発生が疑われる。
  1. 気胸，緊張性気胸の可能性あり
  2. 呼吸努力低下または粘稠性の痰が詰まって発生する無気肺または肺葉虚脱
  3. 誤嚥性肺炎
  4. 心タンポナーデ
  5. 虚血，左室機能障害，診断されていない腎不全による急性肺水腫
  6. 肺塞栓症

F. 臨床的症状
  1. 浅く速い呼吸（呼吸回数＞30/min）
  2. 吸気時の腹部の奇異性陥没（"abdominal paradox"）
  3. 不穏，発汗，意識レベル低下，精神状態の変化

4. 頻脈または徐脈
5. 不整脈
6. 高血圧または低血圧

G. **人工換気中の急性呼吸不全に対するアセスメント**と**管理**（Box10.6）
  1. **患者を診察する**：両肺、次に胃のあたりを聴診し、気管チューブの喉頭へのずれや、食道挿管がないことをチェックする。
  2. 原因が解明されるまで、FIO_2 を 1.0 に上げる。呼吸器の故障が疑われる場合は、蘇生換気バッグ（Ambu バッグ）で**用手換気**する。換気が確保されるだけでなく、肺のコンプライアンスが実感できる。
     注意：換気バッグが room air ライン（黄色）でなく、酸素ライン（緑色）に接続され、開栓されていることを確かめること。
  3. 適切な肺胞換気を確認する。
     a. 呼吸器回路の作動と設定を点検する。以下を適切な値に調節する。
        ⅰ. 一回換気量
        ⅱ. トリガー感度
        ⅲ. 吸気流量；COPD 患者では著明な空気トラッピングを認め、auto PEEP がかかる。吸気流量を上げると、吸気呼気比が低下し、呼気を排出するための長い時間を確保できる。呼吸回数を下げても同様の効果がある。
     b. 胸部 X 線を撮影し、上述の要因が隠れていないかを確認する。特に、気管チューブの位置の修正や胸腔ドレーン挿入で改善できる機械的問題がないかを確認する。
     c. 動脈血液ガスを再検査する。
     d. 注意：ピーク時の吸気圧の急激な上昇は、気胸の進行を示唆することもあるが、重

Box.10.6　急性換気不全の管理

1. 患者を診察し、人工呼吸器の設定と作動、動脈血液ガス分析と胸部 X 線をチェックする。
2. 100%酸素で用手換気；問題が解決するまで人工呼吸器の FIO_2 を上げる。
3. 機械的な問題を修正し（呼吸器を再設定する、気管チューブの位置を直す、胸腔ドレーンを挿入する）、肺胞換気を回復させる。
4. 血行動態を評価し、適正化する。
5. PEEP を 2.5 〜 5cmH_2O ずつ上げて、FIO_2 を 0.5 以下まで下げる。全身への酸素供給を改善するため、高い PEEP をかける場合は、心拍出量を継続的に評価する。
6. 呼吸器と患者が同期しない場合（ファイティング）、鎮静と筋弛緩を検討する。
7. 問題を発見したら治療する。
   a. 肺水腫に対して利尿薬
   b. 肺炎に対して抗生物質
   c. 気管支攣縮に対して気管支拡張薬
   d. 低ヘマトクリット（＜ 26%）に対して輸血
8. 胸部理学療法の開始
9. 栄養補給の開始

篤な気管支攣縮，急性の肺水腫，主気管支挿管，気道閉塞（大量の分泌液，患者が気管チューブを咬む）も原因となりうる。

4. **血行動態を評価し，適正化をはかる。** Swan-Ganz カテーテルを挿入し，血管内容量や心拍出量を評価する。低心拍出状態により，酸素運搬能の低下，混合静脈血酸素飽和度の低下，静脈混合の増加，さらなる Pao_2 低下が生じる。強心薬や利尿薬が必要になる場合もある。心エコー図検査は問題の解明に有用なこともあり，著明な左室機能不全や右室機能不全，心タンポナーデ，僧帽弁閉鎖不全症，心室中隔欠損の再発などを描出する。

5. **呼吸器回路に PEEP をかけて酸素化の改善をはかり，F_{IO_2} を 0.5 以下に下げる。** 肺内シャントが 20% 以上の患者では，F_{IO_2} を 0.5 以上に設定しても，Pao_2 はわずかに改善するだけである。灌流はあるが換気されない肺胞を酸素化して，静脈混合を排除することは不可能である。さらに，F_{IO_2} 0.5 以上を数日間継続すると，肺胞-毛細血管障害，肺胞虚脱，硬化した低コンプライアンスの肺を生じるおそれがある（いわゆる"酸素毒性"）。

   a. PEEP をかけると，虚脱していた肺胞が膨らみ，ガス交換に関与する表面積が増加する。したがって，機能的残気量が増加し，早期の気道閉鎖を予防する。PEEP は肺胞から血管周囲の間質腔への肺水分の再分布を起こし，肺内シャントを減少させる。しかし，これは血管外肺水分量の減少には関係ない。

   b. 通常，ICU に入室する患者全員に対して，PEEP を最低でも $5cmH_2O$ かける。気管挿管により障害される自発呼吸の"生理学的な PEEP"を補填する。この程度の PEEP は心臓に支障をきたさないが，酸素化改善効果もほとんどない[50]。このため，酸素化を改善するには PEEP を $2.5 \sim 5.0cmH_2O$ ずつ上げて $10cmH_2O$ 以上とする。

   c. 高い PEEP をかける場合，気道の陽圧と胸腔内圧が上昇するため，注意が必要である。これにより血行動態が悪化し，酸素運搬能や組織の酸素化が障害されることがある。動脈圧波形と心機能の継続的評価にもとづき，至適の PEEP 値が決定できる。低心拍出状態では酸素供給の低下に加え，混合静脈血酸素飽和度の低下，静脈混合の増加，さらなる Pao_2 低下を生じるため，心拍出量が低下している間に PEEP をかけて酸素化の改善をはかることは逆効果である。

      i. PEEP をかけると，静脈還流は低下し，肺血管抵抗や右室の後負荷は増大するため，循環血液量が減少していると，右室の拍出量が低下する。右室の充満圧が低下すると，左室拡張終期容積と心拍出量が低下する。PEEP を上げる前に輸液負荷を行うと，この影響を緩和できる。

      ii. 肺合併疾患を伴う患者，特に ARDS の患者では，PVR が上昇する可能性がある。PEEP のレベルを上げると，右室の機能低下および拡大を認め，心室中隔がシフトするため，左室の充満とコンプライアンスが低下する。このような患者では，輸液負荷には十分な注意を要する。

      iii. 重症 COPD 患者に高い PEEP をかけると肺胞が過膨張し，コンプライアンスの上昇と灌流の低下を認める。その結果，換気血流比不均衡によるシャントの増加と内皮障害をきたし，低酸素が進行する。

   d. 高い PEEP をかけると"圧損傷 barotrauma"（気胸，縦隔気腫）を発症し，換気不良と血行動態の急激な悪化を招くおそれがある。圧損傷は肺胞の過膨張が原因であるが，最高気道内圧よりも呼吸器疾患の重症度に直接影響される[102]。にもかか

わらず，ARDS 患者では酸素化の改善のために，換気量が少なめの呼吸モードが選択されている[103]。

- e. **注意**：高い PEEP をかけている患者では，気管吸引を行う際に注意が必要である。一時的な PEEP の中断により，酸素化は著しく低下する。酸素化を PEEP に依存している患者では，用手換気時に PEEP 弁を用いたほうがよい。
- f. 肺動脈カテーテルで測定される圧は，PEEP の影響を受ける。圧は肺から胸腔内へと伝導されるため，中心静脈圧，肺動脈圧，左房圧は上昇するが，静脈還流のための圧較差を規定する壁内外の充満圧は低下する。一般的な法則として，真の肺動脈楔入圧（PCWP）は，PCWP 測定値 − 1/2（呼気終期時の PEEP 値）に等しい。肺胞圧が肺血管圧を超える場合（すなわち循環血液量減少）には，PCWP は肺胞内圧を反映するが，左房圧を反映しない。循環血液量が減少した患者に，肺動脈圧測定のため一時的に換気を中断すると，低酸素症が進行し 1 時間程度回復しないことがある[104]。

6. 神経筋弛緩の有無を問わず，**鎮静**により換気効率が上がり，酸素化が改善する場合がある。横隔膜および胸壁の緊張が和らぎ，呼吸に要するエネルギー消費や"酸素消費"が減少する。

7. その他の補助手段
- a. 肺の間質性浮腫によりガス交換が障害されている場合，**利尿薬**を使用（一般的にはフロセミド静注）すると，術後早期の酸素化が改善する。患者の血行動態や腎機能にもよるが，フロセミド持続点滴（10 〜 20mg/hr）は一定量の利尿を得るうえで効果がある。
- b. 胸部 X 線写真をチェックし，気道分泌物の培養検査を行う。抗生物質を盲目的に使うことは推奨されないが，呼吸機能が低下した患者で感染が疑われる場合，広域スペクトラムの抗生物質を開始することがある。その後，培養検査で感受性が確認された薬物に変更する。
- c. アルブテロールなどの**気管支拡張薬**は，気道抵抗が上昇し換気や血行動態が不良な患者で有用である。重症の COPD 患者では，ステロイドが有効である（301 ページ参照）。
- d. 肺合併疾患や術後呼吸不全を認める患者では，心房性または心室性の不整脈が発生しやすく，血行動態の悪化に至る可能性がある。さまざまな抗不整脈薬のなかでも，アミオダロンが第一選択薬として認められつつあるが，短期間使用例でも酸素化に重篤な問題を引き起こすことが報告されている[105, 106]。著明な呼吸障害のある患者では，他の薬物への変更を検討する。
- e. ヘマトクリットが 26 〜 28％以下の患者では，**輸血**を行い貧血を治療すると，組織の酸素化が改善される。輸血により血中酸素濃度が上昇し，組織への酸素供給が改善し，人工呼吸の期間が短縮可能になると，直感的に考えることができる。しかし，多くの研究で，輸血の多用による効果はほとんど認められておらず，むしろ逆効果であることを示したものもある[107, 108]。赤血球輸血では酸素運搬能の改善はわずかであり，炎症性メディエータの輸注により呼吸機能の悪化を招き，免疫力が低下，院内感染のリスクが高くなる。
- f. 粘稠な分泌物による無気肺が体位ドレナージや吸引で解決しない場合，**気管支鏡**が有効である。

8. 人工呼吸が遷延する患者の人工呼吸法については，XII節で述べる。

XI. 慢性呼吸不全／人工呼吸器依存

A. 病因：術後2～3日以内に人工呼吸器からウィーニングできない場合，その原因として酸素化の障害（"低酸素症性の呼吸不全"）や原発性の呼吸機能障害（"高二酸化炭素症性の呼吸不全"）が考えられる。たいていの患者は，増悪因子に対して治療が加えられると，2～3日間人工呼吸を継続すると人工呼吸器から離脱できるが，人工呼吸器依存状態に移行する患者も存在する[17, 109]。5日間以上の人工呼吸を要する患者の死亡率は約25％で，一般的に多臓器不全から死に至る[110]。
  1. 低酸素：酸素化の障害が48時間以上持続する患者では，たいてい重篤な血行動態の悪化や急性の肺実質障害を合併している。これらの病態は，術前の急性肺水腫，肺高血圧，COPDなどの既存疾患にしばしば重積する。低酸素症の主な原因には，以下のものがある。
     a. 血行動態不安定．特に大量の昇圧薬を要する低心拍出状態。呼吸に要する酸素消費量が増加し，低酸素症と高二酸化炭素症をきたす。
     b. 肺実質の問題
        i．間質性の肺水腫，非心原性（毛細管漏出や敗血症）または心原性（うっ血性心不全）
        ii．肺炎
        iii．下気道の閉塞（気管支炎，分泌物，気管支攣縮），しばしばCOPDが関与する
  2. ARDSは非特異的なびまん性の急性肺障害を意味し，肺実質の炎症を伴う。微小血管の透過性が亢進し，非心原性の肺水腫をきたす。肺は硬化し，コンプライアンスが低下して，肺胞-毛細血管障害，間質性浮腫，無気肺をきたし，ガス交換は高度に障害される。ARDSは酸素化の障害と換気不全の両方を起こしうる[111～113]。
     a. CPBは全身性炎症反応を引き起こすため，ARDSの発生要因とみなされている。活性酸素合成が関与する好中球誘発性の呼吸不全が，ARDSのメカニズムと推測されている。しかし，開心術後患者の1％以下でしか進行しないため，他の重要な因子が関与するはずである。高齢者，喫煙，高血圧などの因子はARDSの発症に関与するが，これらは手術患者では非常にありふれた因子である[111]。
     b. ARDSの病態生理学的変化は，本質的には非心原性と思われるが，ARDSを発症した患者のほとんどで，心機能低下がみられる。ARDS発症の主な予想因子として，再手術，術前のショック状態，大量輸血，緊急手術，低左心機能，NYHA分類における重症化などがある。臨床的に重症の患者，特に術前より血行動態が不安定な患者では，CPBによる透過性の亢進（毛細管漏出）が悪影響を与え，致死率の高いARDSへ移行しやすいと推察される。続いて，肺炎，敗血症，左室機能不全による心原性の肺水腫，腎不全，大量輸血などの続発性の障害が，呼吸状態の悪化や多臓器不全をもたらし，死に至らしめる。
  3. 高二酸化炭素症：原発性の換気不全は，換気能力と需要のバランスが一致しないために生じるもので，人工呼吸器から離脱できない最も一般的な原因である[114]。患者は"呼吸労作"を持続するために必要な呼吸努力を維持することができない。"呼吸労作"とは，疾患により生じる換気抵抗や呼吸器回路の抵抗を上回るために必要な労力を意

味する。これに関与する要因には，以下のものがある。
   a. CO_2 産生と O_2 需要の増加に伴う換気需要の増加
      i. 敗血症（酸素摂取の障害を引き起こす），発熱，悪寒
      ii. 疼痛，不安
      iii. 異化亢進
      iv. 炭水化物の過剰摂取
      v. 死腔の増加（COPD）
      vi. 肺コンプライアンスの低下：肺炎，肺水腫
      vii. 気道 / 換気抵抗の増加：気管支攣縮，気道の炎症
   b. 呼吸中枢の抑制
      i. 薬物，脳卒中，脳症による意識レベルの変化
      ii. 睡眠障害
   c. 呼吸筋の衰弱
      i. 著しい肥満
      ii. タンパク栄養障害，薬物（筋弛緩薬，アミノグリコシド，ステロイド），病的な過膨張，多発性ニューロパチー重症化による呼吸筋の衰弱（505ページ参照）[115, 116]
      iii. 代謝異常（低リン酸血症，低または高マグネシウム血症，低カリウム血症，低カルシウム血症，甲状腺機能低下症）[117]
      iv. 横隔神経損傷に伴う横隔膜麻痺：心停止中に心嚢内に氷片を置くことが原因となりうる。重篤な呼吸器疾患を合併していなければ，通常は，片側の麻痺で換気不全を起こすことはない。両側の麻痺は1年以内には回復するが，長期の人工呼吸を必要とすることがある[118, 119]。
   d. 人工呼吸から自発呼吸へ移行すると，胸腔内圧も陽圧から陰圧に変わり，左室前負荷が増加する。代謝性および心臓のエネルギー需要が増加するため，心予備能の低下した患者では，もちこたえることができない。

B. 人工呼吸器に依存し，ウィーニング不能となる**臨床的症状**は，以下のとおりである。
   1. 浅く速い呼吸（呼吸数 > 30/min）
   2. 吸気時の腹部の奇異性陥没（"abdominal paradox"）

C. 呼吸器依存の原因を同定する一方，適切な換気方法を選択するのも**管理**の1つである（次節を参照）。心機能の改善，呼吸中枢と神経筋機能の改善，呼吸負荷の軽減のため，内因性の呼吸機能を改善するとともに，呼吸に要する小さな負担も緩和することにより，治療を行う[114, 120, 121]。これらの問題の解決をはかりながら，いつウィーニングを開始し，人工換気を中止できるかを見極めることが重要である（Box10.7）。
   1. 強心薬を用いて**血行動態を改善**する。ニトロプルシドやニトログリセリンなどの肺血管拡張薬は，低酸素時の血管収縮を抑制し肺内シャントを増加させるため，使用しないほうがよい。イナムリノンやミルリノンなどのホスホジエステラーゼ阻害薬は効果的で，強心作用や拡張機能改善作用，血管拡張作用をあわせもつ。重篤な心不全や肺動脈圧上昇を認める患者では，ネシリチドが有効である（11章参照）。
   2. 呼吸中枢と神経筋機能の改善
      a. 過剰な鎮静および筋弛緩を避ける。

Box10.7　慢性呼吸不全患者の補助手段

1. 適切な呼吸補助モードの選択
2. 必要に応じて吸引し，誤嚥を予防
3. 適切な血行動態の維持
4. 適度な鎮痛を行い，過剰な鎮静や神経筋遮断を避ける。
5. 適度な栄養，できれば低炭水化物性の経腸栄養
6. 適度な代謝と電解質レベル（甲状腺，ヘマトクリット，糖，マグネシウム，リン）
7. 特に注意する点
    a. 気管支攣縮に対する気管支拡張薬／ステロイド
    b. 感染に対する抗生物質／発熱に対する解熱薬
    c. 過剰輸液に対する利尿薬
    d. 胸水ドレナージ
8. 褥瘡予防のための理学療法と体位変換
9. ストレス性潰瘍予防のためのスクラルファートやプロトンポンプ阻害薬
10. 換気補助の遷延（2週間以上）が予想される場合は気管切開を検討

  b. 適切な栄養を補給し，窒素バランスをプラスに保ち，呼吸筋の筋力や免疫力を高める。炭水化物や脂肪の過剰摂取は，CO_2 産生と呼吸商（RQ）の増加をもたらす。RQ は CO_2 排出／O_2 摂取で算出され，正常値は 0.8 である。炭水化物が過剰になると，RQ は 1.0 まで上昇し，呼吸負荷が増加する。プルモケアなどの経管栄養を検討する。
  c. 適切な呼吸補助モードを選択し，呼吸にかかる労作を軽減し，自発呼吸に耐えうるように呼吸筋をトレーニングする（次節参照）。ウィーニングの準備ができたと思えるまでは，長時間の自発呼吸を行ってはならない。重篤な酸素飽和度低下を認める患者では，腹臥位にすると酸素化の改善が得られ，早期のウィーニングを開始することができる[122]。
  d. 酸塩基平衡，電解質，内分泌（甲状腺）機能を適切な値に保つ。代謝性アルカローシスや甲状腺機能低下症は，呼吸中枢を抑制する。カリウム，マグネシウム，リンの血中濃度を補正する。重度の貧血も治療する。
  e. 肺理学療法を開始する。
  f. 透視下で横隔膜の動きを評価する（"sniff test"）。両側の横隔膜機能不全から呼吸器依存に至った場合，横隔膜縫縮術を行うと呼吸機能の改善が得られる[123]。
 3. 換気負荷の軽減
  a. 換気抵抗の軽減
   ⅰ. 気管支攣縮には，気管支拡張薬やステロイドを投与する（本章ⅩⅣ節参照）。
   ⅱ. 理学療法，頻回の体位交換，吸引を行い，喀痰が気管内を移動して吸引できるようにし，無気肺を予防する。
   ⅲ. 気管切開を考慮する（下記 C.4 項参照）。
  b. 肺コンプライアンスの改善
   ⅰ. 肺炎には抗生物質を投与する。

ⅱ. 過剰輸液や肺水腫には利尿薬を投与する。
　　ⅲ. 胸水貯留に対して，胸腔穿刺や胸腔ドレナージを行う。
　　ⅳ. 経鼻胃管による吸引やメトクロプラミド投与を行い，腹部膨満を予防する。
　c. 分時換気必要量の軽減
　　ⅰ. 疼痛に対する鎮痛薬，不安に対する鎮静薬を適切に投与する。過剰な鎮静は呼吸中枢を抑制するので控える。
　　ⅱ. 発熱時には解熱剤を投与し，代謝亢進を抑制する。
　　ⅲ. 適切な抗生物質を用いて感染症（敗血症，肺炎）を治療し，耐性菌を最小限に防ぐ。
　　ⅳ. 過剰な栄養を控え，CO_2 産生を抑制する。
　　ⅴ. 人工呼吸器関連肺炎（VAP）を予防する。この問題にはさまざまな因子が関与するため，いくつかの予防の戦略が必要となる。基本的な戦略として，経口挿管，適応を満たしたうえでの早期抜管，医療チームによる適切な手洗いの励行，半臥位の保持，胃の過剰膨満の予防，呼吸器回路にたまった液体の除去，誤嚥予防のための適切な気管チューブカフ圧の維持，適切な栄養管理，持続的声門下吸引などがある[124, 125]。
　　ⅵ. ストレス性胃潰瘍の予防薬は，胃内のpHを上昇させる制酸薬やH_2拮抗薬よりも，スクラルファートがよい。プロトンポンプ拮抗薬はストレスによる消化管出血のリスク低下に非常に有効であり，VAPのリスクを増加させるという報告もない[126～128]。
　　ⅶ. 下気道感染に対する選択的な消化管除菌の効果は，議論が分かれるところである。口腔・咽頭への局所的な薬物塗布，経鼻胃管からの薬物投与（トブラマイシン，ポリミキシン，アムホテリシン），抗生物質の経静脈投与（広域スペクトラムをもつセファロスポリン）を組み合わせると，手術患者のVAP発生率は低下することが示されているが，耐性菌発生のリスクを伴う[129]。
4. 2週間以上の人工呼吸補助が予想される場合には**気管切開**を行う[114]。喉頭気管に長期間チューブを留置すると，喉頭の損傷や嚥下困難をきたす[130]。気管切開の利点として，気道抵抗や声門外傷が減少する，下気道の吸引効果が改善する，副鼻腔炎のリスクが減少する（ただし，VAPのリスクはおそらく減少しない），患者の苦痛や罹患率が改善する，しばしば経口摂取が可能となる，患者の外見や気分をよい状態に保つ，などがある。標準的な気管挿管よりも，抜管の時期が早まることも多い。
　a. 気管切開は胸骨正中切開後，少なくとも2～3週間あけて行うほうが縦隔炎のリスクが低下すると伝統的に考えられている。しかし，これはまだ解決されておらず，術後早期の気管切開と縦隔炎の関係を確認した研究もあれば，否定したものもある[131, 132]。
　b. ここ最近で最も一般的な気管切開法は，Ciagliaの経皮的気管切開法である（**Appendix 13**参照）[133～136]。ベッドサイドで簡単に行うことができ，気管支鏡ガイド下で行った場合の合併症の発生率は10％以下である。合併症には，出血，気管後壁の裂傷，血腫や気管後壁の浮腫によるチューブ閉塞，創感染などがある[136, 137]。術後2～3日で気管切開を行っても，胸骨正中切開創との交差感染のリスクは低い[133, 134]。遠隔期の気道狭窄の発生率は，外科的に気管切開を行った場合よりも低い[137]。
　c. その他のアプローチとして，Fanconiの経喉頭気管切開法があるが，他の手技と同様の成績で，合併症もほとんどない[138]。

XII. 人工呼吸法 [114, 120, 139]

A. 麻酔の影響で術後も鎮静されたままの患者には、完全な人工呼吸補助が必要になる。急性または慢性の呼吸不全の患者にも、原疾患の治療や適切な栄養補給を行いながら、同様に人工呼吸を行う。呼吸補助の方法として、従量式のモードと従圧式調節呼吸（PCV）がある。鎮静や筋弛緩された患者では、完全な人工換気により呼吸の負担が軽減し、ガス交換の効率が上がる。その後、部分的な人工換気に変更し、人工呼吸器からのウィーニングを行う。

B. 従量式モード：ほとんどの患者で、一回換気量を設定する"従量式呼吸器"を使用している。圧外傷予防のために、最高気道内圧の上限が設定される。最高気道内圧が上限に達すると設定した一回換気量を供給できないため、コンプライアンスが低く硬い肺や、気管支攣縮を起こした気道では、このモードでの換気は難しい。コンプライアンスが正常または上昇した患者（肺気腫）で最も適している。
  1. 補助調節換気 assist-control ventilation（A/CV）は、患者の吸気努力をトリガーとして、または自発呼吸がない場合にはあらかじめ設定された呼吸間隔で、設定された一回換気量を供給する方法である。患者が呼吸器に同期できない場合や過呼吸の場合には、著しい呼吸性アルカローシスまたはアシドーシスをきたす。この呼吸モードが適用されるのは、患者に完全な人工換気が必要である場合のみで、ウィーニング時には使用しない。実際、呼吸器が呼吸を補助するにもかかわらず、患者の呼吸努力が持続し、呼吸筋の疲労の増大を招くことになる。
  2. 調節強制換気（CMV）は、換気量と回数を設定し、陽圧を加える方法である。呼吸筋の失調をきたすため、完全な人工呼吸が必要な場合のみ一時的に使用する。
     a. 間欠的強制換気（IMV）：IMVモードでは、自発呼吸努力に応じた一回換気が行われ、また呼吸器は設定された換気量を決められた回数で供給する。自発呼吸ではデマンドバルブを開ける必要があり、呼吸仕事量が増大するが、この問題は、continuous-flowやflow-by機構で解決できる。
     b. 同期式間欠的強制換気（SIMV）：SIMVモードでは、患者は自分で呼吸しており、次の自発呼吸は、人工呼吸器により設定された間隔で目的の換気量まで補助される。患者の呼吸に合わせて呼吸器が同期するため、最高気道内圧は上昇せず、患者にとって苦痛が少ない。呼吸補助の最初の段階では、自発呼吸の多くが同期されず、A/Cモードより呼吸負担が増加するため、このモードを初めから使用することは推奨されない。軽い圧補助をかけ、自発呼吸の負担を軽くしてもよい。

C. 従圧式モードまたは量変動式モード：従圧式では、設定された圧に達するよう、ガスが送られる。供給されるガス量（一回換気量）は、肺のコンプライアンスと気道抵抗に規定される。気道抵抗が上昇した患者（気管支攣縮、拘束性肺疾患）でも、必要な換気量が適切に確保できる。肺気腫の患者では、低い換気圧でも過膨脹を招くため、絶対使用してはならない。
  1. 圧調節換気（PCV）は、吸気圧と吸気時間を設定することで、一定の周期で繰り返される換気法である。決められた間隔で呼吸が行われる。PCV 20cmH_2Oの設定で、

一回換気量 8 〜 10mL/kg の完全な換気補助が得られる。
2. **圧補助換気**（PSV）は，換気量でなく吸気圧を設定することで患者の吸気努力を補助するという点で，他の呼吸モードと異なる。患者の呼吸努力によって，呼吸回数，換気流量，吸気時間が決まる。一回換気量は補助圧，患者の吸気努力，肺コンプライアンス，呼吸器回路や気道の抵抗に規定される。このモードでは，時間ではなく，気流にもとづいて呼吸のサイクルが決定する。ウィーニング時に，部分的な呼吸補助として用いられる。

D. 換気モードの種類に関係なく，吸気時の最高気道内圧が高くなりすぎないよう注意しなければならない。静脈還流の障害と心室機能低下をきたして，血行動態が悪化するだけでなく，圧外傷が生じる。吸気時プラトー圧（IPP）は，吸気時終末期の最高気道内圧のことで，35cmH$_2$O 以下にとどめる。IPP を下げる方法として，PEEP を下げる，換気量を下げる，吸気流量を下げて I/E 比を上げるなどがある。
1. 一回換気量を低く設定する換気法が，ARDS 患者で研究された。肺胞の過膨張により内皮細胞の透過性が変化し，圧外傷や非心原性の肺水腫を起こすと考えられている。ARDS の患者では，一回換気量を下げる（5 〜 6mL/kg）ことにより，高二酸化炭素症を許容範囲にとどめながら酸素化の改善を得て，死亡率の低下に効果を発揮する[103, 140]。
2. 吸気流量を下げると，吸気時間が延長し，ピーク圧が低下することがある。しかし，気管支攣縮の患者などでは，呼気時間が短かすぎると十分に排気できず，次の呼吸が前の呼吸に重なり，肺の過膨張や auto PEEP を生じる。これは血行動態に悪影響を及ぼし，圧外傷を起こしうる。この現象を回避するには，吸気流量を上げる，または呼吸回数を下げる必要がある。

E. **非侵襲的陽圧換気**は，急性の呼吸不全の患者に対し，挿管せずに呼吸を補助する方法として用いられている[85, 141〜145]。標準的な抜管基準を完全には満たさない患者でも，これを用いて抜管時期を早めることが可能である。主な利点は，喉頭気管支の損傷，副鼻腔炎，呼吸器感染など，気管挿管に伴う危険を回避できることである。
1. 柔らかいシリコン製の縁取りがついた口鼻用マスクは，閉所恐怖症を起こすことはあるものの，一般的には苦痛が少ない。BiPAP マスクは，空気漏れに強く，再呼吸が可能である，Pco$_2$ 低下に関して効果的であるといった理由から，広く使用されている。
2. Sao$_2$ > 90%になるように酸素流量を調節する。一般的に Fio$_2$ は 50%以上に上がらず，低酸素が著しい患者では，ほとんどの場合で挿管が必要となる。
3. 呼吸器は従圧式モードで，吸気圧をまず 8 〜 10cmH$_2$O に設定し，20cmH$_2$O を上限として徐々に上げる。この換気法では，最大吸気時間を設定して，患者の呼吸への同期を改善する。呼気圧は 5cmH$_2$O に設定する。

XIII. 人工呼吸器からの離脱[146〜152]

A. 人工呼吸による完全な補助が必要ないと判断できれば，次に人工呼吸器からのウィーニング法を選択しなければならない。呼吸補助を徐々に減らしていくと，呼吸筋の筋力増

強が得られてウィーニングが成功すると，直感的に考えられる。しかしながら，ウィーニング法を検討した複数の研究によると，この方法ではウィーニングははかどらず，むしろ遅延することもあると報告されている[114, 120]。

B. 抜管が成功するかどうかを評価する最も有効な方法は，Tピーストライアルを毎日1回30分または2時間行うことで，どちらの方法でも，短時間のトライアルを何回も繰り返すのと同等の有用性が認められている[147〜149]。Tピーストライアルあるいは7cmH$_2$OまでのPSVを用いた自発呼吸トライアル(SBT)後の抜管は，どちらも同様の成績であった[150]。このトライアルで抜管基準を満たさなかった場合，次のウィーニングを試みる前に，完全な人工呼吸を24時間続けたほうがよい。次のトライアルが失敗した場合は，PSVを用いてウィーニングを行う。PSVによるウィーニングは，Tピースによるウィーニングと同等またはそれ以上にすぐれており，また，SIMVによるウィーニングよりも効果的である[151, 152]。抜管基準を満たしていても，約10%の患者で再挿管が必要と予測される。

C. 呼吸器離脱に関して最も感度の高い予測因子は浅速呼吸指数(RSBI)で，100回/min以下である。RSBIとは，自発呼吸時の1分間あたりの呼吸数/一回換気量(L)である。RSBIが100以下の場合，ウィーニングの成功率は80%以上と予測されるので，ウィーニングを試みるべきである。RSBIが100以上でも，50%の患者でウィーニングおよび抜管が可能であるので，必ずしもウィーニング中止とはならない。しかし一般的には，RSBIが100以上で，短時間のSBTで呼吸回数が38回を超える場合，ウィーニングが成功する確率はきわめて低い[114, 120, 153〜155]。

D. ウィーニングと抜管に関する実際的な問題
   1. 呼吸不全の原因のうち，治療可能なものをすべて同定し，対処することが不可欠である。これらの処置が完了し，**Box10.2**に示す基準が満たされた場合に，ウィーニングを開始する。
   2. 患者の不安や呼吸の負担を軽減するために，人工呼吸中の鎮静薬の使用はしばしば不可欠となる。しかし，鎮静薬の持続静注は，患者の知覚や呼吸中枢を抑制し，ウィーニングを遅らせることにつながる[156]。鎮静薬を中止し，必要な場合にのみ再開すると，ウィーニングが速やかに進行する[157]。
   3. いかなるウィーニング手段(Tピース，SIMV，PSV)であれ，SBTは，Tピースまたはわずかに加圧したCPAPやPSVを用いながら2時間以内にとどめたほうがよい。理論的にはそれぞれの方法に利点はあるが(CPAPではFRCが増加する，PSVでは呼吸時の抵抗が減少する)，複数の研究によれば，結果はほぼ同じである[114, 146, 150]。
   4. 抜管を考慮する前に，患者がSBTに耐えうるかどうかについて，いくつかの要素を評価しなければならない。**Box10.3**に示した中止の基準に該当した場合，SBTは2時間以上継続すべきではない。PSVでは呼吸回数が25回/min以下になるように調節し，再度ウィーニングを試みるまで，呼吸の補助期間を追加する。しかしながら，患者のウィーニングに問題がないようにみえ，かつ**Box10.4**の抜管基準を満たしている場合，一般的に抜管は成功する。特に以下の点に留意する。
      a. 患者は安定した呼吸回数を保ちながら，快適な呼吸が可能である。ウィーニング中

に，発汗，不穏，不安が認められない。
　b. 適切な覚醒状態を保ち，気道は確保され，喀痰や分泌物の排出は良好である。大量の分泌物により，2時間に1回以上の頻度で吸引を要する場合，抜管は中止となる。注目すべきことに，呼吸器依存の患者の約30％に嚥下困難を認め，誤嚥の危険性が高くなる[89]。
　c. Box10.3やBox10.4に示したとおり，ウィーニング中も血行動態が安定しており，適切な動脈血液ガスを維持していること。
　d. 気管チューブのカフをしぼませた際に空気漏れが110mL以上あれば，適度な気道の直径が保たれている証拠となる。それ以下の場合は，気管および気管支の著明な浮腫（または単なる分泌物の塊）を示唆し，抜管前に適切な処置を行わなければならない。デキサメタゾンなどステロイドの使用が効果的である[158]。
5. 抜管後にBiPAPによる非侵襲的陽圧呼吸を行うと，多くの患者で酸素化の改善が得られる。標準的な抜管基準を満たさず抜管した場合，呼吸補助として用いられることもある[141〜144]。肺水腫の患者には，一般にはマスクCPAPで十分である[85]。

E. Tピースウィーニング
1. Tピースを用いたウィーニングでは，呼吸器に依存しない自発呼吸（負荷）の時間を増やしながら，完全な呼吸補助（休憩）の時間を変更していく。自発呼吸の時間を徐々に増やすと，呼吸筋の筋力と持久力が増強する。短時間のSBT以外の目的でこの方法を用いることは，一般的には推奨されない。重篤な呼吸不全からの回復初期には，完全な負荷がかかるこのモードに一気に移行しても耐えることができず，呼吸筋の極度の疲労を招くおそれがある。
2. 一般的に，呼吸器依存の原因に対して治療を行い，RSBIが125になれば，30分〜2時間のSBTを行い，抜管基準を満たすかどうかを判定する[147]。このような流れで行うTピースウィーニングは，抜管を最も速やかに達成するウィーニング方法であると思われる[148]。

F. SIMVウィーニング
1. SIMVでは，強制換気は患者の呼吸がトリガーとなる。このため，肺の過膨張をきたさず，かつ苦痛も少ない。continuous-flowまたはflow-by機構を用いると，IMV（CPAPも同様）での呼吸仕事量が軽減される[159]。ウィーニングの過程で，IMVの回数を徐々に減らすと，患者自身が分時換気量の大部分を自分で呼吸するようになる。IMV回数の減少に伴い，呼吸筋のエネルギー消費が増加するため，日中にIMV回数を下げた場合，夜間は完全に呼吸を休ませて，筋肉疲労を予防しなければならない。強制換気の間，呼吸筋は休まることはなく，筋肉疲労を招くことに留意する。長時間の自発呼吸が可能で，標準的な基準を満たした場合，抜管が可能となる。
2. IMVに圧補助を追加すると，自発呼吸の間の呼吸仕事量を軽減することができる。ウィーニングの場合は，まずIMV回数を下げ，続いて圧補助のレベルを下げる。自発呼吸の時間を延長しつつ，圧補助またはCPAPのレベルを段階的に下げながら，抜管に至る。
3. 術直後速やかにSIMVウィーニングを行うと，早期抜管が達成される。しかしこの方法は，慢性の人工呼吸患者に対するウィーニング手段としては効果的でないことが，

ほとんどの研究で示されている [114, 120, 149～151]。

G. 圧補助換気（PSV）[160, 161]

1. PSVでは，患者の自発的な吸気が換気のトリガーとなり，設定された吸気圧に至るまで回路内にガスが送りこまれる（"患者によるトリガー"または"従圧式"）。患者が呼吸を怠らないかぎり，自動的に流量が調節されて，一定の気道内圧が保たれる。吸気流量が初期の最大吸気流量の25％以下に低下すると，ガスは流れなくなり，続いて受動的に呼気が生じる。この方法の変法として，自動的にPSVが調節されて，あらかじめ設定された一回換気量が供給される"容量補助"や，圧が上昇した場合でも一回換気量に達するように換気量を追加する"容量保証圧補助"などがある。

2. 患者自身の呼吸努力により，呼吸回数，吸気時間，流速（一回換気量／吸気時間），呼気時間が決定する。最終的な吸気換気量はPSVの加圧レベル，呼吸にかかる労作，気道抵抗に規定される。気管チューブのサイズが小さい場合や，分泌物，気管支攣縮，肺コンプライアンスの低下を認める場合に，気道抵抗が上昇する。患者自身が一連の呼吸サイクルのなかで，ほとんどのパラメータを調節しているため，PSVは患者に快適な呼吸をもたらしてくれる。

3. PSVの利点は，呼吸器回路の抵抗を打ち消し，呼吸を開始するために必要な圧を供給することにより，呼吸仕事量を軽減することにある。PSVにより呼吸筋が回復し，エネルギーを過剰に消費することなく，自発呼吸が行えるようになる。これにより，ウィーニングは順調に進行する。

4. PSVでは，他の呼吸モードよりも最高気道内圧や呼吸回数は低めに抑えられ，一回換気量は増える。このように，呼吸器と同期しない患者（"呼吸器とのファイティング"）に有用である。しかし，COPDのように気道抵抗やコンプライアンスが増加している患者では，吸気相が長くなって，患者が呼出を始めるまで吸気が続いてしまう。これは患者に苦痛をもたらすおそれがある。このような問題は，圧補助のレベルを下げる，または従圧式調節呼吸へ変更し，吸気相を短めに設定することで緩和できる。

5. 患者の疲労度やウィーニングの耐容能の目安となるパラメータ（Box10.3）に注意しながら，徐々にPSVのレベルを下げ，ウィーニングを完了する。ウィーニングの方法には，以下のものがある。
    a. 日中はPSVのレベルを低めに設定して自発呼吸の時間帯を増やし（"全力疾走"），夜間は高めに設定して完全な呼吸補助とする。PSVで問題なく12時間過ごせれば，毎日または1日おきに$2cmH_2O$ずつレベルを下げ，換気量や呼吸回数を評価する。PSVレベルを低くして（6～$8cmH_2O$），2時間快適に呼吸が維持できれば，抜管可能である。
    b. PSVとIMVを併用する。PSVサポートの圧を設定し，IMV回数を徐々に減らす。IMV回数が4回/min以下になったら，上述した方法で，PSVの圧を下げる。

6. PSVの欠点
    a. PSVで人工呼吸器を行うためには，呼吸中枢の正常な機能が必要となる。患者が無呼吸の場合，神経学的に不安定な場合，呼吸中枢やその作用が安定しない場合は，不適切な換気が生じることがある。
    b. 気道は常に陽圧になるため，心拍出量が低下する可能性がある。IMVでのウィーニングを併用すると，胸腔内圧に陰圧の相が発生し，静脈還流が増加する。

  c. 吸気努力が悪化して一回換気量が低下すると，無気肺をきたすおそれがある。
  d. 回路内でガス漏れが生じると，吸気時の加圧が終了せず高い気道内圧が持続し，血行動態が悪化する可能性がある。
  e. 吸気回路にネブライザー（気管支拡張薬のため）を組み入れると，PSVをトリガーして吸気を開始することが難しくなる。

XIV. その他の呼吸器合併症

A. 呼吸器合併症は，人工呼吸管理中，抜管直後，さらに術後回復期の病棟においても，常に発生する可能性がある。こうした合併症の管理は，患者の全身状態，手術の侵襲度や内容，増悪因子，回復の状態などを考慮に入れながら，一人ひとりの患者に適した方法を選択しなければならない。気胸，胸水，気管支攣縮の管理については本節で解説するが，肺血栓症，横隔膜機能不全，肺炎については13章で解説する。

B. 気胸：手術時の開胸で，心嚢と交通が生じる。縦隔ドレーンしか留置しない外科医もいるが（ドレーンを介して空気を抜く），ほとんどの外科医は，縦隔ドレーンと胸腔ドレーンを留置する。胸腔への小さな切開部は術中には気づかれないこともあるが，通常，胸骨ワイヤーが胸膜を貫通したことが原因である。術直後の胸部X線撮影で気胸を認めた場合，陽圧換気中なら気胸の程度にかかわらず，直ちに胸腔ドレーンを留置することが多い。まれであるが，初回胸部X線撮影では気胸を認めず，その後のX線撮影で発見されることがある。抜管後のわずかな気胸は，一般的には症状がなければ経過観察とし，継続的にX線撮影を行う。
 1. 数時間状態が安定していた患者で，明らかな理由もなく動脈血液ガスや血行動態の悪化を認めた場合，必ず気胸（緊張性の可能性もある）を疑ってみる。最初の徴候として，突然吸気時の最高気道内圧が上昇し，繰り返し呼吸器アラームが鳴ることがある。
 2. 胸腔ドレーン内の空気漏れは，肺からの空気漏れというよりは，コネクターの接続がゆるいことが原因のほうが多い。とはいえ，空気漏れがあれば，胸腔内および肺実質に問題がないことを確認するまで，胸腔ドレーンを抜去してはならない。ほとんどの患者で，空気漏れは2～3日以内に徐々に消失するが，消失しない場合は側胸部に新しく胸腔ドレーンを挿入し，Heimlich弁を用いると，空気漏れが持続しても退院が可能である。
 3. 胸膜が損傷した部分から陽圧換気下で空気が漏れると，皮下気腫が徐々に進行する。重篤な肺気腫や気管支攣縮の患者では，肺胞の破裂が原因の場合もある。また，損傷の大きさに関係なく，術中の胸腔内損傷が原因の場合もある。胸腔ドレーン留置中にも，皮下気腫を認めることがあるが，一般的にはドレーン抜去後に生じる。気胸を伴う場合もあれば，伴わない場合もある。対処法としては，片側または両側にドレーンを挿入し（あるいは原因となったドレーンの屈曲を解消する），重篤な気腫の場合は，胸部上方または頸部の皮膚を減張切開する。
 4. 胸腔ドレーン抜去後は，必ず胸部X線撮影を行う。軽い気胸（20％以下）の場合，継続的なX線撮影で対処可能である。しかし，20％を超える場合や症状を伴う場合は，胸腔内吸引またはドレーン挿入の適応となる。

C. 胸水は開心術後患者の60%にみられ，ITA採取時に開胸となった患者でよく認められる[162]。ほとんどは胸壁からの毛細管出血や漿液性の液体が貯留したものである。しかし，心嚢内から血液が流れ込むと，血胸になる可能性がある。通常，右側の胸水は過剰輸液が原因で漿液性である。
  1. 予防：術後数日間，胸腔内にシラスティック（Blake）ドレーンを留置すると，遅発性の胸水の発生率が減少したと報告されている[163]。術中に開胸した胸腔内から適切にドレナージすると，血性の滲出液の発生率が減少するが，最小限侵襲切開の場合，常にその処置ができるわけではない[164]。
  2. 所見と治療
     a. 大量の縦隔出血が開胸となった胸腔内に流れ込むと，血胸になる。この状況は心タンポナーデの予防としては有用であるが[165]，血行動態の悪化，ヘマトクリット値の低下，容量負荷で改善されない充満圧の低下（タンポナーデに進展している場合には上昇する），人工呼吸器上の吸気時の最高気道内圧の上昇をきたす，などの症状がある患者では，血胸を疑うべきである。仰臥位でのX線撮影では，透過性に左右差を認めるが，血胸の程度を把握することは難しい。胸水の量を把握するには，CTが望ましい。胸水が大量であれば，超音波検査も有用である。
     b. 大量の胸水により心房や心室の拡張時虚脱をきたし，心嚢液がなくても心タンポナーデ状態に陥る可能性がある[166〜169]。この所見は心エコー図検査で確定する。
     c. 胸水を認める患者のほとんどは無症状で，少量であればほとんどのケースで，利尿薬を2〜3か月投与することで（特に右側胸水の場合），または自然に治癒する。しかし，呼吸器疾患を合併する患者や中等量の胸水を認める患者では，呼吸困難をきたすことがある。この場合，入院または外来で，胸腔穿刺を行う。術後早期には，大量の滲出液を認め，胸腔チューブの留置を考慮することがあるが，この場合，血液がたまっていることが多い。
     d. 心膜切除後症候群により，漿液性または漿液血性の滲出液が再燃する場合がある。対処法として，まずは非ステロイド性抗炎症薬やステロイドを投与するが，症状改善のために胸腔穿刺が必要になる場合もある。

D. 気管支攣縮は手術終了時に発生することがあり，閉胸不能になる場合もある。ICU入室後に発生する気管支攣縮や空気トラップは，心タンポナーデに似た血行動態の悪化を認め，人工呼吸が難しくなる。呼吸器設定を変更して吸気流速を上げると，吸気／呼気比が低下し，空気を排出する時間が長くなり，auto PEEPが低下する。気管支攣縮の原因として，過剰輸液，薬物反応，血液製剤，β遮断薬の使用などがあるが，COPDの既往や攣縮をきたしやすい気道かどうかは関係がない。以下の治療を行う。
  1. ネブライザーや定量吸入器を用いて気管支拡張薬を吸入すると，抜管後と同様に，挿管中にも効果を発揮する。
     a. アルブテロールとイプラトロピウムの組み合わせが，最も良好な気管支拡張作用を示す[170]。エアゾール吸入薬が使用できる。使用量の一例は，イプラトロピウム20μgおよびアルブテロール100μgである。
     b. 0.5%アルブテロール0.5mL（2.5mg）を生理食塩水2.5mLに溶解して6時間毎，または6時間毎に2 puff 吸入
     c. 0.02%イプラトロピウム2.5mLを生理食塩水2.5mLに溶解して6〜8時間毎，ま

たは 4 〜 6 時間毎に 2 puff 吸入
    d. 5％メタプロテレノール 0.2 〜 0.3mL を生理食塩水 2.5mL で溶解して 4 〜 6 時間毎
    e. 0.25％エピネフリン 0.5mL を生理食塩水 3.5mL に溶解して 4 時間毎
2. アミノフィリン静注には，いくつかの有効な作用がある。アミノフィリンには気管支拡張および軽度の利尿作用があり，呼吸中枢の刺激，呼吸筋機能の改善，肺動脈圧の減少，右室機能の改善などを生じることがある。しかしながら，不整脈誘発性と陽性変時作用性をもつため，血行動態が安定しない患者では注意深く使用しなければならない。しばしば頻脈をきたすこともあるが，気管支攣縮が解決すれば改善する。
    a. アミノフィリンは 5 〜 8mg/kg を 30 分かけて静注した後，持続点滴する。理想体重あたりの単位時間の維持量（mg/kg/hr）は，非喫煙者で 0.6，喫煙者で 0.9，心不全または肝疾患者では 0.3 である。
    b. アミノフィリン静注の代わりにテオフィリン経口を用いる場合，適切な投与量は，次の 2 つの公式のどちらかを用いて決定する。

    1 日量＝（mg/hr アミノフィリン静注量）×（24 時間）×（0.8），または
    10 ×（mg/hr アミノフィリン静注量）＝テオフィリン投与量 1 日 2 回

    最初の経口投与後，静注は直ちに中止する。
    c. テオフィリン徐放剤を投与する場合は，200 〜 300mg を 8 〜 12 時間毎
    d. 治療域は 10 〜 20μg/mL である。
3. エピネフリンはすぐれた気管支拡張作用を有するため，心拍出が低下した患者で，強心薬として選択されることがある。強力な陽性変時作用も有するため，洞性頻脈を認める場合は十分に注意しなければならない。
4. これらの方法を用いても気管支攣縮が改善されない場合，副腎皮質ステロイドがしばしば効果的である。β刺激薬に対する気道の感受性を高める可能性がある。COPD 急性増悪時の使用例を参考にする[171〜174]。以下はその例である。
    a. メチルプレドニゾロン 0.5mg/kg 静注を 6 時間毎に 3 日間，その後プレドニゾロン 0.5mg/kg を 12 時間毎に 3 日間，次に 0.5mg/kg を 1 日 1 回 4 日間（合計 10 日間の投与）[172]
    b. メチルプレドニゾロン 125mg 静注を 6 時間毎に 4 日間，その後プレドニゾロン 60mg を 1 日 1 回 4 日間，次に 40mg を 1 日 1 回 4 日間，20mg を 1 日 1 回 4 日間（合計 15 日間コース）[173]
5. 注意：気管支攣縮の発作がある場合，β遮断薬の使用は禁忌である。ただし，気管支攣縮の既往のある患者でも，エスモロール，メトプロロール，アテノロールなどの選択的β遮断薬であれば，使用できる場合が多い[175]。

文　献
1. Meade MO, Guyatt G, Butler R, et al. Trials comparing early vs late extubation following cardiovascular surgery. Chest 2001;120:445S-53.
2. Cheng DCH, Karski J, Peniston C, et al. Early tracheal extubation after coronary artery bypass graft surgery reduces costs and improves resource use. A prospective, randomized, controlled trial. Anesthesiology 1996;85:1300-10.

3. Lee TWR, Jacobsohn E. Pro: tracheal extubation should occur routinely in the operating room after cardiac surgery. J Cardiothorac Vasc Anesth 2000;14:603-10.
4. Peragallo RA, Cheng DCH. Con: tracheal extubation should not occur routinely in the operating room after cardiac surgery. J Cardiothorac Vasc Anesth 2000;14:611-3.
5. Cheng DCH, Karski J, Peniston C, et al. Morbidity outcome in early versus conventional tracheal extubation after coronary artery bypass grafting: a prospective randomized controlled trial. J Thorac Cardiovasc Surg 1996;112:755-64.
6. Konstantakos AK, Lee JH. Optimizing timing of early extubation in coronary artery bypass surgery patients. Ann Thorac Surg 2000;69:1842-5.
7. Reis J, Mota JC, Ponce P, Costa-Pereira A, Guerreiro M. Early extubation does not increase complication rates after coronary artery bypass graft surgery with cardiopulmonary bypass. Eur J Cardiothorac Surg 2002;21:1026-30.
8. Guller U, Anstrom KJ, Holman WL, Allman RM, Sansom M, Peterson ED. Outcomes of early extubation after bypass surgery in the elderly. Ann Thorac Surg 2004;77:781-8.
9. Higgins TL. Safety issues regarding early extubation after coronary artery bypass surgery. J Cardiothorac Vasc Anesth 1995;9(suppl):24-9.
10. Ng CSH, Wan S, Yim APC, Arifi AA. Pulmonary dysfunction after cardiac surgery. Chest 2002;121:1269-77.
11. Matthay MA, Wiener-Kronish JP. Respiratory management after cardiac surgery. Chest 1989;95:424-34.
12. Shapira N, Zabatino SM, Ahmed S, Murphy DMF, Sullivan D, Lemole GM. Determinants of pulmonary function in patients undergoing coronary bypass operations. Ann Thorac Surg 1990;50:268-73.
13. Roosens C, Heerman J, De Somer F, et al. Effects of off-pump coronary surgery on the mechanics of the respiratory system, lung, and chest wall: comparison with extracorporeal circulation. Crit Care Med 2002;30:2430-7.
14. Cox CM, Ascione R, Cohen AM, Davies IM, Ryder IG, Angelini GD. Effect of cardiopulmonary bypass on pulmonary gas exchange: prospective randomized study. Ann Thorac Surg 2000;69:140-5.
15. Taggart DP. Respiratory dysfunction after cardiac surgery: effects of avoiding cardiopulmonary bypass and the use of bilateral internal mammary arteries. Eur J Cardiothorac Surg 2000;18:31-7.
16. Covino E, Santise G, Di Lello F, et al. Surgical myocardial revascularization (CABG) in patients with pulmonary disease: beating heart versus cardiopulmonary bypass. J Cardiovasc Surg (Torino) 2001;42:23-6.
17. Shroyer ALW, Coombs LP, Peterson ED, et al. The Society of Thoracic Surgeons: 30-day mortality and morbidity risk models. Ann Thorac Surg 2003;75:1856-64.
18. Canver CC, Chanda J. Intraoperative and postoperative risk factors for respiratory failure after coronary bypass. Ann Thorac Surg 2003;75:853-8.
19. Legare JF, Hirsch GM, Buth KJ, MacDougall C, Sullivan JA. Preoperative prediction of prolonged mechanical ventilation following coronary artery bypass grafting. Eur J Cardiothorac Surg 2001;20:930-6.
20. Suematsu Y, Sato H, Ohtsuka T, Kotsuka Y, Araki S, Takamoto S. Predictive risk factors for delayed extubation in patients undergoing coronary artery bypass grafting. Heart Vessels 2000;15:214-20.
21. Branca P, McGaw P, Light R. Factors associated with prolonged mechanical ventilation following coronary artery bypass surgery. Chest 2001;119:537-46.

22. Yamagishi T, Ishikawa S, Ohtaki A, Takahashi T, Ohki S, Morishita Y. Obesity and postoperative oxygenation after coronary artery bypass grafting. Jpn J Thorac Cardiovasc Surg 2000;48:632-6.
23. Bezanson JL, Deaton C, Craver J, Jones E, Guyton RA, Weintraub WS. Predictors and outcomes associated with early extubation in older adults undergoing coronary artery bypass surgery. Am J Crit Care 2001;10:383-90.
24. Yende S, Wunderink R. Causes of prolonged mechanical ventilation after coronary artery bypass surgery. Chest 2002;122:245-52.
25. Hawkes CA, Dhileepan S, Foxcroft D. Early extubation for adult cardiac surgical patients. Cochrane Database Syst Rev 2003;4:CD003587.
26. Naughton C, Reilly N, Powroznyk A, et al. Factors determining the duration of tracheal intubation in cardiac surgery: a single-centre sequential patient audit. Eur J Anaesthesiol 2003;20:225-33.
27. Alhan C, Toraman F, Karabulut EH, et al. Fast track recovery of high risk coronary bypass surgery patients. Eur J Cardiothorac Surg 2003;23:678-83.
28. Habib RH, Zacharias A, Engoren M. Determinants of prolonged mechanical ventilation after coronary artery bypass grafting. Ann Thorac Surg 1996;62:1164-71.
29. Bando K, Sun K, Binford RS, Sharp TG. Determinants of longer duration of endotracheal intubation after adult cardiac operations. Ann Thorac Surg 1997;63:1026-33.
30. Cohen AJ, Katz MG, Frenkel G, Medalion B, Geva D, Schachner A. Morbid results of prolonged intubation after coronary artery bypass surgery. Chest 2000;118:1724-31.
31. Arom KV, Emery RW, Petersen RJ, Schwartz M. Cost-effectiveness and predictors of early extubation. Ann Thorac Surg 1995;60:127-32.
32. Hachenberg T, Tenling A, Nystrom SO, Tyden H, Hedenstierna G. Ventilation-perfusion inequality in patients undergoing cardiac surgery. Anesthesiology 1994;80:509-19.
33. Hagl C, Harringer W, Gohrbandt B, Haverich A. Site of pleural drain insertion and early postoperative pulmonary function following coronary artery bypass grafting with internal mammary artery. Chest 1999;115:757-61.
34. Berrizbeitia LD, Tessler S, Jacobowitz IJ, Kaplan P, Budzilowicz L, Cunningham JN. Effect of sternotomy and coronary bypass surgery on postoperative mechanics. Comparison of internal mammary and saphenous vein bypass grafts. Chest 1989;96:873-6.
35. Vargas FS, Terra-Filho M, Hueb W, Teizeira LR, Cukier A, Light RW. Pulmonary function after coronary bypass surgery. Respir Med 1997;91:629-33.
36. Hurlbut D, Myers ML, Lefcoe M, Goldbach M. Pleuropulmonary morbidity: internal thoracic artery versus saphenous vein graft. Ann Thorac Surg 1990;50:959-64.
37. Daganou M, Dimopoulou I, Michalopoulos N, et al. Respiratory complications after coronary artery bypass surgery with unilateral or bilateral internal mammary artery grafting. Chest 1998;113:1285-9.
38. Gilbert TB, Barnas GM, Sequeira AJ. Impact of pleurotomy, continuous positive airway pressure, and fluid balance during cardiopulmonary bypass on lung mechanics and oxygenation. J Cardiothorac Vasc Anesth 1996;10:844-9.
39. Shenkman Z, Shir Y, Weiss YG, Bleiberg B, Gross D. The effects of cardiac surgery on early and late pulmonary functions. Acta Anaesthesiol Scand 1997;41:1193-9.
40. Tripp HF, Bolton JW. Phrenic nerve injury following cardiac surgery: a review. J Card Surg 1998;13:218-23.
41. O'Brien JW, Johnson SH, VanSteyn SJ, et al. Effects of internal mammary artery dissection on phrenic nerve perfusion and function. Ann Thorac Surg 1991;52:182-8.

42. Yamazaki K, Kato H, Tsujimoto S, Kitamura R. Diabetes mellitus, internal thoracic artery grafting, and the risk of an elevated hemidiaphragm after coronary artery bypass surgery. J Cardiothorac Vasc Anesth 1994;8:437-40.
43. Asimakopoulos G, Smith PLC, Ratnatunga CP, Taylor KM. Lung injury and acute respiratory distress syndrome after cardiopulmonary bypass. Ann Thorac Surg 1999;68:1107-15.
44. Insler SR, O'Connor MS, Leventhal MJ, Nelson DR, Starr NJ. Association between postoperative hypothermia and adverse outcome after coronary artery bypass surgery. Ann Thorac Surg 2000;70:175-81.
45. Olivier P, Sirieix D, Dassier P, D'Attellis N, Baron JF. Continuous infusion of remifentanil and target-controlled infusion of propofol for patients undergoing cardiac surgery: a new approach for scheduled early extubation. J Cardiothorac Vasc Anesth 2000;14:29-35.
46. Walder B, Borgeat A, Suter PM, Romand JA. Propofol and midazolam versus propofol alone for sedation following coronary artery bypass grafting: a randomized, placebo-controlled trial. Anaesth Intensive Care 2002;30:171-8.
47. Rathgeber J, Schorn B, Falk V, Kazmaier S, Speigel T, Burchardi H. The influence of controlled mandatory ventilation (CMV), intermittent mandatory ventilation (IMV) and biphasic intermittent positive airway pressure (BIPAP) on the duration of intubation and consumption of analgesics and sedatives. A prospective analysis of 596 patients following adult cardiac surgery. Eur J Anaesthesiol 1997;14:576-82.
48. Kazmaier S, Rathgeber J, Buhre W, et al. Comparison of ventilatory and haemodynamic effects of BIPAP and S-IMV/PSV for postoperative short-term ventilation in patients after coronary artery bypass grafting. Eur J Anaesthesiol 2000;17:601-10.
49. Pepe PE, Marini JJ. Occult positive end-expiratory pressure in mechanically ventilated patients with airflow obstruction. The Auto-PEEP effect. Am Rev Respir Dis 1982;126:166-70.
50. Michalopoulos A, Anthi A, Rellos K, Geroulanos S. Effects of positive end-expiratory pressure (PEEP) in cardiac surgery patients. Respir Med 1998;92:858-62.
51. Valta P, Takala J, Elissa NT, Milic-Emili J. Effects of PEEP on respiratory mechanics after open heart surgery. Chest 1992;102:227-33.
52. Van Trigt P, Spray TL, Pasque MK, et al. The effect of PEEP on left ventricular diastolic dimensions and systolic performance following myocardial revascularization. Ann Thorac Surg 1982;33:585-92.
53. Boldt J, King D, von Bormann B, Scheld H, Hempelmann G. Influence of PEEP ventilation immediately after cardiopulmonary bypass on RV function. Chest 1988;94:566-71.
54. Mangano DT, Siciliano D, Hollenberg M, et al. Postoperative myocardial ischemia. Therapeutic trials using intensive analgesia following surgery. Anesthesiology 1992;76:342-53.
55. Herr DL, Sum-Ping ST, England M. ICU sedation after coronary artery bypass graft surgery: dexmedetomidine-based versus propofol-based sedation regimens. J Cardiothorac Vasc Anesth 2003;17:576-84.
56. Maitre PO, Funk B, Crevoisier C, Ha HR. Pharmacokinetics of midazolam in patients recovering from cardiac surgery. Eur J Clin Pharmacol 1989;37:161-6.
57. Guglielminotti J, Desmonts JM, Dureuil B. Effects of tracheal suctioning on respiratory resistances in mechanically ventilated patients. Chest 1998;113:1335-8.
58. Ready LB, Brown CR, Stahlgren LH, et al. Evaluation of intravenous ketorolac administered by bolus or infusion for treatment of postoperative pain. A double-blind, placebo-controlled, multicenter study. Anesthesiology 1994;80:1277-86.
59. Lee A, Cooper MG, Craig JC, Knight JF, Keneally JP. Effects of nonsteroidal anti-inflammatory drugs on post-operative renal function in adults. Cochran Database Syst Rev 2000;4:CD002765.

60. Karski JM. Practical aspects of early extubation in cardiac surgery. J Cardiothorac Vasc Anesth 1995;9(Suppl 1):30-3.
61. Bojar RM, Rastegar H, Payne DD, et al. Methemoglobinemia from intravenous nitroglycerin: a word of caution. Ann Thorac Surg 1987;43:332-4.
62. Suematsu Y, Sato H, Ohtsuka T, Kotsuka Y, Araki S, Takamoto S. Predictive risk factors for pulmonary oxygen transfer in patients undergoing coronary artery bypass grafting. Jpn Heart J 2001;42:143-53.
63. De Witte J, Sessler DI. Perioperative shivering. Anesthesiology 2002;96:467-84.
64. Gall SA Jr, Olsen CO, Reves JG, et al. Beneficial effects of endotracheal extubation on ventricular performance. Implications for early extubation after cardiac operations. J Thorac Cardiovasc Surg 1988;95:819-27.
65. Reis J, Mota JC, Ponce P, Costa-Pereira A, Guerreiro M. Early extubation does not increase complication rates after coronary artery bypass graft surgery with cardiopulmonary bypass. Eur J Cardiothorac Surg 2002;21:1026-30.
66. Montes FR, Sanchez SI, Giraldo JC, et al. The lack of benefit of tracheal extubation in the operating room after coronary artery bypass surgery. Anesth Analg 2000;91:776-80.
67. Nicholson DJ, Kowalski SE, Hamilton GA, Meyers MP, Serrette C, Duke PC. Postoperative pulmonary function in coronary artery bypass graft surgery patients undergoing early tracheal extubation: a comparison between short-term mechanical ventilation and early extubation. J Cardiothorac Vasc Anesth 2002;16:27-31.
68. Waltall H, Ray S, Robson D. Does extubation result in haemodynamic instability in patients following coronary artery bypass grafts? Intensive Crit Care Nurs 2001;17:286-93.
69. Ngaage DL, Martins E, Orkell E, et al. The impact of the duration of mechanical ventilation on the respiratory outcome in smokers undergoing cardiac surgery. Cardiovasc Surg 2002;10:345-50.
70. Redmond JM, Gillinov AM, Stuart RS, et al. Heparin-coated bypass circuits reduce pulmonary injury. Ann Thorac Surg 1993;56:474-8.
71. Karaiskos TE, Palatianos GM, Triantafillou CD, et al. Clinical effectiveness of leukocyte filtration during cardiopulmonary bypass in patients with chronic obstructive pulmonary disease. Ann Thorac Surg 2004;78:1339-44.
72. Landis RC, Asimakopoulos G, Poullis M, Haskard DO, Taylor KM. The antithrombotic and antiinflammatory mechanisms of action of aprotinin. Ann Thorac Surg 2001;72:2169-75.
73. Schurr UP, Zund G, Hoerstrup SP, et al. Preoperative administration of steroids: influence on adhesion molecules and cytokines after cardiopulmonary bypass. Ann Thorac Surg 2001;72:1316-20.
74. Chaney MA, Durazo-Arvizu RA, Nikolov MP, Blakeman BP, Bakhos M. Methylprednisolone does not benefit patients undergoing coronary artery bypass grafting and early tracheal extubation. Thorac Cardiovasc Surg 2001;121;561-9.
75. Tassani P, Richter JA, Barankay A, et al. Does high-dose methylprednisolone in aprotinin-treated patients attenuate the systemic inflammatory response during coronary artery bypass grafting procedures? J Cardiothorac Vasc Anesth 1999;13:165-72.
76. Loekinger A, Kleinsasser A, Lindner KH, Margreiter J, Keller C, Hoerman C. Continuous positive airway pressure at 10 cm H_2O during cardiopulmonary bypass improves postoperative gas exchange. Anesth Analg 2000;91:522-7.
77. Chaney MA, Kikolov MP, Blakeman BP, Bakhos M. Protective ventilation attenuates postoperative pulmonary dysfunction in patients undergoing cardiopulmonary bypass. J Cardiothorac Vasc Anesth 2000;14:514-8.

78. Garwood S, Swamidoss CP, Davis EA, Samson L, Hines RL. A case series of low-dose fenoldopam in seventy cardiac surgical patients at increased risk of renal dysfunction. J Cardiothorac Vasc Anesth 2003;17:17-21.
79. Caimmi PP, Pagani L, Micalizzi E, et al. Fenoldopam for renal protection in patients undergoing cardiopulmonary bypass. J Cardiothorac Vasc Anesth 2003;17:491-4.
80. Huang H, Yao T, Wang W, et al. Continuous ultrafiltration attenuates the pulmonary injury that follows open heart surgery with cardiopulmonary bypass. Ann Thorac Surg 2003;76:136-40.
81. Furnary AP, Zerr KJ, Grunkemeier GL, Starr A. Continuous intravenous insulin infusion reduces the incidence of deep sternal wound infection in diabetic patients after cardiac surgical procedures. Ann Thorac Surg 1999;67:352-60.
82. Tomlinson JR, Miller KS, Lorch DG, Smith L, Reines HD, Sahn SA. A prospective comparison of IMV and T-piece weaning from mechanical ventilation. Chest 1989;96:348-52.
83. Jones DP, Byrne P, Morgan C, Fraser I, Hyland R. Positive end-expiratory pressure vs T-piece. Extubation after mechanical ventilation. Chest 1991;100:1655-9.
84. Annest SJ, Gottlieb M, Paloski WH, et al. Detrimental effects of removing end-expiratory pressure prior to endotracheal extubation. Ann Surg 1980;191:539-45.
85. Liesching T, Kwok H, Hill NS. Acute applications of noninvasive positive pressure ventilation. Chest 2003;124:699-713.
86. Matte P, Jacquet L, Van Dyck M, Goenen M. Effects of conventional physiotherapy, continuous positive airway pressure and non-invasive ventilatory support with bilevel positive airway pressure after coronary artery bypass grafting. Acta Anaesthesiol Scand 2000;44:75-81.
87. Gust R, Gottschalk A, Schmidt H, Bottiger BW, Bohrer H, Martin E. Effects of continuous (CPAP) and bi-level positive airway pressure (BiPAP) on extravascular lung water after extubation of the trachea in patients following coronary artery bypass grafting. Intensive Care Med 1996;22:1345-50.
88. Barquist E, Brown M, Cohn S, Lundy D, Jackowski J. Postextubation fiberoptic endoscopic evaluation of swallowing after prolonged endotracheal intubation: a randomized, prospective trial. Crit Care Med 2001;29:1710-13.
89. Tolep K, Getch CL, Criner GJ. Swallowing dysfunction in patients receiving prolonged mechanical ventilation. Chest 1996;109:167-72.
90. Stiller K, Montarello J, Wallace M, et al. Efficacy of breathing and coughing exercises in the prevention of pulmonary complications after coronary artery surgery. Chest 1994;105:741-7.
91. Overend TJ, Anderson CM, Lucy SD, Bhatia C, Jonsson BI, Timmermanns C. The effect of incentive spirometry on postoperative pulmonary complications. A systematic review. Chest 2001;120: 971-8.
92. Westerdahl E, Lindmark B, Eriksson T, Hedenstierna G, Tenling A. The immediate effects of deep breathing exercises on atelectasis and oxygenation after cardiac surgery. Scand Cardiovasc J 2003;37:336-7.
93. Shammas NW. Pulmonary embolus after coronary artery surgery: a review of the literature. Clin Cardiol 2000;23:639-44.
94. Ramos R, Salem BI, Pawlikowski MP, Coordes C, Eisenberg S, Leindenfrost R. The efficacy of pneumatic compression stockings in the prevention of pulmonary embolism after cardiac surgery. Chest 1996;109:82-5.
95. Louagie Y, Gonzalez E, Jamart J, Bulliard G, Schoevaerdts JC. Postcardiopulmonary bypass lung edema. A preventable complication? Chest 1993;103:86-95.
96. Cohen A, Katz M, Katz R, Hauptman E, Schachner A. Chronic obstructive pulmonary disease in patients undergoing coronary artery bypass grafting. J Thorac Cardiovasc Surg 1995;109:

574-81.
97. Bevelaqua F, Garritan S, Haas F, Salazar-Schicchi J, Axen K, Reggiani JL. Complications after cardiac operations in patients with severe pulmonary impairment. Ann Thorac Surg 1990;50:602-6.
98. Bernard GR, Artigas A, Brigham KL, et al. The American-European Consensus Conference on ARDS: definitions, mechanisms, relevant outcomes, and clinical trial coordination. Am J Respir Crit Care Med 1994;149:818-24.
99. Klancke KA, Assey ME, Kratz JM, Crawford FA. Postoperative pulmonary edema in postcoronary artery bypass graft patients. Relationship of total serum protein and colloid oncotic pressures. Chest 1983;84:529-34.
100. Maggart M, Stewart S. The mechanisms and management of noncardiogenic pulmonary edema following cardiopulmonary bypass. Ann Thorac Surg 1987;43:231-6.
101. Tsai BM, Wang M, Turrentine MW, Mahomed Y, Brown JW, Meldrum DR. Hypoxic pulmonary vasoconstriction in cardiothoracic surgery: basic mechanisms to potential therapies. Ann Thorac Surg 2004;78:360-8.
102. Marcy TW. Barotrauma: detection, recognition and management. Chest 1993;104:578-84.
103. The ARDS Network. Ventilation with lower tidal volumes as compared with traditional tidal volumes for acute lung injury and ARDS. N Engl J Med 2000;342:1301-8.
104. Schwartz SZ, Shoemaker WC, Nolan-Avila LS. Effects of blood volume and discontinuance of ventilation on pulmonary vascular pressures and blood gases in patients with low levels of positive end-expiratory pressure. Crit Care Med 1987;15:671-5.
105. Kaushik S, Hussein A, Clarke P, Lazar HL. Acute pulmonary toxicity after low-dose amiodarone therapy. Ann Thorac Surg 2001;72:1760-1.
106. Ashrafian H, Davey P. Is amiodarone an underrecognized cause of acute respiratory failure in the ICU? Chest 2001;120:275-82.
107. Hebert PC, Blajchman MA, Cook DJ, et al. Do blood transfusions improve outcomes related to mechanical ventilation? Chest 2001;119:1850-7.
108. Spiess BD. Blood transfusions: the silent epidemic. Ann Thorac Surg 2001;72:S1832-7.
109. Marini JJ. The physiologic determinants of ventilator dependence. Respir Care 1986;31:271-82.
110. Kollef MH, Wragge T, Pasque C. Determinants of mortality and multiorgan dysfunction in cardiac surgery patients requiring prolonged mechanical ventilation. Chest 1995;107:1395-1401.
111. Milot J, Perron J, Lacasse Y, Letourneau L, Cartier PC, Maltais F. Incidence and predictors of ARDS after cardiac surgery. Chest 2001;19:884-8.
112. Asimakopoulos G, Taylor KM, Smith PL, Ratnatunga CP. Prevalence of acute respiratory distress syndrome after cardiac surgery. J Thorac Cardiovasc Surg 1999;117:620-1.
113. Ware LB, Matthay MA. The acute respiratory distress syndrome. N Engl J Med 2000;342:1334-49.
114. MacIntyre NR, Cook DJ, Ely EW Jr, et al. Evidence-based guidelines for weaning and discontinuing ventilatory support. A collective task force facilitated by the American College of Chest Physicians. The American Association for Respiratory Care; and the American College of Critical Care Medicine. Chest 2001;120:375S-95S.
115. Hund E. Critical illness polyneuropathy. Curr Opin Neurol 2001;14:649-53.
116. Piper SN, Koetter KP, Triem JG, et al. Critical illness polyneuropathy following cardiac surgery. Scand Cardiovasc J 1998;32:309-12.
117. Otero M, Santomauro EA, Alexander JC et al. Hypophosphatemia associated weaning failure in open heart patients. Chest 1999;11:385S-6.
118. Chandler KW, Rozas CJ, Kory RC, Goldman AL. Bilateral diaphragmatic paralysis complicates

local cardiac hypothermia during open heart operation. Am J Med 1984;77:243-9.
119. Wilcox PG, Pare PD, Pardy RL. Recovery after unilateral phrenic injury associated with coronary artery revascularization. Chest 1990;98:661-6.
120. Manthous CA, Schmidt GA, Hall JB. Liberation from mechanical ventilation. A decade of progress. Chest 1998;114:886-901.
121. Brower RG, Ware LB, Berthiaume Y, Matthay MA. Treatment of ARDS. Chest 2001;120:1347-67.
122. Firodiya M, Mehta Y, Juneja R, Trehan N. Mechanical ventilation in the prone position: a strategy for acute respiratory failure after cardiac surgery. Indian Heart J 2001;53:83-6.
123. Graham DR, Kaplan D, Evans CC, Hind CRK, Donnelly RJ. Diaphragmatic plication for unilateral diaphragmatic paralysis: a 10-year experience. Ann Thorac Surg 1990;49:248-52.
124. Kollef MH. The prevention of ventilator-associated pneumonia. N Engl J Med 1999;340:627-34.
125. Kollef MH, Skubas NJ, Sundt TM. A randomized clinical trial of continuous aspiration of subglottic secretions in cardiac surgery patients. Chest 1999;116:1339-46.
126. Steinberg KP. Stress-related mucosal disease in the critically ill patient: risk factors and strategies to prevent stress-related bleeding in the intensive care unit. Crit Care Med 2002;30(6 Suppl):S362-4.
127. Yang YX, Lewis JD. Prevention and treatment of stress ulcers in critically ill patients. Semin Gastrointest Dis 2003;14:11-9.
128. Jung R, MacLaren R. Proton-pump inhibitors for stress ulcer prophylaxis in critically ill patients. Ann Pharmacother 2002;36:1929-37.
129. Kollef MH. Selective digestive decontamination should not be routinely employed. Chest 2003;123:464S-8.
130. Stone DJ, Bogdonoff DL. Airway considerations in the management of patients requiring long-term endotracheal intubation. Anesth Analg 1992;74:276-87.
131. Stamenkovic SA, Morgan IS, Pontefract DR, Campanella C. Is early tracheostomy safe in cardiac patients with median sternotomy incisions? Ann Thorac Surg 2000;69:1152-4.
132. Curtis J, Clark NC, McKenney CA, et al. Tracheostomy: risk factor for mediastinitis after cardiac operations. Ann Thorac Surg 2001;72:731-4.
133. Byhahn C, Rinne T, Halbig S, et al. Early percutaneous tracheostomy after median sternotomy. J Thorac Cardiovasc Surg 2000;120:329-34.
134. Hubner N, Rees W, Seufert K, Bockelmann M, Christmann U, Warner X. Percutaneous dilatational tracheostomy done early after cardiac surgery-outcome and incidence of mediastinitis. Thorac Cardiovasc Surg 1998;46:89-92.
135. Freeman BD, Isabella K, Lin N, Buchman TG. A meta-analysis of prospective trials comparing percutaneous and surgical tracheostomy in critically ill patients. Chest 2000;118:1412-8.
136. Polderman KH, Spijkstra JJ, de Bree R, et al. Percutaneous dilatational tracheostomy in the ICU. Optimal organization, low complication rates, and description of a new complication. Chest 2003;123:1595-1602.
137. van Heurn LWE, Goei R, de Pleog I, Ramsey G, Brink PRG. Late complications of percutaneous dilatational tracheotomy. Chest 1996;110:1572-6.
138. Westphal K, Byhahn C, Rinne T, Wilke HJ, Wimmer-Greinecker G, Lischke V. Tracheostomy in cardiosurgical patients: surgical tracheostomy versus Ciaglia and Fantoni methods. Ann Thorac Surg 1999;68:486-92.
139. Tobin MJ. Advances in mechanical ventilation. N Engl J Med 2001;344:1986-96.
140. Brower RG, Rubenfeld GD. Lung-protective ventilation strategies in acute lung injury. Crit Care Med 2003;31(Suppl):S312-6.

141. Rabatin JT, Gay PC. Noninvasive ventilation. Mayo Clin Proc 1999;74:817-20.
142. Antonelli M, Conti G, Rocco M, et al. A comparison of noninvasive positive-pressure ventilation and conventional mechanical ventilation in patients with acute respiratory failure. N Engl J Med 1998;339:429-35.
143. Girault C, Daudenthum I, Chevron V, Tamion F, Leroy J, Bonmarchand G. Noninvasive ventilation as a systematic extubation and weaning technique in acute on chronic respiratory failure: a prospective, randomized controlled study. Am J Crit Care Med 1999;160:86-92.
144. Nava S, Ambrosino N, Clini E, et al. Noninvasive mechanical ventilation in the weaning of patients with respiratory failure due to chronic obstructive pulmonary disease: a randomized controlled trial. Ann Intern Med 1998;128:721-8.
145. Antonelli M, Conti G, Moro ML, et al. Predictors of failure of noninvasive positive pressure ventilation in patients with acute hypoxemic respiratory failure: a multicenter study. Intensive Care Med 2001;27:1718-28.
146. Hess D. Ventilator modes used in weaning. Chest 2001;120:474S-76.
147. Esteban E, Alia I, Tobin MJ, et al. Effect of spontaneous breathing trial duration on outcome of attempts to discontinue mechanical ventilation. Am J Respir Crit Care Med 1999;159:512-8.
148. Esteban A, Frutos F, Tobin MJ, et al. A comparison of four methods of weaning patients from mechanical ventilation. N Engl J Med 1995;332:345-50.
149. Meade M, Guyatt G, Sinuff T, et al. Trials comparing alternative weaning modes and discontinuation assessments. Chest 2001:120:425S-37.
150. Esteban A, Alia I, Gordo F, et al. Extubation outcome after spontaneous breathing trials with T-tube or pressure support ventilation. Am J Respir Crit Care Med 1997;156:459-65.
151. Brochard L, Rauss A, Benito S, et al. Comparison of three methods of gradual withdrawal from ventilatory support during weaning from mechanical ventilation. Am J Respir Crit Care Med 1994;150:896-903.
152. Marelich GP, Murin S, Battistella F, Inciardi J, Vierra T, Roby M. Protocol weaning of mechanical ventilation in medical and surgical patients by respiratory care practitioners and nurses. Effect on weaning time and incidence of ventilation-associated pneumonia. Chest 2000;118:459-67.
153. Meade M, Guyatt G, Cook D, et al. Predicting success in weaning from mechanical ventilation. Chest 2001;120:400S-24.
154. Yang KL, Tobin MJ. A prospective study of indexes predicting the outcome of trials of weaning from mechanical ventilation. N Engl J Med 1991;324:1445-50.
155. Lee KH, Hui KP, Chan TB, Tan WC, Lim TK. Rapid shallow breathing (frequency-tidal volume ratio) did not predict extubation outcome. Chest 1994;105:540-3.
156. Kollef MH, Levy NT, Ahrens TS, Schaiff R, Prentice D, Sherman G. The use of continuous IV sedation is associated with prolongation of mechanical ventilation. Chest 1998;114:541-8.
157. Schweickert WD, Gehlbach BK, Pohlman AS, Hall JB, Kress JP. Daily interruption of sedative medications and complications of critical illness in mechanically ventilated patients. Crit Care Med 2004;32:1272-6.
158. Meade MO, Guyatt G, Cook DJ, Sinuff T, Butler R. Trials of corticosteroids to prevent postextubation airway complications. Chest 2001;120:464S-8.
159. Sassoon CSH, Giron AE, Ely EA, Light RW. Inspiratory work of breathing in flow-by and demandflow continuous positive airway pressure. Crit Care Med 1989;17:1108-14.
160. Banner MJ, Kirby RR, MacIntyre NR. Patient and ventilator work of breathing and ventilatory muscle loads at different levels of pressure support ventilation. Chest 1991;100:531-3.
161. Brochard L, Harf A, Lorino H, Lemaire F. Inspiratory pressure support prevents diaphragmatic

fatigue during weaning from mechanical ventilation. Am Rev Respir Dis 1989;139:513-21.
162. Light RW, Rogers JT, Moyers JP, et al. Prevalence and clinical course of pleural effusions at 30 days after coronary artery and cardiac surgery. Am J Respir Crit Care Med 2002;166:1567-71.
163. Payne M, Magovern GJ Jr, Benckart DH, et al. Left pleural effusion after coronary artery bypass decreases with a supplemental pleural drain. Ann Thorac Surg 2002;73;149-52.
164. Ricci M, Salerno TA, D'Ancona G, Bergsland J, Karamanoukian HL. A peril of minimally invasive surgery. J Card Surg 1999;14:482-3.
165. Ali IM, Lau P, Kinley CE, Sanalla A. Opening the pleura during internal mammary artery harvesting: advantages and disadvantages. Can J Surg 1996;39:42-5.
166. Sadaniantz A, Anastacio R, Verma V, Aprahamian N. The incidence of diastolic right atrial collapse in patients with pleural effusion in the absence of pericardial effusion. Echocardiography 2003;20:211-5.
167. Traylor JJ, Chan K, Wong I, Roxas JN, Chandraratna PA. Large pleural effusions producing signs of cardiac tamponade resolved by thoracentesis. Am J Cardiol 2002;89:106-8.
168. Alam HB, Levitt A, Molyneaux R, Davidson P, Sample GA. Can pleural effusions cause cardiac tamponade? Chest 1999;116:1820-2.
169. Kaplan LM, Epstein SK, Schwartz SL, Cao QL, Pandian NG. Clinical, echocardiographic, and hemodynamic evidence of cardiac tamponade caused by large pleural effusions. Am J Respir Crit Care Med 1995;151:904-8.
170. The COMBIVENT Inhalation Solution Study Group. Routine nebulized ipratropium and albuterol together are better than either alone in COPD. Chest 1997;112:1514-21.
171. Stoller JK. Acute exacerbations of chronic obstructive pulmonary disease. N Engl J Med 2002;346:988-94.
172. Saymer A, Aytemur ZA, Cirit M, Unsal I. Systemic glucocorticoids in severe exacerbations of COPD. Chest 2001;119:726-30.
173. Niewoehner DE, Erbland ML, Deupree RH, et al. Effect of systemic glucocorticoids on exacerbations of chronic obstructive pulmonary disease. N Engl J Med 1999;340:1941-7.
174. McCrory DC, Brown C, Gelfand SE, Bach PB. Management of acute exacerbations of COPD. A summary and appraisal of published evidence. Chest 2001;119:1190-1209.
175. Gold MR, Dec GW, Cocca-Spofford D, Thompson BT. Esmolol and ventilatory function in cardiac patients with COPD. Chest 1991;100:1215-8.

11 心臓血管管理

心臓手術における術後管理の第一目標は，適切な循環動態の達成である。心臓が適切に機能すれば，他臓器への灌流と酸素化が十分に維持され，順調な術後の回復が期待できる。短時間でも心機能が障害されると，臓器障害をきたし，致死率の高い合併症を招くことになる。本章では，心臓血管管理の基本的な概念について解説し，さらに心臓血管機能低下を招く低心拍出量症候群，高血圧，不整脈について，その評価方法および管理法を解説する。

I. 基本原理

心臓手術の術後管理で根幹となる概念は，心拍出量，組織の酸素化，心筋酸素需要および供給のバランスである。理想的には，酸素の需要と供給のバランスが保たれ，混合静脈血酸素飽和度が正常，かつ心係数 2.2 L/min/kg 以上を指標とする。

A. **心拍出量**は，一回拍出量と心拍数で規定される（CO = SV × HR）。一回拍出量は「左室拡張終期容積（LVEDV）－左室収縮終期容積（LVESV）」と等しく，心拍出量を心拍数で割ると得られる。一回拍出量を規定する因子は前負荷，後負荷，心収縮力の3つである。
   1. **前負荷**とは，左室拡張末期の筋線維の長さや拡張末期容積を意味する。最も的確な評価法は心エコー図検査による二次元画像で，心拍動に合わせて心臓の形態と機能をリアルタイムに描出する。しかし，左室容量の評価には，左心充満圧測定のほうが一般的である。Swan-Ganz カテーテルや肺動脈（PA）カテーテルを用いて，肺動脈拡張（PAD）圧や肺動脈楔入圧（PCWP）を測定し，左房に直接カテーテルを挿入して左房圧（LAP）を測定する。充満圧と容積の関係は，心室のコンプライアンスに規定される。
      a. 一般的には，評価部位が左室に近くなるほど，左室拡張終期圧（LVEDP）に近い値になる。したがって，精度は LAP > PCWP > PAD となる。PAD 圧は通常 PCWP と相関するが，肺高血圧症や内因性肺疾患を合併する患者では，しばしば高めに出る。その場合，経肺動脈圧較差（平均 PA 圧 － PCWP）が上昇する。したがって，このような患者で PAD 圧をもとに左室容積を計算すると，かなりの過剰評価につながることがある。
      b. 術後早期には充満圧の評価に注意を要する [1,2]。術後早期には，人工心肺（CPB）や心筋保護液の影響で心筋浮腫をきたし，心室のコンプライアンスが変化する。そのため，PAD 圧および PCWP が，LVEDV と相関しないことが多い。また，CPB 中のさまざまな炎症性物質の放出と血液製剤投与により，肺血管抵抗（PVR）が上昇することがある。
      c. 高血圧や大動脈狭窄のため，左室が硬化し肥大化すると，適度な左室充満を得るた

めに，より高い充満圧を必要とすることがある．対照的に，拡張し容量負荷のかかった心臓ではコンプライアンスが高く，圧は低いが LVEDV は高い．

d. 比較的心機能が正常な患者では，前負荷の評価法として中心静脈圧（CVP）だけをモニターし，Swan-Ganz カテーテルを使用しない施設が多い．心疾患がある場合には不正確になるが，正常な心臓であれば，左心充満が十分に推測できる[3,4]．一般的に，CVP が 15 〜 18mmHg を超えると強心薬の適応となる．他の低心拍出量の所見（酸素化の低下，尿量減少，アシドーシス）がある場合，Swan-Ganz カテーテルを挿入すると，問題を客観的に評価することができる．

2. **後負荷**は，収縮期の左室壁応力を意味する．後負荷は，前負荷（心室径と応力に関する Laplace の定理）と，等容性収縮後の心臓からの拍出に対する抵抗である体血管抵抗（SVR）に規定される．SVR は，Swan-Ganz カテーテルで計測した値を用いて計算する（**表 11.1**）．SVR の計算には，心係数でなく心拍出量が用いられていることに注意する．このため，心係数が同程度の場合，SVR は小柄な患者ほど高めに算出される．血管拡張薬で SVR を低下させると，一回拍出量が改善するが，しばしば輸液負荷と強心薬が併用される．

3. **心収縮力**は，一定の前負荷と後負荷のもとでの，心筋収縮機能の強さを表す．しかし，心収縮力は前負荷や心拍数増加，後負荷の減少，強心薬使用により改善される[5]．心収縮力の指標としては駆出率が一般的で，その評価法としては心エコー図検査が最も有用である．しかし，心収縮の状態は心拍出量や充満圧から推測されることが多い．

a. 開心術患者の心拍出量はふつう，Swan-Ganz カテーテルとベッドサイドのコンピュータを用いて，熱希釈法で計算する．カテーテルの CVP ポートから一定量の溶液を一気に注入すると，先端近くの熱解析器が温度変化のパターンを解析する．それをもとに，コンピュータが心拍出量を計算する．オフポンプ手術では，心拍出量を連続的にモニターできるカテーテルを使用し，オンラインで頻回に心拍出量を評価する[6]．

b. その他の心拍出量モニタリング法として，経食道ドプラー検査，胸部生体インピーダンス法，動脈圧波形解析がある[7〜13]．ドプラー血流速度波形より，フロータイムと最大流速が得られ，左室の収縮や充満，SVR を評価できる（**図 7.2 参照**）．生体インピーダンスは，電流に対する体の抵抗を測定する．電流は主に血液や細胞外水分を流れるため，抵抗の変化は血流の動きに相関し，これは一回拍出量にも相関する[11]．動脈圧波形解析装置は，心拍出量を動脈圧波形のエネルギーから計算するものである[12,13]．動脈血がリチウムセンサーを通過すると，アルゴリズムを用いて，一回拍出量と心拍出量を演算する．これらの方法はすべて，Swan-Ganz カテーテルによる熱希釈法で得られる心拍出量と同程度の信頼性がある．

4. 低心拍出量が必ずしも心機能低下を意味するわけではない．少ない心拍数，循環血液量減少，小さく硬い心室腔でも心拍出量は低下する．一方，左室が拡大した患者では，特に頻脈の場合に，正常な心拍出量でも心機能低下が隠れていることがある．このように低心拍出量状態の管理には，前述した要素をすべて考慮したうえで，適切な治療法を決定しなければならない．

B. 組織の酸素化

1. 組織への酸素運搬という基本原則にもとづき，循環動態の補助を行う．酸素運搬能は，

表 11.1 血行動態の計算式と正常値

計算式	正常値
心拍出量（CO）および心係数（CI） 心拍出量＝一回拍出量（SV）×心拍数（HR） 心係数＝心拍出量／体表面積（BSA）	4〜8L/min 2.2〜4.0L/min/m²
一回拍出量（SV） 一回拍出量＝ $\dfrac{\text{心拍出量（L/min）} \times 1000 \text{（mL/L）}}{\text{心拍数}}$	60〜100mL/回（1mL/kg/回）
一回拍出量係数（SVI） 一回拍出量係数＝ $\dfrac{\text{一回拍出量}}{\text{体表面積}}$	33〜47mL/回/m²
平均動脈圧（MAP） 平均動脈圧＝拡張期圧＋ $\dfrac{\text{（収縮期圧 - 拡張期圧）}}{3}$	70〜100mmHg
体血管抵抗（SVR） 体血管抵抗＝ $\dfrac{\text{平均動脈圧 - 中心静脈圧}}{\text{心拍出量}} \times 80$	800〜1,200dyne-s/cm⁵
肺血管抵抗（PVR） 肺血管抵抗＝ $\dfrac{\text{平均肺動脈圧 - 肺動脈楔入圧}}{\text{心拍出量}} \times 80$	50〜250dyne-s/cm⁵
左室一回仕事係数（LVSWI） 左室一回仕事係数＝一回拍出量係数× （平均動脈圧－肺動脈楔入圧）×0.0136	45〜75mg-M/回/m²

心拍出量，ヘモグロビン（Hb）濃度，動脈血酸素飽和度（Sao_2）に規定される。これは次の公式で表わされる。

$$O_2 \text{供給} = CO \text{（Hb} \times \% Sao_2) \times 1.39 + Pao_2 \times 0.0031$$

* 1.39（mL）：Hb 1g あたりの酸素運搬量
  0.0031（mL/Pao_2 torr）：酸素を液体に溶かした場合の溶解能

2. この公式から，組織へ運搬される酸素の大部分は Hb と結合し，液体には溶解していないことがわかる。そのため，術後に酸素供給が低下する主な要因の1つとして，低ヘマトクリットが考えられる。Hb 濃度を 1g/dL 上げると，血中酸素濃度が 1.39vol%上昇するが，Pao_2 を 100 torr 上げても，酸素運搬は 0.3vol%しか上がらない。
3. 術後早期の状態が安定している待期手術患者では，ヘマトクリットが最低 22〜24%あれば，組織の適切な酸素化が保証されて安全である，ということがいくつかの研究

からわかる[14〜16)]。このヘマトクリットでは組織への酸素供給は正常の60%以下に低下しているため，適切なO_2供給を得るためには，100％に近いSao_2と理想的な心拍出量を確保する必要がある。Sao_2が95〜100％の場合，さらにFio_2やPao_2を上げても，それ以上の効果はほとんど得られない。

4. ヘマトクリット30％以下でも術後経過は順調である，という考えにもとづき，輸血の閾値は高めに設定されている[17)]。また，輸血に関連した合併症も明らかになっている。輸血には，炎症性のサイトカインや2,3 二リン酸グリセリン酸（2,3-DPG）が含まれ，Hbの酸素親和性が亢進する。また，輸血は呼吸器合併症，創感染，死亡率のリスク増加に関与する[18〜20)]。これらの問題は，HIVや肝炎ウイルス感染のリスクと同様に，以前から議論されている問題であるが，高齢，虚弱，低左心機能，呼吸機能低下，低血圧，頻脈，虚血性の心電図変化などの特徴を認める患者では，輸血してヘマトクリットを25％以上に保つことが一般的な方法となっている。

5. 混合静脈血酸素飽和度（Svo_2）は，組織の灌流と酸素化を評価する方法として用いられる。光ファイバーオキシメータPAカテーテルを用いて，PAのSvo_2を連続的にモニターできる。オフポンプ手術時に広く使用され，血行動態悪化を示唆する所見の早期発見に利用されている。Swan-Ganzカテーテルの末梢側のPAポートから採血し，間欠的にSvo_2を計測することもできる。血行動態パラメータ変動が明らかになる前に，Svo_2が10％程度変動することがある。Svo_2の理論的な有用性にもかかわらず，いくつかの研究から，Svo_2は信頼性が低く，心拍出量に関しては感度の低い予測因子であるといわれている。しかし，他の血行動態パラメータとともにSvo_2の変動を解析すると，心機能や組織の酸素需要を，的確に把握できる[21,22)]。

   a. 開心術後の患者では，Svo_2の低下は一般的に，酸素供給の低下や組織の酸素抽出を反映し，心拍出量低下を示唆する。しかし，その他の因子も考慮しなければならない。シバリング，体温，貧血，Fio_2の変化，肺胞ガス交換の効率などがあり，酸素の需要と供給に関与し，常に変動する。Fickの公式は動脈と静脈の酸素濃度の差を用いて心拍出量を求めるもので，以下の公式を用いる。

$$Svo_2 = Sao_2 - \frac{酸素消費量}{Hb \times 1.39 \times 心拍出量} \times 10$$

   ＊ 正常値：$Pvo_2 = 40$ torr，$Svo_2 = 75\%$，$Pao_2 = 100$ torr，$Sao_2 = 99\%$

   b. この公式では，Svo_2の低下は，Sao_2低下，心拍出量やHbの低下，酸素消費量の増加が影響することが示されている。

   c. 動脈酸素飽和度が正常（$Sao_2 > 95\%$）の場合，$Pvo_2 < 30$ torrまたは$Svo_2 < 60$〜65％という値は心拍出量低下を示し，詳細な検討と改善策の必要性を示唆する。逆にSvo_2の上昇は，低体温，敗血症，心内シャントや末梢動静脈シャント時に認められ，酸素の抽出が少ないことを反映する。Svo_2の上昇は酸素の供給および利用の障害を示唆し，"正常な"心拍出量でも組織の適切な酸素化には不十分であることを示す。

6. 心係数が2.2L/min/m^2以上でSao_2が十分（$>95\%$）な場合，組織への酸素供給は適当であると推測される。したがって，酸素供給の評価にSvo_2測定は必要ない。しかし，組織の酸素化の計測が心機能評価に有用である場合がある。

a. 熱希釈法による心拍出量が信頼できない場合（三尖弁閉鎖不全症，Swan-Ganz カテーテルの位置が適切でない場合），または計測できない場合（機械弁による三尖弁置換術後や中心静脈血栓症など，Swan-Ganz カテーテルを留置しない，あるいはできない場合）[23]。
b. 熱希釈法による心拍出量がきわめて低く，臨床所見と一致しない場合（Swan-Ganz カテーテルの故障やコンピュータの誤った補正）。Svo_2 が正常であれば，組織の代謝需要に見合った心拍出量があると考えられる。
c. 患者の心機能が低下している場合，Svo_2 の動向を持続的に評価すると，相対的な心機能の変化を即時に得ることができる。

C. 心筋の酸素供給と需要
1. 心筋酸素需要（mvO_2）に影響を与える因子は，心拍出量を規定する因子（前負荷，後負荷，心拍数，心収縮力）とほぼ同じである。後負荷の減少により心拍出量が改善し，mvO_2 は低下する。一方，他の 3 因子が増加すると，mvO_2 が上昇し，心拍出量が増加する。虚血性心疾患患者の術前管理では，酸素需要量を最小限に抑えることが第一目標となる[24]。
2. 心筋酸素供給は，冠血流量（冠動脈やバイパスグラフト狭窄，血栓，攣縮の影響を受ける），拡張期の長さ，冠灌流圧，Hb 濃度，Sao_2 に規定される。完全血行再建術の術後管理では，酸素供給を改善する要因を適正化することが主な目標となり，ついで酸素需要増大を最小限に抑えることが課題となる。
   a. 心拍数は 80～90/min とする。過度な頻脈や不整脈を避ける。
   b. 適切な灌流圧（平均圧 80～90mmHg）を維持し，低血圧や高血圧にならないように注意を払う。
   c. 過剰な前負荷の回避，SVR の低下，強心薬による心収縮力の改善などに努め，心室の拡張や壁応力（後負荷）を最小限に保つ。
   d. ヘマトクリットを安全域内に保つ。Hb 濃度を上げれば酸素供給は必ず改善するが，輸血のリスクが発生するため，そのリスクと利益のバランスを考慮する。適切な心筋保護と血行再建が行われた心臓であれば，ヘマトクリットが 20％台を割らないかぎり，一般的に心筋虚血は起こらない[14〜16]。

II. 低心拍出量症候群

A. 概要
1. 十分な心拍出量を得ることが，術後の心臓血管管理の第一目標となる。心臓手術後，順調な回復を示す血行動態の目安として，心係数 $2.2L/min/m^2$，PCWP または PAD 圧 20mmHg 以下，心拍数 100/min 以下があげられる。体温は適切に管理され，四肢血流は良好で，尿量が十分に確保されている状態でなければならない[25]。
2. 低心拍出量状態に陥る確率が高い因子として，左室の収縮または拡張障害（低駆出率，心拡大，LVEDP 上昇），長時間の CPB，女性がある[26,27]。こうした患者では一般的に，再灌流の 5 分後に乳酸遊離が増加し，低心拍出量の独立した予測因子となる。おそらくこれは，不適切な心筋保護による有酸素代謝の回復遅延を示唆している[28]。

3. 通常は術中の心停止による虚血／再灌流障害の影響を受け，心機能は術後約6～8時間低下するが，24時間以内に元の状態まで回復する[29]。血行動態が理想的な値に回復するまで，しばしば一時的に強心薬が必要となる。CPB終了時に使用していた循環補助薬を術後も短時間継続し，満足な心拍出量に達したら徐々に減量する。
4. 心機能が低下した患者では，交感神経活動の亢進や内因性カテコールアミン産生などの代償機能が働いている。これにより，心拍数，心収縮力，動静脈の血管緊張が上昇し，前負荷および後負荷が増大する。これら因子すべてが，心拍出量や血圧の改善に働くが，無症候性の虚血が存在するような状況下では，心筋酸素需要も同時に増加させる可能性がある[30]。
5. 代償機能が働かなくなると，低心拍出量を示唆する重篤な所見が出現する。以下のものがある。
    a. 蒼白で冷たい四肢と発汗を伴う末梢循環不全
    b. 肺うっ血と酸素化の低下
    c. 腎血流低下と乏尿
    d. 代謝性アシドーシス
6. 侵襲的なモニタリングを行えば，患者の血行動態を連続的に評価でき，重篤な臨床所見が出現する前に，適切な治療を講じることができる。しかし，すぐれた臨床医であれば，頻脈の進行や末梢冷感など些細な所見からも，積極的な治療が必要であるという事実を把握することができる。低心拍出量に対する治療が行われるが，この病態は心係数 $2.0 L/min/m^2$ 以下と定義され，一般に左室充満圧 20mmHg 以上，SVR 1,500 dyne-s/cm^5 以上になる。患者の経過が順調かどうかを把握するには，血行動態パラメータの数字そのものでなく，値の変動に注目することが重要であると言っても過言ではない。
7. 術後の血行動態の問題に対する標準的な管理法は，**表 11.2** のとおりである。

B. **病因**：低心拍出量状態の原因として，前負荷，心収縮力，心拍数，後負荷の異常が考えられる。著明な左室肥大（LVH）と拡張障害を認める患者では，十分な心収縮力があっ

表 11.2 血行動態の異常に対する管理法

血圧（BP）	肺動脈楔入圧（PCW）	心拍出量（CO）	体血管抵抗（SVR）	対処法
↓	↓	↓	↓	輸液
N	↑	N	↑	静脈拡張薬または利尿薬
↓	↑	↓	↑	強心薬
↑	↑	↓	↑	血管拡張薬
↑↓	↑	↓	↑	強心薬／血管拡張薬／IABP
↓	N	N ↑	↓	α刺激薬

↑：上昇，↓：低下，N：正常，↑↓：一定しない

ても低心拍出量状態に陥ることがある[31]。
1. 左室前負荷の減少
    a. 循環血液量減少（出血，加温に伴う血管拡張，血管拡張薬，麻薬，鎮静薬）
    b. 心タンポナーデ
    c. 陽圧換気と PEEP
    d. 右室機能不全（右室梗塞，肺高血圧）
    e. 緊張性気胸
2. 心収縮力の低下
    a. 駆出率低下
    b. 一過性の虚血／再灌流障害による気絶心筋，心筋虚血，梗塞
        i. 術中の心筋保護不良
        ii. 不完全な心筋の血行再建
        iii. 術中の心筋梗塞の伸展
        iv. 冠動脈またはバイパスグラフトの攣縮
    c. 低酸素症，高二酸化炭素症，アシドーシス
3. 頻脈または徐脈性不整脈
    a. 充満時間の短縮をきたす頻脈
    b. 徐脈
    c. 心房収縮が欠如する心房性不整脈
    d. 心室性不整脈
4. 前負荷の増加
    a. 血管収縮
    b. 過剰輸液と心室の拡張
    c. 僧帽弁形成術または人工弁置換術後の左室流出路狭窄（突出あるいは遺残弁組織による）
5. 弛緩障害または高い充満圧を伴う拡張障害
6. 循環動態の変動や低血圧をきたす症候群
    a. 敗血症（SVR 低下による低血圧，初期には心拍出量が増加し循環亢進状態になるが，その後心筋抑制をきたす）
    b. アナフィラキシー反応（血液製剤，薬物）
    c. 副腎不全（原発性または術前のステロイド使用）
    d. プロタミン反応

C. 評価（注意すべき項目はカッコ内に記述）
1. ベッドサイドでの診察（呼吸音，心雑音，下肢の温度，末梢の脈拍）
2. 血行動態の測定：Swan-Ganz カテーテルを挿入して，充満圧を評価し，心拍出量を計測する；SVR を計算し，Svo_2 を測定する（低心拍出量，高い充満圧，高い SVR，低い Svo_2）
3. 動脈血ガス（低酸素症，高二酸化炭素症，アシドーシス／アルカローシス），ヘマトクリット（貧血），血清カリウム濃度（低または高カリウム血症）
4. 心電図（虚血，不整脈，刺激伝導障害）
5. 胸部 X 線撮影（気胸，血胸，気管チューブや大動脈内バルーンポンプの位置）

6. 尿量（乏尿）
7. 胸腔ドレナージ（縦隔出血）
8. 心エコー図検査による二次元画像は，低心拍出量の原因が同定できない場合に有用である。血行動態の測定値を参考にしながら，低心拍出量の原因が左室の収縮または拡張機能障害，右室の収縮機能障害，心タンポナーデのいずれであるかを確認するのに役立つ。**経食道心エコー法（TEE）**は，経胸腔的心エコー検査よりも的確ですぐれた情報を提供し，挿管中の患者では容易に施行できる。臨床所見から心タンポナーデが疑われるが，経胸腔的心エコー検査で確定できない場合にはTEEを考慮する[32]。

D. 治療（Box11.1）[25]
1. 十分な**酸素化**と**呼吸の確保**（10章参照）
2. **虚血**や**冠動脈攣縮**が疑われたら，まず薬物投与を行う。心筋虚血ではしばしばニトログリセリン静注が奏功するが，改善しない場合はさらなる検査が必要である。冠動脈攣縮（370ページ参照）の診断は困難だが，たいていはニトログリセリン静注やニフェジピン舌下，ジルチアゼム静注などカルシウム拮抗薬投与で改善する。
3. PCWPまたはPAD圧が18〜20mmHgになるまで容量を負荷して充満圧を上げ，**前負荷を適正化**する。これだけで十分な心拍出量を得られることもある。心筋回復に要する代謝性の需要が軽減されるため，心拍出量の改善には心房ペーシングよりも容量

Box11.1 低心拍出量症候群の管理

1. 治療可能な非心臓性の原因がないかを検索する（呼吸，酸塩基平衡，電解質）。
2. 虚血や冠動脈攣縮の治療
3. 前負荷の適正化（肺動脈楔入圧または左房圧を18〜20mmHgにする）
4. ペーシングを行い心拍数を90〜100/minにする。
5. 不整脈の治療
6. 心拍出量を測定し，心係数が 2.0L/min/m^2 以下なら強心薬を使用する。
   ・不整脈や頻脈がなければエピネフリン
   ・ドパミン（SVRが低い場合）またはドブタミン（SVRが高い場合）
   ・イナムリノン／ミルリノン
   ・IABP挿入
   ・心係数が低く，充満圧が高い場合にはネシリチド
7. SVRを計算し，1,500以上なら血管拡張薬を使用する。
   ・充満圧，SVR，血圧が高い場合にはニトロプルシド
   ・充満圧が高く，虚血や冠動脈攣縮が認められる場合にはニトログリセリン
8. 血圧およびSVRが低い場合
   ・心拍出量が低下していればノルエピネフリン
   ・心拍出量が十分であればフェニレフリン
   ・上記治療が無効ならバソプレシン
9. ヘマトクリット26％以下で輸血

負荷のほうが望ましい[33]。

a. 術前および術中の血行動態のデータをまとめ，患者独自の心臓病態生理を理解することにより，患者にとって理想的な左心充満圧が推定できる。麻酔導入により負荷の状況や自律神経興奮が変化するのと同様に，麻酔導入前のデータも，間違った判断につながることがある（値はすべて高くなる）。CPB終了時に行う直視下での心臓の観察，TEE, 心拍出量の計測をもとに，十分な心室充満や心機能を得るための適切な充満圧を設定する。

b. 例えば左室機能が良好な患者では，通常，PCWP 15〜18mmHgは最適な値である。一方，低左心機能，硬化かつ肥大化し拡張障害を認める心室，狭小化した心室腔（僧帽弁狭窄症や左室瘤切除後），術前に僧帽弁疾患による肺高血圧症を認める患者では，PCWPを20台前半まで上げ，前負荷を適度に維持することが重要である。心機能が低下した患者では，心室の大きさやコンプライアンスを考慮し，容量の追加投与が次の治療手段として適切かどうかを判断する。

c. 容量負荷に対する反応はさまざまである。水分を負荷しても充満圧が上昇しない状況は，術後早期に起こる毛細管漏出が原因の可能性がある。復温や血管拡張作用をもつ薬物（プロポフォールや麻薬）による血管拡張が原因のこともある。しかし，末梢血管の収縮の改善を意味することもあり，それは容量負荷により心拍出量が改善したことによる。SVRや後負荷が徐々に低下するにつれて，前負荷の上昇を伴わずに心拍出量がさらに改善する。

d. 心拍出量増加を認めない充満圧の上昇は，他臓器機能だけでなく心機能にも悪影響を与える。通常この時点で，強心薬の補助が必要となる。このように，水分負荷に対する反応を注意深く観察することが不可欠である。

 i. 過剰な前負荷により，左室壁応力は上昇し，心筋酸素消費量が増加し，かつ経心筋圧較差（大動脈拡張期圧－左室拡張期圧）が低下し冠灌流が減少するため，心筋虚血が増悪することがある。そのため，心収縮力も低下しうる。

 ii. 過剰な前負荷により，肺の間質性浮腫が増加することがあり，肺血管外水分の増加や換気血流比異常や低酸素症が進行する。

 iii. 右室機能不全の患者では，過剰な前負荷により右室の心筋血流量が減少し，虚血が進行しうる。右室の過剰な拡張や中隔の左方偏位は左室拡張や充満を阻害するため，右室拡大は左室機能不全の一因となることがある。

 iv. 右室または両心室機能不全により，静脈圧が上昇し，他臓器への灌流圧が低下することがある。そのため，腎臓（乏尿を引き起こす），腸管（内臓虚血，黄疸，イレウス），脳（精神状態の変化）に悪影響を与えうる。

 v. このように，充満圧の上昇を伴う心機能不全を認めた場合，輸液を追加したいという誘惑に負けてはならない。**過剰な前負荷は，心機能の改善よりむしろ悪化を招くため，絶対に避けなければならない。**

4. 心拍数と調律を安定させる。心房心室が同期し，心拍数が90〜100/minとなるように，あらゆる処置を試みる。心房（AOOまたはAAI）または房室（DDD, DVI）ペーシングが必要なことがある。これらのペーシング法では心房収縮が確保されるため，心室ペーシングと比較して，心拍出量が20〜30％改善する利点がある。特に肥大した心室で効果を発揮する。必要であれば抗不整脈薬を使用し，心室の異所性興奮を抑え，心房細動（AF）の心拍数を下げる。

5. 強心薬を用いて心収縮力の改善をはかる。血管作動薬の血行動態への刺激作用（α，β，非アドレナリン性）と，前負荷，後負荷，心拍数，心収縮力に与える影響を十分に理解しておくことが必須となる。これらの投薬とその選択に関する概要は，326〜338ページで解説する。

   a. 術後早期の強心薬投与には相反する面があり，心拍出量を増加させる一方，酸素需要量を増加させる働きがある（すなわち，心拍数や心収縮力の上昇）。しかし，酸素需要量の主な規定因子は，心室に課せられる圧仕事量である。圧仕事量は後負荷を反映するが，後負荷は前負荷やSVRで規定される。悪化傾向の心臓では，強心薬使用により心機能が改善し，前負荷，後負荷，しばしば心拍数まで減少する。したがって，心収縮力が増加すると，必ずしも酸素需要量が増加するというわけではない。

   b. 低心拍出量が持続する場合には，**大動脈バルーンポンプ（IABP）**による生理学的な循環補助を必ず検討する。薬物治療やIABP挿入にもかかわらず，CPBから離脱不能，または重篤な心機能障害を認める場合，**循環補助装置**の使用を検討する。詳細は343〜354ページを参照。

6. 心拍出量が低下した患者では，血圧モニターに注意して低血圧を回避しながら，血管拡張薬を用いて後負荷の軽減に努める（354ページ参照）。心係数が著明に低下した患者では，強い血管収縮でSVRを上昇させ，血流を中心に集めて低心拍出量を代償している可能性があるため，血管拡張薬の使用には注意を要する。SVRが計算上1,500dyne-s/cm^{5}を超える場合，血管拡張薬を単独，あるいは強心薬と組み合わせて使用することがある。

7. 患者の経過が順調か順調でないかを判断するには，すべての血行動態パラメータを総合的に検討することが不可欠である。例えば，心機能はよくないが血圧が高い，心臓は不安定だが心拍出量は十分ある，心機能は正常だが心拍出量が低い，といった状況が考えられる。

   a. 適度あるいは高い血圧が，必ずしも良好な心機能を意味するわけではない。血圧（BP）は，心拍出量（CO）と体血管抵抗（SVR）の影響を直接受ける（BP=CO×SVR）。術後早期には，交感神経活動の亢進と末梢血管収縮によりSVRが上昇するため，血圧が正常または高くても，心機能は低下しているという状態がある。充満圧が上昇している症例では，血管拡張薬を用いて後負荷を軽減すると，心筋虚血が軽減し心機能が改善する。しかし，**血圧が高い患者の強心薬の中止は，良好な心拍出量が確認された場合のみ考慮する**。判断を誤ると，急激に状態が悪化する。

   b. 心拍出量が"十分な"値であっても，心拍数が多く一回拍出量が少ない場合，心機能は良好であるとの判断は誤りである。

      i. 頻脈は急性の心筋虚血や梗塞の前兆となることがあり，機能が低下した心臓では虚血のおそれがある。一回拍出量係数（SVI）は，心臓が一回の拍動でどの程度の血液を拍出するかが評価できるため，心機能の評価法としてすぐれている。循環血液量が低下した状態でなければ，低いSVI（30mL/回/m^{2}未満）は低左心機能を意味し，通常，強心薬の適応となる。障害され虚血をきたした心臓では，β遮断薬は理論的には心拍数のコントロールに有用であるが，左室機能不全を伴う患者では耐容能が低く，使用を控えるべきである。

      ii. 左室腔が狭小な患者（左室瘤切除後，僧帽弁狭窄症に対する人工弁置換術後）で

は，洞性頻脈は少ない一回拍出量を代償するうえで有効に作用していることがある。このような状況下で，薬物を用いて心拍数を抑えようとすると，著明な心拍出量の低下をきたすことがある。しばしば洞性頻脈は，循環血液量減少を代償する所見となり，輸液負荷によりすぐに解決できる。

  iii. 著明な左室肥大および拡張機能障害を認める患者でも，しばしば洞性頻脈が認められるが，特に大動脈弁狭窄症における人工弁置換術後の患者に多い。このような状態では，狭小でコンプライアンスの低い左室腔のため，心機能は適切に保たれていても，心拍出量は少ない。適切な容量負荷を行った後，β遮断薬やカルシウム拮抗薬を使用して心拍数を下げることがあるが，特別な注意が必要である。イナムリノン／ミルリノン，ネシリチドなどの拡張機能を改善する薬物（弛緩薬）が有用である。

  iv. 心機能が良好な若年者で，一回拍出量の多い頻脈がしばしば認められる。エスモロールなどのβ遮断薬により安全に治療できる。

 c. 血液循環量が減少し（左室機能が正常であっても），代償性の頻脈を認めない場合，心拍出量が低下することがある。この状況は，術前にβ遮断薬が効いていた患者や，手術終了時にペーシングを要した患者で起こりやすい。ペーシングを90回／minまで上げて開始し，適度に輸液負荷を行うと，心拍出量の改善が必ず得られる。適度な充満圧で心拍出量が低い場合，強心薬を追加する。充満圧が上昇しても輸液を続けたいという誘惑は誰にでも起こるものであるが，悪化傾向の心臓にとっては有益というよりも有害なだけである。

8. **血圧の維持**

 a. **十分な心拍出量はあるが，SVRが低く血圧が低い患者**では，しばしば充満圧の低下を認め，適度な輸液負荷により，血圧の改善が得られることがある。これは鎮静下の患者で，血管拡張作用のある薬物を投与された場合に一般的である。また，術前にアンギオテンシン変換酵素（ACE）阻害薬（レニン-アンギオテンシン系を阻害），カルシウム拮抗薬，アンギオテンシン受容体拮抗薬，アミオダロン（α，β受容体を遮断して交感神経刺激を阻害）が使用されていた患者でもよく認められる。

  i. 低血圧が続く場合，α刺激薬を使用してSVRを上げる。心拍出量が限界域の患者ではβ刺激作用を有するノルエピネフリンが望ましいが，適度な心拍出量がある患者では，純粋なα作動性のフェニレフリンが最適である。ある論文では，ノルエピネフリンは腎機能にほとんど悪影響を与えないと報告されているが，多くの研究で，ある程度の腎血管収縮をもたらすとされている[34, 35]。フェニレフリンよりもノルエピネフリンに反応する患者もいれば，逆の患者もいる。

  ii. フェニレフリンやノルエピネフリン投与にもかかわらず，心拍出量は十分だが薬物抵抗性の低血圧が持続する場合，"血管麻痺"という自律神経障害が疑われる。全身性炎症反応を引き金に，一酸化窒素（NO）誘発性の血管拡張が関与するといわれている。CPB後に血圧が正常な患者のバソプレシン値は低いことが示されているが，血管が拡張して"ショック"状態の患者では異常に低くなる。**アルギニンバソプレシン**は，血管作動性V_1受容体および腎V_2受容体に作用するが，このような患者に0.1～0.4単位／min投与すると，血圧が回復する。血管拡張性のショック状態の患者では，バソプレシンに対する感受性が高いため，この程度の少量投与で十分である。アルギニンバソプレシンは，α刺激薬が腎血流に及

ぼす影響とは反対に，輸入細動脈よりも輸出細動脈を収縮させて，腎血流量を改善する[36〜39]。

    iii. バソプレシン以外の薬物としてメチレンブルー 1.5mg/kg があり，NO 誘導性のグアニル酸シクラーゼを阻害する。CPB 後に血管麻痺をきたした患者の罹患率や死亡率の低下に有効であったと報告されている[40,41]。

  b. 適切な充満圧に到達した後も，**低血圧と低心拍出量が持続する場合**，血圧を上げる目的で強心薬を開始する。それでも血圧が上昇しない場合，心拍出量改善を目的に IABP を挿入する。しばしば α 刺激薬が追加されるが，β 作用も有するノルエピネフリンが望ましい。α 刺激薬は冠灌流圧を上げ，しばしば心拍出量を改善する。バソプレシンは単なる血管収縮薬で強心作用がなく，ノルエピネフリンよりも内臓の血流を低下させるため，心拍出量が低下した患者には使用してはならない[42]。

9. 輸血を行い，貧血を補正する。術後のヘマトクリットは通常 24% 以上に保たれているが，血行動態が不安定な場合や心筋虚血が明白な場合，輸血を考慮する。

E. 右室機能不全と肺高血圧

1. 右室機能不全により左室の適度な充満が阻害され，低心拍出量の原因となることがある。以下の病態で，右室機能不全に陥りやすい。
    a. 右冠動脈（RCA）疾患，または左優位な冠灌流における重症冠動脈疾患
    b. RCA 中枢の閉塞による右室梗塞
    c. 僧帽弁／大動脈弁疾患，または心移植患者の重症左室機能不全による肺高血圧症：後者では，長期間の肺高血圧にドナー心がすぐ適応できず，特に，移植心が小さく虚血時間が長い場合，右室機能不全が起こる。
2. しかし，右室に問題がなかった患者でも，右室収縮不全をきたすことがある。原因は，以下のとおりである。
    a. 術中の心筋保護の不良，側副血行路が乏しい RCA の閉塞や，逆行性心筋保護のみの使用
    b. 長時間の虚血／気絶心筋
    c. 不注意による RCA 支配領域の虚血（大動脈基部置換術後の RCA 屈曲など）
    d. 冠動脈塞栓症：空気（ほとんどは弁手術時），血栓，粒子状物質〔冠動脈バイパス術（CABG）再手術や弁手術時〕
    e. 低血圧および右室の低灌流
    f. 急性の肺高血圧（PVR および右室後負荷の上昇）。原因は以下のとおり。
        ・血液製剤や CPB に含まれる血管作動性物質
        ・重篤な左室機能不全
        ・プロタミン反応（"致死性の肺血管収縮"）
        ・低酸素症とアシドーシス
        ・緊張性気胸
    g. 右室圧上昇：合併する疾患，急性呼吸促拍症候群，肺塞栓
3. 右室機能不全単独の場合は，高い右房圧肺動脈楔入圧比で特徴づけられるが，左室機能不全が併存した場合，信頼性がない。右室機能不全の評価には，熱希釈法で右室駆出率を測定するカテーテルの使用や心エコー図検査が非常に有用である[43,44]。しかし，このような患者で重症の三尖弁閉鎖不全症があると，熱希釈法で得られた心拍出量が

あてにならないこともある。したがって，心拍出量の評価には，混合静脈血酸素飽和度，rapid response RV catheter，非侵襲的な検査（動脈圧波形の解析，生体インピーダンス，経食道ドプラー）などの手段が必要となる。
4. 左右の心室は相互に影響しあうため，右室機能不全により左室機能不全が引き起こされることがある。右室が拡張し心室中隔が左方へ偏位すると，左室の拡張が障害される。左室機能不全が進行すると，全身の灌流圧の低下，右室の虚血，肺動脈圧の上昇，右室後負荷の増大をきたす。
5. 治療の最終目標は，右室前負荷の適正化，房室伝導の確保，全身の灌流圧の維持，右室の収縮力の改善，PVR低下による右室後負荷の軽減，左室機能の適正化である（Box11.2）。
    a. 右室拡大による右室灌流や左室機能への悪影響に注意しながら，**右室前負荷を増加させる**。右室梗塞に陥り右室機能が低下した患者では，一般的に輸液負荷により心拍出量が改善されると考えられている。しかし，右房圧を20mmHg以上にしてはならない。右房圧が20mmHgになるまで輸液を行っても心拍出量の改善が得られない場合，さらなる輸液は禁忌である。右室容量が過剰になると，右室機能の増悪，左室充満圧の低下，全身の静脈圧亢進が起こる。
    b. **房室（AV）伝導の確保**が不可欠である。
    c. PVRを上昇させる薬を控えつつ，全身の灌流圧を維持する。適度な右室灌流を確保するために，IABP挿入が必要なことがある。
    d. 低体温，低酸素症，高二酸化炭素症，過呼吸による呼吸性アシドーシスを補正すると，PVRが低下する（高二酸化炭素症よりもアシドーシスのほうが，強力な増悪

Box11.2　右心不全の治療

1. 前負荷の適正化（CVPを18〜20mmHgとする）
2. 房室伝導の確保
3. 血管作動薬やIABPにより，適切な全身灌流圧を維持する。
4. 右室後負荷（PVR）の減少と右室収縮力の改善
    a. 低体温，低酸素症，高二酸化炭素症，アシドーシスの改善
    b. 血管拡張作用のある強心薬の使用（イナムリノン，ミルリノン，低用量のエピネフリン，ドブタミン）
    c. 肺血管拡張薬の使用
        ⅰ．ネシリチド
        ⅱ．一酸化窒素吸入
        ⅲ．プロスタサイクリン吸入
        ⅳ．プロスタグランジンE_1静注
        ⅴ．アデノシン
        ⅵ．エンドセリン拮抗薬？（ボセタン経口，テゾセンタン静注）
5. 左室機能の最適化
6. 上記治療が無効なら循環補助装置（RVAD）

e. 右室および左室機能を補助し，かつPA圧を低下させる**強心薬**を選択する。
    i. ホスホジエステラーゼ（PDE）阻害薬の**イナムリノンやミルリノン**は，血圧を低下させるため，α刺激薬を併用してSVRを上げる必要があるが，右室収縮力の改善や肺動脈圧低下に非常に有用である。残念ながら，α刺激薬はPVRも上昇させることがある。ドブタミンはPDE阻害薬と似た作用をもつ。
    ii. イソプロテレノールは右室収縮力の改善に効果的だが，著しい頻脈を招くことが多いため，心移植後の患者以外では，ほとんど使用されることはない。
f. **肺血管拡張薬**の使用も検討する。
    i. ネシリチドは合成βタイプナトリウム利尿ペプチドで，直接的な強心作用はもたないが，バランスのとれた強力な血管拡張薬で，前負荷と後負荷をともに軽減させる。肺動脈圧と血圧を低下させ，間接的に心拍出量を改善する。また，腎灌流量を増加させ，ループ利尿薬使用時には相乗効果を発揮して，強力な利尿効果をもたらす[45, 46]。$2\mu g/kg$を1分かけてボーラス静注した後，$0.01\sim0.03\mu g/kg/min$で持続点滴する。
    ii. NO吸入（iNO）は，SVRへの影響がわずかで，肺動脈を選択的に拡張する[47~49]。右室の後負荷が低下し，全身への灌流圧を維持しながら右室機能を改善する。通常，呼吸器回路より$10\sim40ppm$のNOを流す。O_2とNOが理想的に混和され，肺への有害物質であるNO_2発生ができるだけ少ない回路を設計する必要がある。NO投与中は，蛍光化学法を用いて呼吸器の吸気回路よりNO濃度を，呼気回路よりNO_2濃度を測定することが必須となる。呼吸器の排気部に回収装置を接続すると理想的である。iNOはきわめて有効だが，非常に高価であるうえ使用が煩雑で，モニターが適切に行われないと有毒物質になる可能性がある。
    ・NOには肺内シャントを増加させる働きはない。他の肺血管拡張薬（ニトロプルシドなど）と同様，低酸素性の血管攣縮を改善し，Pao_2/Fio_2を上昇させる[49, 50]。
    ・肺高血圧が重篤であればあるほど，PVRの低下率が増大する[51]。
    ・弁疾患者などで認められるNO抵抗性の肺高血圧では，ジピリダモール$0.2mg/kg$静注の追加により，右室後負荷の軽減が得られる[52~54]。ジピリダモールは血管平滑筋内の環状グアノシン一リン酸の加水分解をブロックし，NO中止後のリバウンド性の肺高血圧を緩和する。リバウンド性の肺高血圧は，NO投与でエンドセリン-1が誘発され，その血中濃度が上昇するために起こると考えられる[55]。
    ・血流内のNOは，急速に代謝されてメトヘモグロビン（metHb）に変わるため，metHbのモニターが必要である。メトヘモグロビン血症は成人ではほとんどないが，小児では大きな問題となる。
    ・リバウンド性のPVR上昇を予防するため，NOは徐々に減らす。一般的な指標として，30分毎に20%以下の割合でNO量を減らす。6ppmまで減量したら，NOを中止する。
    ・CPB終了時に肺高血圧を認めた患者でiNOとミルリノンの効果を比較してみると，iNOのほうが心拍数が減少して右室駆出率がすぐれ，SVRを維持するためのフェニレフリンの使用は少なかった[56]。
    iii. プロスタグランジンE_1（PGE_1）やその類似薬〔エポプロステノール（プロスタ

サイクリン）とイロプロスト〕は，強力な肺血管拡張薬で，主として心移植待期患者の血管反応性の評価に使用される。しかし，さまざまな心臓手術（ふつう僧帽弁手術や移植）の術中・術後に有用で，重篤な肺高血圧患者の肺動脈圧を低下させ，右室機能を改善する。

- PGE$_1$ は肺血管の拡張が得られるまで 0.03～0.2μg/kg/min で投与するが，一般的には全身性の低血圧を避けるために，0.1μg/kg/min 以下で使用する[57]。投与量が多い場合には，ノルエピネフリンを併用して SVR 低下を緩和する必要がある。その場合，左房ラインより直接ノルエピネフリンを投与して，肺血管に対する有害な作用を最小限に抑える[58]。
- エポプロステノール（プロスタサイクリン，PGI$_2$）静注は，肺で不活化されず，全身の血管拡張作用は PGE$_1$ の 10 倍以上である。しかし，PGI$_2$ 吸入は非常に有効で，短時間作用型で選択的に肺血管を拡張し，SVR に影響することなく右室機能を改善する[59〜61]。また，換気血流比不均衡を是正して酸素化を改善する可能性がある。投与法としては，手術室で 60μg を単回吸入のほか，体重換算（全身の血管拡張を認めるまで 50ng/kg/min までの範囲で増量），濃度換算，20μg/mL 溶解液を 8mL/hr で投与などがある。PGI$_2$ 吸入中止後，約 25 分で完全に効果が消失する。この薬物が iNO よりもすぐれた点としては，値段が非常に安いこと，有毒な代謝産物がないこと，投与やモニターが簡便なことがあげられる。
- イロプロストはプロスタサイクリンの類似品で，血圧や SVR にほとんど影響を与えることなく PVR を低下させて，心拍出量を増加させる。術中および術後に 12.5～50μg をエゾルで投与する[62,63]。一回の噴霧で血行動態への効果が 1～2 時間持続する。

 iv. 心臓手術後の肺高血圧患者に対して，iNO（40ppm），PGE$_1$（0.1μg/kg/min），ニトログリセリン（3～5μg/kg/min）の効果を比較したところ，すべての薬物で PVR 低下が認められた。ただし，iNO は全身の血管を拡張することなく心拍出量を増加させる。PGE$_1$ は心拍出量の増加と右室機能改善をもたらすが，全身の血管を拡張する。ニトログリセリンは SVR を低下させ，血行動態の改善も得られない[64,65]。この結果から，いくつかの静脈内投与薬物より，肺血管拡張薬の吸入療法のほうがすぐれていることがわかる。
 v. アデノシン 500μg/kg/min 投与は，選択的に著明な肺血管拡張をもたらし，それにより心拍出量の改善が得られる[66]。
 vi. エンドセリン受容体拮抗薬は原発性肺高血圧症の患者で使用されているが，術後に肺動脈圧が上昇し，右室機能不全をきたした患者にも有効であることが判明した。この薬物の有用性と役割は，まだ確立されていないのが現状である。入手可能な薬物として，経口薬ではボセタン，静注薬ではテゾセンタンがあり，2004 年中頃よりヨーロッパで販売されている。

 g. 強心薬や肺血管拡張薬の投与および，IABP 挿入にもかかわらず，右室機能不全が持続する場合，右室補助装置などの循環補助装置の導入が必要になる。

F. **拡張機能障害**は，高血圧患者のうっ血性心不全（CHF）の主な原因である。CPB や心筋保護液の使用により，心筋浮腫やコンプライアンスがさらに悪化し，術後血行動態の

問題に難渋する。この状況は，長時間の大動脈遮断症例，特に狭小で肥大した心臓の患者で顕著となる。

1. 拡張機能障害の原因として，拡張期の弛緩障害または拡張期のコンプライアンス低下があり，しばしば異常な頻脈を認める[67]。最終的に低心拍出量症候群に至り，拡張終期に小さな左室腔で高い左室充満圧が持続する（226 ページ参照）。心臓の硬さは心エコー図検査で確認できるが，しばしば低心拍出量状態でも正常な収縮能を認めることがある。
2. この問題は治療が難しく，しばしば腎機能障害などの末梢臓器機能不全を招き，臓器障害は拡張機能障害が改善するまで進行する。しばしば強心薬が使用されるが，ほとんど効果がない。一方，ACE 阻害薬はコンプライアンスを改善するほか，カルシウム拮抗薬，ネシリチド，イナムリノン／ミルリノンなどの拡張機能の改善効果を有する薬物が，弛緩を改善する。また，β 遮断薬やカルシウム拮抗薬など脈を遅くする薬が，過度の頻脈の治療に用いられる。積極的な利尿は，コンプライアンス低下の原因となる心筋浮腫を軽減するため，有用である。

III. 強心薬および血管作動薬

A. 概要

1. 心機能が低下した患者の血行動態を補助する血管作動薬には，さまざまな種類がある。充満圧を適切な値にした後，慎重に血管作動薬を選択し，適度な心係数（> 2.2L/min/m^2）および血圧の達成に努める。特定の薬物の選択は，作用機序や使用制限の理解にもとづく。カテコールアミンは，α または β アドレナリン受容体に作用する。β 受容体刺激によりアデニル酸シクラーゼが刺激され，細胞内のサイクリック AMP（cAMP）が上昇する。逆に PDE 阻害薬（イナムリノン，ミルリノン）は，cAMP 分解を阻害して cAMP を上昇させる。cAMP が上昇すると心筋細胞へのカルシウム流入が促進し，心収縮力が増大する[25]。
    - α_1 および α_2 刺激により SVR および PVR が上昇する。心臓の α_1 受容体により心収縮力は増加し，心拍数は減少する。
    - β_1 刺激により心収縮力（変力性），心拍数（変時性），伝導性（変伝導性）が亢進する。
    - β_2 刺激により末梢血管および気管支が拡張する。
2. α と β の両方の作用をもつ薬物の総合的な効果は，使用量により異なる。その効果を**表 11.3** にまとめた。
3. 選択的に作用する薬を数種類併用すると，一剤を高用量で使用するよりも，副作用を少なくすることができる。例えば，
    - 血管収縮性（α）の強心薬を血管拡張薬と併用すると，SVR 上昇を抑制しながら心収縮力の改善が得られる。
    - 血管拡張性の強心薬を α 刺激薬と併用すると，SVR を維持できる。
    - カテコールアミンを PDE 阻害薬と併用すると，肺動脈および全身の血管拡張を確保しながら，相乗的に強心効果が得られる。
    - 肺血管拡張薬を右心系から投与しながら α 刺激薬を左房より直接投与すると，SVR が維持できる。

表 11.3 血管作動薬の血行動態への効果

薬物	体血管抵抗 (SVR)	心拍数 (HR)	肺動脈楔入圧 (PCWP)	心係数 (CI)	平均動脈圧 (MAP)	心筋酸素需要量 (MVO_2)
ドパミン	↓↑	↑↑↑	↓↑	↑	↓↑	↑
ドブタミン	↓	↑↑↑	↓	↑	↓↔↑	↑↔
エピネフリン	↓↑	↑↑	↓↑	↑	↑	↑
イナムリノン/ミルリノン	↓↓	↑	↓	↑	↓	↓↑
イソプロテレノール	↓↓	↑↑↑↑	↓	↑	↓↑	↑
塩化カルシウム	↑	↔	↑	↑	↑↑	↑
ノルエピネフリン	↑↑	↑↑	↑↑	↑	↑↑↑	↑
フェニレフリン	↑↑	↔	↑	↔	↑↑	↔↑
ネシリチド	↓↓	↔	↓↓	↑*	↓↓	↓↓

↑：上昇，↓：低下，↔：不変，↓↑：効果は一定しない．＊：間接的作用

注意：
1. 効果は使用量によって異なる（特に低用量のドパミンやエピネフリンの効果は1本目の矢印で示される）．
2. 相対的な効果の強さを矢印の本数で示す．
3. SVRが低下しても，陽性変力作用により平均動脈圧が上昇するような薬物がある．
4. イナムリノン，ミルリノン，カルシウムは，αおよびβ受容体には作用しない．

4. ほとんどの血管作動薬は，薬物が適切な血中濃度を保ちながら全身を循環した場合に，その効果を発揮する．したがってこれらの薬物は，末梢点滴よりも中心静脈から持続注入ポンプを用いて投与すべきである．とはいえ，経中心静脈投与では薬物の一部は肺で排除・不活化されるため，左房ラインから注入するほうが，高い濃度を保つこともある．さらに，ノルエピネフリンやエピネフリンなどの静注薬を左房ラインから投与すると，右室機能不全に関与するPVR上昇を最小限にとどめることができる[68]．
5. 表11.4に標準的な混合および投与法を示す．

B. エピネフリン

1. 血行動態への作用
   a. エピネフリンは強力な$β_1$刺激薬で，心拍数および心収縮力の増加により心拍出量を増大させる．$2μg/min$以下（$< 0.03μg/kg/min$）では，$β_2$作用により軽度の末梢血管拡張を生じるが，心拍出量の増加により血圧は不変または上昇する．$2μg/min$以上（$> 0.03μg/kg/min$）では，α作用によりSVRが上昇して，血圧が上昇する．エピネフリンを低用量で使用すると，α作用は十分に発揮されず，代

表 11.4 血管作動薬の混合法と使用量

薬物	混合法	使用量
ドパミン	400mg/250mL	2〜20μg/kg/min
ドブタミン	500mg/250mL	5〜20μg/kg/min
エピネフリン	1mg/250mL	1〜4μg/min（0.001〜0.05μg/kg/min）
イナムリノン	200mg/200mL	0.75mg/kg ボーラス，その後 10〜15μg/kg/min
ミルリノン	20mg/200mL	50μg/kg ボーラス，その後 0.375〜0.75μg/kg/min
イソプロテレノール	1mg/250mL	0.5〜10μg/min（0.01〜0.1μg/kg/min）
ノルエピネフリン	4mg/250mL	1〜50μg/min（0.015〜0.5μg/kg/min）
フェニレフリン	40mg/250mL	5〜150μg/min（0.05〜1.5μg/kg/min）

注意：Xmg を 250mL に溶解して 15 滴滴下すると，Xμg（mg の 1/100）投与する割合になる．例えば，200mg/250mL 溶解液を 15 滴滴下すると，200μg 投与することになる．60 滴＝ 1mL，15 滴/min ＝ 15mL/hr となる．
注意：溶解後の全容量が総量となる．アムリノンを例にとると，アムリノン 50mL に 150mL 溶解液を加えると，総量 200mL になる．他の薬物は薬液量がごく少量である．

謝性アシドーシスをきたすことがある．
  b. エピネフリンは強力な β_2 刺激薬であり，気管支拡張作用を生じる．
  c. エピネフリンは不整脈や頻脈を誘発することがあるが，2μg/min 投与では，ドブタミン 5μg/kg/min よりもその発生率は低いと報告されている[69]．
  d. 左房ラインからのエピネフリン投与では，経中心静脈投与よりも，肺動脈圧や PVR は低く，心係数は高くなる．右室後負荷の増加に対応できない右室機能不全の患者で，効果を発揮することがある[68]．しかしながら，このような状況では PDE 阻害薬が最適である．
 2. 適応
  a. エピネフリンはふつう，頻脈や心室性期外収縮がなければ，**心機能低下**に対する第一選択薬となる．心停止後，収縮能回復にやや時間を要する肥大した心臓に，非常に有効である．エピネフリンはすぐれた効果をもつうえに，値段が非常に安い．
  b. エピネフリンは，自己の心拍数が遅い場合，**洞結節を刺激**するうえで特に有用である．CPB 終了時にエピネフリンを使用すると，しばしばペーシングに対する心房の反応性が亢進する．
  c. 気管支攣縮で特に強心薬も必要となる場合，エピネフリンが奏功することがある．
  d. アナフィラキシー（プロタミン反応）
  e. 心停止時の蘇生
 3. 用量：**開始量**は，1mg/250mL 溶解液を 1μg/min（約 0.01μg/kg/min）で投与する．4μg/min（約 0.05μg/kg/min）まで増量可能である．心臓手術後の患者でこれ以上の高用量が必要となることはほとんどない．

C. ドパミン
1. 血漿濃度や効果は投与量と相関しないことがあるが，血行動態に対する影響は用量に依存する[70]。
    a. ドパミンは，2～3μg/kg/min では選択的に"ドパミン作動性"効果を示し，腎臓の輸入細動脈の血管緊張を低下させ，輸出細動脈を間接的に収縮させる。総合的な効果としては，腎血流，糸球体濾過率，尿量の増加がみられる。軽度の β_2 作用により，末梢血管抵抗が低下し血圧が低下する。低用量でも，α_1 および β_1 受容体を刺激する。β_1 受容体を刺激することで，高度な頻脈をきたす可能性がある。
    注意：この濃度におけるドパミンの利尿効果は，強心作用と腎尿細管機能に対する効果による。一度急性尿細管壊死を起こすと，ドパミンを使用しても自然経過の回避や改善は得られないことが明らかになっている[71]。
    b. ドパミンを 3～8μg/kg/min で使用すると，β_1 変力作用により心収縮力が改善し，陽性変時作用によって種々の程度に心拍数が上昇し，不整脈誘発性が高まる。変伝導性効果により，心房細動（AF）/心房粗動時の房室伝導能が亢進する[72]。
    c. 8μg/kg/min 以上の用量では変力作用は増大するが，直接的に，および内因性のノルエピネフリン放出により，α 作用も顕著となる。これにより SVR，血圧，充満圧が上昇し，心筋酸素消費量や心機能に悪影響を与える。ニトロプルシドなどの血管拡張薬を併用すると，α 作用が緩衝され，心拍出量を最大限に増やすことができる。血管収縮作用は認めるが，ドパミン作動性効果は維持されうる[25]。
2. 適応
    a. ドパミンは，心拍出量が低下した状態の第一選択薬であり，特に SVR が低く，血圧が低い患者で適応となる。低用量でも高度な頻脈や時に過剰な尿量を認める場合には，使用が制限されることがある。その場合，他の強心薬を選択する。
    b. 術前からの腎機能障害の有無に関係なく，ドパミンは尿量の改善に有用である。その一方，開心術中および術後早期の"腎保護"作用については議論が分かれ，ほとんどの研究では，腎機能の保持に関する有用性は示されていない[73,74]。
3. 開始量は，400mg/250mL 溶解液を 2μg/kg/min とする。20μg/kg/min まで増量可能である。

D. ドブタミン
1. 血行動態への作用
    a. ドブタミンは強力な β_1 作用をもつ陽性変力薬で，用量依存性に心拍数および心収縮力を増加させる。また，軽度の α_1（血管収縮）作用と β_2（血管拡張）作用をもち，SVR に影響を与える。ある研究では，CPB 終了時には β_2 効果よりも α_1 効果が優位となり，SVR が上昇すると報告されている[75]。拡張期の充満圧は，通常低下する。心機能が改善することで，血圧が維持される。
    b. さまざまな研究で，他の強心薬とドブタミンが比較されている。
        i. ドブタミンとドパミンは，同程度に心筋酸素需要量を増加させるが，ドブタミンだけが，それに見合うだけの心筋血流量を増加させる[76]。しかし，このような心筋の需要と供給に関する好ましい作用は，頻脈が進行するとある程度相殺されてしまう。また，ドパミンとは対照的にドブタミンでは，前負荷と後負荷の軽減によって，左室壁応力や酸素需要量が低下するとする研究もある[77]。この所見は，特に容

量過負荷の心臓（僧帽弁または大動脈弁閉鎖不全症に対する弁置換術後）で顕著である[78]。
  ii. ドブタミンはエピネフリンよりも頻脈を起こしやすい[69]。
  iii. ドブタミンおよびPDE阻害薬は同程度に血行動態を補助するが，ドブタミンのほうが高血圧や頻脈を起こしやすく，AFの契機となる確率が高い[79,80]。
2. 適応
  a. 心機能が低下し，軽度のSVR上昇を認める場合には，ドブタミンが最も有効である。頻脈の場合，使用を控える。
  b. 中等度の肺動脈拡張作用をもち，右室機能の改善と右室後負荷の軽減に有効である。
  c. PDE阻害薬（イナムリノン／ミルリノン）を併用すると，相乗効果により心拍出量が改善される。この組み合わせは，心移植待期患者では一般的である。
3. 開始量は，500mg/250mL溶解液を $5\mu g/kg/min$ とする。$20\mu g/kg/min$ まで増量可能である。

E. イナムリノンおよびミルリノン
  1. 血行動態への作用
    a. これらはホスホジエステラーゼ（PDE）Ⅲ阻害薬で，"強心拡張薬"と呼ぶのが最もふさわしい[81]。SVRおよびPVRを低下させ，中等度の陽性変力作用により，心拍出量を改善する。通常わずかな心拍数の増加，充満圧の低下，中等度の血圧低下を認める。このように，一般的には，酸素需要量の軽減と関連がある。SVR低下による負荷軽減効果が，この薬物の効能に大きく関与しているとはいえ，α刺激薬（フェニレフリンやノルエピネフリン）を追加して血圧を維持することがしばしば必要になる。拡張機能改善（弛緩）作用も有する。
    b. 作用部位が異なるため，ドブタミン，ドパミン，エピネフリンなどのカテコールアミンを併用すると，心機能に相加的な作用を及ぼす[82〜84]。
    c. イナムリノンおよびミルリノンは同等の血行動態改善効果を有し[85]，ドブタミンとの比較がいくつか行われている。心拍出量の増加に関しては同程度であるが，ドブタミンのほうが心拍数が増加し，心房性および心室性不整脈の発生率が高い[79,80]。したがって，ドブタミンでは心筋酸素需要量が増大し，周術期の心筋梗塞の危険性が高くなる可能性がある。また，PDE阻害薬には冠血管抵抗を低下させる働きがあるが，ドブタミンにその効果はない[86]。
    d. PDE阻害薬使用時の頻脈は，β遮断薬を併用すると，有益な強心作用を阻害することなく解決できることがある[87]。
  2. 適応
    a. これらの薬物は一般的には第二選択薬であり，一種類のカテコールアミンを使用しても低心拍出状態が持続する場合，または頻脈のためカテコールアミン使用が制限される場合に使用する。しかし，CPB中のミルリノンのボーラス投与により，術後早期のカテコールアミン必要量が減少したという報告がある[88]。
    b. これらの薬物は，僧帽弁疾患から肺高血圧をきたした患者や心移植前後の患者など，PVRの上昇と関連する右室機能不全の患者に対して，特に有効である。
    c. 拡張機能改善（弛緩）作用は，収縮能が保持されているにもかかわらず低心拍出量状態となった著明な拡張障害の患者で有用なことがある。

3. 利点と欠点
   a. PDE阻害薬は半減期が長く（イナムリノンは3.6時間，ミルリノンは2.3時間），低心拍出量状態ではさらに延長する。そのため，術中にボーラス投与してからCPBを終了すると，その後持続点滴を行わなくても，数時間にわたって強心作用が発揮される。これらの薬物は高価なため，このような投与法も一考に値する。
   b. これら薬物の点滴静注を中止しても，血行動態に対する影響は数時間持続するため（対照的にカテコールアミンは短時間作用型である），薬物の影響が消失するまでの数時間は，心機能の増悪に関して注意深い観察が必要である。
   c. イナムリノンは血小板減少症の進行に関与する。したがって，血小板数の検査を毎日行うことが必要である。一方，ミルリノンでは血小板減少症は非常にまれで，心移植待期患者では数週間使用されることがある[89]。
   d. PDE阻害薬は動脈グラフトも拡張させる。つまり，これらの薬物は，冠攣縮が疑われ，強心薬を必要とする患者で有効である[90,91]。
4. 開始量
   a. イナムリノン：0.75mg/kgを10分かけてボーラス投与し，その後200mgを200mL生理食塩水に溶解した溶解液を10〜15μg/kg/minで持続投与する。術中に投与する場合は，1.5mg/kgをボーラス投与すると，十分な血中濃度に到達する[92]。
   b. ミルリノン：50μg/kgを10分かけて静注でボーラス投与し，その後20mg/200mL溶解液を0.375〜0.75μg/kg/minで持続投与する。

F. イソプロテレノール
  1. 血行動態への作用
     a. イソプロテレノールには強力なβ_1作用があり，中等度の心収縮力増加と著明な心拍数増加により，心拍出量を増加させる。β_2作用もあり，わずかにSVRが低下するが，頻脈をきたして心筋酸素需要量が増加するため，冠動脈バイパス術の患者では，その有用性に限界がある。イソプロテレノールは，頻脈から考えられる程度以上に虚血を招くおそれがあり，また心室性不整脈の誘発性も認める。
     b. イソプロテレノールのβ_2作用によりPVRは低下し，右心系の後負荷は減少する。
     c. 強力なβ_2気管支拡張作用がある。
  2. 適応
     a. **PVR上昇を伴う右室機能不全**：イソプロテレノールには強心作用および肺血管拡張作用があり，肺高血圧を認める僧帽弁手術後の患者の右室機能補助に有効である。イソプロテレノールは高度な頻脈を招くため，徐々にPDE阻害薬に取って代わられている[57]。しかし，今なお心移植後では，PVR低下，右室機能改善，心室の弛緩目的で使用されることが多い。
     b. 強心薬を必要とする患者の**気管支攣縮**
     c. ペースメーカワイヤー無効時の**徐脈**：心移植後には心拍数を100〜110/minに保つように一般的に使用される。
  3. **開始量**は，1mg/250mL溶解液を0.5μg/minとする。約10μg/minまで増量可能である（通常量は0.01〜0.1μg/kg/min）。

G. ノルエピネフリン
   1. 血行動態への作用
      a. ノルエピネフリンは強力なカテコールアミンで、αおよびβ刺激作用をもつ。α作用が優位になるとSVRと血圧が上昇するが、一方でβ₁作用により心収縮力と心拍数が増加する。
      b. ノルエピネフリン使用により後負荷や心収縮力が増大し、心筋酸素需要量が増加するため、虚血や機能が低下した心筋には逆効果である。局所的な血流再分布により内臓の灌流が減少するため、臓器灌流が低下し、内臓虚血のリスクが高くなる。腎血管の収縮を報告する研究もあるが、腎機能の障害はないとする研究もある[34, 35]。
      c. 注意：ノルエピネフリンにはα作用だけがあると考えられがちだが、強力なβ作用もある。したがってノルエピネフリン減量の際には、心拍出量と心拍数の両方が低下することを予測しなければならない。
   2. 適応
      a. ノルエピネフリンは主に、SVR低下により血圧が低下した低心拍出量状態の患者で適応となる。この状態は、体温が高く血管が拡張した状況下で、しばしば認められる。心係数が2.5L/min/m²以上であれば純粋なα刺激薬が望ましいが、心係数が低下している場合、ノルエピネフリンの強心作用が期待できる。心係数が2.0L/min/m²以下の場合は、別の強心薬を併用するか、または変更する。
      b. フェニレフリンでほとんど効果が得られなかった場合、しばしばノルエピネフリンが血圧上昇に効果を発揮する（その逆もある）。
      c. ノルエピネフリンは心拍出量を改善する強心薬で、α作用を緩衝する目的で、フェントラミンやニトロプルシドなどの血管拡張薬を併用するが、この組み合わせはあまり使われない[93]。
   3. 開始量は、4mg/250mL溶解液を1μg/min（約0.015μg/kg/min）とする。十分な血圧に到達するまで必要に応じて増量する。高用量（おそらく＞20μg/minまたは＞0.2μg/kg/min）では、内臓および末梢への血流が減少し、しばしば代謝性のアシドーシスをきたす。

H. フェニレフリン
   1. 血行動態への作用
      a. フェニレフリンは純粋なα刺激薬で、SVRを上げ、反射性に心拍数を低下させる。フェニレフリンにより後負荷が過剰に増大し、心機能が悪化する可能性がある。しかしながら、冠灌流圧が上昇して心筋虚血が改善されるため、しばしば心機能は改善する。
      b. フェニレフリンには、直接的な心臓への作用はない。
   2. 適応
      a. フェニレフリンの唯一の適応は、**適度な心拍出量はあるが低血圧を認め、SVRを上げる必要がある場合**である。これはふつうCPB終了時またはICU入室後、患者の体温が高く末梢血管が拡張している場合にみられる。十分な心拍出量があるにもかかわらず、輸液負荷後も低血圧が持続する場合にフェニレフリンを使用すると、血圧は100～110mmHgまで上昇する。SVR上昇が心機能に与える悪影響を最小限にするため、血圧を上げすぎないようにする。

    b. ニトログリセリンを使用して前負荷を軽減しつつ，灌流圧を維持して**虚血**を管理するために，フェニレフリンを**術前から**使用することがある．
 3. 利点と欠点
    a. フェニレフリンを数時間使用すると効果がみられなくなり，ノルエピネフリンへの変更を要する場合がある．逆に，ノルエピネフリンにはきわめて反応が鈍いが，少量のフェニレフリンに直ちに反応して血圧が上昇する患者もいる．
    b. フェニレフリンは，中心性の灌流圧上昇以外には心機能を補助する働きをもたないので，その使用は制限される．
    c. **注意**：動脈グラフトのみで血行再建を行った患者では α 刺激薬の投与には，特に注意が必要である．
 4. **開始量**は 40mg/250mL 溶解液を 5μg/min とする．適切な血圧を維持するために必要な量まで増量可能である．通常量は $0.05 \sim 1.5\mu$g/kg/min である．

I. 塩化カルシウム
 1. **血行動態への作用**：塩化カルシウムの主な作用は，SVR を上げ，平均動脈圧を上げることである．心拍数にはほとんど影響がない．CPB 終了時に塩化カルシウムを使用すると，一時的に収縮機能が改善するが，塩化カルシウムは心室の硬度を増加させるため，一過性の拡張障害を招くといわれている[94]．
    a. ある研究では，低カルシウム血症が存在する場合には，塩化カルシウムを投与すると一過性に強心作用が得られ，またカルシウムの値に関係なく SVR 上昇が持続すると報告されている[95]．
    b. CPB 離脱時におけるエピネフリンと塩化カルシウムの効果を比較したある研究では，両者とも平均動脈圧を上げる一方，エピネフリンだけが心拍出量を増加させ，カルシウムには強心作用がないことが示唆された[96]．この報告では，これら 2 つの薬物を組み合わせても，よい影響も悪い影響もないとされているが，別の研究では，カルシウム塩はドブタミンやエピネフリンなどのカテコールアミンの強心作用を減弱させるが，イナムリノンの作用にはほとんど影響しないことが報告されている[97]．
 2. 適応
    a. 強心作用または血管収縮作用により，**CPB 終了時の昇圧**を目的として，しばしば用いられる．
    b. 緊急時の投与で心機能または血圧を補助し，さらなる評価や治療までの時間を稼ぐことができる．
       注意：心停止時にカルシウムを常用することは勧められない．
    c. **高カリウム血症**（カリウム＞ 6.0mEq/L）
 3. 通常量は，$0.5 \sim 1$g をゆっくり 1 回静注する．

J. トリヨードチロニン
 1. 血行動態への作用
    a. CPB 終了時にはほとんどの患者で，遊離トリヨードチロニン（T_3）およびチロキシンの値が低下するが，心機能低下との関係は明らかではない[98,99]．心機能が低下した患者では，T_3 投与により心拍出量が増加し，SVR が低下する．これは，好

気性代謝と高エネルギー性のリン酸合成の亢進による陽性変力作用によるものである。用量依存性に筋細胞の収縮機能が亢進するが，β刺激とは別の作用であり，両者は相加的に作用する。
- b. 術中の T_3 投与がもたらす心機能の改善，強心薬投与量の減少，予後の相対的な改善に関して無作為研究が複数行われているが，それらの意見は大きく分かれている。しかし，心機能低下患者における血行動態の著明な改善が証明されており，多くの患者は多量の強心薬使用にもかかわらずCPB離脱不能であったが，T_3 投与により離脱できた[100～104]。
- c. 注意：カルシウム拮抗薬は，T_3 の作用を阻害することが示されている[104]。
- d. 機序は定かではないが，T_3 は術後のAF発生率を低下させる証拠がいくつかある[105]。
2. 適応
    - a. 多量の強心薬やIABPを用いても，CPBから離脱できない場合に，T_3 が強心作用をもつ最終手段として投与されることがある。
    - b. 脳死患者の心機能低下がみられた際，ドナー心として機能を改善させるうえで T_3 が有用である。
3. 通常量は，0.2～0.8μg/kg静注とし，その後0.12μg/kg/hrで6時間持続点滴する。

K. 他の低心拍出量治療薬

1. ネシリチド：遺伝子組換えB型ナトリウム利尿ペプチドで，主に非代償性の心不全患者に使用される。心不全患者に認められる交感神経刺激を抑制し，神経内分泌系の反応（すなわちレニン-アンギオテンシン-アルドステロン系およびエンドセリンの活性化など）を阻害する。推測であるが，同様の変化が開心術後の心不全患者や，PA圧上昇の患者で認められると思われる[45, 46, 106]。
    - a. ネシリチドはバランスのとれた血管拡張薬で，前負荷（PA圧）および後負荷（SVR）を軽減する。心拍数や心筋酸素需要量を増加させることなく，間接的に心拍出量を増加させる。拡張機能改善（弛緩）作用を発揮し，冠動脈やバイパスグラフトを拡張し，不整脈誘発性がない。
    - b. ネシリチドは腎臓の輸入および輸出細動脈を拡張し，糸球体濾過を亢進させる。強力な利尿効果とナトリウム利尿効果をもち，さらにループ利尿と相乗効果を示す。
    - c. 適応：心臓手術患者でネシリチドが効力を発揮するのは，拡張障害または開心術後にPA圧上昇を伴う収縮障害をきたした患者である。その原因としては，術前の心原性ショック，CPB離脱時の重篤な心機能不全，僧帽弁疾患による肺高血圧，心移植前後，循環補助装置使用，術後腎不全による二次的な輸液過剰などがある。
    - d. 使用量：ネシリチド2μg/kgを1分かけて投与し，その後0.01～0.03μg/kg/minを点滴する。即効性で，30分以内に血行動態への影響のほとんどが出現する。半減期はわずか18分であるが，低血圧は点滴中止後も数時間持続する。末梢血管からの静注が可能であり，集中的なモニターを必要としない。
2. グルコース-インスリン-カリウム（GIK）：心筋保護液による心停止後に機能が低下した心臓に対して，GIKは強心作用をもつことが報告されている。嫌気性解糖の増加，遊離脂肪酸の低下，細胞内グリコーゲンの貯蔵，膜安定化作用により，心筋代謝を補助する。50%グルコース，レギュラーインスリン80単位/L，カリウム100mEq/L混合液を1mL/kg/hrで持続点滴する。

3. ドペキサミンは合成カテコールアミンで，β_2とドパミン作動性の受容体を刺激し，それよりも効果は小さいが，β_1受容体も刺激する。神経のカテコールアミン取り込みを阻害し，用量依存性に心拍数を増加させる。SVRは低下し，腎臓および内臓の灌流量が増加する。またPVRが低下し，右室機能が改善する。ドブタミンと比較すると頻脈を起こしやすいが，効果はほぼ同等である。1〜4μg/kg/minで注入する[108]。

4. エノキシモンはPDE阻害薬で，イナムリノンと類似した効果がある。全身，肺，冠動脈の血管抵抗を低下させ，心拍数をわずかに上げて陽性変力作用を発揮する。血管拡張作用はイナムリノンより小さいが，ボーラス投与する場合には血管収縮薬を併用して，血管拡張作用を緩和する必要がある。また，カテコールアミンを併用しても，相加的な効果が得られる。血小板減少症は認めない。CPB終了時に0.5〜1.0mg/kgをボーラス投与する[109]。

5. レボシメンダンはカルシウム感受性を増強する新しい"強心拡張薬"である。細胞内のカルシウム値を上昇させることなく，筋フィラメントのカルシウム感受性を亢進させて強心作用を示す。また，血管平滑筋内のATP依存性カリウムチャネルを開き，血管拡張作用をもたらす。一回拍出量および心拍数増加により心拍出量が上昇し，血管拡張作用により前負荷および後負荷が軽減される。ヨーロッパでは，心不全の急性増悪に対する治療薬として使用が開始されており，術後の低心拍出量症候群への使用についても検討されている[110]。術後の開始量として12μg/kgを10分かけて投与し，引き続き0.1μg/kg/minを持続点滴する。活性代謝産物の半減期は長く（80時間），24時間投与すると1週間まで効果が持続する。したがって，開心術後の心不全など，短期間の治療における有用性は確定していない。

L. 血管作動薬選択時の戦略

1. 血管作動薬を選択する際は，いくつかの要素を考慮する。
   a. 血行動態の測定値やしばしば心エコー図検査にもとづいて，原因となる心臓病態生理を適切に理解する。
   b. 薬物のα，β，非アドレナリン性の血行動態作用，および予測される前負荷，後負荷，心拍数，心収縮力の変化に対する適切な知識をもつ。

2. 通常は血管作動薬を手術室より開始し，術後虚血／再灌流から回復するまで，6〜12時間投与する。血行動態パラメータの改善に合わせて，投与量を調節する。時に"気絶"心筋や周術期の梗塞が遷延し，薬物による補助やIABPが数日間必要となる。

3. 心係数は十分（>2.2L/min/m^2）だが血圧が低い場合，α刺激薬を使用する。一般的には手術室でフェニレフリンが開始されるが，ノルエピネフリンはβ効果をもち心筋回復早期に有効であるため，より適しているといえる。後負荷の増大を最小限にとどめるため，収縮期圧を100mHg前後（平均血圧>80mmHg）までで維持することが必要である。これら薬物で不十分な場合は，バソプレシンを使用する[36〜39]。

4. 循環血液量，心拍数，調律は正常だが心係数が低い（<2.0L/min/m^2）場合，強心薬を選択する。第一選択薬はエピネフリン，ドブタミン，ドパミンである。主な使用制限は頻脈の発生だが，低用量のエピネフリンであれば，心拍を促進させることは少ない。陽性変力作用を発揮する血中濃度では，ドパミンやエピネフリンはSVRを上昇させるが，ドブタミンのSVRへの影響は状況によって異なり，通常は有意ではない。

十分な心拍出量に到達し血圧の上昇を認めた場合，血管拡張薬の追加が有効である。血圧が低い場合は，α刺激薬を追加することがある。
5. 中等度の投与量〔エピネフリン2〜3μg/min（0.03〜0.05μg/kg/min），ドブタミン10μg/kg/min，ドパミン10μg/kg/min〕にもかかわらず，心拍出量が不足する場合，以下の薬物を選択する。PDE阻害薬はカテコールアミンと相加的に作用するため，選択する。これらの薬物はSVRを低下させ，わずかな頻脈を招く。心機能の改善により血圧が維持されることもあるが，通常はノルエピネフリンを併用してSVRを維持することが多い。ノルエピネフリン使用時には，β作用により心収縮力がより改善することがあるが，心拍数も増加する。α作用により臓器灌流が低下し，動脈グラフト（内胸動脈や橈骨動脈）の血流が低下することがある[111]。これら2種類の薬物を使用しても心係数が低い場合，IABPを挿入すべきである。
6. 薬物治療やIABP挿入後も，CPBから離脱できず，血行動態的に心原性ショックが明白な場合（PCWP > 20mmHg，心係数< 1.8L/min/m^2），循環補助装置を検討する。
7. 注意：術後4〜6時間は心筋抑制が最大となる時期で，心拍出量が1.8L/min/m^{2}以下に低下することもまれではない。強心薬を一時的に増量するか，別の種類を追加することもある。この時期を経過しても虚血所見，高い充満圧の持続，乏尿，代謝性アシドーシスの進行を認める場合，**低心拍出量状態の継続を意味するので注意を要する**。これらの問題が明らかであれば，ICUでIABPを挿入する必要がある。しかし，特に大きな問題がなければ，たいていの患者は徐々に改善するので，心拍出量の一時的な低下を異常に警戒したり，過剰に反応すべきではない。心エコー図検査は，低心拍出状態の原因が心機能不全であるか心タンポナーデであるかを評価するうえで有用であり，適切な治療法を示唆する場合もある。
8. 注意：橈骨動脈グラフトを使用した患者，または内胸動脈が複数グラフトの血流源となる患者では，α刺激薬の使用は危険なことがある。血管収縮薬の増量よりも，血管拡張薬（冠攣縮予防のためのジルチアゼム，ニトログリセリン）の減量が妥当である。

M. 血管作動薬は特異的に血行動態に効果を発揮するが，副作用が進行して，使用が制限されることがある。ほとんどのカテコールアミンで心拍数と心収縮力が増加し，酸素需要量が増大する。他剤への変更または併用を必要とするその他の副作用には，以下のものがある。
1. 不整脈誘発性と頻脈（エピネフリン，イソプロテレノール，ドブタミン，ドパミン）
2. 血管収縮と腎灌流，内臓灌流，末梢灌流の低下（ノルエピネフリン，フェニレフリン）
3. 血管拡張。血圧維持のために，腎灌流量を低下させるα刺激薬（イナムリノン／ミルリノン）使用もやむをえないことがある。
4. 尿量過多（ドパミン）
5. 血小板減少症（イナムリノン）
6. シアン化物およびチオシアン酸毒性（ニトロプルシド）
7. メトヘモグロビン血症（ニトログリセリン）

N. **血管作動薬のウィーニング**
1. 心拍出量および血圧が安定して2〜3時間経過したら，血管作動薬をウィーニングする。一般的には，α刺激薬から開始する。α刺激薬の使用は，十分な心拍出量があり，

SVR を上昇させて血圧を補助したい場合のみに限定する。しかし，実際には低心拍出量に直面して，脳灌流および冠灌流を維持することを目的に，α刺激薬を使用する場合が多い。こうした差し迫った救命処置が必要な状況では，結果的に強力な末梢血管収縮を招き，臓器および末梢循環が阻害され，腎・腸・末梢組織の虚血やアシドーシスをきたし，しばしば死に至ることもある。

  a. 通常の患者では，心機能の改善，麻薬効果の消失，プロポフォールなど鎮静薬の中止により，SVR や血圧は上昇する。患者の覚醒や交感神経の緊張の亢進があれば，α刺激薬を中止する。
  b. イナムリノン / ミルリノンや IABP を用いて心機能を補助する場合，しばしばα刺激薬を併用して，強力な負荷軽減および SVR 低下を緩和する。ミルリノンなどの薬物や IABP を中止する前に，α刺激薬をウィーニングしないほうがよい。良好な心拍出量にもかかわらず，血圧が低下する可能性があるからである。他の循環補助手段のウィーニングとのバランスを保ちながら，α刺激薬を中止することが常に必要である。
  c. 周術期に小範囲の梗塞を発症した患者では，心拍出量は十分であるが，SVR は低くなることが時にみられる。血圧が自然に改善するまで，一時的にα刺激薬を使用する。この補助が数日間必要になることもある。
2. 次に，心筋代謝に悪影響を与える強力な陽性変力薬を中止する。α作用をもつ薬物は，α作用が出現しない量まで減量する。IABP 使用中の患者では，IABP の合併症が進行しないかぎり，陽性変力薬が 1 種類のみで低用量になるまで，抜去すべきではない。そうしなければ，IABP ウィーニングはふつう遅れる。
  a. まず，カテコールアミンを低用量まで減量する。多剤使用中の場合，エピネフリンを低用量（$2\mu g/min$ 以下）まで減量し，α作用を避ける。次にドブタミン（有意なα作用がない）やドパミンを $10\mu g/kg/min$ 以下にする。この量では，ドパミンのα作用は消失するが，β作用は持続する。
  b. イナムリノン / ミルリノンは第二選択薬であるため，通常，低用量カテコールアミンが投与されていればウィーニング可能である。これらの薬物は，心機能に悪影響を与えることはほとんどないが，しばしばα刺激薬の併用が必要となり，臓器灌流に悪影響を与えることがある。このため，カテコールアミンを終了する前に，これらの薬物を一緒にウィーニングしたほうがよい。
    i. PDE 阻害薬は半減期が長いため，他の主要な補助手段（IABP）を中止する数時間前に中止すべきである。血行動態が安定していれば，投与量を半分に減量し，2〜3 時間後に中止する。心拍出量をモニターし，投与中止後数時間で出現する心機能の増悪を観察しなければならない。異常が認められた時点で強心薬の再開が必要となることもまれでない。
    ii. 血小板減少症の進行を認めたら，早急にイナムリノン投与中止（またはミルリノンへの変更）を検討する。ただし，この病態が薬物によるものか，ヘパリン誘発性血小板減少症または IABP による血小板破壊などの問題によるものかは，常に明らかになるわけではない。
    iii. カテコールアミンを原因とする頻脈を認めたら，PDE 阻害薬のみを使用すべきであり（α刺激薬がしばしば併用されるが），その場合は，PDE 阻害薬の中止が最後になる。

c. エピネフリン 1μg/min あるいは，ドブタミンやドパミン 5μg/kg/min など，強心薬補助が低用量になれば，IABP は抜去可能である。
d. 循環補助装置使用中の患者では，血管作動薬の使用は，すでに補助されている程度および，補助されていない心室機能に規定される。一心室だけ補助されている患者では，補助されていない心室の機能改善のために，強心薬が必要となることがある。両心補助の患者ではふつう，α刺激薬のみを投与して全身の血管抵抗を調節する。循環装置を心移植への橋渡しでなく，一時的な補助として用いる場合，補助循環を一時的に減量し強心薬を投与すると，心機能および予備能を評価できる。心機能が回復していれば，ミルリノンなどの強心薬を用いて，循環補助装置離脱後の血行動態の補助に備える。
3. 術後回復早期に低体温，血管収縮，高血圧を認める場合，通常は血管拡張薬を用いて血圧の低下をはかる。血管が拡張し，収縮期圧が 100〜120mmHg で維持されれば，中止する。SVR を低下させて心機能改善をはかるべく，血管拡張薬を単独または強心薬と併用することがある。この場合，心拍出量と血圧を参考にしながら，他の強心薬とともに中止する。高血圧の既往がある患者や大動脈弁狭窄により大動脈弁置換術を施行した患者ではふつう，降圧薬の持続投与が必要になる。最も一般的な降圧薬はニトロプルシドで，後に経口薬に変更する（Ⅶ節参照）。

Ⅳ. 大動脈内バルーン補助拍動

大動脈内バルーン補助拍動は，術前術後の血行動態の補助や虚血のコントロールに用いられる[112,113]。多くの強心薬とは対照的に，IABP は心筋の酸素需要量を減らし，かつ冠灌流を増やして，機能が低下した心臓を生理的に補助する。IABP はいくつかの合併症をはらむ侵襲的装置であるが，リスクの高い患者の手術成績を改善し，多くの術後心不全患者を救命するなど，その価値が証明されている。術中に IABP を必要とした患者の生存率は，およそ 60〜70％である。

A. 適応
1. 薬物治療が無効な進行性の虚血や，緊急手術前の一時的な血行動態の改善
2. 危険な冠動脈病変（ふつうは左冠動脈主幹部）をもつ，または重篤な左室不全のあるハイリスク患者への予防的挿入。これは通常，術前に行うが，手術開始直後に行うこともある[114]。
3. リスクの高い患者のオフポンプ手術で，側壁あるいは後壁吻合中に血行動態の安定を確保するために行う[115,116]。
4. 心原性ショック，または急性僧帽弁閉鎖不全症や心室中隔穿孔など心筋梗塞に伴う器質的合併症の心負荷軽減
5. 中等量の強心薬に反応しない術後の低心拍出量症候群
6. 術後の心筋虚血
7. 心機能の急激な増悪に対する一時的な補助，あるいは移植までの橋渡し

B. 禁忌
1. 大動脈弁閉鎖不全症
2. 大動脈解離
3. 大動脈および末梢血管の高度な動脈硬化（術中はバルーンを上行大動脈から挿入できる）

C. 原理
1. 心室の収縮直前に急速にバルーンが収縮し，左室駆出時の抵抗が減弱する（心臓の仕事量が減る）。
2. 大動脈弁閉鎖直後に急速にバルーンが拡張し，拡張期の冠灌流圧が上昇する。
3. この一連の動作により，time-tension index（収縮期の壁応力）は低下し，diastolic pressure-time index は上昇する。その結果，心筋の酸素需要 - 供給の割合が理想的な値になる。
4. IABP は術後の左室拡張機能も改善する[117]。

D. 挿入手技
1. IABP は大腿動脈より挿入し，左内胸動脈の血流を阻害しないようにバルーン先端を左鎖骨下動脈分岐直下に固定する（図 11.1）。ほとんどの患者で 40cc のバルーンを使用するが，小柄な患者（女性が多い）には 30cc のバルーンを使用する。ACS Supracor IABP（Abiomed, Danvers, MA）は，上行大動脈留置用に開発されたものである。この装置は，標準的な下行大動脈バルーンよりも，脳血流を阻害することなく，心筋血流を改善することが動物実験で明らかになっている[118]。
2. 経皮的挿入は Seldinger 法により，シースを通しガイドワイヤーに沿ってバルーンを

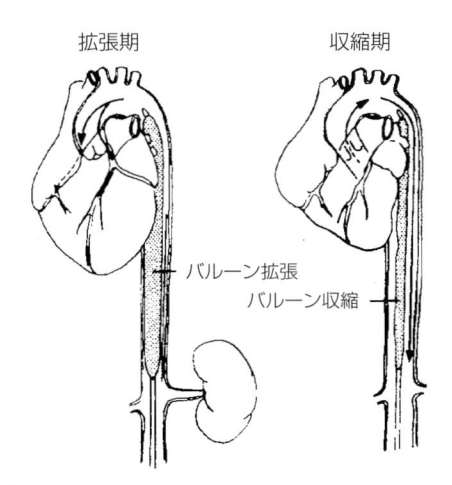

図 11.1　大動脈内バルーン
大動脈内バルーンを左鎖骨下動脈分枝部直下まで挿入する。拡張早期にバルーンが拡張し，冠灌流圧が改善される。収縮期の直前にバルーンが収縮し，左室駆出の抵抗が低下する。(Maccioli GA, Lucas WJ, Norfleet EA. The intra-aortic balloon pump: a review. J Cardiothorac Anesth 1988;2:365-73 より許可を得て転載)

挿入する。シースはそのまま留置しても抜去してもよい（特に大腿動脈が細い場合）。シースレスのバルーンは大腿の血管閉塞を最小限に抑えるが，大動脈や腸骨動脈に高度な動脈硬化病変があると，バルーンが裂けることがある。末梢血管疾患が確認された患者では，経皮的挿入は下肢の虚血の可能性が有意に高くなる。IABP は手術室やベッドサイドで盲目的に挿入することもできるが，術前であれば心臓カテーテル検査室で挿入し，ワイヤーと最終的なバルーンの位置を透視下で確認する。この方法を用いると，盲目的な挿入では危険が伴うような，蛇行した腸骨大腿動脈からでも留置できる。
3. 外科的挿入では大腿動脈を露出し，側枝グラフトを吻合してバルーンを挿入するか，または動脈切開や経皮的にシースを通して直接血管内に挿入する。高度な大動脈および腸骨動脈病変が存在する場合，上行大動脈からの経胸的バルーン挿入が必要となることもある。

E. IABP 作動のタイミングは，心電図や動脈圧波形に合わせる。
1. 心電図：IABP 装置のコンソールへの心電図入力は，皮膚電極またはベッドサイドモニターから行う。バルーン拡張は収縮末期の T 波の頂点，バルーン収縮は R 波の直前あるいは直上にセットする。双極ペーシングを使用すると，IABP のコンソールがペーシング波を QRS 波と間違うことがない。
2. 動脈圧波形：動脈圧波形の dicrotic notch に合わせてバルーンが拡張し，大動脈圧上昇直前に収縮する。心電図が電気メスで干渉される手術室では，この方法が特に有用である。
3. IABP が 1：2 の割合で作動している場合の典型的な動脈圧波形を図 11.2 に示す。IABP による収縮期の負荷減少（IABP 補助により収縮期圧と拡張期圧が下がる）および拡張期の血圧上昇が認められる。

F. IABP の問題点と合併症
1. バルーン無効：バルーンが正しい位置で順調に作動するかぎり，適当な拡張と収縮の

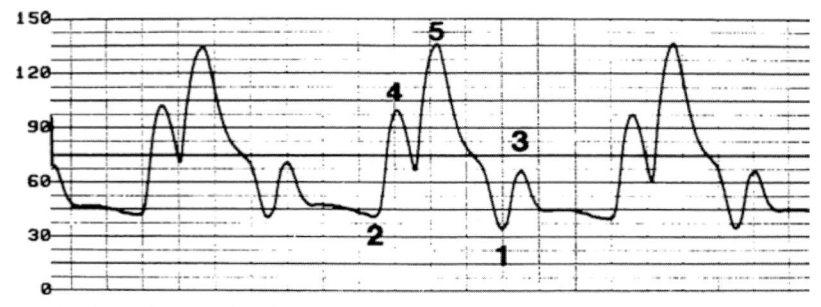

図 11.2　大動脈内バルーンポンプの波形

1：2 で大動脈バルーンポンピングを施行時の圧波形。バルーンポンピングにより大動脈拡張末期圧（1）は，自己の大動脈拡張末期圧（2）より低くなり，バルーン補助時のピーク収縮期圧（3）は，先行するバルーン補助がない場合の自己の収縮期圧（4）よりも低い。これらの変化は，収縮期の駆出抵抗が低下することを反映している。バルーン拡張時の拡張期圧の上昇により冠灌流圧が上昇する（5）。

タイミングで循環補助を行うことができる。しかし，次のような場合，満足に作動させることができない。

a. 単極心房ペーシング：大きな心房ペーシング波をコンソールが QRS 波と誤認すると，不適切にバルーンが拡張する。この問題は双極ペーシング使用により解決できる。ほとんどのモニター機器は，ペーシング信号を小さくしている。

b. 頻脈：150 以上の心拍数に対応する急速なバルーン拡張・収縮ができない装置もある（ほとんどは AF への心室の反応である）。その場合は，1：2 の作動で補助が可能である。

c. 不整脈：心房や心室の異所性興奮は，正常なバルーンの拡張と収縮パターンを混乱させるため，不整脈の管理が必要となる。

d. 制御部のアラームで発見されるバルーンの容量損失：接続部やバルーン自体などの装置内に漏れがあることを示唆する。容量損失があると，適切なバルーン拡張が阻害され，正確に作動しない。

e. バルーンの破裂：バルーンへの送気管内に血液が存在することは，バルーンに穴が開いていることを意味する。バルーンからガス（ふつうはヘリウム）が血流内に漏出する危険性がある。**直ちにバルーンを抜去しなければならない。**バルーン内に血栓が形成されると，（バルーンが引っかかるため）抜去が困難になる。ほとんどの装置でアラームが鳴り，バルーンが拡張しないように作動する。

2. 血管の合併症

a. 大動脈解離や腸骨動脈・大動脈の損傷などの致死性の合併症は，非常にまれである。大動脈外膜周囲の血腫や動脈硬化の粥腫片による塞栓症が起こると，対麻痺を発症する可能性がある[119]。

b. 高度なアテローム性動脈硬化により，特に腸間膜動脈や腎動脈などの内臓血管に塞栓症をきたすおそれがある[120, 121]。また実際，胸部下行大動脈近位部の可動性のアテロームでは，脳塞栓症をきたしうる[122]。バルーンの位置が低く，横隔膜下でバルーンが拡張すると，腎虚血を起こすことがある[123]。目に見えるような腸間膜血流の異常は起こさない[124]。

c. 挿入部より遠位側の虚血はバルーン留置の最も一般的な合併症で，その頻度は 5 ～ 10％である。バルーン開発技術の進歩に伴い，たいていのカテーテル径は 7.5 ～ 8 F に縮小されたため発生が減少したが，経皮的挿入時にこの合併症が発生しやすい。また，体表面積が小さい，大腿血管が細い，腸骨大腿動脈に高度な閉塞性疾患をもつといった患者では，さらにリスクが高い。挿入部近くの血栓症や，遠位部の血栓塞栓症も起こりうる。術後 2 ～ 3 日以上バルーンを留置する患者では，ヘパリンを点滴し〔部分トロンボプラスチン時間（PTT）を基準値の 1.5 ～ 2 倍に維持する〕，虚血と血栓塞栓の問題を最小限に防ぐ。一般的に，術直後は軽度の凝固障害を伴うため，最初の 2 ～ 3 日間は抗凝固の必要がない。

d. IABP 使用中のすべての患者に対して，刺入部より遠位側の拍動やドプラー音を確認しなければならない。この結果を，術前に記録された末梢脈拍検査と比較する。術後早期には，低心拍出量状態，低体温，昇圧薬の影響で末梢血管が収縮し冷感を認める四肢では，拍動がしばしば弱くなる。この問題は，復温と心機能改善により解決する。しかし，虚血が持続すると，下肢の壊死をきたすおそれがある。この場合，以下の選択肢がある。

i. 経皮的にバルーンが挿入されている場合は，大腿動脈のシースを抜去する。
   ii. 血行動態が安定しているようであれば，バルーンを抜去する。適切な遠位部への灌流が確認されない場合，大腿動脈の切開が適応となる。
   iii. 患者の血行動態がIABPに依存している場合，バルーンを抜去し，対側の大腿動脈（対側の大腿に十分な灌流を認める場合）より挿入する。その際，シースは抜去し，できるだけ小口径のバルーンを使用することが重要である。
   iv. 経胸的バルーン挿入を考慮する。
 3. **血小板減少症**：拡張と収縮を繰り返す機械の動きにより，循環する血小板は破壊される。血小板減少症の進行がIABPによるものか，ヘパリンやイナムリノンなど薬物性のものかは，常に明確になるわけではない。少なくとも1日1回血小板数を測定する。

G. IABPのウィーニング

 1. 最低量の強心薬投与（一般的に5μg/kg/min以下のドパミンやドブタミン，または1μg/min以下のエピネフリン）で十分な心拍出量が得られれば，IABPは抜去可能である。その一方，下肢の虚血，バルーンの機能不全，血栓塞栓症，感染などの合併症発生により，早期の抜去が適応となることがある。
 2. ウィーニングの初期段階として，ポンピングの割合を1：1から1：2に下げて，約2～4時間経過をみる。その後，1：3あるいは1：4（どの種類の装置を使用しているかで異なる）に下げて，1～2時間経過をみる。割合を下げても問題ないと判断できれば，IABPを抜去する。人手不足や凝固障害補正のために，抜去が2～3時間以上遅れると予想される場合，血栓形成予防のために少なくとも1：2まで戻しておく。
 3. ポンピングの割合を下げても血行動態が安定していれば，IABPの抜去が可能である。心室充満圧と心拍出量を連続的に測定し評価する。IABPはすぐれた負荷軽減作用をもつため，IABP補助時のモニター上の血圧は，補助されていない場合と比べて低くなることを忘れてはならない（実際には拡張期圧はより高くなるが，本当の収縮期圧はより低い）。したがって，IABPウィーニング中のモニター上の血圧の改善は，それだけでは患者の経過を評価する鋭敏な指標とはならない。
 4. IABPを予防的に挿入した患者の手術死亡率は5％以下だが，開心術後の補助として使用した場合の手術死亡率は30～40％である[113, 125]。ある研究では，手術死亡率に最も有意に相関する因子は，IABP補助時の最初の8時間に血清乳酸値が10mmol/L以上であることが示されている（死亡率は100％）。予後不良を示す他の因子として，代謝性アシドーシス（塩基欠乏＞10mmol/L），平均動脈圧＜60mmHg，2時間の尿量＜30mL/hr，術後早期の高用量のエピネフリン・ノルエピネフリン（10μg/min以上）使用などがあげられている[126]。

H. IABP抜去法

 1. 経皮的に挿入されたバルーンは，通常経皮的に抜去できる。バルーン抜去時には，刺入部より末梢側の鼠径部を圧迫し，刺入孔より血液を数回の心拍にわたって噴出させる。次に，動脈穿刺部にあたる刺入部直近の中枢側を圧迫する（**図11.3**）。刺入部の血栓形成を確実なものにするため，少なくとも45分間は同じ圧で圧迫する。
    注意：止血が順調かどうか，圧迫を緩めて確認したくなる誘惑に負けてはならない。これは逆効果であり，血管を塞いでいた形成途中の血栓が流れてしまう。

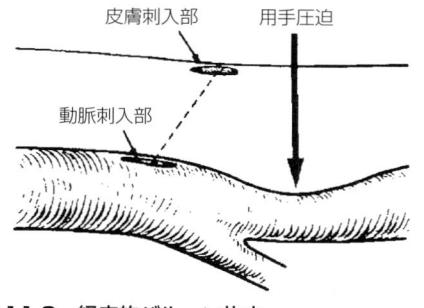

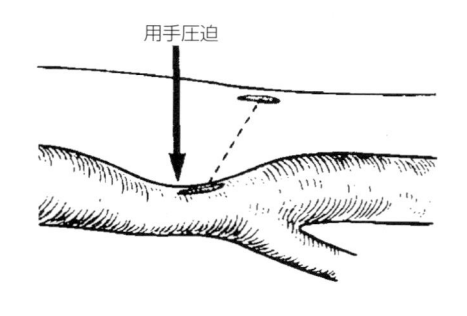

図 11.3　経皮的バルーン抜去
最初に動脈刺入部の下を圧迫して血液を流出させる。次に，止血するために動脈刺入部を圧迫し続ける。動脈穿刺部は皮膚穿刺部よりも頭側に位置することに留意する。

2. 注意：経皮的抜去の前に，凝固機能パラメータを確認し補正しておく。これを怠ると，持続性の出血や偽性動脈瘤により，鼠径部の外科的切開が必要となることがある。
3. 血管径が細い，または血管に病変がある患者，およびバルーン挿入中の拍動やドプラー音が非常に弱い患者では，外科的抜去を考慮する。このような患者では，血栓または塞栓除去が必要になることが予測される。IABP 留置が 5 日以上に及ぶ場合，経皮的抜去も可能であるが，大腿動脈の外科的修復を要する頻度は高い。

V. 循環補助装置

A. 最大限の薬物補助と IABP 使用にもかかわらず，CPB より離脱不能な場合，循環補助装置の装着を考慮する[127,128]。これらの装置は全身および肺循環を補助し，その間心臓を休ませて，代謝性および機能性の回復を可能にする。
   1. 左室機能の改善が見込まれる場合に，短期間補助として使用される装置がある。遠心ポンプのほか，Abiomed BVS® 5000，体外膜型肺（ECMO）などがある。回復が得られず心移植も選択肢に含まれる症例では，長期間の補助が可能な装置（Thoratec pneumatic LVAD, Thoratec HeartMate, Abiomed AB5000™ ventricles, Novacor LVAS）に変更する。
   2. 重篤な周術期の梗塞や両心不全により回復の見込みが低い場合には，初めから Thoratec 型装置を検討する。一般的にこれら装置の適応は，心移植の候補者に限定されているが，そうでない患者にとっても最終治療方法の 1 つとなっている[129]。拍動流ポンプを使用すると，多臓器機能の改善および移植待期患者の臨床状態の改善が期待できる。最新の無拍動流ポンプ（DeBakey Micromed, Jarvik 2000）は，移植までの橋渡しとしても最終治療方法としても使用可能である。2004 年後半現在では，心室補助用のポンプとして 30 種類以上が開発途中である。

B. 左心補助装置（LVAD）
   1. LVAD は，左室を減圧しながら全身の灌流を供給する。左室壁応力は 80％低下し，

酸素需要量は40％低下する。LVADの流量は，適切な血管内容量と右室機能に依存する。拍動流ポンプは容量負荷の軽減にすぐれているが，左室の圧負荷軽減に関しては，拍動流と非拍動流ポンプ（遠心ポンプまたは軸流ポンプ）では差がない[130]。

2. **適応（Box11.3）**：LVAD装着の一般的な適応は，最大限の薬物補助下で，収縮期圧＜80mmHgかつ肺動脈楔入圧または左房圧＞20mmHgで心係数＜1.8L/min/m^{2}である[131]。これらの所見は，開心術直後や心筋梗塞後，または重篤な心症を伴う急性および慢性心疾患で認められる。また，悪性の心室性不整脈も心室補助装置（VAD）装着により管理できる。

3. **禁忌**：LVADの適応がある患者に装着を決定する重要な要素として，患者が移植の候補者か，またはLVAD装着の禁忌となる心臓性・非心臓性の併存疾患がないか，ということがある。Columbia-Presbyterian groupにより，LVAD装着後の生存率低下を予測する危険因子モデルが報告されている。リスクの高い順に，尿量減少，中心静脈圧＞20cmH$_2$O，人工換気，国際標準率（INR）の上昇，再手術，白血球数＞15,000，体温＞38.6℃などである。一般的には，右室機能，他の心疾患（弁膜症や冠動脈疾患），心臓以外の臓器（神経，肺，腎臓，肝臓）の機能，その他の医学上の問題点（感染，血管疾患，糖尿病）などを考慮して，LVAD装着の判断を下さなければならない[132,133]。

4. **手技**：左房または左室心尖部より脱血し，大動脈より返血する（**図11.4**）。左室充満圧の正確なモニタリングのため，左房カテーテルが留置されることがある。

5. **LVAD補助時の管理**
   a. LVADの流量は，左房圧が10〜15mmHgで体循環の流量が2.2L/min/m^{2}となるように調節する。認可された装置はすべて，リザーバーや袋が満たされると全拍出量を駆出する自動モードで作動しているが，別のトリガーモードも可能である。十分な灌流量が得られない場合には，循環血液量減少，脱血カテーテルの位置不良，右室機能不全が考えられる。混合静脈血酸素飽和度を用いると，組織灌流が適切かどうかを評価できる。

Box11.3　循環補助装置の適応

1. 完全かつ適切な手術手技
2. 代謝に関する問題をすべて修正（動脈血液ガス，酸塩基平衡，電解質）
3. 最大限の薬物治療およびIABP使用にもかかわらず，人工心肺から離脱不能
4. 心係数＜1.8〜2L/min/m^2

左心補助装置（LVAD）	右心補助装置（RVAD）	両心補助装置（BiVAD）
収縮期圧＜80mmHg	平均右房圧＞20mmHg	左房圧＞20mmHg
左房圧＞20mmHg	左房圧＜15mmHg	右房圧＞20〜25mmHg
体血管抵抗＞2,100dyne-s/cm^5	三尖弁逆流なし	三尖弁逆流なし
尿量＜20mL/hr		右房圧＞20mmHgにもかかわらず，LVAD流量＞2.0L/min/m^{2}が維持不能

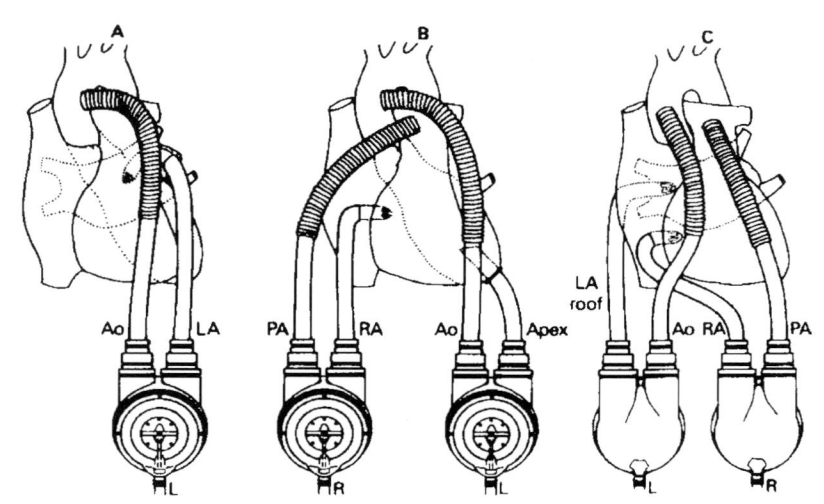

図 11.4　心室補助装置のカニュレーション方法

(A) LVAD：左房および大動脈にカニュレーションする。(B) BiVAD 装置：RVAD は右房および肺動脈にカニュレーションする。LVAD は左室心尖部（最も一般的な部位）および大動脈にカニュレーションする。(C) BiVAD 装置：LVAD は左房の上端より脱血。この図では Thoratec 型を示したが，カニュレーション部位はどの補助装置でもほとんど同じである。(Farrar DJ, Hill JD, Gray LA Jr, et al. Heterotopic prosthetic ventricles as a bridge to cardiac transplantation. A multicenter study in 29 patients. N Engl J Med 1988; 318: 333-40. 1988 Massachusetts Medical Society. All rights reserved. より引用)

b. 心筋酸素需要量の軽減のためには，強心薬は中止すべきであるが，右室機能不全の補助目的で必要になる場合がある。α刺激薬を使用してSVRを補助し，平均動脈圧＞75mmHg の維持を目標にする。一般的に LVAD 装着患者では"血管拡張性ショック"をきたすことが明らかになっており，全身の血圧維持のために，バソプレシン投与が必要となる[134]。

c. ほとんどの補助装置（Abiomed BVS®5000 や Thoratec pneumatic VAD）において，周術期の出血がおさまればヘパリン化を行い，活性凝固時間（ACT）を 175 〜 200 秒に保つことが推奨されている。多くの患者でヘパリン抵抗性を認めるが，500 単位/hr のヘパリン点滴で十分である。ポンプ流量を一時的に 1.5L/min 以下に下げる場合には，ヘパリンを追加して ACT を 200 〜 250 秒にしておく。Thoratec HeartMate VE LVAD では，アスピリン以外の抗凝固薬は不要である。しかし，機械弁装着患者および僧帽弁や三尖弁を生体弁で置換した患者では，血栓塞栓症，流入部の閉塞，弁機能不全予防のために全例で抗凝固薬が必須となる[135]。

d. 一時的な補助目的で使用した場合には，少なくとも 48 時間補助を行った後に循環補助量を減らし，TEE で左室機能を評価する。機能が改善していれば，血行動態パラメータ（心拍出量，充満圧，全身の血圧）を注意深く観察しながら，最低流量（血栓塞栓症の危険性が低い）の 2L/min まで減量する。ウィーニング中から，少量の強心薬補助を開始する。その後直ちに患者を手術室に運び，短時間低流量で心臓の様子を観察する。心臓が適切な血行動態を維持し，十分な機能の回復が TEE で確

認されれば装置を外す。（非拍動流装置を使用した患者で）IABP を使用している場合，一般的には LVAD を外した翌日に IABP を抜去する。
6. **予後**：心臓手術後の補助として LVAD を装着した患者の約 50% でウィーニングが可能で，25 ～ 30% の患者が生存・退院する。右室機能が保たれ，周術期心筋梗塞の所見がなく，左室機能が 48 ～ 72 時間以内に回復した患者で生存率が高かった。短期間用の装置を使用しても，心機能が 1 週間後も回復しない場合には，移植への橋渡しとして長期間用装置に変更する。心移植待期中に臨床所見が悪化することは一般的だが，HeartMate 型を装着した患者のうち，移植が成功し生存した患者は 65 ～ 75% で，移植 5 年後の生存率は 60% 以上であった。これは機械的補助を要しなかった患者と比較して，遜色ない成績である[136]。

C. 右心補助装置（RVAD）

1. RVAD は，右室を減圧しながら肺血流を供給する。右室機能不全の原因として，右室梗塞，肺高血圧症による右室機能障害の悪化，術中の不適切な心筋保護などがある。右室機能障害の主な要因の 1 つは PVR の上昇で，多量の血液製剤輸血による炎症性サイトカインや微小塞栓が関与する。適切な全身への灌流量の維持は，適度な循環血液量と左室機能に依存する。単独の右室機能不全も起こりうるが，一般的には開心術後の左室機能不全が関係し，LVAD 装着後に右室機能不全が顕在化することもある[137]。
2. **適応**：Box11.3 を参照
3. **手技**：右房より脱血し，酸素飽和度の低い血液を肺動脈へ返血する（**図 11.4** を参照）。Jarvik 2000 は両心補助も可能だが，一時的な右室補助の目的で承認された装置は，Abiomed BVS® 5000 と Thoratec pneumatic VAD の 2 種類しかない[138]。
4. **RVAD 補助時の管理**
    a. RVAD の開始時は，右房圧を 5 ～ 10mmHg，左房圧を 15mmHg に上げながら，流量が 2.2L/min/m² になるよう調節する。LVAD 同様，ほとんどの装置はリザーバーが満たされると，最大の心拍出量を駆出するように自動的に機能する。十分な灌流量が維持できない場合には，循環血液量減少，脱血カテーテルの位置不良，右房を圧迫する心タンポナーデが考えられる。血管内容量が適度にありタンポナーデでなければ，全身の低血圧の原因は左室機能低下にあり，強心薬，IABP，LVAD による補助を必要とする。または，α 刺激薬やバソプレシンを要する全身の血管拡張が原因のこともある。RVAD 装着患者の左室機能の評価には，TEE が有効である。
    b. 一酸化窒素やプロスタサイクリン吸入は，肺動脈圧と右室後負荷を軽減するうえで有効である[47,61,139]。これらにより灌流量が増え，ウィーニング時の右室機能の改善が期待できる。
    c. ヘパリン化の必要性は LVAD 使用時と同様である。
    d. TEE による心筋回復の評価と装置からのウィーニング法は，LVAD と同様である。流量を一時的に下げ，熱希釈法を用いて心拍出量を測定すると，右室機能の回復が確認できる。
5. **予後**：心臓手術後の補助として RVAD を装着した場合，予後は不良である。患者の約 35% が離脱可能で，25% の患者が生存・退院した[140]。

D. 両心補助装置（BiVAD）

1. 開心術後の機能不全のため，補助装置を必要とした患者の約10%で両心不全が認められる．BiVADは肺循環と体循環をともに補助し，心室細動（VF）下でも機能する．両心補助の必要性は初めから確認されない場合があるが，左室減圧後にしばしば中隔の偏位と右室仕事量の増加をきたし，右室機能不全が明らかになる．右室機能不全に関与する他の要因として，輸血や酸塩基平衡の異常から生じるPVRの上昇，左室機能不全，昇圧薬，全身の低血圧による右室虚血がある．

   a. LVAD装着後の右室機能不全の予測因子について，いくつかの研究がなされている．Cleveland Clinicの報告では，非虚血性の病因をもつ小柄な女性，術前の人工換気やLVAD挿入前に循環補助を要した患者で，RVADの必要性が高かった[141, 142]．初期の研究では，LVAD挿入後の右室機能不全の予測因子として，右室の前負荷および後負荷増加を伴う右室拡張があげられていた[143]．しかし，その後の研究により，肺動脈圧とPVRの上昇よりも，むしろ右室収縮能の悪化を反映する低い肺動脈圧および右室仕事量係数が，LVAD挿入後のRVAD使用に至る重大なリスク因子であると報告されている[141, 142]．

   b. Columbia-Presbyterianグループでも，RVADが必要になる患者では右室仕事量係数が低いことが明らかになっている．さらに，それらの患者では肝臓（ビリルビンの増加）および腎臓の機能が悪く（しばしば透析を必要とする），多くの赤血球および血小板輸血が行われていた[144]．

   c. 一酸化窒素吸入はLVAD装着後の右室後負荷軽減に非常に有効で，RVAD装着の必要性を未然に防ぐ作用もある[139]．

2. **適応**：Box11.3を参照

3. **手技**：BiVAD補助は，LVADとRVAD装着の項目で述べた手技を組み合わせる（図11.4を参照）．通常BiVADでは，Abiomed BVS®5000，Abiomed AB5000™ ventricles，Thoratec VADのいずれかを使用する．時には左室補助のみを目的としてHeartMate型を使用し，その後右室機能不全や難治性不整脈のために，別の装置が必要となることがある．HeartMate型はヘパリンによる抗凝固を行い，内皮の形成を抑え血栓塞栓症を予防することが必須となるが，2つの装置を組み合わせると，うまく作動する．

4. BiVAD補助時の**管理**

   a. RVADとLVADの流量に関して全身の血流量が$2.2L/min/m^2$になるよう一連の操作で調節する．左房圧が15〜20mmHgに上がるまでRVADの流量を上げ，次に左房圧が5〜10mmHgに下がるまでLVADの流量を上げる．装置の設定が完了したら，fill-to-emptyモードで作動を開始する．十分な灌流量が維持できない場合には，循環血液量減少，心タンポナーデ，どちらか一方の送脱血管の位置不良などが考えられる．肺血流または全身血流に対する心室自体の貢献度に違いがある場合，左室と右室で流量が異なることがある．

   b. ヘパリンの必要性は，上述した内容と同じである．

   c. 回復とウィーニングの評価は，RVADとLVADで述べた方法と同様である．

5. **予後**：約35%の患者が離脱可能で，生存・退院した患者はわずか20%であった．この低い成績は，両心不全が生存に及ぼす悪影響を反映している．心原性ショックからThoratec BiVADを装着した患者19人に関するCedars-Sinai Medical Centerからの

報告では，ほぼ60%で移植への橋渡しが成功し，その90%が移植後生存した[145]。

E. 体外膜型肺（ECMO）
1. ECMOは体外生命補助装置（ECLS）の一種で，心室補助装置としても機能する。装置には，膜型肺，遠心ポンプ，熱交換器，酸素ブレンダー，ヘパリンコーティング回路が組み込まれる。ヘパリンコーティング回路は，回路表面の生物適合性が高く，血小板活性と全身の炎症反応を最小限に抑え，ヘパリン投与の減量・中止も可能である。これにより，ECMO回路は数日間の使用にも耐えるようになった[146]。
2. 適応：ECMOは，低酸素化血症の有無にかかわらず，開心術後の重篤な心機能障害を短期間管理するために適している。使用の判断基準は，LVADや両心補助の基準と同様である。VADを要する患者の多くは，VAD装着の判断が遅れてCPB時間が長くなり，心原性および非心原性の肺水腫をきたし，酸素化が障害される。ECMO補助後数日が経過しても心臓の回復が認められず，移植の候補者として考慮される患者では，移植待用の長期間補助装置への橋渡しとしてECMOを使用する場合がある[147〜150]。さらに，心停止を被った患者の緊急処置として，あるいは重篤な低酸素性のARDSの患者において肺が病理学的障害から回復するまでの間使用することがある[151,152]。
3. 手技：CPBで使用した送脱血管（右房，大動脈）を，手術終了時までそのまま残しておく。引き続きECMO装着が考慮される場合，内頸静脈あるいは大腿静脈からの脱血，大腿動脈または頸動脈からの送血を準備する。大腿動脈使用時には吻合したグラフトより送血を行い，末梢側への血流を確保する。ECMO回路は非拍動流のため，しばしばIABPを挿入して，冠灌流量の改善をはかることがある[153]。心停止時の蘇生に使用する場合には，経皮的大腿静脈-大腿動脈バイパスを行うことがある。
4. 管理：ECMOの効果を上げるために，最大限の治療が不可欠である。その内容としては，以下のものがある[154]。
    a. 前負荷を最適化して肺灌流を保つ，およびα刺激薬やバソプレシンを使用してSVRを維持する。
    b. 肺高血圧症に対して，一酸化窒素吸入を積極的に行う。
    c. 腎機能不全に対して，持続的静脈-静脈血液濾過（CVVH）を早期から積極的に行う。
    d. 抗凝固薬は使用しない。
    e. 少ない一回換気量での人工換気

    重篤な神経学的障害を認める場合，または移植候補とならない場合には，通常48時間後にECMOを終了する[155]。それ以外では，ECMO装着後5日以内に臓器機能の回復を認めた場合，ECMOの中止または長期間用のLVADへの切り換えを考慮する。神経・肺・肝・腎機能の注意深い評価が不可欠である。臓器不全の程度が生存可能なものかどうかは，LVAD装着の禁忌ともなりうる問題であるが，これは時に判断が難しい。
5. 予後：ECMOの成績は，適応条件と開始時の臓器機能不全の程度で決定される。心停止が続き緊急ECMOを導入した患者では31%が生存したという報告もあるが[151]，心停止に対するECMO装着患者の予後は悪い。ECMOの開始前に多臓器不全をきたした患者や，透析を要するほど急性腎不全が進行した患者では，死亡率は非常に高くなる[156,157]。開心術後の心原性ショックによりECMOを装着された患者の約40〜

50％が，ECMO補助下で死亡する．残りの患者は離脱可能であるが，在院生存率は50％であった．長期間の補助装置や移植への橋渡しとしてECMOを使用した場合，患者の30％が移植まで生存し，良好な成績が得られている[147~150, 157, 158]．

F. 心室補助が可能な装置

1. 非拍動流ポンプ

a. 非拍動流遠心ポンプ（BioMedicus, Sarns）は，単一あるいは両心補助として最も広く普及し，使用法も簡便である．ただし，流量に対して常に厳重な注意が必要になるという点で，手間がかかる．長期間の使用により溶血や末端臓器障害をきたす危険性があるため，通常短期間補助（約7~10日）として使用される．しかし，最近の研究では，長期間の使用でも末端臓器の変化は必ずしも生じないことが示され，Cleveland Clinic CorAide ポンプなど，恒久的で埋め込み可能な遠心装置の開発が進んでいる[159, 160]．しかし，標準的な遠心ポンプを1週間使用して離脱不能な場合には，長期型装置へと変更しなければならない．開心術後の補助としてSarnsポンプを装着した患者35人についての報告では，70％以上の患者が離脱可能で，在院生存率は52％であった．このように，開心術後の補助としてはこれら装置の適応は証明されていなくても，その効果は非常にすぐれ，より高度な装置と比較しても遜色がなかった[161]．

b. 非拍動流ロータリーポンプに軸流技術を使用し，左室から血液を回収し大動脈へ送血する装置もいくらかある．これらの装置により，全身灌流量の確保，虚血部位への血液供給の改善，拡張期や収縮期の負荷軽減が得られる．Medtronic hemopumpとして知られる初期の装置では，カテーテルを経胸的に挿入して大動脈弁近くに留置し，血液を左室から回収して上行大動脈へ送血する仕組みだった．埋め込み可能な3種類の最新装置のうち，DeBakey Micromed VADやHeartmate II LVASでは，流入カニューレは左室心尖部に挿入され，ポンプは心臓の外側に留置されるが，Jarvik 2000では，直接左室内にポンプが留置される．流出用のグラフトを介して，上行大動脈へと送血される仕組みである．これらの装置では移植への橋渡しとして成功をおさめており，最終治療としても十分に機能する見込みがある[162~165]．

2. 拍動流ポンプ

a. Abiomed BVS®5000は，拍動性の空気式の装置で，患者のベッドサイドに設置する（図11.5）．特別に設計されたカテーテルを用いて静脈血をポンプ内へ脱血し，グラフト一体型カテーテルを，送血する血管に吻合する．これらカテーテルを介して，RVADとして右房から脱血して肺動脈へ灌流するか，LVADとして左房や左室から脱血して大動脈へ送血する．この装置は，主に梗塞後またはバイパス術後の心原性ショックに対して一時的な補助を要する場合に適応となり，一般的にその使用期間は，約2週間に制限されている．継続的なVADがさらに必要な場合は，長期型の装置に変更する．Abiomed型は心臓と直列で作動し，設定された量まで袋が満たされると駆出する．抗凝固薬を用いてACT 150~200秒を保つ必要がある．欠点の1つは，流出部位にフィブリン凝血塊を形成し，血栓塞栓症を起こすことである[166]．

b. Abiomed AB5000™は，2004年より使用可能になった（図11.6）．この装置は，腹壁の上に留置した空気駆動装置が作動するという点で，Thoratec pneumatic

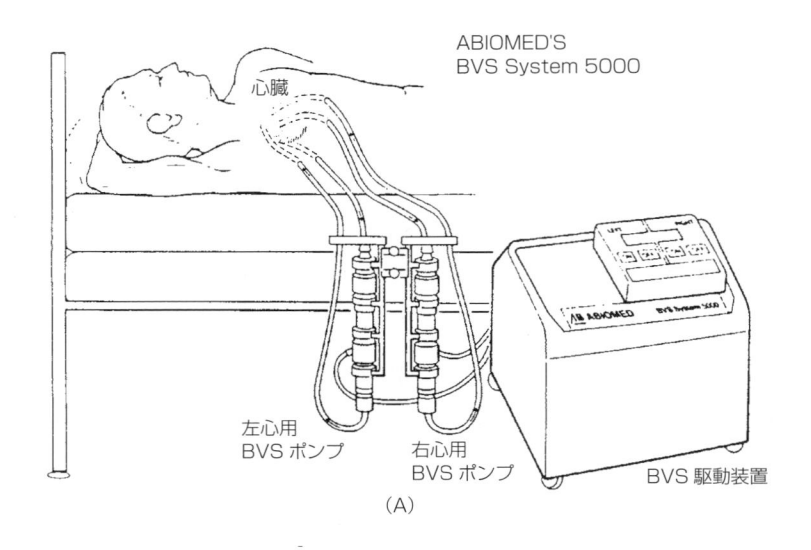

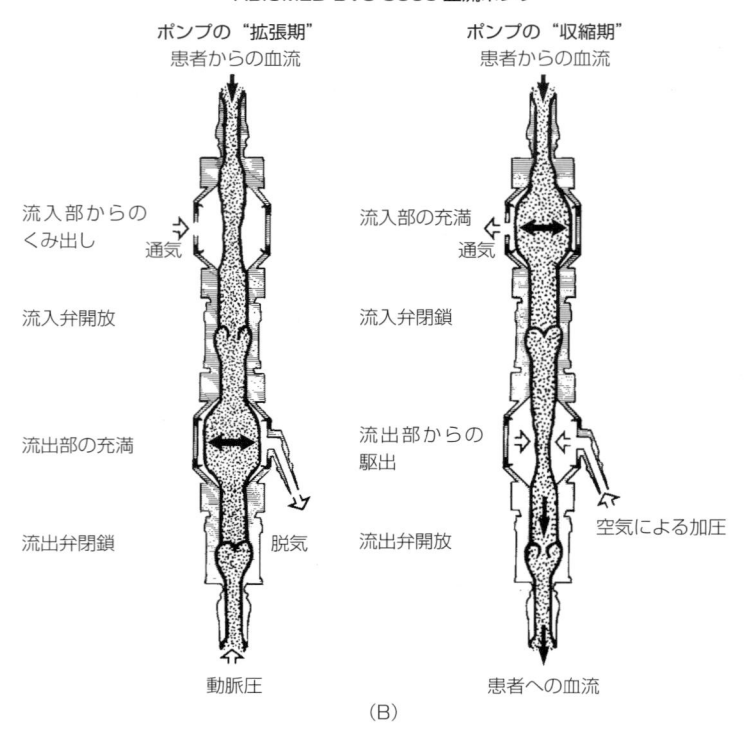

図 11.5 Abiomed BVS® 5000 装置
(A) この装置をベッドサイドに置き，気動性の制御部と接続する．(B) 収縮期および拡張期のポンプの断面図
(Abiomed 社の好意により掲載)

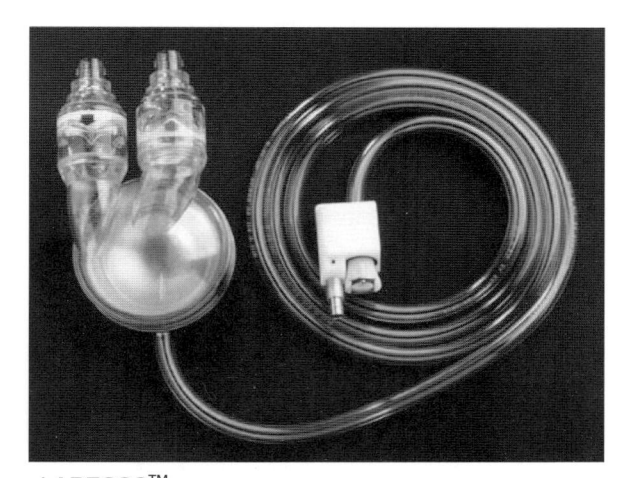

図 11.6 Abiomed AB5000™
気動性の駆動回路を接続した Abiomed AB5000™（Abiomed 社の好意により掲載）

VAD（下記参照）と似ている。Angioflex 膜と三尖弁から構成される。この装置では，BVS5000 で必要となるチューブの延長やベッドサイドの装置がなく，弁近くのスペースでの血栓形成率が低い。単一あるいは両心補助として使用される。

c. **Thoratec VAD** は拍動性の空気式体外型装置で，腹壁の上に留置する。空気駆動回路のみで患者と接続する。カニュレーションは Abiomed 型と同様に，脱血および送血用に特別に設計されたカテーテルやグラフトを使用する。これらのカニューレを 1～2 つの独立したユニットに取り付け，単一あるいは両心補助を行う。この装置では，長期間の一時的な補助が可能で，移植への橋渡しとして使用できる。また，最大量の抗凝固療法が必要となる。Thoratec 型装置を使用した結果，患者の 38% が離脱可能で，そのうち 59% が生存退院した。移植への橋渡しとして使用した場合，40% が死亡したが 60% が移植を受け，そのうち 86% が生存した[167, 168]。

d. **Thoratec HeartMate VE** は，埋め込み可能な拍動性の電動式装置で，左室補助のみ可能である（**図 11.7**）。血液は装置内の弁（ブタ由来）を通じて左室心尖部から脱血され，チャンバーが満たされた場合，または一定の割合で，一回拍出量が駆出される。

　i. この装置は表面に独特の加工がなされており，血栓塞栓症リスクの軽減効果がある。ほとんどの患者は，アスピリンのみ投与される。

　ii. この装置は，基本的に移植への橋渡しとして使用される。この装置は合併症が少なく，拍動流の効果で，臓器機能不全を移植前に改善できる。患者は自由に歩行でき，バッテリーを持って退院する。下腹壁に駆動回路の留置を必要とし，しばしば感染部位となる。この装置を装着した患者のほぼ 70% で，移植が成功している[136, 169]。患者が移植候補でなければ，この装置が最終治療として選択される可能性があるが，長期成績はやや期待はずれである[129]。

　iii. 長期間の補助に及んだ患者では，ブタ由来弁の変性が起こる。これは左室内への

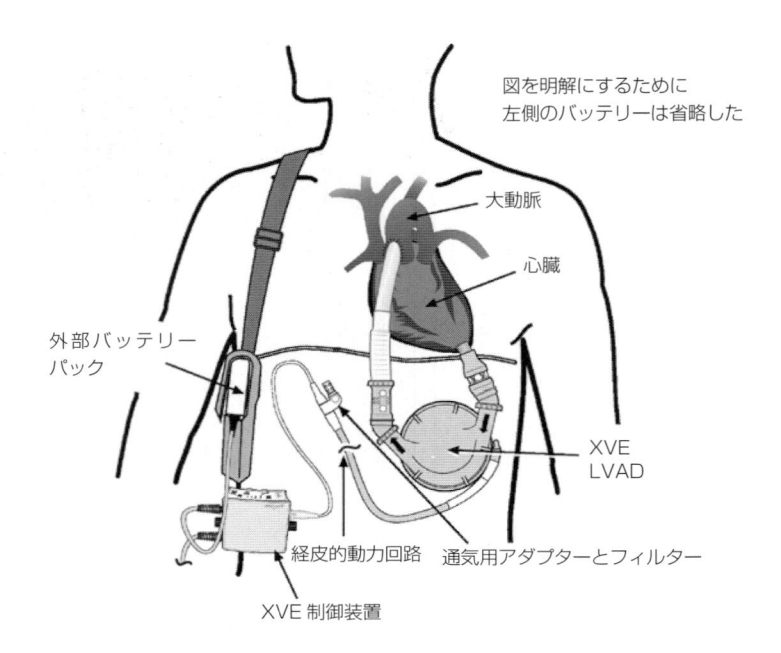

図11.7 Thoratec HeartMate

Thoratec HeartMate は，電動性の LVAD である。前腹壁の左上 1/4 にポケットを作成し，装置を留置する。心尖のカニュレーション部位より血液が流入し，上行大動脈に縫着したグラフトを介して血液を拍出する。経皮的にバッテリーより動力を供給して作動させる。(Thoratec 社より許可を得て掲載)

　　　弁逆流により，装置の出力が徐々に上昇する場合に疑われる。駆出量の増大を伴い，非常に急速な装置内への充満を認める。この問題に関しては，装置の改良が進んでいる。
　　iv. HeartMate 装着後に RVAD 補助を必要とする場合，通常は Thoratec 型を選択する。BiVAD 補助が最初から必要な場合には，2つの Thoratec pneumatic VAD，または Abiomed BV 5000 を選択して両室を補助する。
　e. **Novacor LVAD**（World Heart Corp, Oakland, CA）は，埋め込み可能な拍動性の電動式装置で，左室補助のみを行う。HeartMate 型のような機能をもつが，抗凝固療法を行っても血栓塞栓症の発生率はより高い。この装置はほとんどの場合，移植への橋渡しとして使用される。神経学的合併症のリスクは 20〜35% と報告されており，たいていは血栓塞栓症によるものである[170, 171]。しかしながら，最近の周術期管理の進歩により，この装置による出血や感染など他の合併症と同様に，血栓塞栓症の発生率も低下している。これは腹膜外への埋め込み，新世代血管グラフトの使用，挿入ポケットの適切なドレナージ，厳密な抗凝固療法などの改善が行われた成果である[172]。
　f. そのほかにも，いくつかの装置が最終治療方法として研究されている。無線式の **Arrow LionHeart LVAS** などの LVAD や，**AbioCor TAH**（Abiomed, Danvers MA）などの完全人工心臓がある[173〜175]。これらの装置では，血栓塞栓症のリスクと血

液成分の損傷を軽減する生体適合性，および感染のリスクを軽減する経皮的動力伝達装置を改良することが，不可欠な要素となっている。

G. **合併症**：技術および周術期管理の改善により，長期型の循環補助装置に関連する合併症のなかには，根絶とまではいかなくても，軽減が認められるものがある。合併症としては，以下のものがある。
1. **縦隔出血**：装置植え込み時のアプロチニン使用により，輸血量の減少が認められている。しかし，50％以上の患者で再開胸し，タンポナーデ（装置への脱血不良を招く）を起こす可能性がある縦隔血腫を吸引する[176]。その原因としては，縦隔内送脱血管周囲の広範な死腔，植え込み時の凝固障害，ほとんどの装置で必要となる抗凝固療法，体外循環による線溶の亢進と血小板の活性化などがある[177]。LVAD挿入時にアプロチニンを使用した場合，LVAD除去時および移植時に再度アプロチニンを使用する際に，アナフィラキシー反応を起こす確率が上昇する。このことは，常に心にとめておかなければならない[178]。
2. **縦隔炎と敗血症**：VAD装着中の患者の40～50％が，院内感染の影響を受ける。その多くは装置に関連した感染だが，別の種類の感染もある。感染のほとんどの原因が，動力伝達回路の出口である。長期の抗生物質使用が一般的なため，薬物抵抗性の細菌がしばしば同定される。さらに，多くの患者が衰弱と低栄養状態で，かつ多数の血管内カテーテルやその他侵襲的なカテーテルが挿入されており，コロニー形成をきたしやすい。感染の危険性が最も低いのは，主な創部が閉じられている埋め込み型装置だが，菌血症は依然として非常に多く，Cleveland Clinicの研究では，患者の約50％が菌血症であったと報告されている[179]。最も一般的な細菌は，黄色ブドウ球菌，コアグラーゼ陰性のブドウ球菌，カンジタと緑膿菌である。感染により死亡率は有意に増加し，特に真菌性心内膜炎の死亡率は高く，患者の約20％で認められる。真菌性心内膜炎が進行した場合には，抗真菌治療と並行して装置の除去と再装着，あるいは緊急の心移植を行うと，よい結果が得られることがある[179～181]。通常，動力回路出口の感染はコントロール可能であり，移植成績には影響を及ぼさない[182]。
3. **血栓塞栓症**による脳卒中は，Novacor装置を装着した患者の約20％以上で認められる。しかしHeartMate型では，抗凝固療法を行わなかったにもかかわらず，わずか3％である。抗凝固療法に対する注意深い管理にもかかわらず，他の装置内では凝血塊形成が生じる。脳卒中の発生率には，装置のデザインや血液接触部表面の血栓形成性が関係するが[170～172]，非常に厳密な抗凝固療法プロトコールにより，発生率が低下する可能性がある。
4. 心筋虚血，梗塞，カテコールアミン使用により**悪性の心室性不整脈**が起こることがある。拡張型心筋症では，不整脈発現性のある異常部位が起源となることがある。BiVADは心室細動中も作動し，PVRが高くないかぎり，LVADも機能する。LVADの流量が維持できない場合，RVAD装着が必要となることがある。細動により心室内の血栓形成が促進されるため，積極的な治療を行う。速やかに心臓除細動を検討し，血栓形成の抑制，および遷延する細動に伴う右室障害を予防する[183]。
5. 拍動流装置では**腎不全**はより少なく，装置導入前に低血圧や低心拍出量が遷延した場合に起こる。他の臓器不全（特に肝臓）や感染がなければ，VAD挿入後は一般的に，元の腎機能まで回復する。CVVHを用いた迅速かつ積極的な治療を検討する。VAD

補助下に腎不全が持続する患者の死亡率は，きわめて高い。
6. **呼吸不全**はふつう，長時間の CPB，敗血症，多量の血液製剤の使用のほか，ある種の無拍動流の機器の長期使用などが原因と考えられる。
7. バソプレシンの異常な低下を伴う**血管拡張性**のショックは，LVAD 患者では珍しくない。実際に，バソプレシンに対する感受性の亢進が認められている。これらの患者では，アルギニンバソプレシン 0.1 単位/min を投与すると，平均動脈圧が上昇する[134]。
8. LVAD 装着中の患者では，免疫学的な感受性が亢進し，交差適合試験による移植適合の確率が低下する。また，拒絶反応のリスクが高まる。しかし，移植後の生存率は，橋渡し治療を受けずに感受性が未亢進の患者と同等であった。免疫グロブリンおよびシクロホスファミド静注による免疫修飾療法は，感受性が関与する問題の解決に有効なことがある[184]。

VI. 全身性の高血圧

A. 概要
1. 開心術後の高血圧は，きわめてありふれた病態である。術後早期には低体温と交感神経緊張による血管収縮に加えて，体外循環使用によりさまざまなホルモン値が上昇することが関連する。心機能が保たれている患者，術前からの高血圧患者，大動脈弁疾患の術後患者では，さらに一般的である。
2. SVR 上昇および心拍動亢進状態のいずれか，または両方が，高血圧の原因となる。したがって，高血圧の治療を開始する前に，血行動態の評価を行うことが不可欠である。**高血圧は，心拍動が亢進したためのものと断定してはならない**。著明な血管収縮が高血圧の原因である場合に強心薬を中止すると，心拍出量が低下した患者では急激に血行動態が悪化する。
3. 血圧 140mmHg 以下または平均動脈圧 100mmHg 以下に保つような治療が適応となる。積極的な治療を行い，高血圧による悪影響を最小限に抑える。この悪影響の１つに後負荷の増大があり，心筋虚血，不整脈，心不全，縦隔出血，縫合離開，大動脈解離，脳卒中などを引き起こす可能性がある。

B. 病因
1. ノルエピネフリン，レニン - アンギオテンシン，バソプレシン血中濃度上昇など，CPB によるホルモン環境の変化
2. 低体温，昇圧薬，低心拍出量状態による血管収縮
3. 発熱，不安，疼痛，譫妄，鎮静作用消失時の覚醒
4. 異常な動脈血液ガス（低酸素症，高二酸化炭素症，アシドーシス）
5. 喉頭内操作（気管チューブの位置修正，経鼻胃管やエコープローブの留置）
6. 心拍亢進状態の心室，特に左室肥大を伴う場合
7. 圧受容体機能の変化：冠動脈バイパス術 - 内頸動脈内膜除去術同時手術後
8. 重篤かつ急激な低血糖

C. 評価
1. 注意深い診察，特に呼吸音と末梢循環に注意する。
2. 血行動態の評価
3. 動脈血液ガス，血清カリウム，ヘマトクリットの測定
4. 胸部 X 線と 12 誘導心電図のチェック
5. 注意：ドレナージ装置内の縦隔出血量をチェックすることを忘れてはならない！

D. 治療：収縮期圧を 100 ～ 140mmHg に維持する（平均動脈圧は 90mmHg 前後とする）。適切に SVR を下げ，冠灌流圧を下げることなく，心筋酸素需要量を十分に低下させることを目標にする。心機能の改善がしばしば二次的に得られる。心拍数，房室伝導，心収縮力に悪影響を与えることなく，心筋虚血を予防するのが，理想的な降圧である。
1. 十分な酸素化と呼吸を確保する。
2. 心拍出量が十分である場合，血管拡張薬を使用する（次節参照）。
3. 心拍出量が低い場合（心係数＜ 2.0 ～ 2.2/min/m^2）は，血管拡張薬と強心薬を併用する。
4. プロポフォール 25 ～ 50μg/kg/min（2 ～ 6mg/kg/hr），ミダゾラム 2.5 ～ 5.0mg 静注，またはモルヒネ 2.5 ～ 5.0mg 静注により鎮静する。血圧が不安定で降圧薬によるコントロールが難しい場合を除き，早期抜管のため鎮静は最小限にとどめる。しかしながら，抜管遅延が予想される人工呼吸中の患者では，鎮静は高血圧のコントロール法として，最初にとるべき手段である。
5. メペリジン 25 ～ 50mg 静注または弛緩薬（**必ず鎮静も同時に行う**）を用いて，シバリングをコントロールする。

Ⅶ. 血管拡張薬と降圧薬

A. 概要
1. さまざまな薬物を用いて全身性の高血圧をコントロールする（**表 11.5**）。血行動態に与える効果は，患者の血管内容量と心機能，ならびに薬物の作用部位に規定される。血管拡張薬は，静脈の容量を増やし（前負荷の軽減），動脈の抵抗を低下させて（後負荷の軽減，一般的には前負荷も同様に軽減），血圧を下げる。その他の降圧薬は，中枢性のアドレナリン放出を抑制し，また陰性変力作用を働かせることによって血圧を下げるが，その特性は，ある種の血管拡張薬とも共通している。したがって，適切な薬物の選択には，慎重な心機能の評価が不可欠である。
2. 術後回復早期に低体温，血管収縮，高血圧を認めた場合，一般的には降圧薬を使用する。血管の拡張に合わせて降圧薬を減量し，収縮期圧 100 ～ 140mmHg を維持する。また，SVR を下げて心機能を改善する目的で，血管拡張薬を単独または強心薬と併用する。
3. ICU で最も一般的な薬はニトロプルシドである。その他の静注薬の選択肢としては，ニトログリセリン，カルシウム拮抗薬（ニカルジピンやジルチアゼム），フェノルドパム，エナラプリラート，β遮断薬（エスモロールやラベタロールの持続点滴，またはメトプロロールの間欠的投与）がある。
4. 術前に高血圧の既往のない患者のほとんどは，術後一過性に高血圧を呈しただけで，その後の降圧治療を必要としないことが多い。一方，高血圧の既往のある患者では，

表 11.5 静注用降圧薬の希釈法と投与量

薬物	希釈液	投与範囲
ニトロプルシド	50mg/250mL	0.1〜8μg/kg/min
ニトログリセリン	50mg/250mL	0.1〜10μg/kg/min
カルシウム拮抗薬		
ニカルジピン	50mg/250mL	2.5mg を 5 分かけて；10 分間隔で 4 回投与，続いて 2〜4mg/hr
ジルチアゼム	250mg/250mL	0.25mg/kg を 2 分かけて，続いて 0.35mg/kg を 2 分かけて，その後 5〜15mg/hr
ベラパミル	120mg/250mL	0.1mg/kg を 2 分かけてボーラス投与，続いて 2〜5μg/kg/min
β遮断薬		
エスモロール	2.5g/250mL	0.25〜0.5mg/kg/min でボーラス投与，続いて 50〜200μg/kg/min
ラベタロール	200mg/200mL	0.25mg/kg を 2 分かけて，続いて 0.5mg/kg を 15 分毎に。あるいは 1〜4mg/min
エナラプリラート		0.625〜1.25mg 静注を 30 分かけて，続いて 0.2mg/hr
フェノルドパム	10mg/250mL	0.05〜0.1μg/kg/min を開始量とし，0.8μg/kg/min まで増量

ICU を退室する前から経口薬を開始しなければならない。血行動態と腎機能を考慮しながら，適切な薬物を選択する。

B. ニトロプルシド
　1. 血行動態への作用
　　a. ニトロプルシドは主に動脈の平滑筋を弛緩させ，SVR と PVR を低下させる。静脈の容量にもわずかに関与し，前負荷を軽減する。総合的な作用は全身の血圧および充満圧の低下であり，結果として左室機能の改善をもたらすことがある。通常，心拍出量の維持および改善には，適度な量の輸液を行い，充満圧を至適な値まで回復させることが重要である。その理論は「前負荷の最適化→後負荷の軽減→前負荷の回復」で表わすことができる。ニトロプルシド投与中の反射性頻脈はほとんどの場合，循環血液量減少を反映しており，心筋酸素需要量を増加させる。
　　b. 理論的には，虚血心に対してニトロプルシドは使用しないほうがよい。冠血流を供給する正常血管が拡張し，虚血域から血流をシャントする冠動脈スチール症候群を引き起こすことがある。さらに，全身の灌流圧が低下しても充満圧が低下しない場合，冠血流量のための拡張期経心筋圧較差が低下し，心筋虚血を招くおそれがある。
　　c. ニトロプルシドは劇薬であり，動脈圧ライン留置による厳密なモニタリングが常に必要となる。効果の発現は非常に早く（数秒以内），急激に血圧を下げる。幸いにも，

その効果は数分で消失する。
2. 適応
    a. SVR 上昇を原因とする**高血圧のコントロール**。心機能低下，充満圧の上昇，SVR 高値を認める患者では，ニトロプルシドが降圧薬として最適である。
    b. 高血圧の有無にかかわらず，SVR が上昇した患者に対する**心機能改善**。しばしば強心薬を併用すると，最良の結果が得られる。
3. **開始量**は一般的に，50mg/250mL の溶解液を 0.1μg/kg/min とする。代謝分解を避けるため，アルミホイルでボトルを覆って遮光する。8μg/kg/min まで徐々に増量する。
4. 副作用
    a. 拡張期の灌流圧低下による心筋虚血，虚血領域からの血液シャント，および反射性頻脈
    b. 大動脈解離患者では，反射性の心収縮力および dp/dt の増加に対して β 遮断薬を用いる。
    c. 換気血流比不均衡や低酸素症をきたす低酸素性の血管収縮の阻害
    d. 血管拡張作用によるタキフィラキシー
    e. **シアン中毒**．ニトロプルシドは代謝されてシアン化物となり，肝臓でチオシアン化物に変換される。代謝性アシドーシスや混合静脈血酸素分圧の上昇を認めた場合に，シアン中毒が疑われる。高用量（＞8μg/kg/min）で数日間使用した場合（12〜24 時間の累積用量＞1mg/kg）や，肝機能障害を認める場合に発症しやすい。中等度のシアン中毒の治療法としては，シアン化物からチオシアン化物に変化させて，腎臓より排泄させる。
        i. 代謝性アシドーシスに対して，炭酸水素ナトリウム 1mEq/kg 投与
        ii. チオ硫酸ナトリウム 150mg/kg 静注（12.5g を 5％糖液 50mL に溶解し，10 分かけて投与）
    f. **チオシアン化物中毒**（＞5mg/dL）はニトロプルシドの慢性的な使用，特にこの代謝産物の腎排泄に問題がある場合に発症する。症状は，呼吸困難，嘔吐，めまいを伴う精神状態の変化，頭痛，意識消失である。重篤なシアンおよびチオシアン化物中毒の**治療**では，亜硝酸ナトリウムを使用してメトヘモグロビン形成を促す。メトヘモグロビンがシアンと結合し，毒性のないシアンメトヘモグロビンに変換される。
        i. 亜硝酸アミル 1 アンプルを 15 秒かけて吸入
        ii. 亜硝酸ナトリウム 5mg/kg をゆっくり静注。一般的には 3％溶液を 2.5mL/min の速度で計 10〜15mL 投与する。毒性が再発した場合，この投与量の半分を引き続き投与する。
        iii. チオ硫酸ナトリウムを前述の量でさらに投与すると，シアンはシアンメトヘモグロビンから徐々に分離してチオシアン化物となり，排泄される。

C. **ニトログリセリン**
1. 血行動態への作用
    a. ニトログリセリンは静脈拡張薬で，主に前負荷，充満圧，一回拍出量，心拍出量を軽減して，降圧作用を示す。適度な充満圧が保たれている場合，拡張期の大動脈の灌流圧は維持されるが，高用量のニトログリセリン投与は動脈拡張性に働く。循環

血液量の減少や心拍出量低下を認める状況では，ニトログリセリン投与により心拍出量が低下し，反射性頻脈を招く可能性があるため，使用しない。
    b. ニトログリセリンは伝導性のある冠血管を拡張し，虚血領域への血流を改善する[185]。
2. 適応
    a. 心筋虚血や高い充満圧を伴う高血圧
    b. 心筋虚血を示す心電図変化
    c. 冠動脈攣縮または橈骨動脈グラフト攣縮の予防
    d. 肺高血圧症：右室後負荷の軽減と右室機能の改善をもたらす。
    e. 術前の虚血：血行再建前には，フェニレフリンを用いて冠灌流圧を維持しながら，ニトログリセリンを用いて前負荷を軽減する。
3. 開始量は，50mg/250mL 溶解液を $0.1\mu g/kg/min$ とする。$10\mu g/kg/min$ まで増量可能である。ポリ塩化ビニル製の点滴ラインではニトログリセリンの80％が吸収されるため，非ポリ塩化ビニル製チューブを用いて投与する。
4. 副作用：ニトログリセリンが肝臓で代謝されてできる亜硝酸塩は，ヘモグロビンを酸化してメトヘモグロビンに変換する。過度のニトログリセリン静注（$10\mu g/kg/min$ 以上を数日間継続）や，腎機能障害または肝機能障害により，メトヘモグロビン血症と酸素運搬障害をきたす可能性がある。チョコレート様の茶色の血液や，オキシメータで測定された酸素飽和度が Pao_2 から予想される値より低いと，この病態が疑われる。メトヘモグロビン値の上昇（＞総ヘモグロビンの1％）により診断が確定する。通常，メトヘモグロビン値が 15～20％ を超えないと，症状（チアノーゼ，進行性の衰弱，アシドーシス）は出現しない。治療として，1％溶液のメチレンブルー 1mg/kg を静注する[186]。

D. β遮断薬
  1. 血行動態への作用
    a. 血管拡張薬とは対照的に，β遮断薬は主として陰性変力作用および変時作用を発揮して血圧を下げる。β遮断薬は心収縮力を低下させることにより一回拍出量と心拍出量を減少させ，また洞房（SA）結節を抑制して心拍数を遅くする。β遮断薬の降圧作用には，中枢性交感神経系の放出低下とレニン活性の抑制も関与する。
    b. β遮断薬は房室伝導を遅くするため，心ブロックをきたすおそれがある。β遮断薬の静注には，ペースメーカの準備が必要である。この電気生理学的作用は，心房頻拍型不整脈の際の心室応答を抑制する点で有効である。
  2. 適応：β遮断薬は，術後の高血圧で適度な心拍出量を認める場合に使用する。特に，術前に正常な左室機能や左室肥大を認める患者でしばしば認められるような，活動性が亢進し頻脈となった心臓に有効である。
    注意：心拍出量が低下した患者の高血圧治療に，β遮断薬を静注してはならない。
  3. エスモロールは心臓選択性があり超速効性である。短時間作用型のβ遮断薬で，2分で効果が出現し，5分で定常状態に到達し，10～20分で効果が消失する[187]。エスモロールは非常に作用時間が短いため，十分な心拍出量をもつ患者の一過性の高血圧コントロールとして，ICU で選択すべきβ遮断薬である。
    a. 高血圧であるが心拍出量が低下した患者には，最大限の注意を払って投与しなければれ

ばならない．一回拍出量が少ない患者では，心拍数を増やすことで，血圧と心拍出量を維持している場合が少なくない．この状況でエスモロールを使用すると，陰性変力作用により血圧と心拍出量は低下するが，心拍数はほとんど低下しない．十分な心拍出量の患者に投与した場合でさえ，心拍数低下よりも血圧低下のほうが顕著となる．
  b. エスモロールには心臓選択性があるため，気管支攣縮の既往がある患者に対しても，安心して使用できる．
  c. 開始量としては，0.25〜0.5mg/kg を 1 分かけて投与し，続いて 50μg/kg/min を 4 分かけて投与することが推奨されている．術直後の患者はエスモロールに対する感受性が非常に高い傾向にあるため，少量で試し，心拍数と血圧に対する影響を確認する．十分な降圧効果が得られない場合には，初期投与量を繰り返し，維持量として 100μg/kg/min を静注する．維持量の 50μg/kg/min 増量に加え，初期投与量で 2 回追加投与を行うことがある．200μg/kg/min 以上に増量しても，効果はほとんど変わらない．
  d. 維持点滴用の溶解液の組成は，2.5g/250mL である．
4. **ラベタロール**は，直接的な血管拡張作用とともに，α遮断とβ遮断の特性をもつ．β遮断作用とα遮断作用の割合は，経口投与で 3：1，静注で 7：1 である．心臓手術後の患者では，ラベタロール静注により，主に陰性変力作用と変時作用が働き，血圧が低下する．α遮断作用により，反射性の血管収縮が抑制される[188]．
  a. ラベタロール静注の効果は直ちに出現し，静注でのボーラス投与では 5 分で，持続点滴では 10〜15 分で血圧の反応が最大に達する．効果の持続時間は約 6 時間であるため，**長時間作用型の降圧薬**が望ましい場合には，ラベタロールの選択が適当である．**大動脈解離**の患者には，術前術後とも非常に有効な薬物である．
  b. ラベタロールは，まず 0.25mg/kg を 2 分かけてボーラス投与し，続いて効果が得られるまで 15 分毎に 0.5mg/kg 投与する（総投与量 300mg まで）．
  c. または，1〜4mg/min で持続点滴する．5mg/mL 溶液 40mL を 160mL と混ぜて使用する（200mg/200mL）．
5. **メトプロロール**は，心臓選択性のβ遮断薬で，術後**高血圧**のコントロールに用いられるが，一般的には心房細動の予防薬として，術後約 8 時間より経口投与される（25〜50mg，1 日 2 回の経口投与）．静脈内投与の主な適応は，**虚血のコントロール**，および**心房細動に対する心室応答の抑制**である．効果が認められるまで，5 分毎に 5mg ずつ増量しながら 3 回まで投与する．2〜3 分後に効果が発現し，20 分で効果は最大になり，効果は 5 時間持続する．

E. カルシウム拮抗薬
  1. 血行動態への作用
    a. カルシウム拮抗薬は，術後の高血圧の管理に非常に効果があり，基本的な機序としては，血管平滑筋を弛緩させて末梢血管を拡張する．さまざまな薬物があり，それぞれ心臓血管の血行動態および電気生理に，異なる作用をもたらす（**表 11.6**）．これらの薬物を周術期に使用すると，心筋梗塞，虚血，上室性不整脈の発生率が低下することが示されており，生存率が改善する可能性も指摘されている[189,190]．しかし，一般的にはカルシウム拮抗薬は，他の降圧薬の補助として，適応を認めた場合のみ

表 11.6 カルシウム拮抗薬の作用

	ニカルジピン	ジルチアゼム	ベラパミル	ニフェジピン	アムロジピン
変力作用	O	↓	↓↓	O↑	O
心拍数	O↑	↓	↓	↑	O↑
房室伝導	O	↓↓	↓↓	O	O
体血管抵抗	↓↓	↓↓	↓↓	↓↓	↓↓
冠血管抵抗	↓↓	↓↓	↓↓	↓↓	↓↓

O:作用しない

　　　　使用されるものである。
　　b. その他の効果として，冠動脈拡張作用，陰性変力作用，洞房結節の自動能抑制（洞機能の低下），房室伝導の抑制（心房の頻脈性不整脈に対する心室応答の抑制）がある。
2. 適応
　　a. **十分な心拍出量をもつ患者の高血圧のコントロール**，または心筋虚血が証明された場合の高血圧のコントロール。ニカルジピンは陰性変力作用をもたないため，心機能が低下した患者で使用されることがある。ジルチアゼムやベラパミルには陰性変力作用があるため，このような状況下では使用を避ける。
　　b. **冠攣縮**[191]
　　c. **心房細動／心房粗動に対する心室応答の抑制**（ジルチアゼム，ベラパミル）
3. ニカルジピン
　　a. ニカルジピンはSVRを下げて血圧を下げる。陰性変力作用をもたず，心拍数の増加は軽度で，房室伝導に影響しない。
　　b. 適応
　　　　i. 術後高血圧のコントロールに非常に効果的かつ安全で，ニトロプルシドよりも安定した血圧コントロールが可能である[192]。他のカルシウム拮抗薬に勝る点として，陰性変力作用をもたず，ニトログリセリンと比較して，冠動脈バイパス術後の心筋虚血の期間と範囲が減少することが指摘されている[193]。
　　　　ii. 橈骨動脈グラフト攣縮の予防として，ニカルジピンを 0.25 μg/kg/min で投与する[194]。しかし，冠動脈グラフトの血管攣縮が存在する場合には，ニカルジピンをニトログリセリンに追加しても，ニトログリセリン単独使用時以上の拡張作用は認めないことがある研究で示された[191]。
　　c. ニトロプルシドよりもすぐれた点[195]
　　　　i. ニカルジピンは心拍出量を改善するが，充満圧の低下はニトロプルシドよりも少ない（ニトロプルシドは静脈拡張ももたらす）。したがって，輸液が少量で済む。
　　　　ii. 心筋虚血を招く反射性の頻脈や，冠動脈スチール現象を予防する。
　　　　iii. 強力な冠動脈血管拡張薬で，虚血領域の血流分布を改善する。
　　d. ニトロプルシドよりも劣る点

ⅰ.ニカルジピンは速やかに作用を発現する（1〜2分）が，ニトロプルシドより作用時間が長く，半減期は40分である。最善の高血圧コントロールを目指して投与量を調節することができるが，血行動態が不安定な患者では，長い半減期が問題となる。

　ⅱ.換気血流比不均衡が増大し，低酸素症を招く。

e. 2.5mgを5分かけて投与し，10分毎に総量12.5mgまで投与を繰り返す。点滴は，50mg/250mL溶解液を2〜4mg/hrで開始する。

4. ジルチアゼム

a. ジルチアゼムはSVRを下げて血圧を下げる。しかし，陰性変力作用により心収縮能が低下し，心拍数も低下する。したがって，心拍出量が低下した患者では使用すべきではない。その一方，心拍出量が十分な患者における頻拍の抑制は，心筋の酸素代謝を改善するうえで有用である[196]。

b. 適応

　ⅰ.**心房細動に対する心室応答の抑制**：ジルチアゼムは房室伝導を遅くするため，心ブロックをきたす可能性がある。したがって静注時には，ペースメーカの準備が必要である。**注意**：心房細動の患者では，血圧と心拍出量がしばしば低下しているため，心拍数のコントロールにジルチアゼムを使うことはしばしばためらわれる。しかし，心室応答の抑制により，ふつう一回拍出量と血圧が改善される。血圧が低い場合には，純粋なα刺激薬を投与することもある。血圧が異常に低い場合には，心臓除細動を行うべきである。

　ⅱ.**動脈グラフト攣縮の予防**（特に橈骨動脈）

　ⅲ.**冠動脈攣縮の管理**（ジルチアゼムは強力な冠動脈血管拡張薬である）

　ⅳ.**全身性高血圧**，特に攣縮（橈骨動脈グラフト）の予防および心房細動の管理に使用される場合。高血圧が持続する場合に，他の降圧薬の補助として使用されることがある。

c. 投与量は0.25mg/kgを2分かけてボーラス静注し，15分後に0.35mg/kgで再度ボーラス静注する。その後，250mg/250mLの溶解液を5〜15mg/hrで持続点滴する。

5. ベラパミル

a. ベラパミルはSVRを下げて血圧を下げるが，適度な陰性変力作用，変時作用，変伝導作用を示し，心収縮能の低下，心拍数の減少，房室伝導の抑制をもたらす。術後早期における適応は，ジルチアゼムと同様である。

b. 投与量は0.1mg/kgをボーラス静注し，120mg/250mLの溶解液を2〜5μg/kg/minで持続点滴する。

6. ニフェジピンは強力な動脈拡張薬で，SVRを下げて血圧を下げる。しばしば，圧受容体を介する反射性の頻脈と，変心作用や房室伝導のわずかな亢進を伴う。ニトロプルシドと比べて，ニフェジピン静注は心拍出量を有意に増加させるとともにSVRを低下させるが，静脈拡張作用がないため，前負荷は軽減しない[197]。ニフェジピンはまた，強力な冠動脈拡張薬であり，**冠動脈攣縮**の管理に有効である[191]。ニフェジピンはPVRと肺動脈圧も低下させる。術後高血圧のコントロールに静注用製剤を使用したという報告もあるが，あまり一般的ではない。舌下または経口投与が主に行われており，10〜30mgを4時間毎に投与する。

7. アムロジピンはSVRと血圧を下げ，後負荷を軽減して心拍出量を改善するといわれ

ている。陰性変力作用はなく，洞房結節や房室結節の伝導に影響しない。経口投与後24時間効果が持続し，徐々に血圧を下げる。したがって，その適応は安定した高血圧患者の長期コントロールとなる。2.5〜10mgを1日1回投与する。

F. エナラプリラートは静注用のACE阻害薬である。レニン-アンギオテンシン系の活性化を抑制し，CPB使用時に通常上昇する血管作動性物質（カテコールアミン，エンドセリン，心房性ナトリウム利尿ペプチド）の増加を抑制する[198,199]。
  1. 静脈をバランスよく拡張することでエナラプリラートは，血圧を低下させ，かつ反射性の心拍数増加がない。このため，前負荷および後負荷が減少し，心筋酸素需要量が減少する。また，低酸素性の血管収縮に影響せず，ガス交換や酸素運搬能にも影響しない。左室機能が低下した高血圧患者で，血行動態は安定しているが経口投与が不可能な場合に，この薬を考慮する。高血圧を認めない場合でも，左室機能不全患者の心臓および腎機能の改善が示された。引き続き，エナラプリラート5mgを1日1回（Ccr＜30mL/minの場合は半量），または他のACE阻害薬の経口投与に変更する。
  2. 使用量：6時間毎に0.625〜1.25mgを5分かけてボーラス静注する。投薬後15分で最初の臨床的反応が出現し，4時間で最大効果を発揮する。いくつかの研究では，多めのボーラス投与（0.06mg/kg），または1mg/hrで持続点滴して，効果が得られるまで30分毎に量を倍にする（総量10mgまで）用法が示されている[198〜200]。

G. ヒドララジン
  1. ヒドララジンは動脈に直接作用する血管拡張薬で，SVRと血圧を低下させる。後負荷の軽減により心機能が改善されるが，代償性の頻脈を伴うことが多い。
  2. 適応：最も一般的には，血行動態が安定しているが，**術後数日間高血圧が持続する場合**，静注用の強力な降圧薬に代わる薬物として用いられている。経口で服用や吸収ができない場合，または他の静注用降圧薬に対する抵抗性や毒性が進行する場合に，ヒドララジンが有用である。
  3. 通常量は，効果があるまで20〜40mgを4時間毎に筋注，または5mgを15分毎に静注する。静注後約5〜10分で効果が発現し，20分後に最大に達し，3〜4時間持続する。このように，投与量の調節が難しいため，血行動態が不安定な場合には使用すべきではない。しかし，心臓手術後の患者に1.5μg/kg/minで持続点滴を行ったところ，良好な後負荷の軽減が得られたという報告もある[201]。

H. フェノルドパムメシレート
  1. フェノルドパムはドパミン（DA_1）受容体作動薬で，即効性の末梢および腎血管拡張薬である。その降圧作用には，反射性の頻脈，一回拍出量係数の増加，心係数の増加が伴う[202]。PVRも下げるため，理論的には右心不全患者に有効である。腎臓の輸入細動脈が拡張し，腎血流が増加するため，腎機能にとっても有効である。直接的な薬物効果またはカリウム-ナトリウム輸送の増強により，低カリウム血症もきたす。
  2. 適応：速やかな効果の発現が期待される**重篤な高血圧**（作用時間はニトロプルシドより長い）[203]。文献は少ないが，心臓手術後の高血圧に対して有効な薬であることが示されている。
  3. 使用量：10mg/250mLの溶解液を，0.05〜0.1μg/kg/minの持続点滴で開始する。

効果が得られるまで15分毎に0.05〜0.1μg/kg/minずつ，最大0.8μg/kg/minまで増量する。腎保護目的の投与量（0.1μg/kg/min）では，一般に低血圧は生じない。腎保護目的で術中より使用すると，術後の主要な降圧薬として用いることもできるが，コストには見合わない。

I. ネシリチドは，バランスのとれた動脈・静脈拡張薬であり，主に非代償性の心不全患者に使用される。心臓手術患者では，その血管拡張作用により，肺動脈圧が上昇した患者の右室や左室の機能が改善される。全身性の高血圧の治療では，主たる適応とはならない。

J. 開心術後の降圧薬の選択
  1. 充満圧が正常またはわずかに上昇し，心拍出量が低下した患者に対しては，ニトロプルシドなどの動脈拡張薬を選択する。動脈拡張薬は，動脈（と，わずかに静脈）を拡張して前負荷と後負荷を軽減し，しばしば心拍出量を改善する。最適な心機能の改善を得るためには血管拡張薬と強心薬の併用を検討する。ニカルジピンは陰性変力作用や変時作用をもたずにSVRを低下させるため，このような状況下での使用が効果的である。ただし，作用時間が長いため，血行動態が不安定な時期に使用すると，悪影響を及ぼすことがある。
  2. 充満圧が高く心拍出量が十分な患者では，ニトログリセリンなどの血管拡張薬が有効である。この薬の使用により，静脈還流，充満圧，一回拍出量，心拍出量，血圧が低下する。心筋虚血の徴候を認める場合に有効である。ただし，循環血液量が減少し心拍出量が低下した患者では，絶対に投与すべきではない。
  3. 適切な充満圧，高い心拍出量，またしばしば頻脈などがみられる活動の亢進した心臓に対しては，陰性変力および変時作用をもつ**エスモロール**，または**カルシウム拮抗薬（ジルチアゼム，ベラパミル）**を選択する。心筋酸素代謝を改善するうえで，特に虚血の所見を認める場合に有効である。
  4. 内服が可能になったら，経口薬に対する血圧の反応をモニターしながら，静注薬を減量する。術前の内服薬再開が最も適当であるが，ある一定の状況下では，それ以外の薬物も考慮する。
      a. 実際にはほぼすべての患者にβ遮断薬（メトプロロール25〜75mg経口, 1日2回）を開始し，血圧コントロールと心房細動の予防をはかる。徐脈で使用が制限される。
      b. 通常，2番目の選択肢はACE阻害薬である。リジノプリル5〜10mgを経口で1日1回投与する。すべての低左心機能（駆出率＜35％）患者で使用が考慮されるが，腎機能不全患者では慎重な投与を要する。
      c. 3番目の選択肢は，カルシウム拮抗薬である。橈骨動脈グラフトを使用した患者にはルーチンで使用する。
      d. 徐脈の患者では，クロニジンまたはアンギオテンシン受容体阻害薬を選択する。
      e. 長期間作用型の硝酸塩は冠動脈拡張薬の1つで，橈骨動脈グラフトを使用した患者に投与されることがあるが，降圧作用もある。

Ⅷ. 心停止

A. 心停止は深刻かつ,どのような心臓手術にも起こりうる合併症で,その頻度は約2%である。手術終了時,手術室からの移送時,ICU内,または病棟で予期せぬ時に発生する。直ちに二次救命処置(ACLS)プロトコールにもとづいた処置を行い,無効な場合には緊急開胸心マッサージを行う。迅速かつ最善の心肺蘇生(CPR)を行って,心機能を回復させ,できるかぎりCPR成功後に重大な脳神経後遺症を残さないことが重要である[204]。心臓手術後に心停止状態が長く続いた患者の死亡率は約30%である。原因が不整脈や出血の場合は生存率も高いが,心臓のポンプ機能低下による場合はほとんど生存できない[205]。

B. 一次救命処置(BLS)およびACLSが推奨するCPRは以下のとおりである。
A:**気道確保**
B:**陽圧換気**(15〜20回/min)
C:**心臓マッサージ**(100回/min)による**循環の確保**;静脈ラインの確保
D:**心室細動**(VF)や脈圧のない**心室頻拍**(VT)の**除細動**

C. **原因とその評価**(表11.7):蘇生を行いながら,心停止の原因を検索するための評価を行う。
 1. 胸部の聴診,呼吸器の点検,動脈血液ガス,酸塩基平衡,電解質のチェックを行う。挿管されていない患者では,まず気道を確保して酸素を投与し,次に挿管する。低酸素状態が長くなるため,フェイスマスクで酸素を流す前に,挿管を試みるべきではない。
    ・重篤な換気障害や酸素化の障害(低酸素症,気胸による高二酸化炭素症,気管チューブの位置異常,急性肺塞栓)
    ・高度な酸塩基平衡および電解質の異常(アシドーシス,低・高カリウム血症)
 2. 胸腔ドレーンの排液量と胸部X線をチェックする。
    ・急性の静脈還流の障害(緊張性気胸,心タンポナーデ,時に大量出血の突然の減少を伴う)
    ・急激な循環血液量の低下(大量の縦隔出血)
 3. 強心薬,昇圧薬,血管拡張薬が適切な量で投与されているかどうかを評価する。
    ・強心薬の不注意な投与停止
    ・ニトロプルシドの大量投与による著しい血管拡張
 4. 心機能モニターと心電図を解析する。
    ・Ⅲ度の心ブロック(自然に発生する,または完全心ブロック患者の房室ペーシング不全)
    ・急性の虚血(グラフト血栓閉塞,冠動脈の攣縮)
    ・心室頻拍性不整脈(VTやVF)

D. **治療**
 1. 100%酸素下で15〜20回/min **用手換気**を行い,両側の呼吸音を聴診する。挿管されていない場合には,気道を適切に確保した後に挿管する。

表 11.7　術後心停止の主な原因

原因	治療
循環血液量減少	輸液
低酸素	100％酸素下で用手換気
水素イオン性のアシドーシス	炭酸水素ナトリウム
高カリウム	塩化カルシウム，グルコース／インスリン／重炭酸投与
低カリウム	塩化カリウム点滴
低体温	加温用の毛布
タンポナーデ	心嚢穿刺，剣状突起下ドレナージ，緊急開胸
緊張性気胸	針穿刺，胸腔ドレーン
血栓（心筋梗塞）	IABP，緊急心臓カテーテル
血栓（肺梗塞）	抗凝固療法，血栓除去術，下大静脈フィルター
薬物性：	
過剰投与	胃洗浄，活性炭
ジゴキシン	ジゴキシン特異抗体
β遮断薬，カルシウム拮抗薬	強心薬，ペーシング

2. モニターで現在のリズムを確認する。
   a. VT や VF ならば，200J で直ちに心臓除細動を行う。除細動されない場合には 300J，360J に上げる。
   b. **無収縮**：心房や心室のペーシングを開始する。
3. 30 秒以内に除細動やペーシングができない場合には，100 回/min で**心マッサージを開始する**。有効なマッサージで，正常心拍出量の約 25％が得られる。心マッサージにより胸骨創の離開やバイパスグラフトの損傷，置換弁による心筋損傷をきたすことがある。除細動やペーシングワイヤー接続の準備が**短時間**で整えば，その間の心マッサージも短時間で済み，これらの合併症が最小限にとどめられることになる。
4. **VF および脈圧のない VT**
   a. VF および脈圧のない VT では**除細動**が治療の基本であり，エネルギーを上げながら繰り返し行う（必要なら 200J，300J，360J に上げる）。
   b. **初期投薬治療（表 11.8）**
      ・バソプレシン 40 単位の単独投与は，自己心拍の回復を促す点で，エピネフリンと同等またはそれ以上の効果がある[206]。
      ・除細動を 3 回試みても，VT/VF が継続または再発する場合には，**エピネフリン 1 mg**（1 万倍希釈液を 10 mL）を投与する。3〜5 分毎に繰り返し投与する。
   c. 抗不整脈薬は除細動の成功率を上げる効果があり，遷延および再発する VT/VF，

表 11.8　心停止治療時の薬物投与量

バソプレシン	40単位を1回静注
エピネフリン	1mg 静注，3〜5分おきに繰り返す
アミオダロン	300mg 静注；5分おきに 150mg ずつ，計 2.2g/24 時間まで投与可能
リドカイン	1〜1.5mg/kg をボーラス，続いて 0.5〜0.75mg/kg をボーラスで 5〜10 分おきに計 3mg/kg まで投与
硫酸マグネシウム	1〜2g を 5%糖液 10mL に溶解
プロカインアミド	20mg/min で計 17mg/kg まで

または悪性の異所性心室性期外収縮などに使用する。それぞれの薬物を投与したのち，除細動を繰り返し行う。

- アミオダロン 300mg をまずボーラスで投与した後，3〜5分毎に 150mg ずつ，24 時間あたり最高 2.2g まで静注する。その後，1mg/min で 6 時間，0.5mg/min で 18 時間投与し，必要に応じて経口薬に変更する[207]。
- リドカインは抵抗性の VT/VF に対して，1〜1.5mg/kg でボーラス投与し，5〜10 分おきに 0.5〜0.75mg/kg を合計 3mg/kg まで静注する。
- 抵抗性の VF や torsades de pointes に対して，特に低マグネシウム血症が疑われる場合には，**硫酸マグネシウム** 1〜2g を 5%糖液 10mL に溶解して静注する。
- プロカインアミドも抵抗性の VF に対して使用されることがある。不整脈の抑制，低血圧，QRS 間隔がもとの幅の 50%まで延長するまで，または総投与量が 17mg/kg になるまで，20mg/min ずつ投与する。

　d. **注意**：ICU から離れた場所での心停止や，静脈ラインがすぐにとれない場合，リドカインやエピネフリンを気管チューブから投与すると，かなりの効果が期待できる。通常の静注量の 2〜2.5 倍を生理食塩水 10mL に溶解して投与する[208]。

5. 心外膜ペーシングに反応しない**無収縮**
   - 経皮的ペーシングを試みる。
   - エピネフリン 1mg（1万倍希釈液を 10mL）のボーラス静注を 3〜5 分毎に行う。徐脈の場合，2〜10μg/min で持続点滴する。
   - アトロピン 1mg を静注し，3〜5 分おきに 1mg ずつ，計 0.04mg/kg まで使用する。
6. 心外膜ペーシングに反応しない**徐脈**
   - アトロピン 1mg を静注し，3〜5 分おきに 0.5〜1mg ずつ，計 0.04mg/kg まで使用する。
   - 経皮的ペーシングを試みる。
   - ドパミン 5〜20μg/kg/min（200mg/250mL 溶解液）
   - エピネフリン 2〜10μg/min（1mg/250mL 溶解液）
   - イソプロテレノール 2〜10μg/min 持続点滴（1mg/250mL 溶解液を 30 滴/min で 2μg に相当）
7. **無脈性電気的活性**とは，血圧が測定できないさまざまな調律を意味する（電導収縮解

離を含む)。したがって，脈拍の触診が重要であり，モニター上のペーシング波や自己の QRS 波にだまされないことが重要である。これらは有効な心収縮のない，電気的活性だけを示す可能性があるからである。治療法としては，**エピネフリン**1mg（1万倍希釈液を 10mL）を静注する。一般的な原因を，**表 11.7** に示す。

8. **持続性の低血圧**。蘇生の成功にとって最も重要なことは，心筋への適切な血流の再開である。冠血流は "拡張期" に流れるため（すなわち，大動脈圧が右房圧を超えるとき），SVR や冠灌流圧の上昇が必須となる。α作用が優位な薬物（エピネフリンやノルエピネフリン）や，強力な血管収縮作用をもつ薬物（バソプレシン）が最良の適応となる。

9. 心停止後 5～10 分以内に蘇生できない場合，**開胸心マッサージを積極的に検討する**（261～262 ページ参照）。順行性の血流量を増加させるうえで，体外心マッサージに比べて約 2 倍の効果がある。

10. **心停止時の投与が疑問視される薬物**
    a. **炭酸水素ナトリウム**は，心停止時に十分な換気や心マッサージが行われている場合，常用すべきではない。炭酸水素ナトリウム投与により，脳や心機能の低下，SVR の低下，中心静脈のアシドーシス悪化，同時に投与されたカテコールアミン作用の不活化，組織への酸素放出能の低下などをきたすおそれがある。心停止中は 10 分おきに動脈血液ガスを測定し，その結果を参考に使用する。動脈血液ガスが測定できない場合には，1mEq/kg を投与し，10 分後にその半量を投与する。
    b. 低カルシウム血症，低カリウム血症，持続性のカルシウム阻害を認める場合には，**塩化カルシウム** 10% 溶解液を 2mL（約 2～4mg/kg）投与することがある。ただし，カルシウムは虚血時の細胞内障害に関与するため，心停止時に常用することは推奨されていない。

IX. 周術期心筋梗塞

A. 近年の心臓手術の傾向として，高齢化，左冠動脈主幹部病変およびびまん性多枝病変，緊急手術の増加などがあげられるが，周術期心筋梗塞（PMI）の発生頻度は 5% 以下にとどまっている。これには，心筋保護法の進歩，オフポンプ手術の採用，手術手技の向上などが寄与している。PMI はその重症度によって，ほとんど問題とならない場合もあれば，低心拍出量症候群や悪性不整脈の原因となることもある。一般的には，梗塞により血行動態が著しく変化した場合，周術期の死亡率は上昇し，遠隔期生存率は低下する。一方で，酵素の変動のみで診断された PMI では，こうした危険性はない[209～212]。

B. **原因**[213]
1. 主幹部病変，びまん性の 3 枝病変
2. 周術期の虚血や梗塞：トロポニン値の上昇や虚血所見で診断される非 ST 上昇型の心筋梗塞を含む急性の冠動脈症候群。しばしば，経皮的冠動脈形成術不成功後に認められる。
3. 左室収縮機能と拡張機能の著しい低下（駆出率低下，うっ血性心不全，左室拡張終期圧 > 15mmHg，左室肥大）

4. 再手術：粥腫片による動脈硬化性の塞栓症や，グラフト血栓閉塞をきたす．
5. 冠動脈の内膜除去術
6. 長時間の大動脈遮断

C. 機序
1. 麻酔導入中または冠動脈再灌流前の虚血の遷延：原因には，頻脈，高血圧や低血圧，心室拡大がある．非常に細い冠動脈や，再手術時には狭窄した静脈グラフトの急性血栓が原因となる場合もある．
2. 術中の心筋保護液注入による心停止，または不十分な心筋保護に伴う虚血／再灌流障害：PMI に関する生化学的研究では，ナトリウム - 水素交換チャネルの活性化により，細胞内カルシウムの上昇，細胞の拘縮，細胞死が認められると報告された．周術期にカリポリドなどのナトリウム - 水素交換阻害薬を予防的に投与すると，PMI の発生率が低下することが示されている[214]．
3. 不完全な血行再建術：吻合部狭窄やグラフト血栓閉塞による，グラフト血流量の障害など
4. 冠動脈の攣縮
5. 冠動脈の空気塞栓や微小塞栓（再手術時，開存しているが内膜が粥状硬化を起こした静脈グラフトから生じることが多い）

D. 診断：新たな心電図変化（新たな Q 波の出現や ST 変化），超音波検査上の新たな局所または壁全体の運動異常，特異的心筋マーカーの上昇などを総合して PMI と診断する．しかしながら，心筋壊死が生じたと結論づける前に，複数の要因について検討する必要がある．
1. 開心術後の高度な心機能障害は PMI の発生を予想させるが，可逆的な心筋障害（気絶心筋）の遷延が原因の場合もしばしばあり，後者では，数日間の薬物および機械的補助により回復する．しかし，数回検査を続けてもなお局所の壁運動異常を認める場合には，PMI の発症がより疑わしい．
2. 術後，5〜8％の患者で心電図上に新たな Q 波の出現を認める．そのうち 25％までは疑陽性で，再分極性の変化や古い梗塞巣を意味する．これらの症例では，新たに Q 波が出現しても，心筋壊死が疑われるような酵素の上昇を認めず，悪い予後とは関連しない[215]．ST 低下，深い陰性 T 波，心室頻拍性不整脈，心筋障害のほか，48 時間以上持続する新たな脚ブロックを認めた場合，何らかの心筋障害が示唆されるが，おのおのの要素は PMI を示唆する因子としては非特異的である．特に T 波の陰性化は，PMI の他の証拠を伴わずに，術後数週間で出現することがある．
3. 心筋特異性クレアチニンキナーゼ（CK-MB）の血中濃度は，冠動脈バイパス術後患者の 90％以上で上昇する．心房や心室の切開，手術操作による心筋外傷，再灌流時の VF，重症虚血領域への再灌流，または縦隔回収血の返血によって，値が上昇する[216]．
    a. 一般的には，CK-MB 値が正常上限の 10 倍以上に上昇，または CK-MB 値が ULN の 5 倍以上に上昇し新たな Q 波の出現を伴う場合に，PMI と診断される[209,217]．CK-MB のアイソフォーム（$CK-MB_2$ の上昇）や MB_2/MB_1 比は，より迅速かつ正確な PMI の診断指標として用いられるが，検査は容易ではない[218]．

b. 2004 年 ATS データベースでは，PMI の診断基準を，新たな Q 波の出現の有無に関係なく，CK-MB 値が ULN5 倍以上に上昇としたことに注意する。また，以下の基準の少なくとも 1 つがあてはまる場合，術後 24 時間以降に PMI が発症したと定義する。
  i. ST 上昇の進行
  ii. 2 つ以上の隣接した誘導で新たな Q 波の出現
  iii. 心電図上で新たな左脚ブロック（LBBB）の出現
  iv. ULN3 倍以上の CK-MB 値の上昇
4. トロポニン I（TnI）は心筋線維タンパクで，心筋細胞障害に関する感度および特異性が高い生化学マーカーである。冠動脈バイパス術以外の開心術症例や心筋梗塞を合併しない冠動脈バイパス術患者では $15\mu g/L$ 以上になることはなく，12 時間でピーク値に達し，5 日後に正常に戻る。しかし，12 時間以内に TnI が $15\sim 20\mu g/L$ 以上，また 24 時間で $35\mu g/L$ 以上となった場合には，PMI と診断できる[219〜222]。VF に対する除細動後に TnI がやや上昇するが，AF の徐細動後にはわずかな上昇だけがみられることに注意する[223]。

E. 所見と治療
1. **術中の虚血**。TEE による新たな局所壁運動異常の確認は，術中の心筋虚血の評価法として感度が高い。Swan-Ganz モニター（PA 圧の上昇）や心電図（ST の上昇）変化よりも先に虚血を示唆する。PMI のリスク軽減には，心筋酸素需要量の軽減や灌流圧の維持に関して，積極的な対策が不可欠である。再手術患者では，開存しているが病変のあるグラフトには手を加えないことが，動脈硬化性の塞栓症予防に不可欠である。
2. **心電図上の虚血性変化を伴う，あるいは伴わない開心術後の低心拍出量症候群**。大動脈遮断時間の長さにより心筋マーカーの値が変動するが[224]，厳重な心筋保護を行うと，長時間の遮断による悪影響を解消できる。術後の重篤な心機能障害が，虚血，気絶心筋，梗塞のいずれを原因とするものなのか，慎重な評価と対処が必要となる。
  a. 手術室で CPB 終了時に心機能障害や虚血を発見した場合には，手術手技に問題がないかどうかを検討する。バイパスの追加ややり直しが必要となることもある。IABP や補助循環が適応となることもある。
  b. 術後の無症候性虚血の発生率は 50％と高いため，酸素需要量を最小限に抑え，術後心機能を適正に維持するように，最善の注意を払う[30]。
  c. ICU 入室時に心電図変化を認めた場合，ニトログリセリンや（冠動脈攣縮が疑われる場合は）カルシウム拮抗薬を静注する。経皮的冠動脈形成術や冠動脈バイパス術のやり直しが予測される場合には，IABP を挿入し緊急に冠動脈造影を行う。
  d. 著明な血行動態の変化を伴う心筋梗塞の管理には，不整脈や血行動態が安定するまで，血行動態を補助するための治療が含まれる。標準的な方法を用いて心拍出量の維持に努めるべきだが，過剰な輸液や頻脈は心筋酸素需要量を増やして虚血を増長させるため，回避しなければならない。イナムリノンやミルリノン投与または IABP 挿入により，酸素消費が最小限に抑えられる。低心拍出量症候群では洞性頻脈をしばしば認めるが，これはふつう心拍出量を保つための代償機能として働いており，対処が難しい。洞性頻脈はしばしば"傷ついた心臓"のサインであり，心筋

虚血や機能障害を持続させるおそれがある。
3. **心拍出量は良好だが，SVR が低い。**小さな範囲の PMI では，心拍出量は正常だが低血圧をきたすことがある。SVR が正常になるまで，α 刺激薬を数日間使用し，適切な血圧を維持することがしばしば必要になる。
4. **持続性異所性心室収縮**は，虚血，梗塞，虚血心筋への再灌流を示唆することがある。リドカインや一般的な経口抗不整脈薬で対処する。心機能が保たれている患者では β遮断薬を抗不整脈薬として用いる。しかし，心機能障害を伴う患者の持続性や非持続性 VT には，電気生理学検査，抗不整脈薬（例えばアミオダロン）投与，植え込み型除細動器（ICD）挿入が必要になることがある。
5. 臨床的または血行動態的な異常を認めないが，心電図，酵素，心機能診断基準より梗塞と診断される患者もいる。このような患者では，特に治療は必要ない。

F. 予後
1. 合併症のない梗塞は，手術死亡率や遠隔生存率に影響しない。元の状態まで心機能が回復しても，運動中の心機能改善は認められない場合がある。
2. 反対に，著明な血行動態の変化（低心拍出量症候群，悪性不整脈など）を伴う心筋梗塞では，手術死亡率が増加し，遠隔期生存率が低下する[209〜212]。
3. PMI 後の予後は，主に血行再建の妥当性，残存心筋の駆出率により決まる。ある研究では，心筋梗塞が持続する患者の予後は，駆出率が 40％以上で完全血行再建が行われた場合，PMI のない患者と同等の結果であったと報告されている[225]。

X. 冠動脈攣縮

A. 冠動脈攣縮は，冠動脈バイパス術後の罹患や死亡の原因として，近年では注目が集まりつつある。冠動脈攣縮は，正常な冠動脈，バイパスされた冠動脈，大伏在静脈グラフト，動脈グラフト（内胸動脈，橈骨動脈，胃大網動脈）など，あらゆる血管で起こる可能性がある[226, 227]。

B. **病因**は現在も検討されているが，α アドレナリン性の緊張亢進，血小板からのトロンボキサン A_2 の放出，低体温，低マグネシウム血症，カルシウム投与，術前に投与されていたカルシウム拮抗薬中止によるリバウンド現象などが考えられている。特に冠動脈の細い若い女性で頻度が高い。

C. 攣縮の**診断**はきわめて困難であるが，次の基準がある。
1. 複数誘導での ST 上昇
2. 血行動態の悪化（低拍出量，低血圧）
3. 心室性不整脈
4. 心ブロック

D. 不安定な循環動態，不整脈，心電図変化を認める場合の鑑別診断には，既存の心機能障害や心室性不整脈，心筋虚血や梗塞，再灌流障害，術後のグラフト狭窄や閉塞などの要

素も考慮しなければならない。これらはいずれも，冠攣縮より頻度が高い。治療効果が認められない場合，適切な診断のために，冠動脈造影が必要となることがある。血管造影ではふつう，グラフト血流の低下，びまん性の攣縮，吻合部より末梢の冠動脈血流減少を認める。ニトログリセリンやカルシウム拮抗薬を冠動脈に注入して攣縮が解消されると，診断が確定する。血流が少ないだけでは，吻合部の技術的問題と鑑別するのは難しい。薬物にほとんど反応しなければ，再手術の適応となる。

E. **治療**には血行動態の補助とともに，冠攣縮を改善する薬物投与がある。状態の改善が得られないか，心電図変化が持続する場合，問題の発見および，しばしば解決のために，緊急心臓カテーテル検査が適応となる。
  1. 適切な酸素化とアシドーシスの補正
  2. 血行動態パラメータを最適化する。強心薬が必要な場合には，内胸動脈の強力な拡張薬であり，おそらく冠動脈の拡張作用をもつ PDE 阻害薬が最適である[91, 111]。
  3. ニトログリセリン静注を 0.5μg/kg/min で開始し，可能なかぎり増量する。
  4. カルシウム拮抗薬を使用する。
     a. ニフェジピン 10mg 舌下投与，その後経鼻胃管より 6 時間毎に 30mg 投与する。
     b. ジルチアゼムの点滴静注：0.25mg/kg を 2 分かけてボーラスで静注し，15 分後に 0.35mg/kg をボーラスで静注する。その後，250mg/250mL 希釈液を 5～15mg/hr で持続点滴する。
     c. ベラパミルの点滴静注：0.1mg/kg をボーラスで投与した後，120mg/250mL 希釈液を 2～5μg/kg/min で点滴する。
     d. 内服の場合：一硝酸イソソルビド 30mg を 1 日毎，硝酸イソソルビド 20mg を 8 時間毎，ニフェジピン 30mg を 6 時間毎，ジルチアゼム CD 180mg を 1 日 1 回投与する。

XI. ペーシングワイヤーとペースメーカ

すべての開心術症例において，手術終了時にペーシングワイヤーを右房および右室心外膜に 2 本ずつ，一時的に留置する。これらのペーシングワイヤーには，診断的および治療的な有用性がある。

A. **診断的用途**：心房ペーシングワイヤーを用いて，心房電位を単極または双極誘導で記録することが可能である。装備の充実したモニターを使えば，四肢誘導と心房電位が同時に記録できるため，心房性不整脈と接合部性不整脈の鑑別，さらに致死性の心室性不整脈の鑑別ができる。術後に一般的に認められる不整脈に関する心電図および心房内電位図（AEG）の所見は，次節で解説する。AEG の検査方法は以下のとおりである。
  1. 多チャネルモニターを用いると，心電図と AEG を同時に記録することができる。最近の記録装置には，AEG 記録用に 3 本の装着型リードが準備されており，このうち 2 本は上肢の誘導に相当し，ワニ口クリップで心房ペーシングワイヤーと接続する。3 本目は左下肢の誘導に相当し，患者の脇腹に装着した電極パッドと接続する。AEG モニターのチャネルを I 誘導にすると，双極の AEG が得られ（**図 11.8**），大きな心房波と非常に小さいか，または描出されない心室波がみられる。AEG モニターのチャ

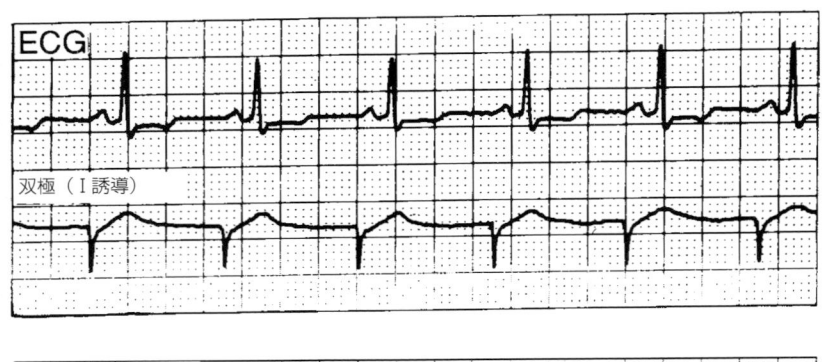

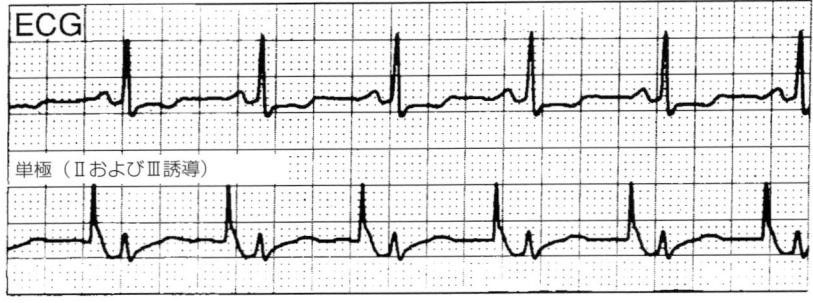

図 11.8 洞調律のモニター心電図と AEG の同時記録

上段の双極 AEG（I 誘導）では，心房波が際立って大きく，心室波は認めない。一方，下段の単極 AEG（II および III 誘導）では，大きな心房波と小さい心室波を認める。

　　ネルを II または III 誘導にすると，単極 AEG になり，大きな心房波とやや小さな心室波が描出される。
 2. 標準的な心電図記録装置を使用する場合には，両上肢の誘導をワニ口クリップで心房ワイヤーに接続し，下肢の誘導は，電極を左右の足に装着する。双極 AEG は第 I 誘導で，単極 AEG は II または III 誘導で記録する。心房ワイヤーを胸部誘導に接続することもある。双極 AEG では単極 AEG よりも心房の活動を詳細に把握できるため，洞性頻脈および心房性不整脈の鑑別に有用である。しかし，AEG と心電図は同時に記録できないため，洞性頻脈と接合部性頻脈を鑑別する場合には，大きな心房波と小さな心室の関係を描出できる単極 AEG が必要になる。

B. 治療的用途

 1. 術直後の理想的な血行動態を維持するため，心拍数を 90/min 前後にコントロールする。心拍数を上げるには，心筋に悪影響を与える可能性がある強心薬よりも，体外式ペーシング（図 11.9）のほうが望ましい。心房または房室ペーシングのほうが心室ペーシングよりも，ほとんどすべての場合で血行動態的にすぐれている。バイパス術後には房室伝導遅延がしばしば認められるが，房室ペーシングで人工的に伝導時間を短縮すると血行動態の改善が得られ，特に心機能障害のある患者には有効である[228]。

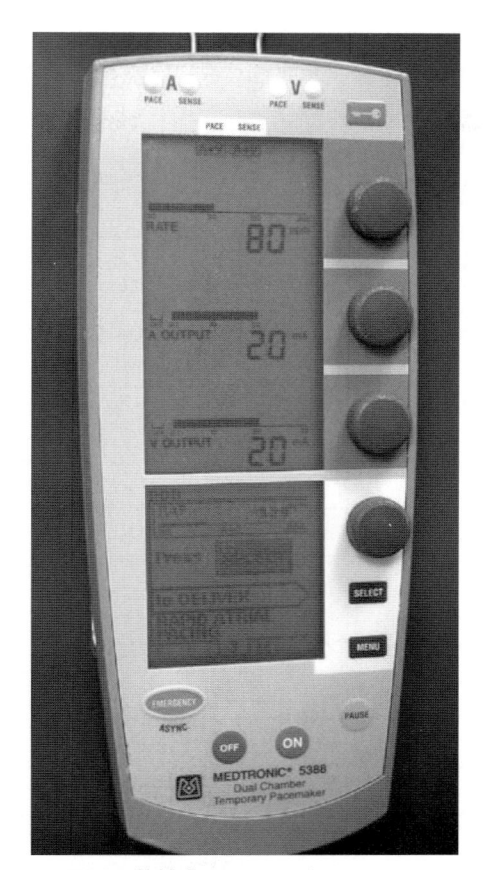

図 11.9 Medtronic model 5388 体外式ペースメーカ
AAI, DVI, DDD, VVIなどあらゆるモードのペーシングが可能である。高頻度心房ペーシングもできる。
(Medtronic社の好意により掲載)

2. リエントリー性の調律は，高頻度ペーシングで遮断する。I型の心房粗動（心房拍数 <350）や他の発作性上室性頻拍は，高頻度心房ペーシングで抑制できる。VTは，高頻度心室ペーシングで停止できる。

C. ペーシング用語
1. 永久ペースメーカシステムの性能とプログラムが向上するなかで，North American Society of Pacing and Electrophysiology（NAPSE）および British Pacing and Electrophysiology Group（BPEG）によって，共通の用語法が開発された。この用語法はNBGコードと呼ばれ，ペーシングモードに応じてペースメーカを正確に分類する（**表11.9**）。
2. 開心術後に一時的なペースメーカシステムを使用する場合，最初の3つの文字で表わされるモードを理解しておく（**表11.10**）。最も一般的なモードは，AOO（非同期性

表 11.9 NBG ペースメーカ分類コード

コード部位				
I	II	III	IV	V
刺激部位	感知部位	反応様式	プログラム機能 心拍応答	抗頻拍性不整脈機能
V- 心室	V- 心室	T- 自発心拍の検知による刺激	P- 心拍数と出力の可変	P- 抗頻拍性不整脈機能
A- 心房	A- 心房	I- 刺激の抑制	M-P に加えて外の機能の可変	S- ショック
D-A と V	D-A と V	D-T と I	C- 体外との交信可（テレメトリー）	D-dual（ペーシングとショック）
O- なし	O- なし	O- なし	R- 心拍応答能あり	O- なし
S-single chamber	S-single chamber		O- なし	

表 11.10 心臓手術後の一時的ペーシングモード

コード部位			定義
I	II	III	
A	O	O	非同期性心房ペーシング
A	A	I	心房デマンドペーシング
V	V	I	心室デマンドペーシング
D	V	I	房室順次ペーシング（心室デマンド）
D	D	D	房室順次ペーシング（両室センシング）

A= 心房，V= 心室，D= 両室，O= なし

の心房ペーシング），VVI（心室デマンド型ペーシング），DVI（心室デマンド型の房室順次ペーシング），DDD（両室センシングの房室順次ペーシング）である。

D. 心房ペーシング
  1. 2本の心房ペーシングワイヤーをペースメーカに接続すると，双極の心房ペーシングとなる。単極ペーシングと比べて，モニター上のペーシング波のスパイクが小さく，多数の誘導でもスパイクの確認は困難である（図11.10）。しかし一方で，大きなペーシングスパイクが生じて，IABPのコンソールが自己のQRS波と誤認するようなことがない。

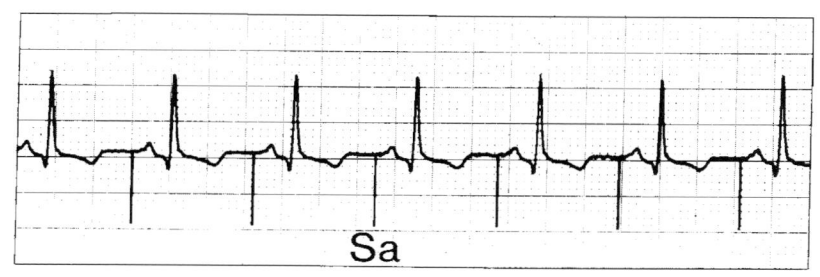

図 11.10　心拍数 95/min での心房ペーシング

この波形では，心房ペーシング時の刺激スパイク（Sa）がはっきりと認められるが，モニター上での確認はしばしば難しいことがある。モニター上の心房ペーシングスパイクの振幅を大きくすると見やすくなり，また心電図記録の解釈や IABP トラッキングの際には小さくして，問題の発生を避ける。

2. 経食道電極や Swan-Ganz カテーテルの"ペースポート"などペーシングカテーテルを用いて心房ペーシングを行うことがある。特に，最小限侵襲手術で有用である[229]。
3. 一般的なペーシングモードは，AOO か AAI である（**表 11.9，表 11.10**）。非同期モード（心電図信号に反応しない）で出力を 10 ～ 20mA，心拍数を自己心拍より高く設定する。Medtronic Model 5388 体外式ペースメーカを用いると，心房のセンシングがよければ，AAI モードでペーシングが可能である。
4. 適応：心房ペーシングには，正常な房室伝導，および心房を捕捉する能力が前提となる。したがって心房細動や心房粗動では効果がない。
   a. 洞性徐脈，または心拍数上昇が望まれる場合
   b. 心室性期外収縮の抑制：自己の洞調律よりもやや早めの心拍数に設定する。
   c. 心房性期外収縮の抑制，または心房細動予防（心房の2点で同時にペーシングを行う）
   d. 遅い接合部性調律
   e. 上室性頻拍（心房粗動，リエントリー性の発作性心房頻拍，房室接合部性頻拍）のオーバードライブ。速い心房ペーシングによってリエントリー回路が遮断され，洞調律への回復，または心房細動など自然に停止する可能性のある非持続性不整脈への移行が期待できる。
5. オーバードライブペーシングの方法
   a. ペーシング回数を 800 回/min 程度に設定できるペースメーカを準備する（**図 11.9**を参照）。ペーシングワイヤーを本体に接続する際には，心室ワイヤーではなく**心房ワイヤーであることを必ず確認する**。心房ワイヤーの留置部位が心室に近いと心室がペーシングされるため，まず自己心拍より 15 ～ 20 回/min 速い回数でペーシングを試み，心室がペーシングされていないことを確認する。
   b. ペーシング中は必ず心電図をモニターする。心房波のひずみを最小限にするため，双極ペーシングを使用する。ペーシングスパイクの確認には，II誘導が適している。
   c. 電流を最大（20mA）に，ペーシング回数を自己の頻拍/粗動拍数より約 10 回多く設定する。心房が捕捉されたら，粗動波の形態が変化するまで（心房波が陽性になるまで）ペーシング回数を徐々に上げる。通常，粗動拍数より 20 ～ 30% 多い回

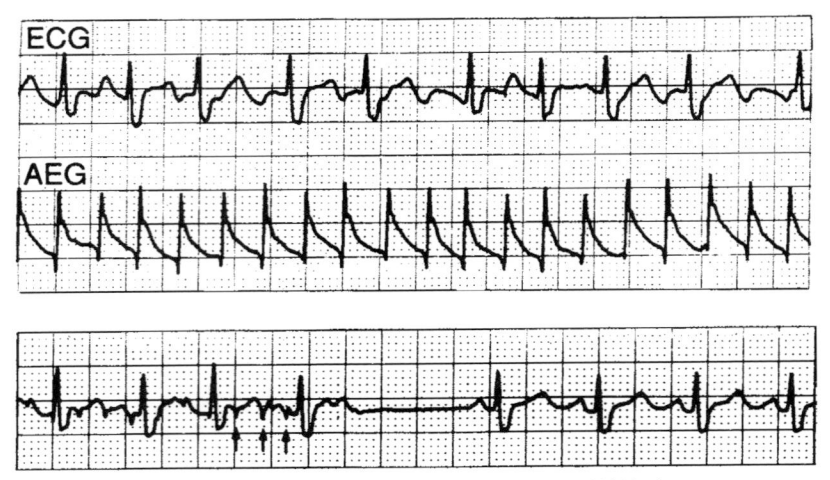

図 11.11　心房粗動に対する高頻度心房双極ペーシング時の心電図連続波形
上段の波形は，さまざまな程度の房室ブロックを伴う I 型の心房粗動（心拍数 300/min）を示す。下段は，自己の心房リズムよりわずかに速い頻度で心房ペーシングを行った場合の波形である。ペーシングを停止すると，短い活動停止の後，洞調律に回復している。矢印は心房ペーシング時の刺激スパイクを示す。

数で変化が認められる．1 分近いペーシングが必要となることもある．
　d. ペーシングを一気に止める．洞調律，心停止の後出現する洞調律，心房細動および粗動の再発などの波形が得られる（図 11.11）．高度な徐脈の場合には，ペーシングを再開し，洞調律が回復するまで約 60 回でペーシングを行う．

E. 房室ペーシング
　1. 房室ペーシングでは，心房ワイヤー 2 本を心房心室用ペースメーカの心房差し込み口に，心室ワイヤー 2 本を心室差し込み口に接続する（図 11.12）．心室ワイヤーが 2 本装着されていない，またはワイヤーが機能しない場合には，心房および皮膚電極を心室ペーシングのアース（陽性電極）として使用できる．心房および心室の出力を 10 ～ 20mA，PR 間隔を 150ms に設定する．PR 間隔を延長または短縮して心室の充満時間を変更すると，しばしば心拍出量の改善が得られる．心電図上は心房および心室スパイクが認められるが，心房スパイクはしばしば検出が困難である．
　2. Medtronic モデル 5388 などの最近の体外式ペースメーカは，さまざまなモードでのペーシングが可能である．DDD モードでは，心房活動をセンシングし，あらかじめ設定された間隔で，心房収縮後に心室を収縮させる．このモードでは，心房や接合部がトリガーとなる不整脈や，ペースメーカ誘発性不整脈のリスクが低下する．心房細動や心房粗動の場合は，ペースメーカが心房波に同期し，非常に速い心室反応を引き起こすことがあるため，注意深いモニターが必要である．しかし，通常ペーシング回数の上限を適切に設定しておけば，この合併症は回避できる．場合によって，心室性期外収縮（PVC）からの反復性の逆行伝導の心房波をセンシングし，それに同期することで，ペースメーカ誘発性頻拍が出現することがある．

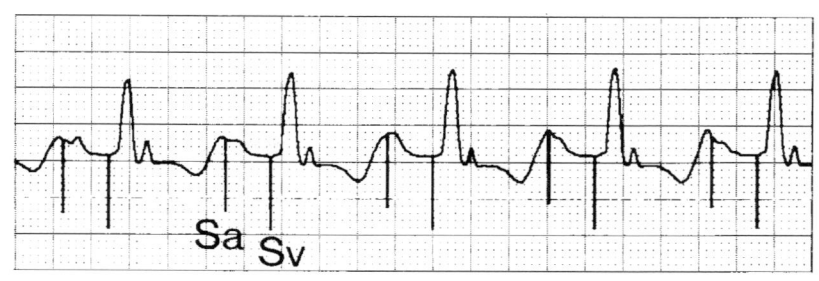

図 11.12　房室ペーシング

心拍数を 100/min，PR 間隔を約 160ms に設定した房室ペーシング。P 波はペーシングスパイクの間に，しばしば，ほんのわずか見える。Sa：心房，Sv：心室

3. 心房の活動を認めない場合には，DDD および DVI モードに設定する。DVI は心室のみをセンシングするため，心室の拍動が認められない場合には，心房および心室をペーシングする。心房がより速い頻度で興奮している場合には，心房の活動と競合することになる。
4. 適応
   a. 完全心ブロック
   b. II 度の心ブロックで 1：1 伝導が必要な場合
   c. I 度の心ブロックで，PR 間隔が長いため，速い心拍数では 1：1 伝導が得られない場合
5. 補足的なコメント
   a. 心房細動 / 心房粗動では，房室順次ペーシングは無効である。
   b. 心房が収縮すると，引き続き心室充満が得られるため，心室ペーシングよりも房室ペーシングのほうが常に望ましい。コンプライアンスの低い心室では，心房収縮は心拍出量の 20 〜 30％に寄与するため，特に重要である。
   c. 房室ペーシング中に突然血行動態が悪化した場合，心房収縮が消失して AF が生じた可能性をまず考える。房室伝導が遅い場合には，心電図上では 2 つのペーシング波と QRS 波を認めるが，心室ペーシングだけが行われている。これは DDD モードで心房細動がセンスされていない場合，あるいは DVI モードで心房波がセンスされない場合にみられることがある。

F. 心室ペーシング
1. 心室ペーシングでは，2 本の心室ワイヤーをペースメーカに接続する双極ペーシング，および 1 本の心室ワイヤーを陰性電極，アース電極（皮膚や心房ワイヤー）を陽性電極としてペースメーカに接続する単極ペーシングがある。
2. VVI モードでペーシングする。同期（デマンド）モードで，心室の出力を 10 〜 20mA に設定する。心拍数の設定は，ペーシングの目的〔徐脈のバックアップ，治療，オーバードライブ（図 11.13）〕により異なる。VOO モードや VVI モードで自己の R 波のセンシング不全がある場合，心室の受攻期に相当する T 波の頂点に不適切なペーシングスパイクが重なると，VT をきたすことがある。

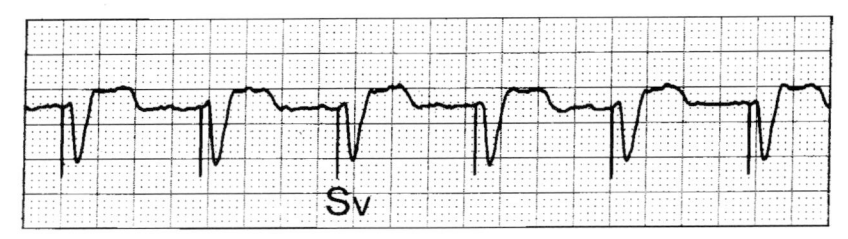

図 11.13　心室ペーシング
心拍数 80/min，幅広い心室波を示す．自己脈が遅く，すべてペーシング波形となっている．Sv：心室ペーシング時の刺激スパイク

3. 適応
    a. 心房細動や心房粗動で，心室の応答が遅い場合
    b. 心房ペーシング不全で心拍が維持できない場合
    c. 心室頻拍（オーバードライブペーシング）
4. 患者が房室または心室ペーシングに依存する状態では，ペースメーカの閾値を必ず測定する．ペーシングによる心室捕捉が消失するまで，徐々に**出力**（mA）を下げる．ペーシングに反応するために必要な電流が上昇する，または 10mA を超える場合には，経静脈的ペースメーカ（一時的または永久的）の挿入を検討する．
5. デマンドモード設定の場合，センシング閾値をチェックする．これは，センシング部位で測定する信号の強度として表される．デマンドペーシングでは，いつペーシングするかは自己の心拍に依存している．センシング不全の場合は余分にペーシングされるが，オーバーセンシングの場合には適切なペーシングが抑制される．センシング閾値の測定法は，ペーシング拍数を自己心拍数より少なくし，感度を徐々に低くして，センシングの閾値を測定する（つまり，出力を自己の信号に反応しなくなるまで下げる）．モニター上に不適切なペーシング波が出現する，またはペーシングすべきではないときに"ペーシング"の光が点滅しはじめたら，閾値に達したことになる．心室ペーシングワイヤーにおける不適切なセンシングは，VT を誘発することがある．

G. 心外膜ペーシングワイヤーが起こしうる問題
    1. 以下の原因で起こる**機能不全**
        a. ペーシングコードとワイヤーおよびペースメーカとの接続ミス，またはペーシングコードの不具合
        b. ペースメーカの機能不備（バッテリー低下）
        c. 心房補足不全の原因となる心房細動への移行
        d. 接触不良な部位または閾値が高い部位への電極留置
        e. 心房および心室表面に留置したワイヤー電極のはずれ
    2. ペーシング機能の回復と調律の再確保のための**方法**
        a. すべての接続を確認：コードを取り替える．
        b. ペースメーカの出力を最大（20 mA）に上げる．
        c. 陰性（刺激）電極として別のワイヤーを使う（極性を反対に付け替える）．

d. 陽性電極を体表面心電図用電極や皮膚に縫着したペーシングワイヤーに接続し，単極ペーシングにする．
   e. 心房ペーシングが無効の場合には，心室ペーシングに変更する．
   f. 変時作用のある薬物（カテコールアミン類）を使用し，自己心拍数の増加，およびペーシング刺激に対する心房の反応性上昇に努める．
   g. 心ブロックや高度な徐脈が原因でペースメーカに依存する患者では，ワイヤーを経静脈的に挿入する．
3. **閾値の変化**：電極周囲の浮腫，炎症，瘢痕化から，ペーシング閾値は植え込み直後よりも上昇する．高度心ブロックが数日間以上持続する患者では，経静脈的永久ペースメーカ植え込みを考慮しなくてはならない．
4. **オーバーセンシング**：DDDペーシング中に，心房細動/心房粗動時の心房波がセンシングされると，非常に速い心室応答が誘発されることがある．予防策として，ペーシング回数の上限を設定して（すなわち，下げて）おく．不可能な場合には，設定をVVIに変更する．T波のオーバーセンシングは，VVIペーシングを抑制する可能性がある．
5. **自己心拍との競合**：非同期モードでのペーシング中に，心房性および心室性期外収縮を認めた場合，ペーシング拍数が患者の自己心拍数と近いことを疑う．ペースメーカをオフにすれば，この問題は解決できる．
6. **VTおよびVFの誘発**：非同期モードの心室ペーシング中には，患者の自己心拍と競合して心室性期外収縮が出現することがある．ペースメーカが正確に患者に装着され電源が入っている場合は，適切にセンシングされているかを，必ず確認する．心室ペーシングでは必ずデマンドモード（DVI, VVI, DDD）に設定する．使用していないペーシングワイヤーは，その近傍の直流や交流の遺漏電流によってVFの引き金とならないように，電気的に隔離しておく．ワイヤーをキャップの中に入れ，すぐ使用できる部位に置いておく．
7. ペーシングワイヤーおよび電極より先のプラスチック製キャリアワイヤー（Medtronic 6500 ペーシングワイヤー）がバイパスグラフト近くを通過していると，心収縮時に間欠的に接触し，グラフトが裂けて，**縦隔出血**をきたすことがある．また，ワイヤーを強く縫いつけすぎると，抜去時に過剰な牽引が加わり，心房または心室表面から出血することがある．一般にヘパリン投与中の患者ではヘパリンを中止し，ワルファリン投与中の患者では国際標準率（INR）が治療域に達する前に，慎重にワイヤーを抜去する．心外膜ワイヤー抜去後数時間は，心タンポナーデの徴候がないか，注意深く観察すべきである．
8. **ペーシングワイヤー抜去困難**：ワイヤーが心室に強く縫いつけられている場合，またより起こりやすいことだが，胸骨ワイヤーや皮下縫合糸に引っかかっている場合，ペーシングワイヤーが抜去できないことがある．持続的に軽い張力をかけ，拍動により少しずつワイヤーが抜けていくような状態にする．胸部X線側面像はワイヤーがどの位置で引っかかっているか確認するのに役立つ．抜去不能の場合には，できるだけワイヤーを引き上げて皮膚レベルで切断し，皮下におさまるようにする．ワイヤーの経路が感染することがあるが，まれである．

H. その他の一時的ペーシングモード
1. 現在のモニター付き除細動器は，患者の胸部と背部に貼ったジェルパッドを介して，経皮的ペーシングができる。心外膜ペーシングワイヤーが機能しない緊急の状況下では，最も有効な方法である。しかし，この方法は心室の捕捉が時間とともに悪化してしまうため，2～3時間以上の使用はできない。
2. 患者がペースメーカに依存し，心外膜ペーシングワイヤーの閾値が高い，または機能していない場合，一時的ペーシングワイヤー（4～5Fr）の経静脈的挿入が適応となる。通常イントロデューサを用いて，内頸静脈や鎖骨下静脈より挿入する。いくつかの種類では先端に付いたバルーンが浮遊を助けることで，ワイヤーを右室心尖部に挿入できるようになっているが，時に透視が必要となる。
3. Swan-Ganz カテーテルのなかには，右房や右室に開口するチャネル（ペースポートカテーテル）が付属し，それを介してペーシングカテーテルを挿入できるものもある。これは，最小限侵襲心臓手術の術中および術後に有効である。また，緊急時にも，中心静脈ラインのアクセスがすでに確保できているという理由から有効である。ただしこのリードは，ペースメーカに依存する患者の長期ペーシングとして使用することはできない。
4. 房室伝導が正常な場合，経食道心房ペーシングは最小限侵襲手術時に有効であり，またICUでも，一時的ペーシングとして使用することができる[229]。

I. 永久ペースメーカの適応
1. 一時的心表面ペーシングは，術直後にはきわめて一般的に使用されるが，術前に正常な洞調律があった患者のほとんどは，数日以内に正常な洞調律および心拍数に回復する。高齢者，術前からの脚ブロック，長時間の体外循環および大動脈遮断を要する手術，特に心筋保護が不適切であったなどの特殊な患者では，永久ペーシングの適応となりやすい。弁膜症手術のうち特に心内膜炎や再手術症例，不整脈に対するアブレーションなど，刺激伝導系が障害される可能性がある手術後では，さらに適応となりやすい[230,231]。
2. 永久ペースメーカの必要性が高い患者では，心房細動や人工弁に対して投与される経口抗凝固薬を中止する。血栓予防としてヘパリン点滴を開始するが，ペースメーカ植え込み術の前後数時間は中止する。
3. 術後ペースメーカ植え込み術の適応となる患者は，以下のとおりである。
    a. 完全心ブロック（大動脈弁術後に起こりやすい）
    b. 自覚症状がある，または著明な洞機能不全，遅い接合部調律，心房細動時の心室応答低下（ふつう心拍数＜50/min）。β遮断薬，ソタロール，カルシウム拮抗薬，アミオダロン，ジゴキシンなど，心房細動予防や治療に用いる薬を中止しても，遅い脈は持続する。
    c. 徐脈－頻拍症候群（発作性心房細動では応答は速いが，治療により洞調律に回復した場合に著明な洞徐脈を呈する）
    d. 心室応答低下を伴うⅡ度以上の心ブロック
4. 永久ペースメーカの至適な植え込み時期は決まっていない。患者によっては，ペースメーカの適応は一時的なもので，植え込みの時期を遅らせることで，必要性がなくなることがある。しかし，これはしばしば在院日数の延長を招く。ペースメーカ植え込

みは合併症が少ないため，4～5日後にペースメーカを植え込むと，退院が早くなりコスト的にも有効である．Mayo Clinic の研究では，40％の患者が遠隔期にはペースメーカ非依存性であったが，完全心ブロックからペースメーカ植え込みを必要とした患者の85％は，ペースメーカ依存性に移行した[230]．

XII. 不整脈

開心術後の不整脈の発生は，ごく一般的なものである．上室性不整脈，とりわけ心房細動は約25％の患者に認められる．これに対して心室性不整脈は，比較的頻度は少ないが，認める場合は，ある程度の心筋障害の存在を反映している場合が多い．心房細動は良性のものが多いが，心室性不整脈は潜在的に致死性となりうるため，詳細な検査や治療が必要になることがある．

ほとんどの不整脈の発生機序は，自動能（刺激生成）や伝導能（刺激伝導）の異常によるものである．これらの機序や抗不整脈薬の電気生理学的作用を理解することが，理にかなった治療薬選択の基礎となる（406ページ参照）．表11.11に，開心術後によくみられる不整脈の管理法をまとめた．

A. 病因：種々の不整脈発生に関与する要因はそれぞれ異なることもあるが，共通する原因も考えられる．
  1. 心臓に関する問題点
     a. 基礎心疾患
     b. 既存の不整脈
     c. 心筋虚血または心筋梗塞
     d. 不十分な術中の心筋保護
     e. 心膜の炎症
  2. 呼吸に関する問題点
     a. 気管チューブによる刺激または不適切な留置部位
     b. 低酸素症，高二酸化炭素症，アシドーシス
     c. 気胸
  3. 電解質異常（低または高カリウム血症，低マグネシウム血症）
  4. 心腔内モニタリングライン（肺動脈カテーテル）
  5. 外科的外傷（心房切除術，心室切除術，伝導系周囲の切開）
  6. 薬物（ジゴキシン，血管作動薬，抗不整脈薬の催不整脈作用）
  7. 低体温
  8. 発熱，不安，疼痛
  9. 胃拡張

B. 評価
  1. 機械的な問題については動脈血液ガス，人工呼吸器の作動状況，気管チューブの位置，胸部X線写真をチェックする．
  2. 血清電解質のチェック（特にカリウム）

表 11.11　一般的な不整脈の治療法

不整脈	治療
洞性徐脈	ペーシング：心房または房室＞心室
	陽性変時薬
Ⅲ度房室ブロック	ペーシング：房室＞心室
	イソプロテレノール
洞性頻脈	原因処置
	β遮断薬
上室性期外収縮	治療せず
	心房ペーシング（二点刺激が望ましい）
	ジゴキシン
	プロカインアミド
	β遮断薬またはソタロール
	ベラパミル
	硫酸マグネシウム
心房細動	血行動態が悪化する場合は電気的除細動
	心拍数コントロール：
	ジルチアゼム
	β遮断薬またはソタロール
	ジゴキシン
	洞調律化：
	アミオダロンまたはプロカインアミド
	ソタロール
	プロパフェノン / イブチリド
	電気的除細動
	心室応答が遅ければ心室ペーシング
心房粗動	血行動態が悪化する場合は電気的除細動
	心房オーバードライブペーシング
	心房細動の項参照
遅い房室接合部調律	ペーシング（心房＞房室＞心室）
	変時陽性薬
発作性上室性頻拍	心房オーバードライブペーシング
（PAT または AVNRT）	電気的除細動
	アデノシン
	ベラパミル / ジルチアゼム
	β遮断薬
	ジゴキシン

表 11.11 一般的な不整脈の治療法（続き）

不整脈	治療
非発作性房室接合部頻拍	ジゴキシン投与中：中止，カリウム，フェニトイン
	ジゴキシン未投与：ジゴキシン
心室性期外収縮	低カリウム血症の補正
	心房オーバードライブペーシング
	リドカイン
	プロカインアミド
心室頻拍/細動	電気的除細動
	アミオダロン
	リドカイン
	プロカインアミド

3. 12誘導心電図による虚血の検討と不整脈に対する精査．診断が確定しない場合は，AEGを記録する．これにより心房電位が増幅記録され，頻度の高い各種不整脈の鑑別にしばしば有効である．

C. 洞性徐脈

1. 洞性徐脈とは，洞調律心拍数レートが60/min以下の状態のことである．持続的なβ遮断薬投与や麻薬使用時によくみられ，心房，房室接合部または心室の補充調律を認めることがある．
2. 洞性徐脈は心拍出量を低下させるため，血行動態を至適に保つためには，CPBの終了時に心拍数を約90/minに維持すべきである．心拍数が上昇するにつれ，心筋収縮や心拍出量が改善する．
3. 診断（図11.14）
4. 治療
    a. 心房充満が得られると，一回拍出量が20〜30％増加するため，心房ペーシングを必ず行う．これは，再灌流や心筋浮腫により，心室のコンプライアンスが障害され，拡張不全をきたしやすい術後早期には特に重要なポイントとなる．心房収縮は，大動脈弁膜症または高血圧などの左室肥大の患者で，特に重要になる．
    b. 房室伝導障害に徐脈（Ⅱ度またはⅢ度房室ブロック）を伴う場合は，房室ペーシングを行う．
    c. ペーシングワイヤーを手術終了時に留置しなかった場合や，それが機能しなかった場合には，洞機能亢進を目的にアトロピン0.01mg/kg静注（通常は0.5〜1mg静注）またはカテコールアミンを使用する．エピネフリン1〜2μg/minまたはイソプロテレノール0.3〜4μg/min（1mg/250mLの溶解液を微量点滴で5滴/minから開始），いずれかの投与方法で効果が認められる場合が多い．しかしながら，これらの薬物治療は（ドパミンやドブタミンも同様に）心拍数を上げるのみならず，他の

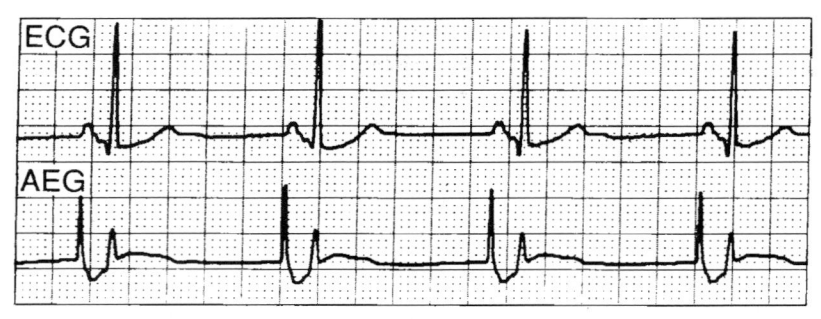

図 11.14　I 誘導と単極心房内電位（AEG）が同時に記録された 54/min の洞性徐脈
AEG では大きな心房電位波形，PR 間隔 0.18ms，小さな心室電位波形がみられる。

　　　血行動態にも影響を与える。
　　d. 心室ペーシングは，心房が心室を捕捉できない場合や薬物療法がほとんど効かない場合に行う。ただし，心房ペーシングほど良好な血行動態は得られない。心室ペーシングワイヤーが機能しない場合は，380 ページにあげた他のペーシングモードを考慮する。
　　e. 洞機能不全や徐脈頻脈症候群の合併が明らかな患者では，しばしば術後の徐脈が問題となり，永久的ペースメーカ植え込みが必要となることがある。

D. 伝導障害と心ブロック
　1. 冠動脈バイパス術を受けた患者の約 25％に一過性の房室伝導障害がみられる。冷却心筋保護液による心停止法を用いた場合，特にカルシウム拮抗薬が添加剤として用いられた場合に発生しやすい。
　　a. 伝導障害は，左室機能障害，高血圧症，重症冠動脈疾患（特に右冠動脈優位型の場合の右冠動脈病変），大動脈遮断時間が長い，極端に心筋温度が低いなどの場合に頻度が高い。これらの所見は，伝導系の虚血または寒冷障害が原因であることを示唆している。大半の問題は 24 ～ 48 時間以内に解決されるが，新たに出現した左脚ブロック（LBBB）の持続は，周術期梗塞が発生した可能性があることを示唆する[232～234]。
　　b. 大動脈弁置換術（AVR）後の伝導障害は，房室結節やヒス束周囲の出血，浮腫，縫合，デブリードメントが原因のことがある。伝導障害の持続は，冠動脈バイパス術後の長期予後には影響しないようにみえるが，LBBB は AVR 後の予後不良のサインである[235]。
　　c. 経心房中隔僧帽弁露出法は，洞結節動脈や前結節間路の離断を伴う。術後の調律障害の発生率は高くないとする研究もあるが，異所性心房調律，房室接合部調律，さらにさまざまな程度の心ブロックの発生率が高いことを示す研究もある。この露出法では，患者の約 20％が徐脈または完全心ブロックのために永久的ペースメーカが必要となる[236,237]。
　2. 診断（図 11.15 ～図 11.19）
　3. 治療

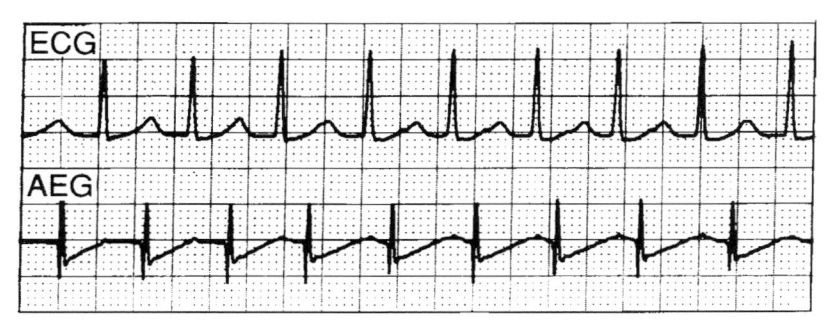

図 11.15　Ⅱ誘導と双極 AEG で同時に記録されたⅠ度房室ブロック
PR 間隔は約 0.26ms である。

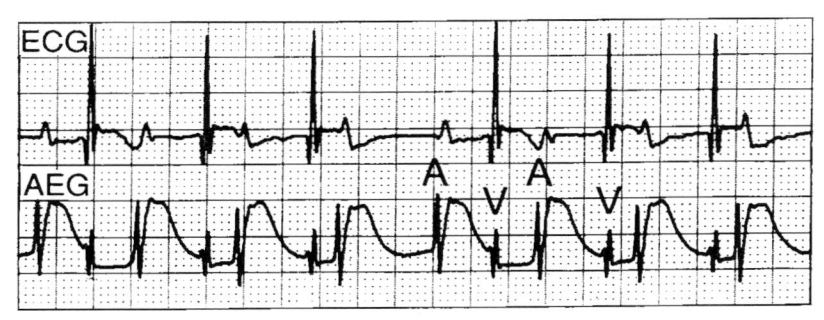

図 11.16　Mobitz Ⅰ型（Wenckebach 型）のⅡ度房室ブロック
単極 AEG では，120/min で一定の心房拍動と，心室波が脱落するまで心房心室（PR）間隔が進行性に延長しているのが示されている。AEG では，心房の活動は大きな 2 相波で表される。A：心房波，V：心室波

a. 一時的に心房心室ペーシングワイヤーを使用すると，術直後の心ブロックを管理するうえで，非常に有効である。房室伝導が障害された場合には，心房ワイヤーだけでは効果が期待できない。
b. Ⅰ度房室ブロックは通常，治療を必要としない。PR 間隔が著明に延長している場合，速い心房ペーシングを試みても，次の刺激が到達する時に房室伝導は不応期の状態であるため，1:1 伝導にはならず，機能的なⅡ度房室ブロックを生じる。この場合，DDD や DVI モードでの房室ペーシングを行う。延長した房室伝導時間の短縮は，特に左室機能が障害された患者で，血行動態の著しい改善につながる[228]。
c. Ⅱ度房室ブロック
    i. Mobitz Ⅰ型（Wenckebach 型）は，PR 間隔が徐々に延長し，最終的に非伝導性の P 波が認められる（図 11.16）。心室拍動が遅くならなければ，通常，治療の必要性はない。必要があれば，心房よりわずかに速い心拍数での房室ペーシング（DVI）を行う。心房収縮が極端に速くオーバードライブできなければ，DDD ペーシングによって対処することができる。
    ii. Mobitz Ⅱ型は PR の延長なしに，間欠的に非伝導性の P 波が認められる。心室

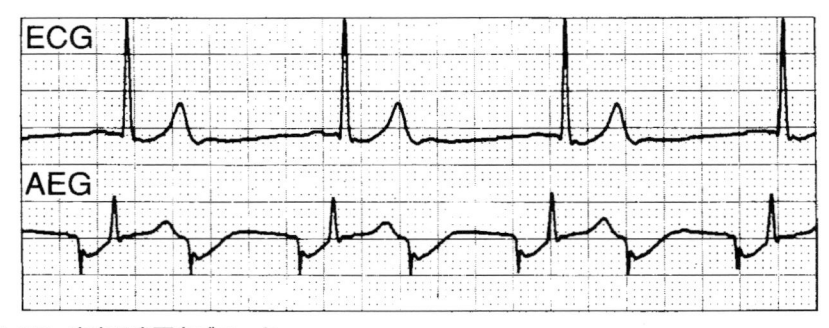

図 11.17　高度Ⅱ度房室ブロック
心房の活動は 100/min の心拍動を示すが，2：1 ブロックを伴うため，心室拍動は 50/min である。

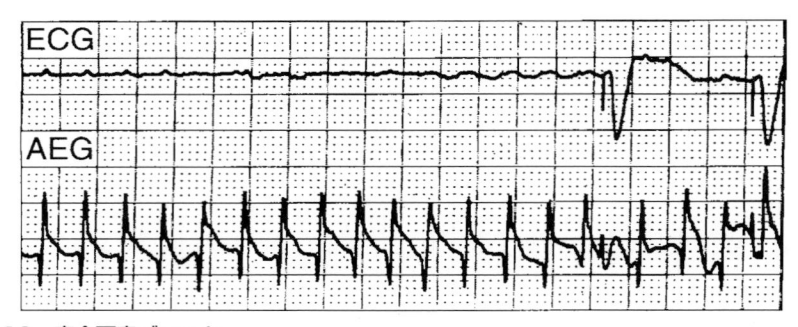

図 11.18　完全房室ブロック
AEG はⅠ型の心房粗動を示しているが，モニター心電図では心室ペーシングが始まるまで，心室波を認めていない。

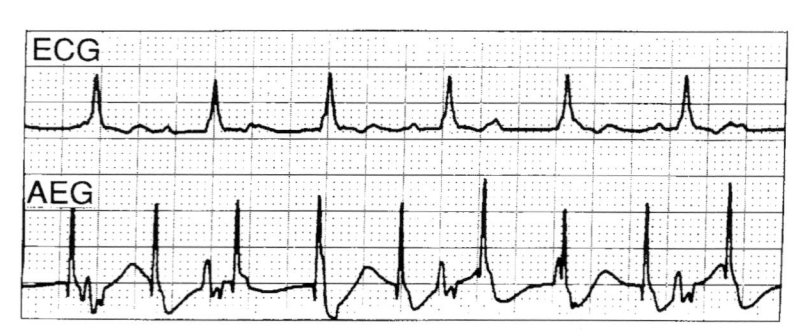

図 11.19　房室解離を認める完全房室ブロック
単極 AEG は，100/min の房室接合部起源の QRS 波とまったく無関係に 140/min（大きなスパイク）の心房レートを示している。

拍動が極端に遅い場合は，DVI または DDD などの房室ペーシングを行う。
            iii. 高度Ⅱ度心ブロックは PR 間隔は一定だが，2：1 や 3：1 などの伝導比で，QRS 波が脱落する状態である（図 11.17）。治療は Mobitz Ⅱ型ブロックの場合と同様である。
        d. 完全心ブロックで洞停止または洞徐脈を合併する場合（図 11.18，図 11.19），DDD または DVI モードの房室ペーシングが必要である。上室性期外収縮（PAC）が頻発している場合，DVI モードは，心房細動へ移行するリスクを高くする。DDD モードは，速い心房拍動に追従して順次性に心室収縮が得られるため，最も効果的である。心房細動や心房粗動の場合は，心室ペーシングを使用する。接合部調律または促進性固有心室調律を伴う房室解離では，心拍数が適当にあれば，必ずしもペーシングは必要ではない。しかし，心房拍動が速すぎる場合には，DDD モードにするのもよい。
        e. 心ブロックが持続する場合，薬物治療の内容を見直してみる。β 遮断薬，カルシウム拮抗薬，ジゴキシンの投与を控え，患者自身の心拍数や伝導機能を評価する。これらの薬物治療を中止しても，さらに数日完全心ブロックが持続する場合は，永久的ペースメーカの植え込みを行うべきである。ただし，ペースメーカ植え込み後のフォローアップでは，植え込み患者の約 40% はペーシングに依存していない。ペーシング依存の最も有力な予測因子は，完全心ブロックに対する植え込みであるとされている[230]。

E. 洞性頻脈
  1. 洞性頻脈とは，洞性調律が 100/min 以上の状態をいう。一般的には 130/min 以下で生じる。心室拍動がより速く規則的な場合，発作性上室性（心房または房室接合部）頻拍，または 2：1 心房粗動のことが多い。
  2. 速い心拍数は，酸素需要の増加や拡張期冠動脈灌流時間の短縮をきたし，心筋虚血を増悪させるため，心筋代謝には好ましくない。また，心室充満期の短縮，特に左室肥大や拡張不全のある患者では，一回拍出量の低下を招くおそれがある。
  3. 病因
    a. 交感神経過緊張に関係する良性の反射性循環亢進反応
        ・疼痛，不安，発熱
        ・交感神経リバウンド（術前に β 遮断薬が投与されていた患者）
        ・薬物（カテコールアミン，パンクロニウム）
        ・胃拡張
        ・貧血
        ・代謝亢進状態（敗血症）
    b. 心筋障害または心肺機能障害に対する代償性反応
        ・低酸素症，高二酸化炭素症，アシドーシス
        ・左室肥大や拡張障害を伴う小さく硬い左室での循環血液量減少または一回拍出量低下
        ・心筋虚血または心筋梗塞
        ・心タンポナーデ
        ・緊張性気胸

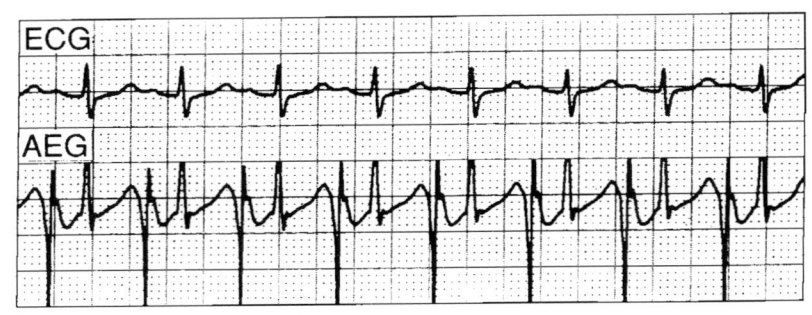

図 11.20　Ⅱ誘導と単極 AEG で同時記録された 130/min の洞性頻脈
単極 AEG に記録された 1:1 房室伝導を示す大きな心房電位波と小さな心室電位波に注目してほしい。

4. 診断（図 11.20 参照）
5. 治療
    a. 原因の修正
    b. 鎮静と鎮痛
    c. 活動亢進状態の心臓で，心拍出量がよければ，β遮断薬を使用することができる。しかし，心機能が低下している場合，その使用には注意を要する。頻脈は，一回拍出量が少ない場合に心拍出量を維持するための代償性機序であり，心拍数を遅くすることは，逆効果になるおそれがある。心拍出量が十分保たれている場合でも，β遮断薬は心拍数よりも血圧を著しく下げることがある。
        i. エスモロール 0.25〜0.5mg/kg を 1 分かけて静注し，続いて 50〜200 μg/kg/min で持続注入する。0.125mg/kg を試験投与すると，エスモロールに耐性があるかどうか判断するのにしばしば役立つ。
        ii. メトプロロール 5mg 静注は，5 分毎に 3 回まで追加できる。
    d. カルシウム拮抗薬は，洞房結節に対して軽度の陰性変時作用をもつが，洞性頻脈の治療という点では，あまり重要な役割を果たさない。
    e. 注意：β遮断薬もカルシウム拮抗薬も，個別に静注することは安全だが，同時投与に関しては，機能しうるペーシングワイヤーが装着されている場合にのみ，考慮する。

F. 上室性期外収縮
    1. 上室性期外収縮（PAC）は心房で発生する早期興奮で，一般的には正常 P 波とは異なる形状をもち，PR 間隔は 120ms 以上となる。良性であるが，しばしば AF また心房粗動へ進展する。この進展を予防することは非常に困難である。
    2. 硫酸マグネシウムは，術直後の PAC 発生の抑制に有効なことがある。2g を 100mL に溶解して投与する。
    3. 診断（図 11.21 参照）
    4. 治療
        a. 一般的に PAC は，処置を必要としない。しかし，しばしば心房細動へ進展するため，心房の自動能や伝導を変化させたり，心房細動の心室拍動数を遅くすることができ

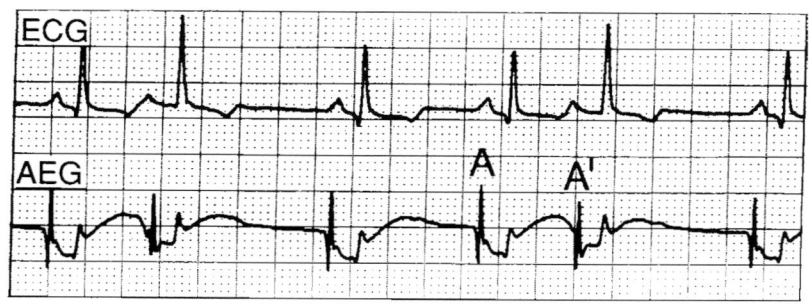

図 11.21　II誘導と単極 AEG における上室性期外収縮（PAC）
正常（A）と期外収縮（A′）の波形がわずかに異なることに注意。また PAC 後の PR 間隔もわずかに短いことなどから，洞結節とは起源が異なることがわかる。PR 間隔が 120ms を超えているので，これらは接合部性期外収縮と鑑別される。

る薬物療法を検討する。その薬物には，β遮断薬，ジゴキシン，カルシウム拮抗薬が含まれる。I群抗不整脈薬（プロカインアミド）は心房伝導を遅くするが，心房粗動が起こると房室伝導を加速させる。
  b. ジゴキシンは PAC の減少に有効であり，心房細動では房室伝導を遅くする。しかしながら理論的には，ジゴキシンは心房内の伝導速度を増やすため，PAC が出現した場合に，心房細動への進展リスクを増大させる可能性がある。
  c. より速い心拍数での一時的右房ペーシング（オーバードライブペーシング）は，PAC を抑制する可能性がある。しかし，心房性不整脈や心房細動を誘発する危険性もある。このような問題は，心房感知に難があれば不適切ペーシングを招来するため，AAI モードであっても起こる可能性がある。こうした問題は一般的には，永久的二腔ペースメーカでは起こらない。もしも心房ペーシング中に PAC が出現したら，患者の自己心拍との競合を疑うべきである[238]。二点心房ペーシングは PAC を抑制し，心房細動も予防できる。

G. 心房細動または粗動
  1. 心房細動（心房拍数＞380）や心房粗動（一般的に心房拍数＜380）は，開心術後に最もよく認められる不整脈である。これらの発生を減少させるさまざまな予防策が行われているにもかかわらず，約 25〜30％の患者で出現する。基本的なメカニズムは，再分極のばらつきの増大であると考えられているが，その予測要因は十分に同定されていない。術後の患者では，それらが発生するための電気生理学的物質が存在しており，さらに心房細動を生じる可逆的な誘因が加わることによって発生すると考えられている[239]。
  2. 心房細動は高齢者，心房性不整脈の既往，肺疾患（特に長期の術後呼吸管理が必要な場合），右冠動脈狭窄，弁膜症手術，術前の B 型ナトリウム利尿性ペプチド（BNP）高値状態，幅広い P 波，術後のβ遮断薬未投与，といった要素をもつ高齢者で頻度が高い。心房細動を生じやすい技術的な問題点として，右上肺静脈からのベント挿入，長時間の大動脈遮断，より高度な低体温，大動脈前面心外膜脂肪組織の切離，術後の

右房ペーシングなどがある[240〜243]。オフポンプ冠動脈手術により心房細動の発生頻度が低下するかどうかは，議論が分かれるところである[244,245]。

3. これらの不整脈が起こしうる潜在的な合併症として，血行動態への影響や左房血栓による全身の血栓塞栓症がある[246]。心房細動がいったん生じれば，その管理の必要性も生じるため，入院コストもそれなりに増加する。

4. これらの不整脈は一般的に，術後第2〜3病日に最も多く発生する。その頃には，心機能が術前の状態まで回復しており，血行動態への悪影響はほとんどないといわれている。しかしながら，頻脈性心房不整脈が最初の24時間以内に起こると，血行動態が不安定な患者または拡張障害のある肥大心を有する患者では，速い心室応答が虚血を引き起こしたり，心室充満への心房寄与が失われるために，心拍出量が低下する可能性がある。

5. 最初の24時間を経過すると，心房細動は心電図モニターで偶発的に観察されることも少なくない。動悸，嘔気，倦怠感，またはふらつきなどの自覚症状は，特に左室肥大や低左心機能の患者で認められる場合がある。

6. 病因
   a. 増強された交感神経活動（高アドレナリン状態）または術前にβ遮断薬が投与されていた患者でのリバウンド
   b. 大動脈遮断中の心筋保護不備による心房虚血
   c. 体液移動による心房拡張
   d. 外科的外傷または心外膜の炎症
   e. 代謝異常（低酸素症，低カリウム血症，低マグネシウム血症）

7. 診断（図11.22，図11.23参照）

8. 予防
   a. 手術後12〜24時間以内に少量のβ遮断薬を開始すると，AFの発生率減少に有効である[247〜253]。メトプロロール25〜50mgを1日2回，またはアテノロール25mg 1日1回投与が最も一般的である。β遮断薬のいずれかとジゴキシンを併用すると効果が高まる可能性があるが[254]，術後早期の心房細動は交感神経亢進状態により生じるため，ジゴキシン単独では効果はない。実際，ジゴキシン自体は心房興奮性や伝導速度を高め，心房不応期を短縮させ，細動波の数を増やすため，心房はさらに過敏となり，心房細動を生じやすくする。
   b. ソタロールはⅢ群抗不整脈薬の特性をもつβ遮断薬で，投与量は80mg 1日2回である。上室性頻拍症の予防の点からは，標準的β遮断薬よりも効果的である[255,256]。しかし，陰性変力作用をもつので，約20%の患者では低血圧症，徐脈，房室ブロックの危険性のために，使用することができない。また，ソタロールはQT延長を引き起こし，torsades de pointesを含む多型性心室性不整脈の原因となる。ソタロールは腎排泄性で，腎機能障害のある患者には投与を避ける。
   c. アミオダロンはⅠ群，Ⅱ群，Ⅳ群の特質をあわせもつⅢ群抗不整脈薬である。アミオダロンは単独投与でも（β遮断薬が禁忌の場合），β遮断薬と併用しても，心房細動の発生を減少させるうえで有効である[257〜264]。ソタロールとほぼ同等の効果を示し，プロプラノロールよりも有効である[257,258]。最大の予防効果を発揮するアミオダロンの投与時期（術前，術中，術後），投与経路（静注，経口），投与量については，なお確立されていない。というのも，実際に行われているすべての臨床試

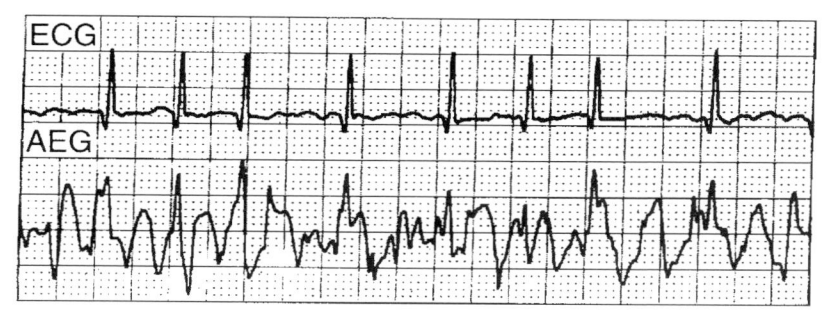

図 11.22　130/min の心室拍動数を伴う心房細動
AEG は，AF に特徴的である無秩序な心房活動を示している。

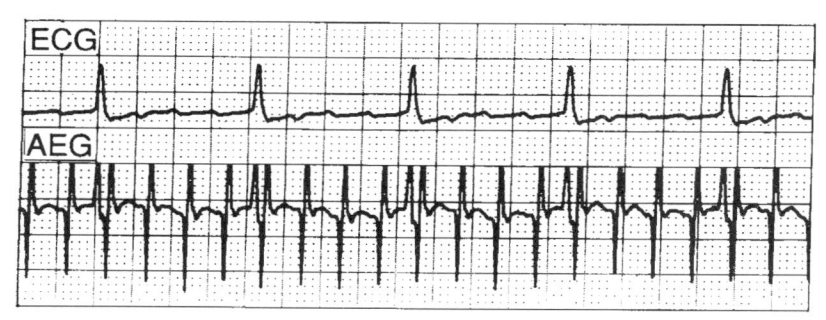

図 11.23　4：1 房室ブロックを伴う心房粗動
単極 AEG は心房拍動数約 300/min，心室拍動数約 75/min を示している。

験で，投与法が異なるからである。最も費用効果の高い方法は，術当日にアミオダロンを開始し，術後数日間継続する方法であると思われる。望ましい投与量は，他の適応で推奨されている場合と同様である。すなわち，15 分かけて 150mg を静注し，続いて 60mg/hr を 8 時間，それから 30mg/hr を 16 時間点滴する。その後，400mg を 1 日 2 回経口投与を 1 週間続ける。予防に効果があれば，退院時に中止する。間欠的に心房細動を繰り返す場合は，200mg 1 日 1 回に減量したうえで投与を継続し，4 〜 6 週間後に中止する。アミオダロンは，心房細動が発生しやすい COPD の患者に，特に有効であると思われる[265]。しかしながら，急性のアミオダロン中毒が低酸素症を引き起こす可能性には，十分な注意が必要である[266]。

d. **硫酸マグネシウム**（2g を 100mL に溶解して投与）はおそらく，術後心房細動の減少に有効である[267〜271]。ソタロールなどβ遮断薬と併用した場合や，血清マグネシウム値が低値の場合には，最も効果的であると思われる[271〜273]。有用な薬物であるうえ，危険な副作用もないので，すべての患者に対して，術中および術後第 1 日目にβ遮断薬とともに投与することができる。

e. **二点心房ペーシング**は，心房細動の発生を抑えることが多くの臨床試験で示されている[274〜276]。ある臨床試験では，全体的には効果がなかったが，β遮断薬を併

用した患者で心房細動の発生が抑えられたと報告している[277]。心房間の伝導遅延が心房細動に寄与する可能性があることは，すでに証明されている。二点心房ペーシングにより，心房の興奮順序が変化し，さらに心房の電気的活動が均一化される可能性がある。さらに PAC をオーバードライブにより抑制し，PAC 後の代償性休止期をなくし，心房細動発生の原因となる不応期のばらつきを減らす効果もあると考えられている[239]。

f. 他の抗不整脈薬に関しても，心房細動予防の効果に関する研究が進んでいる。プロパフェノン（300mg 1 日 2 回）には，アテノロールと同等の効果があることが知られている[278]。プロカインアミドも有効である[279]。トリヨードチロニンを大動脈遮断解除時に $0.8\,\mu g/kg$（約 $50\sim 80\,\mu g$）を投与し，$0.113\,\mu g/kg/hr$（$8\sim 11\,\mu g/hr$）で 6 時間点滴すると，心房細動の発生が半減するとの報告があるが，この方法は非常にコストがかかるため，まれにしか行われない[105]。ジゴキシンの単独投与，ベラパミル，ジルチアゼムなどの薬物療法は，一様に効果が認められたわけではない[253]。

9. 心房細動の**管理**として，血行動態が不安定な患者では，まず心臓除細動が行われる。一方，血行動態が安定し，心房細動が持続する場合は，心拍数コントロールや抗凝固療法を計画したうえで，洞調律化をはかる（**Box11.4**）。その理由は，ほとんどの患者で，その後の洞調律が維持され，長期間に及ぶ抗不整脈薬治療が不要になるからである。心臓手術を受けていない患者群では対照的に，心拍数のコントロールは調律コントロールに比べて，生命予後は同等であるが，薬物による副作用発現の頻度は少ない[280]。

a. さまざまな状況下で 50 ～ 100 ジュールでの**電気的心臓除細動**が行われる。

　i. 血行動態が明らかに破綻している場合，まず電気的心臓除細動を考える。これは多くの場合，術後早期に非常に速い心室応答拍動がみられたり，手術により中等度以上に心機能が低下した場合に認められる。また，著明な左室肥大のある患者では，悪影響を受けやすい傾向がある。

　注意：ジゴキシン血中濃度が著しく高い場合に電気的心臓除細動を行うと，悪性心室性不整脈を引き起こす危険性が増加する。特に低カリウム血症や高カルシウム血症が併存する場合には，注意を要する。

　ii. 24 ～ 36 時間の薬物療法で正常洞調律へ戻らない場合，抗凝固療法を避けるために，電気的心臓除細動を行うことがある。36 時間以上経過しており，また抗凝固療法が行われていない場合には，電気的心臓除細動の前に TEE を行い，左房内血栓を検索する必要がある[281〜283]。電気的心臓除細動後の機械的心房機能低下により，新たに血栓が形成される可能性があるので，心臓除細動が遅れた場合は，その後 1 か月間ワルファリンを継続するかどうかについて，考慮しなければならない[284]。

　iii. 薬物的，または電気的除細動で洞調律へ戻らなければ，ワルファリンを 3 週間投与し，待期的に心臓除細動を行う。成功した場合でもさらに 4 週間，ワルファリンを継続する。

b. **高頻度心房ペーシング**は，心房粗動を洞調律化するために行われる（**図 11.11** および 375 ページの高頻度心房ペーシング法を参照）。この方法はタイプⅠの心房粗動（心房拍動数 350 以下）にのみ有効である。各種のⅠA 群，ⅠC 群，Ⅲ群の抗不整脈薬（プ

Box11.4　心房細動 / 心房粗動に対する治療のプロトコール

1. 予防
   a. CPB 後とや手術翌日の朝に硫酸マグネシウム 2 g 静注
   b. 術後 8 時間からメトプロロール 25 〜 50mg 経口（または経鼻胃管より）開始
   c. その他
      ⅰ．二点心房ペーシング
      ⅱ．ソタロール 80mg 1 日 2 回
      ⅲ．術前経口投与または手術当日静注でアミオダロンを開始
2. 治療
   a. 血行動態が不安定であれば，50 〜 100 ジュールで電気的除細動
   b. 心房粗動なら高頻拍心房ペーシング
   c. 血行動態が安定していれば，予防的に β 遮断薬を増量する．
   d. 心拍数コントロール
      ・ ジルチアゼム 0.25mg/kg を 2 分かけて静注，さらに必要であれば，15 分後に 2 分かけて 0.35mg/kg を，続いて 10 〜 15mg/hr で持続注入する．
      ・ メトプロロール 5mg を 5 分ごとに 3 回まで静注
   e. 洞調律化と抗凝固療法
      ・ 硫酸マグネシウム 2g 静注
      ・ 選択肢 # 1：心房細動発生 24 〜 36 時間後にヘパリンやワルファリン投与；β 遮断薬投与下で自然に洞調律化することを待つ．洞調律でも心房細動でも退院させる．
      ・ 選択肢 # 2：下記から 1 つを用いて，24 〜 36 時間以内の早期電気的除細動
         ＊ β 遮断薬やカルシウム拮抗薬
         ＊ アミオダロン 150mg を 30 分かけて静注し，続いて 1mg/min を 6 時間，0.5mg/min を 12 時間持続点滴する．
         ＊ プロカインアミドを静注（10mg/kg），または，Procan 徐放剤 500mg を 6 時間毎に 4 回経口投与した後
      不成功ならば，ヘパリン化して，ワルファリンを投与する；不整脈に対する薬物治療を中止して，心房細動のまま退院．成功ならば，Procan またはアミオダロン経口投与を 4 週間継続
      電気的除細動を 36 〜 48 時間後に行う場合は，TEE を事前に行い左房内血栓を検索しておく必要がある．
      ・ 選択肢 # 3：薬物療法のみ，心房細動が持続している場合は，36 時間後に抗凝固療法を開始
         ＊ アミオダロンを上述の量で静注，その後 400mg を 1 日 3 回，減量して 200mg を 1 日 1 回，4 週間以上継続する．不成功の場合（Maze 手術後は除く）には，退院時に中止，または洞調律化された場合は 4 週間後に中止
         ＊ Procan 徐放剤を 6 時間毎に 500 〜 1,000mg 内服，継続の場合も同様
         ＊ ソタロール 80mg を 4 時間毎 4 回内服，その後 80mg 内服 1 日 2 回，他の β 遮断薬は中止する．
         ＊ プロパフェノン 1mg/kg を 2 分かけて静注，続いて 10 分後に 1mg/kg 静注追加．静注薬が使用できないならば，600mg を 1 回内服
         ＊ イブチリド 1mg を 10 分かけて静注（60kg 以下なら 0.01mg/kg），次の投与は 10 分後に行う．
         ＊ ドフェチリド 500μg を 1 日 2 回 内服

ロカインアミド，プロパフェノン，イブチリド）は，心房粗動の周期長を延長させることで，高頻度心房ペーシングの効果を増強する作用がある[285〜287]。I群薬は，リエントリー回路の興奮隙間の間隔を変えないかまたは延長させるが，逆にIII群薬はこれを短縮させる。III群薬を用いた場合には，ペーシングによるリエントリー回路内の組織捕捉作用は限られる可能性があるが，I群と同等の効果が得られることが知られている。

c. 心拍数コントロールは，即効性の静注薬を使うことで，さらに慢性化した場合はジゴキシンを使うことで，最も容易に行うことができる。いったん心拍数がコントロールできれば，静注薬を経口薬に変更する。

i. β遮断薬は心拍数コントロールに非常に効果的であり，約50％の患者で洞調律に回復する利点がある。すでに経口投与されている場合は，静注による補充が可能である。（β遮断薬の投与にかかわらず）相対的に心拍数が遅い患者が心房細動を発症した場合には，洞調律復帰後の徐脈を避けるために，ジルチアゼムを投与するのがよい選択である。

- メトプロロールはICUや術後の病棟でも使用可能な，便利なβ遮断薬である。陰性変力作用があるため，著明な低左心機能や低血圧のある患者では，注意して使用しなければならない。5分毎に5mgずつ，計15mgまで投与する。作用発現は2〜3分で，最大効果は20分といわれている。作用時間は約5時間である。
- エスモロールは低血圧を引き起こす可能性が高いため，危険な薬物といえるが，ICUで動脈圧のモニタリング下に使用すれば問題ない。作用発現は2分で，10〜20分で急速に効果が消失する。したがって，気管支攣縮，伝導障害，過度の徐脈，左室機能障害などの副作用が認められる場合には，長時間作用型のβ遮断薬よりも安全である。しかし，患者が正常洞調律に戻らない場合には，経口のβ遮断薬を開始するまで，持続注入が必要となることがある。投与量は0.125〜0.5mg/kgを1分かけて投与し，続いて50〜200μg/kg/minを持続注入する。

ii. ジルチアゼムは，洞徐脈の患者で心房細動を起こした場合に，よく用いられる。心室拍数を減らすのには有効であるが，洞調律化の効果に関してはβ遮断薬ほどではない[288〜290]。0.25mg/kgを2分かけて静注し，必要があれば15分後に0.35mg/kgを2分かけて静注，続いて10〜15mg/hrで持続注入する。心拍数への効果発現は約3分で，最大効果は7分以内といわれている。心拍数減少はボーラス投与後，1〜3時間持続する。平均作用時間は，24時間の持続注入後で7時間である。ジルチアゼムは，心房粗動よりも心房細動での徐拍化に有効である。

- ジルチアゼムは血管拡張作用や陰性変力作用を有するため，最もよくみられる副作用は低血圧である。したがって，低左心機能の患者では，特に注意が必要である。頻脈性で低血圧を伴う場合には（電気的心臓除細動の適応にならないかぎりは），ジルチアゼム投与中はSVRを維持するために，α刺激薬を用いることが推奨される。
- 注意：いかなる静注用カルシウム拮抗薬も，静注用β遮断薬と併用すると，完全房室ブロックを引き起こす危険があるので，最大限の注意が必要である。ペーシングワイヤーの利用が不可欠である。

iii. 前述した薬物療法のどれかを選択すると同時に，慢性的に心室拍数を低下させる作用のある**ジゴキシン**の使用を検討するのもよい。術後早期の心房細動に対する徐拍化作用は，ジゴキシン単独ではβ遮断薬やカルシウム拮抗薬に比べて劣る。なぜなら，速い心室応答に寄与する交感神経の緊張が亢進するため，房室結節に対するジゴキシンの迷走神経刺激作用が相殺されてしまうからである。しかしながら，ジルチアゼムとジゴキシンを比較した臨床試験では，24時間後の正常洞調律への復帰率に関して，わずかながらジゴキシンのほうが良好であったと報告されている[291]。さらに，これらの薬物を併用すると，ジルチアゼム単独投与よりも，迅速にかつ安定した心拍数コントロールが得られるとする報告もある[292]。
 - 初期投与量は0.5mgを静注し，続いて4～6時間おきに0.25mgを3回静注し（24時間での全量は1.25mgまでとし，高齢者ではそれ以下とする），その後は0.125～0.25mg 1日1回とする。低カリウム血症はジゴキシン中毒を引き起こす可能性があり，ジゴキシン投与中は，血清カリウム値を4.0mEq/L以上に保つ。
 - ジゴキシン静注の作用発現は約30分で，最大効果は2～3時間である。

iv. **アミオダロン**は，多様な作用機序（β遮断薬作用，Ⅲ群効果）により，心房細動の心室応答の低下をもたらす。特に血行動態が不安定な患者で有効である。しかしながら，徐拍効果発現の速さやその程度は，β遮断薬やカルシウム拮抗薬には及ばない。アミオダロン導入後にも頻拍が持続する場合にこれら薬物の投与を検討する[293]。

d. **抗凝固療法**：再発性または持続性心房細動の患者に対し，左房血栓による脳塞栓症のリスクを最小限にするため，ヘパリン療法を考慮する。ある臨床試験では，心房細動発生後3日以内に14%の患者で血栓ができ，39%で左房内にエコー輝度増強を認められたと報告されている[294]。一般的にヘパリンは，薬物療法の効果が得られるまで，血栓形成のリスクを最小限に抑えるように，心房細動発生後24～36時間以内に開始すべきである。早期の心臓除細動で，抗凝固療法の回避が可能と考えられる。しかし，発症から時間が経過した場合の心臓除細動では，血栓塞栓症のリスクを減少させるために抗凝固療法を行うことが不可欠である。

e. **洞調律化**：β遮断薬またはカルシウム拮抗薬を使用すると，自然に洞調律へ戻ることも少なくない。ある臨床試験では，80%の患者でⅠ群やⅢ群薬を使用せずに24時間以内に洞調律に戻ること，さらに術後にβ遮断薬が投与された患者で，特に重度の心機能障害や糖尿病の合併がない場合に，その傾向が強いことが示されている[295]。この試験での心房細動の洞調律化率は，各種薬物療法の効果を評価した他の臨床試験と比較しても，かなり高い。下記に示す薬物療法の洞調律化率は，大半が約50～60%であったと報告されている[296]。薬物的心臓除細動に成功しなければ，抗凝固療法，心拍数コントロール，電気的心臓除細動を行うのが，現実的かつ費用対効果が高い治療方針である。

i. **硫酸マグネシウム**を15分かけて2g静注するのは，副作用がなく，洞調律化に比較的効果のある方法である。ある臨床試験では，4時間以内の洞調律化率は60%と示されている[297]。

ii. **β遮断薬**は予防薬として使われるだけでなく，心拍数コントロールにも洞調律化にも有効である。予防的な量は，血圧や心拍数が許容範囲であれば，増量するこ

とができる。ソタロール（80mg 1日2回）は，洞調律化の成功率が高いため，選択的β遮断薬の代わりに使用を検討してもよい。ただし，多くの患者は徐脈や低血圧があるため，ソタロールに耐性がない。

iii. アミオダロンは心房細動の治療薬として使用が増加しており，その効果や安全性からも，重要な治療の選択肢と考えられている。急速静脈内投与は中等度の血圧低下を招き，その程度はIc群の投与時よりも急激であるとされる[298]。アミオダロンはQT延長を引き起こすが，重篤な催不整脈作用はない。また，腎機能や左室機能障害のある患者に対しては，プロカインアミドよりも安全である。洞調律化は下記のIc群の薬物と同頻度であるが，通常，時間がかかる[296]。標準的な静注量（150mgを15分かけて投与し，続いて60mg/hrを6時間，30mg/hrを18時間）を投与し，その後，経口投与中に減量する（400mg 1日2回を1週間，400mg 1日1回を1週間，200mg 1日1回を2週間）。また，初期量として経口で400mg 1日3回を1週間投与し，その後は同様に減量する方法もある。ある臨床試験では，30mg/kgの経口投与は，洞調律化に安全かつ効果的であることが示されている[299]。

iv. プロカインアミドはIa群の薬物で，伝統的な洞調律化薬の1つである。アミオダロンと同等の効果があるが，より催不整脈作用が強く，軽度な陰性変力作用をもつ。また，腎排泄性のため，腎機能障害をもつ患者の使用には注意を要する。さらに，短期的にみられる副作用（胃腸障害，幻覚）もある。迷走神経遮断作用により，AFや心房粗動時には房室伝導を促進させるので，心室拍動数がコントロールされた状態でのみ投与するべきである。

・投与方法の一例として，プロカインアミドを静注する短期的投与法（60分かけて10mg/kg，続いて2mg/minを投与）があり，薬物の心臓除細動ができなかった場合には，24時間以内に電気的心臓除細動を行う。これに代わる方法として，電気的心臓除細動に先立ち，10mg/kgの静注投与，またはこれを行わずに，500～1,000mgのProcan徐放剤を6時間毎に経口投与する方法がある。

・別の選択肢として，どちらかの投与法を利用して（経口投与のほうが一般的である），薬物的心臓除細動を行う方法がある。治療レベルに達した後でも心臓除細動が得られなかった場合には，薬物を中止し，心拍数コントロールと抗凝固療法のプロトコールを実行する。心臓除細動ができた場合には，プロカインアミドを状況をみながら4週間続ける。

v. Ic群薬とⅢ群薬は，発症後間もない心房細動患者の50～70％で洞調律化に成功する。これらの薬物は一般的に，前述の薬物よりも低血圧が起きにくく，さらに迅速な洞調律化が得られる。

・プロパフェノン（Ic群）は心拍数を遅くし，数時間以内に洞調律化するため有効である。静注量は15分かけて1～2mg/kg，続いて，10分後に1mg/kgの量を追加する。2004年の時点では，米国では静注のプロパフェノン投与は認められていないが，時間はかかるものの，600mgの一回経口投与でも，同等の洞調律化が得られる[300～302]。プロパフェノンの静注は，洞調律化においてアミオダロンと同等の効果だが，プロカインアミドよりも良好で，速い洞調律化が得られることが知られている[303,304]。

・イブチリド（Ⅲ群）は，10分かけて1mg（60kg以下なら0.01mg/kg）を静注し，

必要があれば，10分後に追加投与する．心房細動よりも心房粗動のほうが，洞調律化を得られやすい[305]．洞調律化に要する平均時間は約30分である．催不整脈作用があるため，不整脈が停止した場合，または心室頻拍発生や著明なQT時間延長が認められる場合には，直ちに中止しなければならない．イブチリドは特に，低左心機能や慢性肺疾患の患者に有用である．比較臨床試験では，心房細動や心房粗動の洞調律化において，イブチリドはプロカインアミドやソタロールより有効で，アミオダロンと同等の効果があることが示されている[306, 307]．

- ドフェチリド（Ⅲ群）は陰性変力作用がなく，Ⅰ群薬が投与できない場合（左室機能障害），またはβ遮断薬が投与できない場合に（徐脈やCOPD），有用である．500μg1日2回を経口投与する．ドフェチリドの静注（15分かけて8μg/kgまで）を用いた臨床試験では，1時間以内での洞調律化率は，心房細動（30％）より心房粗動（70％）で高かったと報告されている[308]．また，QT延長や催不整脈作用がある．投与量はクレアチニンクリアランスや投与前のQTcによって調節する必要がある．

  vi. 手術時に左房や右房の心外膜に縫い付けた心臓除細動ワイヤーを用いて，**低エネルギー心臓除細動**を行った場合，洞調律への回復率は90％であった[309, 310]．

H．その他の上室性頻拍

1. この分類には，突然発症する頻脈のうち，心房内において生じるもの〔発作性心房性頻拍（PAT）〕，房室結節内において生じるもの〔房室結節内リエントリー性頻拍（AVNRT）〕，さらにリエントリー回路として房室結節を使用するもの〔房室リエントリー性頻拍（AVRT）〕が含まれる．これらの不整脈は通常，150〜250/minの心拍数を示すが，心臓手術後に起こることはまれである．房室ブロックを伴うPATは虚血性心疾患や，一般的にはジゴキシン中毒が原因である．いかなる頻脈性の不整脈も，心筋代謝や心機能に対して潜在的に悪影響を及ぼす危険があるため，迅速な処置が必要である．

2. 診断：洞性頻脈，PAT，AVNRT，AVRT，2：1の心房粗動の鑑別には，心房内電位図（AEG）が必要となることがある（**図11.24**）．頸動脈洞マッサージは，心房性頻脈性不整脈による心室応答を低下させることから，各種の不整脈を鑑別するための診断技法として，しばしば推奨される．しかしながら，冠動脈疾患のある患者では注意が必要である．心停止をきたすばかりか，頸動脈疾患を合併している患者では，脳塞栓症を生じる可能性がある．

3. 治療
   a. 心房への速いオーバードライブペーシングは，心房を捕捉し，洞調律へ戻す可能性が見込まれる．
   b. 血行動態が悪化している場合は，電気的除細動を考慮する．
   c. 迷走神経刺激は，しばしば房室結節を含むリエントリー性リズムを停止させることがある．上述したように，頸動脈マッサージは注意して行わなければならない．
   d. アデノシンは一過性の高度房室ブロックを生じ，AVNRTによる上室性頻拍を停止する作用がある[311]．投与法は，中心静脈ラインから6mgを急速静注し，続いて生理食塩水でフラッシュする．2分後に12mgの追加投与を行うことがある．半減期はわずか10秒である．アデノシンは心房粗動や細動で，一過性に心室拍動数を低

下させ，AVRT や AVNRT（リエントリー回路を遮断する）との鑑別に役立つ．
   e. カルシウム拮抗薬は，約 90% の患者に対して AVNRT を洞調律化する効果がある．
      i. ジルチアゼム 0.25mg/kg を 2 分かけて静注し，必要であれば 15 分後に 0.35mg/kg を追加する[312]．
      ii. ベラパミル 2.5 〜 10mg を 5 〜 10 分かけて静注する．
   f. 上記の方法で効果がない場合，AVNRT に対して下記の追加処置がある．
      i. ジゴキシンが投与されていない患者では，ジゴキシン 0.5mg を静注
      ii. 5mg のメトプロロールを 5 分毎に計 15mg まで投与
      iii. エドロホニウム 5mg をゆっくり静注，続いて 10mg を投与
   g. 房室ブロックを伴う PAT は，一般的にジゴキシン中毒が関与しており，下記の処置が必要である．
      i. ジゴキシンは中止し，血中濃度を測定する．
      ii. 塩化カリウムを投与する．
      iii. 重度のジゴキシン中毒の場合は，抗ジゴキシン Fab 抗体（ヒツジ）400mg（10 バイアル）を 30 分かけて投与開始する．
      iv. フェニトイン 250mg を 5 分かけて静注する．

I. 房室接合部調律と非発作性房室接合部頻拍
  1. 房室接合部調律は，接合部組織の固有調律が洞結節よりも速くなったときに起こる．60/min 以下で起こる場合は，接合部補充調律と呼ばれる．
  2. 非発作性房室接合部頻拍は 70 〜 130/min の心拍数で起こる．術後患者では，この調律はジギタリス中毒，心外膜炎，または下壁梗塞を反映している可能性がある．その出現は，基礎に心房細動がある場合は規則性のある心室拍動になることによって示唆され，動脈血液ガスにて確定される．
  3. 他の非心房性調律と同様に，心房と心室の同期性が失われて，心拍出量が減少する．
  4. 診断：図 11.24，図 11.25 を参照．発生起源は体表面心電図上の P 波と QRS 波の関係によって診断される（高位結節であれば PR 間隔は短縮し，中位結節であれば P 波は不明瞭になり，低位結節では P 波は QRS 波の直後に認められる）．P-QRS 波の関係は，動脈血液ガスで，さらに明確になる．
  5. 治療
     a. 遅い房室接合部調律
        i. 房室伝導が正常な場合は心房ペーシング
        ii. 房室伝導が抑制されている場合は心房／心室ペーシング
        iii. 洞機能を刺激する β_1 変時作用をもつ血管作動薬の使用．洞機能を抑制するいかなる薬物の使用も中止する．
     b. 非発作性房室接合部頻拍
        i. ジゴキシンが投与されている場合は中止する．重度のジゴキシン中毒には抗ジゴキシン Fab 抗体（ヒツジ）を使用する．カリウム，リドカイン，フェニトインのほか，β 遮断薬も有効なことがある．
        ii. より速いレートでのオーバードライブペーシングで，心房心室の同期性が得られることもある．
        iii. ジゴキシンが投与されていない場合，ジゴキシンを開始する．心拍が速すぎて血

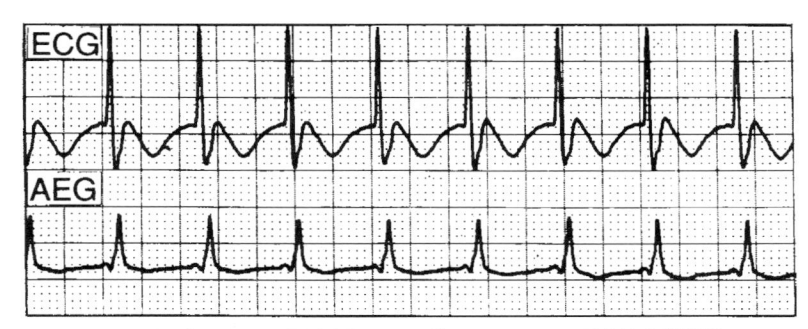

図 11.24 モニターと双極 AEG で同時記録された約 140/min の房室接合部頻拍
AEG 上の逆行性の心房活動とモニター上の順行性の心室活動は，ほぼ同時に起こっていることがわかる。

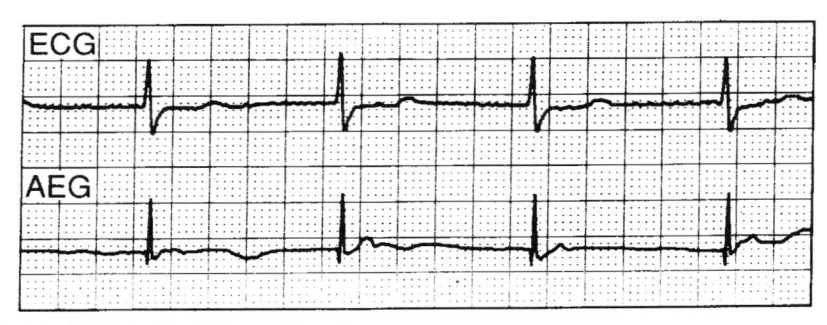

図 11.25 54/min の遅い房室接合部調律
心房と心室活動は同時に認められている。

行動態が悪化する場合は，心房心室の同期性が得られるように心房ペーシングまたは房室ペーシング下で，β遮断薬またはカルシウム拮抗薬の使用を検討し，房室接合部自動能の抑制をはかるべきである。

J. 心室性期外収縮
1. 十分な心筋保護下で完全な血行再建術が行われた場合，PVC の出現はほとんどありえない。これらが新たに認められた場合，交感神経の緊張，カテコールアミン（内因性，外因性）血中濃度の上昇，Swan-Ganz カテーテルまたは気管チューブによる刺激，酸塩基平衡の異常，低酸素症など，一過性の周術期の現象を反映している可能性がある。このように，ほとんどの PVC は，自然に消失する良性のものであり，深刻な致死的不整脈を予知するものではない。PVC は心筋梗塞後の患者でよくみられ，虚血が原因で出現している場合は改善の可能性があるが，術後にも持続する場合がある。
2. ただし，新たに出現してくる PVC は，不十分な術中心筋保護，心筋虚血または心筋梗塞を示唆することもあり，また悪性心室性不整脈の予兆のこともある。そのため外科医のなかには，たまにみられる程度の PVC でも術後早期には注意を怠るべきではないとする者もいる。術後最初の 24 時間には，さまざまな心原性・非心原性の誘因

が存在するため，PVC の治療がメリットをもたらすことはあれ，リスクをもたらすことはない。左室機能が低下している患者（駆出率＜ 40％）の持続性かつ複雑な心室性期外収縮は，詳細な評価と処置が必要になることがある。

3. 診断（図 11.26 参照）
4. 治療
    a. 中心静脈ラインから 10 〜 20mEq/hr 以下で塩化カリウムを静注し，血清カリウムの補正を行う。患者によっては，カリウム値を 4.5 〜 5.0mEq/L に保ち，心室性期外収縮を抑制する必要がある。
    b. 頻脈がなければ，洞調律よりも速いレートで心房ペーシング（オーバードライブペーシング）を行う。
    c. リドカイン 1mg/kg を投与し，その後 10 分の間隔で 0.5mg/kg を 1 〜 2 回反復的に投与する。そして，1g/250mL の混合で 1 〜 2mg/min の持続静注を開始する。痙攣発作を避けるため，4mg/min を超えないようにする。極量を考える場合には，体重，肝機能，うっ血性心不全の有無を考慮する必要がある[313]。
    d. バイパス終了時に投与する硫酸マグネシウム（2g を 100mL に溶解して静注）には，心室性期外収縮の発生を減少する効果があることが知られている[314]。

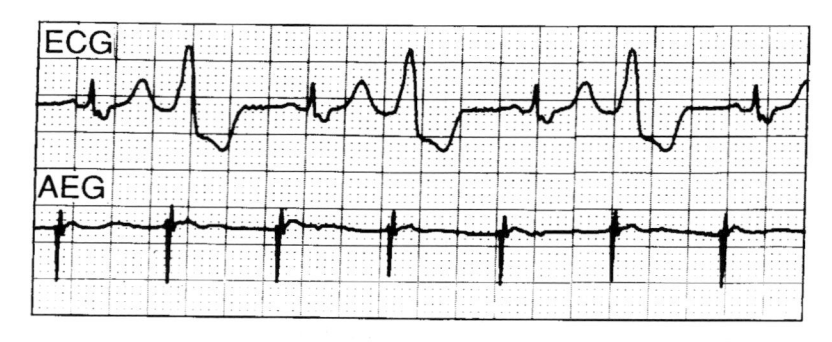

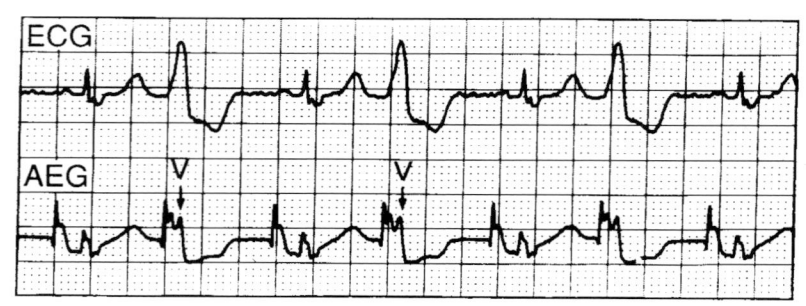

図 11.26　II 誘導と双極（上），単極（下）AEG で同時記録された心室性期外収縮（二段脈）
心電図上，同じ形の幅の広い QRS 波は PVC を表す。双極 AEG では，PVC があるにもかかわらず，心房波間隔は一定に保たれている。単極 AEG では，PVC は洞性興奮の直後に認められるが，次の興奮まで心室が不応期にあるため，完全代償性休止を伴っている。V：心室性期外収縮

K. 心室頻拍（VT）と心室細動（VF）
  1. 病因
     a. VT および VF は開心術後の患者の約 1 ～ 3％ に発生し，死亡率は 20 ～ 25％ である[315, 316]。
     b. 心室性頻脈性不整脈は，興奮の生成または伝達障害によって生じる。虚血が原因で術前から出現している場合は，虚血部の血行再建術を行うことで解決される可能性がある。しかし，過去の心筋梗塞が原因で術前より認める場合は，再灌流により悪化するおそれがある。
     c. 虚血または梗塞部位の再灌流は，新たな悪性心室性不整脈の誘因となる。これは通常，心筋梗塞，不安定狭心症，40％未満の駆出率，NYHA Ⅲ～Ⅳ度の CHF などが該当する患者で，さらに，バイパスグラフトが側副血行路のない閉塞血管，特に左冠動脈前下行枝に吻合された場合に起こる可能性がある。潜在的な誘因として，残存虚血または不完全な血行再建術，吻合部不全，急性グラフト閉塞を原因とする周術期心筋梗塞がある[315～319]。
        i. 非持続性心室頻拍（NSVT）（持続時間が 30 秒未満）は，PVC と同じ理由で出現する可能性があり，また心室機能の状態に関係なく出現する。
        ii. 単型性の持続性 VT（持続時間が 30 秒以上）は，一般的には過去の心筋梗塞および左室機能低下がある患者で，また左室瘤の形成された患者でしばしば認められる。瘢痕部と生存心筋組織の境界域には，リエントリーの機序となる電気生理学的基質が形成され，梗塞巣内の生存した心筋細胞領域へと伝導する。
        iii. 正常 QT 間隔の持続性多型性 VT は通常，再灌流された虚血または梗塞領域において，再分極のばらつきが増大にすることで生じる。撃発活動の一型である遅延後脱分極と，時に自動能亢進がその機序である。多型性 VT は，虚血，不安定な血行動態，カテコールアミンの使用または内因性交感神経の活動亢進，β 遮断薬の中止，その他代謝にかかわる諸問題など，周術期の異常が原因となりやすい。同様に，VF は急性虚血障害から生じることもある。
        iv. QT 延長を伴う多型性 VT は torsades de pointes と呼ばれている。その機序は，撃発活動の一型である早期後脱分極である。ⅠA および Ⅲ 群抗不整脈薬の使用，特に低カリウム血症がある場合に合併しやすい。さらに，torsades de pointes を起こしやすい薬物として，メトクロプラミド，ドロペリドール（嘔気に対して），ICU 内での不穏に対して使用される高用量のハロペリドール（35mg/ 日以上）がある[320]。
     d. VVI ペースメーカ患者や DDD ペースメーカ患者では，術中に電気メスを使用すると，センシング回路を非働化し，VOO モードへと変更してしまう可能性がある。これにより説明不能な不整脈が生じ，また VF の誘因となることがある。これらのペースメーカは，ICU 到着直後に評価して，必要があればプログラムし直さなければならない[321]。
  2. 診断：図 11.27 ～ 図 11.30 参照。通常，VT と混同される不整脈は，QRS 幅の延長をきたす心拍数依存性の伝導障害（変行伝導）を伴う心房細動である。これは，心拍数が速い場合には見分けることが困難であるが，リズムが不規則性であることから鑑別できる。
  3. 評価と治療は左室機能，不整脈の性状（非持続性か持続性か，単型性か多型性か），VT が誘発されやすいかどうかによって決定される。

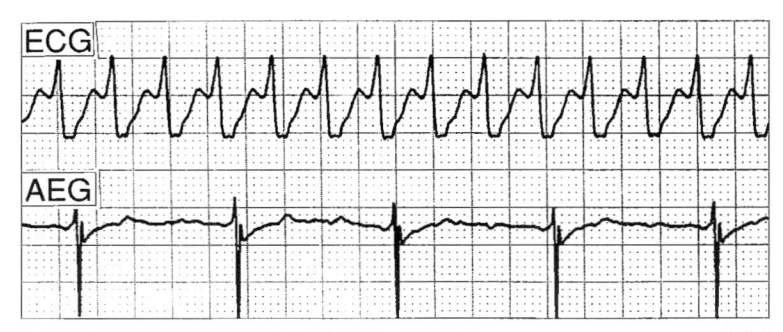

図 11.27 Ⅱ誘導と双極 AEG で同時記録された心室頻拍
AEG 上で認められる 72/min の洞性調律とモニター誘導で認められる 210/min の幅の広い心室頻拍の間で解離がある。

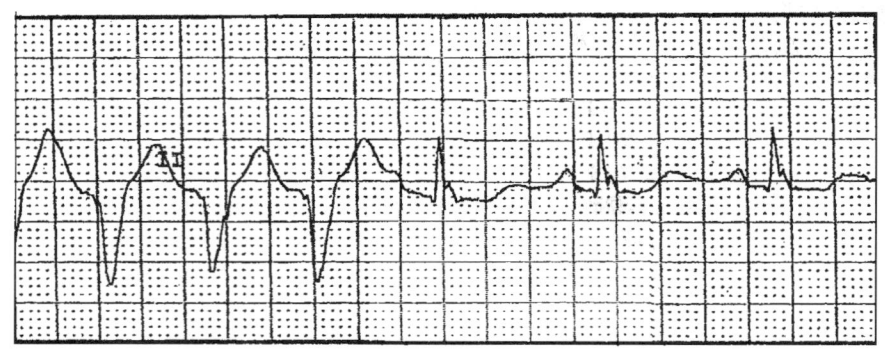

図 11.28 自然に 75/min の洞性調律へ戻った約 130/min の非持続性心室頻拍

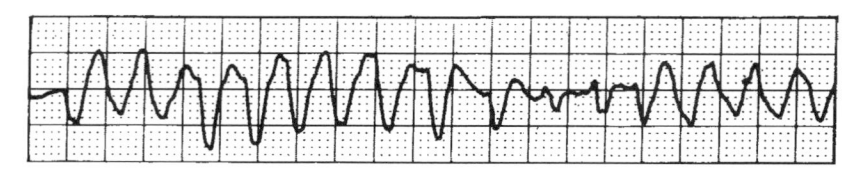

図 11.29 モニター上の心室細動

a. いかなる潜在性の誘因も，同定し管理するべきである。誘因としては，酸塩基平衡・電解質異常，心腔内カテーテル，心筋虚血または心筋梗塞，CHF のほか，潜在性に催不整脈作用を有する薬物などがある。
b. 左室機能が温存された症候性の PVC または NSVT の予後は良好である。リドカインやマグネシウムは，非持続性 VT の発生を減少させる目的で周術期に使用されるが，その後は β 遮断薬，またおそらくアミオダロンを使用すべきである [313, 322]。術

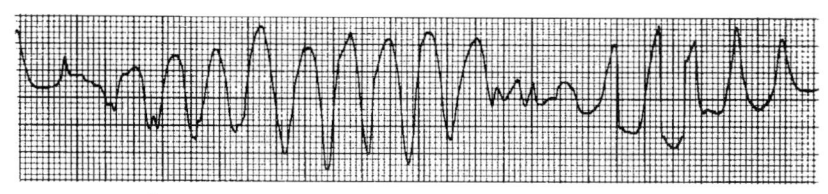

図 11.30　モニター上の torsades de pointes
QRS 波が基線の周りを"旋回"するように見える。これはふつう QT 延長に伴って発生し，T 波の終末に重なった心室性期外収縮により，間隔に依存して引き起こされる。

後に VT や VF を認めた患者を対象とした臨床試験では，患者の 85％は EF30％以上であったが，薬物療法のみで治療を行い術後 30 日生存した患者の予後は，VT や VF を認めなかったコントロール患者の予後と同等であったと報告されている[316]。

c. **低左心機能の患者における非持続性 VT** は，治療しなければ予後不良である。MADIT Ⅰや MUSTT などの臨床研究の結果から類推すると，低左心機能の患者で非持続性 VT が認められる場合には，電気生理学的検査や ICD 植え込みを考慮すべきである[323]。

d. VF または，**無脈性または血行動態が不安定な持続性 VT** を認める場合，いかなる患者であれ，ACLS のプロトコールに沿った緊急の心臓除細動が必要である[204]。これが不成功の場合は，緊急開胸や開胸マッサージの適応となる。

e. **血行動態の悪化を伴わない持続性 VT** の管理は，以下のとおりである。
　 i．リエントリー回路を遮断するために，心室のオーバードライブペーシングを行う。
　ⅱ．VT が持続したり，血行動態の悪化をきたす場合は，電気的心臓除細動を行う。
　ⅲ．アミオダロンを 15 分かけて 150mg 静注し，その後，1mg/min（60mg/hr）を 6 時間，続いて 0.5mg/min（30mg/hr）を 18 時間静注する。

f. 電気生理学的検査が，予後が良好でない持続性 VT や心機能低下のある患者では不可欠である。
　 i．**単型性 VT** は，自発的に生じる VT 患者の 80％で誘発され，陳旧性の心筋梗塞やリエントリー機序の原因となる不整脈基質が関与する。一般的に抗不整脈薬治療（通常はアミオダロン）は不可欠であり，ほとんどすべてで ICD の植込みを必要とする[323]。
　ⅱ．**多型性 VT** は通常，心筋梗塞，虚血，再灌流と関連し，進行性の虚血に関して，詳細な評価を行うべきである。冠動脈造影を行い，グラフト閉塞または吻合部狭窄の可能性がないかどうかを確認する必要があるが，これらは対処可能な問題である。しばしば一過性であるため，治療は個々の患者に応じて検討しなければならない。

g. **Torsades de pointes**[324]
　 i．血行動態が悪化した場合や持続する場合（通常は心室細動が疑われる），迅速な電気的除細動を行う。
　ⅱ．高カリウム血症が出現しないかぎり，QT 間隔を短縮させる目的で塩化カリウムを投与する。
　ⅲ．90～100/min の心室ペーシング，またはイソプロテレノール 1～4μg/min を

投与する[325]。これにより活動電位は短縮し，早期後脱分極が予防できる。
iv. マグネシウム 1～2g や β 遮断薬により，撃発活動が消失して再発を予防できるが，QT 間隔を短縮することはできない。

XIII. 抗不整脈薬治療

上室性・心室性不整脈の治療として，種々の薬物使用が可能である（**表 11.12**）。薬物の作用機序の基本を理解することは，上述したさまざまな不整脈の管理を行うにあたって，適切な薬物を選択するうえで重要であるといえる[326～328]。本節では，心臓手術を受ける患者に対して最もよく使用される薬物について詳述する。

A. Vaughn-Williams 分類
 I 群   ナトリウムチャネル阻害薬
   IA 群   キニジン
           プロカインアミド
           ジソピラミド
   IB 群   リドカイン
           メキシレチン
           フェニトイン
   IC 群   プロパフェノン
 II 群   β 遮断薬
 III 群   カリウム阻害薬
        アミオダロン
        ソタロール
        イブチリド
        ドフェチリド
 IV 群   カルシウム拮抗薬

B. **表 11.13** は自動能，伝導速度，有効不応期（ERP）に対する抗不整脈薬各群の効果を示している。一般的な不整脈に対して選択できる適切な薬物群は，以下のとおりである。
 1. 自動能の変化
  a. 洞性頻脈（洞結節）：II，IV 群
  b. 心室性期外収縮（Purkinje および心室線維）：IA，IB，IC，II，III 群
  c. ジゴキシン中毒による期外収縮（遅延後脱分極）：IB 群（フェニトイン）
 2. 伝導速度と ERP の変化
  a. AF の洞調律化（心房に作用）：IA，IC，II，III 群
  b. AF に対する心室応答の低下（房室結節に作用）：II，III，IV 群，ジゴキシン
  c. AVNRT または AVRT の停止：II，IV 群，ジゴキシン
  d. VT（His 束 - Purkinje 線維または心室におけるリエントリー回路の遮断）：IA，IB，III 群

表 11.12　一般的な抗不整脈薬の投与量と治療域

薬物	静注	経口	治療域
IA 群			
プロカインアミド	初期：10mg/kg 点滴：1～4mg/min	Procan 徐放剤 6時間毎に500～1,000mg	Procan：4～10μg/mL NAPA：2～8μg/mL
IB 群			
リドカイン	初期：1mg/kg → 0.5mg/kg を10分の間隔で1～2回 点滴：2～4mg/min（1g/250mL）		1～5μg/mL
IC 群			
プロパフェノン	2分かけて1mg/kg，10分後にさらに1mg/kg 静注	600mg 初期投与し，8時間毎に150～300mg	0.2～3.0μg/mL
III 群			
アミオダロン	15分かけて150mg，その後，1mg/min を6時間，0.5mg/min を18時間，その後経口へ移行	400mg を1日3回，週毎に減量して200mg を1日1回	1～2.5μg/mL
ソタロール		80～160mg 1日2回	
イブチリド	10分かけて1mg 注入（60kg 以下なら0.01mg/kg），10分後に次の投与を行う		
ドフェチリド		500μg 1日2回	

C. 注意：下記に示すそれぞれの抗不整脈薬の臨床的適応は，有効性が証明されているものである。ただし，米国食品医薬品局（FDA）はこれらの適応すべてを承認しているわけではない。

D. プロカインアミド
　1. 臨床的適応
　　a. AF の予防や洞調律化
　　b. 上室性や心室性期外収縮，持続性心室頻拍の抑制
　　c. Wolff-Parkinson-White（WPW）症候群（副伝導路の伝導抑制）
　2. 投薬量
　　a. 静注：1,000mg まで5分毎に100mg（決して50mg/min 以上にしてはならない），その後2～4mg/min 点滴（1g/250mL 希釈液）

表 11.13 抗不整脈薬の電気生理学的特性

特性		IA	IB	IC	II	III	IV
自動能							
洞房結節		-	-	-	↓	-	↓
異所性心室興奮（Purkinje）		↓	↓	↓	↓	-	-
遅延後脱分極[a]		-	↓	↓	↓	-	↓
伝導							
心房	CV	↓	-	↓	-	-	-
	ERP	↑	-	↑	-	-	-
房室結節	CV	-	-	↓	↓	-	↓
	ERP	-	-	↑	↑	-	↑
His-Purkinje	CV	↓	↓	↓	-	-	-
	ERP	↓	↑	↑	↑	-	-
心室	CV	↓	↓	↓	-	-	-
	ERP	↑	↓	↑	-	↑	-

a: ジギタリス誘発性異所性心室興奮の機序
CV：conduction velocity（伝導速度）
ERP：effective refractory period（有効不応期）

    b. 経口：初期に 500～1,000mg，その後 Procan 徐放剤を 6 時間毎に 500～1,000mg またはプロカインアミド 12 時間毎に 1～2.5g ＝ 50mg/kg/ 日
    c. 静注から経口への移行：Procan 徐放剤では，1 日静注投与量の 4 分の 1 を 6 時間毎に，プロカインアミドでは 2 分の 1 を投与する．初回経口投与後，速やかに静注は中止する．
3. 代謝：肝臓で活性代謝産物の N-アセチルプロカインアミド（NAPA）となり，その後，腎臓から排泄される．
4. 有効血中濃度：プロカインアミド 4～10μg/mL，NAPA 2～8μg/mL
5. 血行動態への影響：高用量では SVR の低下，陰性変力作用を示す．
6. 電気生理学的特性
    a. 心房粗動における心房拍動数の低下と，房室伝導における副交感神経遮断作用は，心房細動や心房粗動での心室応答を増加させる可能性がある．まずは，房室伝導の加速を予防する薬物の投与が必要である．
    b. 中毒の証拠
      i．QT 延長と多型性 VT
      ii．心筋抑制
      iii．NAPA はプロカインアミドとは異なる電気生理学的特性をもつ．CHF や腎不全

の患者では，蓄積される可能性がある．プロカインアミドより半減期が長く（4時間に対して7時間），特に虚血心においては，早期後脱分極や撃発活動などの心毒性や，torsades de pointes などの心室不整脈を招く可能性がある．
  7. 心外副作用：胃腸障害（嘔気，食欲不振），中枢神経障害（不眠，幻覚，精神病，うつ病），発疹，発熱，無顆粒球症，長期使用での SLE 様症状

E. ジソピラミド
  1. 臨床的適応
     a. 心室性および上室性不整脈の抑制
     b. AVNRT の停止および再発予防
     c. AF の予防／洞調律化
     d. WPW 症候群（副伝導路の伝導抑制）
  2. 投与量：6時間毎に 100～200mg 経口投与
  3. 代謝：65％は腎臓，35％は肝臓
  4. 血行動態への影響：強力な陰性変力作用（したがって閉塞性肥大型心筋症の患者に有効である）
  5. 有効血中濃度：2～5μg/mL
  6. 電気生理学的特性
     a. 心房粗動における心房拍動数の低下および，房室伝導における副交感神経遮断作用があるため，あらかじめ房室伝導の促進を防ぐ薬物療法（ジゴキシン）が必要である．
     b. QT 延長に関連した torsades de pointes または，その他の心室頻拍性不整脈を引き起こす可能性がある．
  7. 心外副作用：抗コリン作用（尿閉，便秘，かすみ目），嘔気，めまい，不眠症

F. リドカイン
  1. 臨床的適応：心室性期外収縮や心室性頻拍性不整脈
  2. 投与量
     a. 1mg/kg 静注し，続いて 2～4mg/min の持続注入（1g/250mL 希釈液）する．定常血中濃度に達するために，20 分後に 0.5mg/kg を投与することもある．
     b. 持続注入量を増やすのであれば，0.5mg/kg をもう一度ボーラス静注し，血中濃度を上げるべきである．
  3. 代謝：肝臓．1 回投与での半減期は 15 分で，持続注入では 2 時間である（しばしば肝障害で長くなる）．
  4. 有効血中濃度：1～5μg/mL
  5. 血行動態への影響：高度な左室機能障害がなければ血行動態への影響はない．
  6. 循環器系以外の副作用：中枢神経障害（めまい，精神錯乱，振戦，痙攣），胃腸障害（嘔気）

G. プロパフェノン
  1. 臨床的適応：心房細動の洞調律化
  2. 投与量
     a. 経口：600mg の初期投与後，150～300mg を 8 時間毎に内服
     b. 静注：2 分かけて 1mg/kg を静注し，続いて（心房細動の洞調律化を目的として）

10分後にさらに1mg/kgを投与する（米国では使用できない）。
3. 代謝：肝臓
4. 有効血中濃度：0.2〜3.0μg/mL
5. 血行動態への影響：心機能障害のある患者では陰性変力作用
6. 電気生理学的特性
    a. 催不整脈作用は5％の患者でみられる。
    b. 多少のβ遮断作用があり、房室ブロックや洞結節抑制をもたらす。
    c. ジゴキシン濃度を倍にする。
7. 循環器系以外の副作用が15％の患者に認められる：中枢神経障害（めまい、複視）、胃腸障害

H. β遮断薬
1. 臨床的適応
    a. 術後の心房細動および心房粗動の予防・治療
    b. 洞性頻脈
    c. ジゴキシン中毒、心筋虚血、QT延長に関連した心室性不整脈
    d. AVNRTとWPW症候群での房室リエントリー性頻拍
2. 投与量
    a. メトプロロール（相対的効能は静注：経口＝2.5：1）
        i. 静注：5分毎に5mgを3回まで
        ii. 経口：12時間毎に25〜100mg
    b. アテノロール：25〜50mg 1日1回を経口投与
    c. エスモロール：500μg/kgを初期投与し、その後50〜200μg/kg/min点滴投与
3. 代謝：肝臓（メトプロロール）、腎臓（アテノロール）、血液（エスモロール）
4. 血行動態と電気生理学的効果：陰性変力作用。低血圧、徐脈、心ブロックを招く可能性がある。
5. 循環器系以外の副作用：気管支喘息（アテノロールやメトプロロールなど心血管選択性β遮断薬では少ない）、下痢、インポテンス、うつ病、間欠跛行

I. アミオダロン
1. 臨床的適応
    a. 術後の心房細動の予防と洞調律化
    b. 無脈性のVTやVF（第一選択）
    c. 持続性心室頻拍性不整脈
2. 投与量
    a. 経口：400mgを1日3回、数週間かけて、200mgを1日1回まで減量
    b. 静注：15分かけて150mg静注し、その後1mg/minを6時間、0.5mg/minを18時間、さらに1g/日を投与
3. 代謝：肝臓（半減期50日）
4. 有効血中濃度：1.0〜2.5μg/mL
5. 血行動態への影響：β遮断薬。冠動脈および末梢血管拡張作用がある（α受容体遮断作用）。

6. 電気生理学的特性
      a. 徐脈や心ブロックを招く可能性がある。
      b. QT間隔を延長させるが，ほとんど心室性不整脈の原因となることはない。
      c. 肝代謝薬物のクリアランスを低下させる（そのため血中濃度が上昇する）。これにはジゴキシン，ワルファリン，プロカインアミドがある。**これらの薬物の投与量は，約半分に減量すべきである。**
   7. 循環器系以外の副作用は，特に長期治療中の患者の50％以上に認められる。肺毒性，肝機能障害，（ほとんどの患者で）角膜色素沈着，日光過敏症，胃腸障害，中枢神経障害症状（振戦，運動失調，異常感覚），神経症がある。急性肺毒性の報告はあるが，まれである[266]。

J. ソタロール
   1. 臨床的適応
      a. 術後の心房細動の予防および治療
      b. 頻脈性心室不整脈の抑制
   2. 投与量：80〜160mgを1日2回経口投与
   3. 代謝：未変化体で尿中排泄
   4. 血行動態への影響：多少の陰性変時作用による徐脈，低血圧症
   5. 電気生理学的特性
      a. β遮断薬およびⅢ群作用を示す。
      b. 約4％の患者でtorsades de pointesや催不整脈作用を認める。torsades de pointesは投与量に依存し，QT間隔から予測可能である。
   6. 副作用：倦怠感，呼吸苦，めまい，心不全，嘔気・嘔吐

K. イブチリド
   1. 臨床的適応：発症間もないAFや心房粗動の洞調律化
   2. 投与量：10分かけて1mg静注（60kg未満であれば0.01mg/kg），反応がなければ，もう一度追加投与
   3. 代謝：肝臓
   4. 有効血中濃度：不明
   5. 血行動態への影響：特に影響はみられない。
   6. 電気生理学的特性
      a. 投与量依存性にQT延長（QT間隔が440msを超える場合は避ける）。QT延長はtorsades de pointesの一因となるが，持続性多型性VTはQT延長がない場合でも起こる可能性がある。
      b. 単型性または多型性VT（非持続性または持続性）は約10％の患者にみられる。投与後4時間（半減期は6時間），もしくはQT間隔が投与前値に戻るまでは，ICUでの注意深いモニタリングが必要である。
   7. 循環器系以外の副作用：頭痛，嘔気

L. ドフェチリド
   1. 臨床的適応：心房細動や心房粗動の停止

2. 投与量：500μgを1日2回経口投与（腎機能やQT延長にもとづく）
3. 代謝：腎臓
4. 有効血中濃度：不明
5. 血行動態への影響：陰性変力作用はみられない
6. 電気生理学的特性
    a. 洞調律心拍数をわずかに減少させるが，房室伝導への効果はない。
    b. QT延長による催不整脈があるため，QTが440ms以上（またはクレアチニンクリアランスが20mL/min以下）の場合は禁忌である。
    c. ベラパミルは薬物相互作用があるため，禁忌である。
    d. ドフェチリドが投与される前に，すべてのI群またはIII群の抗不整脈薬を半減期の3倍の期間，中止しなければならない。
    e. ドフェチリドが投与される前に，アミオダロンは3か月（または0.3mg/L以下になるまで）中止しなければならない。

M. カルシウム拮抗薬（ベラパミルとジルチアゼム）
  1. 臨床的適応
      a. 心房細動および心房粗動に対する速い心室応答のコントロール
      b. AVNRTの予防やWPW症候群の房室リエントリー性頻拍（AVRT）。WPW症候群の心房細動には禁忌である。
      c. 虚血性心室性期外収縮
  2. 投与量
      a. ジルチアゼム
          i. 静注：2分かけて0.25mg/kgをボーラス投与し，15分後に0.35mg/kgを再投与。その後，10～15mg/hrを持続注入（250mg/250mL希釈液）
          ii. 経口：8時間毎に30～90mg（または長時間作用型製剤を180～360mg 1日1回）
      b. ベラパミル
          i. 静注：2.5～10mgを1分以上かけてボーラス投与し，30分以内に再投与。その後，2～5μg/kg/minを持続注入（120mg/250mL希釈液）
          ii. 経口：8時間毎に80～160mg
  3. 代謝：肝臓
  4. 有効血中濃度：0.1～0.15μg/mL（ベラパミル）
  5. 血行動態への影響：軽度の陰性変力作用，SVR減少により低血圧症が生じる。
  6. 電気生理学的特性
      a. β遮断薬との併用で，心停止，徐脈，心ブロックを起こす可能性がある。
      b. ベラパミルはジゴキシンのクリアランスを低下させ，ジゴキシン濃度を約35％上昇させる。
      c. 循環器系以外の副作用：胃腸障害（便秘，嘔気），頭痛，めまい，肝機能障害

N. アデノシン
  1. 臨床的適応：房室結節リエントリーによる発作性上室性頻拍（AVNRTまたはAVRT）
  2. 投与量：中心静脈ラインから6mg急速静注し，生理食塩水でフラッシュする。必要

があれば，2分後に12mgの追加投与を行う．
3. 代謝：血中から急速に消失し，半減期は10秒以下である．
4. 電気生理学的特性：一過性の高度房室ブロックを生じ，心房活動の解明や，狭いまたは広いQRS幅の頻脈の原因鑑別に用いられる．
5. 副作用：顔面紅潮，呼吸苦，ごく短時間の胸部圧迫感

O. ジゴキシン
  1. 臨床的適応
     a. 心房細動や心房粗動に対する速い心室応答（術後早期の心房細動発生機序を考えると，カルシウム拮抗薬またはβ遮断薬に比べて効果は少ない）
     b. 反復性の発作性上室性頻拍
  2. 投与量
     a. 静注：0.5mg，その後合計1.0〜1.25mgまで4〜6時間毎に0.25mg，さらにその後0.125mgを1日1回静注
     b. 経口：0.5mg，その後合計1.25mgまで4〜6時間毎に0.25mg，さらにその後0.125mgを1日1回
        ⅰ. 維持量は血中濃度や治療効果による．
        ⅱ. 腎不全患者では0.125mgを2日に1回投与
        ⅲ. 静注量は経口投与量の3分の2である．
  3. 代謝：腎臓
  4. 有効血中濃度：1〜2ng/mL（少なくとも経口投与後6時間，または静注後4時間で採血する）
     a. クリアランスまたは分布容量を減少させる薬物を使用すると，血中濃度が上昇する．このため，ジゴキシンの投与量は状況に応じて減量しなければならない．
     b. **アミオダロンやベラパミルは血中濃度を上昇させる**（アミオダロンでは70〜100％，ベラパミルでは35％血中濃度が上昇する）．ゆえに，ジゴキシンの投与量は半分にする必要がある．
  5. 血行動態への影響：わずかな陽性変力作用，末梢血管拡張作用
  6. 電気生理学的特性：下記のジゴキシン中毒の項目を参照のこと．
  7. 循環器以外の副作用：胃腸障害（食欲不振，嘔気，嘔吐），中枢神経障害（頭痛，倦怠感，錯乱，痙攣），視力症状

P. ジゴキシン中毒について[329]
  1. ジゴキシンは主に，房室結節に対する副交感神経刺激作用（低用量）および直接作用（高用量）があり，心房細動と心房粗動の心室応答を減少させる目的で使用される．高アドレナリン状態下にある術後早期に心室応答を減少させる効果は，他の薬物に比べると小さい．このため，迅速な心拍数コントロールを目的として選択する薬物ではない．しかしながら，特に心房細動が持続性となっている場合，心拍数コントロールのために追加するとよい．
  2. 頻脈性心房細動に対して積極的にジギタリス化を行っても，通常，術後早期の心拍数コントロールに奏効せず，むしろさまざまな要因から，ジゴキシン中毒に陥る可能性がある．

a. 交感神経緊張亢進，心筋虚血，電解質異常（高・低カリウム血症，高カルシウム血症，低マグネシウム血症），酸塩基平衡の異常，血管作動薬または抗不整脈薬（キニジンまたはベラパミル）の使用などにより，ジゴキシンに対する感受性が増強する。
   b. ジゴキシンの副交感神経刺激作用は，交感神経緊張の亢進により相殺されるため，効果を得るためには大量投与が必要である。静注量としては通常，24時間以内で1.25mgを投与し，その後は経口投与量の3分の2にとどめて，中毒を予防する。
   c. 分布容量は，除脂肪体重が低下した多くの高齢者で低下する。
   d. 術後の利尿薬による低カリウム血症，および低マグネシウム血症は，ジギタリス中毒を起こしやすくする。
   e. 慢性腎不全の患者では，腎排泄が低下する。高齢者では糸球体濾過率が低下しており，効率的にジゴキシンを排泄できない。
3. ジゴキシン投与中の患者では，調律に変化をきたした場合に，必ずジゴキシン中毒を考慮する必要がある。変化としては頻度の多い順に，下記のものがある
   a. PVC（多型性や二段脈）
   b. 非発作性房室接合部頻拍
   c. 房室ブロック：Ⅰ度またはWenckebach型Ⅱ度ブロック
   d. 2：1ブロックを伴う発作性心房頻拍
   e. VT（特に140〜180/minの両方向性VT）
   f. 洞性徐脈または洞房ブロック
4. 心房細動患者におけるジゴキシン中毒は通常，下記の症状として現れる。
   a. 遅い心室拍動数（50/min以下）
   b. 房室接合部補充調律または促進性接合部調律を伴う房室解離。心房細動下で規則的な心室拍数をみたら，常に接合部補充調律を伴う完全心ブロックへの移行を危惧しなくてはならない。
5. 治療
   a. 徐脈性不整脈は，その基礎となっている心房調律や房室伝導の状態に応じて，心房，房室，または心室ペーシングによって治療する。アトロピンは使用可能であるが，イソプロテレノールは悪性心室性不整脈を招く可能性があるため，使用しない。
   b. 頻脈性不整脈
      i. 塩酸カリウム。ただし，高カリウム血症はジゴキシンの房室伝導抑制効果を増強させる可能性があるため，高度房室ブロックの場合は使用しない。
      ii. 通常量のリドカイン
      iii. フェニトイン，最大1gまで5分毎に100mg静注，その後8時間毎に100〜200mg経口投与
   c. 抗ジゴキシンFab抗体（ヒツジ）400mg（10バイアル）静注を，数時間以内に繰り返し投与することで，生命危機にあるジゴキシン中毒に対処できる。
6. 特別な問題点
   a. ジゴキシン中毒により，電気的除細動後の悪性不整脈が起こりやすくなる。特に，低カリウム血症または高カルシウム血症があると悪化しやすい。リドカイン，フェニトイン，または低エネルギーでの除細動を考慮する。
   b. ジゴキシンの除去に透析は無効である。ジゴキシンの半減期は36〜48時間である。

文　献

1. Douglas PS, Edmunds LH, Sutton MSJ, Geer R, Harken AH, Reichek N. Unreliability of hemodynamic indexes of left ventricular size during cardiac surgery. Ann Thorac Surg 1987;44: 31-4.
2. Hansen RM, Viquerat CE, Matthay MA, et al. Poor correlation between pulmonary arterial wedge pressure and left ventricular end-diastolic volume after coronary artery bypass surgery. Anesthesiology 1986;64:764-70.
3. Stewart RD, Psyhojos T, Lahey SJ, Levitsky S, Campos CT. Central venous catheter use in low-risk coronary artery bypass grafting. Ann Thorac Surg 1998;66:1306-11.
4. Schwann TA, Zacharias A, Riordan CJ, Durham SJ, Engoren M, Habib RH. Safe, highly selective use of pulmonary artery catheters in coronary artery bypass grafting: an objective patient selection method. Ann Thorac Surg 2002;73:1394-1402.
5. Eichhorn EJ, Diehl JT, Konstam MA, Payne DD, Salem DN, Cleveland RJ. Left ventricular inotropic effect of atrial pacing after coronary artery bypass grafting. Am J Cardiol 1989;63: 687-92.
6. Mielck F, Buhre W, Hanekop G, Tirilomis T, Hilgers R, Sonntag H. Comparison of continuous cardiac output measurements in patients after cardiac surgery. J Cardiothorac Vasc Anesth 2003;17:211-6.
7. Bein B, Worthmann F, Tonner PH, et al. Comparison of esophageal Doppler, pulse contour analysis, and real-time pulmonary artery thermodilution for the continuous measurement of cardiac output. J Cardiothorac Vasc Anesth 2004;18:185-9.
8. Su NY, Huang CJ, Tsai P, Hsu YW, Hung YC, Cheng CR. Cardiac output measurement during cardiac surgery: esophageal Doppler versus pulmonary artery catheter. Acta Anaesthesiol Sin 2002;40:127-33.
9. Gan GJ. The esophageal Doppler as an alternative to the pulmonary artery catheter. Current Opin Crit Care 2000;6:214-21.
10. Poeze M, Ramsay G, Greve JW, Singer M. Prediction of postoperative cardiac surgical morbidity and organ failure within 4 hours of intensive care unit admission using esophageal Doppler ultrasonography. Crit Care Med 1999;27:1288-94.
11. Cotter G, Moshkovitz Y, Kaluski et al. Accurate, noninvasive continuous monitoring of cardiac output by whole-body electrical bioimpedance. Chest 2004;125:1431-40.
12. Felbinger TW, Reuter DA, Eltzschig HK, Moerstedt K, Goedje O, Goetz AE. Comparison of pulmonary arterial thermodilution and arterial pulse contour analysis: evaluation of a new algorithm. J Clin Anesth 2002;14:296-301.
13. Hamilton TT, Huber LM, Jessen ME. Pulse CO: a less-invasive method to monitor cardiac output from arterial pressure after cardiac surgery. Ann Thorac Surg 2002;74:S1408-12.
14. Johnson RG, Thurer RL, Kruskall MS, et al. Comparison of two transfusion strategies after elective operations for myocardial revascularization. J Thorac Cardiovasc Surg 1992;104: 307-14.
15. Doak GJ, Hall RI. Does hemoglobin concentration affect perioperative myocardial lactate flux in patients undergoing coronary artery bypass surgery? Anesth Analg 1995;80:910-6.
16. Baron JG. Which lower value of haematocrit or haemoglobin concentration should guide the transfusion of red blood cell concentrates during and after extracorporeal circulation? Ann Fr Anesth Reanim 1995;14(suppl):21-7.
17. Spiess BD, Ley C, Body SC, et al. Hematocrit value on intensive care unit entry influences the frequency of Q-wave myocardial infarction after coronary artery bypass grafting. J Thorac Cardiovasc Surg 1998;116:460-7.
18. Vamvakas EC, Carven JH. Transfusion and postoperative pneumonia in coronary artery bypass

grafting surgery: effect of the length of storage of transfused cells. Transfusion 1999;39:701-10.
19. Fransen E, Maessen J, Dentener M, Senden N, Buurman W. Impact of blood transfusions on inflammatory mediator release in patients undergoing cardiac surgery. Chest 1999;116:1233-9.
20. Chelemer SB, Prato BS, Cox PM Jr, O'Connor GT, Morton JR. Association of bacterial infection and red blood cell transfusion after coronary artery bypass surgery. Ann Thorac Surg 2002;73:138-42.
21. Sommers MS, Stevenson JS, Hamlin RL, Ivey TD, Russell AC. Mixed venous oxygen saturation and oxygen partial pressure as predictors of cardiac index after coronary artery bypass grafting. Heart Lung 1993;22:112-20.
22. Magilligan DJ Jr, Teasdall R, Eisinminger R, Peterson E. Mixed venous oxygen saturation as a predictor of cardiac output in the postoperative cardiac surgical patient. Ann Thorac Surg 1987;44:260-2.
23. Balik K, Pachl J, Hendl J, Martin B, Jan P, Jan H. Effect of the degree of tricuspid regurgitation on cardiac output measurements by thermodilution. Intensive Care Med 2002;28:1117-21.
24. Ardehali A, Ports TA. Myocardial oxygen supply and demand. Chest 1990;98:699-705.
25. Griffin MJ, Hines RL. Management of perioperative ventricular dysfunction. J Cardiothorac Vasc Anesth 2001;15:90-106.
26. Royster RL, Butterworth JF IV, Prough DS, et al. Preoperative and intraoperative predictors of inotropic support and long-term outcome in patients having coronary artery bypass grafting. Anesth Analg 1991;72:729-36.
27. Bernard F, Denault A, Babin D, et al. Diastolic dysfunction is predictive of difficult weaning from cardiopulmonary bypass. Anesth Analg 2001;92:291-8.
28. Rao V, Ivanov J, Weisel RD, Cohen G, Borger MA, Mickle DA. Lactate release during reperfusion predicts low cardiac output syndrome after coronary bypass surgery. Ann Thorac Surg 2001;71:1925-30.
29. Breisblatt WM, Stein KL, Wolfe CJ, et al. Acute myocardial dysfunction and recovery: a common occurrence after coronary bypass surgery. J Am Coll Cardiol 1990;15:1261-9.
30. Smith RC, Leung JM, Mangano DT. Postoperative myocardial ischemia in patients undergoing coronary artery bypass surgery. Anesthesiology 1991;74:464-73.
31. Casthely PA, Shah C, Mekhjian H, et al. Left ventricular diastolic function after coronary artery bypass grafting: a correlative study with three different myocardial protection techniques. J Thorac Cardiovasc Sug 1997;114:254-60.
32. Schmidlin D, Schuepbach R, Bernard E, Ecknauer E, Jenni R, Schmid ER. Indications and impact of postoperative transesophageal echocardiography in cardiac surgical patients. Crit Care Med 2001;29:2143-8.
33. Weisel RD, Burns RJ, Baird RJ, et al. A comparison of volume loading and atrial pacing following aortocoronary bypass. Ann Thorac Surg 1983;36:332-44.
34. Richer M, Robert S, Lebel M. Renal hemodynamics during norepinephrine and low-dose dopamine infusions in man. Crit Care Med 1996;24:1150-6.
35. Morimatsu H, Uchino S, Chung J, Bellomo R, Raman J, Buxton B. Norepinephrine for hypotensive vasodilatation after cardiac surgery: impact on renal function. Intensive Care Med 2003;29:1106-12.
36. Argenziano M, Choudhri AF, Moazami N, et al. Vasodilatory hypotension after cardiopulmonary bypass: risk factors and potential mechanisms. Circulation 1997;96(suppl I):I-680.
37. Argenziano M, Chen JM, Choudhri AF, et al. Management of vasodilatory shock after cardiac surgery: identification of predisposing factors and use of a novel pressor agent. J Thorac Cardiovasc Surg 1998;116:973-80.

38. Dunser MW, Mayr AJ, Ulmer H, et al. Arginine vasopressin in advanced vasodilatory shock: a prospective, randomized, controlled trial. Circulation 2003;107:2313-9.
39. Morales DLS, Garrido MJ, Madigan JD, et al. A double-blind randomized trial: prophylactic vasopressin reduces hypotension after cardiopulmonary bypass. Ann Thorac Surg 2003;75:926-30.
40. Levin RL, Degrange MA, Bruno GF, et al. Methylene blue reduces mortality and morbidity in vasoplegic patients after cardiac surgery. Ann Thorac Surg 2004;77:496-9.
41. Leyh RG, Kofidis T, Struber M, et al. Methylene blue: the drug of choice for catecholaminerefractory vasoplegia after cardiopulmonary bypass? J Thorac Cardiovasc Surg 2003;125:1426-31.
42. Martikainen TJ, Tenhunen JJ, Uusaro A, Ruokonen E. The effects of vasopressin on systemic and splanchnic hemodynamics and metabolism in endotoxin shock. Anesth Analg 2003;97:1756-63.
43. Davila-Roman VG, Waggoner AD, Hopkins WE, Barzilai B. Right ventricular dysfunction in low output syndrome after cardiac operations: assessment by transesophageal echocardiography. Ann Thorac Surg 1995;60:1081-6.
44. Perings SM, Perings C, Kelm M, Strauer BE. Comparative evaluation of thermodilution and gated blood pool method for determination of right ventricular ejection fraction at rest and during exercise. Cardiology 2001;95:161-3.
45. Gordon G, Rastegar H, Khabbaz K, Schumann R, England M. Perioperative use of nesiritide in adult cardiac surgery. Anesth Analg 2004;98:SCA1-134.
46. Moazami N, Damiano RJ, Bailey MS, et al. Nesiritide (BNP) in the management of postoperative cardiac patients. Ann Thorac Surg 2003;75:1974-6.
47. Ichinose F, Robert JD Jr, Zapol WM. Inhaled nitric oside. A selective pulmonary vasodilator. Current uses and therapeutic potential. Circulation 2004;109:3106-11.
48. Solina AR, Ginsberg SH, Papp D, et al. Dose response to nitric oxide in adult cardiac surgery patients. J Clin Anesth 2001;13:281-6.
49. Maxey TS, Smith CD, Kern JA, et al. Beneficial effects of inhaled nitric oxide in adult cardiac surgical patients. Ann Thorac Surg 2002;73:529-32.
50. Frostell CG, Blomqvist H, Nedenstierna G, Lundberg J, Zapol WM. Inhaled nitric oxide selectively reverses human hypoxic pulmonary vasoconstriction without causing systemic vasodilation. Anesthesiology 1995;78:427-35.
51. Solina AR, Ginsberg SH, Papp D, et al. Response to nitric oxide during adult cardiac surgery. J Invest Surg 2002;15:5-14.
52. Fullerton DA, Jaggers J, Wollmering MM, Piedalue F, Grover FL, McIntyre RC Jr. Variable response to inhaled nitric oxide after cardiac surgery. Ann Thorac Surg 1997;63:1251-6.
53. Fullerton DA, Jaggers J, Piedalue F, Grover FL, McIntyre RC Jr. Effective control of refractory pulmonary hypertension after cardiac operations. J Thorac Cardiovasc Surg 1997;113:363-70.
54. Ivy DD, Kinsella JP, Ziegler JW, Abman SH. Dipyridamole attenuates rebound pulmonary hypertension after inhaled nitric oxide withdrawal in postoperative congenital heart disease. J Thorac Cardiovasc Surg 1998;115:875-82.
55. Pearl JM, Nelson DP, Raake JL, et al. Inhaled nitric oxide increases endothelin-1 levels: a potential cause of rebound pulmonary hypertension. Crit Care Med 2002;30:89-93.
56. Solina A, Papp D, Ginsberg S, et al. A comparison of inhaled nitric oxide and milrinone for the treatment of pulmonary hypertension in adult cardiac surgery patients. J Cardiothorac Vasc Anesth 2000;14:12-7.
57. Camara ML, Aris A, Alvarez J, Padro JM, Caralps JM. Hemodynamic effects of prostaglandin E1 and isoproterenol early after cardiac operations for mitral stenosis. J Thorac Cardiovasc

Surg 1992;103:1177-85.
58. Tritapepe L, Voci P, Cogliati AA, Pasotti E, Papalia U, Menichetti A. Successful weaning from cardiopulmonary bypass with central venous prostaglandin E1 and left atrial epinephrine infusion in patients with acute pulmonary hypertension. Crit Care Med 1999;27:2180-3.
59. Haché M, Denault A, Bélisle S, et al. Inhaled epoprostenol (prostacyclin) and pulmonary hypertension before surgery. J Thorac Cardiovasc Surg 2003;125:642-9.
60. Lowson SM, Doctor A, Walsh BK, Doorley PA. Inhaled prostacyclin for the treatment of pulmonary hypertension after cardiac surgery. Crit Care Med 2002;30:2762-4.
61. De Wet CJ, Affleck DG, Jacobsohn E, et al. Inhaled prostacyclin is safe, effective, and affordable in patients with pulmonary hypertension, right heart dysfunction, and refractory hypoxemia after cardiothoracic surgery. J Thorac Cardiovasc Surg 2004;127:1058-67.
62. Sablotzki A, Czeslick E, Schubert S, et al. Iloprost improves hemodynamics in patients with severe chronic cardiac failure and secondary pulmonary hypertension. Can J Anaesth 2002;49: 1076-80.
63. Rex S , Busch T , Vettelschoss M, de Rossi L , Rossaint R , Buhr e W. Intraoperative management of severe pulmonary hypertension during cardiac surgery with inhaled iloprost. Anesthesiology 2003; 99:745-7.
64. Kieler-Jensen N, Houltz E, Milocco I, Ricksten SE. Central hemodynamics and right ventricular function after coronary artery bypass surgery. A comparison of prostacyclin, sodium nitroprusside, and nitroglycerin for treatment of postcardiac surgical hypertension. J Cardiothorac Vasc Anesth 1993;7:555-9.
65. Schmid ER, Burki C, Engel MH, Schmidlin D, Tornic M, Seifert B. Inhaled nitric oxide versus intravenous vasodilators in severe pulmonary hypertension after cardiac surgery. Anesth Analg 1999;89:1108-15.
66. Fullerton DA, Jones SD, Grover FL, McIntyre RC Jr. Adenosine effectively controls pulmonary hypertension after cardiac operations. Ann Thorac Surg 1996;61:1118-24.
67. Brutsaert DL, Sys SU, Gillebert TC. Diastolic dysfunction in post-cardiac surgical management. J Cardiothorac Vasc Anesth 1993;7(suppl 1):18-20.
68. Aral A, Oguz M, Ozberrak H, et al. Hemodynamic advantages of left atrial epinephrine administration in open heart surgery. Ann Thorac Surg 1997;64:1046-9.
69. Butterworth JF IV, Prielipp RC, Royster RL, et al. Dobutamine increases heart rate more than epinephrine in patients recovering from aortocoronary bypass surgery. J Cardiothorac Vasc Anesth 1992;6:535-41.
70. Bailey JM. Dopamine: one size doesn't not fit all. Anesthesiology 2000;92:303-5.
71. Esson ML, Schrier RW. Diagnosis and treatment of acute tubular necrosis. Ann Intern Med 2002;137:744-52.
72. Gelfman DM, Ornato JP, Gonzalez ER. Dopamine-induced increase in atrioventricular conduction in atrial fibrillation-flutter. Clin Cardiol 1987;10:671-3.
73. Lassnigg A, Donner E, Grubhofer G, Presterl E, Druml W, Hiesmayr M. Lack of renoprotective effects of dopamine and furosemide during cardiac surgery. J Am Soc Nephrol 2000;11: 97-104.
74. Woo EB, Tang AT, el-Gamel A, et al. Dopamine therapy for patients at risk of renal dysfunction following cardiac surgery: fact or fiction? Eur J Cardiothorac Surg 2002;22:106-11.
75. Romson JL, Leung JM, Bellows WH, et al. Effects of dobutamine on hemodynamics and left ventricular performance after cardiopulmonary bypass in cardiac surgical patients. Anesthesiology 1999;91:1318-28.
76. Fowler MB, Alderman EL, Oesterle SN, et al. Dobutamine and dopamine after cardiac surgery:

greater augmentation of myocardial blood flow with dobutamine. Circulation 1984;70(suppl I): I-103-11.
77. Van Trigt P, Spray TL, Pasque MK, Peyton RB, Pellom GL, Wechsler AS. The comparative effects of dopamine and dobutamine on ventricular mechanics after coronary artery bypass grafting: a pressure-dimension analysis. Circulation 1984;70(suppl I):I-112-7.
78. DiSesa VJ, Brown E, Mudge GH Jr, Collins JJ Jr, Cohn LH. Hemodynamic comparison of dopamine and dobutamine in the postoperative volume-loaded, pressure-loaded, and normal ventricle. J Thorac Cardiovasc Surg 1982;83:256-63.
79. Dupuis JY, Bondy R, Cattran C, Nathan JH, Wynands JE. Amrinone and dobutamine as primary treatment of low cardiac output syndrome following coronary artery surgery: a comparison of their effects on hemodynamics and outcome. J Cardiothorac Vasc Anesth 1992;6:542-53.
80. Feneck RO, Sherry KM, Withington PS, Oduro-Dominah A, and the European Milrinone Multicenter Trial Group. Comparison of the hemodynamic effects of milrinone with dobutamine in patients after cardiac surgery. J Cardiothorac Vasc Anesth 2001;15:306-15.
81. Levy JH, Bailey JM, Deeb GM. Intravenous milrinone in cardiac surgery. Ann Thorac Surg 2002; 73:325-30.
82. Royster RL, Butterworth JF IV, Prielipp RC, Robertie PG, Kon ND. A randomized, blinded trial of amrinone, epinephrine, and amrinone/epinephrine after cardiopulmonary bypass (CPB). Anesthesiology 1991;75:A148.
83. Olsen KH, Kluger J, Fieldman A. Combination high dose amrinone and dopamine in the management of moribund cardiogenic shock after open heart surgery. Chest 1988;94:503-6.
84. Royster RL, Butterworth JF IV, Prielipp RC, et al. Combined inotropic effects of amrinone and epinephrine after cardiopulmonary bypass in humans. Anesth Anal 1993;77:662-72.
85. Rathmell JP, Prielipp RC, Butterworth JF, et al. A multicenter, randomized, blind comparison of amrinone with milrinone after elective cardiac surgery. Anesth Analg 1998;86:683-90.
86. Ko W, Zelano JA, Fahey AL, et al. The effects of amrinone versus dobutamine on myocardial mechanics after hypothermic global ischemia. J Thorac Cardiovasc Surg 1993;105:1015-24.
87. Alhashemi JA, Hooper J. Treatment of milrinone-associated tachycardia with beta-blockers. Can J Anaesth 1998;45:67-70.
88. Kikura M, Sato S. The efficacy of preemptive milrinone or amrinone therapy in patients undergoing coronary artery bypass grafting. Anesth Anal 2002;94:22-30.
89. Kikura M, Lee MK, Safon RA, Bailey JM, Levy JH. The effects of milrinone on platelets in patients undergoing cardiac surgery. Anesth Analg 1995;81:44-8.
90. Liu JJ, Doolan LA, Xie B, Chen JR, Buxton BF. Direct vasodilator effect of milrinone, an inotropic drug, on arterial coronary bypass grafts. J Thorac Cardiovasc Surg 1997;113:108-113.
91. Lobato EB, Janelle GM, Urdaneta F, Martin TD. Comparison of milrinone versus nitroglycerin, alone and in combination, on grafted internal mammary artery flow after cardiopulmonary bypass: effects on ß-adrenergic stimulation. J Cardiothorac Vasc Anesth 2001;15:723-7.
92. Kikura M, Levy JH, Bailey JM, Shanewise JS, Michelsen LG, Sadel SM. A bolus dose of 1.5 mg/kg amrinone effectively improves low cardiac output states following separation from cardiopulmonary bypass in cardiac surgical patients. Acta Anaesthesiol Scand 1998;42:825-33.
93. Kirsh MM, Bove E, Detmer M, Hill A, Knight P. The use of levarterenol and phentolamine in patients with low cardiac output following open-heart surgery. Ann Thorac Surg 1980;29:26-31.
94. DeHert SG, Ten Broecke PW, De Mulder PA, et al. The effects of calcium on left ventricular function early after cardiopulmonary bypass. J Cardiothorac Vasc Anesth 1997;11:864-9.
95. Drop LJ, Scheidegger D. Plasma ionized concentration: important determinant of the hemodynamic response to calcium infusion. J Thorac Cardiovasc Surg 1980;79:425-31.

96. Royster RL, Butterworth JF IV, Prielipp RC, et al. A randomized, blinded, placebo-controlled evaluation of calcium chloride and epinephrine for inotropic support after emergence from cardiopulmonary bypass. Anesth Analg 1992;74:3-13.
97. Butterworth JF, Zaloga GP, Prielipp RC, Tucker WY Jr, Royster RL. Calcium inhibits the cardiac stimulating properties of dobutamine but not of amrinone. Chest 1992;101:174-80.
98. Reinhardt W, Mocker K, Jockenhovel F, et al. Influence of coronary artery bypass surgery on thyroid hormone parameters. Horm Res 1997;47:1-8.
99. Sabatino L, Cerillo AG, Ripoli A, Pilo A, Glauber M, Iervasi G. Is the low tri-iodothyronine state a crucial factor in determining the outcome of coronary artery bypass patients? Evidence from a clinical pilot study. J Endocrinol 2002;175:577-86.
100. Klemperer JD, Klein I, Gomez M, et al. Thyroid hormone treatment after coronary-artery bypass surgery. N Engl J Med 1995;333:1522-7.
101. Bennett-Guerrero E, Jimenez JL, White WD, D'Amico EB, Baldwin BI, Schwinn DA. Cardiovascular effects of intravenous triiodothyronine in patients undergoing coronary artery bypass surgery. A randomized, double-blind, placebo-controlled trial. Duke T_3 study group. JAMA 1996;275:687-92.
102. Mullis-Jansson S, Argenziano M, Corwin S, et al. A randomized double-blind study of the effect of triiodothyronine on cardiac function and morbidity after coronary bypass surgery. J Thorac Cardiovasc Surg 1999;117:1128-35.
103. Klemperer JD. Thyroid hormone and cardiac surgery. Thyroid 2002;12:517-21.
104. Klemperer JD, Zelano J, Helm RE et al. Triiodothyronine improves left ventricular function without oxygen wasting effects after global hypothermic ischemia. J Thorac Cardiovasc Surg 1995;109:457-65.
105. Klemperer JD, Klein IL, Ojamaa K, et al. Triiodothyronine therapy lowers the incidence of atrial fibrillation after cardiac operations. Ann Thorac Surg 1996;61:1323-9.
106. Fonarow GC. Nesiritide: practical guide to its safe and effective use. Rev Cardiovasc Med 2001;2(suppl2):S32-5.
107. Ramantahan T, Shirota K, Morita S, Nishimura T, Huang Y, Hunyor SN. Glucose-insulinpotassium solution improves left ventricular mechanics in diabetics. Ann Thorac Surg 2002;73:582-7.
108. MacGregor DA, Butterworth JF 4th, Zaloga CP, Prielipp RC, James R, Royster RL. Hemodynamic and renal effects of dopexamine and dobutamine in patients with reduced cardiac output following coronary artery bypass grafting. Chest 1994;106:835-41.
109. Boldt J, Kling D, Zickmann B, Dapper F, Hempelmann G. Efficacy of the phosphodiesterase inhibitor enoximone in complicated cardiac surgery. Chest 1990;98:53-8.
110. Labriola C, Siro-Brigiani M, Carrata F, Santangelo F, Amantea B. Hemodynamic effects of levosimendan in patients with low-output failure after cardiac surgery. Int J Clin Pharmacol Ther 2004;42:204-11.
111. Dzimiri N, Chester AH, Allen SP, Duran C, Yacoub MH. Vascular reactivity of arterial coronary artery bypass grafts: implications for their performance. Clin Cardiol 1996;19:165-71.
112. Maccioli GA, Lucas WJ, Norfleet EA. The intra-aortic balloon pump: a review. J Cardiothorac Anesth 1988;2:365-73.
113. Baskett RJF, Ghali WA, Maitland A, Hirsch GM. The intraaortic balloon pump in cardiac surgery. Ann Thorac Surg 2002;74:1276-87.
114. Kang N, Edwards M, Larbalestier R. Preoperative intraaortic balloon pumps in high-risk patients undergoing open heart surgery. Ann Thorac Surg 2001;72:54-7.
115. Craver JM, Murrah CP. Elective intraaortic balloon counterpulsation for high-risk off-pump coronary artery bypass operations. Ann Thorac Surg 2001;71:1220-3.

116. Kim KB, Lim C, Ahn H, Yang JK. Intraaortic balloon pump therapy facilitates posterior off-pump coronary artery bypass grafting in high-risk patients. Ann Thorac Surg 2001;71:1964-8.
117. Khir AW, Price S, Heinein MY, Parker KH, Pepper JR. Intra-aortic balloon pumping: effects on left ventricular diastolic function. Eur J Cardiothorac Surg 2003;24:277-82.
118. Meyns BP, Nishimura Y, Jashari R, Racz R, Leunens VH, Flameng WJ. Ascending versus descending aortic balloon pumping: organ and myocardial perfusion during ischemia. Ann Thorac Surg 2000;70:1264-9.
119. Arafa OE, Pedersen TH, Svennevig JL, Fosse E, Geiran OR. Vascular complications of the intraaortic balloon pump in patients undergoing open heart operations: a 15-year experience. Ann Thorac Surg 1999;67:645-51.
120. Boffa DJ, Tak V, Jansson SL, Ko W, Krishnasastry KV. Atheroemboli to superior mesenteric artery following cardiopulmonary bypass. Ann Vasc Surg 2002;16:228-30.
121. Venkateswaran RV, Charman SC, Goddard M, Large SR. Lethal mesenteric ischemia after cardiopulmonary bypass: a common complication? Eur J Cardiothorac Surg 2002;22:534-8.
122. Ho AC, Hong CL, Yang MW, Lu PP, Lin PJ. Stroke after intraaortic balloon counterpulsation associated with mobile atheroma in thoracic aorta diagnosed using transesophageal echocardiography. Chang Gung Med J 2002;25:612-6.
123. Swartz MT, Sakamoto T, Arai H, et al. Effects of intraaortic balloon position on renal artery blood flow. Ann Thorac Surg 1992;53:604-10.
124. Shimamoto H, Kawazoe K, Kito H, Fujita T, Shimamoto Y. Does juxtamesenteric placement of intra-aortic balloon interrupt superior mesenteric flow? Clin Cardiol 1992;15:285-90.
125. Christensen JT, Cohen M, Ferguson JJ III. Trends in intraaortic ballon counterpulsation complications and outcomes in cardiac surgery. Ann Thorac Surg 2002;74:1086-91.
126. Davies AR, Bellomo R, Raman JS, Gutteridge GA, Buxton BF. High lactate predicts the failure of intraaortic balloon pumping after cardiac surgery. Ann Thorac Surg 2001;71:1415-20.
127. Matsuda H, Matsumiya G. Current status of left ventricular assist devices: the role of bridging to heart transplantation and future perspectives. J Artif Organs 2003;6:157-61.
128. Wheeldon DR. Mechanical circulatory support: state of the art and future perspectives. Perfusion 2003;18:233-43.
129. Rose EA, Gelijns AC, Moskowitz AJ, for the REMATCH Study Group. Long-term use of a left ventricular assist device for end-stage heart failure. N Engl J Med 2001;345:1435-43.
130. Klotz S, Deng MC, Stypmann J, et al. Left ventricular pressure and volume unloading during pulsatile versus nonpulsatile left ventricular assist devices support. Ann Thorac Surg 2004;77:143-9.
131. Aaronson KD, Patel H, Pagani FD. Patient selection for left ventricular assist device therapy. Ann Thorac Surg 2003;75:S29-35.
132. Rao V, Oz MC, Flannery MA, Catanese KA, Argenziano M, Naka Y. Revised screening scale to predict survival after insertion of a left ventricular assist device. J Thorac Cardiovasc Surg 2003;125:855-62.
133. Williams MR, Oz MC. Indications and patient selection for mechanical ventricular assistance. Ann Thorac Surg 2001;71:S86-91.
134. Morales DLS, Gregg D, Helman DN, et al. Arginine vasopressin in the treatment of 50 patients with postcardiotomy vasodilatory shock. Ann Thorac Surg 2000;69:102-6.
135. Barbone A, Rao V, Oz MC, Naka Y. LVAD support in patients with bioprosthetic valves. Ann Thorac Surg 2002;74:232-4.
136. Schmid C, Welp H, Klotz S, Baba HA, Wilhelm MJ, Scheld HH. Outcome of patients surviving to heart transplantation after being mechanically bridged for more than 100 days. J Heart Lung

Transplant 2003;22:1054-8.
137. Schmid C, Radovancevic B. When should we consider right ventricular support? Thorac Cardiovasc Surg 2002;50:204-7.
138. Radovancevic B, Gregoric ID, Tamez F, et al. Biventricular support with the Jarvik 2000 axial flow pump: a feasibility study. ASAIO J 2003;49:604-7.
139. Wagner F, Dandel M, Gunther G, et al. Nitric oxide inhalation in the treatment of right ventricular dysfunction following left ventricular assist device implantation. Circulation 1997;96(suppl II): II-291-6.
140. Chen JM, Levin HR, Rose EA, et al. Experience with right ventricular assist devices for perioperative right-sided circulatory failure. Ann Thorac Surg 1996;61:305-10.
141. Fukamachi K, McCarthy PM, Smedira NG, Vargo RL, Starling RC, Young JB. Preoperative risk factors for right ventricular failure after implantable left venricular assist device insertion. Ann Thorac Surg 1999;68:2181-4.
142. Ochiai Y, McCarthy PM, Smedira NG, et al. Predictors of severe right ventricular failure after implantable left ventricular assist device insertion: analysis of 245 patients. Circulation 2002;106(suppl I):I-198-202.
143. Nakatani S, Thomas JD, Savage RM, Vargo RL, Smedira NG, McCarthy PM. Prediction of right ventricular dysfunction after left ventricular assist device implantation. Circulation 1996;94 (suppl II):II-216-21.
144. Kavarana MN, Pessin-Minsley MS, Urtecho J, et al. Right ventricular dysfunction and organ failure in left ventricular assist device recipients: a continuing problem. Ann Thorac Surg 2002;73: 745-50.
145. Magliato KE, Kleisli T, Soukiasian HJ, et al. Biventricular support in patients with profound cardiogenic shock: a single center experience. ASAIO J 2003;49:475-9.
146. Muehrcke DD, McCarthy PM, Stewart RW et al. Extracorporeal membrane oxygenation for postcardiotomy cardiogenic shock. Ann Thorac Surg 1996;61:684-91.
147. Pagani FD, Aaronson KD, Swaniker F, Bartlett RH. The use of extracorporeal life support in adult patients with primary cardiac failure as a bridge to implantable left ventricular assist device. Ann Thorac Surg 2001;71:S77-81.
148. Smedira NG, Blackstone EH. Postcardiotomy mechanical support: risk factors and outcomes. Ann Thorac Surg 2001;71(suppl):S60-6.
149. Smedira NG, Moazami N, Golding CM, et al. Clinical experience with 202 adult patients receiving extracorporeal membrane oxygenation for cardiac failure: survival at five years. J Thorac Cardiovasc Surg 2001;122:92-102.
150. Wang SS, Ko WJ, Chen YS, Hsu RB, Chou NK, Chu SH. Mechanical bridge with extracorporeal oxygenation and ventricular assist to heart transplantation. Artif Organs 2001;25:599-602.
151. Chen YS, Chao A, Yu HY, et al. Analysis and results of prolonged resuscitation in cardiac arrest patients by extracorporeal membrane oxygenation. J Am Coll Cardiol 2003;41:197-203.
152. Bartlett RH. Extracorporeal life support in the management for severe respiratory failure. Clin Chest Med 2000;21:555-61.
153. Pego-Fernandes PM, Stolf NAG, Moreira LFP, et al. Influence of Biopump with and without intraaortic balloon on the coronary and carotid flow. Ann Thorac Surg 2000;69:536-40.
154. Smith C, Bellomo R, Raman JS, et al. An extracorporeal membrane oxygenation-based approach to cardiogenic shock in an older population. Ann Thorac Surg 2001;71:1421-7.
155. Fiser SM, Tribble CG, Kaza AK, et al. When to discontinue extracorporeal membrane oxygenation for postcardiotomy support. Ann Thorac Surg 2001;71:210-4.
156. Yap HJ, Chen YC, Fang JT, Huang CC. Combination of continuous renal replacement therapies

(CRRT) and extracorporeal membrane oxygenation (ECMO) for advanced cardiac patients. Ren Fail 2003;25:183-93.
157. Ko WJ, Lin CY, Chen RJ, Wang SS, Lin FY, Chen YS. Extracorporeal membrane oxygenation support for adult postcardiotomy cardiogenic shock. Ann Thorac Surg 2002;73:538-45.
158. Doll N, Kiaii B, Borger M, et al. Five-year results of 219 consecutive patients treated with extracorporeal membrane oxygenation for refractory postoperative cardiogenic shock. Ann Thorac Surg 2004;77:151-7.
159. Saito S, Westaby S, Piggot D, et al. End-organ function during chronic nonpulsatile circulation. Ann Thorac Surg 2002;74:1080-5.
160. Ochiai Y, Golding LA, Massiello AL et al. Cleveland Clinic CorAide blood pump circulatory support without anticoagulation. ASAIO J 2002;48:249-52.
161. Curtis JJ, McKenney-Knox CA, Wagner-Mann CC. Postcardiotomy centrifugal assist: a single surgeon's experience. Artif Organs 2002;26:994-7.
162. Meyns B, Sergeant P, Wouters P, et al. Mechanical support with microaxial blood pumps for postcardiotomy left ventricular failure: can outcome be predicted? J Thorac Cardiovasc Surg 2000; 120:393-400.
163. Vitali E, Lanfranconi M, Ribera E, et al. Successful experience in bridging patients to heart transplantation with the MicroMed DeBakey ventricular assist device. Ann Thorac Surg 2003;75:1200-4.
164. Frazier OH, Delgado RM III, Kar B, Patel V, Gregoric ID, Myers TJ. First clinical use of the redesigned HeartMate II left ventricular assist system in the United States. A case report. Tex Heart Inst J 2004;31:157-9.
165. Frazier OH, Myers TJ, Westaby S, Gregoric ID. Clinical experience with an implantable, intracardiac, continuous flow circulatory support device: physiologic implications and their relationship to patient selection. Ann Thorac Surg 2004;77:133-42.
166. Samuels LE, Holmes EC, Thomas MP, et al. Management of acute cardiac failure with mechanical assist: experience with the Abiomed BVS 5000. Ann Thorac Surg 2001;71(suppl):S67-72.
167. Korfer R, El-Banayosy A, Arusoglu L, et al. Single-center experience with the Thoratec ventricular assist device. J Thorac Cardiovasc Surg 2000;119:596-600.
168. Farrar DJ. The Thoratec ventricular assist device: a paracorporeal pump for treating acute and chronic heart failure. Semin Thorac Cardiovasc Surg 2000;12:243-50.
169. Morgan JA, John R, Rao V, et al. Bridging to transplant with the HeartMate left ventricular assist device: the Columbia Presbyterian 12-year experience. J Thorac Cardiovasc Surg 2004;127:1309-16.
170. Thomas CE, Jichici D, Petrucci R, Urrutia VC, Schwartzman RJ. Neurologic complications of the Novacor left ventricular assist device. Ann Thorac Surg 2001;72:1311-5.
171. El-Banayosy A, Arusoglu L, Kizner L, et al. Novacor left ventricular assist system versus HeartMate vented electric left ventricular assist system as a long-term mechanical circulatory support device in bridging patients: a prospective study. J Thorac Cardiovasc Surg 2000;119;581-7.
172. Strauch JT, Speilvogel D, Haldenwang PL, et al. Recent improvements in outcome with the Novacor left ventricular assist device. J Heart Lung Transplant 2003;22:674-80.
173. El-Banayosy A, Aarusoglu L, Kizner L, et al. Preliminary experience with the LionHeart left ventricular assist device in patients with end-stage heart failure. Ann Thorac Surg 2003;75:1469-75.
174. Myers TJ, Robertson K, Pool T, Shah N, Gregoric I, Frazier OH. Continuous flow pumps and total artificial hearts: management issues. Ann Thorac Surg 2003;75(suppl):S79-85.
175. Dowling RD, Gray LA JR, Etoch SW, et al. Initial experience with the AbioCor implantable re-

placement heart system. J Thorac Cardiovasc Surg 2004;127:131-41.
176. Goldstein DJ, Beauford RB. Left ventricular assist devices and bleeding: adding insult to injury. Ann Thorac Surg 2003;75(suppl):S42-7.
177. Spanier T, Oz M, Levin H, et al. Activation of coagulation and fibrinolytic pathways in patients with left ventricular assist devices. J Thorac Cardiovasc Surg 1996;112:1090-7.
178. Milano CA, Patel VS, Smith PK, Smith MS. Risk of anaphylaxis from aprotinin re-exposure during LVAD removal and heart transplantation. J Heart Lung Transplant 2002;21:1127-30.
179. Malani PN, Dyke DB, Pagani FD, Chenoweth CE. Nosocomial infections in left ventricular assist device recipients. Clin Infect Dis 2002;34:1295-300.
180. Gordon SM, Schmitt SK, Jacobs M, et al. Nosocomial blood stream infections in patients with implantable left ventricular assist devices. Ann Thorac Surg 2001;72:725-30.
181. Nurozler F, Argenziano M, Oz MC, Naka Y. Fungal left ventricular assist device endocarditis. Ann Thorac Surg 2001;71:614-8.
182. Morgan JA, Park Y, Oz MC, Naka Y. Device related infections while on left ventricular assist device support do not adversely impact bridging to transplant or transplant survival. ASAIO J 2003;49:748-50.
183. Oz MC, Rose EA, Slater J, Kuiper JJ, Catanese KA, Levin HR. Malignant ventricular arrhythmias are well tolerated in patients receiving long-term left ventricular assist devices. J Am Coll Cardiol 1994;24:1688-91.
184. John R, Lietz K, Schuster M, et al. Immunologic sensitization in recipients of left ventricular assist devices. J Thorac Cardiovasc Surg 2003;125:578-91.
185. Fremes SE, Weisel RD, Mickle DAG, et al. A comparison of nitroglycerin and nitroprusside: I. Treatment of postoperative hypertension. Ann Thorac Surg 1985;39:53-60.
186. Bojar RM, Rastegar H, Payne DD, et al. Methemoglobinemia from intravenous nitroglycerin: a word of caution. Ann Thorac Surg 1987;43:332-4.
187. Kataria B, Dubois M, Lea D, et al. Evaluation of intravenous esmolol for treatment of postoperative hypertension. J Cardiothorac Anesth 1990;4:13-6.
188. Sladen RN, Klamerus KJ, Swafford MWG, et al. Labetalol for the control of elevated blood pressure following coronary artery bypass grafting. J Cardiothorac Anesth 1990;4:210-21.
189. Wijeysundera DN, Beattie WS, Rao V, Karski J. Calcium antagonists reduce cardiovascular complications after cardiac surgery: a meta-analysis. J Am Coll Cardiol 2003;41:1496-505.
190. Wijeysundera DN, Beattie WS, Rao V, Ivanov J, Karkouti K. Calcium antagonists are associated with reduced mortality after cardiac surgery: a propensity analysis. J Thorac Cardiovasc Surg 2004;127:755-62.
191. Chanda J, Canver CC. Reversal of preexisting vasospasm in coronary artery conduits. Ann Thorac Surg 2001;72:476-80.
192. Vincent JL, Berlot G, Preiser JC, Engelman E, Dereume JP, Khan RJ. Intravenous nicardipine in the treatment of postoperative arterial hypertension. J Cardiothorac Vasc Anesth 1997;11:160-4.
193. Apostolidou I, Skubas NJ, Bakola A, et al. Effects of nicardipine and nitroglycerin on perioperative myocardial ischemia in patients undergoing coronary artery bypass surgery. Semin Thorac Cardiovasc Surg 1999;11:77-83.
194. Grigore AM, Castro JL, Swistel D, Thys DM. Nicardipine infusion for the prevention of radial artery spasm during myocardial revascularization. J Cardiothorac Vasc Anesth 1998;12:556-7.
195. David D, Dubois C, Loria Y. Comparison of nicardipine and sodium nitroprusside in the treatment of paroxysmal hypertension following aortocoronary bypass surgery. J Cardiothorac Vasc Anesth 1991;5:357-61.

196. Mullen JC, Miller DR, Weisel RD, et al. Postoperative hypertension: a comparison of diltiazem, nifedipine, and nitroprusside. J Thorac Cardiovasc Surg 1988;96:122-32.
197. Bertolissi M, De Monte A, Giodano F. Comparison of intravenous nifedipine and sodium nitroprusside for treatment of acute hypertension after cardiac surgery. Minerva Anestesiol 1998;64: 321-8.
198. Tohmo H, Karanko M, Klossner J, et al. Enalaprilat decreases plasma endothelin and atrial natriuretic peptide levels and preload in patients with left ventricular dysfunction after cardiac surgery. J Cardiothorac Vasc Anesth 1997;11:585-90.
199. Boldt J, Schindler E, Harter K, Gorlach G, Hampelmann G. Influence of intravenous administration of angiotensin-converting enzyme inhibitor enalaprilat on cardiovascular mediators in cardiac surgery patients. Anesth Analg 1995;80:480-5.
200. Wagner F, Yeter R, Bisson S, Siniawski H, Hetzer R. Beneficial hemodynamic and renal effects of intravenous enalaprilat following coronary artery bypass surgery complicated by left ventricular dysfunction. Crit Care Med 2003;31:1421-8.
201. Swartz MT, Kaiser GC, Willman VL, Codd JE, Tyras DH, Barner HB. Continuous hydralazine infusion for afterload reduction. Ann Thorac Surg 1981;32:188-92.
202. Gombotz H, Plaza J, Mahla E, Berger J, Metzler H. DA1-receptor stimulation by fenoldopam in the treatment of postcardiac surgical hypertension. Acta Anaesthesiol Scand 1998;42:834-40.
203. Yakazu Y, Iwasawa K, Narita H, Kindscher JD, Benson KT, Goto H. Hemodynamic and sympathetic effects of fenoldopam and sodium nitroprusside. Acta Anaesthesiol Scan 2001;45: 1176-80.
204. Guidelines 2000 for cardiopulmonary resuscitation and emergency cardiovascular care. Circulation 2000:102:I-1-228.
205. El-Banayosy A, Brehm C, Kizner L, et al. Cardiopulmonary resuscitation after cardiac surgery: a two-year study. J Cardiothorac Vasc Anesth 1998;12:390-2.
206. Wenzel V, Krismer AC Artnz HR, et al. A comparison of vasopressin and epinephrine for out-of-hospital cardiopulmonary resuscitation. N Engl J Med 2004;350:105-13.
207. Dorian P, Cass D, Schwartz B, Cooper R, Geleznikas R, Barr A. Amiodarone as compared with lidocaine for shock-resistant ventricular fibrillation. N Engl J Med 2002;346:884-90.
208. Prengel AW, Lindner KH, Hahnel J, Ahnefeld FW. Endotracheal and endobronchial lidocaine administration: effects on plasma lidocaine concentration and blood gases. Crit Care Med 1991;19:911-5.
209. Gavard JA, Chaitman BR, Sakai S, et al. Prognostic significance of elevated creatine kinase MB after coronary bypass surgery and after an acute coronary syndrome: results from the GUARDIAN trial. J Thorac Cardiovasc Surg 2003;126:807-13.
210. Brener SJ, Lytle BW, Schneider JP, Ellis SG, Topol EJ. Association between CK-MB elevation after percutaneous and surgical revascularization and three-year mortality. J Am Coll Cardiol 2002;40:1961-7.
211. Costa MA, Carere RG, Lichtenstein SV, et al. Incidence, predictors, and significance of abnormal cardiac enzyme rise in patients treated with bypass surgery in the Arterial Revascularization Therapies Study (ARTS). Circulation 2001;104:2689-93.
212. Steuer J, Horte LG, Lindahl B, Stahle E. Impact of perioperative myocardial injury on early and long-term outcome after coronary artery bypass grafting. Eur Heart J 2002;23:1219-27.
213. Jain U. Myocardial infarction during coronary artery bypass surgery. J Cardiothorac Vasc Anesth 1992;6:612-23.
214. Boyce SW, Bartels C, Bolli R, et al. Impact of sodium-hydrogen exchange inhibition by cariporide on death or myocardial infarction in high-risk CABG surgery patients: results of the CABG

surgery cohort of the GUARDIAN trial. J Thorac Cardiovasc Surg 2003;126;420-7.
215. Svedjeholm R, Dahlin LG, Lundberg G, et al. Are electrocardiographic Q-wave criteria reliable for diagnosis of perioperative myocardial infarction after coronary surgery? Eur J Cardiothorac Surg 1998;13:655-61.
216. Schmidt H, Mortensen PE, Folsgaard SL, Jensen EA. Cardiac enzymes and autotransfusion of shed mediastinal blood after myocardial revascularization. Ann Thorac Surg 1997;63:1288-92.
217. Ryan TJ, Anderson JL, Antman EM, et al. ACC/AHA guidelines for the management of patients with acute myocardial infarction: a report of the American College of Cardiology/American Heart Association task force on practice guidelines (Committee on management of acute myocardial infarction). J Am Coll Cardiol 1996;28:1328-1428.
218. Birdi I, Angelini GD, Bryan AJ. Biochemical markers of myocardial injury during cardiac operations. Ann Thorac Surg 1997;63:879-84.
219. Alyanakian MA, Dehoux M, Chatel D, et al. Cardiac troponin I in diagnosis of perioperative myocardial infarction after cardiac surgery. J Cardiothorac Vasc Anesth 1998;12:288-94.
220. Vermes E, Mesguich M, Houel R, et al. Cardiac troponin I release after open heart surgery: a marker of myocardial protection? Ann Thorac Surg 2000;70:2087-90.
221. Gensini GF, Fusi C, Conti AA, et al. Cardiac troponin I and Q wave perioperative myocardial infarction after coronary artery bypass surgery. Crit Care Med 1998;26:2066-70.
222. Sadony V, Korber M, Albes G, et al. Cardiac troponin I levels for diagnosis and quantitation of perioperative myocardial damage in patients undergoing coronary artery bypass surgery. Eur J Cardiothorac Surg 1998;13:57-65.
223. Runsio M, Kalnner A, Kallner G, Rosenqvist M, Bergfeldt L. Myocardinal injury after electrical therapy for cardiac arrhythmias assessed by troponin-T release. Am J Cardiol 1997;79:1241-5.
224. Etievent JP, Chocron S, Toubin G, et al. Use of cardiac troponin I as a marker of perioperative myocardial ischemia. Ann Thorac Surg 1995;59:1192-4.
225. Force T, Hibberd P, Weeks G, et al. Perioperative myocardial infarction after coronary artery bypass surgery. Clinical significance and approach to risk stratification. Circulation 1990;82:903-12.
226. Lemmer JH Jr, Kirsh MM. Coronary artery spasm following coronary artery surgery. Ann Thorac Surg 1988;46:108-15.
227. Paterson HS, Jones MW, Baird DK, Hughes CF. Lethal postoperative coronary artery spasm. Ann Thorac Surg 1998;65:1571-3.
228. Broka SM, Ducart AR, Collard EL, et al. Hemodynamic benefit of optimizing atrioventricular delay after cardiopulmonary bypass. J Cardiothorac Vasc Anesth 1997;11:723-8.
229. Atlee JL III, Pattison CZ, Mathews EL, Hedman AG. Transesophageal atrial pacing for intraoperative sinus bradycardia or AV junctional rhythm: feasibility as prophylaxis in 200 anesthetized adults and hemodynamic effects of treatment. J Cardiothorac Vasc Anesth 1993;7:436-41.
230. Glikson M, Dearani JA, Hyberger LK, Schaff HV, Hammill SC, Hayes DL. Indications, effectiveness, and long-term dependency in permanent pacing after cardiac surgery. Am J Cardiol 1997;80:1309-13.
231. Gordon RS, Ivanov J, Cohen G, Ralph-Edwards AL. Permanent cardiac pacing after a cardiac operation: predicting the use of permanent pacemakers. Ann Thorac Surg 1998;66:1698-704.
232. Hippelainen M, Mustonen P, Manninen H, Rehnberg S. Predictors of conduction disturbances after coronary bypass grafting. Ann Thorac Surg 1994;57:1284-8.
233. Mustonen P, Poyhonen M, Rehnberg S, et al. Conduction defects after coronary artery bypass grafting—a disappearing problem? Ann Chir Gynaecol 2000;89:33-9.
234. Mustonen P, Hippelainen M, Vanninen E, Rehnberg S, Tenhunen-Eskelinen M, Hartikainen J.

Significance of coronary artery bypass grafting-associated conduction defects. Am J Cardiol 1998;81:558-63.
235. Thomas JL, Dickstein RA, Parker FB, et al. Prognostic significance of the development of left bundle conduction defects following aortic valve replacement. J Thorac Cardiovasc Surg 1982;84:382-6.
236. Gaudino M, Alessandrini F, Glieca F, et al. Conventional left atrial versus superior septal approach for mitral valve replacement. Ann Thorac Surg 1997;63:1123-7.
237. Garcia-Villarreal OA, Gonzalez-Oviedo R, Rodriguez-Gonzalez H, Martinez-Chapa HD. Superior septal approach for mitral valve surgery: a word of caution. Eur J Cardiothorac Surg 2003;24:862-7.
238. Chung MK, Augostini RS, Asher CR, et al. Ineffectiveness and potential proarrhythmia of atrial pacing for atrial fibrillation prevention after coronary artery bypass grafting. Ann Thorac Surg 2000;69:1057-63.
239. Fan K, Lee K, Lau CP. Mechanisms of biatrial pacing for prevention of postoperative atrial fibrillation: insights from a clinical trial. Card Electrophysiol Rev 2003;7:147-53.
240. Hogue CW Jr, Hyder ML. Atrial fibrillation after cardiac operation: risks, mechanisms, and treatment. Ann Thorac Surg 2000;69:300-6.
241. Hill LL, Kattapuram M, Hogue CW Jr. Management of atrial fibrillation after cardiac surgery, Part I: Pathophysiology and risks. J Cardiothorac Vasc Anesth 2002;16:483-94.
242. Cummings JE, Gill I, Akhrass R, Dery M, Biblo LA, Quan KJ. Preservation of the anterior fat pad paradoxically decreases the incidence of postoperative atrial fibrillation in humans. J Am Coll Cardiol 2004;43:994-1000.
243. Wazni OM, Martin DO, Marrouche NF, et al. Plasma B-type natriuretic peptide levels predict postoperative atrial fibrillation in patients undergoing cardiac surgery. Circulation 2004;119:124-7.
244. Athanasiou T, Aziz O, Mangoush O, et al. Do off-pump techniques reduce the incidence of postoperative atrial fibrillation in elderly patients undergoing coronary artery bypass grafting? Ann Thorac Surg 2004;77:1567-74.
245. Salamon T, Michler RE, Knott KM, Brown DA. Off-pump coronary artery bypass grafting does not decrease the incidence of atrial fibrillation. Ann Thorac Surg 2003;75:505-7.
246. Lahtinen J, Biancari F, Salmela E, et al. Postoperative atrial fibrillation is a major cause of stroke after on-pump coronary artery bypass surgery. Ann Thorac Surg 2004;77:1241-4.
247. Chung MK. Cardiac surgery: postoperative arrhythmias. Crit Care Med 2000;28(suppl): N136-44.
248. Hill LL, De Wet C, Hogue CW Jr. Management of atrial fibrillation after cardiac surgery, Part II: Prevention and treatment. J Cardiothorac Vasc Anesth 2002;16:626-37.
249. Crystal E, Connolly SJ, Sleik K, Ginger TJ, Yusuf S. Interventions on prevention of postoperative atrial fibrillation in patients undergoing heart surgery. A meta-analysis. Circulation 2002; 106:75-80.
250. Balser JR. Pro: all patients should receive pharmacologic prophylaxis for atrial fibrillation after cardiac surgery. J Cardiothorac Vasc Anesth 1999;13:98-100.
251. Rajagopal A, Cheng DCH. Pro: atrial arrhythmias prophylaxis is required for cardiac surgery. J Cardiothorac Vasc Anesth 2002;16:114-7.
252. Solomon AJ. Pharmacological approach for the prevention of atrial fibrillation after cardiovascular surgery. Card Electrophys Rev 2003;7:172-7.
253. Kowey PR, Taylor JE, Rials SJ, Marinchak RA. Meta-analysis of the effectiveness of prophylactic drug therapy in preventing supraventricular arrhythmia early after coronary artery bypass

grafting. Am J Cardiol 1992;69:963-5.
254. Roffman JA, Fieldman A. Digoxin and propranolol in the prophylaxis of supraventricular tachydysrhythmias after coronary artery bypass surgery. Ann Thorac Surg 1981;31:496-500.
255. Sanjuan R, Blasco M, Carbonell N, et al. Preoperative use of sotalol versus atenolol for atrial fibrillation after cardiac surgery. Ann Thorac Surg 2004;77:838-43.
256. Parikka H, Toivonen L, Heikkila L, Virtanen K, Jarvinen A. Comparison of sotalol and metoprolol in the prevention of atrial fibrillation after coronary artery bypass surgery. J Cardiovasc Pharmacol 1998;31:67-73.
257. Wurdeman RL, Mooss AN, Mohiuddin SM, Lenz TL. Amiodarone vs. sotalol as prophylaxis against atrial fibrillation/flutter after heart surgery. A meta-analysis. Chest 2002;121:1203-10.
258. Solomon AJ, Greenberg MD, Kilborn MJ et al. Amiodarone vs. a beta-blocker to prevent atrial fibrillation after cardiovascular surgery. Am Heart J 2001;142:811-5.
259. Haan CK, Geraci SA. Role of amiodarone in reducing atrial fibrillation after cardiac surgery in adults. Ann Thorac Surg 2002;73:1665-9.
260. White CM, Giri S, Tsikouris JP, et al. A comparison of two individual amiodarone regimens to placebo in open heart surgery patients. Ann Thorac Surg 2002;74:69-74.
261. Katariya K, DeMarchena E, Bolooki H. Oral amiodarone reduces incidence of postoperative atrial fibrillation. Ann Thorac Surg 1999;68:1599-604.
262. Daoud EG, Strickberger SA, Man KC, et al. Preoperative oral amiodarone as prophylaxis against atrial fibrillation after heart surgery. N Engl J Med 1997;337:1785-91.
263. Yazigi A, Rahbani P, Zeid HA, Madi-Jebara S, Haddad F, Hayek G. Postoperative oral amiodarone as prophylaxis against atrial fibrillation after coronary artery surgery. J Cardiothorac Vasc Anesth 2002;16:603-6.
264. Yagdi T, Nalbantgil S, Ayik F, et al. Amiodarone reduces the incidence of atrial fibrillation after coronary artery bypass grafting. J Thorac Cardiovasc Surg 2003;125:1420-5.
265. Kuralay E, Cingoz F, Kilic S, et al. Supraventricular tachyarrhythmias prophylaxis after coronary artery surgery in chronic obstructive pulmonary disease patients (early amiodarone prophylaxis trial). Eur J Cardiothorac Surg 2004;25:224-30.
266. Kaushik S, Hussain A, Clarke P, Lazar HL. Acute pulmonary toxicity after low-dose amiodarone therapy. Ann Thorac Surg 2001;72:1760-1.
267. Boyd WC, Thomas SJ. Pro: magnesium should be administered to all coronary artery bypass graft surgery patients undergoing cardiopulmonary bypass. J Cardiothorac Vasc Anesth 2000;14:339-43.
268. Speziale G, Ruvolo G, Fattouch K, et al. Arrhythmia prophylaxis after coronary artery bypass grafting: regimens of magnesium sulfate administration. Thorac Cardiovasc Surg 2000;48:22-6.
269. Hazelrigg SR, Boley TM, Cetindag IB, et al. The efficacy of supplemental magnesium in reducing atrial fibrillation after coronary artery bypass grafting. Ann Thorac Surg 2004;77:824-30.
270. Kaplan M, Kut MS, Icer UA, Dermirtas MM. Intravenous magnesium sulfate prophylaxis for atrial fibrillation after coronary artery surgery. J Thorac Cardiovasc Surg 2003;125: 344-52.
271. Maslow AD, Regan MM, Heindle S , Panzica P, Cohn WE , Johnson RG. Postoperative atrial tachyarrhythmias in patients undergoing coronary artery bypass graf t surger y without cardiopulmonar y bypass: a role for intraoperative magnesium supplementation. J Cardiothorac Vasc Anesth 2000;14: 524-30.
272. Forlani S, De Paulis R, de Notaris S, et al. Combination of sotalol and magnesium prevents atrial fibrillation after coronary artery bypass grafting. Ann Thorac Surg 2002;74:720-6.
273. Kiziltepe U, Eyileten ZB, Sirlak M, et al. Antiarrhythmic effect of magnesium sulfate after open

heart surgery: effect of blood levels. Int J Cardiol 2003;89:153-8.
274. Archbold RA, Schilling RJ. Atrial pacing for the prevention of atrial fibrillation after coronary artery bypass graft surgery: a review of the literature. Heart 2004;90:129-33.
275. Debrunner M, Naegeli B, Genoni M, Turina M, Bertel O. Prevention of atrial fibrillation after cardiac valvular surgery by epicardial, biatrial synchronous pacing. Eur J Cardiothorac Surg 2004; 25:16-20.
276. Cooper JM, Katcher MS, Orlov MV. Implantable devices for the treatment of atrial fibrillation. N Engl J Med 2002;346:2062-8.
277. Gerstenfeld EP, Hill MRS, French SN, et al. Evaluation of right atrial and biatrial temporary pacing for the prevention of atrial fibrillation after coronary artery bypass surgery. J Am Coll Cardiol 1999;33:1981-8.
278. Merrick AF, Odom NJ, Keenan DJR, Grotte GJ. Comparison of propafenone to atenolol for the prophylaxis of postcardiotomy supraventricular tachyarrhythmias: a prospective trial. Eur J Cardiothorac Surg 1995;9:146-9.
279. Laub GW, Janiera L, Muralidharan S, et al. Prophylactic procainamide for prevention of atrial fibrillation after coronary artery bypass grafting: a prospective, double-blind, randomized, placebo-controlled study. Crit Care Med 1993;21:1474-8.
280. The atrial fibrillation follow-up investigation of rhythm management (AFFIRM) investigators. A comparison of rate control and rhythm control in patients with atrial fibrillation. N Engl J Med 2003;347:1825-33.
281. Klein AL, Grimm RA, Murray RD, et al. Use of transesophageal echocardiography to guide cardioversion in patients with atrial fibrillation. N Engl J Med 2001;344:1411-20.
282. Klein AL, Murray RD, Grimm RA. Role of transesophageal echocardiography-guided cardioversion of patients with atrial fibrillation. J Am Coll Cardiol 2001;37:691-704.
283. Black IW, Fatkin D, Sagar KB, et al. Exclusion of atrial thrombus by transesophageal echocardiography does not preclude embolism after cardioversion of atrial fibrillation. A multicenter study. Circulation 1994;89:2509-13.
284. Harjai KJ, Mobarek SK, Cheirif J, Boulos LM, Murgo JP, Abi-Samra F. Clinical variables affecting recovery of left atrial mechanical function after cardioversion from atrial fibrillation. J Am Coll Cardiol 1997;30:481-6.
285. Stambler BS, Wood MA, Ellenbogen KA. Comparative efficacy of intravenous ibutilide versus procainamide for enhancing termination of atrial flutter by atrial overdrive pacing. Am J Cardiol 1996;77:960-6.
286. Oral H, Souza JJ, Michaud GF, et al. Facilitating transthoracic cardioversion of atrial fibrillation with ibutilide pretreatment. N Engl J Med 1999;340:1849-54.
287. D'Este D, Bertaglia E, Mantovan R, Zanocco Z, Franceschi M, Pascotto P. Efficacy of intravenous propafenone in termination of atrial flutter by overdrive transesophageal pacing previously ineffective. Am J Cardiol 1997;79:500-2.
288. Ellenbogan KA, Dias VC, Cardello FP, et al. Safety and efficacy of intravenous diltiazem in atrial fibrillation or atrial flutter. Am J Cardiol 1995;75:45-9.
289. Mooss AN, Wurdeman RL, Mahiuddin SM, et al. Esmolol versus diltiazem in the treatment of postoperative atrial fibrillation/atrial flutter after open heart surgery. Am Heart J 2000;140: 176-80.
290. Hilleman DE, Reyes AP, Mooss AN, Packard KA. Esmolol versus diltiazem in atrial fibrillation following coronary artery bypass graft surgery. Curr Med Res Opin 2003;19:376-82.
291. Tisdale JE, Padhi ID, Goldberg AD, et al. A randomized, double-blind comparison of intravenous diltiazem and digoxin for atrial fibrillation after coronary artery bypass surgery. Am

Heart J 1989;135:739-47.
292. Wattanasuwan N, Khan IA, Mehta NJ, et al. Acute ventricular rate control in atrial fibrillation. IV combination of diltiazem and digoxin vs IV diltiazem alone. Chest 2001;119:502-6.
293. Karth GD, Geppert A, Neunteufl T, et al. Amiodarone versus diltiazem for rate control in critically ill patients with atrial tachyarrhythmias. Crit Care Med 2001;29:1149-53.
294. Stoddard MF, Dawkins PR, Prince CR, Ammash NM. Left atrial appendage thrombus is not uncommon in patients with acute atrial fibrillation and a recent embolic event: a transesophageal echocardiographic study. J Am Coll Cardiol 1995;25:452-9.
295. Soucier RJ, Mirza S, Abordo MG, et al. Predictors of conversion of atrial fibrillation after cardiac operations in the absence of class I or III antiarrhythmic medications. Ann Thorac Surg 2001;72:694-8.
296. Chevalier P, Durand-Dubief A, Burri H, Cucherat M, Kirkorian G, Touboul P. Amiodarone versus placebo and class Ic drugs for cardioversion of recent-onset atrial fibrillation: a meta-analysis. J Am Coll Cardiol 2003;41:255-62.
297. Gullestad L, Birkeland K, Molstad P, Hoyer MM, Vanberg P, Kjekshus J. The effect of magnesium versus verapamil on supraventricular arrhythmias. Clin Cardiol 1993;16:429-34.
298. Cheung AT, Weiss SJ, Savino JS. Acute circulatory actions of intravenous amiodarone loading in cardiac surgical patients. Ann Thorac Surg 2003;76:535-41.
299. Peuhkurinen K, Niemala M, Ylitalo A, Linnaluoto M, Lilja M, Juvonen J. Effectiveness of amiodarone as a single oral dose for recent-onset atrial fibrillation. Am J Cardiol 2000;85:462-5.
300. Boriani G, Capucci A, Lenzi T, Sanguinetti M, Bagnani B. Propafenone for conversion of recent-onset atrial fibrillation. A controlled comparison between oral loading dose and intravenous administration. Chest 1995;108:355-8.
301. Khan IA. Single oral loading dose of propafenone for pharmacological cardioversion of recent-onset atrial fibrillation. J Am Coll Cardiol 2001;37:542-7.
302. Boriani G, Martignani C, Biffi M, Capucci A, Branzi A. Oral loading with propafenone for conversion of recent-onset atrial fibrillation: a review on in-hospital treatment. Drugs 2002;62: 415-23.
303. Geelen P, O'Hara GE, Roy N, et al. Comparison of propafenone versus procainamide for the acute treatment of atrial fibrillation after cardiac surgery. Am J Cardiol 1999;84:345-7.
304. Blanc JJ, Voinov C, Maarek M. Comparison of oral loading dose of propafenone and amiodarone for converting recent-onset atrial fibrillation. Am J Cardiol 1999;84:1029-32.
305. VanderLugt KT, Mattiani T, Denker S, et al. for the Ibutilide investigators. Efficacy and safety of ibutilide fumarate for the conversion of atrial arrhythmias after cardiac surgery. Circulation 1999;100:369-75.
306. Volgman AS, Carberry PA, Stambler B, et al. Conversion efficacy and safety of intravenous ibutilide compared with intravenous procainamide in patients with atrial flutter or fibrillation. J Am Coll Cardiol 1998;31:1414-9.
307. Bernard EO, Schmid ER, Schmidlin D, Scharf C, Candinas R, Germann R. Ibutilide versus amiodarone in atrial fibrillation: a double-blinded, randomized study. Crit Care Med 2003;31:1031-4.
308. Lindeboom JE, Kingma JH, Crijns HJGM, Dunselman PHJM. Efficacy and safety of intravenous dofetilide for rapid termination of atrial fibrillation and flutter. Am J Cardiol 2000;85:1031-3.
309. Patel AN, Hamman BL, Patel AN, et al. Epicardial atrial defibrillation: successful treatment of postoperative atrial fibrillation. Ann Thorac Surg 2004;77:831-7.
310. Bechtel JFM, Christiansen JF, Sievers HH, Bartels C. Low-energy cardioversion versus medical treatment for the termination of atrial fibrillation after CABG. Ann Thorac Surg

2003;75:1185-8.
311. Wilbur SL, Marchlinski FE. Adenosine as an antiarrhythmic agent. Am J Cardiol 1997;79:30-7.
312. Dougherty AH, Jackman WM, Naccarelli GV, Friday KJ, Dias VC, for the IV Diltiazem Study group. Acute conversion of paroxysmal supraventricular tachycardia with intravenous diltiazem. Am J Cardiol 1992;70:587-92.
313. Johnson RG, Goldberger AL, Thurer RL, Schwartz M, Sirois C, Weintraub RM. Lidocaine prophylaxis in coronary revascularization patients: a randomized, prospective trial. Ann Thorac Surg 1993;55:1180-4.
314. England MR, Gordon G, Salem M, Chernow B. Magnesium administration and dysrhythmias after cardiac surgery. JAMA 1992;268:2395-402.
315. Steinberg JS, Gaur A, Sciacca R, Tan E. New-onset sustained ventricular tachycardia after cardiac surgery. Circulation 1999;99:903-8.
316. Ascione R, Reeves BC, Santo K, Khan N, Angelini GD. Predictors of new malignant ventricular arrhythmias after coronary surgery. A case-control study. J Am Coll Cardiol 2004;43:1630-8.
317. Topol EJ, Lerman BB, Baughman KL, Platia EV, Griffith LSC. De novo refractory ventricular tachyarrhythmias after coronary revascularization. Am J Cardiol 1986;57:57-9.
318. Azar RR, Berns E, Seecharran B, Veronneau J, Lippman N, Kluger J. De novo monomorphic and polymorphic ventricular tachycardia following coronary artery bypass grafting. Am J Cardiol 1997;80:76-8.
319. Saxon LA, Wiener I, Natterson PD, Laks H, Drinkwater D, Stevenson WG. Monomorphic versus polymorphic ventricular tachycardia after coronary artery bypass grafting. Am J Cardiol 1995;75:403-5.
320. Sharma ND, Rosman HS, Padhi ID, Tisdale JE. Torsades de pointes associated with intravenous haloperidol in critically ill patients. Am J Cardiol 1998;81:238-40.
321. Lamas GA, Antman EM, Gold JP, Braunwald NS, Collins JJ. Pacemaker backup-mode reversion and injury during cardiac surgery. Ann Thorac Surg 1986;41:155-7.
322. Pinto RP, Romerill DB, Nasser WK, Schier JJ, Surawicz B. Prognosis of patients with frequent premature ventricular complexes and nonsustained ventricular tachycardia after coronary artery bypass surgery. Clin Cardiol 1996;19:321-4.
323. Gollob MH, Seger JJ. Current status of the implantable cardioverter-defibrillator. Chest 2001;119:1210-21.
324. Roden DM. A practical approach to torsade de pointes. Clin Cardiol 1997;20:285-90.
325. Laub GW, Muralidharan S, Janeira L, et al. Refractory postoperative torsades de pointes syndrome successfully treated with isoproterenol. J Cardiothorac Vasc Anesth 1993;7:210-2.
326. Miller JH, Zipes DP. Management of the patient with a cardiac arrhythmia: pharmacological, electrical, and surgical techniques. In: Braunwald E, Zipes DP, Libby P, eds. Heart Disease. A textbook of cardiovascular medicine, 6th ed. Philadelphia: W.B. Saunders, 2001:700-66.
327. Olgin JF, Zipes DP. Specific arrhythmias: diagnosis and treatment. In: Braunwald E, Zipes DP, Libby P, eds. Heart Disease. A textbook of cardiovascular medicine, 6th ed. Philadelphia: W.B. Saunders, 2001:815-89.
328. Weng JT, Smith DE, Moulder PV. Antiarrhythmic drugs: electrophysiological basis of their clinical usage. Ann Thorac Surg 1986;41:106-12.
329. Bhatia SJS, Smith TW. Digitalis toxicity: mechanisms, diagnosis, and management. J Cardiac Surg 1987;2:453-65.

12 水分管理と腎・代謝障害

適切な水分管理および腎機能の保持は，心臓手術患者の周術期管理において，非常に重要な要素を占める．これらを注意深く管理することにより，血行動態を改善し，呼吸器合併症や電解質異常を最小限に抑え，薬物毒性による障害を回避することができる．腎機能が他臓器系の機能に与える影響は非常に大きく，腎機能障害は術後の予後を悪化させる最も重要な危険因子の1つであるといえる[1〜6]．

体液分布に関する基本的な理解，腎機能に影響を及ぼす因子に関する認識，腎血流を改善させる処置，そして腎障害の発生や進行に対する診断と治療が，術後の良好な経過のために不可欠である．

I. 体液分布

体重の約60％（女性では50％）は水分であり，このうち3分の2が細胞内，3分の1が細胞外に分布する．細胞外の水分のうち，3分の2は間質（いわゆる"サードスペース"）に，3分の1は血管内に存在する．

A. 体内の水分はこれら3つの区域を自由に移動し，血清浸透圧を正常に保つように分布している（一般的には，血清浸透圧はナトリウム濃度を反映する）．

B. ナトリウムは血管内と間質の間を自由に移動するが，細胞内に受動的に入ることはない．低張性の輸液（0.45％生理食塩水など）を行うと，血清浸透圧とナトリウム濃度は低下する．これを補整するために，水分は細胞外から細胞内へと移動する．**術後血清ナトリウム濃度が低いとき，多くの場合，体内水分量は過剰であると考えてよい．**

C. タンパク質は血管内にとどまるため，血清浸透圧の重要な規定因子となる．膠質またはタンパク質が投与された場合，血清浸透圧は上昇し，水分は間質から血管内へ移動する．逆に血清アルブミン値が低い場合，水分は間質へ移動し，組織の浮腫が生じる．

D. 静水圧と膠質浸透圧が水分の分布に与える影響は，Starlingの法則に支配される．静水圧が高い場合〔肺動脈楔入圧（PCWP）の上昇など〕や血管内の膠質浸透圧が低い場合（低アルブミン血症など），水分は肺の間質に移動する．反対に，膠質浸透圧を上昇させると（25％アルブミンなどの投与），水分は肺の間質から血管内へと引き戻される．

E. Starlingの法則は，膜が安定している場合の水分の移動を説明するものである．一方，人工心肺（CPB）下の開心術では全身性炎症反応が生じ，膜の透過性の亢進や毛細管からの一過性の毛細管漏出が著明である．毛細管漏出が起きている時期に輸液を行うと，

起きていない場合よりも,容易に間質へ移動する。臨床的には,これは肺の血管外の水分による酸素化障害として最も顕著で,非心原性の肺水腫を生じることがある。また,間質腔が拡大することにより,脳浮腫(精神機能低下),肝うっ血(黄疸),腹部臓器うっ血(イレウス),腎血流障害などが起こる可能性もある。

II. 人工心肺下手術およびオフポンプ手術が腎機能に及ぼす影響

A. 開心術は腎機能に対して,多かれ少なかれ影響を及ぼす。実際の臨床では,尿量と血清クレアチニンにのみもとづいて評価されるのがふつうである。したがって,尿量が適切に保たれ,クレアチニンに大きな変化が認められなければ,腎機能は手術による影響を受けなかったと判断される。しかし,術前の腎機能が正常で術後血行動態が安定していた患者であっても,尿細管障害を伴い,臨床上問題にならない程度の腎障害は必ず存在する。腎障害の有無および腎保護に有効な手段を検討する際,有用な感度のよい指標として,以下のものがある。
1. 糸球体機能:クレアチニンクリアランス
2. 糸球体障害:微量アルブミン尿
3. 近位尿細管機能:ナトリウム排泄量分画(FE_{Na}),レチノール結合タンパク
4. 近位尿細管障害:N-アセチル-β-D-グルコサミニダーゼ(NAG),α_1-ミクログロブリン,中性エンドペプチダーゼ,グルタチオントランスフェラーゼ-α
5. 遠位尿細管機能:自由水クリアランス
6. 遠位尿細管障害:グルタチオントランスフェラーゼ-π

B. 開心術で使用される体外循環は,糸球体や尿細管の機能に影響を与えるが,腎血流量(RBF)にもさまざまな影響をもたらす。血液希釈下での低灌流,低体温,非拍動流では,有効な腎血流量は増加し,糸球体濾過率(GFR)はわずかに低下し,濾過分画および腎血管抵抗は低下する[7]。CPB 中は FE_{Na} と自由水クリアランスが増加する一方,尿細管障害の指標となる腎特異性タンパクも増加する[8,9]。

C. CPB は,さまざまな面から腎機能に影響を及ぼす[10,11]。
1. 以下のホルモンレベルが上昇し,特異的な作用がみられる。
    a. レニンとアルドステロン(ナトリウム貯留とカリウム排泄)
    b. アンギオテンシン II(腎血管収縮とナトリウム貯留)
    c. バソプレシン(腎血管抵抗上昇)
    d. 心房性ナトリウム利尿因子(ANF)およびウロジラチン(CPB 後のナトリウム排泄と利尿を促進)[12]
    e. エピネフリンとノルエピネフリン〔体血管抵抗(SVR)を上昇〕
    f. CPB 後の遊離コルチゾール(ナトリウム貯留とカリウム排泄)
2. CPB 中に分泌されるその他の血管作用性物質として,補体,カリクレイン,ブラジキニンなどがあり,これらの分泌により血管緊張が変化し,全身性炎症反応による血管透過性の亢進が生じる。
3. 低体温は血管収縮をきたし,腎皮質の血流量を低下させる。また,GFR をわずかに

低下させて，尿細管機能および自由水クリアランスと浸透性クリアランスも低下させる。これらの影響はCPB中の血液希釈によって，ある程度は代償される。復温の間，血管拡張が起こり組織が充血するため，水分はサードスペースに移動する。また，低体温によりカリウムが細胞内へ移動するため，低カリウム血症をきたす可能性もある。

4. 晶質充填液による**血液希釈**のため，血漿浸透圧は低下し，水分は血管内から間質へ移動しやすくなる。血液の粘性が低下することで腎皮質の血流が増加し，尿量と自由水クリアランスが増し，ナトリウムとカリウムの排泄が促進される。

5. **薬物療法**：術前に投与された薬物（アミオダロン，ACE阻害薬，アンギオテンシン受容体拮抗薬，カルシウム拮抗薬），および術中に投与された薬物（ニトログリセリン，ニトロプルシド，吸入麻酔薬，麻薬，精神安定薬）はともに，著明な血管拡張作用を引き起こすため，その場合は多量の輸液が必要になる。

6. 心筋保護液を用いた心停止は**心筋虚血および再灌流障害**を引き起こし，心筋浮腫，拡張期のコンプライアンスの低下および心筋機能の低下が起こりうる。これにより，左心系の充満圧と左室拡張末期容量のバランスが変化する。

D. オフポンプ冠動脈バイパス術（OPCAB）は，CPBがもたらすさまざまな変化を極力抑え，術後腎不全のリスクを軽減する目的から開発されたものである[13]。体外循環を使用しないため，糸球体および尿細管の障害は軽減し，良好な機能を保持することができる[14,15]。しかし，オフポンプ手術は大量の輸液を必要とするうえ，麻酔薬や血管作動薬の投与量も増加する。また，サイトカインの放出によって近位尿細管が障害され，腎機能は灌流圧の変化により悪影響を受ける。確かにOPCAB導入により，透析に非依存性の腎機能障害患者が，術後透析を要するような急性腎不全（ARF）に陥る頻度は減少したが，リスクの低い患者では，OPCABのメリットは明らかでない[16～19]。さらに，術後の腎障害は，既存の腎疾患や周術期の血行動態の変動が原因であり，長時間でないかぎりはCPBの使用とは関連が認められていない[9]。したがって，どのような外科的手技が用いられたとしても，体液管理と腎機能の維持には，最大の注意を払うべきである。

III. 術後早期における通常水分管理

A. CPBに伴う血液希釈により，手術終了時のナトリウム濃度と水分は，過剰負荷の状態である場合が多い。この時期には一般的に，体重が術前より5％ほど増加する（約800mL/m^2/hrと評価されるが，量はさまざまである）[20]。心臓の充満圧は，水分負荷の状態を必ずしも反映しているわけではない。というのも，血管内の水分量はCPBに関連した要素（毛細管漏出，血漿浸透圧の低下，血管拡張など）によって，不足または適切であるようにみえるからである。したがって，体内水分量が過剰であっても充満圧が低い場合には，その維持のために輸液を継続しなければならない場合がある。

B. 輸液を必要とするこのような状態は，尿量が多量，または少ない（＜1mL/kg/hr）場合である。術後4～6時間，心拍出量は低下していることが多く，良好な血行動態が得られるかどうかは，前負荷とカテコールアミンに依存している。このため，血管内容量

および血行動態を維持するための輸液は不可欠であり，間質に水分が貯留するのは仕方がない。早期の抜管は，陽圧換気による静脈還流や心機能への影響を軽減し，輸液量を減らすことができるため，有効であることを銘記しておく。

C. 充満圧を維持するために，どのような種類の輸液を行うかは，なかなか難しい問題にもなりうる。血管透過性が変化している時期には，どの輸液でも間質へ貯留しやすいことははっきりしているが，より有効に血管内にとどまり，極力間質への貯留を抑えられるものが望ましい[21]。

1. 血液や膠質液は，血管内容量を増すためには，低張・等張の晶質液よりもすぐれている。晶質液でも，急速に投与すれば血管内容量を増やすことはできる（乳酸リンゲル液1Lを5分で投与すれば血管内の容量は630mL増加する）が，その効果はすぐに消失する。乳酸リンゲル液はすぐに間質へ再分布し，1時間後に血管内にとどまるのは20％程度にすぎない[22]。同様に，生理食塩水1Lを投与しても，1時間後には250mLしか血管内に残らない[23]。これに対して，6％のヘタスターチ1Lを5分で投与すると，血管内容量は1,123mL増加し，しかもその効果は長く継続する[22]。

2. 一般的に，酸素化が良好な患者に対しては，初期投与として安価な晶質液を1L程度投与するのが，適切である[24]。しかし，多量に投与すると組織の浮腫を招きやすく，特に酸素化が障害される。興味深いことに，乳酸リンゲルの投与により，凝固機能亢進状態になる可能性がある[25]。

3. さらなる容量負荷が必要な場合は，膠質液を用いる。どの膠質液を選ぶかは，その患者の肺機能・腎機能・縦隔出血などにもとづいて判断する。膠質液は以前より安価なため，コスト的にはあまり問題とならない。

    a. 5％アルブミンは容量を増加させるために非常に有効であり（投与量1Lあたり800mLが血管内にとどまる），凝固因子に対しては，主に希釈効果をもたらす。また，フリーラジカルの除去作用や抗炎症作用も有する。アルブミンは半減期が16時間で，1時間に5～8g程度が血液から消失する[26]。

    b. ヘスパン（6％ヘタスターチ含有生理食塩水またはHES）やヘクステンド（6％ヘタスターチ含有電解質液）はともに，高分子量のヒドロキシエチルスターチで，血管内容量を増大させるのに有効であり，24～36時間かけて徐々に減少する。どちらも毛細管漏出の状態によっては，5％アルブミンより血管内にとどまりやすい。

        i. HESは，ヘクステンドにはない止血への著明な悪影響を示す[27,28]。これには，第Ⅰ因子・第Ⅷ因子C・von Willebrand因子の低下，血小板機能低下，線溶作用などが含まれる。術中に（しばしば人工心肺のプライミングとして）HESを投与された患者は，術中術後の出血リスクがかなり高くなる，と多数の研究で報告されている[29]。術後に投与する場合，投与量が20mL/kg以下であれば，出血のリスクは最小限に抑えられる[30]。しかし，出血のため容量増加が求められる場合には，ヘスパンは避けるべきである。低分子量の化合物（10％ペンタスターチ，米国では使用できない）は凝固能にほとんど影響を与えず，短時間であれば有効な代用血漿となる[31]。

        ii. 低分子量のヘタスターチは糸球体で濾過されるが，高分子量のヘタスターチは尿中に排泄される。したがって，腎機能障害のある患者にヘスパンやヘクステンドを使用する場合は，慎重を要する[32]。

iii. 生理食塩水がベースとなっている輸液（5％アルブミンやヘスパン）は，腎障害を招く可能性がある。これらを輸液すると，塩素イオンの負荷により腎血管が進行性に収縮し，GFR の低下と，高塩素性代謝性アシドーシスをもたらす。さらに，生理食塩水を投与された患者は，中枢神経系の変化をきたしたり腹部不快を訴えることがある[33]。つまり，バランスのとれた電解質溶液を用いることで，酸塩基平衡，電解質バランス，臓器血流をよりよい状態に保つことができる。
　　c. 高張性の輸液は，間質や細胞内から血管内に水分を引き込むため，循環血液量の増大には有効である。体全体として輸液の過剰負荷の状態であれば，高張液を用いることによって，少ない輸液で循環血液量を維持することができる。25％アルブミンは 100mL の投与につき，循環血液量を 450mL 増加させる。高張性の生理食塩水（3％）も使用可能である。欧州の研究では，7.5％生理食塩水により腎血管が拡張して GFR が増加し，強い利尿が得られたことが示されている[34,35]。ただし，これらの高張液は，高浸透圧の膠質分子が糸球体で濾過される際に，尿細管の流れを滞らせてしまうことがあるため，脱水状態の患者では，高張性の腎不全をきたすおそれがあることに注意する[32]。

D. 適切な循環血液量を維持し，十分な心拍出量と組織灌流を得ることが，術後輸液の目的であるといっても過言ではない。できるだけ高い心拍出量を得るために，充満圧を高く維持するべく過剰な輸液を行うと，まず肺うっ血として現れる組織の浮腫が生じる。肺うっ血が生じると肺の機能が損なわれ，抜管が遅れることもしばしばである。また，循環血液量の増加によりヘマトクリットの低下や凝固因子の不足をきたし，血液や血漿の輸血を必要とすることもある。

E. 心機能は十分であっても，毛細血管漏出，血管拡張，大量の利尿が重なった場合，継続的に容量負荷を行って，充満圧や血圧を維持しなければならないときがある。その場合でも，輸液負荷による溢水は避ける。1.5～2.0L の輸液を投与した後，フェニレフリンやノルエピネフリンなどの α 刺激薬を用いる。輸液後も心拍出量や尿量が低下した状態であれば，まずは強心薬の投与を検討し，SVR が低い場合にのみ α 刺激薬を使用する。α 刺激薬を大量に用いると，腎血管が収縮して腎機能の低下をきたすことがあるので，常に注意が必要である。ある研究では，ノルエピネフリン投与により GFR と尿量は低下しないが，RBF は低下するという現象があったが，ドパミン投与により是正された，と報告されている[36]。しかし，血管拡張の状態にある患者にノルエピネフリンを用いても，腎機能に悪影響を及ぼさなかった，という報告もある[37]。

F. 原因不明の乏尿や肺水腫，酸素化の低下を認める場合は例外であるが，一般的に術後 6 時間は，利尿薬を用いるべきではない。6～12 時間経過して中枢温が安定し，毛細管漏出がおさまると，ほとんど輸液を行わなくても充満圧は安定し上昇する。多くの症例で，この時期までに心筋の機能が回復し，強心薬も徐々に減量することができ，抜管可能な状態となる。CPB 中と手術直後に投与された過剰な塩分と水分を排泄するために，利尿薬をこの時期に初めて投与する。長時間の体外循環（3 時間以上）を要した手術や低心拍出量症候群に陥っている場合，毛細管漏出が長時間持続するため，充満圧の維持を目的に，さらに輸液を要することもある。

G. ループ利尿薬を使用すると，最も強力な利尿効果が得られる。
  1. 腎機能の保たれている患者のほとんどが，フロセミド 10 〜 20mg の静注で反応する。フロセミドの半減期は約 1.5 〜 2 時間であり，腎機能障害がなければ，必要に応じて 4 時間毎の投与が可能である[38]。多くの場合，一回投与しただけで利尿は持続する。
  2. 著しく過剰な輸液があるが，血行動態が不安定な場合，まず 40mg を静注し，続いて 0.1 〜 0.5mg/kg/hr（通常 10 〜 20mg/hr）を持続投与すると，緩徐で持続的な利尿が得られる[39]。この方法は総投与量を減らすことができ，特に利尿薬に"耐性がある"患者で，利尿薬の反応を良好にする効果がある。この"耐性"の問題は，ループ利尿薬の長期間使用により溶質に長くさらされた結果，遠位ネフロンが代償性に肥大したことにより生じるが，この問題の対応には，チアジド系利尿薬（クロロチアジド 500mg 静注）を併用するのも有効である。
  3. 術前の体重に戻るまで，利尿薬を静注または内服で継続する。術後早期より利尿を得るために，ほぼ全例で利尿薬の投与が一般的となっているが，低リスクで腎機能の正常な患者では，臨床的に何のメリットもないことを示した報告もある[40]。
  4. 典型的な術後経過における血行動態と水分管理のガイドラインについては，8 章を参照のこと。

IV. 腎機能障害の予防

A. 腎機能が正常で，手術中も血行動態的に問題なく経過した患者では，腎機能障害のリスクは非常に低い。逆に，多少なりとも術前に腎機能障害があった患者では，術後の腎障害のリスクおよび死亡率が高くなる[41]。
  1. 血清クレアチニンが 1mg/dL 上昇するごとに，腎機能障害のリスクは 4.8 倍になると予測される[42]。
  2. 術前のクレアチニンが 2.5mg/dL 以上であると，透析が必要になる可能性は 30% を超える，という報告もある[43]。
  3. 術前のクレアチニンと周術期のクレアチニンの上昇度は，ともに手術死亡率と相関する[44]。術前のクレアチニンが 1.5mg/dL 以上であった場合，全死亡率は 5 〜 30% である[44〜48]。クレアチニン 1.5 〜 2.5mg/dL で死亡率 5%，クレアチニン 2.5mg/dL 以上の非透析患者で 15 〜 30%，長期透析患者で 15% と推定されている[46,49〜51]。
  4. これらの統計的データからも，特にリスクの高い患者では，周術期に腎機能を保持するためにあらゆる手段を尽くす必要性があることを十分に認識しなければならない。

B. 術前の腎機能低下の定義は，一般的には血清クレアチニンの値にもとづく〔通常は 1.5mg/dL 以上または 130μmols/L 以上（1mg/dL=88μmols/L）〕。2004 年初頭の STS データベースでは，腎機能障害の定義をクレアチニン≧ 2.0mg/dL 以上としている。しかし，腎機能が 50% 以上低下していても，血清クレアチニンの値は正常である場合がある。クレアチニンクリアランス（Ccr）を用いると，より高い感度で腎機能が評価できる。これは GFR の値に近く，機能しているネフロン数の目安となる。Ccr は腎予備能や手術侵襲に対する腎の耐性を表すため，術後の腎障害や死亡率と最も相関性が高い[52,53]。Ccr が 55mL/min 未満の場合，手術リスクが増大するといわれており，閾値とし

て最も重要な値である[53]。Ccr は Cockcroft and Gault の公式から評価される。

$$Ccr = \frac{(140 - 年齢) \times 体重 (kg)}{72 \times Cr}$$ （女性の場合，これに × 0.8）

さらに，24 時間または 2 時間蓄尿の検体を用いれば，次の式でより正確な Ccr を計算できる。

$$Ccr = (Ucr/Pcr) \times (尿量/1440 分または 120 分)$$
  * Ucr，Pcr はそれぞれ尿中および血中のクレアチニン濃度

C. 術前の腎障害がどの程度であれ，その原因が治療可能であるかを調べるべきであり，これにより，術後の腎障害の進行を抑えられる可能性がある。術前に腎障害の関連因子を認識・補正し，術中術後に予防的な処置を行い，腎血流と尿細管機能を改善できれば，乏尿性の腎不全に関連した合併症を軽減できることがある。この合併症には，電解質異常，心肺機能障害，出血，感染，消化管機能の回復遅延による栄養障害があり，もちろん透析を要する可能性，およびそれに伴う合併症も含まれる。

D. いくつかの研究から，術後腎機能障害発生の**危険因子**として，以下の要因が明らかにされている[41, 44, 54〜62]。
  1. 術前因子
      a. 上述した既存の腎障害
      b. 術前 48 時間以内の造影剤の使用
      c. 加齢：年齢が 10 歳上がるごとにリスクは 2.5 倍増加[42]
      d. 左室機能障害，特にうっ血性心不全（CHF）の症状を伴う場合
      e. 緊急手術
      f. 合併症：糖尿病，特に高血圧や末梢血管障害を伴う場合
      g. 感染性心内膜炎
  2. 術中因子
      a. 再手術
      b. 冠動脈バイパス術（CABG）と弁膜症手術の同時手術
      c. 弁膜症単独手術（大動脈弁より僧帽弁）[60]
      d. 超低体温循環停止
      e. 長時間の体外循環（一般的に 2〜2.5 時間以上），ただし常温か中等度低体温かには関連しない[9, 41, 61]。
      f. 上行大動脈のアテローム性動脈硬化症[62]
      g. 心臓手術後の血行動態不全
      h. CPB 中の尿量低下
  3. 術後因子
      a. 低血圧，低心拍出量を伴う血行動態不安定，右心不全や全身の静脈圧亢進を含む。
      b. 術後出血
      c. 低酸素症を伴う呼吸不全

表 12.1　術前と術後の腎障害に関与する因子

術前因子	低心拍出量状態／低血圧（急性心筋梗塞に伴う心原性ショックと機械的な合併症）
	腎の自己調節能と干渉する薬物（ACE 阻害薬，NSAIDs）
	腎毒性のある物質（造影剤による急性尿細管障害；特に糖尿病性の血管障害のある場合）；薬物（メトホルミン，アミノグリコシド）
	腎のアテローム塞栓症（カテーテル・IABP 挿入に伴う）
	間質性腎炎（抗生物質，NSAIDs，フロセミド）
	糸球体腎炎（心内膜炎）
術中因子	CPB（定常流，低血流量，低灌流圧）
	CPB 後の低心拍出量症候群や低血圧
	長時間の CPB による溶血とヘモグロビン尿
術後因子	低心拍出量状態（収縮力低下，循環血液量減少，肥大心の房室同期の欠如）
	低血圧
	過度の血管収縮（血流低下，α刺激薬）
	アテローム塞栓症（IABP）
	敗血症
	薬物（セファロスポリン，アミノグリコシド，ACE 阻害薬）

E. 周術期の急性腎不全の原因には，さまざまなメカニズムが関与する（表 12.1）。これらは腎前性（腎血流の低下），腎性（腎実質の障害），腎後性（尿路の閉塞）に分類される。術前に生じた急性の腎障害が遷延している場合，CPB の定常流および心臓手術後の不安定な血行動態により，特に影響を受けやすいと考えられる。初期障害による血管内皮損傷によって，虚血性障害が起こった場合の血管拡張が制限されるためと考えられる。それゆえ，手術までに血中尿素窒素（BUN）とクレアチニンは元の値に戻しておくべきである。

F. 慢性腎不全（CRF）の患者は，周術期過剰輸液，低ナトリウム血症，高カリウム血症，代謝性アシドーシスに陥りやすい。維持透析患者では，術前術後の 24 時間以内に透析を行う。水分バランスが過度にプラスに傾かないように，術中の血液濾過も行う。維持透析患者の開心術後の死亡率は約 15％であり，NYHA クラスが悪化している患者や，準緊急・緊急手術の場合の死亡率は，さらに高値となる[50,51]。

G. 術前の対策（Box12.1）
 1. 非イオン性の造影剤を使用し，検査による腎毒性を最小限に抑える。適切な輸液（5％ブドウ糖含有 0.45％食塩水を 75mL/hr）を検査前・検査中，および検査後 12 時間まで行う。腎障害のリスクが高い患者に対して，造影剤の腎毒性を軽減するために投与する薬物として，以下のものがある。
    a. アセチルシステインは通常，検査などの 12 時間前に 600mg を内服し，その後 12 時間毎に計 4 回内服する。または造影剤使用前に，150mg/kg を生理食塩水 500mL

Box12.1　腎障害の発生を抑えるための術前・術中の対策

A. 術前の対策
1. 心臓カテーテル検査中に補液を行う。
2. 心臓カテーテル検査中にアセチルシステインまたはフェノルドパムを投与する。
3. 血行動態を改善する。
4. 腎機能を悪化させる薬物の中止（ACE阻害薬，NSAIDs），またはイオン性造影剤を用いた場合に，乳酸アシドーシスを生じる薬物の中止（メトホルミン）
5. 腎障害患者，特に糖尿病では，クレアチニンを繰り返し測定する。可能であれば，クレアチニンが元に戻るまで手術を延期する。
6. 酸塩基および代謝の問題を是正する。

B. 術中の対策
1. 可能であればオフポンプで手術を行う。
2. 腎障害がある場合は，抗線溶薬を注意深く使用する（透析患者へのアプロチニン投与は安全）。
3. CPB中は高めの灌流圧を保つ（75〜80mmHg）。
4. CPB中はフェノルドパムを投与する（0.1μg/kg/min）。
5. CPBの充填液にマンニトールを加える。
6. 可能ならヘパリンコーティング回路を用いる。
7. CPB中に白血球除去フィルターの使用を考慮する。
8. 過剰な水分を除去するために血液濾過を行う。
9. CPB後の血行動態を良好に保つ。

に溶解したものを30分かけて点滴し，検査後は50mg/kgを生理食塩水500mLに溶解したものを4時間で投与する[63,64]。

b. フェノルドパムは0.1μg/kg/minで投与すると，特に糖尿病や中等度の腎不全の患者で，造影剤による腎症の発生を減少させる，という複数の報告がある[65,66]。しかし，腎毒性の予防にはN-アセチルシステインのほうがフェノルドパムよりも効果的であったとの比較研究もある[67]。

c. 注意：このような患者に対しては，フロセミドは急性腎不全のリスクを高めるため，使用すべきでない。また，ドパミンには補液を上回る効果はない[68]。

2. 造影剤使用後12時間でクレアチニンを再検査し，可能であれば，クレアチニンが元の値に戻るまで手術を延期する。
3. 腎臓に悪影響のある薬物はすべて中止する〔特に非ステロイド性抗炎症薬（NSAIDs），ACE阻害薬，メトホルミン〕。
4. 血行動態を正常化する。強心薬や大動脈内バルーンポンプ（IABP）の補助にもかかわらず，血行動態が悪化し，緊急手術が行われる場合，しばしば一過性に術後の腎機能が悪化するが，これはやむを得ないこととする。
5. 腎障害に伴う酸塩基平衡や代謝異常を補正する。これには，低ナトリウム血症，高・低カリウム血症，低マグネシウム血症，高リン酸血症，代謝性アシドーシス（腎不全による），アルカローシス（利尿薬投与による）などがある。

H. RBFを改善してGFRを高めることにより，腎の予備能を高める**処置を術中に行う**。すでに腎障害と診断されている患者やそのリスクがある患者では，尿細管障害の予防に努める。

1. 可能であれば，オフポンプで冠動脈手術を行う。
2. CPBの前後で，良好な血行動態を維持する。
3. CPB中は，高めの灌流圧を維持する（平均で80mmHg程度）。このためには，全身の血流量を上げるか，昇圧薬を用いる。ノルエピネフリンは腎障害が少なく，フェニレフリンよりも使いやすい。ノルエピネフリンに反応しない患者では，バソプレシンを代用する。実際血管拡張でショック状態に陥った患者の腎血流を改善させることが報告されている[69]。
4. 体外循環時間は，できるかぎり短くする。一般的に，CPB時間が長いほど腎不全の発生も増加する[9,41,61]。CPB時間が非常に長いと（4時間以上），ヘモグロビン尿により尿細管機能を障害することがある。
5. CPBによる極端な血液希釈（ヘマトクリット＜20％）を避ける。特に肥満の患者では，CPB中のヘマトクリット最低値と術後クレアチニンの上昇が，逆相関の関係になるという報告がある[70]。
6. 可能であれば，ヘパリンコーティング回路を用いる[71]。
7. CPB中の白血球除去フィルター使用による白血球減少で，糸球体や尿細管の障害が軽減する可能性がある。クレアチニンを指標としたミクロアルブミンやレチノール結合タンパク濃度が減少することが示されている[72]。
8. フェノルドパムは，血清クレアチニンが1.4mg/dL以上の患者で投与を検討する。CPB前から$0.03 \sim 0.1 \mu g/kg/min$で開始し，ICUで約12時間継続する。
    a. この薬物はドパミン-1（DA1）受容体の選択的作用薬で，この程度の投与量では，全身の血管拡張を起こすことなく腎機能に有効に働く。
    b. フェノルドパムは腎血管抵抗を下げGFRを保つとともに，用量依存性に腎血流を増加させる。腎皮質・腎髄質両方の血流を増加させ，尿細管でのナトリウムの再吸収を阻害するため，利尿・ナトリウム排泄・カリウム排泄の作用をもつ[73〜75]。クレアチニンの上昇した患者では，CPB後に血清クレアチニンやCcrの改善が認められ，腎機能が温存されたという報告がある[75]。
9. ネシリチド（B型ナトリウム利尿ペプチド）は，いまだ十分な研究がなされているわけではないが，術中に用いると腎保護作用をもたらす可能性がある。腎の輸入細動脈を拡張し，輸出細動脈も軽度に拡張するので，糸球体濾過が増強される。また，ナトリウムと水分の出納に関して，尿細管に直接的な作用を及ぼす。これらにより，強力なナトリウム排泄および利尿効果をもたらす。CPB中など神経内分泌系が活性化している間は，レニン-アンギオテンシン-アルドステロン系を抑制する作用もある[76]。投与法としては，$2\mu g/kg$を1分かけてボーラス投与し，その後$0.01 \sim 0.03 \mu g/kg/min$で持続投与する。
10. "腎用量"でのドパミン投与（$2 \sim 3\mu g/kg/min$）は，リスクのある患者に対して，尿量を増やし腎機能を保つための一般的な治療とされてきた。しかし，腎機能の正常・異常にかかわらず，術中のドパミン投与が腎保護に有効であるという結果は，これまでの膨大な研究のなかでも報告されていない。ドパミンで尿量は増加するが，対照群と比較すると，早期の尿細管障害は同等または悪かったという報告もある[77〜79]。

11. ジルチアゼムは腎機能を保持するとされてきたが，その有効性については議論が分かれる[80〜83]。糸球体や尿細管の機能を保つうえで有効かどうか，早期に腎機能を改善させるかどうかについては，研究結果の間に矛盾が認められる。ある研究では，ジルチアゼムが遅発性の腎機能低下を引き起こすことを指摘している[42]。尿量は増加するが，Ccr は変化しない，ともいわれている。
    a. ジルチアゼムは輸入細動脈を拡張させることで腎血管抵抗を低下させ，結果として RBF と GFR を上昇させる。尿細管の再吸収に直接作用して，ナトリウム排泄を増やし，Ccr および自由水クリアランスが上昇する。カルシウムの尿細管細胞への流入は腎障害を起こしうるが，ジルチアゼムはこれを最小限に抑制するといわれている。
    b. ジルチアゼムは，血管拡張目的にかぎって用いられている。腎機能の低下には，CPB 中の低血圧も関与している。
12. ドパミンもジルチアゼムも，腎保護目的での単独投与は推奨されないが，ある研究では，ドパミン（$2\mu g/kg/min$）とジルチアゼム（$2\mu g/kg/min$）の併用で，Ccr・浸透圧クリアランス・自由水クリアランスが上昇したが，尿細管障害は認めなかったと報告している[84]。
13. フロセミドは尿量を増加させるため術中にしばしば使用され，著明な容量負荷，高度の乏尿，高カリウム血症の患者で有効である。しかし，フロセミドの使用により，術前に腎機能が正常であった患者でさえ，腎障害のリスクが下がるどころか，逆に高まる場合がある[79]。このように，フロセミドは腎保護的な薬物ではなく，適応のある場合に限定して使用する。
14. マンニトールは，尿細管の流量を増やして利尿を得ることを目的に，CPB 中に投与することがある。浸透圧が上昇し，組織の浮腫が軽減するほか，心筋保護液による心停止後の細胞の腫脹を軽減させる可能性もある。通常は，CPB の充填液に 25〜50g を加える[85]。
15. 血液濾過は，CPB 終了前に自由水を除去するために行われる。術前の CHF，特に尿量が不十分であった場合には，過剰な水分を除去する方法として有効である。腎機能に対して直接有効な作用があるわけではないが，リスクの高い患者では，血行動態，止血能，呼吸機能の改善が期待できる[86]。
16. 抗線溶薬は腎障害に伴う出血傾向（尿毒症性血小板機能障害）を最小限に抑える目的で，その投与を検討する。しかし，ε-アミノカプロン酸やアプロチニンは腎機能に影響するため，慎重に用いなければならない。
    a. ε-アミノカプロン酸は，尿細管障害にはある程度関与する（β_2-ミクログロブリンを増加させる）が，Ccr にはほとんど影響しない。透析が行われていない腎障害患者に対して，最も安全に使用できる抗線溶薬であると考えられている[87,88]。
    b. アプロチニンは尿細管に 5〜6 日間とどまって能動的に吸収され，尿細管の再吸収機構に可逆的な負荷をかける。術前腎機能が正常な患者であれば，クレアチニンのわずかな上昇だけでこの状態を代償できるが，尿細管機能の低下した患者では，尿細管障害が遷延することがある[89〜91]。血清クレアチニンは，約 20％の患者で 0.5mg/dL 以上上昇，約 4％の患者で 2mg/dL 以上上昇するといわれているが，どちらにしてもアプロチニン非投与群と比較すると，上昇率は大きい[92]。中等度の腎障害患者に使用すべき投与量を示したガイドラインはないが，少量であれば使用

可能である。慢性腎不全でも透析症例であれば，アプロチニンを安全に使用できる。

V. 術後乏尿と腎不全

A. CPB 中の血液希釈は，細胞外容量を増加させ，一般的に術直後に多量の尿の流出をもたらす。開心術後の場合，尿量が **0.5mL/kg/hr 以下**であれば，乏尿とみなす。一過性の乏尿は，ほとんどの場合で術後 12 時間以内に起こり，輸液負荷や低用量の強心薬に反応する。しかしながら，乏尿が続く場合は一般的に，遷延する低血圧や低心拍出量による急性腎不全の徴候と考えられる。血清クレアチニンは，CPB 直後は希釈のため低値となることが多いが，腎機能が障害されていると，その後まもなく上昇する。

B. 術後腎障害の発生率は，その定義により値が異なる。術前血清クレアチニンに対して 15％，または 0.5mg/dL（44μmols/L）上昇した場合を腎障害，と定義する研究が多いが，Ccr が 15mL/min 以上低下し，40mL/min 未満になったものと定義するものもある[55]。心臓手術を受けた患者のうち約 10％が，このような腎機能障害に陥る。2004 年の STS データベースでは，血清クレアチニンが 2.0mg/dL 以上で，かつ術前の 2 倍以上となったもの，と定義している。この定義に従うと，発生率は 5％未満となる。定義をゆるくすれば，腎不全の発生率は高くなる。例えば，血清クレアチニン 30％上昇と定義すれば腎不全発生率は 17％だが，25％上昇とすれば発生率は 42％であったと 2 つの研究で報告されている[44,54]。

1. **非乏尿性腎不全**とは，クレアチニンは上昇するが尿量は 1 日 400mL 以上ある場合，と定義される。非乏尿性腎不全は術後ごくふつうに認められるもので，手術自体は問題なく行われたが，術前から腎障害があったか，腎障害が進行するリスクがあった患者で起こることがある。この場合，腎臓のダメージは比較的軽く，死亡率は約 10％である。ほとんどの患者で，腎機能が自然に回復するまで適切な輸液と多めの利尿薬投与を行い，尿量を適正化する管理を行えばよい。
2. **乏尿性腎不全**とは，1 日の尿量が 400mL を下回るもの，と定義される。発生頻度は 1～2％であるが，しばしば透析を要し，死亡率は 50％に達する。術後早期の段階でさまざまな方法により透析を開始し，全身状態を改善させる処置がとられているにもかかわらず，死亡率はここ 10～15 年，変化していない。これは，ハイリスク患者の心臓手術と，低心拍出量，呼吸不全，感染症，脳卒中など，腎不全を反映すると思われる。ある研究では，透析前または透析開始後 48 時間以内にこれらの合併症のうち 3 つを認めた場合，死亡率は 90％にのぼるが，合併症がまったくない場合の死亡率は 15％であると報告されている[93]。

C. 術後腎不全の原因（**表12.1 参照**）
1. 血液希釈および低体温下での低灌流量，低灌流圧，非拍動流が，腎機能に複雑な影響を及ぼしているにもかかわらず，虚血性の急性尿細管壊死（ATN）の最も一般的な原因は，**低心拍出量状態**であるといわれている。これは極端な末梢血管収縮によるところが大きく，α刺激薬の使用が関与していることも多い。術後 12～24 時間に乏尿の主な影響が出てくるが，この時期の水分過剰と高カリウム血症により，肺や心筋に

合併症をきたし，術後の回復が遅れる可能性がある。
2. 腎臓は非常に自己調節能が高い臓器であり，腎臓の灌流圧が低下しても，RBF，GFR，濾過率，尿細管での再吸収が維持されるようになっている。腎臓が本来もつ自己調節機構としては，輸入細動脈の血管抵抗低下および輸出細動脈の血管抵抗上昇がある。低心拍出量状態や低血圧が遷延する場合，または強力な昇圧薬を使用している場合，濾過予備能を超える負荷がかかり，著しい腎血管収縮とGFR低下をきたす。腎不全は，このような腎前性の問題に対する代償機構の破綻と，虚血性の尿細管壊死が連続して起こった結果，生じたものである[94]。腎臓の予備能がもともと低い患者では，特にこれら障害の影響を受けやすい。

D. このため，腎前性の高窒素血症およびATNの管理は，腎血流を改善する方法で行われる。腎血流低下による初期障害では，腎前性の高窒素血症が現れるが（表12.2），尿細管機能を示す指標は保たれている。以上の所見を認めた場合は，腎前性の障害の補正とATNの予防を行うことができる。腎前性の障害が遷延すると，ATNが進行し，臨床所見としても検査所見としても，尿細管障害が明らかとなる[95]。

E. 開心術後の急性腎不全に関して3つのパターンが存在することが約20年前に認識されたが，基本的には現在も同様の考え方が通用する（図12.1）[96]。まず"短期間の急性腎不全"と呼ばれる状態は，腎虚血をきたす一過性の術中の障害である。血清クレアチニンは術後4日目でピークに達し，その後正常化する。2番目は"明らかな急性腎不全"と呼ばれ，心機能低下の遷延から生じる急性腎不全である。クレアチニンは高値となるが，血行動態が改善すれば，1～2週間で徐々に元の値に戻る。3番目は"遷延性の急性腎不全"と呼ばれ，心機能低下から回復した後に生じる腎不全である。クレアチニンが低下し始めたときに，しばしば敗血症や低血圧といった別の影響が生じることで，ク

表 12.2　乏尿の原因の評価

	腎前性	腎性
BUN/Cr	＞20：1	＜10：1
尿中 Cr/血清中 Cr	＞40	＜20
尿浸透圧	＞500	＜400
尿浸透圧/血清浸透圧	＞1.3	＜1.1
尿比重	＞1.020	1.010
尿中 Na（mEq/L）	＜20	＞40
FE_{Na}	＜1%	＞2%
尿沈渣	硝子様円柱	尿細管上皮 顆粒円柱

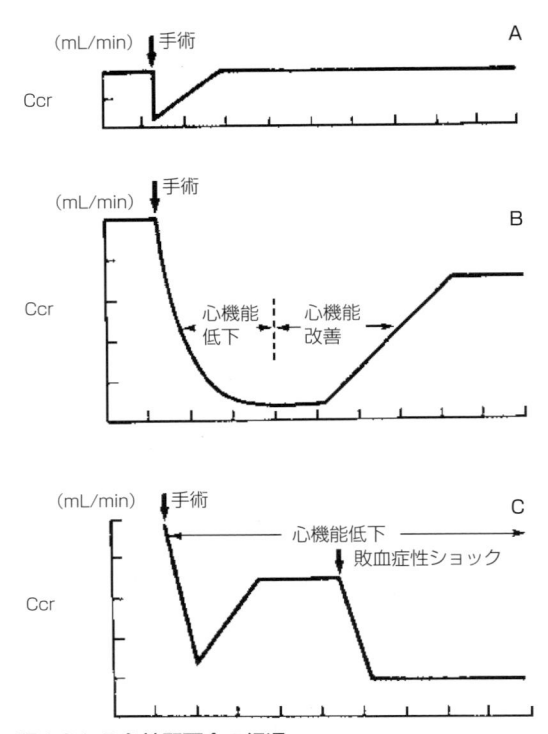

図 12.1　開心術後に認められる急性腎不全の経過
A：短期間の急性腎不全，B：明らかな急性腎不全，C：遷延性の急性腎不全。Ccr は，血清クレアチニンの上昇と平行して低下する。

レアチニンは再上昇し，場合によっては不可逆的となる。クレアチニンの上昇とともに生じた乏尿は，肺機能に重大な影響を及ぼすが，早期に透析を開始すれば，余分な水分を除去して肺水腫を最小限に抑えることが可能である。

F. 評価（**表 12.2** 参照）[95, 97]
  1. 血行動態を評価する（充満圧，心拍出量）。
  2. 腎機能に影響を与える薬物の投与歴を確認する。
  3. 血清中の BUN，クレアチニン，電解質，浸透圧を測定する。
     注意：ATN では，BUN はクレアチニン上昇に比べて，軽度もしくは同程度に上昇する。これに対して，クレアチニンの上昇が軽度にもかかわらず，BUN が不均衡に上昇する場合は，腎前性の問題のほか，タンパク質摂取の増加，完全静脈栄養（TPN），消化管出血，異化亢進，ステロイド投与など尿素産生を増加させる原因が考えられる。
  4. 尿沈渣を検査する。尿細管が損傷されると，尿細管上皮や顆粒（"濁った褐色"）がみられ，低灌流時にはヒアリン結晶が認められる。尿中ナトリウムや尿浸透圧など尿細

管機能に関する検査結果は，利尿薬使用中は不正確になるので，尿沈渣の検査が重要である。
5. 尿中ナトリウム濃度（U_{Na}），尿中クレアチニン濃度（Ucr），尿浸透圧（U_{osm}）を測定する。これらによって腎前性と腎性が鑑別できるが，これらの解釈も利尿薬の影響を受ける。U_{Na} < 20mEq/L で U_{osm} > 500mOsm/kg の場合，腎前性の可能性が高い。しかし，乏尿の患者では腎前性障害であっても，尿量の低下に従って U_{Na} が上昇する。
   a. このような場合，ナトリウム排泄率（FE_{Na}）の計算が有用である。

$$FE_{Na} = \frac{U_{Na} \times Pcr}{P_{Na} \times Ucr} \times 100$$

   ＊ U は尿中，P は血清中を表し，それぞれ尿中または血清中のナトリウムまたはクレアチニン濃度を示す。

   b. 乏尿の患者が ATN をきたした場合，FE_{Na} は 1 ～ 2% 以上となるが，FE_{Na} が 1% 未満の場合はナトリウム・水の再吸収などの尿細管機能が保たれており，腎障害は腎前性であることを示唆する。血行動態の改善に伴って腎機能が回復する時期に，ナトリウムの移動により FE_{Na} の上昇が認められる。しかし，造影剤の腎毒性や肝腎症候群に関連した ATN の患者では，FE_{Na} は低値となる。
6. その他の電解質，血糖，酸塩基平衡を頻回に測定する。
7. 腎臓の大きさの評価や尿路閉塞の鑑別を目的に，超音波検査を行う。腎塞栓が疑われる場合は，腹部 CT を行うことがある。

G. 乏尿の治療（Box12.2）：腎機能障害の最初の徴候が現れたときに治療を開始することが有益であり，ATN の予防につながる[95, 97]。しかし，いったん ATN が生じると腎機能の回復を促す手段はなく，さらなる障害を避けるしかない。全般的には，組織の浮腫を軽減するように，尿量の維持に注意を払う。著しい電解質異常や代謝性の問題が生じた場合，他の手段や透析により補正しなければならない。
1. Foley カテーテルが膀胱に留置されていること，通過性に問題がないことを確認する（これにより閉塞性の腎症を否定できる）。必要に応じて生理食塩水でカテーテル内を洗浄またはカテーテル交換を試みてもよい。
2. 腎毒性物質を避ける（NSAIDs，腎毒性のある抗生物質）。
3. 血行動態の改善をはかる。低血圧や腎血流をさらに低下させるような問題が新たに加わると，遷延性の急性腎不全状態へと進展する。これには循環血液量減少（しばしば消化管出血），不整脈（心室頻拍，頻脈性の心房細動），降圧薬服用，敗血症などがある。
   a. 前負荷が過剰にならないように適正に保つ。敗血症でしばしば認められる毛細管漏出の状態では，過度の補液が非心原性の肺水腫を招くことがある。
   b. 心拍数を適正化して，不整脈を治療する。
   c. 強心薬を用いて，心収縮力を改善する。
   d. 血管拡張薬を用いて後負荷を軽減し，腎血管の収縮を起こす薬物の除去に努める。ACE 阻害薬とアンギオテンシン受容体拮抗薬（ARB）は使用しない[98]。
      ⅰ. 過度に血圧を下げてはならない。もともと高血圧や慢性腎不全がある場合，腎動脈の狭窄を伴っていることも多く，腎血流を維持するために，高めの血圧（収縮

Box 12.2　尿量低下時の治療

1. Foley カテーテルが膀胱内にあり，通過性があることを確認する。
2. 心機能を改善する：
    循環血液量減少の治療
    不整脈のコントロール
    心収縮力の改善
    後負荷が高ければ下げるが，血圧 150mmHg までは許容する。
3. 利尿薬やその他の薬物を投与する：
    フロセミドを増量しながら静注（500mg まで），または 10 〜 60mg/hr で持続静注
    クロロチアジド 500mg 静注をループ利尿薬に追加
    ブメタニド 4 〜 10mg 静注，または 1mg ボーラス静注後 0.5 〜 2mg/hr で持続投与
    フロセミド・ドパミン（±マンニトール）のカクテル療法
    ネシリチド 2μg/kg を 1 分で投与，その後 0.01 〜 0.03μg/kg/min で投与
    ドパミン 2 〜 3μg/kg/min
4. 上記の治療が無効な場合：
    不感蒸泄量まで水分を制限する。
    薬物の投与量を再調整する。
    カリウムの摂取を避ける。
    栄養：必須アミノ酸食
        透析中であれば高窒素の経管栄養
        4.25％アミノ酸と 35％ブドウ糖の TPN
5. 早期の血液濾過または透析を検討する。

期圧 130 〜 150mmHg）を要するからである。
　　　　ⅱ．血管拡張作用のある強心薬（イナムリノン，ミルリノン，ドブタミンなど）を使用している場合，体血圧を維持するために，α 刺激薬を必要とすることがある。この場合，ノルエピネフリンは腎機能にほとんど影響がないため，使用しやすい薬物である[37]。とはいえ，ある程度の腎血管収縮はきたすので，既存の腎障害がある場合には悪化する可能性もある。
　　　e．複数の強心薬を投与しても心機能が低下したままの場合，IABP 挿入を考慮する。これにより，尿量が突然，劇的に増加することがある。
　4．血行動態を改善させても乏尿が続く場合，次の治療は**利尿薬**の選択である。利尿薬は，腎機能の回復や ATN の経過に直接影響することはなく，逆に手術死亡率の増加や，腎機能回復の遅れに関与するのも事実である[69, 95, 99〜101]。しかし，腎不全早期に投与すれば，乏尿性腎不全を非乏尿性腎不全へと移行させることができ，体液の貯留による肺機能への悪影響を，最小限に抑えることができる。尿量の増加は，「利尿薬反応型」の患者における腎障害の進展がそれほど深刻でないことを示している。
　　　a．ループ利尿薬は，尿量を増やすための第一選択薬である。これは Henle 係蹄の上行脚でのナトリウム再吸収を阻害し，遠位尿細管への溶質（ナトリウム）流入を増

加させる。尿細管での水の再吸収を抑制することにより，ナトリウムと自由水のクリアランスが増し，尿細管の閉塞を防ぐ。また，比較的軽度ではあるが，腎血管拡張作用ももち，RBF と GFR が増加し，腎髄質の酸素化が改善される。
- b. フロセミドは 10mg 静注から始め，徐々に投与量を増やしていく。しかし，急性腎不全が進行した場合には 100mg 程度の静注が必要で，耳毒性を軽減するために 20 ～ 30 分かけて投与する。数時間経っても尿量が増加しないようであれば，次の手順を行う。
    - i. 静注量を 200mg まで増量する（1 日の投与量は計 1g までとする）。
    - ii. フロセミドを**持続静注**する[38,39,102]。負荷量として 40 ～ 100mg を投与し，その後 10 ～ 40mg/hr で開始する。静注速度を上げる前に，再度ボーラスで投与する。
    - iii. フロセミドの代わりに，ブメタニドを使うこともできる。ボーラスで 4 ～ 10mg 静注するか，1mg を初期投与した後に，Ccr に応じて 0.5 ～ 2mg/hr の持続静注を開始する[38]。ただし，どのループ利尿薬が最も有効かということに関する証拠はない。
5. 利尿を得るためには，さまざまな薬物の**併用療法**が有効である。
    - a. ループ利尿薬に**チアジド系利尿薬**を加える。これにはクロロチアジド 500mg 静注，メトラゾン 5 ～ 10mg の内服または経鼻胃管からの投与，ヒドロクロロチアジド 50 ～ 200mg 1 日 1 回 内服などがある。チアジド系が遠位ネフロンに作用する一方，ループ利尿薬が遠位尿細管の溶質流入を増加させて，相乗的に効果を発揮する。利尿薬に抵抗性があり，ループ利尿薬を投与しても U_{Na} が低値であるような患者の場合，この組み合わせが特に有効である[38,103]。
    - b. ドパミンとフロセミドの併用は，ドパミンによる腎血管拡張と RBF 増加により，フロセミドが Henle 係蹄に届きやすくなり，ナトリウム利尿を促進するといった相乗効果がある[104]。
    - c. マンニトール（20% Osmitrol 500mL），フロセミド（1g），ドパミン（2 ～ 3μg/kg/min）の併用療法を乏尿から 6 時間以内に開始すると，利尿が得られて腎機能の早期回復が得られる[105]。
6. ネシリチドは，特に心不全の患者や，CPB の使用など神経内分泌系の活性化がみられる状態において，利尿を促すとともに肺動脈圧を下げる効果にすぐれる。主に輸入細動脈を拡張させ，またより軽度ではあるが，輸出細動脈を拡張させて RBF が増加する。利尿薬が尿細管に届きやすくなり，ループ利尿薬と相乗的に作用する。このため，利尿薬に抵抗を示す患者に有用である。投与方法としては，まず 2μg/kg を 1 分かけてボーラス投与し，続いて 0.01 ～ 0.03μg/kg/min で持続投与する[76,106]。
7. フェノルドパムに関するある調査では，術後に血清クレアチニンが 50% 上昇した場合，または 1.5mg/dL 以上で 25% 上昇した場合，0.05 ～ 0.2μg/kg/min で 72 時間投与すると，死亡率および透析を要する率の有意な低下が認められた[107]。
8. "**腎用量**"のドパミン投与（2 ～ 3μg/kg/min）は，乏尿性腎不全の際によく用いられるが，ドパミンには ATN を防ぐ効果はなく，一度 ATN に陥ってしまうと，罹病期間，透析を要する率，生存率への影響はないとする報告が多数ある[95,108～115]。
    - a. ドパミンは DA1 受容体，α受容体，DA2 受容体に作用する。健常人やうっ血性心不全の患者では，ドパミンにより RBF と GFR が増加し，利尿とナトリウム排泄増加がみられる。しかしこれは，ドパミンの陽性変力作用または尿細管への影響に

よるところが大きい．ドパミンの腎臓への影響および血中濃度は，投与量のみでは推測できない，との複数の研究がある[108]．
  b. ドパミンは腎機能への保護作用自体はないが，通常，尿量を増加させ（これは呼吸機能の改善には有効である），乏尿性のATNを非乏尿性に変える．このような変化が得られる患者の多くは，ATNの程度も軽度で，"利尿薬反応性のATN"と考えられる．
  c. ICU重症患者におけるドパミン使用は，回復を妨げる可能性もある，という報告もある．臓器の酸素化の悪化，消化管機能の低下，内分泌および免疫系の抑制，呼吸中枢の抑制などが認められている[111]．
  d. ドパミンやドブタミンが腎機能に及ぼす作用とその有用性は，複数の研究で評価されている．ある研究では，腎用量のドパミンは，Ccrを改善させることなく，尿量を増加させ，一方ドブタミンはドパミンと正反対の作用をもつことが示されている[116]．また別の研究では，ドパミンは血行動態上の効果に関係なく，利尿とCcrの改善をもたらすが，ドブタミンは腎臓に関して，いかなる効果もないと報告されている[117,118]．
9. 注意：マンニトールは浸透圧利尿薬で，術中血液希釈が生じている間の血清浸透圧を上げ，組織の浮腫を軽減させる目的でよく用いられる．尿細管の流量を増やし，尿細管細胞の浮腫を軽減し，尿の流出が増加する[85,119]．しかし，術後には，その浸透圧効果により水分が血管内に移行するため，使用は避けたほうが賢明である．水分が過剰な状態で利尿が得られなければ，理論的には肺水腫が生じることになる．事実，血清浸透圧が著明に上昇すれば腎血管収縮を生じ，腎不全を引き起こす．

H. 腎不全が進行してからの治療
1. 腎不全が進行した場合，治療方針としては血行動態を改善させ，余分な輸液を極力少なくし，適切な栄養を投与する．早期に透析を開始して合併症を防ぎ，生命予後の改善をはかる．高血圧の患者では腎臓も高い灌流圧を要するため，通常よりも血圧を高めに維持する必要がある．
2. 水分出納が等しくなるよう（すなわち，摂取量＝排泄量）厳密に制限しながら，さらに5％ブドウ糖含有0.2％生理食塩水を1日500mL（約200mL/m^2/日）負荷する．毎日の体重測定は，日々の体水分量の変化を知るために有用であるが，栄養状態が体重に及ぼす影響を考慮に入れなければならない．
3. 電解質と血糖を測定する．
  a. カリウムの投与や，カリウムを上昇させる薬物（β遮断薬，ACE阻害薬）を中止する．高カリウム血症は，452〜453ページに述べた方法で補正する．
  b. 低ナトリウム血症は，水分制限により治療する．
  c. 代謝性アシドーシスは，血清炭酸水素イオンが15mEq/L以下まで低下したら補正する．
  d. 高血糖，およびカルシウム・リン・マグネシウム代謝の異常を補正する．
4. 薬物療法
  a. 腎機能を障害する薬物を中止する（アミノグリコシド，NSAIDs，ACE阻害薬，アンギオテンシン受容体拮抗薬）[98]．
  b. 腎排泄もしくは腎代謝の薬物を中止，もしくは投与量を調整する（特にジゴキシン，

プロカインアミド，抗生物質など）（Appendix 7, 8 参照）。
c. 制酸薬（プロトンポンプ阻害薬）を投与し，消化管出血のリスクを軽減する。
5. Foley カテーテルを抜去し，尿量に応じて毎日もしくは必要時に導尿する。尿を培養検査に提出する。
6. 可能であれば経腸栄養とし，栄養状態を改善する。
    a. 食事が可能な患者であれば，必須アミノ酸の含まれた食事療法を行う。透析患者では，透析中 3〜5g/hr のタンパク質を喪失するのでタンパク質制限をすべきではない。1日およそ 1.5g/kg のタンパク質を摂取する。
    b. 食事は不可能だが消化管に問題のない患者の場合，透析を行っているのであれば，窒素量の多い経管栄養が可能である。急性腎不全では，タンパク質量をほとんどの場合で変える必要はなく，高カリウム血症がなければ，通常の経管栄養でよい。慢性腎不全だが透析は必要でない場合，1日のタンパク質摂取量が 0.5〜0.8g/kg となるように，低タンパク質の栄養剤を用いる。
    c. 経管栄養が行えない患者の場合，カリウム，マグネシウム，リンを含まない組成の 4.25％アミノ酸と 35％ブドウ糖による TPN が推奨される。
    d. 早急な透析または血液濾過の開始を検討する。

VI. 血液濾過と透析（表 12.3）[120, 121]

A. 血液濾過や血液透析は，過剰な水分や溶質を除去し，電解質バランスを整える目的で行われるが，尿毒症に伴う出血傾向や感染リスクを軽減するという意味もある。よってこれらを行う全身的な適応としては循環血液量過多，高カリウム血症，代謝性アシドーシスなどがある。しかし，乏尿性の急性尿細管壊死（ATN）やクレアチニン上昇の初期

表 12.3 血液濾過と透析の手技

患者の状態	HD	SCUF	CVVH	CVVHD
血行動態が不安定	不適応	3+	3+	3+
ヘパリン禁忌	2+	1+	1+	1+
ブラッドアクセスの問題	3+	3+	3+	3+
体液過剰	2+	3+	3+	3+
高カリウム血症	3+	0	2+	3+
重度の尿毒症	3+	0	1+	2+
呼吸器合併症	2+	3+	3+	3+

HD：血液透析，SCUF：緩徐持続的限外濾過，
CVVH：持続的静脈 - 静脈血液濾過，CVVHD：持続的静脈 - 静脈血液透析
0：わずかな効果のみ，1+：有効，2+：より有効，3+：さらに有効

段階で，これらの処置を開始するかどうかは，重要かつ難しい判断である。術前のクレアチニンが 2.5mg/dL 以上の患者に対して"予防的に"術前透析を行った症例と，クレアチニンが元の値より 50％以上上昇した場合に初めて透析を行った症例を比較すると，圧倒的に前者の生存率が高かったという報告がある[122]。また，早期（術後平均 2.5 日以内）に持続的静脈-静脈血液濾過（CVVH）を開始すると，生存率が高くなったという報告もあり[123]，早期かつ積極的な透析により，生存率が向上するといわれている[124]。このように BUN やクレアチニンが著しく上昇する前に透析を行うことで，予後が改善するという数多くの証明がある[124]。すでに体液過剰状態にある心臓手術術後早期の患者には，特にこれがあてはまる。

B. 血液濾過を行うか透析を行うかは，原則として患者一人ひとりの適応および，血行動態の安定性にしたがって決定する。静脈のみを使って持続的血液濾過を行う方法は，不安定な患者や動脈のアクセスが限られた患者にも問題なく施行できる。

C. 間欠的血液透析（HD）
  1. 原理：溶質は血液中から，中空線維でできた半透膜を，濃度差による拡散によって通過し，透析槽へ移動する。溶質によっては，静水圧差で生じる対流によっても移動する（限外濾過）。
  2. 適応：適応となるのは，血行動態が安定している患者における高カリウム血症，酸塩基平衡の異常，体液過剰，異化亢進である。溶質（尿素，クレアチニン）の除去や，重度の酸塩基平衡異常の補正に対して最も有効な手段であり，本来は水分を除去するものではないが，限外濾過を併用することで除水も可能である。
  3. アクセス：標準的な HD は，12Fr のダブルルーメンカテーテル（Niagara slim-Cath, Bard Access Systems 社）を内頸静脈または鎖骨下静脈に留置して行うが，鎖骨下静脈のほうが，静脈血栓症を生じやすい。大腿静脈に留置した場合も下肢の血栓症の危険性があるが，非常に短期間の透析に用いることができる。長期間の透析を要する患者では，感染のリスクを抑えるために，ダブルルーメンカテーテルの Permcath（Quinton Instrument 社），HemoGlide, HemoSplit（Bard Access Systems 社）などの長期血液透析カテーテルを内頸静脈に挿入し，皮下トンネルを通しておく。その後，維持透析用のシャントを造設する。腎機能回復の見込みがなくシャント作成が予想される場合，片方の腕の血管は極力保護しておく。
  4. 手技：間欠的 HD は，3～4 時間かけて行う。血液は 300～500mL/min の速度で透析カラムへ送られ，透析液は血液と反対方向に 500mL/min の速度で注入される。ヘパリンが一般的には用いられるが，出血の問題があったりヘパリンによる血小板減少が認められる場合には，ヘパリンなしで HD を行うこともできる。
  5. 問題点
      a. 透析中の血行動態の変動は，生体適合膜，重炭酸槽，高濃度ナトリウム透析液の初期使用，低温，透析中の体液量調整などにより，ある程度軽減することができる[95]。しかし間欠的 HD の際，循環血液量減少や交感神経反射の減弱をきたす場合が多く，特に短時間で大量の除水を試みた場合に起こりやすい。膠質液の投与や輸血，循環補助（α刺激薬やミドドリン経口服用）が必要となる場合が多い。したがって，血行動態が不安定な患者には，HD は避けるべきである。

b. 透析の機械は複雑かつ高価であり，専門的技術を要する。

D. **持続的静脈-静脈**システムは，さまざまな利用が可能で，緩徐持続的限外濾過（SCUF），持続的静脈-静脈血液濾過（CVVH），持続的静脈-静脈血液透析（CVVHD）などがある[121]。
  1. 原理：圧閉ポンプが回路に組み込まれており，静脈から能動的に脱血し，回路を回って透析膜を通過した後，静脈系に返血する。CVVHDでは，透析カラムの中では透析液は血液と反対方向に流れる。溶質は濃度差に応じて拡散により透析膜を通って，透析液へ移動する。
  2. 適応：これらのシステムは水分過剰の患者に適応され，特に血行動態的に不安定な場合や，血圧の低い患者に用いられる。CVVHで置換液として組成の異なる電解質液を用いると，緩徐な電解質補正が可能となる。電解質異常が高度な場合や異化亢進状態の場合は，CVVHDのほうが管理しやすい。
  3. アクセス：内頸静脈，鎖骨下静脈，大腿静脈に12Frのダブルルーメンカテーテル（それぞれの腔の大きさは12ゲージ）を留置して行う。
  4. 手技（図12.2）
    a. 透析効率のよい生体適合性の血液透析カラムを圧閉ポンプの下流に組んで，回路の脱血側よりヘパリンを注入し，透析カラム出口（返血例）の血液で，部分トロンボプラスチン時間（PTT）が45～60秒となるようにコントロールする。

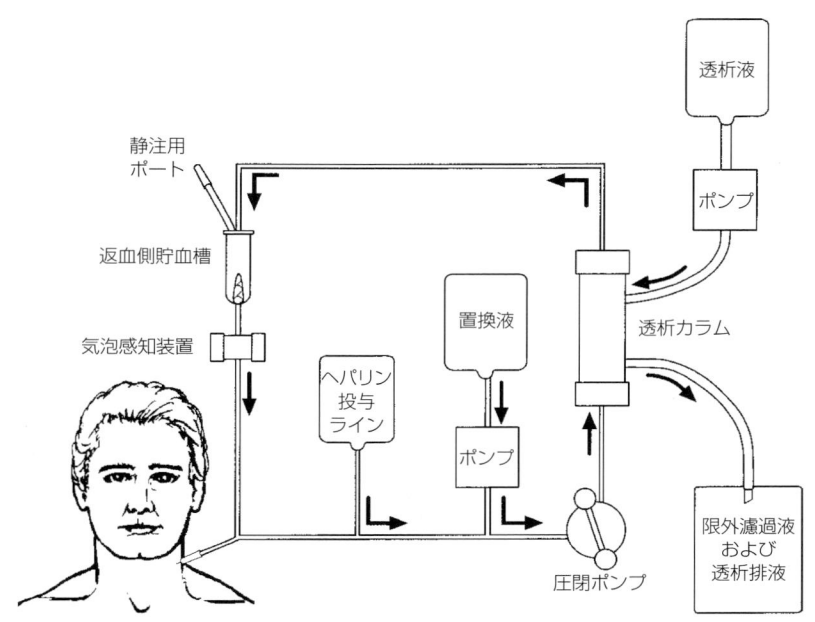

図 12.2　持続的静脈-静脈血液濾過（CVVH）および透析（CVVHD）のセットアップ
内頸静脈に留置したダブルルーメンカテーテルを用いて，圧閉ポンプにより脱血回路から血液を引き，透析膜を通して再び静脈に血液を返す。血液とは逆向きに透析カラムに透析液を流すことにより，透析が成立する。

b. SCUFの場合，どの程度のマイナスバランスにするかで濾過速度を設定し，置換液は投与しない。このシステムでは，回路内に凝血が起こりやすくなるが，その理由は限外濾過によって血漿成分が取り除かれ，透析膜から出る際にヘマトクリットが上昇するからである。

c. CVVHの場合，血液ポンプは通常100mL/minに設定され，濾過速度は前もって999mL/hrに設定されている。血液は気泡感知装置を通過した後，患者に戻る。クエン酸置換液（これによりヘパリンが不要になる）や重炭酸溶液（肝機能障害のある場合）が，脱血回路や返血側の貯血槽に注入される。補液の投与量は1時間あたりの目標除水量によって決まる。ある程度は溶質の除去も可能である。クエン酸を使用した場合，カルシウムイオン濃度が1.0mmol/L未満であれば，グルコン酸カルシウムを持続注射する。

d. CVVHDの場合，透析液（Diancal 1.5%：2Lバッグあたり23%塩化ナトリウムを4mL含有）を，透析器に999mL/hrの速度で注入する。

5. 制限
   a. 回路内をヘパリン化し，凝血を防ぐ。
   b. 動脈-静脈の血液透析と比較すると，ポンプの分だけシステムが複雑で，高価になる。

E. **持続的動脈-静脈血液濾過（CAVH）**：この限外濾過手技は，通常は術中，CPB終了前に過剰な水分を除去するために行われる。ハイリスクの患者で，血行動態，止血能，肺機能を改善させるという利点がある[86]。術後に行う場合，動脈の穿刺，フィルターの凝血予防のためのヘパリン化，血液濾過を行える静水圧を得るための十分な動脈圧などが必要であるといった問題がある。これらの点から，ほとんどの施設ではCAVHよりもCVVHが選択されている。

F. **腹膜透析**は，呼吸状態を悪化させる腹部膨満や糖の吸収を生じ，さらに腹膜炎のリスク伴うため，心臓手術患者で行われることはほとんどない。通常は，長期にわたって腹膜透析を行っている患者に限られる。

Ⅶ. 高カリウム血症

A. 原因
1. 術中に使用する多量のカリウムを含む大量の心筋保護液。負荷されたカリウムは，腎機能が正常であればすぐに排泄されるが，既存の腎障害や他の原因で乏尿をきたした場合に，高カリウム血症が問題となる。
2. 乏尿を伴う低心拍出量状態。カリウム濃度が致死的な速さで上昇することがあるので注意する。
3. 重度の組織虚血。四肢末梢（末梢血管障害やIABPの合併症）や腹腔内（腸管虚血）で発生する。高カリウム血症は，これらの問題が発生した際の最初のサインとなることがある。
4. 急性および慢性の腎不全

5. カリウム排泄を阻害する薬物やカリウム濃度を上昇させる薬物（ACE 阻害薬，カリウム保持性利尿薬，NSAIDs，アンギオテンシン受容体拮抗薬，β遮断薬）

注意：高カリウム血症は，低心拍出量や虚血に伴うアシドーシスによって助長されることを忘れてはならない。pH が 0.2 変化すると，血清カリウム濃度は 1mEq/L 変化する。しかし，臓器がアシドーシスの状態にある場合は，カリウム濃度はさらに上昇しやすいが，その原因は pH の変化というよりは，組織破壊および細胞からのカリウム放出（乳酸アシドーシスの場合），インスリン量不足および高血糖（ケトアシドーシスの場合）にある。

B. **主な所見**として心電図の変化がある。カリウム濃度が急速に 6.5mEq/L 以上に上昇すれば，心停止をきたす可能性がある。高カリウム血症の心電図は，必ずしも古典的に述べられているような形の変化をみせず，カリウム濃度そのものよりも，上昇する速さに関係する。心電図変化には以下のものがある。
  1. T 波の尖鋭化
  2. ST 低下
  3. R 波の減高
  4. PR 間隔の延長
  5. P 波の消失
  6. 幅広い QRS，徐脈，心停止，心室細動
  7. ペーシングしている場合，高カリウム血症ではペースメーカの刺激に反応しにくくなることがある。

C. **治療**：細胞膜の安定化，カリウムの細胞内への移行と体外への排出の促進が必要となる。
  1. 心機能を改善する。
  2. 心毒性域に達していれば（$K^+ > 6.0mEq/L$），グルコン酸カルシウム 10% 溶液 5～10mL（0.5～1g）を 15 分かけて静注し，細胞膜を安定化させる。
  3. カリウムを含む物質や，カリウム濃度を上昇させる薬物（上記参照）を中止する。
  4. カリウムを細胞内へ移行させる方法は，以下のとおりである。
      a. レギュラーインスリン 10 単位を，50%ブドウ糖溶液 25g で溶解し，静注する。
      b. 炭酸水素ナトリウム（1 アンプル = 50mEq/L）で代謝性アシドーシスを補正し，pH を 7.40～7.50 とする。
      c. ネブライザーでβ刺激薬を吸入する。細胞内へのカリウム取り込みを促進させる効果がある。
  5. カリウム排泄を増加させる方法は，以下のとおりである。
      a. フロセミド 10～200mg 静注
      b. ケイキサレート 50g をソルビトール 50mL に溶解して注腸投与，または 6 時間毎に 50g をソルビトール 50mL と内服
      c. 9α-fluorohydrocortisone acetate は，レニンやアルドステロンが低値の患者で有効な場合がある。カリウムイオンが細胞内に移行し，また消化管への排泄が増加する。

Ⅷ. 低カリウム血症 [125]

A. 原因
  1. 適切なカリウム補正が行われない状態での極度の利尿。CPB 後は血液希釈により多尿となりやすく，カリウム排泄は尿量に比例する。術後早期に利尿薬を強力に使用すると，著しい利尿とカリウム排泄がみられることがある。
  2. 高血糖管理目的でのインスリンの使用
  3. アルカローシス（代謝性または呼吸性）
  4. 経鼻胃管からの多量の排液

B. 所見：低カリウム血症により，心房性，房室接合部性，心室性の期外収縮を生じ，ジゴキシン誘発性の不整脈が増悪する。心電図では ST の平坦化，T 波の減高，U 波の出現などを認める。

C. 治療：カリウム補正で期外収縮は減少するが，これは自動能や伝導にかかわるいくつかの機序によるものである。
  1. 乏尿や腎障害の場合，急速に高カリウム血症をきたすことがあるので，塩化カリウム点滴投与を始める前に，腎機能や尿量を確認する必要がある。このような場合，より緩徐に投与し，血清カリウム濃度を頻回に測定することが望ましい。
  2. ICU では，塩化カリウムは中心静脈から $10 \sim 20$ mEq/hr（80mEq/250mL に希釈）の速度で投与する。塩化カリウムを 2mEq 投与するごとに，血清カリウム濃度は約 0.1mEq/L 上昇する。
  3. 中心静脈ラインがない場合，高濃度のカリウム点滴は静脈を硬化させるため，末梢からの投与はできない。末梢から投与できる塩化カリウム濃度は，60mEq/L が限界である。経口のカリウム製剤（通常 $10 \sim 20$ mEq 錠）は味が悪く服用しにくいが，コーティングされた製剤もある。

Ⅸ. 低カルシウム血症

A. カルシウムは，心筋の再灌流障害やエネルギー代謝において，複雑な役割を果たしている。血中総カルシウム濃度はタンパク質結合の影響を受ける。手術中は通常，血液希釈，低体温，pH の変化，クエン酸加血液などにより低下するため，イオン化カルシウム（正常値 $= 1.1 \sim 1.3$ mmol/L）濃度を測定しなければならない。低カルシウム血症は，心電図で QT 延長に関与する。

B. 治療
  1. CPB 終了時，SVR の維持および心筋の収縮力の増強を目的として，塩化カルシウム 500mg の一回静注投与が一般的に行われる [126]。また，プロタミン静注時の血管拡張作用を軽減させるために，プロタミンに塩化カルシウムを混合して投与することもある。

2. ICUにおける低カルシウム血症の治療が，心機能の改善という点で，どの程度の意味をもつかは疑問である．実際に，カルシウム塩は，ドブタミンやエピネフリンなどカテコールアミンの強心作用を減弱させる可能性がある．ただし，イナムリノンやミルリノンの作用にはほとんど影響しない[127]．効果は明らかでないが，イオン化カルシウム濃度の測定結果が1mmol/L未満の場合，グルコン酸カルシウム（10％溶液を10mL）が投与されることが多い．ただし，その有効性は明らかではない．血行動態への急激な影響を最小限に抑えるために，塩化カルシウムを"無症状の"低カルシウム血症に投与することは避けるべきである．
3. 塩化カルシウム（0.5〜1g静注）は，低心拍出量症候群や低血圧に突然陥った場合に，緊急に循環を補助する目的で用いられることがある．一時的に血行動態の改善が得られるので，問題の原因を調べ，他の薬物治療を開始するまでの時間稼ぎができる．塩化カルシウムは心停止の際に常用すべき薬物ではない．

X. 低マグネシウム血症

A. マグネシウムは，エネルギー代謝と心臓の電気的興奮に関与する．低濃度では冠動脈攣縮，低心拍出量症候群，人工呼吸の長期化，心房性・心室性不整脈の発生増加，周術期心筋梗塞，死亡率増加との関連がある[128,129]．
B. 通常，術中にマグネシウムの血中濃度（正常値＝1.5〜2mEq/L）を測定することはないが，ある研究によると，70％以上の患者で低下しているという[130]．これは，利尿薬の投与や，単純に血液希釈の結果と考えられる．
C. 硫酸マグネシウム（100mLに2gを溶解）投与によって，マグネシウム濃度を2mEq/L程度まで上昇させると，心房性および心室性不整脈の発生が減少すると多くの研究で報告されている[131〜134]．この効果は，オフポンプの手術中および術後でも認められる[135]．さらに，マグネシウムはエピネフリンの血管収縮反応は抑制するが，強心作用には影響しないことが知られている[136]．CPB終了時と手術翌日の朝に，硫酸マグネシウムを2g投与することが推奨されている．

XI. 代謝性アシドーシス

A. 原因
1. 末梢血管収縮や末梢循環不全を伴う低心拍出量状態が，代謝性アシドーシスの主な原因となることがしばしばある．この状態は手術直後，心筋の機能が不十分なことに加え，低体温で末梢血管が収縮している場合に認められる．α刺激薬の使用により組織血流が障害され，代謝性アシドーシスが遷延する．
2. 低用量のエピネフリンは，心拍出量が十分に保たれている場合，α作用から考えられる以上の代謝性アシドーシスをもたらすことがある．これは高血糖や脂肪融解など，乳酸の生成を促進するような代謝因子によるB型乳酸アシドーシス（組織の低酸素とは関連がない）を意味している[137]．
3. 進行性の代謝性アシドーシスを認めた場合，低灌流による腸間膜の虚血など，腹腔内

に深刻な異常が生じている可能性を考えるべきである。
4. 敗血症
5. 高用量のニトロプルシド
6. 腎不全
7. 急性肝不全
8. 糖尿病性ケトアシドーシス

B. 影響
1. 代謝性アシドーシスの有害な影響は，通常，pHが7.20を下回るまでは出現しない[138]。純粋な代謝性アシドーシス（アシドーシス域のpHで血清重炭酸イオンが減少する）は，深く鎮静された患者で，呼吸による代償がない場合に認められることがある。しかし，通常は間欠的強制換気や自発呼吸により代償性の過換気を生じて，Pco_2 が下がりpHが一部正常化して，影響が軽減される。それにもかかわらず，代謝性アシドーシスの有害な影響は，pHの絶対値（これは炭酸水素ナトリウムで補正できる）よりも，アシドーシスに関連する代謝産物によることがある。
2. 進行性もしくは著しい代謝性アシドーシス（血清重炭酸イオン濃度で評価される）が認められる場合，深刻な事態になる前に補正しなくてはならない重大な問題がある，と考えるべきである。予想される影響としては，以下のものがある。
    a. 心血管系への影響
        ・心収縮力と心拍出量の減少：肝および腎血流の低下
        ・カテコールアミンの陽性変力作用の減弱[139]
        ・静脈の収縮および動脈の拡張により，充満圧上昇と体血圧低下が起こる
        ・肺血管抵抗（PVR）の上昇
        ・リエントリー性不整脈への易移行性，および心室細動への閾値低下
    b. 呼吸器系への影響
        ・呼吸困難と頻呼吸
        ・呼吸筋力の低下
    c. 代謝の変化
        ・代謝需要の増加
        ・組織のインスリン抵抗性，および嫌気性解糖抑制による高血糖
        ・肝による乳酸処理の低下，および肝での乳酸生成の増加
        ・高カリウム血症
        ・タンパク質の異化亢進
    d. 脳機能
        ・脳代謝および細胞容量調節の抑制
        ・意識レベル低下と昏睡
3. A型の乳酸アシドーシスは，循環不全の結果起こる。組織の酸素化障害と嫌気性代謝を反映する。肝臓での乳酸の分解が抑制された状況で過剰な乳酸が産出されるため，アシドーシスが持続する。おそらくは酸血症よりも乳酸イオンが，心血管機能障害に関与している可能性がある。開心術後では乳酸値の上昇（3mmol/L以上）を認めることも珍しくないが，重度の組織虚血を伴う低心拍出量状態を疑う必要がある。心肺時間が長く，心肺中の灌流圧が低く，昇圧薬を使用している患者でよりしばしば認め

られる．これはある程度，術後の低心拍出量および術中の腹部内臓虚血が関係する．ICU 入室時の乳酸値が 3mmol/L 以上の場合，予後不良である[137]．
4. B 型の乳酸アシドーシスは，組織の低酸素状態がない状況で生じる．これは高血糖や脂肪酸代謝の変化により，ピルビン酸が蓄積して乳酸値が上昇するもので，カテコールアミン（特にエピネフリン）に起因する代謝効果のことがある．急性肝不全の場合も，乳酸が分解されず重篤な乳酸アシドーシスがみられる[137,140,141]．

C. **治療**：まず，アシドーシスの背景にある原因を取り除く．重炭酸イオン濃度が 15mEq/L 未満（塩基欠乏が 8～10mmol/L 以上）の場合，一次性代謝性アシドーシス（呼吸性アルカローシスの代償性ではないもの）の補正を行うべきかどうかは，議論の分かれるところである．
1. 重炭酸塩の投与を支持する人は，高度な代謝性アシドーシスは心血管系に著しい悪影響を及ぼすが，これは pH の正常化により補正できると考えている．さらに，pH が高いほうが，カテコールアミンへの反応が良好であるようにみえる．このように，アシドーシスを生じた機序が不明確な場合や，直ちに是正しえない場合は，アシドーシスの補正が非常に重要になることがある[138,142]．
2. しかしながら，重炭酸の投与は血液 pH を補正するが，細胞内 pH は補正しないという意見もある．その根拠は，炭酸水素ナトリウム（$NaHCO_3$）の投与により血行動態が改善したことを示す対照試験が，今まで報告されていないためである．さらに，炭酸水素ナトリウムには，高ナトリウム血症，高浸透圧，ヘモグロビンの酸素親和性の亢進（組織への酸素放出の低下），乳酸の上昇，イオン化カルシウムの減少など，心収縮に不利な影響を及ぼす作用が多数あると考えられている[143]．
3. pH を補正する場合，いくつかの治療薬がある．
   a. 炭酸水素ナトリウム（$NaHCO_3$）の投与量は，以下の式から算出できる．

   $0.5 \times$ 体重（kg）$\times$ 塩基欠乏 $= NaHCO_3$ の mEq 数

   代謝性アシドーシスが高度な患者では，この量を数時間以上かけて投与し，血中ナトリウム濃度を慎重かつ適切にモニターすべきである．
   b. **Carbicarb**（カナダで使用可能）は，炭酸水素ナトリウムと炭酸ナトリウムを等量含む溶液である[144]．炭酸水素ナトリウムよりもすぐれている点は，二酸化炭素と水への分解がそれほど起こらないことと，細胞内の pH をより確実に上昇させることにある．推奨される投与量は，以下の式から算出できる．

   $0.2 \times$ 体重（kg）$\times$ 塩基欠乏 $=$ ナトリウムの mEq 数

   c. トロメタミン 0.3M（THAM または Tris 緩衝液）は，炭酸水素ナトリウムの頻回投与により，高ナトリウム血症を呈した場合でも使用できる．また，二酸化炭素の生成を抑えることもできる．通常は持続静注するが，腎不全には禁忌である．

   体重（kg）$\times$ 塩基欠乏 $=$ 0.3M THAM の mL 数

XII. 代謝性アルカローシス[145]

A. 原因
1. 過剰な利尿，特にループ利尿薬によるもの
2. 経鼻胃管からの排液に応じた静注による電解質補正ができない。
3. 不適切な溶質組成の TPN
4. 呼吸性アシドーシスの代償としての二次性アルカローシス

B. 有害な影響
1. 血中カリウム濃度が低下するため，心房性や心室性不整脈（特にジゴキシンによる不整脈）が生じやすくなったり，神経筋機能が低下する。
2. アシドーシスの場合と同様，カテコールアミンに対する心血管系の反応が悪くなる[139]。
3. 酸素 - ヘモグロビン解離曲線が左方移動するため，組織への酸素供給能が低下する。慢性化した代謝性アルカローシスの場合，これは赤血球内の 2,3- ジホスホグリセレートが増加することによって代償される。
4. 動脈の収縮により，脳血流および冠血流が低下する。頭痛，てんかん発作，テタニー，嗜眠などの神経系の異常が生じうるが，これはアルカローシスによる低カルシウム血症が関連している可能性がある。これらは通常，pH が 7.6 を超えた場合にみられる。
5. 呼吸中枢が抑制され，低換気から二酸化炭素がたまりやすくなり，低酸素症を生じうる。

C. 治療
1. 代謝性アルカローシスは，循環血液量減少（"濃縮性アルカローシス"），低カリウム血症，低塩素血症があると遷延する。このため，これらの因子を補正する治療を行う。
2. アルカローシスを生じる潜在的な要因を評価する。
    a. ループ利尿薬やチアジド系利尿薬を減量する。アセタゾラミド 250 〜 500mg をループ利尿薬とともに静注する。単独で用いると，利尿効果はかなり弱い。低カリウム血症がある場合は，カリウム保持性利尿薬，スピロノラクトン 25mg を 1 日 1 回内服またはアミロリド 5mg を 1 日 1 回内服することもある。新たなアルドステロン拮抗薬であるエプレレノン 50mg 1 日 1 回内服も，効果が期待できる。
    b. H_2 拮抗薬やプロトンポンプ阻害薬の投与により，経鼻胃管からの胃酸の喪失が抑えられる。
    c. 乳酸や酢酸（一般的に経静脈的栄養剤に含まれる）は，代謝後に重炭酸塩を生じるため避けるべきである。
3. 塩化カリウムや塩化カルシウムによる塩素の投与は，代謝性アルカローシスに対して最初に行う治療である。どのような塩類を選択するかは，その患者のカリウム濃度と循環血液量の状態で決まる。塩化カリウムの投与速度は通常 20mEq/hr が限界であるが，低カリウム血症が著明でしかも利尿が続いている場合は，もう少し早くすることも可能である。
4. 0.1N（100mEq/L）の塩酸（HCl）を，中心静脈から 10 〜 20mEq/hr の速度で投与する。ただし，心臓手術患者で必要になることは，ほとんどない。総投与量は体重の 50％

にあたる重炭酸塩の分布容積にもとづき，以下のいずれかの式を用いて計算する．
   a. 塩素の不足：

   HClのmEq数 = 0.5 × kg ×（103 − 血中塩素濃度）

   b. 過剰塩基法：

   HClのmEq数 = 0.5 × kg ×塩基欠乏

アルカローシスが著明な場合，途中で何度か再評価を行いながら，この量を12時間かけて投与する．

XIII. 高血糖

A. 原因
  1. 術前から糖尿病があると，手術侵襲による内分泌系へのストレスにより悪化する．
  2. CPB中は，コルチゾール，エピネフリン，成長ホルモンなどインスリンに拮抗するホルモンの血中濃度が上昇するため，非糖尿病患者でもインスリンの産生障害と末梢でのインスリン抵抗性をきたす．
  3. 不十分なインスリンの反応下でのTPN
  4. 敗血症（しばしば胸骨創感染や腹腔内感染の初期症状として，高血糖を呈することがある）
B. 所見：高血糖では，浸透圧利尿による尿量が増加し，創治癒の遅延，感染のリスク上昇，血圧コントロール不良を認める．浸透圧利尿により低張な水分が排泄されて高ナトリウム血症が生じうるが，一方で，高値の糖が原因で細胞内から細胞外へ水分が移動し，低ナトリウム血症を生じることもある．この状況では，血清ナトリウム濃度が低いにもかかわらず血漿浸透圧は上昇しており，治療としては，水分制限よりも水分投与のほうが適切である．

C. 治療
  1. 糖尿病の患者に対し，ICUで厳密な血糖コントロールを行うと，創感染のリスクや死亡率が低下することが示されている[146, 147]．したがって，血糖値を注意深くモニターしながら，高血糖プロトコールを実行しなければならない（**Appendix 6**）．過度に厳重なコントロール（血糖を120mg/dL未満に維持）は危険を及ぼす可能性があり，必要性もないと思われる．インスリンのボーラス静注は速やかに血中から消失し，血糖に作用せず，カリウム濃度だけを低下させることがある．したがって，ボーラス投与した後，続いて持続投与（レギュラーインスリン100単位を生理食塩水100mLに溶解する）が望ましい．
  2. 食事を始めた糖尿病の患者はすべて，各食前と睡眠前に，指先での血糖測定を行う．手術侵襲によるインスリン拮抗ホルモンの上昇が残存することにより，経口摂取量から予測されるよりも，高い血糖値を示すことがある．一方，経口摂取の不十分な患者

では，薬物療法を行わなくても，血糖値が許容範囲におさまる場合がある。
3. 1型糖尿病の患者では，血糖値および術後早期のインスリン必要量に応じて，インスリン投与を術前量まで徐々に増やす。開始時には，中間型のインスリンを低用量（ほとんどは通常使用量の半分）で投与し，必要に応じてレギュラーインスリンを追加する。インスリン量は，患者の活動性や摂取カロリーが増加すると，増量されることがある。
4. 2型糖尿病の患者では，通常の食事療法を開始したら経口血糖降下薬を開始し，頻回に血糖を測定して，適切にコントロールできているかどうかを評価する。

D. **高浸透圧，高血糖，非ケトン性昏睡**は，術後の2型糖尿病の患者で報告される。通常，術後4〜7日目に起こり，多尿を呈し，BUNや血清ナトリウム値が上昇する。その結果生じる脱水は，消化管出血や窒素量の多い高浸透圧の経管栄養で増強されることがあり，結果として高浸透圧状態となる[148]。循環血液量減少，高血糖，低カリウム血症，高ナトリウム血症は，徐々に補正する。

E. **糖尿病性ケトアシドーシス**は，心臓手術後に起こることはほとんどないが，1型糖尿病の患者の場合には認められることがある。生理食塩水の投与，インスリンの点滴静注，カリウムや酸塩基平衡異常の補正など，標準的な治療を行う。

F. **注意：低血糖**は，インスリンの過剰投与がないかぎり，開心術後にはほとんど認められることはない。しかしながら，重篤な肝障害があり糖の合成能が低下している患者では生じることがある。

XIV. 甲状腺機能低下

A. 虚血性心疾患を有する患者では，甲状腺ホルモンの投与により虚血症状が突然生じることがあるため，甲状腺機能低下を術前に管理することは難しい。甲状腺ホルモン投与中の患者では，本人が自覚するよりも頻回に虚血が生じている可能性がある。ある研究では，チロキシン（T_4）を投与中の患者で有意に手術死亡率が高いとの報告があったが，おそらく虚血の発生が原因であろうと思われる[149]。

B. 血清中の総トリヨードチロニン（T_3）および遊離トリヨードチロニン（free T_3）は，CPB後に著明に低下し，6日間は低値のままである。これに対してT_4は，術直後は低いが，24時間以内に正常化する。このことは，患者によってはT_4からT_3への変換が遅いことを示しており，術後の回復遅延の原因となる可能性がある[150]。

C. 甲状腺機能低下の**所見**としては，心筋収縮力の低下，徐脈，末梢血管抵抗の増大，拡張期高血圧，低心拍出量などがある。軽度から中等度の甲状腺機能低下症であれば，心臓手術には十分に耐えられる。体外循環離脱の際，心機能が問題になることはほとんどない。

D. 治療
 1. 開心術後に心機能障害が生じた場合，0.05〜0.8μg/kgのT_3を，イナムリノンやミルリノンなどのβ受容体に依存しない強心薬とともに投与する．CPB後はT_3濃度が低下しているので，T_3投与により，血行動態の改善や不整脈の減少などの効果が期待できる[151]．
 2. 特に問題なく手術を乗り切った甲状腺機能低下症患者では，T_4 0.05mg 1日1回内服から開始し，続いて甲状腺刺激ホルモン（TSH）とT_4濃度をもとに増量する．経口摂取ができない場合は，内服量の半量を静注で投与してもよい．
 3. 重篤な甲状腺機能低下症の場合は，できるだけ速やかに内分泌専門医に相談する．T_4は初回に0.4mg静注，続いて3日間は0.1〜0.2mgを連日静注，その後は0.05mg 1日1回内服で維持することが，推奨されている．

XV. 副腎機能不全

A. 副腎不全は心臓手術後にはまれな合併症であるが，ヘパリン化（または他の抗凝固薬投与）による副腎出血および，高齢者ではストレスによって生じる可能性がある[152]．

B. **臨床所見**として，側腹部痛，非特異的な消化管症状（食指不振，嘔気，嘔吐，イレウス，腹痛や腹部膨満感），発熱，譫妄などがある．しばらくすると，高カリウム血症，低ナトリウム血症，昇圧薬に反応しにくい低血圧などが起こる．臨床経過は，敗血症と混同される可能性がある．

C. **診断**は，血清中のコルチゾール濃度の低下，およびコシントロピン（合成ACTH類似薬）1.25mg静注1時間後のコルチゾール濃度の上昇が不十分であることから確定できる．正常である場合，コルチゾール濃度が4倍になるか，20μg/mL以上に上昇する[153]．

D. **治療**は，ヒドロコルチゾン100mgをブドウ糖や生理食塩水とともに，8時間毎に静注する．ミネラルコルチコイドが必要であれば，フルドロコルチゾンを0.05〜0.2mg 1日1回投与することも可能である．

XVI. 下垂体異常

A. 下垂体卒中[154]
 1. 原因
    a. 虚血，浮腫，未診断の下垂体腫瘍からの出血
    b. ヘパリン化を伴うCPB，脳血流量の低下も原因となる可能性がある．
 2. 症状：視交叉やトルコ鞍付近の圧迫により，眼筋麻痺，動眼神経麻痺，視覚障害，頭痛などを生じる[155]．
 3. 治療
    a. 過換気，マンニトールやステロイド（デキサメタゾン10mgを6時間毎）投与により，

頭蓋内の浮腫を軽減させる。
b. 改善しなければ下垂体切除を行う。

B. **尿崩症**：抗利尿ホルモン（ADH）生成の低下により生じるが，心臓手術後の合併症としてはまれである。多尿，尿浸透圧 50～100mOsm/L，高ナトリウム血症を認める場合は，尿崩症が疑われる。治療にはデスモプレシン（DDAVP）を用いるが，投与法は点鼻（就寝時に1～2噴霧 = 10～20μg），静注または1～2μgを1日2回 皮下注，0.05～0.4mgを1日2回 内服のいずれかである。

文献

1. Bernstein AD, Parsonnet V. Bedside estimation of risk as an aid for decision-making in cardiac surgery. Ann Thorac Surg 2000;69:823-8.
2. Higgins TL, Estafanous FG, Loop FD, et al. ICU admission score for predicting morbidity and mortality risks after coronary artery bypass grafting. Ann Thorac Surg 1997;64:1050-8.
3. Shroyer ALW, Coombs LP, Peterson ED, et al. The Society of Thoracic Surgeons: 30-day mortality and morbidity risk models. Ann Thorac Surg 2003;75:1856-64.
4. Edwards FH, Grover FL, Shroyer ALW, Schwartz M, Bero J. The Society of Thoracic Surgeons national cardiac surgery database: current risk assessment. Ann Thorac Surg 1997;63:903-8.
5. Mozes B, Olmer L, Galai N, Simchen E, for the ISCAB Consortium. A national study of postoperative mortality associated with coronary artery bypass grafting in Israel. Ann Thorac Surg 1998;66:1254-63.
6. Mangano CM, Diamondstone LS, Ramsay JG, Aggarwal A, Herskowitz A, Mangano DT. Renal dysfunction after myocardial revascularization: risk factors, adverse outcomes, and hospital resource utilization. The Multicenter Study of Perioperative Ischemia Research Group. Ann Intern Med 1998;128:194-203.
7. Lema G, Meneses G, Urzua J, et al. Effects of extracorporeal circulation on renal function in coronary surgical patients. Anesth Analg 1995;81:446-51.
8. Blaikley J, Sutton P, Walter M, et al. Tubular proteinuria and enzymuria following open heart surgery. Intensive Care Med 2003;29:1364-7.
9. Boldt J, Brenner T, Lehmann A, Suttner SW, Kumle B, Isgro F. Is kidney function altered by the duration of cardiopulmonary bypass? Ann Thorac Surg 2003;75:906-12.
10. Butterworth JF, Prielipp RC. Endocrine, metabolic, and electrolyte responses. In: Gravlee GP, Davis RF, Kurusz M, Utley JR, eds. Cardiopulmonary Bypass. Principles and Practice, 2nd ed. Philadelphia: Lippincott Williams & Wilkins, 2000:342-66.
11. Abraham VS, Swain JA. Cardiopulmonary bypass and the kidney. In: Gravlee GP, Davis RF, Kurusz M, Utley JR, eds. Cardiopulmonary Bypass. Principles and Practice, 2nd ed. Philadelphia: Lippincott Williams & Wilkins, 2000:382-90.
12. Sehested J, Wacker B, Forssmann WG, Schmitzer E. Natriuresis after cardiopulmonary bypass: relationship to urodilatin, atrial natriuretic factor, antidiuretic hormone, and aldosterone. J Thorac Cardiovasc Surg 1997;114:666-71.
13. Stallword MI, Grayson AD, Mills K, Scawn ND. Acute renal failure in coronary artery bypass surgery: independent effect of cardiopulmonary bypass. Ann Thorac Surg 2004;77:968-72.
14. Ascione R, Lloyd CT, Underwood MJ, Gomes WJ, Angelini GD. On-pump versus off-pump coronary revascularization: evaluation of renal function. Ann Thorac Surg 1999;68:493-8.
15. Ascione R, Nason G, Al-Ruzzeh S, Ko C, Ciulli F, Angelini GD. Coronary revascularization with

or without cardiopulmonary bypass in patients with preoperative nondialysis-dependent renal insufficiency. Ann Thorac Surg 2001;72:2020-5.
16. Bucerius J, Gummert JF, Walther T, et al. On-pump versus off-pump coronary artery bypass grafting: impact on postoperative renal failure requiring renal replacement therapy. Ann Thorac Surg 2004;77:1250-6.
17. Loef BG, Epema AH, Navis G, Ebels T, van Oeveren W, Henning RH. Off-pump coronary revascularization attenuates transient renal damage compared with on-pump coronary revascularization. Chest 2002;121:1190-4.
18. Hayashida N, Teshima H, Chihara S, et al. Does off-pump coronary artery bypass really preserve renal function? Circ J 2002;66:921-5.
19. Gamoso MG, Phillips-Bute B, Landolfo KP, Newman MF, Stafford-Smith M. Off-pump versus on-pump coronary artery bypass surgery and postoperative renal dysfunction. Anesth Analg 2000;91:1080-4.
20. Utley JR, Stephens, DB. Fluid balance during cardiopulmonary bypass. In: Utley JR, ed. Pathophysiology and Techniques of Cardiopulmonary Bypass. Baltimore: Williams & Wilkins, 1982:26.
21. London MJ. Plasma volume expansion in cardiovascular surgery: practical realities, theoretical concerns. J Cardiothorac Anesth 1988;2:39-49.
22. McIlroy DR, Kharasch ED. Acute intravascular volume expansion with rapidly administered crystalloid or colloid in the setting of moderate hypovolemia. Anesth Analg 2003;96:1572-7.
23. Hauser CJ, Shoemaker WC, Turpin I, Goldberg SJ. Oxygen transport responses to colloids and crystalloids in critically ill surgical patients. Surg Gynecol Obstet 1980;150:811-6.
24. Gallagher JD, Moore RA, Kerns D, et al. Effects of colloid or crystalloid administration on pulmonary extravascular water in the postoperative period after coronary artery bypass grafting. Anesth Analg 1985;64:753-8.
25. Martin G, Bennett-Guerrero E, Wakeling H, et al. A prospective, randomized comparison of thromboelastographic coagulation profile in patients receiving lactated Ringer's solution, 6% hetastarch in balanced-saline vehicle, or 6% hetastarch in saline during major surgery. J Cardiothorac Vasc Anesth 2002;16:441-6.
26. Schwartzkopff W, Schwartzkopff B, Wurm W, Fresius H. Physiological aspects of the role of human albumin in the treatment of chronic and acute blood loss. Dev Biol Stand 1980;48:7-30.
27. Gan TJ, Bennett-Guerreo E, Phillips-Bute B, et al. Hextend, a physiologically balanced plasma expander for large volume use in major surgery: a randomized phase III clinical trial. Hextend study group. Anesth Analg 1999;88:992-8.
28. Wilkes NJ, Woolf RL, Powanda MC, et al. Hydroxyethyl starch in balanced electrolyte solution (Hextend): pharmacokinetic and pharmacodynamic profiles in healthy volunteers. Anesth Analg 2002;94:538-44.
29. Wilkes MM, Navickis RJ, Sibbald WJ. Albumin versus hydroxyethylstarch in cardiopulmonary bypass surgery: a meta-analysis of postoperative bleeding. Ann Thorac Surg 2001;72:527-33.
30. Avorn J, Patel M, Levin R, Winkelmayer WC. Hetastarch and bleeding complications after coronary artery surgery. Chest 2003;124:1437-42.
31. London MJ, Ho HS, Triedman JK, et al. A randomized clinical trial of 10% pentastarch (low molecular weight hydroxyethylstarch) versus 5% albumin for plasma volume expansion after cardiac operations. J Thorac Cardiovasc Surg 1989;97:785-87.
32. Boldt J, Preiebe HJ. Intravascular volume replacement therapy with synthetic colloids: is there an influence on renal function? Anesth Analg 2003;96:376-82.
33. Williams EL, Hildebrand KL, McCormick SA, Bedel MJ. The effect of lactated Ringer's solu-

tion versus 0.9% sodium chloride solution on serum osmolarity in human volunteers. Anesth Analg 1999;88:999-1003.
34. Jarvela K, Kaukinen S. Hypertonic saline (7.5%) decreases perioperative weight gain following cardiac surgery. J Cardiothorac Vasc Anesth 2002;16:43-6.
35. Jarvela K, Koskinen M, Kaukinen S, Koobi T. Effects of hypertonic saline (7.5%) on extracellular fluid volumes compared with normal saline (0.9%) and 6% hydroxyethylstarch after aortocoronary bypass graft surgery. J Cardiothorac Vasc Anesth 2001;15:210-5.
36. Richer M, Robert S, Lebel M. Renal hemodynamics during norepinephrine and low-dose dopamine infusions in man. Crit Care Med 1996;24:1150-6.
37. Morimatsu H, Uchino S, Chung J, Bellomo R, Raman J, Buxton B. Norepinephrine for hypotensive vasodilatation after cardiac surgery: impact on renal function. Intensive Care Med 2003;29:1106-12.
38. Brater DG. Diuretic therapy. N Engl J Med 1998;339:387-95.
39. Yelton SL, Gaylor MA, Murray KM. The role of continuous infusion loop diuretics. Ann Pharmacother 1995;29:1010-4.
40. Lim E, Ali ZA, Attaran R, Cooper G. Evaluating routine diuretics after coronary surgery: a prospective randomized controlled trial. Ann Thorac Surg 2002;73:153-5.
41. Antunes PE, Prieto D, de Oliveira JF, Antunes MJ. Renal dysfunction after myocardial revascularization. Eur J Cardiothorac Surg 2004;25:597-604.
42. Young EW, Diab A, Kirsh MM. Intravenous diltiazem and acute renal failure after cardiac operations. Ann Thorac Surg 1998;65:1316-9.
43. Durmaz I, Buket S, Atay Y, et al. Cardiac surgery with cardiopulmonary bypass in patients with chronic renal failure. J Thorac Cardiovasc Surg 1999;118:306-15.
44. Provenchere S, Plantefeve G, Hufnagel G, et al. Renal dysfunction after cardiac surgery with normothermic cardiopulmonary bypass: incidence, risk factors, and effect on clinical outcome. Anesth Analg 2003;96:1258-64.
45. Weerasinghe A, Nornick P, Smith P, Taylor K, Ratnatunga C. Coronary artery bypass grafting in non-dialysis-dependent mild-to-moderate renal dysfunction. J Thorac Cardiovasc Surg 2001;121:1083-9.
46. Penta de Peppo A, Nardi P, De Paulis R, et al. Cardiac surgery in moderate to end-stage renal failure: analysis of risk factors. Ann Thorac Surg 2002;74:378-83.
47. Gibbs ER, Christian KG, Drinkwater DC Jr, Pierson RN III, Bender HW Jr, Merrill WH. Cardiac surgery in patients with moderate renal impairment. South Med J 2002;95:321-3.
48. Hirose H, Amano A, Takahashi A, Nagano N. Coronary artery bypass grafting for patients with non-dialysis-dependent renal dysfunction (serum creatinine greater than or equal to 2.0 mg/dL). Eur J Cardiothorac Surg 2001;20:565-72.
49. Christiansen S, Claus M, Philipp T, Reidemeister JC. Cardiac surgery in patients with end-stage renal failure. Clin Nephrol 1997;48:246-52.
50. Ko W, Kreiger KH, Isom OW. Cardiopulmonary bypass procedures in dialysis patients. Ann Thorac Surg 1993;55:677-84.
51. Horst M, Mehlhorn U, Hoerstrup SP, Suedkamp M, de Vivie ER. Cardiac surgery in patients with end-stage renal disease: a 10-year experience. Ann Thorac Surg 2000;69:96-101.
52. Wang F, Dupuis JY, Nathan H, Williams K. An analysis of the association between preoperative renal dysfunction and outcome in cardiac surgery: estimated creatinine clearance or plasma creatinine level as measures of renal function. Chest 2003;124:1852-62.
53. Walter J, Mortasawi A, Arnrich B, et al. Creatinine clearance versus serum creatinine as a risk factor in cardiac surgery. BMC Surg 2003;3:4.

54. Tuttle KR, Worral NK, Dahlstrom LR, Nandagopal R, Kausz AT, David CL. Predictors of ARF after cardiac surgical procedures. Am J Kidney Dis 2003;41:76-83.
55. Abrahamov D, Tamariz M, Fremes S, et al. Renal dysfunction after cardiac surgery. Can J Cardiol 2001;17:565-70.
56. Andersson LG, Ekroth R, Bratteby LE, Hallhagen S, Wesslen O. Acute renal failure after coronary surgery: a study of incidence and risk factors in 2009 consecutive patients. Thorac Cardiovasc Surg 1993;41:237-41.
57. Hayashida N, Chihara S, Tayama E, et al. Coronary artery bypass grafting in patients with mild renal insufficiency. Jpn Circ J 2001;65:28-32.
58. Ryckwaert F, Boccara G, Frappier JM, Colson PH. Incidence, risk factors, and prognosis of a moderate increase in plasma creatinine early after cardiac surgery. Crit Care Med 2002;30:1495-8.
59. Suen WS, Mok CK, Chiu SW, et al. Risk factors for development of acute renal failure (ARF) requiring dialysis in patients undergoing cardiac surgery. Angiology 1998;49:789-800.
60. Grayson AD, Khater M, Jackson M, Fox MA. Valvular heart operation is an independent risk factor for acute renal failure. Ann Thorac Surg 2003;75:1829-35.
61. Swaminathan M, East C, Phillips-Bute B, et al. Report of a substudy on warm versus cold cardiopulmonary bypass: changes in creatinine clearance. Ann Thorac Surg 2001;72:1603-9.
62. Davila-Roman VG, Kouchoukos NT, Schechtman KB, Barzilai B. Atherosclerosis of the ascending aorta is a predictor of renal dysfunction after cardiac operations. J Thorac Cardiovasc Surg 1999;117:111-6.
63. Baker CSR, Wragg A, Kumar S, De Palma R, Baker LRI, Knight CJ. A rapid protocol for the prevention of contrast-induced renal dysfunction: the RAPPID study. J Am Coll Cardiol 2003;41:2114-8.
64. Kay J, Chow WH, Chan TM, et al. Acetylcysteine for prevention of acute deterioration of renal function following elective coronary angiography and intervention. A randomized controlled trial. JAMA 2003;289:553-8.
65. Madyoon H. Clinical experience with the use of fenoldopam for prevention of radiocontrast nephropathy in high-risk patients. Rev Cardiovasc Med 2001;2 (suppl I):S26-30.
66. Kini AA, Sharma SK. Managing the high-risk patient: experience with fenoldopam, a selective dopamine receptor agonist, in prevention of radiocontrast nephropathy during percutaneous coronary intervention. Rev Cardiovasc Med 2001;2(suppl 1):S19-25.
67. Briguori C, Colombo A, Airoldi F, et al. N-acetylcysteine versus fenoldopam mesylate to prevent contrast agent-associated nephrotoxicity. J Am Coll Cardiol 2004;44:762-5.
68. Gare M, Haviv YS, Ben-Yehuda A, et al. The renal effect of low-dose dopamine in high-risk patients undergoing coronary angiography. J Am Coll Cardiol 1999;34:1682-8.
69. Lameire NH, De Vriese AS, Vanholder R. Prevention and nondialytic treatment of acute renal failure. Curr Opin Crit Care 2003;9:481-90.
70. Swaminathan M, Phillips-Bute BG, Conlon PJ, Smith PK, Newman MF, Stafford-Smith. The association of lowest hematocrit during cardiopulmonary bypass with acute renal injury after coronary artery bypass surgery. Ann Thorac Surg 2003;76:784-92.
71. Suehiro S, Shibata T, Sasaki Y, et al. Heparin-coated circuits prevent renal dysfunction after open heart surgery. Osaka City Med J 1999;45:149-57.
72. Tang ATM, Alexiou C, Hsu J, Sheppard SV, Haw MP, Ohri SK. Leukodepletion reduces renal injury in coronary revascularization: a prospective randomized study. Ann Thorac Surg 2002;74:372-7.
73. Ranucci M, Soro G, Barzaghi N, et al. Fenoldopam prophylaxis of postoperative acute renal fail-

ure in high-risk cardiac surgery patients. Ann Thorac Surg 2004;78:1332-8.
74. Garwood S, Swamidoss CP, Davis EA, Samson L, Hines RL. A case series of low-dose fenoldopam in seventy cardiac surgical patients at increased risk of renal dysfunction. J Cardiothorac Vasc Anesth 2003;17:17-21.
75. Caimmi PP, Pagani L, Micalizzi E, et al. Fenoldopam for renal protection in patients undergoing cardiopulmonary bypass. J Cardiothorac Vasc Anesth 2003;17:491-4.
76. Gordon G, Rastegar H, Khabbaz K, Schumann R, England M. Perioperative use of nesiritide in adult cardiac surgery. Anesth Analg 2004;98:SCA1-134.
77. Woo EB, Tang AT, el-Gamel A, et al. Dopamine therapy for patients at risk of renal dysfunction following cardiac surgery: fact or fiction? Eur J Cardiothorac Surg 2002;22:106-11.
78. Tang AT, El-Gamel A, Keevil B, Yonan N, Deiraniya AK. The effect of "renal-dose" dopamine on renal tubular function following cardiac surgery: assessed by measuring retinol binding protein (RBP). Eur J Cardiothorac Surg 1999;15:717-21.
79. Lassnigg A, Donner E, Grubhofer G, Presterl E, Druml W, Hiesmayr M. Lack of renoprotective effects of dopamine and furosemide during cardiac surgery. J Am Soc Nephrol 2000;11: 97-104.
80. Amano A, Suzuki A, Sunamori M, Tofukuji M. Effect of calcium antagonist diltiazem on renal function in open heart surgery. Chest 1995;107:1260-5.
81. Zanardo G, Michielon P, Rosi P, et al. Effects of a continuous diltiazem infusion on renal function during cardiac surgery. J Cardiothorac Vasc Anesth 1993;7:711-6.
82. Bergman AS, Odar-Cederlof I, Westman L, Bjellerup P, Hoglund P, Ohqvist G. Diltiazem infusion for renal protection in cardiac surgical patients with preexisting renal dysfunction. J Cardiothorac Vasc Anesth 2002;16:294-9.
83. Piper SN, Kumle B, Maleck WH, et al. Diltiazem may preserve renal tubular integrity after cardiac surgery. Can J Anaesth 2003;50:285-92.
84. Yavuz S, Ayabakan N, Goncu MT, Ozdemir IA. Effect of combined dopamine and diltiazem on renal function after cardiac surgery. Med Sci Monit 2002;8:PI45-50.
85. Poullis M. Mannitol and cardiac surgery. Thorac Cardiovasc Surg 1999;47:58-62.
86. Kiziltepe U, Uysalel A, Corapcioglu T, Dalva K, Akan H, Akalin H. Effects of combined conventional and modified ultrafiltration in adult patients. Ann Thorac Surg 2001;71:684-93.
87. Butterworth J, James RL, Lin Y, Prielipp RC, Hudspeth AS. Pharmacokinetics of epsilon-aminocaproic acid in patients undergoing aortocoronary bypass surgery. Anesthesiology 1999;90:1624-35.
88. Stafford-Smith M, Phillips-Bute B, Reddan DN, Black J, Newman MF. The association of epsilonaminocaproic acid with postoperative decrease in creatinine clearance in 1502 coronary bypass patients. Anesth Analg 2000;91:1085-90.
89. Schweizer A, Hohn L, Morel DR, Kalangos A, Licker M. Aprotinin does not impair renal haemodynamics and function after cardiac surgery. Br J Anaesth 2000;84:3-5.
90. Feindt PR, Walcher S, Volkmer I, et al. Effects of high-dose aprotinin on renal function in aortocoronary bypass grafting. Ann Thorac Surg 1995;60:1076-80.
91. O'Connor CJ, Brown DV, Avramov M, Barnes S, O'Connor HN, Tuman KJ. The impact of renal dysfunction on aprotinin. Pharmacokinetics during cardiopulmonary bypass. Anesth Analg 1999;89:1101-7.
92. Smith PK. Overview of aprotinin. Innovative strategies to improve open-heart surgery outcomes. Presented at symposium, Washington, DC, May 2002.
93. Lange HW, Aeppli DM, Brown DC. Survival of patients with acute renal failure requiring dialysis after open heart surgery: early prognostic indicators. Am Heart J 1987;113:1138-43.
94. Badr KF, Ichikawa I. Prerenal failure: a deleterious shift from renal compensation to decom-

pensation. N Engl J Med 1988;319:623-9.
95. Esson ML, Schrier RW. Diagnosis and treatment of acute tubular necrosis. Ann Intern Med 2002;137:744-52.
96. Myers BD, Moran SM. Hemodynamically mediated acute renal failure. N Engl J Med 1986;314:97-105.
97. Klahr S, Miller SB. Acute oliguria. N Engl J Med 1998;338:671-5.
98. Manche A, Galea J, Busuttil W. Tolerance to ACE inhibitors after cardiac surgery. Eur J Cardiothorac Surg 1999;15:55-60.
99. Mehta RL, Pascual MT, Soroko S, Chertow GM for the PICARD study group. Diuretics, mortality, and nonrecovery of renal function in acute renal failure. JAMA 2002;288:2547-53.
100. Andreucci M, Russo D, Fuiano G, Minutolo R, Andreucci VE. Diuretics in renal failure. Miner Electrolyte Metab 1999;25:32-8.
101. Ventataram R, Kellum JA. The role of diuretic agents in the management of acute renal failure. Contrib Nephrol 2001;132:158-70.
102. Krasna MJ, Scott GE, Scholz PM, Spotnitz AJ, Mackenzie JW, Penn F. Postoperative enhancement of urinary output in patients with acute renal failure using continuous furosemide therapy. Chest 1986;89:294-5.
103. Vanky F, Broquist M, Svedjeholm R. Addition of a thiazide: an effective remedy for furosemide resistance after cardiac operations. Ann Thorac Surg 1997;63:993-7.
104. Lindner A. Synergism of dopamine and furosemide in diuretic-resistant, oliguric acute renal failure. Nephron 1983;33:121-6.
105. Sirivella S, Gielchinsky I, Parsonnet V. Mannitol, furosemide, and dopamine infusion in postoperative renal failure complicating cardiac surgery. Ann Thorac Surg 2000;69:501-6.
106. Rayburn BK, Bourge RC. Nesiritide: a unique therapeutic cardiac peptide. Rev Cardiovasc Med 2001;2(suppl 2):S25-31.
107. Tumlin J, Thourani VH, Guyton RA, Shaw A, Finkle K, Murray P. Fenoldopam mesylate reduces the incidence of dialysis in patients developing acute tubular necrosis following open heart surgery: results of a randomized, double-blind, placebo-controlled trial. Presented at the 40th Annual Meeting of the Society of Thoracic Surgeons, San Antonio, TX, January 2004.
108. Bailey JM. Dopamine: one size doesn't not fit all. Anesthesiology 2000;92:303-5.
109. Bellomo R, Chapman M, Finfer S, Hickling K, Myburg J. Low-dose dopamine in patients with early renal dysfunction: a placebo-controlled randomized trial. Australian and New Zealand Intensive Care Society (ANZICS) Clinical Trials Group. Lancet 2000;356:2139-43.
110. Kellum JA, Decker JM. Use of dopamine in acute renal failure: a meta-analysis. Crit Care Med 2001;29:1526-31.
111. Holmes CL, Walley KR. Bad medicine: low-dose dopamine in the ICU. Chest 2003;123:1266-75.
112. Burton CJ, Tomson CR. Can the use of low-dose dopamine for treatment of acute renal failure be justified? Postgrad Med J 1999;75:269-74.
113. Dishart MK, Kellum JA. An evaluation of pharmacological strategies for the prevention and treatment of acute renal failure. Drugs 2000;59:79-91.
114. Kellum JA. The use of diuretics and dopamine in acute renal failure: a systematic review of the evidence. Crit Care (Lond) 1997;1:53-9.
115. Gambaro G, Bertaglia G, Puma G, D'Angelo A. Diuretics and dopamine for the prevention and treatment of acute renal failure: a critical reappraisal. J Nephrol 2002;15:213-9.
116. Duke GJ, Briedis JH, Weaver RA. Renal support in critically ill patients: low-dose dopamine or low-dose dobutamine? Crit Care Med 1994;22:1919-25.
117. Ichai C, Passeron C, Carles M, Bouregba M, Grimaud D. Prolonged low-dose dopamine infu-

sion induces a transient improvement in renal function in hemodynamically stable, critically ill patients: a single-blind, prospective, controlled study. Crit Care Med 2000;28:1329-35.
118. Ichai C, Soubielle J, Carles M, Giunti C, Grimaud D. Comparison of the renal effects of low to high doses of dopamine and dobutamine in critically ill patients: a single-blind randomized study. Crit Care Med 2000;28:921-8.
119. Better OS, Rubinstein I, Winaver JM, Knochel JP. Mannitol therapy revisited (1940-1997). Kidney Int 1997;51:886-94.
120. Pastan S, Bailey J. Dialysis therapy. N Engl J Med 1998;338:1428-37.
121. Forni LG, Hilton PJ. Continuous hemofiltration in the treatment of acute renal failure. N Engl J Med 1997;336:1303-9.
122. Durmaz I, Yagdi T, Calkavur T, et al. Prophylactic dialysis in patients with renal dysfunction undergoing on-pump coronary artery bypass surgery. Ann Thorac Surg 2003;75:859-64.
123. Bent P, Tan HK, Bellomo R, et al. Early and intensive continuous hemofiltration for severe renal failure after cardiac surgery. Ann Thorac Surg 2001;71:832-7.
124. Schiffl H, Lang SM, Fischer R. Daily hemodialysis and the outcome of acute renal failure. N Engl J Med 2002;346:305-10.
125. Genneri FJ. Hypokalemia. N Engl J Med 1998;339:451-8.
126. DiNardo JA. Pro: calcium is routinely indicated during separation from cardiopulmonary bypass. J Cardiothorac Vasc Anesth 1997;11:905-7.
127. Butterworth JF, Zaloga GP, Prielipp RC, Tucker WY Jr, Royster RL. Calcium inhibits the cardiac stimulating properties of dobutamine but not of amrinone. Chest 1992;101:174-80.
128. Parra L, Fita G, Gomar C, Rovira I, Marin JL. Plasma magnesium in patients submitted to cardiac surgery and its influence on perioperative morbidity. J Cardiovasc Surg (Torino) 2001;42:37-42.
129. Booth JV, Phillips-Bute B, McCants CB, et al. Low serum magnesium level predicts adverse cardiac events after coronary artery bypass graft surgery. Am Heart J 2003;145:1108-13.
130. Aglio LS, Stanford GG, Maddi R, Boyd JL III, Nussbaum S, Chernow B. Hypomagnesemia is common following cardiac surgery. J Cardiothorac Vasc Anesth 1991;5:201-8.
131. Kiziltepe U, Eyileten ZB, Sirlak M, et al. Antiarrhythmic effect of magnesium sulfate after open heart surgery: effect on blood levels. Int J Cardiol 2003;89:153-8.
132. Toraman F, Karabulut EH, Alhan HC, Dagdelen S, Tarcan S. Magnesium infusion dramatically decreases the incidence of atrial fibrillation after coronary artery bypass grafting. Ann Thorac Surg 2001;72:1256-61.
133. England MR, Gordon G, Salem M, Chernow B. Magnesium administration and dysrhythmias after cardiac surgery. A placebo-controlled, double-blind, randomized trial. JAMA 1992;268: 2395-2402.
134. Boyd WC, Thomas SJ. Pro: magnesium should be administered to all coronary artery bypass graft surgery patients undergoing cardiopulmonary bypass. J Cardiothorac Vasc Anesth 2000;14: 339-43.
135. Maslow AD, Regan MM, Heindle S, Panzica P, Cohn WF, Johnson RG. Postoperative atrial tachyarrhythmias in patients undergoing coronary artery bypass graft surgery without cardiopulmonary bypass: a role for intraoperative magnesium supplementation. J Cardiothorac Vasc Anesth 2000;14:524-30.
136. Prielipp RC, Zaloga GP, Butterworth JF IV, et al. Magnesium inhibits the hypertensive but not the cardiotonic actions of low-dose epinephrine. Anesthesiology 1991;74:973-9.
137. Maillet JM, Le Besnerais P, Cantoni M, et al. Frequency, risk factors, and outcome of hyperlactatemia after cardiac surgery. Chest 2003;123:1361-6.

138. Adrogué HJ, Madias NE. Management of life-threatening acid-base disorders. First of two parts. N Engl J Med 1998;338:26-34.
139. Kaplan JA, Guffin AV, Yin A. The effects of metabolic acidosis and alkalosis on the response to sympathomimetic drugs in dogs. J Cardiothorac Anesth 1988;2:481-7.
140. Raper R, Cameron G, Walker D, Bowley CJ. Type B lactic acidosis following cardiopulmonary bypass. Crit Care Med 1997;25:46-51.
141. Boldt J, Piper S, Murray P, Lehmann A. Severe lactic acidosis after cardiac surgery: sign of perfusions deficits? J Cardiothorac Vasc Anesth 1999;13:220-4.
142. Forsythe SM, Schmidt GA. Sodium bicarbonate for the treatment of lactic acidosis. Chest 2000;117:260-7.
143. Levraut J, Grimaud D. Treatment of metabolic acidosis. Curr Opin Crit Care 2003;9:260-5.
144. Leung JM, Landow L, Franks M, et al. Safety and efficacy of intravenous Carbicarb® in patients undergoing surgery: comparison with sodium bicarbonate in the treatment of mild metabolic acidosis. Crit Care Med 1994;22:1540-9.
145. Adrogué HJ, Madias NE. Management of life-threatening acid-base disorders. Second of two parts. N Engl J Med 1998;338:107-11.
146. Furnary AP, Gao G, Grunkemeier GL, et al. Continuous insulin infusion reduces mortality in patients with diabetes undergoing coronary artery bypass grafting. J Thorac Cardiovasc Surg 2003;125:1007-21.
147. Zerr KJ, Furnary AP, Grunkemeier GL, Bookin S, Kanhere V, Starr A. Glucose control lowers the risk of wound infection in diabetics after open heart operations. Ann Thorac Surg 1997;63:356-61.
148. Seki S. Clinical features of hyperosmolar hyperglycemic nonketotic diabetic coma associated with cardiac operations. J Thorac Cardiovasc Surg 1986;91:867-73.
149. Zindrou D, Taylor KM, Bagger JP. Excess coronary artery bypass graft mortality among women with hypothyroidism. Ann Thorac Surg 2002;74:2121-5.
150. Sabatino L, Cerillo AG, Ripoli A, Pilo A, Glauber M, Iervasi G. Is the low tri-iodothyronine state a crucial factor in determining the outcome of coronary artery bypass patients? Evidence from a clinical pilot study. J Endocrinol 2002;175:577-86.
151. Klemperer JD. Thyroid hormone and cardiac surgery. Thyroid 2002;12:517-21.
152. Sutherland FWH, Naik SK. Acute adrenal insufficiency after coronary artery bypass grafting. Ann Thorac Surg 1996;62:1516-7.
153. Tordjman K, Jaffe A, Trostanetsky Y, Greenman Y, Limor R, Stern N. Low-dose (1 microgram) adrenocorticotrophin (ACTH) stimulation as a screening test for impaired hypothalamo-pituitary-adrenal axis function: sensitivity, specificity, and accuracy in comparison with the highdose (250 microgram) test. Clin Endocrinol 2000;52:633-40.
154. Cooper DM, Bazaral MG, Furlan AJ, et al. Pituitary apoplexy: a complication of cardiac surgery. Ann Thorac Surg 1986;41:547-50.
155. Kontorinis N, Holthouse DJ, Carroll WM, Newman M. Third nerve palsy after coronary artery bypass surgery. J Thorac Cardiovasc Surg 2001;122:400-1.

13 ICU退室後の管理とその他の合併症

I. 概要

A. 心臓手術後の患者のほとんどは，ICUに短期間滞在した後，一定の回復経過をたどる。クリティカルパスやファストトラック・プロトコールを使用すると，回復過程のそれぞれの段階で予測すべきことを，医療チームと患者双方が理解できる。クリティカルパスは，管理を標準化し，通常の経過とは異なる事態を同定できるようにつくられている。しかし，患者を注意深く管理して問題を発見することに勝るものはなく，過度にプロトコールに固執すると問題を見落とす可能性がある。

B. ほとんどの患者は，術後第1病日に重症観察室または術後心臓外科病棟に移動する。侵襲的なモニタリングは不要だが，不整脈検出のため，数日間はベッドサイドでの心電図モニターを装着する。患者はまだ術後回復早期にあり，生理学的な混乱のなかにあることを忘れてはならない。患者が生理学的に正常な状態を回復するためには，合併症の予防・診断・治療に対する細心の注意が必要である。合併症は，入院中のどんな時期にも出現する可能性がある。日々，臓器系ごとに特別な注意を払って，詳細な検査を行わなければならない。また，指示は慎重に検討し，個人の状況に応じて作成し，最善の術後管理を確立しなければならない。

C. 術後合併症は，高齢者や併存疾患のある患者で頻度が高いが，手術手技や術後早期の回復に問題がなく，リスクの低い健康な患者でも起こる可能性がある。心房性不整脈など一般的で良性の問題は，入院経過や遠隔期の予後にはほとんど影響しない。一方，脳卒中，縦隔洞炎，タンポナーデ，腎不全，急性腹症などの合併症は，まれではあるが重症化することもあり，多臓器不全を招き，早期死亡や入院期間の延長をもたらす可能性がある。

II. ICU退出と通常の術後管理

術後，通常の回復経過をたどる患者では，6～12時間以内に抜管され，術後第1病日の朝までに，すべての強心薬が中止される。その後の治療は標準化されており，さらに数日ICU管理が必要な場合でも，それを延長して使用することができる。冠動脈バイパス術（CABG）後のクリティカルパスの一例を**表13.1**に，術後病棟へ移動する際の標準的な指示を**Box13.1**と**Appendix 3**に示す。

A. 術当日と夜間
  1. 血管作動薬の減量

表 13.1 冠動脈バイパス術のクリティカルパス

	術前または外来受診日	術当日	術後第 1 病日	術後第 2〜3 病日	術後第 4〜5 病日
心血管	両側の血圧 身長、体重	モニターと治療： ・出血 ・シバリング ・不整脈 ・血行動態 内服薬（術後 8 時間で開始） ・アスピリン ・メトプロロール	バイタルサイン 2 時間毎 心電図モニター 中心静脈および動脈ライン抜去 投薬：硫酸マグネシウム 2g	バイタルサイン 4〜8 時間毎 心電図モニター	退院前にバイタルサイン ペーシングワイヤー抜去
呼吸	橈骨動脈より ・酸素飽和度 ・COPD 患者の場合は動脈血液ガス検査	8〜12 時間以内に呼吸器離脱と抜管 覚醒時にインセンティブスパイロメータ 1 回/hr	40%フェイスマスクまたは鼻カニューレ 覚醒時にインセンティブスパイロメータ 1 回/hr 咳の介助	鼻カニューレ：酸素飽和度<95%で 2〜4L/min 覚醒時にインセンティブスパイロメータ 1 回/hr 咳の介助	室内気
輸液と電解質		1 時間毎の in/out バランス 尿量 1mL/kg/hr を維持	2 時間毎の in/out バランス フロセミド静注	各勤務毎の in/out バランス フロセミド静注	体重 術前体重に戻るまでフロセミドを静注/経口
創部とドレーン	除菌皮膚洗浄剤によるシャワー浴	手術室でのドレッシング 12 時間継続 モニター/管理 胸部ドレナージ	ポビヨンヨードによる創部（ダーマボンド塗布部は除く）とペーシングリード部の消毒と包交 ドレナージ量：<100mL/8hr ならば、ドレーン抜去 ドレーン挿入部は 48 時間被覆する	ポビドンヨードによる創部とペーシングリード部の消毒と包交	創部開放：ポビドンヨードによるペーシングリード部の消毒 退院前の早朝に抜鉤

疼痛管理		モルヒネ持続静注	静注→PCAでモルヒネ、ケトロラク静注	オキシコドンまたはタイレノールno.3	オキシコドンまたはタイレノールno.3
栄養/消化管	午前0時より絶飲食	絶飲食、経鼻胃管の低圧吸引	経鼻胃管抜去、水分摂取	高カロリー、高タンパク、塩分制限食に変更、糖尿病患者は食前血糖値測定、緩下剤	食事の増量
活動	歩行可	抜管後、離床して椅子に座ることを1回行う	8時間に1回、離床して椅子に座る	歩行練習を3回介助ありで室内。その後ホールで4回行う	歩行練習をホールで6回；階段12段を1回
臨床検査	胸部X線、心電図、PT、PTT、血小板、全血球算定、生化学、肝機能検査、尿検査	ICU入室時：胸部X線、心電図、全血球算定、カリウム、動脈血液ガス、出血時：PT、PTT、HCT再検、カリウム4時間毎に3回測定	ドレーン抜去後胸部X線、生化学、全血球算定、PT（ワルファリン投与例）	フロセミド投与中はカリウム、PT（ワルファリン投与例）、PTT（ワルファリン投与例）	退院前日：胸部X線、心電図、全血球算定、生化学、弁膜手術患者には心臓超音波
抗凝固療法	手術の4日前にワルファリン中止		ワルファリン（弁膜手術例）	ワルファリン（弁膜手術例）	INRが治療域以下で術後第4病日からヘパリン開始（機械弁）
退院計画	居宅のアセスメント			退院計画：退院プランナーを交えたケアチームによる検討	内服薬の最終確認、訪問看護の予約、クリニックまたはリハビリ施設でのフォローアップ
患者指導	ビデオ、クリティカルパス、絶飲食、入浴指示、インセンティブスパイロメータ				患者と家族を退院指導教室に出席させるか退院指導ビデオを見せる、栄養指導、服薬指導

Box 13.1　ICU 退室時指示

アレルギー：
1. 転出先_____
2. 術式_____
3. 状態_____
4. バイタルサイン 4 時間毎× 2 日間，その後各勤務
5. 心電図モニター
6. in/out バランス　8 時間毎
7. 体重 毎日
8. Foley カテーテルで導尿；中止_____；8 時間毎に尿量測定
9. SpO_2 測定 8 時間毎，歩行の前後に 1 回
10. 胸部ドレーンを－ 20cmH_2O で吸引
11. 食事
    - ☐ 絶飲食
    - ☐ 飲水 / 減塩
    - ☐ 流動食 / 減塩
    - ☐ 減塩，低脂肪，低コレステロール食
    - ☐ 水分制限_____mL/24hr（静注＋経口）
    - ☐ 糖尿病患者では_____cal 糖尿病食，減塩低コレステロール食
12. 活動
    - ☐ ベッド上安静
    - ☐ 離床して椅子に座る。介助つきでプロトコールに準じた歩行
13. 弾性抗塞栓（TEDs）ストッキング
14. 乾燥した滅菌状態で包交；術後第 4 病日まで 1 回 / 日
15. 一時的ペースメーカのセッティング
    - ☐ ペースメーカ on：モード：☐ 心房　☐ VVI　☐ DVI　☐ DDD
        　　　　　　心房出力____mA　心室出力____mA
        　　　　　　心拍数____/min　房室間隔 AV____msecs
    - ☐ ペースメーカをセットしておくが off
    - ☐ ペースメーカを外してベッドサイドに置く
16. 呼吸管理
    - ☐ 経鼻酸素 2 〜 6L/min　SpO_2 > 92%を保持
    - ☐ 覚醒時はインセンティブスパイロメータを 1 時間毎
17. プロトコールに準じてペーシングワイヤーと創の管理
18. 臨床検査
    - ☐ 胸部ドレーン抜去後に胸部 X 線
    - ☐ ヘパリン / ワルファリン投与中は PT,PTT を毎日
    - ☐ ヘパリン投与中なら血小板数を毎日
    - ☐ 糖尿病患者には指尖で血糖値測定；食前および就寝前

Box 13.1　ICU からの転出指示（続き）

　　　□ 退院前に胸部X線，心電図，全血球算定，電解質，BUN，クレアチニン

薬物療法：
1. 抗生物質
   □ セファゾリン 1g 静注 8 時間毎＿＿＿＿追加　（合計 6 回）
   □ バンコマイシン 1g 静注 12 時間毎＿＿＿＿追加　（合計 4 回）
2. 循環器作動薬
   □ メトプロロール＿＿＿＿mg 経口 12 時間毎　心拍数＜60 および収縮期血圧＜100 で中止
   □ ジゴキシン 0.25mg 経口　1 日 1 回　心拍数＜60 で中止
   □ 降圧薬：
   □ ジルチアゼム 100mg/100mL 生理食塩水を＿＿＿＿mg/hr で 24 時間，その後 30mg 経口 1 日 4 回（橈骨動脈グラフト）
3. 抗凝固薬／抗血小板薬
   □ 腸溶性アスピリン 325mg 経口 1 日 1 回（冠動脈バイパス患者）；血小板数＜75000 で中止
   □ 腸溶性アスピリン 81mg（ワルファリン併用時）
   □ ヘパリン 25,000 単位/500mL 5％ブドウ糖液＿＿＿＿より＿＿＿＿単位/hr で開始（プロトコールに準じて）
   □ ワルファリン（クマジン）＿＿＿＿mg 経口 1 日 1 回＿＿＿＿より開始；毎日測定
4. 鎮痛薬
   □ 硫酸モルヒネを PCA ポンプより，または疼痛時に 10mg 筋注 3 時間毎
   □ 疼痛時，ケトロラク 15-30mg 静注 6 時間毎 72 時間後に中止
   □ 疼痛時，アセトアミノフェンとオキシコドン 1 錠経口 4 時間毎
   □ 疼痛時，アセトアミノフェンとコデイン（タイレノール no.3）1～2 錠経口 4 時間毎
5. 消化管薬
   □ パントプラゾール 40mg 経口 1 日 1 回
   □ 吐気時
   　□ メトクロプラミド 10mg 静注/経口 6 時間毎 必要に応じて
   　□ プロクロルペラジン 10mg 経口/筋注 6 時間毎 必要に応じて
   □ 乳化マグネシウム 30mL 経口 1 時間毎 必要に応じて
   □ メタムシル 12g in H_2O 1 日 1 回 便秘時
   □ ドクサート 100mg 経口 1 日 2 回
   □ ダルコラックス挿肛 1 日 1 回 便秘時
6. 糖尿病患者
   □ 経口糖尿病治療薬：＿＿＿＿
   □ ＿＿単位　速効型インスリン 皮下注　午前＿＿＿午後＿＿＿
   □ ＿＿単位　中間型インスリン 皮下注　午前＿＿＿午後＿＿＿
   □ スライディングスケール：6 時，11 時，15 時，20 時に指尖で血糖値を測定し，以下のスケールに従う。

Box 13.1　ICU からの転出指示（続き）

```
        161 〜 200,＿＿単位　速効型インスリン 皮下注
        201 〜 250,＿＿単位　速効型インスリン 皮下注
        251 〜 300,＿＿単位　速効型インスリン 皮下注
        >300, ドクターコール
    7. その他の薬物
        □ 体温 > 38.5℃の場合，アセトアミノフェン 650mg 経口 3 時間毎
        □ 不眠時，抱水クロラール 0.5 〜 1.0g 経口 眠前
        □ フロセミド＿＿mg 静注 / 経口＿＿＿時間毎
        □ 塩化カリウム＿＿＿mEq 経口 1 日 2 回（フロセミド投与中）
        □ アルブテロール 2.5mg/2.5mL 生理食塩水　ネブライザー 6 時間毎 必要に応じて
        □ その他の薬物：
    8. 生理食塩水によるラインロック，8 時間毎および必要時にフラッシュ
```

   2. 人工呼吸器からのウィーニングと抜管
   3. 経鼻胃管抜去
   4. Swan-Ganz カテーテルおよび動脈ライン抜去
   5. 離床して椅子に座る。
   6. β遮断薬とアスピリンの開始

B. 術後第 1 病日
   1. 胸部ドレーンチューブ抜去
   2. 一般病棟へ転出；心電図モニターおよびパルスオキシメータ装着 × 72 時間
   3. 離床と歩行
   4. 食事開始
   5. Foley カテーテルの抜去
   6. 弁膜症患者のワルファリン開始

C. 術後第 2 〜 3 病日
   1. 抗生物質中止（36 〜 48 時間後）
   2. 食事を適切な栄養量まで増量
   3. 身体活動レベルを上げる。
   4. 術前体重に戻るまで利尿薬を継続
   5. 在宅医療やリハビリテーション計画の開始

D. 術後第 3 〜 4 病日
   1. 退院前の臨床検査〔ヘマトクリット（HCT），電解質，BUN，クレアチニン，胸部 X 線，心電図〕
   2. ペーシングワイヤー抜去

3. 退院指導

E. 術後第 4 〜 5 病日
1. 機械弁の患者ではヘパリンを検討する。
2. 皮膚縫合の抜糸または抜鉤を行い，ステリストリップにて固定。創傷治癒に問題がある場合は糸を残す（ステロイド）。
3. 自宅へ退院

III. 一般的な術後症状の鑑別診断

回復早期の胸痛，息切れ，発熱，食欲不振，倦怠感を伴う"体調が悪い"感覚は一般的なもので，特に高齢者で顕著である。これらの徴候・症状の原因は良性である場合が多いが，検討を要する深刻な問題を示唆する場合もあり，軽く扱うべきではない。注意深い問診と診察が，適切な診断と評価，迅速かつ的確な治療に不可欠である。

A. 胸痛
1. 鑑別診断：心臓手術後の胸痛の増悪は，しばしば心筋虚血を疑わせるが，その他の原因も考慮して鑑別診断を行う。患者は，胸痛の再発が手術の失敗を意味するのではないかと，最も心配している。一方，術者は，意図的に別の内容を説明することがある。胸部不快感の最も一般的な原因は，筋骨系の痛みであるが，検討を要する重大な問題としては，以下のものがある。
    a. 心筋虚血
    b. 不整脈
    c. 胸骨創感染
    d. 心膜炎
    e. 気胸
    f. 肺炎
    g. 肺塞栓
    h. 胃食道逆流
2. 評価：注意深い診察（呼吸音，心膜摩擦音，胸骨正中創），胸部 X 線，12 誘導心電図より的確な診断を下し，必要な検査を追加する。虚血の関与が疑われる ST 上昇では，心膜炎との鑑別が重要である。胸痛の原因が心臓にあると思われる患者は，循環器科受診が必須である。負荷画像検査または冠動脈造影検査が必要となる場合もある。その他の診断的検査方法として，心エコー図検査，肺塞栓を否定するためのヘリカル CT，通常の胸部 CT，胸骨創の吸引がある。

B. 息切れ
1. 鑑別診断：息切れは，胸壁の不快感による運動制限が原因であることが多いが，肺疾患のある貧血患者でも認められることが少なくない。しかし，息切れが重篤または急激に発症した場合，あるいは呼吸状態の悪化を認める場合には，重大な問題が発生している可能性がある。肺の状態に問題がある場合が多いが，心臓または腎機能障害も

原因となりうる。考慮すべき診断は下記のとおりである。
   a. 胸膜および肺の問題
      ・粘稠な痰が詰まること，または吸気努力不足による無気肺と低酸素症
      ・気胸
      ・肺炎（誤嚥性）
      ・気管支攣縮
      ・胸水の増加
      ・肺塞栓
   b. 心臓および肺の問題：以下の原因による低心拍出量状態や急性肺水腫
      ・急性心筋虚血や梗塞
      ・心タンポナーデ
      ・僧帽弁閉鎖不全の残存または新たな発生（虚血，全身性の高血圧），心室中隔欠損症の再発
      ・過剰輸液（乏尿性の腎不全がしばしば関与する）
      ・重篤な拡張機能障害
      ・心房性または心室性の頻脈性不整脈
   c. 代謝性アシドーシスに対する代償反応（低心拍出量状態）
   d. 敗血症
 2. 評価：注意深く聴診する。呼吸音の消失やびまん性のラ音は，肺実質の病変や肺水腫を意味する可能性がある。心タンポナーデの臨床徴候（心音減弱，奇脈）も確認する。動脈血液ガス，胸部X線，心電図検査を行う。心エコー図検査により，心室機能の評価，弁機能不全やシャント再発の同定，多量の胸水，心嚢液，タンポナーデが同定できることがある。肺塞栓が疑われたら，ヘリカルCTを行う。

C. 発熱
 1. 鑑別診断：発熱は，術後48～72時間では非常に一般的なもので，吸気力不足による無気肺が原因であることが多い。術後72時間以降に繰り返す発熱は，徹底的な評価が必要となる。術後発熱の原因として，以下のものが考えられる。
   a. 無気肺や肺炎
   b. 尿路感染症（UTI）
   c. 創部感染：胸骨創や下肢
   d. 薬物性の発熱
   e. 副鼻腔炎（通常，気管チューブや経鼻胃管が留置された患者）
   f. 腹腔内の病変
   g. カテーテル敗血症
   h. 心内膜炎（特に人工弁で）
   i. 褥瘡
   j. 深部静脈血栓症（DVT）と肺塞栓
   k. 心膜切開後症候群（PPS）
 2. 評価：肺，胸部，下肢の創部を注意深く診察する。分画を含む全血球算定，胸部X線，尿検査，適切な培養検査を行う。中心静脈や動脈ライン挿入中の患者では培養検査を行い，留置期間が5日以上または培養結果が陽性の場合は，ラインを抜去する。白血

球が正常値であれば，薬物性の発熱が疑われる．胸骨創感染は胸部 CT で確認できるが，強く疑われる場合は穿刺吸引を行う．頭部 CT で副鼻腔炎を同定することができる．経食道心エコー法（TEE）では，心内膜炎により弁（自己または人工弁）に付着した疣贅を確認することができる．
3. **治療**：起因菌が同定されるまで，抗生物質治療は控えるのが理想的である．しかし，前もって感染源および起因菌を想定し，広域スペクトラムの抗生物質を開始することもある．これは人工物（弁，血管）使用の患者では，特に重要である．その後，狭いスペクトラムの抗生物質に変更する．明確な原因がなくても，発熱および白血球上昇を認めることがあるが，短期間の抗生物質投与で改善する．院内感染および敗血症の追加説明は，493～495 ページを参照のこと．

IV. 呼吸管理と合併症

A. 術後一般病棟に移動する時期の呼吸機能は，依然として低下したままで，胸部不快感から活動量が落ちるため，多くの患者で息切れがみられる．動脈血酸素飽和度（SaO_2）の低下はまれではなく，すべての患者で SaO_2 が 90％以上になるまで，パルスオキシメータで毎日測定する．ほとんどの患者で，いくらか輸液過剰状態にあるため，利尿薬を必要とする．弱い吸気力と無気肺への対策が必要となる．肺炎，気管支攣縮，胸水，気胸など，起こりうる合併症は，診察および胸部 X 線で同定することができる．基本的な指示は以下のとおりである．
1. 鼻カニューレ 2～6L/min による酸素投与
2. インセンティブスパイロメータを頻回に行い，深呼吸を促す．
3. 積極的に体を動かす．
4. 適切かつ過剰にならない程度の疼痛緩和を行う．自己調節鎮痛法（PCA）（ふつうはモルヒネによる）は，術後 1～2 日間は特に効果的で，さらにケトロラク 15～30mg を数日間 6 時間毎に静注するなど，他の鎮痛薬を追加することもある．術後 2～3 日目からは，ほとんどの患者で経口薬でも適度な疼痛緩和が得られ，必要時投与よりも定期的な鎮痛薬投与のほうが良好な結果が得られる．
5. 多量な分泌物または気管支攣縮を認める場合はそれぞれ，胸部理学療法およびネブライザーによる気管支拡張薬吸入を行う．
6. DVT のリスクを軽減する手段（抗塞栓用ストッキング，空気圧迫器具，ヘパリン皮下注）を，患者の活動性とリスク要因を考慮しながら検討する．

B. 重篤な呼吸機能不全は，既存の肺疾患や多量の喫煙を認めない患者ではまれである．胸膜および肺に関連する要因は，Ⅲ節 B 項で述べたとおりである．しかし，動脈血酸素飽和度の低下は，心疾患（心筋虚血や僧帽弁閉鎖不全症）および心タンポナーデ，さらに進行性の乏尿を伴う腎機能障害の徴候であることがある．

C. 呼吸不全，気胸，胸水，気管支攣縮の管理は，10 章で解説したとおりである．本項では，横隔神経麻痺による横隔膜機能不全や肺塞栓など，比較的まれな合併症について解説する．

D. 横隔神経損傷による**横隔膜機能不全**は，発生に関与する危険因子が認識されているにもかかわらず[2〜4]，患者の 10 〜 20％で認められる。
1. 病因
    a. 心嚢内の氷による横隔神経の寒冷損傷が，この問題の主な原因である。氷を使用しない場合，横隔神経麻痺の発生率が低下することが示されている。低体温もまた，横隔膜の機能の異常に関与する[4,5]。
    b. 横隔神経は，上縦隔の内胸動脈（ITA）中枢側剥離中に直接的に損傷されることがあり，特に右側に多い[2,6,7]。剥離した ITA をよりよい走行にするために，心膜をV字切開する際にも損傷することがある。剥離がさらに上部に及んだ場合，心膜横隔動脈結紮によっても横隔神経麻痺をきたすことがあり，特に糖尿病患者で確率が高い[8,9]。しかし，すべての研究が，麻痺の原因が ITA 採取にあるとしているわけではない[3]。
2. 症状
    a. 片側の横隔神経麻痺では，呼吸器症状はほとんどなく，問題なく抜管可能である。重症の慢性閉塞性肺疾患（COPD）を合併する患者では，呼吸器離脱困難，息切れ，再挿管をきたすことがある。
    b. 両側横隔神経麻痺の患者ではふつう，人工呼吸離脱中に過呼吸，奇異性腹式呼吸，CO_2 貯留を認める。
    c. 注意：左胸水を認める場合，左片側横隔膜挙上を必ず念頭におく。胃泡の位置で，横隔膜の位置がわかる。側臥位の X 線で胸水の量が推定できることがある。胸腔穿刺やドレーン留置のための胸膜切開を行う前に，横隔膜の位置を慎重に検討しなければならない。
3. 評価
    a. 胸部 X 線上，自発呼吸の最大吸気時に片側の，最も一般的には左側の横隔膜挙上を示す。これは，人工呼吸中にははっきりしないこともある。肺底部に無気肺や胸水貯留を認める場合，片側横隔膜の挙上を評価するのは難しい。
    b. 透視下での横隔膜検査 "sniff test" では，片側麻痺があると，自発吸気時に横隔膜の奇異性上昇運動が出現する（Kienböck の徴候）。
    c. 超音波検査では，呼吸時の横隔膜の運動低下，無動，奇異性運動を認める。
    d. 頸部で経皮的に横隔神経を刺激し，第 7 と第 8 肋間上で横隔膜の活動電位を記録すると，横隔神経の伝導速度と潜伏時間が測定される[10]。横隔神経障害が呼吸の問題に関与しているかを評価するために有用である。
    e. 経横隔膜圧測定は，両側横隔神経麻痺の診断に有用である[8]。
4. 横隔神経の機能が回復するまで補助的な**治療**を継続する。2 年程度かかることもある。COPD を合併する患者の中期遠隔期フォローアップ報告では，約 25％の患者で肺の問題が持続し，QOL の低下を認めた[11]。片側麻痺により呼吸苦が著明な患者では，横隔膜縫縮術を行うと，症状的にも他覚的にも有意な改善が得られる。この術式は，開胸下または腹腔鏡下で行う[12]。両麻痺の患者では，ほとんどの場合で人工換気が必要になる。患者によっては自宅療養に，胸甲呼吸器 cuirass respirator や可動式ベッドが必要となる。

E. 開心術症例の**肺塞栓**はきわめてまれで，その頻度は約 1 〜 2％である[13]。術中の全身へ

パリン化と血液希釈，および術後早期の血小板減少と血小板機能障害のため，危険性は非常に低い。オフポンプ手術は，肺塞栓の原因となりうる凝固能亢進との関連が報告されているが，十分な研究はなされていない[14]。

1. 肺塞栓の**危険因子**は，下肢の DVT 危険因子とほとんど同じである。
    a. 術前後の長期床上安静
    b. 最近の鼠径部からのカテーテル挿入
    c. 過凝固および血小板活性化をもたらす高脂血症
    d. 術後うっ血性心不全（CHF）
2. **予防**：創被覆材および弾性包帯を外した後，弾性圧迫ストッキング（TED ストッキング）を着用する。心臓手術患者における弾性ストッキングの有用性を，プラセボを用いて比較した研究はほとんどない。しかしながら，弾性ストッキングに加えて下肢を圧迫する器具（Venodyne）を使用した場合も，付加的な利益は得られず，DVTの発生頻度は両群とも約20%であったと報告されている[13, 15]。しかし，この圧迫器具をヘパリン皮下注と併用し，肺塞栓の発生率が60%（4%から1.5%に）減少したとする報告もある[16]。このように，術後の活動性の低いハイリスク患者では，圧迫器具とヘパリン皮下注の併用は意味がないとはいえない。
3. **所見**：通常，胸膜痛および息切れが出現する。急激に発症するため，一般的な術後の呼吸器症状と，すぐに鑑別することができる。心房細動，洞性頻脈，原因不明の発熱などの新たな出現が，診断の手がかりとなることがある。
4. **評価**：動脈血液ガス，胸部X線，心電図，ヘリカルCTスキャンを行う[17]。動脈血酸素飽和度の低下は特異的ではないが，術後早期の値と比較することができる。呼吸器症状および低酸素症を認め，下肢の非侵襲的な静脈検査が陽性であれば，肺塞栓の診断が示唆され，さらなる評価が必要となる。
5. **治療**は，床上安静および1週間のヘパリン静注と，その後6か月間のワルファリンによる抗凝固療法となる。血栓溶解療法は，胸骨切開から間もないため，禁忌である。大静脈フィルターは，抗凝固療法を行っても再燃する危険性が高い場合に推奨され，抗凝固療法が禁忌の患者では必須となる。まれではあるが，広範囲の肺塞栓から重篤な心原性ショックをきたした患者では，吸引塞栓摘除術や破砕療法などのカテーテル・インターベンションによる治療，さらに緊急手術が必要になることもある[18]。

V. 心臓の管理と合併症

A. 術後一般病棟に移動後，心電図モニターを数日間装着し，心拍数と調律を持続的にモニターする。患者が安定していれば，バイタルサインは各勤務に1回でかまわないが，心拍数，調律，血圧が異常またはそれに近い場合には，頻回に測定する必要がある。

B. ICUにおける頻度の高い合併症の評価と管理については，11章に示したとおりである。合併症として，低心拍出量状態，周術期心筋梗塞，心停止，冠動脈攣縮，高血圧，不整脈があげられる。本項では，それ以降の回復期に発生する心臓の問題を検討する。

C. 不整脈と伝導障害
  1. **心房性不整脈**は開心術の最も一般的な合併症で，術後第2または3病日に発生しやすい。軽い頭部の違和感，倦怠感，動悸などの症状を自覚する患者もいるが，ほとんどが無症状で，心電図モニター上で心房細動または心房粗動が発見されることが多い。治療としては，心拍数コントロールおよび心臓除細動による洞調律の回復があり，心房細動が持続または再発する場合には抗凝固療法を行う。管理のプロトコールの詳細は389〜397ページ，および393ページの**Box11.4**を参照のこと。
  2. **心室性不整脈**は心筋虚血や梗塞が原因であり，心停止に移行することがあるため，常に注意を払わなければならない。正常な心機能患者でみられる軽症の期外収縮や非持続性心室頻拍は，積極的な治療は必要ない。対照的に，左室機能低下を伴う心室頻拍は，さらなる評価および植え込み型除細動器（ICD）が必要になる可能性が高い。これらについては，401〜404ページを参照のこと。
  3. 一時的なペースメーカワイヤーは，通常，術後第3病日に抜去するが，完全心ブロック，洞性徐脈，長い洞停止，心房細動の心室応答遅延を認める場合は抜去しない。弁膜症手術後は伝導障害をきたしやすく，永久的ペースメーカの植え込み率が高くなる。洞不全または徐脈頻脈症候群の患者では，心房細動に対する速い心室の応答と遅い洞機能が混在し，β遮断薬の使用は制限される。これらの問題が3日を超えて持続する場合は，永久的ペースメーカを検討する。しかし研究によれば，完全心ブロックの患者を除いて，ペースメーカ依存は2〜3か月で改善をみることが多い[19, 20]。

D. **高血圧**：心機能が元の状態に回復し，体を動かすようになると，術後数日で血圧は術前レベルに回復する。術前より低い収縮期血圧は，周術期の梗塞を起こした患者で認められる。一方，大動脈弁狭窄症の患者では，弁置換術後に著しい高血圧をきたすことがある。ICUで使用していた強力な静注薬を経口薬に変更する。術前の血圧コントロールが良好であれば，通常は同じ薬を再開する。降圧薬を選択する際のその他の検討項目は，以下のとおりである。
  1. 低左心機能：アンギオテンシン変換酵素（ACE）阻害薬のどれか1つを投与する（**Appendix 8**参照）
  2. 左室機能が良好な洞性頻脈，心筋虚血の残存：β遮断薬を投与
  3. 冠動脈攣縮，橈骨動脈グラフト使用：硝酸薬やカルシウム拮抗薬（ジルチアゼム，ベラパミル，ニカルジピン）。重篤な心機能障害がない患者では，これらはすぐれた第一選択薬となる。

E. **低血圧**は病棟移動後に出現することがあり，ショックや低心拍出量状態に関する鑑別診断方法を利用して評価する（11章参照）。術後数日間に，特に留意すべき項目は以下のとおりである。
  1. 循環血液量減少：通常は過剰な利尿が原因である。特に高度な貧血を伴う場合
  2. 心房細動予防目的のβ遮断薬
  3. 特に心房細動や心房粗動などの不整脈，その治療薬もまた血圧を下げる作用がある（β遮断薬，カルシウム拮抗薬）。
  4. 過剰な降圧薬投与：降圧薬を術前の投与量で再開したことが原因の場合が多いが，疼痛および交感神経興奮由来の高血圧に対して降圧薬を処方すると，それらの問題が解

決した後に，血圧が低下することがある．
5. 心筋虚血や梗塞
6. 遅発性心タンポナーデの可能性を常に頭に入れておく．特に，抗凝固療法中の患者では不可欠だが，それだけとは限らない（後述のG項を参照）．

F. **心筋虚血の再発**：術後，胸痛の再発および心電図上の新たな虚血性変化が起こった場合には，常に慎重な評価と管理が必要である．虚血に伴い，低心拍出量状態，CHFと肺水腫，心筋梗塞，心室性不整脈，心停止をきたすおそれがある．
  1. 病因
     a. 急性グラフト閉塞
     b. 吻合部狭窄や不十分な流量による低灌流状態（再手術で，中等度病変の静脈グラフトを細いITAに変更した場合）
     c. バイパスされなかった冠動脈病変（不完全血行再建）
     d. 冠動脈攣縮
  2. 評価
     a. 経験的に，硝酸薬やカルシウム拮抗薬投与は虚血や攣縮の治療に有効で，かつ診断を得ることにもつながる．
     b. 有意な心電図変化を認める場合には，緊急冠動脈造影を考慮する．グラフトの技術的な問題が明らかになるか，冠動脈攣縮の確定診断が得られる．
     c. 負荷画像検査を行い，心筋虚血の存在を明らかにする．胸痛の原因が虚血性か非虚血性かを鑑別できる．
  3. 治療
     a. 硝酸薬やβ遮断薬による薬物治療の強化が適応となる．
     b. グラフトの技術的な問題が確認された場合，経皮的冠動脈形成術が最善の方法となることが多い．この処置が不可能で，広範囲の心筋が危険な状態にあるのは明らかだが，心筋梗塞に陥っていない場合には，再手術を検討する．しかし，虚血領域を灌流する冠動脈が，細くびまん性病変である場合，小さな範囲の心筋虚血はまれではない．このような冠動脈にはバイパスは不可能である．バイパスを行っても，グラフトの流量は小さい血管径と少ない末梢血液により，その効果は制限されてしまう．
     c. 冠動脈バイパス術の遠隔期成績は，バイパスグラフト，バイパスされない冠動脈，吻合部より末梢側の冠動脈などにおける，動脈硬化性病変の進行度に規定される．遠隔期成績を改善する因子として，ITA使用，禁煙，高コレステロール血症の管理，アスピリンの長期使用（1年間使用により静脈グラフトの開存率が向上する）がある[21]．また，術後後期の虚血の原因として，まれではあるが，冠動脈スチール症候群が関与することがある．冠動脈-鎖骨下動脈スチールまたはITA-肺動脈瘻のいずれかである[22]．

G. **遅発性タンポナーデ**：心嚢液貯留は術後患者の約50％で認められるが，通常は完全に吸収される．数％の患者で，徐々に心嚢液が増加し，低心拍出量状態とタンポナーデを呈する[23,24]．発症時期は術後最初の週または数週間後である．この合併症は無症状のまま進行することがあり，術後回復が遅れている患者では，他の症状との鑑別がしばしば

難しくなるため，常にこの合併症を疑い続ける必要がある．タンポナーデは，すべての術後合併症のなかで最も深刻なものであるが，**適切な治療が最も可能な合併症の１つ**でもある．

1. 病因
    a. 抗血小板薬（アスピリン，クロピドグレル）および抗凝固薬（ヘパリン，ワルファリン）の使用により，あらゆる場所（軟部組織，心膜の創面，縫合部）から徐々に心嚢内へと出血する[25]．術直後の出血がごく少量であっても発症する可能性がある．
    b. 胸部ドレーンチューブ抜去後，ペーシングワイヤーを抜去する際に，右室または右房が裂けると急性の出血をきたす．まれに，梗塞領域の遅発性破裂や僧帽弁位人工弁による左室破裂も原因となる．
    c. 心膜切開後症候群により，漿液性または漿液血性の心嚢液が遅発性に貯留する．ジクロフェナクなど非ステロイド性抗炎症薬（NSAIDs）の使用により炎症反応が軽減され，心嚢液貯留の発生頻度は低下する[26]．
2. 症状：急激な出血の場合，治療に反応しない低血圧をきたし，しばしば急性心タンポナーデの臨床像を呈する．遅発性タンポナーデの典型的な臨床像は低心拍出量状態で，倦怠感，息切れ，胸部違和感，食欲不振，嘔気，微熱を伴う．これらの症状は，しばしば薬物性，または単なる術後回復の遅れとみなされる場合がある．頸静脈の怒張，心膜摩擦音，起立性低血圧の進行，頻脈（β遮断薬使用により隠蔽されることがある），奇脈がしばしば認められる．時に低心拍出量状態により腎機能障害が進行し，BUNとクレアチニン上昇を伴う尿量減少が初発症状となることがある．
3. 評価：胸部Ｘ線で心拡大を認めることがある．しかし，血液が貯留する場所と速度によっては，しばしばＸ線検査で異常所見を認めない．二次元的心エコー図検査で，心嚢液の同定，タンポナーデの病態と生理学的所見（個々の心臓内腔が圧迫されている所見）の確認[27]，心機能の評価を行う（**図13.1**）．体表面エコーでは，確実なacoustic windowを得るには限界があり，患者の体型に左右されるため，貯留液が同定できないことがある．臨床的に強く疑われるが，経胸腔画像では不十分な場合，TEEを必ず行う．
4. 治療
    a. 出血が続く場合，再開胸の適応となる．
    b. 心嚢穿刺は，心タンポナーデを引き起こす大量の滲出液をドレナージする最も侵襲の少ない方法である．通常，心臓カテーテル検査室にて，心電図または二次元的心エコー図検査ガイド下で行う[28]．
    c. 心エコー図検査にて経皮的アプローチが困難であると示唆された場合（滲出液が後壁に限局する場合など），または滲出液が小房性に分割されている場合，剣状突起下を切開してドレナージする．このアプローチでも滲出液がドレナージできない場合，胸骨全切開の適応となる．
    d. 小房性に分割された後壁の滲出液や，術後数週間で再発した滲出液に対しては，左開胸アプローチによる心嚢"開窓"術や，部分的な心膜切開術を検討する．
    e. 心膜切開後症候群が関与する大量の滲出液は，血行動態の悪化を認めないかぎり，抗炎症薬やステロイド投与で管理する．

H. 心膜切開後症候群（PPS）の発症率は，開心術後患者の15～20％と報告され，自己免

(A)

(B)

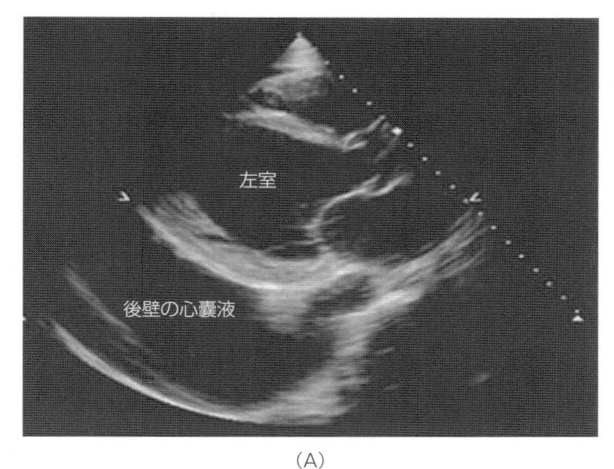

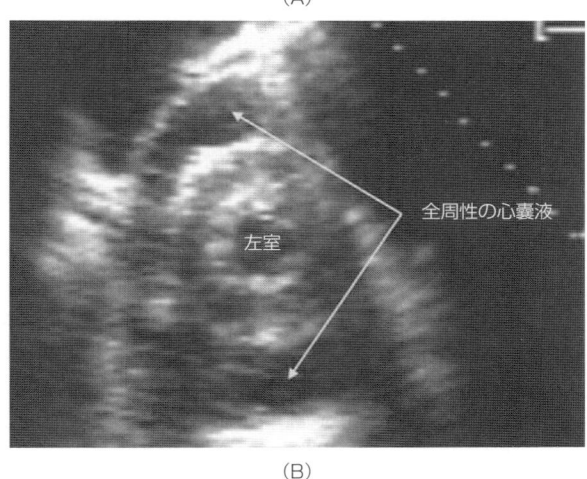

図 13.1　術後大量心嚢液貯留を示す二次元的心エコー図検査
(A) 経胸壁，傍胸骨長軸像：後壁に大量の液体貯留を認める。(B) 経食道，経胃的短軸像：心室の適度な充満を妨げる全周性の心嚢液貯留に注意。拡張期の虚脱所見は，心嚢液貯留が血行動態に影響する。(Dr. Jeffrey T. Kuvin, Division of Cardiology, Tufts-New England Medical Center の好意により掲載)

疫反応の一種と考えられている[29〜31]。術後最初の1週間以内，または数週間から数か月後に発症する。PPS は若年者，および心膜炎やステロイド使用の既往がある患者で頻度が高い。心タンポナーデ，早期静脈グラフト閉塞，収縮性心膜炎の発生に関与する可能性があるため，積極的な管理が必要である。術後，NSAIDs やコルヒチン（1.5g/日）の予防的投与により，PPS の発症率が低下する。
1. **症状**：診断基準として発熱，倦怠感，前胸部痛，関節痛，心膜摩擦音がある。通常，胸水または心嚢液を認める。
2. **評価**：リンパ球増加，好酸球増加，血沈の上昇が認められるが，培養検査は陰性である。

通常，胸部X線と心エコー図検査により，心嚢液が同定される。ある研究では，心筋抗体の存在がPPSに関与すると報告されたが，別の研究では，抗心臓抗体は心膜や心筋損傷に対する免疫反応の現れであり，PPSの原因ではないと報告している[31,32]。

3. 治療
   a. 初期治療として，利尿薬とアスピリンを投与する。臨床症状の改善がわずかな場合，イブプロフェン 400mg 1日4回などのNSAIDsを1週間投与すると，90％の患者で効果が認められる。NSAIDsを使用する場合は，胃への刺激を最小限に抑えるために，アスピリンを中止する。症状が継続する場合には，プレドニゾンを投与する。NSAIDs（特にイブプロフェン）の常用は，アスピリンの心保護的抗血小板作用を阻害することに注意する[33]。
   b. 症状を伴う大量の心嚢液に対して，心嚢穿刺を要することがある。
   c. 大量の滲出液が再発した場合，心膜切除術が推奨される。

I. **収縮性心膜炎**は，心臓手術の術後遠隔期に起こるまれな合併症である。縦隔内に高度な癒着をきたしても，心膜炎になることはめったにない。術後早期にドレナージされなかった心嚢内血腫，ワルファリン使用，早期PPS，縦隔放射線照射歴などの症例でみられる[34]。

   1. 症状：緩徐に進行する労作時の呼吸苦，胸痛，疲労感。末梢浮腫および頸静脈怒張は一般的であるが，奇脈は少ない。
   2. 評価
      a. 心嚢液貯留がなければ，胸部X線は正常である場合が多い。
      b. 二次元的心エコー図検査では，心膜の肥厚および，しばしば少量の心嚢液を認める。
      c. CTスキャンにより，心膜の肥厚と心嚢液貯留に関する情報が得られる。
      d. 右心カテーテル検査で最も確定的な情報が得られる。拡張期圧が等圧になり，右室圧曲線で，拡張期に dip-plateau パターン（square root sign）をとる（図1.20 参照）。時として，過剰輸液により，心膜炎と同様の血行動態をきたすことがある。この場合，標準的な術後瘢痕以外に，心外膜炎や心膜肥厚を示す病理学的所見を認めない。
   3. 治療：臨床的に有意な収縮性心膜炎に対しては，心膜切除術が適応となる。経胸骨切開アプローチが最もよい方法で，右房，右室，大部分の左室の十分な剥皮が可能である。手術が難しく出血が多い場合に備えて，人工心肺（CPB）を使用することもある。心外膜収縮の解除は難しく，バイパスグラフト損傷や大量出血をきたすことがある。"waffle"法および"turtle shell"法は，心膜瘢痕をメッシュ状に切開して収縮を解除する方法である。

VI. 腎，代謝，体液の管理と合併症

A. 通常の管理
   1. 術後の一般病棟への移動時，ほとんどの患者で体重は術前よりも重くなっている。術後毎日体重を測り術前と比較すると，過剰な水分除去に必要な利尿薬使用の参考になる。術前にCHFを認めた患者では，適正体重を達成するために，より積極的な利尿薬投与が必要となる。慢性的に状態が悪い患者では，水分過剰であっても，栄養不良

により術前体重に戻っている。
  2. 厳重な飲食制限（ナトリウムと水分）は，ほとんどの患者で必要としない。強力な利尿によるマイナスの水分バランス，および術後の食欲不振を考慮に入れたうえで，おいしい食事を制限せずに提供して，カロリー摂取量を増加させることが重要である。
  3. 術前より利尿薬投与が必要であった患者（特に弁疾患，低左心機能の患者）では，術前体重に戻っていても，退院まで利尿薬を継続することが望ましい。

B. **一過性の腎不全**（12章も参照）：術前にある程度の腎機能障害や重症高血圧，術後低心拍出量症候群を認める患者，または大量の昇圧薬を要する患者では，腎機能障害が徐々に進行することがある。術直後の水分過剰の軽減および乏尿性腎不全の予防として，利尿薬は有効である。しかし，循環血液量をモニターする方法に制約がある術後病棟での管理は，非常に難しくなる。体液バランスをマイナスにする目的で，利尿薬が投与されている間は，肺水腫をきたさない程度に適度な血管内容量を保ち，腎前性高窒素血症を回避しなければならない。
  1. 一般的な経過は，体水分および塩分過剰を反映して，BUN とクレアチニンが徐々に上昇してナトリウムが低下する。高血圧患者では，正常より高めに血圧を保つよう薬物を調節する。適度な血管内容量を維持するためには，ACE 阻害薬は使用すべきではなく，利尿薬を使用するにしても控えめにしなければならない。大量の利尿と食欲低下を認める場合には，補液が必要である。心拍出量が十分に維持できているかぎり，腎機能障害はほとんどの患者で一過性のものとなる。
  2. 水分過剰が持続して呼吸状態が悪化し，かつ BUN 上昇が続く場合には，さらなる評価と治療が必要になる。薬物や尿路閉塞が，説明できないクレアチニン上昇の原因となることがある。しかし，**原因不明の BUN とクレアチニンの上昇，特に新たに乏尿が出現した場合には，遅発性心タンポナーデを必ず疑わなければならない**。超音波検査で心機能の評価とタンポナーデの鑑別を行う。経静脈的強心薬補助，限外濾過，透析を行う場合には，患者は ICU に再入室する必要がある。

C. **高カリウム血症**はふつう，腎機能障害に伴って発症する。その所見と治療については，452〜453ページで述べたとおりである。厳重な注意のもと，カリウム摂取や ACE 阻害薬を中止し，腎機能を再評価する。

D. 糖尿病患者の**高血糖**は，術後よく認められる問題である。術後，インスリン拮抗ホルモン（グルカゴン，コルチゾール）の血中濃度上昇が続き，血糖値が上昇する。術後早期の血糖値を厳重に管理すると，創感染の発生率が減少するだけでなく，手術死亡率も低下する（**Appendix 6**）[35〜37]。一般病棟移動後には，指尖測定を頻回に行い（各食前と就寝前），血糖値が適切に管理されているかを評価する。
  1. 通常，術後早期にはインスリン抵抗性の傾向がある。1型糖尿病患者では，経口摂取量と血糖値にもとづき，インスリン投与量を術前値まで徐々に戻す。まず，中間型インスリンを低用量で使用し，必要な分だけ速効型インスリンを追加することが望ましい。
  2. 十分な食事摂取が可能になれば，経口糖尿病治療薬を再開する。ふつう術前の半量で開始し，経口摂取量と血糖値にもとづいて増量する。

E. 電解質および内分泌に関するその他の合併症は，術後病棟移動後に発生することは非常に少ない。これらの問題のいくつかに関する評価と管理は，12章を参照のこと。

Ⅶ. 血液学的合併症と抗凝固療法

A. 貧血
1. CPB の使用には血液希釈が必ず伴うが，効果的な血液維持方法を用いることで，周術期の輸血率は低下している。さらに，オフポンプ手術が輸血率の低下に貢献している。一般的に，ヘマトクリットをCPB 中は20%前後に，術後は最低でも22〜24%に維持する。しかし，高齢者，著明な脱力感や疲労感，心電図変化，低血圧，著しい頻脈を認める患者では，輸血を行い，高めのヘマトクリットを保つようにする。
2. 術後の利尿に伴いヘマトクリットは徐々に上昇するはずであるが，体外循環により赤血球の寿命が短縮され，また輸血血液中の赤血球は輸血後24時間以内に30%が失われるため，ヘマトクリットが上昇しないこともしばしばある。
3. 退院時のヘマトクリットが30%以下の患者全員に鉄剤を投与する（硫酸鉄またはグルコン酸第一鉄 300mg を1日3回，1か月間）。しかし，大量輸血後には溶血により鉄が蓄積されるため，外因性の鉄は必ずしも必要とはならない。
4. 赤血球産生を促進するため，組換え型エリスロポエチンの使用を考慮する（50〜100単位/kg 皮下注，週3回）。

B. **血小板減少症**は，体外循環中の血小板破壊と血液希釈が原因であるが，血小板数は術後徐々に回復し，数日以内に正常値に戻る。術後早期の止血障害は，より一般的にはCPB 使用による血小板機能障害によって引き起こされるが，抗線溶薬の使用によってある程度は軽減される。
1. 病因
a. CBP 中の血小板活性化や希釈
b. 血小板補充療法なしの大量出血
c. 大動脈内バルーンポンプ（IABP）の使用
d. ヘパリンやイナムリノンなど，血小板数を減少させる薬物の投与
2. 治療：血小板輸血の適応は，以下のとおりである。
a. 血小板数が2万〜3万/μL 未満
b. 血小板数が10万/μL 未満で出血が続く場合。それ以上の血小板数でも，血小板機能障害が疑われる場合には，血小板輸血を検討する。
c. 血小板数が6万/μL 未満で，外科的処置（経皮的IABP 抜去など）を行う場合
3. 注意：基本的には，ヘパリン投与中の患者はすべて，血小板数を連日測定する。血小板数減少またはヘパリン抵抗性を認める場合には，*in vitro* 凝集試験によるヘパリン誘発性血小板減少症の同定が適応となる。

C. ヘパリン誘発性血小板減少症（HIT）は，ヘパリン療法の非常に深刻な合併症で，著しい血小板減少，全身の動脈や静脈の血栓症を起こしうる。死亡率は 20〜30%に達する[38]。
1. 分類

a. 1型HITはよくみられ，免疫反応は関与しない．通常，ヘパリン投与開始後48時間以内に，軽度の血小板減少が起きる．血小板数が正常な患者では，血小板数が10万以下に低下することはほとんどなく，ヘパリン使用は継続できる．しかし，血小板数が低下した心臓手術後の患者では，さらなる低下をみる．血小板減少症の発症時期とパターンを検討し，この問題が良性であるか，あるいは2型HITにあてはまるかを判断する．一般的には，術後の血小板数減少が持続し，特に7万以下に至る場合には（出血のない患者で），2型HITの可能性を考慮し，すべてのヘパリンを中止する．
b. 2型HITには免疫反応が関与する．IgG抗体が形成され，ヘパリン-血小板第4因子（PF4）複合体と結合して，血小板を活性化する．これにより凝固を促進する微粒子が放出され，トロンビン産生が促進される．加えて，PF4放出が起こり，血小板の活性化をさらに促進する．内皮細胞表面のグルコサミノグリカンと結合した抗体は，内皮細胞の障害と組織因子の発現を引き起こす．このような凝固促進状態により，約30％の患者で動脈・静脈血栓症が発生し，脳卒中，心筋梗塞，腸間膜血栓症，DVTを発症する．牛の肺から抽出したヘパリンを投与した場合は，抗体が形成されやすく，また非分画ヘパリンによる抗体形成の頻度は，低分子ヘパリンの8〜10倍である．
2. 診断に関する考察：2型HITは，血小板減少症とヘパリン抗体が証明されると診断できる．ヘパリン-PF4抗体を同定する血清学的検査〔酵素結合免疫吸着法（ELISA）〕（臨床的にHITでない患者でも陽性になることがある）およびセロトニン放出試験（SRA）が最も信頼性は高い．これら2つの検査は90％以上の感度であるが，SRAはより特異度が高い．ヘパリン誘発性血小板凝集（HIPA）検査の感度は低い．
3. 2型HITの臨床的なパターン
a. ヘパリン療法開始後約5〜10日で，血小板数が50％，またはそれ以上減少するが，過去100日以内にヘパリン投与の既往があれば，10時間以内に発症する可能性がある[39]．これは二次性抗体反応というより，血清中の抗体の存在が原因である．約30％の患者では，ヘパリンが再投与されるまでHITを発症しないが，発症時には急激に進行する．
b. 血小板減少症では，抗体がヘパリン-PF4複合体と結合する必要があるため，ヘパリン投与中に発症することが多い．しかし，ヘパリン中止の数日後に発症する遅発性HITの報告例もある．
c. およそ50％の患者で，心臓手術後にHIT抗体が出現するが，2型HITを発症する確率はわずか2％である．ただし，HITによる合併症の発生率や死亡率は高いので，進行性の血小板数減少は常に2型HITを疑うべきであり，以下の診断検査と治療を急ぐ必要がある．
d. HIT抗体は非常によくみられるもので，通常は血小板減少症に関与しないため（血清学的HIT），HIT抗体の存在自体の意義は不明である．カテーテル検査後のHIT抗体の出現が，心臓手術時に臨床的に関与するかどうかは明らかになっていない．理論的には，これらの患者は術中のヘパリン再投与によりHITを発症しやすいが，証明されていない．ある研究では，カテーテル検査後に22％の患者で抗体が出現したが，主として低濃度IgM抗体であった．また実際に，術後61％の患者で抗体を認めたが，HITの発生はまったく認められなかった[40]．ELISA法を用いた別の

研究では，心臓手術前の患者の19％で抗体が確認され（35％の患者で入院中にヘパリン使用），術後の患者では51％に確認されたが，抗体陽性と陰性の患者間で，血小板数に差はなかった[41]。血小板減少のない低濃度抗体陽性率は高いため，ヘパリン使用歴のある患者に対する術前のHIT検査は，血小板減少がなければ適応とはならない。

   e. ヘパリン抗体は通常120日以内に消失し，ヘパリン再投与時に再形成されることはない。そのため，HIT患者が緊急手術を必要としなければ，抗体が検出されなくなるまで待期するほうがよい。

4. **2型HITの治療**では，すべてのヘパリンを中止し（ヘパリンフラッシュとヘパリンコーティングの肺動脈カテーテルを含む），別の抗凝固療法に変更する必要がある。これらの処置により，血栓症のリスクを最小限にとどめ，かつ最初にヘパリンが必要とされた疾患に対して抗凝固作用をもたらすことも可能となる。

   a. ワルファリンはすぐに開始するべきではない。生体内のビタミンK依存性抗凝固因子であるプロテインCが枯渇し，微小血管の血栓症が発生し，組織の壊死をきたすからである。[42] この現象は，プロテインC値が減少することにより，急速に国際標準率（INR）が治療域より高値になる患者で認められる。血小板数が10万μg/dLに達したら，ワルファリンを安全に開始することができる。

   b. 血小板輸血は，血栓形成を促進するので行うべきではない。

   c. レピルジンはトロンビンの直接阻害薬で，治療の第一選択となるが，腎機能障害の患者では慎重に投与しなければならない。0.4mg/kgを初回投与し，0.15mg/kg/hrで持続投与する。PTTをモニターし，基準の1.5〜2.5倍を目標にする。

   d. アルガトロバンは合成トロンビン直接阻害薬で，肝臓で代謝されるため，腎機能障害の患者に適している。ヘパリン効果の消失後，2μg/kg/minで開始する（通常，最終投与から非分画ヘパリンでは4時間後，低分子ヘパリンでは12時間後から開始）。PTTをモニターし，基準の1.5〜3倍を目標にする。アルガトロバンからワルファリンへの変更は，両者ともINRに影響を与えるため注意を要する。一般的には，ワルファリン2.5〜5mgを5日間併用する。血小板数が10万を超え，かつINRが4以上になった場合に，アルガトロバンを中止する。INRは4〜6時間後に再検する。INRが2.0以下で，アルガトロバンを再開する[43]。

   e. ビバリルジンはトロンビン直接阻害薬で，可逆的にトロンビンと結合し，半減期はわずか25分である。2004年後半の時点では，FDAの認可は不安定狭心症に対する冠動脈インターベンション時に限られているが，多数の施設が2型HIT患者のオンポンプまたはオフポンプバイパス手術での抗凝固薬として，ビバリルジンを優先的に使用している。利点としては，80％が酵素代謝である（ただし腎機能障害の患者では異なる），非免疫抗原性，INRに影響しないなどがある。このように，ビバリルジンはHITの治療に有効であるといえるが，投与量を明確にすることが必要である。基準の1.5〜2.0倍のPTTを目標に，2mg/kg/hrの投与量が推奨されている[44]。CPB下またはオフポンプ手術での使用量は，144ページを参照のこと。

   f. ダナパロイドはヘパリン類似物質で，ヘパリン抗体との反応性は低い。2250抗Xa単位をボーラスで投与し，次に400単位/hrを4時間，300単位/hrを4時間，さらに150〜200単位/hr持続注入で維持する。抗Xa値をモニターし，0.5〜0.8単位/mLを目標にする[45]。ただし，今では米国では使用できない。

g. CPB 使用下での抗凝固療法は，143 〜 145 ページを参照のこと [46]。

D. **冠動脈バイパス術**：大伏在静脈グラフト開存率向上のため，1 年間の抗血小板療法が推奨されている。術後 6 時間でアスピリンを経鼻胃管より注入開始し，その後 75 〜 325mg を 1 日 1 回経口投与する。アスピリンは冠動脈疾患の二次的な予防に有用であるため，動脈グラフトのみを使用した症例も含めて，すべてのバイパス術後患者に対して，アスピリン 75 〜 162mg 1 日 1 回を無期限に投与する [21]。広範囲の冠動脈内膜切除術を行った場合，グラフト開存率の改善目的でワルファリンを考慮するが，その効果に関する根拠はほとんどない。ワルファリンは抗血小板作用をもつため，アスピリンの量を少なめにする。

E. **人工弁**（表 13.2）：人工弁移植後 3 か月の間，血栓塞栓症の発生率が高いため，この期

表 13.2　人工弁患者に対して推奨される抗凝固療法

	ワルファリン	抗血小板薬
AVR- 機械弁	目標 INR：2.5（2.0 〜 3.0） ・無期限に（ハイリスク症例では 3.0 で維持）	ハイリスク症例では アスピリン 75 〜 100mg 1 日 1 回
AVR- 生体弁	目標 INR：2.5（2.0 〜 3.0） ・3 か月間またはアスピリン使用時は投与せず	アスピリン 75 〜 100mg 1 日 1 回
MVR- 機械弁	目標 INR：3.0（2.5 〜 3.5） ・無期限に	ハイリスク症例では アスピリン 75 〜 100mg 1 日 1 回
MVR- 生体弁または弁形成術	目標 INR：2.5（2.0 〜 3.0） ・3 か月間 ・全身塞栓症の既往がある場合は 1 年間継続 ・心房細動や，術中に左房血栓があった場合は無期限	術後 3 か月より アスピリン 75 〜 100mg 1 日 1 回
AVR-MVR- 機械弁	目標 INR：3.0（2.5 〜 3.5）で無期限に	アスピリン 75 〜 100mg 1 日 1 回
AVR-MVR- 生体弁	目標 INR：2.5（2.0 〜 3.0）で 3 か月間	術後 3 か月より アスピリン 75 〜 100mg 1 日 1 回
上記のいずれかに心房細動を合併	無期限にワルファリンを継続	アスピリン 75 〜 100mg 1 日 1 回

AVR：大動脈弁置換術，MVR：僧帽弁置換術
ハイリスク：心房細動，心筋梗塞，左房拡大，心内膜損傷，低駆出率，抗凝固療法が行われたにもかかわらず全身塞栓症の既往あり

間はワルファリン使用が望ましい。その後,機械弁ではワルファリン投与を継続するが,生体弁ではアスピリンに変更する。心房細動の場合も使用を無期限に継続する[47]。

1. 生体弁
    a. **大動脈弁**:2004年のThe American College of Chest Physicians(ACCP)ガイドラインでは,血栓塞栓症の発生率低下のために,ワルファリンを3か月間使用(目標INR 2.5, 2.0〜3.0の範囲)した後,アスピリン75〜100mg 1日1回に変更することが提唱されている。しかし,アスピリンはワルファリンと同様の効果をもつことが多くの研究で示されていることから,ほとんどの外科医は,術後アスピリン80〜100mg/日という別の推奨を採用している[47〜49]。
    b. **僧帽弁**:INR 2.5(または2.0〜3.0の範囲)を目標に,ワルファリンを3か月間投与し,洞調律であれば,その後アスピリン75〜100mg 1日1回に変更する。心房細動,左房拡大(左房径>50mm),血栓塞栓症の既往などハイリスク患者では,ワルファリンを無期限に使用する。術後第4または第5病日にINRが治療域に達しない場合,ヘパリンを開始するかどうかは,患者ごとに検討する必要がある。
    c. **僧帽弁リング**:リングによる弁輪形成を行った僧帽弁形成術後患者では,ワルファリンの使用が一般的であるが,アスピリンでも十分である。
2. 機械弁
    a. **大動脈弁**:現世代の傾斜ディスク弁(Medtronic-Hall)や2葉弁を使用した患者では,INR 2.5(2.0〜3.0の範囲)を目標に,ワルファリンを無期限に投与する。
    b. **僧帽弁**:現世代の機械弁を使用した患者では,INR 3.0(2.5〜3.5の範囲)を目標に,ワルファリンを無期限に投与する。
    c. 機械弁と危険因子をもつすべての患者で,INR3.0を目標とし,さらにアスピリン75〜100mgを追加することが推奨されている。危険因子としては,心房細動,心筋梗塞,左房拡大,心内膜損傷,低駆出率,推奨された抗凝固療法にもかかわらず全身性塞栓症が起こった場合,などがある。
    d. 二弁置換またはどちらか一方の弁をBjork-Shiley弁およびStarr-Edwerds弁で置換した患者では,ワルファリンをINR 3.0(2.5〜3.5の範囲)を目標に投与し,アスピリン75〜100mgを追加する。
    e. 機械弁置換患者では,特に心房細動を認める場合,INRが治療域に達しない場合のヘパリン開始に関して,閾値を低く設定する。ほとんどの外科医は,第4日目よりヘパリンを開始するが,積極的な術後抗凝固療法に対する潜在的リスク(特に遅発性タンポナーデ)について,認識しておかなければならない。INRが治療域に達したら,通常,患者は退院可能である(大動脈弁置換では1.8,僧帽弁置換では2.0)。血栓塞栓症のリスクが高い患者の退院を早めることを目的に,低分子ヘパリン1mg/kg皮下注を数日間行うこともある。
3. **投与量と抗凝固過剰**[50]:性急な抗凝固の行きすぎを回避するために,ワルファリン投与量は慎重に決定する。ほとんどの患者で,初回投与量は5mgとされている。しかし,小柄な高齢女性,肝機能障害,慢性疾患,抗生物質やアミオダロン投与中の患者では,2.5mgから開始する。抗凝固過剰がもたらす危険な症状としては,心嚢内出血による心タンポナーデ,消化管内,頭蓋内,後腹膜血腫がある。
    a. 出血した患者のINRが上昇している場合,新鮮凍結血漿輸血の適応となる。INRが著しく上昇している場合は,ビタミンK 5〜10mgをゆっくり静注し,12時

毎に繰り返す。
b. 明らかな出血を認めない場合，抗凝固過剰に対する一般的な治療は，以下のとおりである。
    i. INR＞10：ワルファリンを中止し，ビタミンK 3～5mgを経口投与する（INRは24～48時間以内に低下する）。新鮮凍結血漿輸血を検討する。
    ii. INRが5～9：ワルファリンを1～2日中止し，INRが4以下になったら再開する。別の手段として，ワルファリンを1日だけ中止し，1～2.5mgのビタミンKを経口投与する。
    iii. INRが4～5：ワルファリンを1日だけ中止，または数日間減量する。
c. 少量のビタミンK経口摂取により，INRは数日以内に治療域に戻る。ワルファリン中止後もINRが低下しない場合の最もよい対処法となる。大量のビタミンK静注によりINRは急速に回復するが，ワルファリン抵抗性が発生するため，避けるべきである。しかしながら，INRが治療域以下になった場合は（通常は著しくINRが上昇した場合よりは安全だが），INRが治療域に戻るまでヘパリンを投与する。

Ⅷ. 創傷管理と感染の合併症

A. 概要
1. 手術開始前の36～48時間，予防的に抗生物質を投与する。通常，グラム陽性球菌に有効な第1，第2世代のセファロスポリン（セファゾリンまたはセファマンドール）を使用する。ペニシリンアレルギーがある患者では，バンコマイシンで代用する。胸骨創感染の予防に対して，バンコマイシンはおそらく最も効果的であると思われるが，費用および耐性菌（すなわち，バンコマイシン耐性腸球菌）発育促進のリスク増加を考慮して，人工材料（弁，血管）を使用した患者に限定すべきである[51,52]。
2. 胸部ドレーン，気管チューブ，Foleyカテーテル，IABP留置中でも，抗生物質を中止して問題ない。IABP挿入中，抗生物質投与を数日間延長しても，感染のリスクは低下しない[53]。
3. 表皮下縫合に続き，2-オクチルシアノアクリレート接着剤（ダーマボンド）を塗布して閉創を完了すると，創部の被覆が不要になる。さもなければ，術後最初の3日間，毎日創部を消毒し，被覆材で覆う必要がある。その後，滲出液がなければ創部を覆う必要はない。すべての滲出液を培養検査し，無菌的に密封被覆する。

B. 院内感染は，心臓手術後の患者の10～20％で発症する。菌血症をきたすこともあるが，呼吸器や尿路のほか手術部位の感染が一般的である。ふつう入院期間が延長され，多臓器不全が関与するため，手術死亡率が4～5倍上昇する[54～57]。
1. 危険因子には，以下のものがある。
    a. 疫学的因子：高齢者，女性，糖尿病，肥満
    b. 黄色ブドウ球菌の鼻腔保菌者
    c. 手術因子
        ・長時間の複雑な手術

- ・緊急手術
- ・再手術
    d. 術後因子
    - ・長期間の人工換気（肺炎を誘発しやすく，患者の5％で発症する）[55]
    - ・Foley カテーテルの長期間留置（尿路感染）
    - ・広域スペクトラムの抗生物質の経験的使用（肺炎）
    - ・低心拍出量症候群
    - ・術後脳卒中
    - ・高血糖
    - ・輸血を受けた患者（肺炎）[58～60]
  2. 院内感染率を低下させる**予防手段**として，以下のものがある[61,62]。
     a. 医療チームの手洗い
     b. グルコン酸クロルヘキシジン 0.12％によるうがい：ある研究では，このうがい薬を周術期に使用したところ，呼吸器の院内感染が70％減少し，心臓手術後の死亡率も低下したと報告されている[63]。
     c. 感染が疑われる場合，侵襲的なカテーテル，特に中心静脈ラインを速やかに抜去する[1]。
     d. 広域スペクトラム抗生物質を習慣的に投与せず，抗生物質が不要になっても漫然と使用しない。ある研究では，術後早期の肺炎は，術前から気道にコロニーを形成している細菌が原因であると報告している。ただし，抗生物質を長期間使用しても，肺炎発生率を低下させる効力はない[64]。
     e. 積極的な人工呼吸器離脱プロトコールを用いて人工換気期間を短縮するとともに，呼吸器関連の肺炎を回避するその他の対処法（291～293ページ参照）を用いる。消化管の選択的な除菌は，この問題の改善に有効であるという議論もある。
     f. 輸血の適応を厳しくする（ヘマトクリット＜26％で輸血）。
  3. 院内感染の**治療**には，起炎菌に対する適切な抗生物質の選択と，治療経過の適切な認識が重要である。長期に及ぶ治療は不要な場合がしばしばあり，かえって耐性菌・真菌感染，肝・腎機能障害を招くことも珍しくない。人工弁置換患者がグラム陽性菌血症を発症した場合，心内膜炎を想定して，6週間の治療が適応となる。複雑な状況では，感染症の専門家への相談が必要になる。

C. 敗血症
  1. **臨床的特徴**：血行動態の悪化と多臓器不全を認める敗血症の発生頻度は非常に低いが，致命的な心臓手術の合併症である。一般的にこの合併症は，ICU で多数の侵襲的モニタリングが行われ，呼吸器合併症を有し，術前または経過中に腎機能障害をきたした重症患者に多い。敗血症により，胸骨創感染の診断が遅れる可能性がある。
  2. **管理**：ICU での積極的かつ目標を定めた治療を行うことで，敗血症による高い死亡率を低下させることができる[65]。敗血症の治療に関する重要な項目は，以下のとおりである。
     a. 迅速かつ積極的な輸液負荷，強心薬投与，および血管収縮薬の選択的使用（まず α 刺激薬，必要があれば，次にバソプレシン）を行い，血行動態の至適化をはかる。適切な血行動態モニタリング（肺動脈カテーテルと，中心静脈または混合静脈血で

の酸素飽和度70％以上を目標）を用いて評価する。
   b. 各部位で培養検体を採取した後，広域スペクトラムの抗生物質を開始する。起因菌が同定されたら，直ちに有効な抗生物質に変更する。
   c. 急性呼吸促迫症候群（ARDS）を合併する場合，人工呼吸器の一回換気量を低く設定する。鎮静を最小限にとどめ，早期の抜管を促す。
   d. 迅速かつ積極的な腎代替療法〔持続的静脈-静脈血液濾過（CVVH）〕
   e. 血糖値の厳重な管理（100〜120mg/dLの範囲）
   f. 適切な栄養。経腸投与が望ましい。
   g. DVTの予防（空気圧迫器具，可能であればヘパリン皮下注）
   h. ストレス性潰瘍の予防（スクラルファート，プロトンポンプ拮抗薬）
   i. ACTH負荷反応が不十分な患者では，少量のステロイド負荷投与を考慮する。
   j. 組換え型活性プロテインC（ドロトレコジンアルファ）は，敗血症による炎症および線溶反応を抑制し，臓器機能障害が関与する重症敗血症患者の死亡率を低下させる。この薬の使用は重症例だけに限定し，感染症の専門家に相談する。

D. **胸骨創感染**は，胸骨正中切開アプローチによる心臓手術の1％で発生し，有意に死亡率が高い（20％以上）。コアグラーゼ陰性ブドウ球菌または黄色ブドウ球菌が主な起因菌であるが，これらの菌に特に有効な抗生物質を予防的に投与したにもかかわらず発症する。形成外科的被覆術の進歩により予後は劇的に改善されたが，胸骨創感染は肉体的，感情的，経済的負担をもたらす原因となっている。
   1. **危険因子**：縦隔洞炎のリスクを予測する複数のリスクモデルが考案されている〔Society of Thoracic surgeons（STS），Northern New England Cardiovascular Study Group，109ページ参照〕[66,67]。これらの研究およびその他の研究により，以下の危険因子が認められている。
      a. 疫学的因子：肥満，糖尿病，COPD，腎機能障害，末梢血管疾患（PVD），高齢者，低栄養（低アルブミン血症）
      b. 手術に関連する因子
         ・緊急手術
         ・再手術
         ・糖尿病患者における両側ITA使用（これについてはなお議論の余地がある）[75〜78]
         ・長時間の体外循環および手術
      c. 術後合併症
         ・大量の縦隔出血，出血による再開胸，大量輸血
         ・長期間の人工呼吸器補助（活動性のコロニー形成が認められるCOPD患者で多い）
         ・低心拍出量状態
         ・長期間の人工呼吸器補助
         ・ICUでの血糖値コントロール不良[36]
   2. **予防**：感染リスク軽減のために，下記の方法が行われている[79〜83]。
      a. 術前対策
         i. 既存の感染症の同定と管理（肺炎，尿路，皮膚）
         ii. 手術前夜に数回，除菌皮膚洗浄剤で体を洗う[80]。
         iii. 手術直前の剃毛[81]

　　　　iv. 皮膚切開前に適切な量の抗生物質を投与する。通常，セファゾリン 1g（大柄な患者では 2g）またはバンコマイシン 15mg/kg を投与する [82,83]。
　　　　v. 鼻腔内にムピロシンを塗布し，ブドウ球菌の鼻腔保菌を減少させる [84]。
　　b. 術中の対処
　　　　i. 確実に正中線で胸骨切開を行い，確実に胸骨を閉鎖する。
　　　　ii. 糖尿病患者では両側 ITA 使用を制限する。ITA skeletoning は有用であるが，高度な肥満や COPD など危険因子を有する患者では，念のため両側の使用を控える [78]。
　　　　iii. 組織を丁寧に扱う繊細な手術手技，および縦隔出血を最小限にする念入りな止血
　　　　iv. 骨ろうを使用しない [79]。
　　　　v. スキンステープルを使用するよりも，表皮下縫合に続いて局所接着剤（ダーマボンド）を塗布して創を密封する。
　　c. 術後対策
　　　　i. 術中および術後早期には，血糖値を 180 〜 200mg/dL 以下に維持する [35]。
　　　　ii. 術中および術後の血液製剤投与は，閾値を高めに設定する。
3. 縦隔創感染の**発症時期**は起因菌で異なり，直ちに顕在化する場合もあれば，潜在化する場合もある [85,86]。例えば黄色ブドウ球菌感染は，術後最初の 10 日間以内に悪化および発症する傾向がある。一方，コアグラーゼ陰性ブドウ球菌感染では，感染時期は不明で緩徐に進行し，遅発性に発症する [87,88]。
　　a. 軽度／浅在性の感染所見としては通常，局所の圧痛，発赤，漿液性の滲出液，化膿性の滲出液を伴う局所の創哆開がある。通常，胸骨の動揺はない。
　　b. 重症／深部の切開創感染（深部皮下，骨髄炎，縦隔洞炎）は上記の所見をすべて認めるが，滲出液は明らかに膿性で，しばしば胸骨が不安定になる。発熱，寒気，嗜眠，胸壁痛を伴う。必ず白血球が増加する。胸骨の動揺は，縦隔洞炎を発症すると認められるが，その他の臨床的所見がなければ，無菌性の離開の可能性もある。
　　c. 説明できない胸壁痛，圧痛，発熱，グラム陽性菌血症，白血球増加では，重症胸骨創感染を疑うべきである。胸骨創感染は，術後グラム陽性菌血症の 50％以上で認められる。潜伏感染は炎症反応が非常に乏しい糖尿病患者で特に多く，術後数週間後に広範囲の化膿性縦隔洞炎を発症するが，全身所見をほとんど認めない。
　　d. 慢性的な瘻孔からの滲出液は，慢性骨髄炎が遅発性に発症したものである。
4. 評価
　　a. 胸骨が安定しているかどうかの確認は，今後の方針を決定するうえで重要である。胸骨の動揺を認める場合には，開胸手術の適応となる。胸骨が安定している場合には，さらに診断的検査を行い，深部感染の有無を同定する [86]。
　　b. 膿性の滲出液の培養検査を行い，起因菌を同定し，適切な抗生物質治療を行う。
　　c. 膿性の滲出液がなければ，創部吸引（"胸骨穿刺"）を行い，感染を診断する [89]。
　　d. 胸骨が安定している患者では，胸部 CT が有用である。胸骨後面軟部組織の脂肪層の異常，または胸骨後面にドレナージされない空気を含んだ膿瘍を認める場合，深部感染と診断される。CT は創部感染の診断に非常に感度が高く，かつ特異的であると報告されているが [90]，術後の胸部に通常認められる血腫形成やフィブリン塊を感染と解釈することがあるため，その読影には注意が必要である [91,92]。開胸する前に，臨床的な関連性の検討および創部吸引を行う。

e. インジウムまたはテクネチウム標識ラベル，または ^{99m}Tc-labeled 抗顆粒球モノクローナル抗体を用いた白血球シンチグラフィは，感染の有無と部位の同定に有用な放射線核種検査の例である[93〜95]。
　　f. 自発的に滲出液を排出して"自分自身で感染を申告している"場合，診断検査上は絶対でなくても，臨床的に強く感染が疑われる。
5. 軽度感染症の管理
　　a. 軽度の感染症には，経静脈的抗生物質投与，創開放，局所的な創部処置で十分である。瘻孔からの滲出液の持続，または複数箇所からの感染所見の再発は，しばしば胸骨ワイヤーまで達する深部への感染の伸展を示唆する。この場合，無限に続くガーゼ交換よりも，開胸手術が必要である。通常は6週間の抗生物質投与に加えて，ワイヤー抜去および感染した骨の掻爬だけで改善できる。
　　b. 早期に胸骨ワイヤーおよび骨が露出した場合，深部への感染の可能性を否定するため，縦隔開胸術が適応となる。表面組織から縦隔へ感染を波及させるおそれもあるが，感染の伸展具合によっては，ドレーンを留置して一期的に創を再閉鎖することができる。
6. 重症感染症の管理：重症感染では，開胸下での感染組織のデブリードメント，異物除去，ドレナージ，死腔除去が必要である。一般的に6週間の抗生物質治療が推奨される。
　　a. 閉鎖法では，一期的にワイヤーで胸骨を再閉鎖し，胸骨下に留置したドレナージ用のカテーテルより抗菌剤洗浄（通常0.5%ポビドンヨード）を行う。無菌的な離開，少量の膿，良好な胸骨所見，死腔除去に十分な軟部縦隔組織などが認められる場合，術後2〜3週間以内であれば，この洗浄法は効果的である[86, 89]。ただし，これらの基準を満たす患者でなければ，不成功に終わる確率が高い（約90%）[96〜98]。胸骨の一期的閉鎖は，ある程度の血行障害を伴う ITA グラフト使用症例では避けたほうがよい。
　　　i. 胸骨下に大きな死腔があるが，感染はわずかで胸骨の性状がよい場合，胸骨下大網充填術（特に人工物の表面および露出したグラフトの上面に）を検討する[99]。
　　　ii. 胸骨デブリードメントが必要な場合，再びワイヤーをかけても胸壁を維持する適切な骨癒合を得ることができず，慢性骨髄炎に移行する確率が高い。無菌性の離開で胸骨の再構築が不能である場合，速やかに筋皮弁による充填術を行うことが推奨される。
　　　iii. 小さな redon カテーテルを胸骨下に置き，強い陰圧で吸引すると，3週間を超える感染管理でも効果を示す。しかし，メチシリン耐性黄色ブドウ球菌（MRSA）感染では，積極的なデブリードメントと筋皮弁による治療が必要である。
　　b. 重症縦隔洞炎，慢性骨髄炎，治療抵抗性の感染症，胸壁まで達した胸骨ワイヤーまで感染が及ぶ広範囲の皮下感染の場合，創部を開放する。胸骨デブリードメントおよび数日間のガーゼ交換で創をきれいにした後，筋皮弁術（大胸筋または腹直筋）または大網充填術を行うと，非常に有効に感染をコントロールできる[99, 102]。創部を開放してガーゼ交換する欠点の1つとして，右室破裂の危険がある。特に胸骨デブリードメントが不適切で，右室が胸骨後面から離れない場合に問題となる[103]。創部を開放している間は，患者を挿管および鎮静し，胸壁の動きが右室破裂に悪影響を与えないようにしなければならない。この場合，早期の筋皮弁による閉鎖が推奨される[104]。皮弁による閉鎖術が満足な結果となるように，患者の栄養状態を上げる

ことが必須である。
  c. 近年，持続陰圧閉鎖療法（VAC）が，治癒を促進する目的で行われている。筋皮弁閉鎖への橋渡しとなることもあれば，二次的な創傷治癒が後で起こる場合もある[105～107]。この装置は，ポリウレタンフォームおよび，排液たまりと接続して陰圧吸引を行う脱気チューブで構成される。確実な密閉状態を保つため，創部を粘着ドレープで覆う。VACシステムにより，細小動脈の拡張促進，微小循環の改善，肉芽組織の形成および創治癒の促進が期待できる。また，同時に創浮腫および細菌増殖を抑制できる。さらに，分割されたおのおのの胸骨の動揺が少ないため，VACシステムは右室破裂の予防に有用であるといわれている[107]。
  d. ここ数年，顆粒状の砂糖を塗布すると，ブドウ球菌性縦隔洞炎の再発をコントロールできるという意見が，注目を集めている。筋皮弁術との最近の比較研究では，顆粒状の砂糖ドレッシング法で，速やかな治癒と重症ハイリスク患者の死亡率低下が認められたと報告されている[108]。
  e. 創感染が増悪した患者の**予後**は不良で，死亡率は20％前後であり，通常は多臓器不全が原因となる。迅速かつ積極的な治療により，ICU滞在期間および人工呼吸器の必要性は減少し，短期および遠隔期成績の改善が得られる[67]。

E. **下肢の創部合併症**は，大伏在静脈を連続切開法で採取した患者の10～20％に認められる[109]。ハイリスク患者として，重症PVDの患者，糖尿病や肥満の女性患者があげられる。ほとんどの合併症には，皮弁状の創ができる，死腔を残す，縫合器具を過剰に使う，血腫を形成するなどの未熟な手術手技が関与している。内視鏡的静脈採取は近年では一般的になり，合併症の発生率は5％以下に低下した。にもかかわらず，内視鏡が通過した部位の血腫形成，および膝付近の小切開部が感染する危険性を常に伴っている。多数の不連続切開法でも，連続切開法と同じ理由で感染することがある。特にこの手技は組織を牽引して視野を確保するため，著しい組織損傷をきたす。
  1. 症状
     a. 蜂窩織炎
     b. 化膿性の滲出液を伴う創哆開
     c. 薄い皮弁または大きな皮下血腫による皮膚壊死；焼痂形成
     d. 内視鏡通過部位の熱感・発赤を認める創部。血腫または皮膚の斑状出血をしばしば伴う。
  2. 予防
     a. 慎重な手術手技：組織損傷を避ける，皮弁形成を最小限にする，念入りに止血する，過剰な縫合器具の使用と組織の絞扼を避ける（特に内視鏡的採取時の膝周囲の小切開時）。
     b. 閉創前に抗生物質で洗浄する。
     c. スポンジを用いて内視鏡通過部位のトンネルを圧迫し，ヘパリン化により貯留した血液を排出する。
     d. ドレーンチューブを留置し，内視鏡トンネルまたは皮弁下の死腔を除去し，静脈出血をドレナージする。
     e. 手術終了時に下肢を弾性包帯で巻く。
  3. 下肢創感染の**治療**として，抗生物質投与，ドレナージ，必要に応じてデブリードメン

トが必要である。大きな血腫および皮膚断端の壊死を認める場合には，速やかに手術室へ移送し，血腫の排出および下肢創の一期的閉創を行う。内視鏡トンネルの感染では皮膚の開放が必要になることがあるが，しばしば皮膚切開部を開放してBlakeドレーンを留置し，抗生物質を用いた洗浄を行うことで対処できることがある[110]。

F. 橈骨動脈採取後の前腕の感染について，罹患率に関する情報はほとんどない。採取中および，筋膜は開放したままで組織層をあわせて閉創する前に止血を行うと，血腫形成の予防になる。蜂窩織炎が最も多く，抗生物質によく反応する。まれに，ドレナージが必要となる化膿性感染をきたすことがある。

G. 歯科処置および手術時の**抗生物質予防投与**は，人工弁や人工血管を使用した患者すべてで必須となる。1997年にThe American Heart Association（AHA）は，細菌性心内膜炎の予防のための勧告を発表している（**表13.3**）[111]。

表13.3 成人の心内膜炎予防のための抗生物質投与

歯科／口腔／呼吸器／食道の処置	
標準処方	アモキシシリン 2.0g 経口，処置の1時間前
経口投与不可	アンピシリン 2.0g 静注／筋注，処置前30分以内
ペニシリンアレルギー	クリンダマイシン 600mg，セファレキシン 2g，クラリスロマイシン 500mg のいずれか経口，処置の1時間前
ペニシリンアレルギーで経口投与不可	クリンダマイシン 600mg またはセファゾリン 1g 静注，処置前30分以内
消化管／泌尿器の処置	
ハイリスク	アンピシリン 2.0g 静注／筋注＋ゲンタマイシン 1.5mg/kg 静注／筋注，処置前30分以内。その後アンピシリン 1g 静注／筋注またはアモキシシリン 1g 経口，6時間後
ハイリスクでアンピシリン／アモキシシリンアレルギー	バンコマイシン 1g 静注 1〜2時間かけて＋ゲンタマイシン 1.5mg/kg 静注，処置前30分以内
中等度リスク	アモキシシリン 2g 経口，処置の1時間前。またはアンピシリン 2g 静注／筋注，処置前30分以内
中等度リスクでアンピシリン／アモキシシリンアレルギー	バンコマイシン 1g 静注 1〜2時間かけて，処置前30分以内

1. ハイリスク：人工弁（ホモグラフトを含む），心内膜炎の既往，血管内人工グラフト
2. 中等度リスク：弁膜症，肥大型心筋症，弁閉鎖不全や弁肥厚を伴う僧帽弁逸脱症
3. 予防は不要：ペースメーカ，植え込み型除細動器，経食道心エコー法

(Dajani AS, Taubert KA, Wilson W et al. Prevention of bacterial endocarditis. Recommendations by the American Heart Association. JAMA 1997; 277: 1794-1908; Circulation 1997; 96: 358-66.)

IX. 神経学的合併症

神経学的合併症は，心臓手術後に発生する深刻な合併症の1つである。ある有名な研究では，オンポンプ冠動脈バイパス術患者の約3％で1型神経学的異常（局所性），さらに3％で2型神経学的異常（認知障害）を認めると報告されている[112]。オフポンプ手術では脳塞栓症のリスク低下が予想されるが，これまで多数の比較研究では，2つの型の神経障害に対する効果は証明されていない[113〜120]。脳塞栓症の危険性は弁膜疾患に対する手術例で高く，動脈硬化の進行した高齢者が複雑な手術を受ける場合に，高くなることが予測される。

A. 中枢神経系障害
1. 多くの研究より，**危険因子**が明らかにされている。また，STSおよびNorthern New England Cardiovascular Disease Study Groupにより，リスクモデルが作成されている（表3.9参照）[66, 126]。
    a. 術前因子
        - 脳卒中の既往：脳卒中の既往のある患者の44％で，術後に局所的な神経学的異常を認めたと報告されている。その内訳は，8.5％は新たな症状，27％は以前の梗塞による症状が術後再現したもの，残りの8.5％は以前の症状の悪化であった[127]。
        - 頸動脈の雑音や頸動脈狭窄所見を含む脳血管障害
        - 高齢者（75歳以上の患者では，危険率は10％まで上昇する）
        - 糖尿病，喫煙，高血圧，末梢血管疾患，腎機能障害などの併存疾患
        - 低左心機能
        - 再手術
        - 準緊急および緊急手術
    b. 術中や術後の所見と症状
        - 上行大動脈や大動脈弓の動脈硬化と石灰化[128, 129]
        - 左室内血栓
        - 術中心腔内操作
        - 長時間のCPB
        - 周術期の低血圧や心停止
        - 術後の心房細動
2. 機序
    a. 脳卒中の最も一般的な原因は，大動脈由来の塞栓子によるものである。経頭蓋ドプラー検査により，術中に同定された微小塞栓の数と脳合併症との関連性が証明されている[130]。原因は以下のとおりである。
        - 動脈硬化性の大動脈（カニュレーションおよび大動脈遮断時，特に遮断解除時）
        - 体外循環に起因する固形もしくはガス状の微小塞栓
        - 空気塞栓
        - 左房や左室内の血栓
        - 頸動脈内膜欠損部に生じた血小板-フィブリン塊
    b. 全身性の低血圧，または頭蓋内または外の頸動脈病変による脳血流低下のため，脳

灌流が低下することがある。
- ・全身性の低血圧は，CPB 中ふつうに認められるが，平均体血圧が 40mmHg まで低下しても，脳の自己調節機能が働き，脳血流を維持しようとする。しかし，糖尿病や高血圧の患者では，この代償機構がうまく働かないことがある。そのため，全身への灌流量に関係なく体血圧を上げて，適切な脳血流を確保しておかなければならない[131, 132]。脳の微小塞栓症は，自己調節能を阻害するという興味深い意見もあり，神経学的障害の正確な機序はいまだ解明されていない[133]。
- ・オフポンプ手術中の低血圧は，心臓操作中，または上行大動脈にサイドクランプをかけて中枢吻合をする際の薬物使用により，起こりやすい。
- ・術後の低血圧により脳灌流が低下するおそれがある。特に未治療の頸動脈病変を有する患者では，結果的に分水界梗塞をきたすことになる。

3. 症状は，最初に脳障害を受けた部位と範囲で異なる。大部分が術中の損傷で，最初の 24 〜 48 時間以内に発症する。少数の患者は順調に覚醒するが，入院中に遅発性に症状を認める。その原因の多くは，術後の血行動態の変動や心房細動である。術中の塞栓症が脳卒中の主な原因であるため，頭部 CT や MRI では，多発性の脳梗塞が認められることが多い。一般的な症状は，以下のとおりである。
   a. 両側不全麻痺や対麻痺，失語，構語障害を伴う局所的な障害が最も一般的である。網膜塞栓症，後頭葉の梗塞，前虚血性視神経症などにより，視野障害が発生することもある[134]。後者は，過剰な血液希釈下で長時間 CPB を使用した患者で起こりやすい[135]。ある研究では，脳卒中の頻度は，後大脳動脈と小脳が障害される後頭部の梗塞が最も高いが，多発性塞栓症の発生が一般的であることから，脳卒中患者の 50％で中大脳動脈領域の塞栓症が認められると報告されている[136]。
   b. 一過性脳虚血発作や可逆的神経障害
   c. 極度の錯乱，譫妄
   d. 昏睡

4. 神経学的合併症の予防には，潜在的な悪化要因を認識し，適切に対処することが重要である。
   a. 現在または過去に神経学的症状を認めた患者，および頸動脈に雑音を聴取する患者すべてに対して，術前に頭蓋外部の頸動脈病変の評価を行う。適応のある症例では，MRA を用いた非侵襲的検査により頸動脈病変を同定することができる。症状がある頸動脈病変に対しては，冠動脈バイパス術前に頸動脈内膜摘出術（CEA）を先行させるか，同時手術を行う。症状のない高度頸動脈病変に対する手術時の管理にはさまざまな意見があるが，一般的な対処法は 96 ページに示したとおりである[137]。
   b. 術中に大動脈表面超音波検査を行い，大動脈の動脈硬化病変を検索する。病変を認めた場合はカニューレ挿入や大動脈遮断の方法を変更して，病変のある上行大動脈を操作しないようにする[138]。オフポンプ手術で，内胸動脈を流入血管として使用する "no touch technique" では，大動脈の操作が不要になり，脳卒中のリスクを減らすことができる[116]。高度な大動脈石灰化病変をもつ CPB 使用患者では，循環停止を用いて大動脈遮断を回避する場合がある。
   c. 脳塞栓症のリスクを低下させるその他の方法として，慎重な弁のデブリードメントや十分な洗浄，心内操作終了時に左心系の空気抜きを完全に行うことがあげられるが，最小限侵襲手術では難しい。Partial-exclusion クランプを避け，大動脈遮断を

一回にとどめることも有効である。大動脈遮断解除時に Embol-X intraaortic filter（Edwards Lifesciences 社）を使用すると，塞栓症の予防になる[139]。
  d. CPB 中に平均動脈圧を高めに維持することは，高血圧および脳血管病変のある患者では有用である。
  e. 経頭蓋エコーは，術中の脳塞栓症同定のために用いられるが，まだ広く普及していない。脳酸素飽和度測定は，CPB 中の低流量時の脳内酸素化を的確に評価する方法として有効であるが，塞栓症の発見はできない[140]。
 5. 脳神経学的合併症の評価では，注意深い神経学的検査によって機能障害の程度を把握するとともに，CT または MRI によって解剖学的に脳梗塞の伸展度を同定することが必要となる。後者は，人工呼吸器に依存し多数のシリンジポンプを使用中の重篤な患者では，実施が困難なことがある。出血を認める患者では特別な注意が必要であり，治療法を変更する場合もある。脳梗塞の原因検索も必要で，検査（心エコー図検査，非侵襲性頸動脈検査）を追加することもある。初回 CT では，急性期の非出血性脳梗塞の所見が得られないこともあるが，フォローアップ CT で描出可能となる。MRI 拡散強調画像と CT を比較した研究では，MRI は虚血性変化に対する感度が高く，多発性脳梗塞の描出にすぐれているとされている[141]。
 6. 治療
  a. CT や MRI で脳内出血が否定されれば，通常はヘパリン使用が推奨される。しかし，ヘパリンを使用する場合は，梗塞部位が出血性梗塞となる可能性を考える必要がある。ヘパリンは，脳内微小循環を改善し，心内血栓による塞栓症を抑制するため有効であるが，大動脈の動脈硬化によるアテローム塞栓に有効であるかどうかはわかっていない。
  b. 利尿薬，マンニトール，ステロイド投与などの頭蓋内圧を低下させる標準的治療は，脳梗塞の伸展範囲により適応が異なる。
  c. 高度な頸動脈狭窄病変を有し，術後一過性の神経学的異常および小梗塞巣を認めた患者では，CEA を考慮する。
  d. 早期より理学療法を行うことが重要である。
 7. 予後は，障害が小さく一時的であった患者では良好である。脳梗塞による障害が一生残る患者の死亡率は，STS データベースでは 25％である。昏睡状態の患者の予後は非常に悪く，死亡もしくは植物状態になる確率は 50％以上である。Johns Hopkins 大学の長期間追跡調査によると，脳梗塞患者の 5 年生存率は 50％以下であるが，約 70％の患者で中等度から高度の障害が残るとされる。生存率低下の予測因子として，術後覚醒するまでの時間が長い，腎不全の発症，ICU 滞在期間が長いことがあげられている[142]。このように予後不良が予測される患者では，脳梗塞発生率を低下させうるあらゆる手段を講じなければならない。

B. 脳症と譫妄は，患者の精神状態の急激な変化を意味し，認知能力の広範な障害と関連する。開心術後はかなり一般的にみられ，その頻度は 8 ～ 10％である。発生機序はしばしば明らかでない。CPB や大動脈操作による微小塞栓が原因となることもあり，これは脳梗塞および神経認知障害のどちらにも共通する病因である[143]。また，中等度の脳低灌流が関与する場合もある。通常は一過性で流動的な経過をたどるが，患者および家族は大きな不安を感じる。

1. 危険因子 [144, 145]
    a. 高齢者
    b. アルコール依存
    c. 術前の器質的脳障害（中等度の認知障害や認知症）
    d. 重症心疾患や手術時のハイリスク状態(心原性ショック，緊急手術，極度の左心不全)
    e. 合併症の多発（特に糖尿病，脳血管障害，末梢血管障害）と低栄養状態（アミノ酸不足）
    f. 複雑で CPB 時間の長い手術，特に弁膜症手術
2. 一般的な要因
    a. 薬物毒性（ベンゾジアゼピンや鎮痛薬）
    b. 代謝障害
    c. アルコール禁断
    d. 低心拍出量症候群
    e. 脳梗塞には至らない程度の CPB 中の脳血流低下
    f. 低酸素
    g. 敗血症
    h. 最近もしくは新しい脳卒中
3. 症状
    a. 失見当識，混乱，注意力散漫，記憶障害，睡眠障害
    b. 無気力もしくは興奮状態
    c. 妄想と幻覚
4. 評価
    a. 現在の薬物療法の内容と血中濃度
    b. 最近のアルコール依存，薬物依存の同定
    c. 神経学的検査，しばしば CT や MRI を用いる。
    d. 動脈血液ガス，電解質，BUN，クレアチニン，全血球算定，マグネシウム，カルシウム，細菌培養
5. 管理
    a. 軽い抑制とベッド柵の使用
    b. 代謝異常の補正
    c. 不適切な投薬の中止
    d. 譫妄の出現には，ICU で使用した鎮静薬の種類が関係する。ある研究では，開心術後の譫妄の発生頻度は，プロポフォールのほうがミダゾラムに比べて明らかに少ないと示されている [146]。
    e. 興奮状態および譫妄に対して，適切な薬物を選択する。
        i. 譫妄には，ハロペリドール 2.5 ～ 5.0 mg 経口/筋注/静注を 6 時間毎に行うのが一般的である。ハロペリドールの静注には，torsades de pointes のリスクが伴うことを必ず知っておかねばならない [147]。
        ii. ロラゼパムなどのベンゾジアゼピン系鎮静薬は，譫妄の治療に推奨されているが，高齢者では，錯乱状態の悪化，興奮状態，意識レベル低下をきたすことがあり，使いにくい。しかし，チエノベンゾジアゼピン系のオランザピンは，臨床的にきわめて問題のある患者の治療に有効で，ハロペリドールよりも副作用が少ない。
        iii. 5-HT$_3$ 拮抗薬のオンダンセトロンは，セロトニン神経系の活動を阻害し，大きな

副作用を起こすことなく，術後譫妄の治療に有効である．4〜8mgを静注もしくは経口投与する[149]．同様の薬物として，ドラセトロン 12.5〜25mg 静注がある．通常これらの薬物は，術後の嘔気に対しても処方されている．
- f. アルコール禁断症状が疑われた場合の管理[150]
  - ⅰ. 数日間のベンゾジアゼピン系鎮静薬（ロラゼパム，ジアゼパム，クロルジアゼポキシド）投与が適応となり，その後徐々に減量する．興奮状態や自傷行為を抑制するため，鎮静中は2〜3日間の人工呼吸器管理が必要となることがある．早期抜管後に症状が出現した場合，再挿管して管理する．
  - ⅱ. チアミン50〜100mg筋注1日2回および葉酸1mg1日1回
  - ⅲ. 難治性の振戦譫妄に対してプロポフォール投与[151]
- g. 心理療法：励ましと精神的補助

C. **痙攣発作**は，低酸素，空気および粒状物による塞栓症を原因とする脳障害に付随する．しかし，薬物の過剰投与（リドカインなど）が原因でも起こりうる．原因の特定，および神経科医による患者の評価が必要である．神経科医のアドバイスをもとに，CT，脳波，フェニトインを用いた抗痙攣療法などを考慮する．

D. **神経認知障害**は術後非常に多く，少なくとも20％の患者で発生する．障害の程度と内容は，神経心理学テストが行われた結果をもとに判断する．即座に障害の程度が明らかになる患者もいれば，術前術後の結果を比較してのみ明らかになる患者もいる．
  1. **危険因子**として，高齢者，糖尿病，大動脈のアテローム性硬化，脳血管障害，末梢血管障害がある[152〜154]．認知度の低下は，認知症や認知障害のある患者，慢性的な神経障害による身体障害の患者，不安症やうつ病の既往がある一人暮らしの患者，何らかの術後合併症に苦しむ患者などで，より高率に発生する．また，教育レベルと負の相関がある．つまり，認知能力が低い患者は，認知障害を引き起こしやすい傾向がある[155]．人工心肺時間と認知障害との関連で一定の報告は得られていない[152,155]．また，オフポンプ手術では術直後の認知力低下は少ないとされてきたが，術後12か月の時点では差はないことが，追跡調査で明らかになっている[157]．
  2. **機序**：脳の低灌流も原因の1つとなりうるが[143]，脳の微小塞栓が認知力低下の主な原因とされている．早期の障害は，2つの原因のどちらからも起こりえることが提唱されている．1つは多発性梗塞であり，中等度の認知障害，特に記憶障害として発症する．もう1つは脳の低灌流，あるいは脳の低灌流と多発性梗塞の合併であり，術後後期に視空間機能に関連した障害を起こすことがある[153]．
  3. **予防**：前述した脳塞栓症を軽減する手段は，神経認知障害のリスクも軽減することがある．灌流圧を高めに維持することも有効である[158]．αスタット法によるpH調節（178ページ参照）や，術中の良好な血糖コントロールも推奨される手段である[152]．
  4. **評価**：MRIではしばしば多発性脳梗塞が描出されるが，症状のない患者でも同様の所見を認めることがある．術後認知障害を認める患者に脳SPECTを行うと，術前および術中の脳灌流低下が示される[160]．
  5. **自然経過**：これまでの多くの報告では，認知障害の程度と期間はさまざまである．ある報告では，冠動脈バイパス術1年後の認知機能には，オンポンプ，オフポンプどちらの手術であっても影響はないとされている[161]．しかし別の重要な報告では，冠動

脈バイパス術患者の53％で退院時に認知障害を認め，術後6か月後では24％まで低下するが，5年後に42％に増加するとされている[162]．さらに別の報告では，基礎的テストの結果は術後1年で改善するが，5年後には悪化するとしている[163]．これらの結果より，早期に症状が改善した後，遠隔期に悪化する理由は，高血圧や糖尿病など，脳血管病変の危険因子のコントロール不良にあると推測される．

E. **精神的問題**は，開心術後の患者で高頻度に認められる．不安およびうつ状態は，精神障害の既往のある患者でよくみられるが，冠動脈疾患で家族を亡くした患者でも認められる．術後のこれらの症状は，思わしくない結果と関連する[164, 165]．躁うつ病（双極性）や人格障害など，術前からの精神疾患が悪化することもまれではない．術後の問題に関心をもつ精神科医は，患者が精神的な抑うつ症状を解決するのを助け，適切な向精神薬使用のための助言を得るうえで，非常に貴重な存在である．

F. **重症疾患多発性ニューロパチー**とは原因不明の症候群で，敗血症および多臓器不全，特に呼吸不全や腎不全などに合併する．重症疾患が関与するため，死亡率は50％を超える．通常，横隔膜や呼吸筋が弱く，呼吸器から離脱できないことで発見される．運動および感覚神経の軸索変性が根本的な病的過程であり，近位筋萎縮や不全麻痺，深部腱反射の低下を認める．また，喉頭および咽頭機能が低下し，結果的に嚥下困難となる場合もある．運動および感覚障害をきたし，筋電図および神経伝導検査で確認されることがある．この疾患は自然治癒するが，対症療法（呼吸補助と理学療法）以外に，特別な治療方法はない．薬物性，栄養失調，廃用性萎縮，他の神経筋疾患など，術後筋力低下を引き起こす原因と鑑別しなければならない．

G. **腕神経叢損傷**
  1. **疫学と予防**：腕神経叢損傷は，腕神経叢下神経幹の過進展が主な原因で，ITA採取時に胸骨を側方に牽引することや，左右非対称性に挙上することで生じる．ITA採取時に，慎重に加減しながら胸骨を挙上する，胸骨切開を確実に正中で行う，開胸器を尾側寄りに置く，開胸器は視野が確保できる必要最小限しか拡げない，頭部を中間位に維持する，などに留意すると，発生率を最小限に抑えられることがある[8]．患者の両手を上げる体位をとると，発生率が低下することがある[167]．しかし少数例であるが，どのような予防策をとっても，おそらく患者自身の胸壁構造のため腕神経叢損傷をきたすことがある．第1肋骨骨折は骨スキャンでわかるが，通常の胸部X線では見逃してしまうことが多い．
  2. **症状**：一般的には，尺骨神経分布領域（T8～T1）で，しびれ感，無感覚，激痛などの知覚異常を認め，第4，第5指が障害される．通常，骨間筋の筋力低下が指摘される．さらに極端な例では，正中や橈骨神経分布領域も障害される．橈骨神経損傷は，ITA採取時に開胸器で直接腕を圧迫した場合に起こりやすい．
  3. **評価**：神経機能の評価として，筋電図，運動および感覚神経伝導速度，体性感覚誘発電位が用いられるが，これらの有意性は明らかにされていない．ただし，障害の程度と機能回復の評価には有用である．
  4. **治療**：数か月以内に95％以上の患者で，症状の改善を認める．回復に1年を要する症例はまれであるが，厄介な症状が残存する場合もある．筋緊張を維持するため，

理学療法が不可欠である。強い痛みを訴える場合には，アミトリプチリンを10〜25mg眠前，もしくはガバペンチン300mgを1日1回投与する。

H. **対麻痺**は，開心術後の合併症としては非常にまれである。アテローム性またはコレステロール性の脊髄塞栓症によるものと思われるが，急性大動脈解離やIABPの合併症として発症する。冠動脈バイパス単独手術後の対麻痺は，術前に高血圧や脊椎灌流が低下するような重症血管病変を有する患者で，術中低血圧に陥った時間があったことと密接に関係する[68,169]。

I. **伏在神経障害**は，下肢の大伏在静脈付近を走行する伏在神経の小さな枝が障害されたことによる。伏在神経障害は，ふくらはぎの内側に沿った第一足址までの知覚障害で，連続切開法で静脈を採取した場合に発生頻度が高い。静脈の剥離を膝から下方に行うよりも，くるぶしより上方に行う場合に生じやすい。くるぶしより上方に剥離を行う場合，伏在神経の前脛骨枝や膝蓋下枝を損傷しやすいといわれている[8]。連続切開法では，二層に分けて閉創すると，緊張がかかりすぎて神経伝導障害をきたすことがある。静脈を内視鏡的に採取する場合，これらの症状は起こりにくい。

J. **反回神経麻痺**は，声帯機能不全と嗄声の原因となる[8,170]。肺尖部付近のITA剥離時，あるいは挿管や中心静脈ライン挿入により発生する。嗄声以外では，換気障害や十分な咳ができない場合に反回神経麻痺が疑われ，誤嚥性肺炎の原因となることもある。喉頭鏡により診断が得られる。1年以内に症状は改善するが，症状が残存する場合には，声帯へのテフロン注入や披裂軟骨切除術が必要となることがある。

K. **横隔神経麻痺**（479〜481ページ参照）

L. **下垂体卒中**（461〜462ページ参照）

X. 消化管合併症

開心術後の消化管合併症の頻度は1〜2%である。重症症例での発症が多いため，死亡率はきわめて高い（25〜75%）[171-177]。最も一般的な病態生理学的機序は低心拍出量状態であり，交感神経性血管収縮，低灌流状態，内臓血管床の低酸素状態を引き起こす[178]。組織灌流低下のため，粘膜虚血，いわゆる急性消化管巣状壊死症候群を生じる。ストレス性潰瘍，粘膜萎縮，抗潰瘍薬の予防投与による細菌異常増殖，透過性亢進による防御機能の欠如などの変化が認められる。これらの変化により，菌交代現象，敗血症，多臓器不全などが生じる可能性がある[179]。こうした合併症が関与する死亡率を低下させるため，予防的手段および，迅速かつ積極的な外科治療を行うことが必要になる。消化管合併症の頻度およびそれに伴う死亡率は，オンポンプ手術とオフポンプ手術では大差がないと報告されている。しかし，消化管出血はオフポンプ手術時に，臓器虚血はオンポンプ手術時に起こりやすい。しかしながら，内臓血管収縮が共通の機序と考えられる[173,180]。

A. **通常の治療**：手術室でヘパリン投与前またはプロタミン中和後に，ほとんどの患者に経鼻胃管を挿入する。この処置により，陽圧換気中の胃の減圧，胃内容物除去による誤嚥の軽減，胃の酸度の軽減，ICU での経口薬および制酸薬の投与が可能となる。抜管後に腸蠕動を認めれば，経鼻胃管を抜去する。その後，経口摂取を水分から開始し，常食まで進む。

1. 食欲不振，嘔気，食事が口にあわないなどの訴えは術後高率に出現するが，薬物（麻酔薬，モルヒネ，ⅠA 群の不整脈薬）の副作用，または電解質欠乏症（特に亜鉛）も考えられる。嘔気が持続する場合，同じような効果をもつ複数の治療薬から処方できるが，コストは大きく異なる。コストが安くすぐれた順に，治療法を以下に述べる。
    a. ドロペリドール 0.625～2.5mg 静注：ハロペリドールと類似するこの薬物は，しばしば QT 延長を引き起こし，torsades de pointes の危険因子となることがある[181]。
    b. メトクロプラミド 10～20mg 筋注 1 日 4 回：消化管の蠕動運動も刺激し，膨満の発生頻度が低下する。
    c. 5-HT$_3$ 拮抗薬は高価だが，強力な制吐作用をもつ[182]。これらも QT 間隔を延長し，不整脈を誘発する作用をもつ。
        ⅰ. ドラセトロン 12.5 mg 静注
        ⅱ. オンダンセトロン 4 mg 静注
        ⅲ. グラニセトロン 1 mg 静注または経口 1 日 2 回
2. 液体や固形物が飲み込めない嚥下障害を伴う咽頭機能不全は，CABG 患者の約 1～3％に発生し，無症候性および潜在性誤嚥性肺炎のリスクとなる[183,184]。高齢者，インスリン依存性糖尿病，COPD，CHF，腎不全，脳卒中の既往をもつ患者で頻度が高い。また，挿管が長期化した場合に多く，術中の TEE とも関連がある[185,186]。TEE は多くの施設で常用されているため，術後早期に咽頭の感覚異常を訴えた場合や，最初の経口摂取時にむせが出現した場合には，この問題に対して注意する必要がある。術中 TEE を使用せずに咽頭機能不全を認める場合，術中の脳障害が原因となり，他の神経学的障害を伴うことが多い。この場合は，原因特定のために，CT や MRI を用いた総合的な神経学的評価が必要になる。
    a. 臨床的に誤嚥が問題となる患者では，経口摂取を開始する前に，透視下でバリウム嚥下検査を行うことがある[187]。
    b. 咽頭機能不全の管理には，食事の工夫，体位の工夫，言語療法士との嚥下リハビリテーションがある。
3. 便秘は術後一般的な問題である。通常，術前に浣腸は行わず，また麻酔薬を鎮痛に使用するため，高齢者では数日間，腸蠕動が鈍くなることが多い。乳化マグネシウム，膨張性緩下剤，便を軟らかくする薬物が有用である。

B. **急性腹症の鑑別診断**
1. 症状：ICU 管理中の重症患者の急性腹症を発見することは難しい。発熱，白血球数増加，腹部触診上明らかな圧痛，敗血症に伴う血行動態の悪化，血液培養陽性などから疑われることが多い。適切な診断に至ることは，さらに困難である場合が多い。
2. 病因
    a. 胆嚢炎（無結石性または有結石性）
    b. 消化管穿孔（胃または十二指腸潰瘍，憩室炎）

c. 胃炎
d. 膵炎
e. 臓器虚血（腸間膜虚血または虚血性大腸炎）
f. クロストリジウム感染による大腸炎
g. 重症麻痺性イレウス〔多くは特発性（Ogilvie症候群）であるが，急性炎症や大腸炎を合併する場合もある〕
h. 小腸または大腸閉塞
i. 後腹膜出血
j. 持続する便秘
k. 尿路感染症
l. 膀胱拡張

3. 危険因子
a. 術前因子：NYHA分類でclass ⅣまたはCHF，高齢者，慢性腎不全，低栄養状態
b. 術中因子：長時間のCPB，弁膜症手術，緊急手術
c. 術後因子
ⅰ. 低心拍出量または低血圧。しばしば昇圧薬およびIABPの使用を必要とする（通常CPB終了時に開始し，ICUでも継続する）。
ⅱ. 敗血症
ⅲ. 長期の人工呼吸器補助
ⅳ. 術後の急性尿細管壊死
ⅴ. 輸血および再開胸止血術

4. 評価
a. 術前状態の再検討
b. 経時的な腹部診察
c. 検査所見：仰臥位での腹部単純X線（閉塞やイレウスの診断），半坐位での胸部単純X線（横隔膜下のフリーエアを確認），肝機能検査，血清アミラーゼおよびリパーゼ，下痢がある場合は *Clostridium difficile* の抗体価
d. 胆道閉塞が疑われた場合，上腹部の超音波検査やhepatobiliary iminodiacetic acid（HIDA）スキャンを行う。
e. 腹部CT，腹腔洗浄，腹腔鏡は診断の確定に有用である[188]。
f. 腸間膜虚血が疑われた場合，腸間膜動脈造影を行う。

5. 治療：早期の開腹術により，消化管合併症が関与する高い死亡率を低下させる可能性があるため，症状が出現した時点で一般外科へ診察を依頼する。腹腔鏡は，この問題の性状を評価するうえで，特にすぐれている。しかし，さらなる評価と治療を兼ねて，試験開腹が必要となることがある。多くの患者は，重篤でしばしば敗血症を併発しているが，ふつう開心術後のほうが術前に比べて，試験開腹に耐えることができる。

C. **麻痺性イレウス**は，術後数日間持続することが多い。ほとんどが良性で，原因はわからないが自然寛解する場合が多い。しかし，敗血症および腹腔内の重症疾患を反映する場合もある。

1. 関連因子
a. 胃膨満（迷走神経損傷の可能性あり）

b. 肝，内蔵うっ血（術中の静脈脱血不全または全身性静脈圧亢進）
c. 炎症の進行（例えば，胆嚢炎，膵炎）
d. 後腹膜出血（鼠径部のカテーテル留置，抗凝固療法が行われている患者で特発的に起こることがある）
e. クロストリジウム感染による大腸炎
f. 腸間虚血
g. 薬物（麻薬）

2. 評価
a. 炎症反応，腹部膨満，腸蠕動の回復などを継続的にチェックする。
b. 検査所見：腹部単純X線，全血球算定，血清アミラーゼ，肝機能検査，*C. difficile* 抗体価
c. 9cm以上の拡張所見は，"擬製閉塞 pseudo-obstruction" を示唆する。腸径そのものの値よりも拡張率のほうが穿孔と関連があると思われるが，12cm以上になると，その確率は高くなる。

3. 管理
a. 経鼻胃管を留置し，絶飲食にして腸管を減圧する。この処置により腸蠕動が回復するまで，胃の膨張が抑制される。大腸の拡張が著明な場合には，経肛門チューブも有効である。
b. 完全静脈栄養を開始する。
c. 腸蠕動を障害する薬物を中止する。麻薬，カルシウム拮抗薬，抗コリン作動薬などが含まれる。
d. すべての代謝障害を補正し，同定されたすべての増悪因子に対処する。
e. 大腸径が12cmに達した場合，腸管減圧のために大腸内視鏡が適応となる。拡張が持続するか増悪する場合は，準緊急手術が適応となる。
f. ネオスチグミン1mgを静注すると，"擬製閉塞" した大腸を急速に減圧できるとされる[189]。

D. 胆嚢炎
1. 病因：胆嚢炎は，高齢者およびCPB時間の長い患者で頻度が高く，低灌流が要因と示唆される。他の危険因子としては，血管病変，再開胸止血術，長期の人工換気，敗血症，日和見感染などがある[190]。絶食，非経口栄養，麻酔薬などによって胆嚢収縮が低下し，胆汁うっ滞が起こる。通常，結石性よりも無結石性の胆嚢炎である。

2. 評価
a. 腹部を経時的に診察する際に，右上腹部の炎症性所見に対して注意を払う。
b. 肝機能検査（ALT，AST，ビリルビン，アルカリホスファターゼ）は，肝外の胆道閉塞を示唆する。
c. 右上腹部超音波検査またはHIDAスキャンで，拡張した胆嚢や閉塞した胆道を同定することができる。

3. 治療
a. 重症例では経皮的胆嚢ドレナージが推奨されるが，壊疽を認める場合は適切ではない。
b. 手術に耐えうる程度の状態が維持されている場合，胆嚢摘出術（開腹または腹腔鏡

E. 上部消化管出血
　1. 病因：上部消化管出血は，オフポンプまたはオンポンプ手術患者ともに，最も頻度の高い消化管合併症の1つであり，通常はストレス性潰瘍を原因とする[180]。その要因としては血流低下，粘膜虚血，低灌流や再灌流障害などがあり，酸性度の上昇により悪化する[191]。術前の病歴および身体的検査（肝疾患の徴候や便潜血検査）により，術後消化管出血のリスクが高い患者を同定することが可能である。
　2. 危険因子[191〜193]
　　a. 術前：高齢者，胃炎または潰瘍の既往
　　b. 術中：長時間のCPB，弁膜症手術，再手術
　　c. 術後：低心拍出量，呼吸不全，抗凝固療法
　3. 予防：ICUでは，潰瘍および胃炎の病歴のある患者すべてに薬物療法を行い，ストレス性粘膜障害および起こりうる消化管出血を予防する。さらに，呼吸器補助の長期化，敗血症，凝固機能障害を認める患者に対してもすべて，ストレス性潰瘍の予防を行う。危険性の低い患者では，必ず予防する必要はないが，心拍出量低下，内臓の低灌流，何らかの凝固障害を認める患者に対し，術後早期の挿管中にスクラルファートを投与するのも悪くない[194]。
　　a. スクラルファート1gを6時間毎に，経口または経鼻胃管より投与する。スクラルファートは胃内pHを上昇させる（胃の細菌増殖を亢進させる）作用がないため，このような作用をもつ薬物でみられる日和見肺炎が少ない。
　　b. プロトンポンプ拮抗薬とH_2拮抗薬は，胃内pHの上昇およびストレス性潰瘍の予防に有効である。パントプラゾール40mgの静注や経口，オメプラゾール20mg 1日1回，ラニチジン150 mg経口1日2回が一般的な予防的投与法である。
　4. 症状：経鼻胃管からの新鮮な血液の流出や吐血は，上部消化管出血を確実に示唆する。通常，緩徐な出血はタール便になるが，非常に急激な出血では血便になる。重篤な患者，説明できないヘマトクリット低下を認めるヘパリン療法中の患者，頻脈および低血圧の悪化を認める患者では，消化管出血の可能性があるため，注意が必要である。消化管出血が確認できない場合，後腹膜出血を考慮し，腹部CTによる評価が必要となる。
　5. 評価と治療：凝固障害の補正および投薬の強化にもかかわらず，出血が持続する場合，さらなる検査が必要である。抗凝固療法中の出血には，たいてい何らかの病因が関与する。
　　a. 再出血の治療と予防には，H_2拮抗薬よりもプロトンポンプ拮抗薬のほうがすぐれている[195]。パントプラゾール40mg静注の連日投与は有用で，胃内pHを6以上に上昇させて維持する働きがある。これは止血の点からも，H_2拮抗薬よりもすぐれていると考えられる[192]。
　　b. 胃内pHを4以上に保つためにラニチジン持続投与（6.25mg/hr）が行われるが，耐性が出現する。
　　c. 出血点検索のために上部消化管内視鏡を行い，必要があれば治療手段としてレーザー出血凝固を行う。90％以上の患者で止血可能である[193]。
　　d. 伝統的に外科的手術は，止血不能な患者に限定されているため，その死亡率は50％を超える。術後に無期限の抗凝固療法が必要な患者（機械弁置換例など）では，

確実な方法をとるべきである。

F. **下部消化管出血**の症状として，直腸からの鮮血，血が線状に混じった便，タール便などがある。上部消化管出血との鑑別は，経鼻胃管を挿入して行う。
  1. 病因
     a. 長時間の低灌流により，腸間膜虚血や虚血性大腸炎を生じる。
     b. 抗生物質関連の腸炎（通常は *C. difficile*）
     c. 抗凝固療法により，大腸病変（ポリープ，腫瘍，憩室）からの出血が悪化することがある。
     d. 大腸血管異形成：大動脈狭窄症を合併すると，Heyde 症候群と呼ばれる。生体弁を用いた大動脈弁置換術を行うと改善される。
  2. 評価：上部消化管出血が否定されたら，S字結腸および大腸内視鏡を行う。CT により，出血源が同定されることがある。出血が持続する場合は，腸間膜動脈造影を検討する。
  3. 治療：すべての凝固障害を補正し，原因を除去する。クロストリジウム性大腸炎と診断されたら，抗生物質（メトロニダゾール 500mg 経口 8 時間毎，またはバンコマイシン 500mg 経口 6 時間毎）を投与する。腸間膜動脈造影時に，バソプレシン（0.1〜0.4 単位/min）点滴，自己凝血塊または Gelfoam 注入を検討する[196]。オクトレチド（50μg を 30 分かけて）およびソマトスタチン（50μg をボーラスで静注し，以後 250μg/hr を持続点滴）は，臓器血流を低下させるため有効である。持続する出血のために外科的処置が必要となることはまれである。

G. **腸間膜虚血**は，薬物および機械的補助を要する低心拍出量状態が遷延した高齢者で頻度が高い。
  1. 病因：非閉塞性腸管虚血が主な病態であり，低心拍出量状態および長時間の CPB による臓器低灌流が原因である。IABP によるアテローム性塞栓症または腸間膜塞栓は一般的ではない。
  2. 症状：典型的な症状として，身体所見と一致しない強いイレウス状態や腹痛がある。重症患者ではしばしば人工呼吸器補助や深い鎮静が行われており，診断がきわめて難しいことがある。敗血症，乳酸アシドーシス，呼吸不全，消化管出血，下痢などが，しばしばみられる。典型的には術後約 5〜10 日後に診断が確定する。
  3. 診断は上に述べた臨床所見に，極度のアシドーシス，腹部単純 X 線でのイレウス像，腹水などの合併により示唆される。内視鏡は，大腸虚血所見の確認に有効である。二相性 CT および腸間膜造影 CT で，腸壁気腫，静脈ガス，腸管の壁肥厚，動脈閉塞，静脈塞栓が示される[197]。一般的な腸間膜動脈造影により血栓性塞栓症が同定できることがあるが，この疾患では，末梢腸間膜動脈の血管収縮しか確認できない場合が多い。不幸なことに，不可逆的変化をきたした後，手術時に診断が確定することがある。麻痺性イレウスが持続し，緩下剤投与にもかかわらず数日間腸蠕動が欠如し，さらに乳酸値が正常上限または上昇した場合，早い時期から腸間膜虚血を疑い，血管拡張薬による早期治療を行うと，奏功することがある[198]。
  4. 治療：一般的に 50% 以上といわれる腸間膜虚血の死亡率を低下させるためには，早期診断および早期治療が不可欠である。腸間膜動脈収縮が認められる場合，特に虚血早期には，パパベリン 0.7mg/kg/hr の 5 日間投与が有効である[198]。虚血が遷延する

と，数時間内に不可逆的な腸管壊死が起こる。腸管虚血が疑われ，他の腹腔内病変を否定できる場合，緊急開腹の適応となる。部分的な腸切除術で済む場合もあるが，腸管虚血は多発するため，切除すべき範囲が長すぎて不可能なことが多い。腸管壊死が疑われる場合，セカンドルック手術の適応となる。

H. ICUでの**下痢**は，低灌流状態による腸管虚血が原因のこともあり，不吉な徴候である。しかしその原因が，以下に示すような治療可能なものである場合も少なくない。
   1. 薬物の副作用
      a. 抗生物質は，*C. difficile* による下痢を起こすことがある。抗体価を3回測定し，高値を示したら，メトロニダゾール500mgを8時間毎，またはバンコマイシン500mgを1日4回，7〜10日間経口投与する。重症な腸炎でも，結腸亜全摘出術が必要となることはまれである。
      b. キニジンは不整脈誘発作用があり，ほとんどすべての患者で下痢を起こすため，最近では心房細動の治療に使用されることはほとんどない。
   2. 消化管出血
   3. 高浸透圧性経管栄養に対する不耐症。開始時には，水で薄めてゆっくり注入する。

I. ALT，AST，ビリルビン，アルカリホスファターゼが一過性にわずかに上昇する**肝機能障害**は，開心術後では珍しいことではない。約20%の患者で一過性の高ビリルビン血症をきたすが，慢性肝炎や肝不全に進展するような有意な肝細胞障害を認める患者は1%以下である[199,200]。
   1. 病因：有意な肝機能障害の原因として，肝灌流の低下，または全身の血流うっ滞があげられる。潜在的な肝機能異常のある患者は，術前の肝機能検査は正常だが，合成機能障害（低アルブミン，INR高値）から示唆される場合が多い。他の予測因子として，CHF，糖尿病，高血圧がある。術前に心原性ショック（急性心筋梗塞，乳頭筋断裂，血栓症弁）をきたした患者は，しばしば術前に"ショック肝"に陥り，救命的開心術後に肝不全および多臓器不全をきたす危険性が特に高い。
      a. 肝細胞壊死
         i. 強心薬および血管収縮薬を必要とする低心拍出量状態
         ii. 右心不全または高度な三尖弁閉鎖不全（慢性的な受動的うっ血）
         iii. 輸血後のC型肝炎またはサイトメガロウイルス感染（遅発性）
         iv. 薬物性（アセトアミノフェン，キニジン）
      b. 高ビリルビン血症
         i. 溶血（人工弁周囲逆流，長時間のCPB，敗血症，大量輸血，薬物）
         ii. 肝内胆管胆汁うっ滞（肝炎，肝細胞壊死，良性術後胆汁うっ滞，経静脈栄養，細菌性感染，薬物）
         iii. 肝外閉塞（胆道閉塞）
   2. 症状はそれぞれの診断によって異なる。黄疸は通常，肝細胞障害および胆汁うっ滞で認められる。重篤な肝不全では，凝固能異常，治療抵抗性のアシドーシス，低血糖，腎不全，脳症をきたす。
   3. 評価：特異的な肝機能検査の異常により，病態の性質が示唆される。追加すべき検査として，溶血の確認（乳酸脱水素酵素，網状赤血球数），心機能および弁機能評価（心

エコー図検査），胆道系病因の同定（右上腹部超音波検査，HIDAスキャン），肝炎の診断（HBVおよびHCVの血清検査）がある。
4. 治療
   a. ビリルビン上昇は，良性で自然治癒する問題が多い。重症肝疾患でなければ，血行動態の改善に伴い，ビリルビン値は徐々に正常値まで回復する。進行性および不可逆性の肝機能異常を認める場合，多臓器不全を招き死に至る。
   b. 肝機能異常を認める間，凝固因子の産生能が抑制されるため，"自動抗凝固" を伴う凝固機能異常が発生する。抗凝固療法が必要な患者では，ワルファリン量を控えめにしてINRが危険値まで上昇するのを予防する。INRが高すぎると心タンポナーデまたは消化管出血をきたすおそれがある。また，肝代謝の薬物は投与量を調節する必要がある。
   c. ストレス性潰瘍の予防薬として，プロトンポンプ拮抗薬（パントプラゾール40mg静注または経口1日1回）を考慮する。
   d. 高アンモニア血症および脳症の治療は，以下のとおりである[201]。
      i. タンパク質の摂取制限
      ii. ソルビトールとともにラクツロース30mL 1日4回
      iii. ネオマイシン6gを連日経口投与
      iv. 硫酸亜鉛600mgを1日1回
   e. 低血糖予防のため，血糖値を厳密に管理する。
   f. 乳酸アシドーシスは，組織灌流障害による乳酸産生よりも，乳酸代謝障害が原因の場合が多い。腎機能が良好で塩基欠乏が10以上の場合，炭酸水素またはトリス緩衝液（THAM）を用いて，部分的に補正することを検討する。

J. 高アミラーゼ血症は，CPB使用後早期に，多くの患者で認められるが（35〜65％），臨床的に膵炎が関与している割合は，わずか1〜3%である。臨床的症状およびリパーゼ上昇を認めないアミラーゼ血症の単独上昇は，多くの場合その原因が，唾液腺や腎排泄低下など膵臓とは無関係である。血清リパーゼ値の上昇および軽度な症状（食欲不振，嘔気，イレウス）を認める場合には，無症候性膵炎を疑う。これらの患者にとって，短期間腸を休ませることは有効であるが，重症な膵炎や消化管機能障害を示唆する臨床所見を認めないかぎり，特別な治療は不要である[202]。

K. 重症膵炎の頻度は，開心術後患者の約1%とされているが，死亡率が非常に高く深刻な問題である。開心術後に多臓器不全で死亡する患者のうち，約25%に壊死性膵炎が認められる[203, 204]。
   1. 病因：膵炎では通常，低心拍出量状態や低灌流による虚血性および壊死性障害を認める。術中の危険因子として，低体温，非拍動性CPB，全身性の塞栓症，静脈血栓症があげられる。重症膵炎に発展する患者ではふつう，昇圧薬投与が必要となる遷延性の低心拍出量状態が認められる。
   2. 症状は非典型的で，比較的特異性が低い。最初に発熱，白血球数上昇，麻痺性イレウス，腹部膨満などが発生し，腹痛，腹部圧痛，血行動態不安定などが遅発性に出現する。
   3. 診断は，高アミラーゼ血症を伴う腹痛より疑われるが，劇症膵炎の多くの患者では著明なアミラーゼ上昇を認めない。腹部超音波検査またはCT検査にて，膵臓蜂巣炎お

よび膿瘍を診断できる。
4. **治療**は，経鼻胃管による減圧と抗生物質投与である。試験開腹してデブリードメントおよびドレナージを行うことは最後の手段であるが，重篤な壊死性膵炎の患者では，唯一の救命手段となる[204]。

XI. 栄養

A. 術後回復早期に，適切な栄養を補給して異化状態の回復をはかることが，非常に重要である。創傷治癒および免疫力の増強には，十分なカロリー量の食事が必要である。塩分，水分，コレステロール摂取制限は大切であるが，おいしい高カロリー食は患者の食欲を増進させる効果があり，過剰な食事管理は控える。食欲不振や嘔気のうえに，まずい食事が加わって，しばしば患者への適切な栄養供給が妨げられる。

B. 消化管機能は良好でも適切なカロリー摂取ができない場合，経鼻胃管を挿入し，チューブ先端が胃または小腸（可能であれば）に位置するのを確認した後，経管栄養を開始する。メトクロプラミド 20mg およびエリスロマイシン 200mg 静注（中心静脈投与では生理食塩水 50mL，末梢投与では 200mL に溶解）により，経鼻胃管留置中の胃の蠕動運動が促進される。消化管が使用できない場合には，中心静脈からの完全静脈栄養が必要となる。

C. 人工呼吸器補助が長期化し，気管切開を要する患者の多くで，経管栄養が有用である。明らかな胃食道逆流がなければ，胃瘻を経皮的に造設する。胃食道逆流を認める場合には，気管切開術時に空腸瘻を造設する。

D. 総カロリーを 25kcal/kg/ 日で設定する。標準的な成人患者の栄養の内訳は，1mL/kg/日の水分，2～5g/kg/ 日の糖質，1.2～1.5g/kg/ 日のタンパク質，1.2～1.5g/kg/ 日の脂質であり，脂質の半分は ω -6 不飽和脂肪酸にする。重症患者に対する特別な管理法は，下記のとおりである。
1. 多臓器不全の場合，総カロリーを約 10～20% 増量する。タンパク異化が亢進するため，タンパク質を 1.5～2g/kg/ 日まで増量する。高血糖時には，糖負荷制限とインスリン静注を行う。中性脂肪の耐容能が低い患者では，しばしば糖質および脂質制限が必要になる。多量および微量栄養素の摂取が不足するため，カリウム，亜鉛，マグネシウム，カルシウム，リンの値を測定し補充する。
2. 呼吸不全の患者では，過剰な栄養を避ける。呼吸商が 1 以上になると，過剰に CO_2 が産生される。そのような状況では，特別に準備した低炭水化物性の経管栄養を行う。
3. タンパク質の過剰な負荷を避け，窒素保持を促進する適切なタンパク質摂取が必要である。急性腎不全患者では，タンパク質の摂取を制限してはならない。慢性腎不全患者では，タンパク摂取量を 0.5～0.8 g/kg/ 日まで制限する。反対に，血液透析および血液濾過では 3～5g/hr のタンパク質が失われるため，透析患者では，タンパク質摂取量を増量する。腎不全患者に用いる経管栄養には，高タンパク質と低カリウムのものを使うべきである。

4. 内臓タンパク質（トランスフェリンやプレアルブミン）の測定は，適切な栄養管理の指標となるが，その値と予後の改善が必ずしも相関するわけではない。

XII. 人工弁関連の問題

A. 人工弁置換術後には，血栓塞栓症，心内膜炎，抗凝固療法に関する出血，弁変性など人工弁が関与する合併症のリスクが伴うため，すべての患者に慎重な経過観察が必要である[206]。人工弁置換術が"弁膜疾患を別の疾患に置換する"といわれるゆえんである。

B. 血栓塞栓症：発生頻度は，大動脈弁で年間平均で1～2％，僧帽弁で2～4％であり，機械弁で置換されワルファリン内服中の患者のほうが，生体弁で置換されアスピリンだけを内服中の患者よりもわずかに頻度が高い。生体弁および機械弁に関する薬物治療計画は，**表 13.2** を参照のこと[46,47,207]。

C. 血栓弁は機械弁置換術後に発生し，適切な抗凝固療法が行われているにもかかわらず起こることがある。生体弁ではきわめてまれである。聴診上，人工弁音が消失した場合に血栓弁を疑い，透視および心エコー図検査にて確定診断を得る（**図 2.8** 参照）。血栓溶解療法は限られた状況下でのみ行われ，ほとんどが緊急の再弁置換術の適応となる[208]。

D. 妊娠は，人工弁置換術後の女性にとって重要な問題である。妊娠第一期にワルファリンが投与されていた場合，流産の確率は60％以上であり，仮に妊娠が維持されても，先天性奇形を合併する確率は有意に高い（クマディン胎芽病）。出産適齢期の女性には，弁の耐久性に制約があることを明示したうえで，生体弁が使用されてきた。大動脈弁置換術が行われる女性患者では，凍結保存された自己弁または自己肺動脈弁（Ross手術）の使用を検討する。挙児希望のある機械弁置換術後の女性に対する抗凝固療法の内容は，以下のとおりである。
   1. 受胎前にワルファリンを中止する。
   2. 妊娠中の薬の変更
      a. 妊娠中，非分画ヘパリンを使用し，PTTを正常値の2倍になるように投与量を調節する（通常，約1万単位を12時間毎に皮下注）。
      b. 妊娠中，低分子量ヘパリンを12時間毎に皮下注し，投与後4～6時間の抗Xa因子ヘパリン値が0.5単位/mL以上を維持するように投与量を調節する。
      c. 上記の内容で非分画ヘパリンまたは低分子量ヘパリンを妊娠13週齢まで使用し，次に妊娠第三期の中盤まで，ワルファリンをINRが2.5～3.0になるように投与し，次に出産まで非分画ヘパリンまたは低分子量ヘパリンを使用する（多くの場合，2万単位を12時間毎に皮下注する）。
      d. アスピリンをこれらの投与計画に追加する。
   3. 分娩前にヘパリン静注を開始する。
   4. 陣痛開始後，ヘパリン5000単位を8時間毎に皮下注で投与する。
   5. 出産後，ワルファリンを再開する。

E. 抗凝固療法に関連した出血は，ワルファリン服用患者の主要な合併症で，特に65歳以上の患者で多い。退院後のワルファリン内服中の患者すべてに対して厳重なフォローアップを行うことが，患者の予後を左右する。INRの値を治療域内に維持し，血栓弁や出血の問題を予防する。

F. 人工弁感染の発生頻度は年間約1～2％で，人工弁置換後の人生において，常に発症する危険性を秘めている[210, 211]。術後早期の心内膜炎（術後60日以内）はたいてい，ブドウ球菌（コアグラーゼ陰性が黄色ブドウ球菌より多い），真菌，グラム陰性菌，腸球菌感染が原因である。早期人工感染の死亡率は，遅発性よりも有意に高い。遅発性人工弁感染の起因菌は，コアグラーゼ陰性ブドウ球菌および緑色レンサ球菌である。臨床症状としては，弛張熱，逆流および心不全を伴う弁機能異常，脳または末梢塞栓症があるが，最も著明であるのは弁周囲膿瘍による伝導障害である。重要なことは，歯科治療および他の侵襲的外科処置を受ける際には，予防的抗生物質使用の必要性があることを，患者に理解させておくことである。499ページに記載したAHAの推奨に，必ず従わなければならない[111]。

G. 溶血は，弁周囲リークを反映し，乱流が多くリークが少ない場合に悪化する。溶血は，弁の可動性の制限により，パンヌスの増殖や血栓形成が起こり，弁リークが生じることが原因のことがあり，その場合，一方の弁が不完全な開放位で固定されている（図2.8）。無症候性溶血では，乳酸脱水素酵素や網状赤血球数が上昇する。中等度の黄疸および持続する貧血を認め，輸血が必要になることがある。高度な溶血および明らかな弁周囲リークを認める場合，再弁置換術の適応となる。

H. 弁機能不全は，再弁置換術が必要な合併症と定義されている。機械弁不全の原因として，血栓，血栓性塞栓症，心内膜炎，抗凝固療法に関連した出血があるが，構造的な問題が原因となることはまれである。対照的に，生体弁機能不全で再弁置換術の適応となる原因は，弁そのものの組織変化が最も多い。抗石灰化処理，高圧もしくは低圧固定などが施されていないブタ僧帽弁は，技術改良された弁よりも変性が早く，特に若い患者で進行が早い。大動脈弁位の心膜弁では，再手術を要する弁構造上の劣化は，置換術後20年経過した患者の約10％に認めたのみであり，僧帽弁位でも同様に，ブタ弁より心膜弁のほうが非常に良好であることが示唆される。それでもなお，早期の弁機能障害のリスクは存在するため，常に警戒し，慎重な検査が不可欠である。幸運にも，生体弁機能不全に対する手術は，ふつう低いリスクで待期的に行われ，反対に機械弁機能不全は，危険性の高い緊急手術を必要とする。

XIII. 退院計画

A. 入院期間の短縮に伴い，退院後の順調な回復を保証する適切な退院計画が不可欠になっている。急性期を過ぎても加療を要する場合，リハビリテーション病院や専門の看護施設に移り，帰宅前の数日間を過ごしてもよい。自宅加療で問題がない程度に回復していても，患者およびその家族は些細な問題でも対処することが難しいと感じて，病院から

離れる不安が強くなる場合も珍しくない。

B. 患者，家族，栄養士，看護師，医師などの意見をまとめて，適切な退院計画を作成する。どんな具合に感じるようになるのか，どれくらいで回復するか，何をしなければいけないか，どんなふうになるのか，いつ来院したらよいかなどを患者に明確に指導する。自宅で日常生活を再開するうえでの注意点を扱ったいくつかのマニュアルを利用することも可能である。医師のオフィスからの電話は，患者の不安を和らげ，よくある質問に答え，潜在的な問題に適切に対応できるので，非常に有用である。手術死亡は術後30日までと定義されているため，手術成績を適切に解析するために，その時点で患者とコンタクトを取り，再入院や経過を確認することが重要である。

C. 退院後の最初の1週間は，ほとんどの患者が自宅で共に過ごす家族や友人を必要とする。身の周りのことが自分でできない患者を元気づけ，重大な問題が起きた場合には，病院に連絡をとる客観的な観察者の役割も果たしてくれる。

D. **薬物療法**：すべての投薬に関する一覧表と予定表を患者に渡す。起こる可能性のある副作用および他薬物との相互作用を説明するとともに，それぞれの薬物の処方理由を説明する必要がある。ワルファリンなど抗凝固薬を処方する場合には，プロトロンビン時間（INR）を測定して投薬量を調整するために，フォローアップ計画の設定が不可欠である。抗凝固に対するアルコール，他の薬物，特定の食物による副作用は，特に強調して伝える。

E. **予防的抗生物質**：歯科治療および他の外科的処置を受ける場合には，予防的抗生物質投与が必要になることを，人工物（弁や血管）が挿入されている患者すべてに認識してもらう。主治医や歯科医に人工物を留置していることを申し出て，499ページに示したAHAガイドラインに沿った予防的抗生物質投与を受ける必要があることを，患者自身に指示する。

F. **食事**：栄養士は退院前に患者と面談し，心臓疾患治療のための特別な食事制限について説明する。低コレステロール食および減塩食の重要性を話し合い，適切な食事計画を立てる。高コレステロール血症の適切な管理には，"スタチン"を投与して，コレステロール値の低下，冠動脈プラークの安定化，病状進行の予防をはかる[212,213]。

G. 患者は自宅で，自己評価を行わなければならない。脈拍，口腔体温，体重を毎日測定し，すべての創部の発赤，圧痛，滲出液を点検する。異常を認めた場合，病院に連絡をとるように指導する。

H. 患者を励まし，耐えられる範囲で活動度を徐々に上げる。胸骨正中切開後の患者では，胸骨の癒合が阻害されるため，重さが5～6kg以上の物を持ち上げないように指導する。術後6週間は車の運転は禁止である。一方，最小限侵襲手術で小開胸後の患者では，ほとんど制限はない。

I. 冠動脈バイパス術後の長期経過観察では，無期限にアスピリン投与を行い，静脈グラフ

ト開存率の向上や一次的または二次的な心筋梗塞の予防をはかる。さらに，外科的成績向上のためには，薬物療法，生活習慣の改善，心臓リハビリテーションへの参加により，治療可能な危険因子（肥満，喫煙，高脂血症，糖尿病，高血圧）をコントロールすることが重要である[214]。

文 献

1. McGee DC, Gould MK. Preventing complications of central venous catheterization. N Engl J Med 2003;348:1123-33.
2. Tripp HF, Bolton JW. Phrenic nerve injury following cardiac surgery: a review. J Card Surg 1998;13:218-23.
3. Dimopoulou I, Daganou M, Dafni U, et al. Phrenic nerve dysfunction after cardiac operations. Electrophysiologic evaluation of risk factors. Chest 1998;113:8-14.
4. Canbaz S, Turgut N, Halici U, Balci F, Ege T, Duran E. Electrophysiological evaluation of phrenic nerve injury during cardiac surgery: a prospective, controlled, clinical study. BMC Surg 2004;4:2.
5. Mills GH, Khan ZP, Moxham J, Desai J, Forsyth A, Ponte J. Effects of temperature on phrenic nerve and diaphragmatic function during cardiac surgery. Br J Anaesth 1997;79:726-32.
6. Deng Y, Byth K, Paterson HS. Phrenic nerve injury associated with high free right internal mammary artery harvesting. Ann Thorac Surg 2003;76:459-63.
7. Tripp HF, Sees DW, Lisagor PG, Cohen DJ. Is phrenic nerve dysfunction after cardiac surgery related to internal mammary harvesting? J Card Surg 2001;16:228-31.
8. Sharma AD, Parmley CL, Sreeram G, Grocott HP. Peripheral nerve injuries during cardiac surgery: risk factors, diagnosis, prognosis, and prevention. Anesth Analg 2001;91:1358-69.
9. Yamazaki K, Kato H, Tsujimoto S, Kitamura R. Diabetes mellitus, internal thoracic artery grafting, and the risk of an elevated hemidiaphragm after coronary artery bypass surgery. J Cardiothorac Vasc Anesth 1994;8:437-40.
10. Cruz-Martinez A, Armijo A, Fermoso A, Moraleda S, Mate I, Marin M. Phrenic nerve conduction study in demyelinating neuropathies and open-heart surgery. Clin Neurophysiol 2000;111:821-5.
11. Katz MG, Katz R, Schachner A, Cohen AJ. Phrenic nerve injury after coronary artery bypass grafting: will it go away? Ann Thorac Surg 1998;65:32-5.
12. Huttl TP, Wichmann MW, Reichart B, Geiger TK, Schildberg FW, Meyer G. Laparoscopic diaphragmatic plication: long-term results of a novel surgical technique for postoperative phrenic nerve palsy. Surg Endosc 2004;18:547-51.
13. Shammas NW. Pulmonary embolus after coronary artery bypass surgery: a review of the literature. Clin Cardiol 2000;23:637-44.
14. Mariani AM, Guy J, Boonstra PW, Grandjean JG, Van Oeveren W, Ebels T. Procoagulant activity after off-pump coronary operation: is the current anticoagulation adequate? Ann Thorac Surg 1999;68:1370-5.
15. Goldhaber SZ, Schoepf J. Pulmonary embolism after coronary artery bypass grafting, Circulation 2004;109:2712-5.
16. Ramos R, Salem BI, De Pawlikowski MP, Coordes C, Eisenberg S, Leidenfrost R. The efficacy of pneumatic compression stockings in the prevention of pulmonary embolism after cardiac surgery. Chest 1996;109:82-5.
17. Carman TL, Deitcher SR. Advances in diagnosing and excluding pulmonary embolism: spiral CT and D-dimer measurement. Cleve Clin J Med 2002;69:721-9.

18. Cho KJ, Dasika NL. Catheter technique for pulmonary embolectomy or thrombofragmentation. Semin Vasc Surg 2000;13:221-35.
19. Glikson M, Dearani JA, Hyberger LK, Schaff HV, Hammill SC, Hayes DL. Indications, effectiveness, and long-term dependency in permanent pacing after cardiac surgery. Am J Cardiol 1997;80:1309-13.
20. Baerman JM, Kirsh MM, de Buitleir M, et al. Natural history and determinants of conduction defects following coronary artery bypass surgery. Ann Thorac Surg 1987;44:150-3.
21. Stein PD, Schunemann HJ, Dalen JE, Gutterman D. Antithrombotic therapy in patients with saphenous vein and internal mammary artery grafts. The Seventh ACCP conference on antithrombotic and thrombolytic therapy. Chest 2004;126:600S-8S.
22. Kimmelstiel CD, Udelson JE, Salem DN, Bojar R, Rastegar H, Konstam MA. Recurrent angina caused by a left internal mammary artery-to-pulmonary artery fistula. Am Heart J 1993;125:234-6.
23. Kuvin JT, Harati NA, Pandian NG, Bojar RM, Khabbaz KR. Postoperative cardiac tamponade in the modern surgical era. Ann Thorac Surg 2000;74:1148-53.
24. Tsang TS, Barnes ME, Hayes SN, et al. Clinical and echocardiographic characteristics of significant pericardial effusions following cardiothoracic surgery and outcomes of echo-guided pericardiocentesis for management: Mayo Clinic experience, 1979-1998. Chest 1999;116: 322-31.
25. Malouf JF, Alam S, Gharzeddine W, Stefadouros MA. The role of anticoagulation in the development of pericardial effusion and late tamponade after cardiac surgery. Eur Heart J 1993;14: 1451-7.
26. Niva M, Biancari F, Valkama J , Juvonen J, Satta J, Juvonen T. Effects of diclofenac in the prevention of pericardial effusion after coronary artery bypass surgery. A prospective, randomized study. J Cardiovasc Surg (Torino) 2002;43:449-53.
27. Kuvin JT, Khabbaz K, Pandian NG. Left ventricular apical diastolic collapse: an unusual echocardiographic marker of postoperative cardiac tamponade. J Am Soc Echocardiogr 1999;12: 218-20.
28. Lindenberger M, Kjellberg M, Karlsson E, Wranne B. Pericardiocentesis guided by 2-D echocardiography: the method of choice for treatment of pericardial effusion. J Intern Med 2003;253: 411-7.
29. Horneffer PJ, Miller RH, Pearson TA, Rykiel MF, Reitz BA, Gardner TJ. The effective treatment of postpericardiotomy syndrome after cardiac operations. A randomized placebo-controlled trial. J Thorac Cardiovasc Surg 1990;100:292-6.
30. Kocazeybek B, Erenturk S, Calyk MK, Babacan F. An immunological approach to postpericardiotomy syndrome occurrence and its relation to autoimmunity. Acta Chir Belg 1998;98:203-6.
31. Hoffman M, Fried M, Jabareen F, et al. Anti-heart antibodies in postpericardiotomy syndrome: cause or epiphenomenon? A prospective, longitudinal pilot study. Autoimmunity 2002;35:241-5.
32. Finkelstein Y, Shemesh J, Mahlab K, et al. Colchicine for the prevention of postpericardiotomy syndrome. Herz 2002;27:791-4.
33. Kurth T, Glynn RJ, Walker AM, et al. Inhibition of clinical benefits of aspirin on first myocardial infarction by nonsteroidal anti-inflammatory drugs. Circulation 2003;108:1191-5.
34. Matsuyama K, Matsumoto M, Sugita T, et al. Clinical characteristics of patients with constrictive pericarditis after coronary bypass surgery. Jpn Circ J 2001;65:480-2.
35. Kerr KJ, Furnary AP, Grunkemeier GL, Bookin S, Kanhere V, Starr A. Glucose control lowers the risk of wound infection in diabetics after open heart operations. Ann Thorac Surg 1997;63: 356-61.

36. Latham R, Lancaster AD, Covington JF, Pirolo JS, Thomas CS. The association of diabetes and glucose control with surgical-site infections among cardiothoracic surgery patients. Infect Control Hosp Epidemiol 2001;22:607-12.
37. Furnary AP, Gao G, Grunkemeier GL, et al. Continuous insulin infusion reduces mortality in patients with diabetes undergoing coronary artery bypass grafting. J Thorac Cardiovasc Surg 2003;125:1007-21.
38. Shorten GD, Comunale ME. Heparin-induced thrombocytopenia. J Cardiothorac Vasc Anesth 1996;10:521-30.
39. Warkentin TE, Kelton JG. Temporal aspects of heparin-induced thrombocytopenia. N Engl J Med 2001;34:1286-92.
40. Visentin GP, Malik M, Cyganiak KA, Aster RH. Patients treated with unfractionated heparin during open heart surgery are at high risk to form antibodies reactive with heparin:platelet factor 4 complexes. J Lab Clin Med 1996;128:376-83.
41. Bauer TL, Arepally G, Konkle BA, et al. Prevalence of heparin-associated antibodies without thrombosis in patients undergoing cardiopulmonary bypass surgery. Circulation 1997;95:1242-6.
42. Srinivasan AF, Rice L, Bartholomew JR, et al. Warfarin-induced skin necrosis and venous limb gangrene in the setting of heparin-induced thrombocytopenia. Arch Intern Med 2004;164:66-70.
43. Warkentin TE. Management of heparin-induced thrombocytopenia: a critical comparison of lepirudin and argatroban. Thromb Res 2003;110:73-82.
44. Francis JL, Drexler A, Gwyn G. Bivalirudin, a direct thrombin inhibitor, is a safe and effective treatment for heparin-induced thrombocytopenia. Blood 2003;102:abstract 571.
45. Tardy-Poncet B, Tardy B, Reynaud J, et al. Efficacy and safety of danaparoid sodium (ORG 10172) in critically ill patients with heparin-associated thrombocytopenia. Chest 1999;115:1616-20.
46. Warkentin TE, Greinacher A. Heparin-induced thrombocytopenia and cardiac surgery. Ann Thorac Surg 2003;76:2121-31.
47. Salem DN, Stein PD, Al-Ahmad A, et al. Antithrombotic therapy in valvular heart disease—native and prosthetic. The Seventh ACCP conference on antithrombotic and thrombolytic therapy. Chest 2004;126:457S-82S.
48. Blair KL, Hatton AC, White WD, et al. Comparison of anticoagulation regimens after Carpentier-Edwards aortic or mitral valve replacement. Circulation 1994;90(part 2):II-214-9.
49. Orszulak TA, Schaff HV, Mullany CJ, et al. Risk of thromboembolism with the aortic Carpentier-Edwards bioprosthesis. Ann Thorac Surg 1995;59:462-8.
50. Hirsh J, Fuster V, Ansell J, Halperin JL. American Heart Association/American College of Cardiology Foundation guide to warfarin therapy. Circulation 2003;41:1633-52.
51. Finkelstein R, Rabino G, Mashiah T, et al. Vancomycin versus cefazolin prophylaxis for cardiac surgery in the setting of a high prevalence of methicillin-resistant staphylococcal infections. J Thorac Cardiovasc Surg 2002;123:326-32.
52. Kreter B, Woods M. Antibiotic prophylaxis for cardiothoracic operations. Meta-analysis of thirty years of clinical trials. J Thorac Cardiovasc Surg 1992:104:590-9.
53. Niederhauser U, Vogt M, Vogt P, Genoni M, Kunzli A, Turina MI. Cardiac surgery in a highrisk group of patients: is prolonged postoperative antibiotic prophylaxis effective? J Thorac Cardiovasc Surg 1997;114:162-8.
54. Kollef MH, Sharpless L, Vlasnik J, Pasque C, Murphy D, Fraser VJ. The impact of nosocomial infections on patient outcome following cardiac surgery. Chest 1997;112:666-75.

55. Rebollo MH, Bernal JM, Llorca J, Rabasa JM, Revuelta JM. Nosocomial infections in patients having cardiovascular operations: a multivariate analysis of risk factors. J Thorac Cardiovasc Surg 1996;112:908-13.
56. Gol MK, Karahan M, Ulus AT, et al. Bloodstream, respiratory, and deep surgical wound infections after open heart surgery. J Card Surg 1998;13:252-9.
57. Spelman DW, Russo P, Harrington G, et al. Risk factors for surgical wound infection and bacteraemia following coronary artery bypass surgery. Aust N Z J Surg 2000;70:47-51.
58. Leal-Noval SR, Marquez-Vacaro JA, Garcia-Curiel A, et al. Nosocomial pneumonia in patients undergoing heart surgery. Crit Care Med 2000;28:935-40.
59. Chelemer SB, Prato BS, Cox PM Jr, O'Connor GT, Morton JR. Association of bacterial infection and red blood cell transfusion after coronary artery bypass surgery. Ann Thorac Surg 2002;73:138-42.
60. Leal-Noval SR, Rincon-Ferrari MD, Garcia-Curiel A, et al. Transfusion of blood components and postoperative infection in patients undergoing cardiac surgery. Chest 2001;119:1461-8.
61. Dagan O, Cox PN, Ford-Jones L, Posonby J, Bohn DJ. Nosocomial infection following cardiovascular surgery: comparison of two periods, 1987 vs. 1992. Crit Care Med 1999;27:104-8.
62. Koleff M. Prevention of ventilator-associated pneumonia. N Engl J Med 1999;340:627-34.
63. DeRiso AJ II, Ladowski JS, Dillon TA, Justice JW, Peterson AC. Chlorhexidine gluconate 0.12% oral rinse reduces the incidence of total nosocomial respiratory infection and nonprophylactic systemic antibiotic use in patients undergoing heart surgery. Chest 1996;109:1556-61.
64. Carrel TP, Eisinger E, Vogt M, Turina MI. Pneumonia after cardiac surgery is predictable by tracheal aspirates but cannot be prevented by prolonged antibiotic prophylaxis. Ann Thorac Surg 2001;72:143-8.
65. Dellinger RP. Cardiovascular management of septic shock. Crit Care Med 2003;31:946-55.
66. Shroyer ALW, Coombs LP, Peterson ED, et al. The Society of Thoracic Surgeons: 30-day mortality and morbidity risk models. Ann Thorac Surg 2003;75:1856-64.
67. Braxton JH, Marrin CAS, McGrath PD, et al. Mediastinitis and long-term survival after coronary artery bypass graft surgery. Ann Thorac Surg 2000;70:2004-7.
68. Gummert JF, Barten MJ, Hans C, et al. Mediastinitis and cardiac surgery: an updated risk factor analysis in 10,373 consecutive adult patients. Thorac Cardiovasc Surg 2002;50:87-91.
69. Trick WE, Scheckler WE, Tokars JI, et al. Modifiable risk factors associated with deep sternal site infections after coronary artery bypass grafting. J Thorac Cardiovasc Surg 2000;119:108-14.
70. Olsen MA, Lock-Buckley P, Hopkins D, Polish LB, Sundt TM, Fraser VJ. The risk factors for deep and superficial chest surgical-site infections after coronary artery bypass graft surgery are different. J Thorac Cardiovasc Surg 2002;124:136-45.
71. Zacharias A, Habib RH. Factors predisposing to median sternotomy complications. Deep vs superficial infection. Chest 1996;110:1173-8.
72. Stahle E, Tammelin A, Bergstrom R, Hambreus A, Nystrom SO, Hans HE. Sternal wound complications— incidence, microbiology, and risk factors. Eur J Cardiothorac Surg 1997;11:1146-53.
73. Abboud CS, Wey SB, Baltar VT. Risk factors for mediastinitis after cardiac surgery. Ann Thorac Surg 2004;77:676-83.
74. Lu JCY, Grayson AD, Jha P, Srinivasan AK, Fabri BM. Risk factors for sternal wound infection and mid-term survival following coronary artery bypass surgery. Eur J Cardiothorac Surg 2003;23:943-9.
75. Lev-Ran O, Mohr R, Amir K, et al. Bilateral internal thoracic artery grafting in insulin-treated

diabetics: should it be avoided? Ann Thorac Surg 2003;75:1872-7.
76. Hirotani T, Nakamichi T, Munakata M, Takeuchi S. Risks and benefits of bilateral internal thoracic artery grafting in diabetic patients. Ann Thorac Surg 2003;76:2017-22.
77. Matsa M, Paz Y, Gurevitch J, et al. Bilateral skeletonized internal thoracic artery grafts in patients with diabetes mellitus. J Thorac Cardiovasc Surg 2001;121:668-74.
78. Sofer D, Gurevitch J, Shapira I, et al. Sternal wound infections in patients after coronary artery bypass grafting using bilateral skeletonized internal mammary arteries. Ann Surg 1999;229: 585-90.
79. Baskett RJF, MacDougall CE, Ross DB. Is mediastinitis a preventable complication? A 10-year review. Ann Thorac Surg 1999;67:462-5.
80. Kaiser AB, Kernodle DS, Barg NL, Petracek MR. Influence of preoperative showers on staphylococcal skin colonization: a comparative trial of antiseptic skin cleansers. Ann Thorac Surg 1988;45:35-8.
81. Ko W, Lazenby WD, Zelano JA, Isom OW, Krieger KH. Effects of shaving methods and intraoperative irrigation on suppurative mediastinitis after bypass operations. Ann Thorac Surg 1992;53:301-5.
82. Fellinger EK, Leavitt BJ, Hebert JC. Serum levels of prophylactic cefazolin during cardiopulmonary bypass surgery. Ann Thorac Surg 2002;74:1187-90.
83. Lehot JJ, Reverdy ME, Etienne J, et al. Cefazolin and netilmicin serum levels during and after cardiac surgery with cardiopulmonary bypass. J Cardiothorac Anesth 1990;4:204-9.
84. Cimochowski GE, Harostock MD, Brown R, Bernardi M, Alonzo N, Coyle K. Intranasal mupirocin reduces sternal wound infection after open heart surgery in diabetics and nondiabetics. Ann Thorac Surg 2001;71:1572-9.
85. El Oakley RM, Wright JE. Postoperative mediastinitis: classification and management. Ann Thorac Surg 1996;61:1030-6.
86. Francel TJ, Kouchoukos NT. A rational approach to wound difficulties after sternotomy: the problem. Ann Thorac Surg 2001;72:1411-8.
87. Tegnell A, Aren C, Ohman L. Coagulase-negative staphylococci and sternal infections after cardiac operation. Ann Thorac Surg 2000;69:1104-9.
88. Mossad SB, Serkey JM, Longworth DL, Cosgrove DM III, Gordon SM. Coagulase-negative staphylococcal sternal wound infections after open heart operations. Ann Thorac Surg 1997; 63:395-401.
89. Benlolo S, Mateo J, Raskine L, et al. Sternal puncture allows an early diagnosis of poststernotomy mediastinitis. J Thorac Cardiovasc Surg 2003;125:611-7.
90. Gur E, Stern D, Weiss J, et al. Clinical-radiological evaluation of poststernotomy wound infections. Plast Reconstr Surg 1998;101:348-55.
91. Bitkover CY, Cederlund K, Aberg B, Vaage J. Computed tomography of the sternum and mediastinum after median sternotomy. Ann Thorac Surg 1999;68:858-63.
92. Misawa Y, Fuse K, Hasegawa T. Infectious mediastinitis after cardiac operations: computed tomographic findings. Ann Thorac Surg 1998;65:622-4.
93. Liberatore M, Fiore V, D'Agostini A, et al. Sternal wound infection revisited. Eur J Nucl Med 2000;27:660-7.
94. Bitkover CY, Gardlund B, Larsson SA, Aberg B, Jacobsson H. Diagnosing sternal wound infections with 99mTc-labeled monoclonal granulocyte antibody scintigraphy. Ann Thorac Surg 1996;62:1412-6.
95. Oates E, Payne DD. Postoperative cardiothoracic infection: diagnostic value of indium-111 white blood cell imaging. Ann Thorac Surg 1994;58:1442-6.

96. Satta J, Lahtinen J, Raisanen L, Salmela E, Juvonen T. Options for the management of poststernotomy mediastinitis. Scand Cardiovasc J. 1998;32:29-32.
97. Rand RP, Cochran RP, Aziz S, et al. Prospective trial of catheter irrigation and muscle flaps for sternal wound infection. Ann Thorac Surg 1998;65:1046-9.
98. Levi N, Olsen PS. Primary closure of deep sternal wound infection following open heart surgery: a safe operation? J Cardiovasc Surg (Torino) 2000;41:241-5.
99. Shrager JB, Wain JC, Wright CD, et al. Omentum is highly effective in the management of complex cardiothoracic surgical problems. J Thorac Cardiovasc Surg 2003;125:526-32.
100. Kirsh M, Mekontso-Dessap A, Houel R, Giroud E, Hillion ML, Loisance DY. Closed drainage using redon catheters for poststernotomy mediastinitis: results and risk factors for adverse outcome. Ann Thorac Surg 2001;71:1580-6.
101. Berg HF, Brands WGB, van Geldorp TR, Kluytmans-VandenBergh MFQ, Kluytmans JAJW. Comparison between closed drainage techniques for the treatment of postoperative mediastinitis. Ann Thorac Surg 2000;70:924-9.
102. Castello JR, Centella T, Garro L, et al. Muscle flap reconstruction for the treatment of major sternal wound infections after cardiac surgery: a 10-year analysis. Scan J Plast Reconstr Surg Hand Surg 1999;33:17-24.
103. Cartier R, Diaz OS, Carrier M, Leclerc Y, Castonguay Y, Leung TK. Right ventricular rupture. A complication of postoperative mediastinitis. J Thorac Cardiovasc Surg 1993;106:1036-9.
104. De Feo NM, Renzulli A, Ismeno GM, et al. Variables predicting adverse outcome in patients with deep sternal wound infection. Ann Thorac Surg 2001;71:324-31.
105. Tang AT, Ohri SK, Haw MP. Novel application of vacuum assisted closure techniques to the treatment of sternotomy wound infection. Eur J Cardiothorac Surg 2000;17:482-4.
106. Fleck TM, Fleck M, Moidl R, et al. The vacuum-assisted closure system for the treatment of deep sternal wound infections after cardiac surgery. Ann Thorac Surg 2002;74:1596-600.
107. Luckraz H, Murphy F, Bryant S, Charman SC, Ritchie AJ. Vacuum-assisted closure as a treatment modality for infections after cardiac surgery. J Thorac Cardiovasc Surg 2003;125:301-5.
108. De Feo M, De Santo LS, Romano G, et al. Treatment of recurrent staphylococcal mediastinitis: still a controversial issue. Ann Thorac Surg 2003;75:538-42.
109. Athanasiou T, Aziz O, Skapinakis P, et al. Leg wound infections after coronary artery bypass grafting: a meta-analysis comparing minimally invasive versus conventional vein harvesting. Ann Thorac Surg 2003;76:2141-6.
110. Allen KB, Fitzgerald EB, Heimansohn DA, Shaar CJ. Management of closed space infections associated with endoscopic vein harvest. Ann Thorac Surg 2000;69:960-1.
111. Dajani AS, Taubert KA, Wilson W, et al. Prevention of bacterial endocarditis. Recommendations by the American Heart Association. JAMA 1997;277:1794-1801 and Circulation 1997; 96:358-66.
112. Roach GW, Kanchuger M, Mangano CM, et al. Adverse cerebral outcomes after coronary bypass surgery. N Engl J Med 1996;335:1857-63.
113. Lund C, Hol PK, Lundblad R, et al. Comparison of cerebral embolization during off-pump and on-pump coronary artery bypass surgery. Ann Thorac Surg 2003;76:765-70.
114. Bucerius J, Gummert JE, Borger MA, et al. Stroke after cardiac surgery: a risk factor analysis of 16,184 consecutive adult patients. Ann Thorac Surg 2003;75:472-8.
115. Lee JD, Lee SJ, Tsushima WT, et al. Benefits of off-pump bypass on neurologic and clinical morbidity: a prospective randomized trial. Ann Thorac Surg 2003;76:18-25.
116. Leacche M, Carrier M, Bouchard D, et al. Improving neurologic outcome in off-pump surgery: the "no touch" technique. Heart Surg Forum 2003;6:169-75.

117. Scarborough JE, White W, Derilus FE, Mathew JP, Newman MF, Landolfo KP. Neurologic outcomes after coronary artery bypass grafting with and without cardiopulmonary bypass. Semin Thorac Cardiovasc Surg 2003;15:52-62.
118. Hirose H, Amano A. Stroke rate in off-pump coronary artery bypass: aortocoronary bypass versus in-situ bypass. Angiology 2003;54:647-53.
119. Patel NC, Deodhar AP, Grayson AD, et al. Neurological outcomes in coronary surgery. Independent effect of avoiding cardiopulmonary bypass. Ann Thorac Surg 2002;74:400-5.
120. Trehan N, Mishra M, Sharma OP, Mishra A, Kasliwal RR. Further reduction in stroke after off-pump coronary artery bypass grafting: a 10-year experience. Ann Thorac Surg 2001;72:S1026-32.
121. John R, Choudhri AF, Weinberg AD, et al. Multicenter review of preoperative risk factors for stroke after coronary artery bypass grafting. Ann Thorac Surg 2000;69:30-6.
122. McKahnn GM, Goldsborough MA, Borowicz LM Jr, et al. Predictors of stroke risk in coronary artery bypass patients. Ann Thorac Surg 1997;63:516-21.
123. Almassi GH, Sommers T, Moritz TE, et al. Stroke in cardiac surgical patients: determinants and outcome. Ann Thorac Surg 1999;68:391-8.
124. Ascione R, Reeves BC, Chamberlain MH, Ghosh AK, Lim KH, Angelini GD. Predictors of stroke in the modern era of coronary artery bypass grafting: a case control study. Ann Thorac Surg 2002;74:474-80.
125. Puskas JD, Winston AD, Wright CE, et al. Stroke after coronary artery operation: incidence, correlates, outcome, and cost. Ann Thorac Surg 2000;69:1053-6.
126. Likosky DS, Leavitt BJ, Marrin CAS, et al. Intra-and postoperative predictors of stroke after coronary artery bypass grafting. Ann Thorac Surg 2003;76:428-35.
127. Redmond JM, Greene PS, Goldsborough MA, et al. Neurologic injury in cardiac surgical patients with a history of stroke. Ann Thorac Surg 1996;61:42-7.
128. Goto T, Baba T, Matsuyama K, Honma K, Ura M, Koshiji T. Aortic atherosclerosis and postoperative neurological dysfunction in elderly coronary surgical patients. Ann Thorac Surg 2003;75:1912-8.
129. van der Linden J, Jadjinikolaou L, Bergman P, Lindblom D. Postoperative stroke in cardiac surgery is related to the location and extent of atherosclerotic disease in the ascending aorta. J Am Coll Cardiol 2001;38:131-5.
130. Clark RE, Brillman J, Davis DA, Lovell MR, Price TRP, Magovern GJ. Microemboli during coronary artery bypass grafting. Genesis and effect on outcome. J Thorac Cardiovasc Surg 1995;109:249-58.
131. Schwartz AE, Sandhu AA, Kaplon RJ, et al. Cerebral blood flow is determined by arterial pressure and not cardiopulmonary bypass flow rate. Ann Thorac Surg 1995;60:165-70.
132. Croughwell N, Lyth M, Quill TJ, et al. Diabetic patients have abnormal cerebral autoregulation during cardiopulmonary bypass. Circulation 1990;82(suppl):IV-407-12.
133. Sungurtekin H, Boston US, Orszulak TA, Cook DJ. Effect of cerebral embolization on regional autoregulation during cardiopulmonary bypass in dogs. Ann Thorac Surg 2000;69:1130-4.
134. Kalyani SD, Miller NR, Dong LM, Baumgartner WA, Alejo DE, Gilbert TB. Incidence of and risk factors for perioperative optic neuropathy after cardiac surgery. Ann Thorac Surg 2004;78:34-7.
135. Nuttall GA, Garrity JA, Dearani JA, Abel MD, Schroeder DR, Mullany CJ. Risk factors for ischemic optic neuropathy after cardiopulmonary bypass: a matched case/control study. Anesth Analg 2001;93:1410-6.
136. Barbut D, Grassineau D, Lis E, Heier L, Hartman GS, Isom OW. Posterior distribution of in-

farcts in strokes related to cardiac operations. Ann Thorac Surg 1998;65:1656-9.
137. Zacharias A, Schwann TA, Riordan CJ, et al. Operative and 5-year outcomes of combined carotid and coronary revascularization: review of a large contemporary experience. Ann Thorac Surg 2002;83:491-8.
138. Wilson MJ, Boyd SYN, Lisagor PG, Rubal BJ, Cohen DJ. Ascending aortic atheroma assessed intraoperatively by epiaortic and transesophageal echocardiography. Ann Thorac Surg 2000; 70:25-30.
139. Banbury MK, Kouchoukos NT, Allen KB, et al. Emboli capture using the Embol-X intraaortic filter in cardiac surgery: a multicentered randomized trial of 1,289 patients. Ann Thorac Surg 2003;76:508-15.
140. Stump DA, Jones TJJ, Rorie KD. Neurophysiologic monitoring and outcomes in cardiovascular surgery. J Cardiothorac Vasc Anesth 1999;13:600-13.
141. Wityk RJ, Goldsborough MA, Hillis A, et al. Diffusion-and perfusion-weighted brain magnetic resonance imaging in patients with neurologic complications after cardiac surgery. Arch Neurol 2001;58:571-6.
142. Salazar JD, Wityk RJ, Grega MA, et al. Stroke after cardiac surgery: short-and long-term outcomes. Ann Thorac Surg 2001;72:1195-202.
143. Stump DA, Rogers AT, Hammon JW, Newman SP. Cerebral emboli and cognitive outcome after cardiac surgery. J Cardiothorac Vasc Anesth 1996;10:113-9.
144. van der Mast RC, van den Broek WW, Fekkes D, Pepplinkhuizen L, Habbema JD. Incidence of and preoperative predictors for delirium after cardiac surgery. J Psychosom Res 1999;46:479-83.
145. Bucerius J, Gummert JF, Borger MA, et al. Predictors of delirium after cardiac surgery: effect of beating-heart (off-pump) surgery. J Thorac Cardiovasc Surg 2004;127:57-64.
146. Maldonado JR, van der Starre PJ, Wysong A. Post-operative sedation and the incidence of ICU delirium in cardiac surgery patients. Presented at the American Society of Anesthesiologists Annual Meeting, San Francisco, October 2003.
147. Hassaballa HA, Balk RA. Torsade de pointes associated with the administration of intravenous haloperidol: a review of the literature and practical guidelines for use. Expert Opin Drug Saf 2003;2:543-7.
148. Skrobik YK, Bergeron N, Dumont M, Gottfried SB. Olanzapine vs haloperidol: treating delirium in a critical care setting. Intensive Care Med 2004;30:444-9.
149. Bayindir O, Akpinar B, Can E, Guden M, Sonmez B, Demiroglu C. The use of the 5-HT3-receptor antagonist ondansetron for the treatment of postcardiotomy delirium. J Cardiothorac Vasc Anesth 2000;14:288-92.
150. Kosten TR, O'Connor PG. Management of drug and alcohol withdrawal. N Engl J Med 2003;348:1786-95.
151. McCowan C. Refractory delirium tremens treated with propofol: a case series. Crit Care Med 2000;28:1781-4.
152. Arrowsmith JE, Grocott HP, Newman NF. Neurological risk assessment, monitoring and outcome in cardiac surgery. J Cardiothorac Vasc Anesth 1999;13:736-43.
153. Selnes OA, Goldsborough MA, Borowicz LM Jr, Enger C, Quaskey SA, McKhann GM. Determinants of cognitive change after coronary artery bypass surgery: a multifactorial problem. Ann Thorac Surg 1999;67;1669-76.
154. Van Dijk D, Keizer AMA, Diephius JC, Durand C, Vos LJ, Hijman R. Neurocognitive dysfunction after coronary artery bypass surgery: a systematic review. J Thorac Cardiovasc Surg 2000; 120:632-9.

155. Ho PM, Arciniegas DB, Grigsby J, et al. Predictors of neurocognitive decline following coronary artery bypass graft surgery. Ann Thorac Surg 2004;77:597-603.
156. Diegeler A, Hirsch R, Schneider R, et al. Neuromonitoring and neurocognitive outcome in off-pump versus conventional coronary bypass operation. Ann Thorac Surg 2000;69:1162-6.
157. Van Diyk D, Jansen EWL, Hijman R, et al. for the Octopus Study Group. Cognitive outcome after off-pump and on-pump coronary artery bypass graft surgery: a randomized trial. JAMA 2002;287:1405-12.
158. Gold JP, Charlson ME, Williams-Russo P, et al. Improvement of outcomes after coronary artery bypass. A randomized trial comparing intraoperative high versus low mean arterial pressure. J Thorac Cardiovasc Surg 1995;110:1302-14.
159. Goto T, Baba T, Honma K, et al. Magnetic resonance imaging findings and postoperative neurologic dysfunction in elderly patients undergoing coronary artery bypass grafting. Ann Thorac Surg 2001;72:137-42.
160. Hall RA, Fordyce DJ, Lee ME, et al. Brain SPECT imaging and neuropsychological testing in coronary artery bypass patients. Ann Thorac Surg 1999;68:2082-8.
161. Keizer AMA, Hijman R, van Dijk D, Kalkman CJ, Kahn RS. Cognitive self-assessment one year after on-pump and off-pump coronary artery bypass grafting. Ann Thorac Surg 2003;75:835-9.
162. Newman MF, Kirchner JL, Phillips-Bute B, et al. Longitudinal assessment of neurocognitive function after coronary artery bypass surgery. N Engl J Med 201;344:395-402.
163. Selnes OA, Royall RM, Grega MA, Borowicz LM Jr, Quaskey S, McKhann GM. Cognitive changes 5 years after coronary artery bypass grafting. Is there evidence of late decline? Arch Neurol 2001;58:598-604.
164. Pignay-Demaria V, Lesperance F, Demaria RG, Frasure-Smith N, Perrault LP. Depression and anxiety and outcomes of coronary artery bypass surgery. Ann Thorac Surg 2003;75:314-21.
165. Peterson JC, Charlson ME, Williams-Russo P, et al. New postoperative depressive symptoms and long-term cardiac outcomes after coronary artery bypass surgery. Am J Geriatr Psychiatry 2002;10:192-8.
166. Piper SN, Koetter KO, Triem JG, et al. Critical illness polyneuropathy following cardiac surgery. Scand Cardiovasc J 1998;32:309-12.
167. Jellish WS, Blakeman B. Warf P, Slogoff S. Hands-up positioning during asymmetric sternal retraction for internal mammary artery harvest: a possible method to reduce brachial plexus injury. Anesth Analg 1997;84:260-5.
168. Thomas NJ, Harvey AT. Paraplegia after coronary bypass operations: relationship to severe hypertension and vascular disease. J Thorac Cardiovasc Surg 1999;117:834-6.
169. Geyer TE, Naik MJ, Pillai R. Anterior spinal artery syndrome after elective coronary artery bypass grafting. Ann Thorac Surg 2002;73:1971-3.
170. Hamdan AL, Moukarbel RV, Farhat F, Obeid M. Vocal cord paralysis after open-heart surgery. Eur J Cardiothorac Surg 2002;21:671-4.
171. D'Ancona G, Baillot R, Poirier B, et al. Determinants of gastrointestinal complications in cardiac surgery. Tex Heart Inst J 2003;30:280-5.
172. Zacharias A, Schwann TA, Parenteau GL, et al. Predictors of gastrointestinal complications in cardiac surgery. Tex Heart Inst J 2000;27:93-9.
173. Poirier B, Baillot R, Bauset R, et al. Abdominal complications associated with cardiac surgery. Review of a contemporary surgical experience and a series done without extracorporeal circulation. Can J Surg 2003;46:176-82.
174. Byhahn C, Strouhal U, Martens S, Mierdl S, Kessler P, Westphal K. Incidence of gastrointestinal complications in cardiopulmonary bypass patients. World J Surg 2001;25:1140-4.

175. Fitzgerald T, Kim D, Karakozis S, Alam H, Provido H, Kirkpatrick J. Visceral ischemia after cardiopulmonary bypass. Am Surg 2000;66:623-6.
176. Sakorafas FH, Tsiotos GG. Intra-abdominal complications after cardiac surgery. Eur J Surg 1999;165:820-7.
177. Simic O, Strathausen S, Hess W, Ostermeyer J. Incidence and prognosis of abdominal complications after cardiopulmonary bypass. Cardiovasc Surg 1999;7:419-24.
178. Kumle B, Boldt J, Suttner SW, Piper SN, Lehmann A, Blome M. Influence of prolonged cardiopulmonary bypass times on splanchnic perfusion and markers of splanchnic organ function. Ann Thorac Surg 2003;75:1558-64.
179. Baue AE. The role of the gut in the development of multiple organ dysfunction in cardiothoracic patients. Ann Thorac Surg 1993;55:822-9.
180. Sanisoglu I, Guden M, Bayramoglu Z, et al. Does off-pump CABG reduce gastrointestinal complications? Ann Thorac Surg 2004;77:619-25.
181. White PF. Droperidol: a cost-effective antiemetic for over thirty years. Anesth Analg 2002; 95:789-90.
182. Hill RP, Lubarsky DA, Phillips-Bute B, et al. Cost-effectiveness of prophylactic antiemetic therapy with ondansetron, droperidol, or placebo. Anesthesiology 2000;92:958-67.
183. Ferraris VA, Ferraris SP, Moritz DM, Welch S. Oropharyngeal dysphagia after cardiac operations. Ann Thorac Surg 2001;71:1792-6.
184. Harrington OB, Duckworth JK, Starnes CL, et al. Silent aspiration after coronary artery bypass grafting. Ann Thorac Surg 1998;65:1599-603.
185. Hogue CW Jr, Lappas GD, Creswell LL, et al. Swallowing dysfunction after cardiac operations. Associated adverse outcomes and risk factors including intraoperative transesophageal echocardiography. J Thorac Cardiovasc Surg 1995;110:517-22.
186. Rousou JA, Tighe DA, Garb JL, et al. Risk of dysphagia after transesophageal echocardiography during cardiac operations. Ann Thorac Surg 2000;69:486-9.
187. Partik BL, Scharitzer M, Schueller G, et al. Videofluoroscopy of swallowing abnormalities in 22 symptomatic patients after cardiovascular surgery. Am J Roentgenol 2003;180:987-92.
188. Hackert T, Keinle P, Weitz J, et al. Accuracy of diagnostic laparoscopy for early diagnosis of abdominal complications after cardiac surgery. Surg Endosc 2003;17:1671-4.
189. Ponec RJ, Saunders MD, Kimmey MB. Neostigmine for the treatment of acute colonic pseudoobstruction. N Engl J Med 1999;341:137-41.
190. Rady MY, Kodavatiganti R, Ryan T. Perioperative predictors of acute cholecystitis after cardiovascular surgery. Chest 1998;114:76-84.
191. Fennerty MB. Pathophysiology of the upper gastrointestinal tract in the critically ill patient. Rationale for the therapeutic benefits of acid suppression. Crit Care Med 2002;30(suppl): S351-5.
192. Conrad SA. Acute upper gastrointestinal bleeding in critically ill patients: causes and treatment modalities. Crit Care Med 2002;30(suppl):S365-8.
193. Steinberg KP. Stress-related mucosal disease in the critically ill patient: risk factors and strategies to prevent stress-related bleeding in the intensive care unit. Crit Care Med 2002;30(suppl): S362-4.
194. Van der Voort PHJ, Zandstra DF. Pathogenesis, risk factors, and incidence of upper gastrointestinal bleeding after cardiac surgery: is specific prophylaxis in routine bypass procedures needed? J Cardiothorac Vasc Anesth 2000;14:293-9.
195. Lau JYW, Sung JJY, Lee KKC, et al. Effect of intravenous omeprazole on recurrent bleeding after endoscopic treatment of bleeding peptic ulcers. N Engl J Med 2000;343:310-6.
196. Darcy M. Treatment of lower gastrointestinal bleeding: vasopressin infusion versus emboliza-

tion. J Vasc Interv Radiol 2003;14:535-43.
197. Kirkpatrick ID, Kroeker MA, Greenberg HM. Biphasic CT with mesenteric CT angiography in the evaluation of acute mesenteric ischemia: initial experience. Radiology 2003;229:91-8.
198. Klotz S, Vestring T, Rotker J, Schmidt C, Scheld HH, Schmid C. Diagnosis and treatment of nonocclusive mesenteric ischemia after open heart surgery. Ann Thorac Surg 2001;72:1583-6.
199. Wang MJ, Chao A, Huang CH, et al. Hyperbilirubinemia after cardiac operation. Incidence, risk factors, and clinical significance. J Thorac Cardiovasc Surg 1994;108:429-36.
200. Raman JS, Kochi K, Morimatsu H, Buxton B, Bellomo R. Severe ischemic early liver injury after cardiac surgery. Ann Thorac Surg 2002;74:1601-6.
201. Riordan SM, Williams R. Treatment of hepatic encephalopathy. N Engl J Med 1997;337:473-9.
202. Ihaya A, Muraoka R, Chiba Y, et al. Hyperamylasemia and subclinical pancreatitis after cardiac surgery. World J Surg 2001;25:862-4.
203. Lonardo A, Grisendi A, Bonilauri S, Rambaldi M, Selmi I, Tondelli E. Ischaemic necrotizing pancreatitis after cardiac surgery. A case report and review of the literature. J Gastroenterol Hepatol 1999;31:872-5.
204. Baron TH, Morgan DE. Acute necrotizing pancreatitis. N Engl J Med 1999;340:1412-6.
205. Cerra FB, Benitez MR, Blackburn GL, et al. Applied nutrition in ICU patients. A consensus statement of the American College of Chest Physicians. Chest 1997;111:769-78.
206. Vesey JM, Otto CM. Complications of prosthetic heart valves. Curr Cardiol Rep 2004;6:106-11.
207. Vink R, Van Den Brink RB, Levi M. Management of anticoagulation therapy for patients with prosthetic heart valves and atrial fibrillation. Hematalogy 2004;9:1-9.
208. Rinaldi CA, Heppell RM, Chambers JB. Treatment of left-sided prosthetic valve thrombosis: thrombolysis or surgery? J Heart Valve Dis 2002;11:839-43.
209. Ginsberg JS, Chan WS, Bates SM, Kaatz S. Anticoagulation of pregnant women with mechanical heart valves. Arch Intern Med 2003;163:694-8.
210. Vlessis AA, Khaki A, Grunkemeier GL, Li HH, Starr A. Risk, diagnosis, and management of prosthetic valve endocarditis: a review. J Heart Valve Disease 1997;6:443-65.
211. Gordon SM, Serkey JM, Longworth DL, Lytle BW, Cosgrove DM III. Early onset prosthetic valve endocarditis: the Cleveland Clinic experience 1982-1987. Ann Thorac Surg 2000;69:1388-92.
212. Werba JP, Tremoli E, Masironi P, et al. Statins in coronary bypass surgery: rationale and clinical use. Ann Thorac Surg 2003;76:2132-40.
213. Lazar HL. Role of statin therapy in the coronary bypass patient. Ann Thorac Surg 2004;78:730-40.
214. Charlson ME, Isom OW. Care after coronary-artery bypass surgery. N Engl J Med 2003;348:1456-63.

Appendix 1　一般的な術前指示書

1. 入院病棟：＿＿＿＿＿＿＿＿
2. 手術予定日：＿＿＿＿＿＿＿
3. 予定術式：＿＿＿＿＿＿＿
4. 術前検査
   - ☐ 血算と分画
   - ☐ PT/INR　☐ PTT
   - ☐ 電解質，BUN，クレアチニン，血糖
   - ☐ ビリルビン，AST，ALT，アルカリホスタファーゼ，アルブミン
   - ☐ 尿検査
   - ☐ 心電図
   - ☐ 胸部X線（正面と側面）
   - ☐ 抗体スクリーニング
   - ☐ クロスマッチ：赤血球輸血 ＿＿＿＿＿単位
   - ☐ その他
5. 術前処置 / アセスメント
   - 入院時バイタルサイン
   - パルスオキシメータで酸素飽和度測定（室内気）
   - 身長と体重測定
   - 深夜より絶飲食（内服薬を除く）
   - 除毛 / ヒビクレンによる胸部と下肢の消毒
   - 深呼吸の訓練
6. 与薬
   - ☐ Peridex 含嗽薬（オンコールで手術室へ）
   - ☐ 静注用セファゾリン 1mg を手術室へ持参
   - ☐ 静注用バンコマイシン 15mg/kg= ＿＿＿＿＿g を手術室へ持参
   - ☐ アスピリン，クロピドグレル，NSAIDs の中止
   - ☐ ヘパリン中止：＿＿＿＿＿時
   - ☐ 手術室までヘパリン点滴継続
   - ☐ 低分子ヘパリン（投与量：＿＿＿＿＿）午後より中止
   - ☐ Ⅱb/Ⅲa 阻害薬の中止：＿＿＿＿＿時
   - ☐ その他

Appendix 2 ICU 入室指示表

1. ICU 入室
2. 術式：＿＿＿＿＿＿＿＿
3. 状態：＿＿＿＿＿＿＿
4. バイタルサイン測定，安定するまで 15 分毎。その後 30 分毎
5. 心電図，動脈圧，肺動脈圧，SaO_2 をモニター表示
6. 心拍出量の測定（入室後 1 時間まで 15 分毎，4 時間まで 1 時間毎，安定後は 2～4 時間毎）
7. 胸腔ドレーンの吸引 − 20cmH_2O；1 時間毎に排液量を記録
8. 尿道カテーテル；1 時間毎に尿量を記録
9. ヘッドアップ 30 度
10. in-out バランス 1 時間毎
11. 体重 1 日 1 回
12. 抜管後，活動度アップ（ベッド上坐位，ベッドからイスへ）
13. 経口 / 栄養
    - ☐ 挿管中絶飲食
    - ☐ 経鼻胃管の低圧吸引
    - ☐ 抜管後，経鼻胃管抜去。1 時間後から飲水可
14. 人工呼吸器設定
    - FiO_2：＿＿＿＿％ SIMV モード
    - IMV：＿＿＿＿回 /sec
    - 一回換気量：＿＿＿＿mL
    - PEEP：＿＿＿＿cmH_2O
    - プレッシャーサポート：＿＿＿＿cmH_2O
15. 呼吸ケア
    - ☐ 気管内吸引 4 時間毎，その後必要に応じて
    - ☐ 抜管までプロトコールに従い呼吸器ウィーニング
    - ☐ O_2 吸入：フェイスマスク，プロトコールに準じて FiO_2 0.6～1.0
    - ☐ O_2 吸入：経鼻 2～6L，SaO_2 > 95％を維持
    - ☐ 覚醒時，スパイロメータ 1 時間毎
16. 検査
    - ☐ 動脈血液ガス分析，血算，電解質，グルコース
    - ☐ ドレーン排液量 > 100mL/hr で PT，APTT，血小板
    - ☐ 胸部 X 線
    - ☐ 心電図

☐ 入室後4時間で動脈血液ガス分析，呼吸器ウィーニング前と抜管前
☐ ヘマトクリット，カリウム測定4～6時間毎，または必要に応じて
☐ 術後第1病日朝：心電図，胸部X線，電解質，BUN，クレアチニン，血算

17. ペースメーカ設定： モード： ☐ 心房 ☐ VVI ☐ DVI ☐ DDD
心房アウトプット：_____ mA 心室アウトプット：_____ mA
心拍数 _____/min AV interval _____/msec
☐ ペースメーカ装着のみ

18. 以下のときDrコール
 a. 収縮期血圧＜90mmHg，または＞140mmHg
 b. 心係数＜1.8L/min/m^2
 c. 尿量＜30mL/hrが2時間
 d. ドレーン排液量＞100mL/hr
 e. 体温＞38.5℃

19. 薬物療法
 アレルギー：_____
 a. 静脈内投与
  ☐ Swan-Ganzシース/トリプルルーメン：1/2生食（5%糖液で希釈）250mLで詰まらせないようキープ
  ☐ 動脈ラインとSwan-Ganzの末梢ポート：ヘパリン250単位/生食250mLを3mL/hr
  ☐ エピネフリン1mg/5%糖液250mL：_____μg/min，心係数＞2.0を維持
  ☐ ミルリノン20mg/生食100mL：_____μg/kg/min
  ☐ ノルエピネフリン8mg/5%糖液250mL：_____μg/kg/min，収縮期血圧＞100を維持
  ☐ フェニレフリン40mg/5%糖液250mL：_____μg/kg/min，収縮期血圧＞100を維持
  ☐ ニトロプルシド50mg/5%糖液250mL：_____μg/kg/min，収縮期血圧＜130を維持
  ☐ ニトログリセリン100mg/5%糖液250mL：_____μg/kg/min
  ☐ リドカイン2g/5%糖液250mL：_____mg/min静注；第1病日AM6時に減量中止
  ☐ ジルチアゼム：100mg/5%糖液100mL：_____mg/hr
  ☐ その他：_____
  ☐ その他：_____
 b. 抗生物質
  ☐ セファゾリン1g静注，8時間毎に6回
  ☐ バンコマイシン1g静注，12時間毎に4回
 c. 鎮静/鎮痛
  ☐ プロポフォール点滴10mg/mL：プロトコールに準じて25～50μg/kg/min
  ☐ 不安時：必要に応じてミダゾラム2mg静注，2時間以上あける；抜管後中止
  ☐ 硫酸モルヒネ25mg/5%糖液100mL：0.01～0.02mg/kg持続静注；疼痛緩和まで必要に応じて1～2時間毎に2～5mg追加静注；第1病日AMで中止
  ☐ メペリジン25mg 悪寒戦慄時に必要に応じて静注
  ☐ ケトロラク15～30mgを疼痛緩和まで必要に応じて静注；72時間後に中止

（つづく）

d. その他の薬物
- ☐ メトプロロール 25mg ICU 入室後 8 時間で内服/経鼻胃管より注入，その後 12 時間毎；心拍数＜60 または収縮期血圧＜100 で中止
- ☐ ジゴキシン 0.25mg 静注　ICU 入室後 8 時間で 6 時間毎×2；その後 0.25mg 内服 6 時間毎×2，0.25mg 1 日 1 回，心拍数＜60 で中止
- ☐ 硫酸マグネシウム 2g 静注，第 1 病日 AM に投与
- ☐ スクラルファート 1g を 6 時間毎，経鼻胃管より注入，抜去するまで
- ☐ パントプラゾール 40mg 内服 1 日 1 回
- ☐ アスピリン　☐ 325mg　☐ 81mg 内服 1 日 1 回（入室後 6 時間）；血小板＜7.5 万またはドレーン排液＞50mL/hr で中止
- ☐ ワルファリン ＿＿＿mg 開始 ＿＿＿；毎日内服量の指示あり

e. 必要に応じて薬物療法
- ☐ アセトアミノフェン 650mg 内服/挿肛　4 時間毎　体温＞38.5℃で
- ☐ ドロペリドール 0.625～1.25mg 静注　6 時間毎　嘔気時
- ☐ オンダンセトロン 4mg 静注　嘔気時
- ☐ KCL80mEq/5％糖液 250mL を CV ラインより，K 値＞4.5mEq/L を維持

　　K 4.0～4.5　　KCL 10 mEq　30 分かけて
　　K 3.5～3.9　　KCL 20 mEq　60 分かけて
　　K＜3.5　　　　KCL 40 mEq　90 分かけて

- ☐ 高血糖プロトコール開始，ICU 入室時 BS＞240mg/dL または入室後 8 時間 BS＞180mg/dL
- ☐ その他

Appendix 3　ICU 退出指示表

アレルギー：

1. 退出先：＿＿＿＿＿＿
2. 術式：＿＿＿＿＿＿
3. 状態：＿＿＿＿＿＿
4. バイタルサイン 4 時間毎× 2 日間，その後各勤務 1 回
5. 心電図モニター
6. in/out バランス　8 時間毎
7. 体重毎日
8. Foley カテーテルを落差でドレナージ；中止＿＿＿＿；8 時間毎に排液
9. SpO_2　8 時間毎，初回歩行時の前後
10. 胸部ドレーンを－ 20cnH$_2$O で吸引
11. 食事
    - ☐ 絶飲食
    - ☐ Clear liquids/ 食塩を入れない（NAS）
    - ☐ Full liquids/NAS
    - ☐ NAS，低脂肪，低コレステロール食
    - ☐ 水分制限＿＿＿＿mL/24 時間（静注＋内服）
    - ☐ 糖尿病患者では＿＿＿＿cal 糖尿病食，NAS 低コレステロール食
12. 活動
    - ☐ ベッド上安静
    - ☐ 離床して椅子に座る。介助つきでプロトコルに準じて
13. 弾性抗塞栓（TEDs）ストッキング
14. 乾燥，滅菌状態で包交，術後第 4 病日まで毎日
15. 一時的ペースメーカのセッティング
    - ☐ ペースメーカ on：　　　モード：☐ 心房　☐ VVI　☐ DVI　☐ DDD
        心房 output ＿＿＿＿mA
        心室 output ＿＿＿＿mA
        心拍数＿＿＿＿/min　AV interval＿＿＿＿msecs
    - ☐ ペースメーカをセットしておくが off
    - ☐ ペースメーカを外してベッドサイドに置く
16. 呼吸管理
    - ☐ 経鼻酸素 2 ～ 6L/min　SpO_2 > 92%を保持
    - ☐ 覚醒時はインセンティブスパイロメータを 1 時間毎

(つづく)

17. プロトコールに準じてペーシングワイヤーと創部の管理
18. 臨床検査
    - [ ] 胸部ドレーン抜去後に胸部X線
    - [ ] ヘパリン/ワルファリン投与中はPT,PTT毎日
    - [ ] ヘパリン投与中は血小板数毎日
    - [ ] 糖尿病患者には指尖で血糖値測定　食前および就寝前
    - [ ] 退院前に胸部X線，心電図，血算，電解質，BUN，クレアチニン

与薬：
1. 抗生物質
    - [ ] セファゾリン 1g 静注 8時間毎＿＿＿＿追加（合計6回）
    - [ ] バンコマイシン 1g 静注 12時間毎＿＿＿＿追加（合計4回）
2. 循環器作動薬
    - [ ] メトプロロール＿＿＿＿mg 内服 12時間毎　心拍数＜60および血圧＜100で中止
    - [ ] ジゴキシン 0.25mg 内服 1日1回　心拍数＜60で中止
    - [ ] 降圧薬：
    - [ ] ジルチアゼム 100mg/生食 100mL @＿＿＿＿mg/hr×24時間，その後 30mg 内服 1日4回（橈骨動脈グラフト）
3. 抗凝固薬/抗血小板薬
    - [ ] 腸溶性アスピリン 325mg 内服 1日1回（冠動脈バイパス患者）；血小板数＜75000で中止
    - [ ] 腸溶性アスピリン 81mg（ワルファリン併用時）
    - [ ] ヘパリン 25000単位/5%糖液 500mL＿＿＿＿単位/hrで＿＿＿＿より開始（プロトコールに準じて）
    - [ ] クマジン＿＿＿＿mg 内服 1日1回＿＿＿＿より開始；毎日測定
4. 鎮痛薬
    - [ ] 硫酸モルヒネをPCAポンプより，または 10mg 筋注 3時間毎　疼痛時
    - [ ] ケトロラク 15～30mg 静注 6時間毎　疼痛時，72時間後に中止
    - [ ] アセトアミノフェンとオキシコドン 1錠内服　4時間毎　疼痛時
    - [ ] アセトアミノフェンとコデイン 1～2錠内服　4時間毎　疼痛時
5. 消化管薬
    - [ ] パントプラゾール 40mg 内服 1日1回
    - [ ] 嘔気時
        - [ ] メトクロプラミド 10mg　静注/内服 6時間毎　必要時
        - [ ] プロクロルペラジン 10mg　内服/筋注 6時間毎　必要時
    - [ ] 乳化マグネシウム 30mL　内服　1時間毎　必要時
    - [ ] メタムシル 12g を水に溶かして 1日1回　便秘時
    - [ ] ドクサート 100mg 内服　1日2回
    - [ ] ダルコラックス 挿肛 1日1回 便秘時
6. 糖尿病患者
    - [ ] 経口糖尿病治療薬：＿＿＿＿＿＿＿＿＿＿＿＿

□ レギュラーインスリン_____単位　皮下注　午前_____午後_____
□ 中間型インスリン_____単位　皮下注　午前_____午後_____
□ スライディングスケール：6 時，11 時，15 時，20 時に指尖で血糖値を測定し，以下のスケールに従う
　161 ～ 200，_____単位　レギュラーインスリン 皮下注
　201 ～ 250，_____単位　レギュラーインスリン 皮下注
　251 ～ 300，_____単位　レギュラーインスリン 皮下注
　＞ 300，ドクターコール

7. その他の薬物
　□ アセトアミノフェン 650mg 内服 3 時間毎　体温＞ 38.5℃のとき
　□ 抱水クロラール 0.5 ～ 1.0g 内服 1 時間毎　不眠時
　□ フロセミド_____mg 静注 / 内服_____時間毎
　□ 塩化カリウム（KCL）_____mEq 内服　1 日 2 回（フロセミド投与中）
　□ アルブテロール 2.5mg/ 生食 2.5mL ネブライザー　6 時間毎　必要時
　□ その他の薬物：

8. ヘパロック，8 時間毎および適宜フラッシュ

Appendix 4 ICUの典型的なフローシート

Appendix 5 心臓手術患者のヘパリンプロトコール

適応：＿＿＿＿＿＿＿＿＿＿＿
1. 体重：＿＿＿＿＿kg
2. ヘパリン開始前に PT, PTT, 血算, 血小板数測定
3. ヘパリン点滴開始後 6 時間で初回 PTT 検査（ボーラス投与の場合は 4 時間後）
4. 点滴速度を変更したらチャート毎に PTT 再検
5. 毎日午前中に PTT 検査
6. 血小板数 10 万以下で毎日，10 万以上で 1 日おきに血小板数測定
7. 便が出たら必ず潜血チェック
8. 出血時，PTT ＜ 35 または ＞ 100 で主治医コール
9. 以前のヘパリン指示はすべて中止。低分子ヘパリン投与後 12 時間はヘパリンボーラスおよび点滴投与禁止。
10. ヘパリンボーラス投与
    ☐ボーラス投与禁止
    ☐ボーラス投与：ヘパリン 80 単位 /kg ＝＿＿＿＿＿単位（下 2 桁は 0 で）
11. ヘパリン持続点滴 25000 単位 /5％糖液 250mL @＿＿＿＿＿単位 /hr
    ＊不安定狭心症，心房細動，人工弁：15 単位 /kg（治療域：50 〜 70 秒）
    ＊静脈血栓症，肺梗塞：18 単位 /kg（治療域：60 〜 85 秒）
12. ヘパリン調節表（術後 AF，人工弁）

PTT	処置	点滴速度	次回 PTT（時間後）
＜ 40	40 単位 /kg ボーラス投与	4 単位 /kg/hr ↑	4
41 〜 50	25 単位 /kg ボーラス投与	2 単位 /kg/hr ↑	6
51 〜 70	（−）	（−）	6 時間あけて 2 回の PTT が治療域であれば，1 日 1 回
71 〜 80	（−）	1 単位 /kg/hr ↓	6
81 〜 90	（−）	2 単位 /kg/hr ↓	6
91 〜 100	1 時間点滴ストップ	3 単位 /kg/hr ↓	4
＞ 100	2 時間点滴ストップ	4 単位 /kg/hr ↓	4

Appendix 6 心臓手術患者の高血糖プロトコール

目標：術後の血糖値（BS）を 110 から 180mg/dL に維持する。

1. 2 時間毎にグルコメータで BS チェック：状態が急変している間は 1 時間毎に短縮。インスリン投与速度が 6 時間不変で，血清 BS ＜ 180 が 3 回連続した場合は 4 時間毎に延長
2. グルコメータの BS と血清 BS に差がないことを毎日確認
3. 血清カリウム値＞ 4mEq/L を維持
4. BS ＜ 90，または BS ＞ 320 で Dr コール
5. ICU 入室時に BS ＞ 240，または入室後 6 時間に BS ＞ 180 ならプロトコール開始

BS	インスリン R ボーラス投与	点滴速度（単位 /hr）
181 〜 200	（−）	0.5
201 〜 240	3 単位	1
241 〜 280	5 単位	1
281 〜 320	10 単位	2

レギュラーヒューマリン 100 単位を生食 100mL に溶解

6. インスリン点滴の調節指示

＜ 95	50% ブドウ糖を 12.5g（25mL）ボーラス静注	1 単位 /hr ↓
96 〜 110	（−）	0.5 単位 /hr ↓
111 〜 180	（−）	（−）
181 〜 225	（−）	0.5 単位 /hr ↑
226 〜 250	5 単位ボーラス静注	0.5 単位 /hr ↑
251 〜 320	10 単位ボーラス静注	1 単位 /hr ↑
＞ 320	Dr コール	

7. 持続点滴から皮下注への変更
   24 時間投与量（単位）を 8 で割ったものが単位数になる ＝ _____ 単位
   インスリン持続点滴中止 30 分前に初回の皮下注を行う

インスリン皮下注の調節指示	
＜ 80	Dr コール
81 〜 120	6 時間毎に皮下注（4 単位↓）＝_____単位
121 〜 160	6 時間毎に皮下注（2 単位↓）＝_____単位
161 〜 200	6 時間毎に皮下注（同じ単位）＝_____単位
201 〜 240	6 時間毎に皮下注（2 単位↑）＝_____単位
＞ 240	Dr コール

Appendix 7 ICU における基本的な薬物療法（通常および腎不全時）

薬物	通常量	代謝経路	腎不全時の量
麻酔薬			
フェンタニル	50～100μg 静注→50～200μg/hr	H	→
ケトロラク	30～60mg 静注 6 時間毎（72 時間）	R	↓
メペリジン	50～100mg 筋注 3 時間毎	H	注意して使用
モルヒネ	2～10mg 静注／筋注 2～4 時間毎	H	→
制酸薬			
パントプラゾール	40mg 静注 15 分かけて	H	→
ラニチジン	50mg 静注 8 時間毎，または 6.25mg/hr	R	↓
抗狭心薬			
エスモロール	0.25～0.5mg/kg 静注→0.05～0.2mg/kg/min 静注	M	→
メトプロロール	5mg 静注 15 分毎×3 回	H	→
抗不整脈薬（表 11.12 参照）			
アミオダロン	150mg 静注→1mg/min×6 時間→0.5mg/min×18 時間，その後 1g／日	H	→
ジゴキシン	0.125～0.25mg 静注 1 日 1 回	R	↓
リドカイン	1mg/kg 静注→1～4mg/min	H	→
プロカインアミド	10mg/kg 静注→1～4mg/min	R＞H	↓
抗生物質（予防的投与）			
セファマンドール	1g 静注 4～6 時間毎	R	↓
セファゾリン	1g 静注 8 時間毎	R	↓
セフトリアキソン	1g 静注 24 時間毎	R	↓
バンコマイシン	15mg/kg 静注，その後 1g 静注 8～12 時間毎	R	↓

（つづく）

薬物	通常量	代謝経路	腎不全時の量
鎮吐薬			
ドラセトロン	12.5mg 静注	H/R	→
ドロペリドール	0.625～1.25mg 静注	H	→
グラニセトロン	1μg/kg 静注	H	→
メトクロプラミド	10～20mg 筋注/静注　1日4回	R＞H	↓
オンダンセトロン	4～8mg 静注	H	→
プロクロルペラジン	5～10mg 筋注 4時間毎	H	→
降圧薬（表11.5参照）			
利尿薬			
アセタゾラミド	250～500mg 静注 8時間毎	R	注意して使用
ブメタニド	1～5mg 静注 12時間毎，0.5～2mg/hr 点滴	R＞H	注意して使用
クロロチアジド	500mg 静注　1日1回	R	注意して使用
エタクリン酸	50～100mg 静注 6時間毎	H＞R	注意して使用
フロセミド	10～500mg 静注 6時間毎，10～40mg/hr 点滴	R＞H	注意して使用
強心薬（表11.4参照）			
筋弛緩薬（表4.3参照）			
アトラクリウム	0.4～0.5mg/kg 静注→ 0.3mg/kg/hr	M	→
ドクサクリウム	0.06mg/kg 静注→ 0.005mg/kg 30分毎	R	↓
パンクロニウム	0.1mg/kg 静注→ 0.01mg/kg 1時間毎，または2～4mg/hr	R＞H	→
ベクロニウム	0.1mg/kg 静注→ 0.01mg/kg 30～45分毎，または2～6mg/hr	H	→
ロクロニウム	0.6～1.2mg/kg 静注	H	→
抗精神薬/鎮静薬			
デクスメデトミジン	1μg/kg 負荷，その後 0.2～0.7mg/kg/hr	H	→
ハロペリドール	1～5mg 筋注/静注 6時間毎	H	→

薬物	通常量	代謝経路	腎不全時の量
ロラゼパム	1～2mg 静注/2-4mg 筋注 6 時間毎	H	→
ミダゾラム	2.5～5mg 静注 1～2 時間毎	H	→
プロポフォール	25～50μg/kg/min	M	→
その他			
アミノフィリン	5mg/kg 静注負荷，その後 0.2～0.9mg/kg/hr	H	→
フルマゼニル	0.2mg 30 秒かけて，その後 0.3mg，その後 0.5mg/hr で開始（3mg/hr まで増量可）	H	→
ナロキソン	0.4～2mg 静注	H	→

*肝代謝の薬物は腎不全患者では減量する必要はない。腎代謝の薬物は血清クレアチニンを参考に調節する。より厳密には尿細管濾過率（クレアチニンクリアランス）を求める。完全な投薬情報が必要であれば Physicians' Desk Reference を検索すること。
H＝肝代謝，R＝腎代謝，M＝血流内で代謝
→：不変，↑：増量，↓：減量

Appendix 8 心臓手術後の基本的な薬物療法（通常および腎不全時）

薬物	通常量	代謝経路	腎不全時の量
麻酔薬			
アセトアミノフェン	650mg 内服 4 時間毎	R	↓
ケトロラク	20mg 内服→ 10mg 4〜6 時間毎	R	↓
イブプロフェン	400〜800mg 内服 1 日 3 回	R	↓
オキシコドン [a]	4.5mg 内服 6 時間毎	H	→
制酸薬／抗逆流薬			
H_2 遮断薬			
ファモチジン	20〜40mg 内服 眠前	R＞M	↓
ニザチジン	150mg 内服 1 日 2 回，または 300mg 眠前	R	↓
ラニチジン	150mg 内服 1 日 2 回	R	↓
プロトンポンプ阻害薬			
パントプラゾール	40mg 内服 1 日 1 回	H	→
オメプラゾール	20mg 内服 1 日 2 回	H	→
その他			
スクラルファート	1g 内服 1 日 4 回	R	↓
抗狭心薬 [b]			
β 遮断薬			
アテノロール	25〜50mg 内服 1 日 1 回	R	↓
メトプロロール	25〜100mg 内服 1 日 2 回	H	→
カルシウム拮抗薬			
ジルチアゼム	30〜60mg 内服 1 日 3 回	H	→
ニカルジピン	20〜40mg 内服 1 日 3 回	H	→
ニフェジピン	10〜30mg 内服／貼付 1 日 3 回	H	→

薬物	通常量	代謝経路	腎不全時の量
ベラパミル	80〜160mg 内服 1日3回	H	→
硝酸薬			
硝酸イソソルビド	5〜40mg 内服 1日3回	H	→
一硝酸イソソルビド	20mg 内服 1日2回 (7時間あける)	—	→
ニトロペースト	1〜3回 4時間毎	H	→
抗不整脈薬（表11.12参照）			
アミオダロン	400mg 1日3回から 200mg 1日1回へ減量	H	→
ジゴキシン	0.125〜0.25mg 1日1回	R	↓
プロカインアミド	Procan SR: 500〜1000mg 6時間毎, プロカインアミド: 500〜1000mg 1日2回, 375mg 内服 3〜4時間毎	R＞H	↓
ソタロール	80mg 1日2回	R	↓
抗生物質			
セファレキシン	500mg 内服 1日4回	R	↓
シプロフロキサシン	500mg 内服 1日2回	R	↓
糖尿病治療薬（経口血糖低下薬）			
クロルプロパミド	250mg 1日1回	R	禁忌
グリピジド	5mg 朝1回	H	→
グリブリド	2.5〜5mg 朝1回	H＝R	注意して使用
メトホルミン	500〜1000mg 1日2回	R	禁忌
ピオグリタゾン	15〜30mg 1日1回	H	→
ロシグリタゾン	4〜8mg 1日1回	H	→
鎮吐薬			
ドラセトロン	100mg 内服	H/R	→
メトクロプラミド	10〜20mg 内服 1日4回	R＞H	↓
オンダンセトロン	8〜16mg 内服	H	→
プロクロルペラジン	5〜10mg 内服 6時間毎	H	→

（つづく）

薬物	通常量	代謝経路	腎不全時の量
降圧薬			
アンギオテンシン変換酵素（ACE）阻害薬			
カプトプリル	6.25～50mg 内服 1日2回	R	禁忌
エナラプリル	2.5～5mg 内服 1日1回	R	禁忌
リシノプリル	10mg 内服 1日1回	R	禁忌
キナプリル	10mg 内服 1日1回	R	禁忌
アンギオテンシンⅡ受容体阻害薬（ARBs）			
カンデサルタン	8～32mg 内服 1日1回，または2回に分服	H	→
イルベサルタン	150～300mg 内服 1日1回	H	→
ロサルタン	25～100mg 内服 1日1回，または2回に分服	H	→
バルサルタン	80～160mg 内服 1日1回	H	→
β遮断薬（抗狭心薬も参照）			
ラベタロール	100～400mg 内服 1日4回	H	→
カルシウム拮抗薬（抗狭心薬も参照）			
アムロジピン	2.5～10mg 内服 1日1回	H	→
ニカルジピン	20～40mg 内服 1日3回	H	→
その他			
クロニジン	0.1～0.3mg 内服 1日2回	R	↓
ドキサゾシン	1～8mg 内服 1日1回	H	→
プラゾシン	1～7.5mg 内服 1日2回	H	→
コレステロール治療薬			
アトルバスタチン	10mg 内服 1日1回	H	→
エゼチミビ	10mg 内服 1日1回	H	→
フルバスタチン	20～40mg 内服 1日1回	H	→
ロバスタチン	20～40mg 内服 1日1回	H	→
プラバスタチン	10～20mg 内服 1日1回	H	→

薬物	通常量	代謝経路	腎不全時の量
ロスバスタチン	10〜20mg 内服 1日1回	H	→
シンバスタチン	5〜10mg 内服 1日1回	H	→
利尿薬			
アセタゾラミド	250〜500mg 内服 1日4回	R	↓
フロセミド	10〜200mg 内服 1日2回	R > H	→
ヒドロクロロチアジド	50〜100mg 内服 1日1回	R	→
メトラゾン	5〜20mg 内服 1日1回	R	→
利尿薬(カリウム保持性)			
アミロリド	5〜10mg 内服 1日1回	R	禁忌
スピロノラクトン	25mg 内服 1日1回	R	禁忌
エプレレノン	25〜50mg 内服 1日1回	H	→
抗精神薬/鎮静薬/抗うつ薬			
アルプラゾラム	0.25〜0.5mg 内服 1日3回	H,R	↓
アミトリプチリン	10〜20mg 1時間毎,または1日2回	H	→
ブプロピオン	100mg 内服 1日2回	H	→
ブスピロン	7.5mg 内服 1日2回	?	→
シタロプラム	20mg 内服 1日1回	H	→
クロルジアゼポキシド	5〜25mg 内服 1日3回	?	→
ジフェンヒドラミン	50mg 内服 眠前	H	→
フルオキセチン	20〜40mg 内服 1日1回	H	→
ハロペリドール	0.5〜2.5mg 内服 1日3回	H	→
ロラゼパム	1〜2mg 内服 1日2回または眠前	H	→
パロキセチン	20〜50mg 内服 1日1回	H/R	↓
セルトラリン	50〜200mg 内服 1日1回	H	→
ベンラファキシン	25mg 内服 1日2回,または3回	R	↓
睡眠薬			
抱水クロラール	500〜1000mg 内服 眠前	H	→

(つづく)

薬物	通常量	代謝経路	腎不全時の量
ジフェンヒドラミン	25〜50mg 内服 眠前	H	→
テマゼパム	15〜30mg 内服 眠前	H	→
トリアゾラム	0.125〜0.25mg 内服 眠前	H	→
ザレプロン	5〜10mg 内服 眠前	H	→
ゾルピデム	10mg 内服 眠前	H	→
その他			
カルバマゼピン	200mg 1日2回	H	→
ガバペンチン	300mg 1日1回〜600mg1日3回	R	↓
テオフィリン	300mg 内服 1日2回	H	→

*肝代謝の薬物は腎不全患者では減量する必要はない。腎代謝の薬物は血清クレアチニンを参考に調節する。より厳密には尿細管濾過率（クレアチニンクリアランス）を求める。完全な投薬情報が必要であれば Physicians' Desk Reference を検索すること。

*a 通常はアセトアミノフェン 325mg と併用する。

*b 1日4回投与の抗狭心薬は，通常，日中に4時間以上あけて投与する。その他の薬は間隔を等しく投与する。

H＝肝代謝，R＝腎代謝，M＝血流内で代謝

Appendix 9 ワルファリンに影響を与える薬物および食物

増強（INR ↑）	低下（INR ↓）	影響なし
アセトアミノフェン	アザチオプリン	アルコール（肝機能障害がない時）
アルコール （肝機能障害時）	バルビツレート	制酸薬
アミオダロン	カルバマゼピン	アテノロール
同化ステロイド	クロルジアゼポキシド	ブメタニド
セファマンドール	コレスチラミン	ジルチアゼム
セファゾリン	シクロスポリン	ファモチジン
抱水クロラール	ジクロキサシリン	フルオキセチン
シメチジン	総合ビタミン剤	イブプロフェン
クロフィブレート	ナフシリン	ケトコナゾール
エリスロマイシン	フェニトイン	ケトロラク
Floxin-antibiotics	リファンピン	メトプロロール
フルコナゾール	**スクラルファート**	ニザチジン
イソニアジド	トラゾドン	ラニチジン
ラバスタチン		バンコマイシン
メトロニダゾール	アルファルファ	
オメプラゾール	アボガド	
フェニルブタゾン	緑黄色野菜	
プロプラノロール	緑茶	
キニジン	パセリ	
スルファメトキサゾール / トリメタプリム	大豆	
タモキシフェン		

にんにく
しょうが
銀杏
グレープフルーツジュース

Hirsh J, Dalen JE, Anderson DR, et al. Oral anticoagulants mechanism of action, clinical effectiveness, and optimal therapeutic range. Chest 2001; 119: 85-215 より引用

Appendix 10 STSデータ(2004)による定義

術前状態
1. 慢性肺疾患
    a. 軽度：1秒率60〜75%，在宅酸素療法または気管支拡張薬服用中
    b. 中等度：1秒率50〜59%，呼吸器疾患に対する長期ステロイド療法中
    c. 重度：1秒率＜50%，PO_2＜60 torr（室内気）またはPCO_2＞50 torr
2. 末梢血管疾患
    a. 歩行時または安静時の間欠性跛行
    b. 動脈疾患による四肢切断；大動脈閉塞性疾患による血管再建術；末梢血管バイパス術，血管形成術，ステント留置；AAAの診断，AAA手術またはステント留置
    c. 非侵襲的検査陽性
    d. 頸動脈病変および横隔膜より中枢側の病変は含まない
3. 脳血管病変：以下のものすべて
    a. 無反応の昏睡状態＞24時間
    b. 脳血管障害（発症後72時間以上症状が持続）
    c. 可逆的な虚血性脳疾患（RIND）（発症後72時間以内に回復）
    d. 一過性脳虚血発作（TIA）（発症後24時間以内に回復）
    e. 非侵襲的頸動脈検査＞75%閉塞
    f. 頸動脈手術の先行
4. 糖尿病：糖尿病の既往（罹病期間および糖尿病治療薬投与の必要性に関係なく）
5. 腎不全：腎不全，クレアチニン＞2.0の既往
6. 高脂血症：以下のものすべて：総コレステロール＞200，LDL＞130，HDL＜30，トリグリセリド＞150mg/dL
7. 高血圧：高血圧と診断された既往があり，以下の1つでも該当する
    a. 投薬，食事，運動療法
    b. 少なくとも2回の測定で収縮期血圧＞140，または拡張期血圧＞90
    c. 現在降圧薬服用中
8. うっ血性心不全：発作性の夜間呼吸困難，労作時呼吸苦，胸部X線上の肺うっ血，足背の浮腫/呼吸苦および利尿薬またはジゴキシン服用中
9. 安定狭心症：経口薬あるいは貼付薬にてコントロールされた狭心症。投薬の有無に関係なく胸痛はないが，狭心症の既往がある。
10. 不安定狭心症：ニトログリセリン点滴，ヘパリン点滴，IABPなどの治療を開始，継続，強化する必要のある狭心症。以下のような特徴がある。
    a. 安静時の狭心症状
    b. 新たに発症した労作時狭心症で，少なくともCCSクラスⅢ
    c. 最近のパターンの増悪およびCCSのクラスの進行，または少なくともCCSクラスⅢ
    d. 異型狭心症

e. 非Q波梗塞
   f. 梗塞後狭心症
11. 緊急度
   a. 緊急救命：心肺蘇生（CPR）を行いながら手術室へ直行する，または麻酔導入前のCPR
   b. 緊急：臨床症状として以下のものがある。
      i. 虚血性機能障害：(1) 進行性の虚血。最大限の内科的治療に抵抗性の安静時狭心症，(2) 手術前24時間以内の急性MI，(3) 挿管を要する肺水腫
      ii. 循環補助装置の使用に関係なくショック状態を呈する機能的障害
   c. 準緊急：以下のものすべて
      i. 待期的および緊急でない手術
      ii. 臨床症状の悪化を最小限にするべく，入院中に引き続き行う手術
      iii. 以下のものすべて：突然の胸痛の悪化，CHF，急性MI，危険な冠動脈病変，IABP，ニトログリセリン静注を要する不安定狭心症，安静時狭心症
   d. 待期的：術前数日間および数週間の心機能は安定。心拍出量低下のリスクが低いなかで，手術を行うことができる。

術後合併症

1. **手術死亡**：入院中（30日を超えても）の死亡，または退院後であるが術後30日以内の死亡。死因が明らかに手術と関係ない場合は除外する。
2. **脳梗塞**
   a. 永久的：中枢神経系の障害で，術後72時間以上持続する。
   b. 一過性：24時間以内（TIA）または72時間以内（RIND）の脳障害
3. **腎機能障害**：クレアチニン上昇を伴う腎機能の悪化（血清クレアチニン > 2.0，または手術直前のクレアチニン×2倍）；新たな透析導入
4. **人工換気の遷延**：術後24時間以上人工呼吸器補助を要する呼吸不全
5. **心筋梗塞**
   a. 術後24時間以内：CK-MBが正常上限の5倍以上，連続した2箇所以上の誘導でのQ波の有無は問わない
   b. 術後24時間以上
      i. ST上昇の悪化
      ii. 連続した2か所以上の誘導での新たなQ波の出現
      iii. 心電図上新たな左脚ブロックの出現
      iv. CK-MBが正常上限の3倍以上
6. **深部胸骨創感染**：外科手術を要する感染で，筋肉，骨，縦隔まで波及し，以下の項目をすべて満たすもの。
   a. 組織切除後の創開放，または縦隔開放
   b. 培養陽性
   c. 抗生物質治療

Appendix 11　胸水穿刺法

A. 胸部 X 線および打診上の濁音より，胸水が貯留している位置を推測する。皮膚を消毒しドレーピングする。1%リドカインを用いて皮膚の局所麻酔を行う。22 ゲージ針を肋間上縁に進め，肋骨周辺の麻酔を行う。針を肋間より胸膜腔まで進める。
B. 針が胸膜腔に到達し液体が吸引されれば，胸水の存在が確実となる。次にカテーテル針で穿刺し，胸腔内に到達したらプラスティックカテーテルだけを進める。胸膜と接するように肺が膨張するため，金属針を抜いて肺の損傷を予防する。胸水を排液ボトル内に集める。

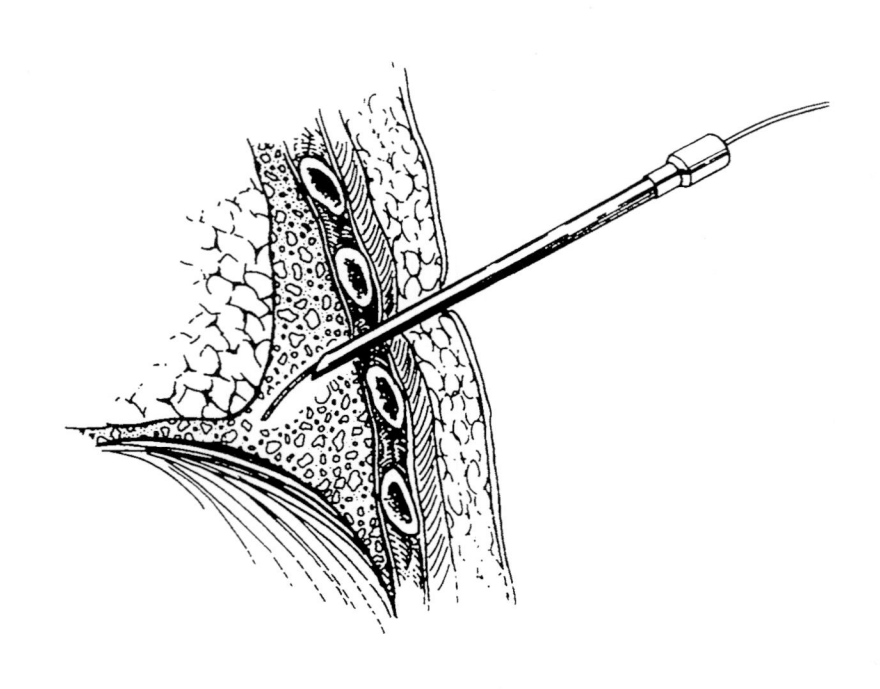

Appendix 12 胸腔ドレーン（トロッカー）挿入法

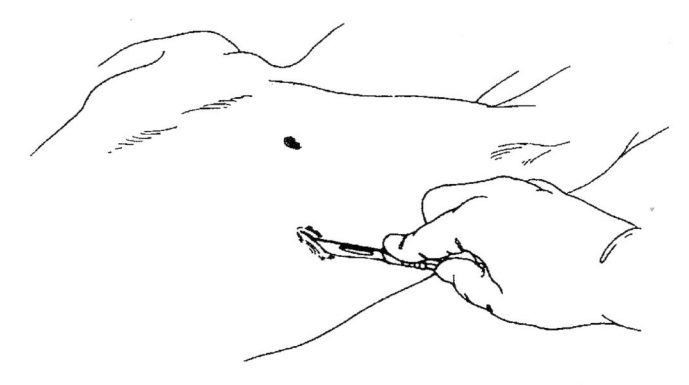

皮膚切開：第5または第6肋間中腋窩線上に，1％リドカインを用いて皮膚の局所麻酔を行い，皮下膨隆疹をつくる。針を肋間上縁に進め，肋骨周辺の麻酔を行う。液体が吸引されれば，胸水の存在は確実となる。次に1cmの皮膚切開を置く。

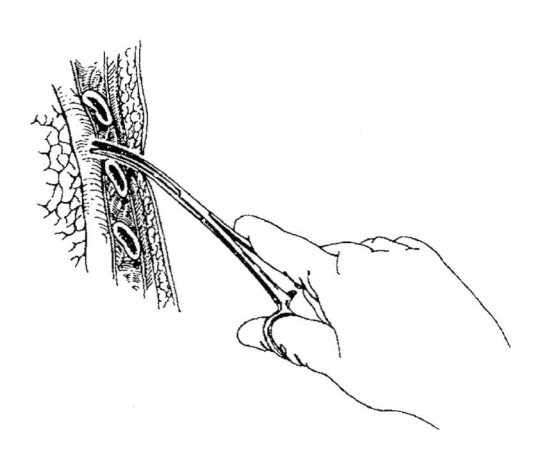

胸腔内への到達：Kelly鉗子を用いて肋間筋を剥離し，胸膜を突き破り胸腔内に到達する。小房が形成されている場合のみ，用手剥離を行う。

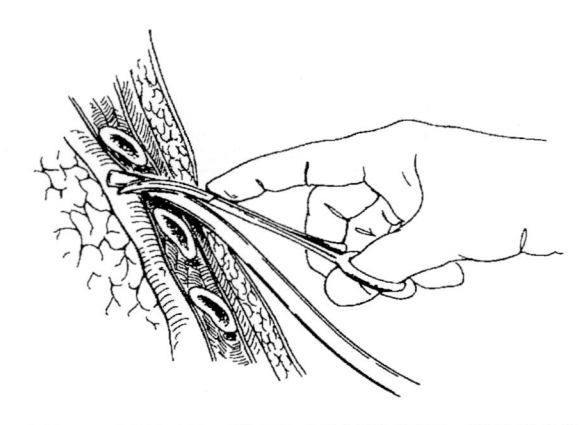

胸腔ドレーン挿入：胸腔ドレーンを挿入する。脱気目的の場合は肺尖部に，排液目的の場合は背部に向かってドレーンを留置する。処置中にドレーンから排液される場合は，ドレーンをクランプする。ドレーンを 2-0 絹糸で固定する。トロッカーカテーテルはステントとして用いることもできるが，胸膜を突き破る目的で決して使用してはならない。

Appendix 13 経皮的気管切開チューブ挿入法

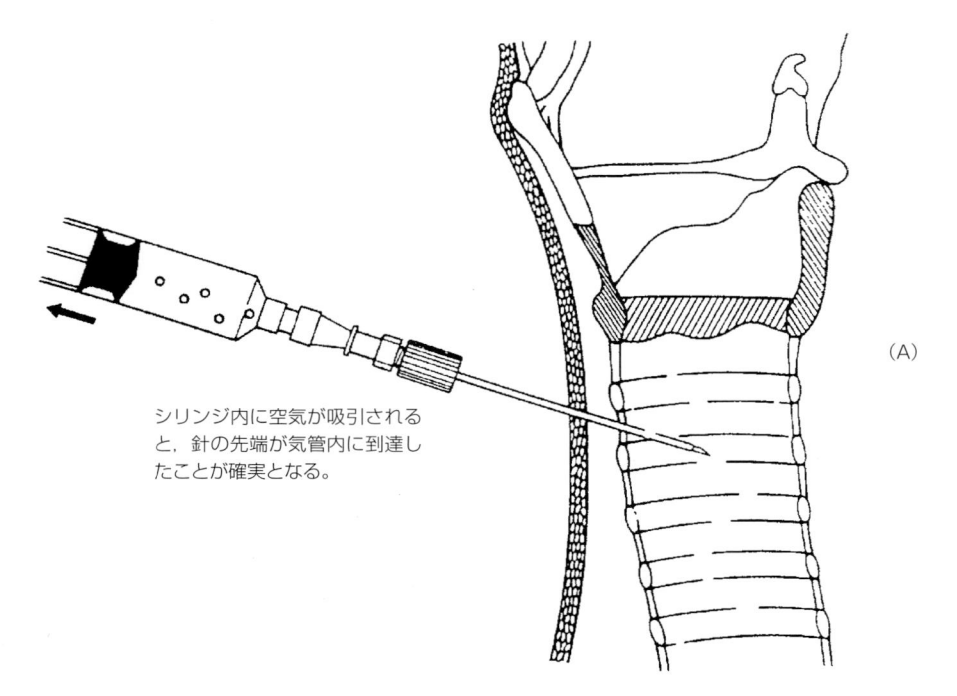

(A)

シリンジ内に空気が吸引されると，針の先端が気管内に到達したことが確実となる。

この手技は，気道管理および気管支鏡検査のトレーニングを受けた者の補助を受けながら行う。Cook Critical Care 製の Ciaglia 経皮的気管切開セットに添付されている図を引用。（Cook Critical Care の許可を得て掲載）

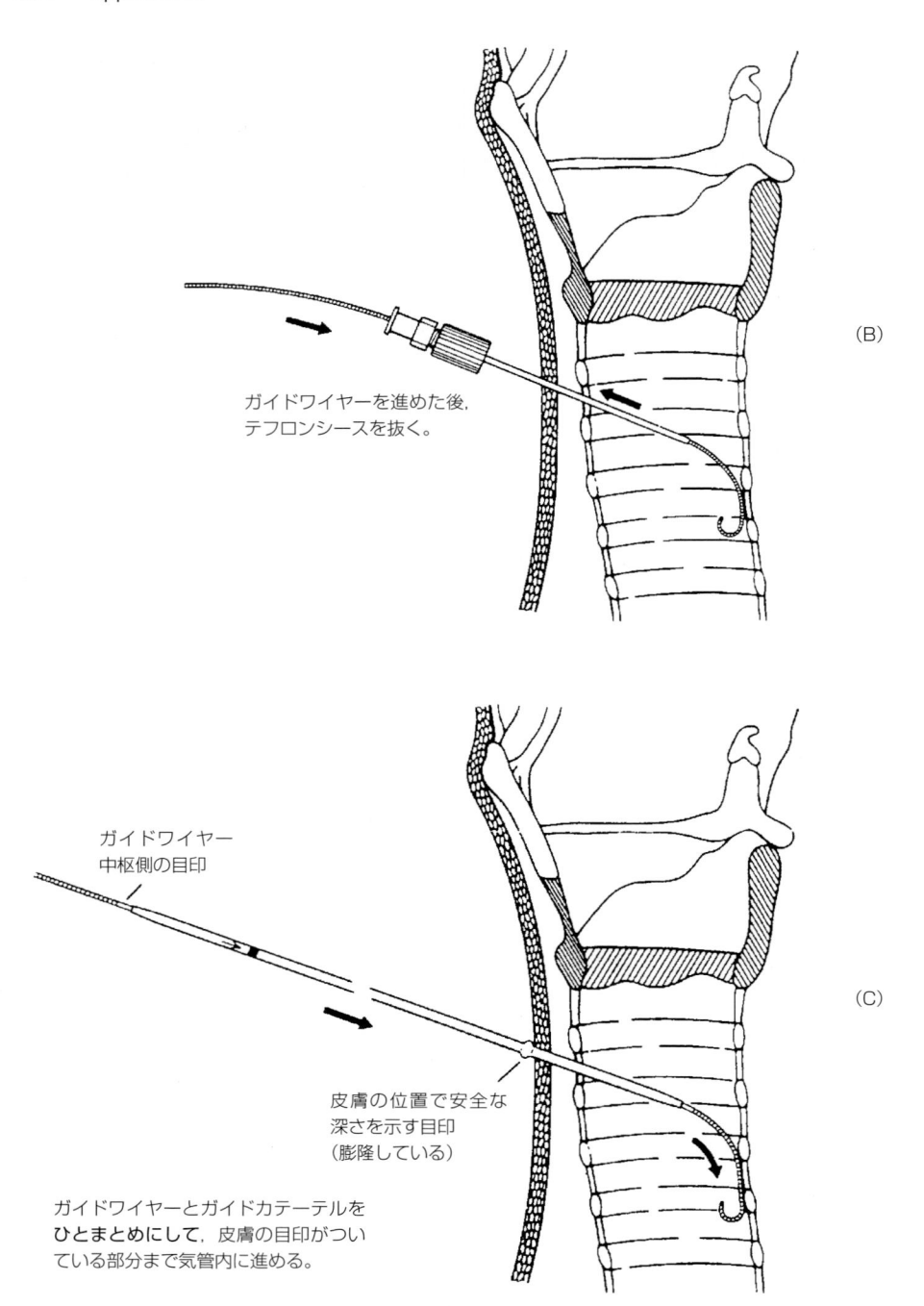

(B) ガイドワイヤーを進めた後，テフロンシースを抜く。

(C) ガイドワイヤー中枢側の目印

皮膚の位置で安全な深さを示す目印（膨隆している）

ガイドワイヤーとガイドカテーテルを**ひとまとめにして**，皮膚の目印がついている部分まで気管内に進める。

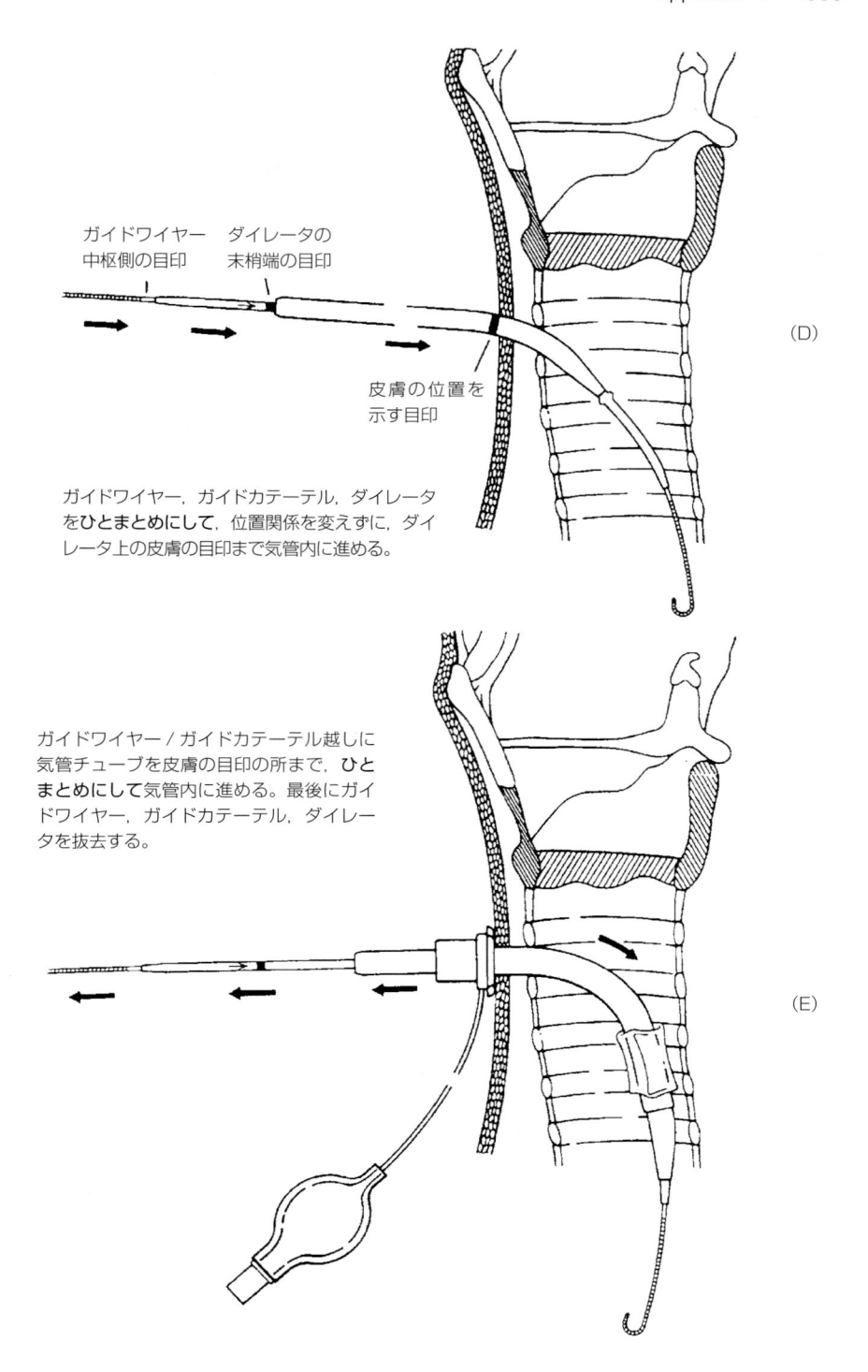

ガイドワイヤー　ダイレータの
中枢側の目印　末梢端の目印

皮膚の位置を
示す目印

ガイドワイヤー，ガイドカテーテル，ダイレータ
をひとまとめにして，位置関係を変えずに，ダイ
レータ上の皮膚の目印まで気管内に進める。

(D)

ガイドワイヤー／ガイドカテーテル越しに
気管チューブを皮膚の目印の所まで，ひと
まとめにして気管内に進める。最後にガイ
ドワイヤー，ガイドカテーテル，ダイレー
タを抜去する。

(E)

Appendix 14

成人の体表面積表

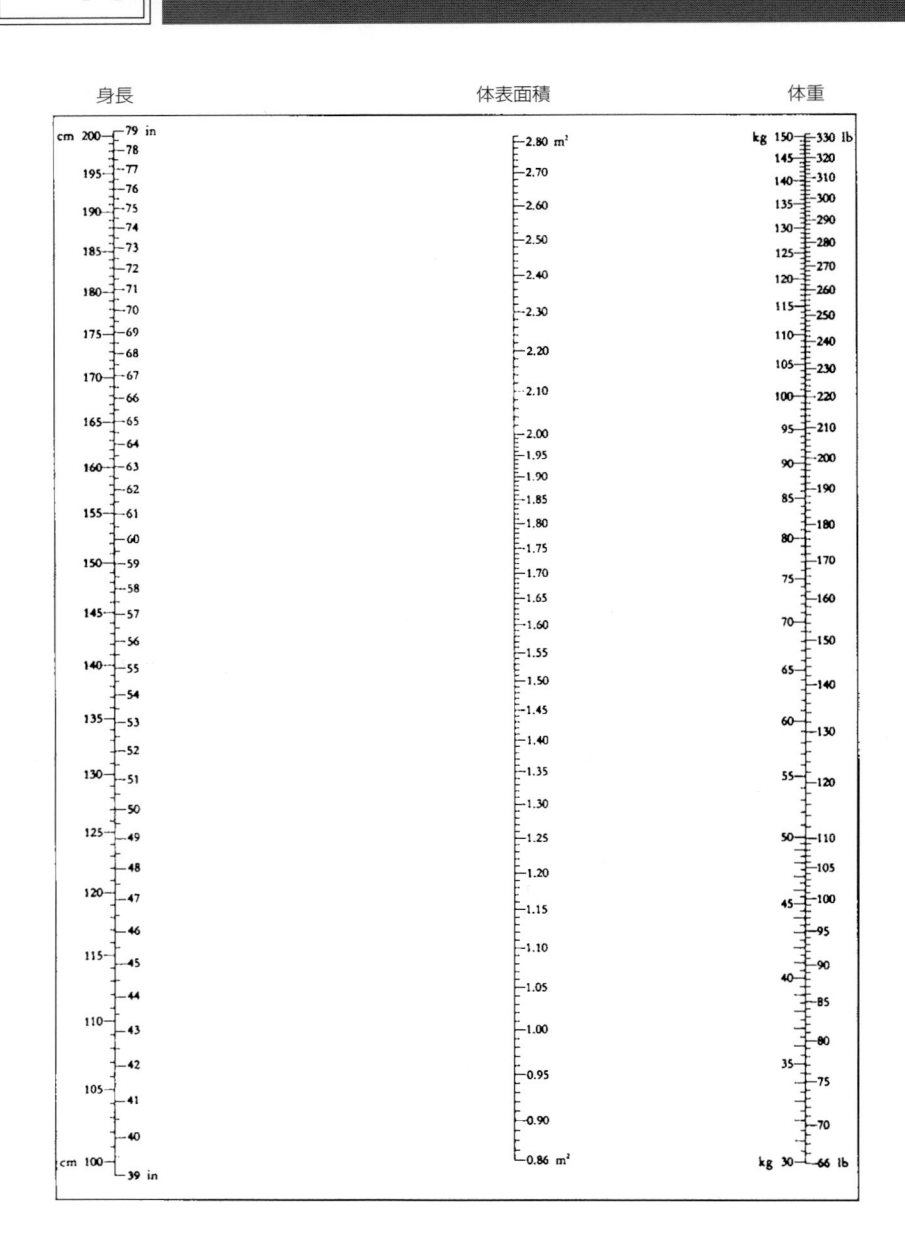

身長　　　　　体表面積　　　　　体重

索 引

(b は BOX，f は図，t は表を示す。)

【欧文索引】

A

α刺激薬　316t, 322
　　VAD のための　345
　　ウィーニング　336
　　強心薬と　326
　　血管拡張のための　336
　　腎機能と　435
　　肺血管抵抗と　324
abdominal paradox　286, 291
ABG（arterial blood gas）→動脈血ガス分析
AbioCor TAH　352
Abiomed AB5000　345, 349
Abiomed BVS5000　349
ACE（angiotensin-converting enzyme）阻害薬 → アンギオテンシン変換酵素（ACE）阻害薬
ACLS（Advanced Cardiac Life Support）→二次救命処置
ACP（antegrade cardioplegia）→順行性心筋保護液
ACT（activated clotting time）→活性凝固時間
ACV（assist-control ventilation）→補助・調節換気
ADH（antidiuretic hormone）→抗利尿ホルモン
AEG（atrial electrogram）→心房内電位図
AF（atrial fibrillation）→心房細動
afterdrop　219
ANF（atrial natriuretic factor）→心房性ナトリウム利尿因子
Antiarrhythmics Versus Implantable Defibrillator（AVID）　36
AR（aortic regurgitation）→大動脈弁閉鎖不全症
ARB（angiotensin II receptor blocker）→アンギオテンシン II 受容体拮抗薬
ARDS（acute respiratory distress syndrome）→急性呼吸促迫症候群
AS（aortic stenosis）→大動脈弁狭窄症
AVA（aortic valve area）→大動脈弁口面積
AVNRT（atrioventricular nodal reentrant tachycardia）　408, 410
AVR（aortic valve replacement）→大動脈弁置換術
AVRT（atrioventricular reentrant tachycardia）→房室リエントリー性頻拍

B

β遮断薬　321, 408
　　CABG 後の　227
　　血行動態への作用　258
　　術前の　100
　　心房細動　390, 394, 395
　　大動脈弁狭窄症（AS）　14
　　閉塞性肥大型心筋症（HOCM）　28, 29
B 型ナトリウム利尿性ペプチド（BNP）　93
Bair Hugger　219
barotrauma　288
Batista 手術　42
Bentall 手術　19, 35
BiPAP（biphasic intermittent positive airway pressure）→二相性陽圧呼吸
BiVAD（biventricular assist device）→両心補助装置
blood cardioplegia　192
BNP（B-type natriuretic peptide）→B 型ナトリウム利尿性ペプチド
British Pacing and Electrophysiology Group（BPEG）　373
BUN（blood urea nitrogen）→血中尿素窒素

C

C 型肝炎　99, 512
CABG（coronary artery bypass grafting）→冠動脈バイパス術
CAD（coronary artery disease）→冠動脈疾患
Canadian Implantable Defibrillator Study（CIDS）　37
capillary leak　220
Carbicarb　457
cardioplegia
　　blood　192
　　crystalloid　192
CAVH（continuous arteriovenous hemofiltration）→持続的動脈-静脈血液濾過
CBC（complete blood count）→全血球計算
CEA（carotid endarterectomy）→頸動脈内膜切除術
CHF（congestive heart failure）→うっ血性心不全
Child-Pugh 分類　94
CI（cardiac index）→心係数
Ciaglia の経皮的気管切開法　293
Clostridium difficile　511, 512

CMV（controlled mandatory ventilation）→調節強制換気
CO（cardiac output）→心拍出量
Cockcroft and Gaultの公式　437
COPD（chronic obstructive pulmonary disease）→慢性閉塞性肺疾患
Coudéカテーテル　95
Cox-Maze Ⅲ手術，改良型　40
CPAP（continuous positive airway pressure）→持続気道陽圧
CPB（cardiopulmonary bypass）→人工心肺
CPD（citrate-phosphate-dextrose）→クエン酸塩-リン酸-ブドウ糖
CRF（chronic renal failure）→慢性腎不全
crystalloid cardioplegia　192
CSF（cerebrospinal fluid）→脳脊髄液
CT　73
　下行大動脈瘤　80f
　大動脈径の測定　79f
　大動脈石灰化の　81f
cut and saw　22
CVP（central venous pressure）→中心静脈圧
CVVH（continuous venovenous hemofiltration）→持続的静脈-静脈血液濾過
CVVHD（continuous venovenous hemodialysis）→持続的静脈-静脈血液透析

D

Dダイマー　線溶現象　250
DeBakey　大動脈解離の分類　30
DES（drug-eluting stents）→薬物溶出ステント
DeVega法　25, 26f
DFP（diastolic filling period/beat）→拡張期充満時間
DHCA（deep hypothermic circulatory arrest）→超低体温循環停止
dip and plateau　44f
Dor法　10f
DSE（dobutamine stress echocardiography）→ドブタミン負荷超音波心臓検査
DTs（delirium tremens）→振戦譫妄
DVT（deep venous thrombosis）→深部静脈血栓症

E・F

EBCT（electron beam CT）→超高速電子ビームCT
ECMO（extracorporeal membrane oxygenation）→体外膜型肺
EF（ejection fraction）→駆出率

elephant trunk法　33, 35
ELISA（enzyme-linked immunosorbent assay）→酵素結合免疫吸着法
endoventricular circular patch plasty法　11
Exclusion法　12t

Fanconiの経喉頭的気管切開法　293
FFP（fresh frozen plasma）→新鮮凍結血漿
9α-fluorohydrocortisone acetate　453
Foley（尿道）カテーテル　95, 122
　ICUでの　210
free T_3（遊離トリヨードチロニン）　460, 461

G・H・I

Gorlinの計算式　13, 65

H_2拮抗薬　510
HBOCs（hemoglobin-based oxygen carriers）→ヘモグロビン由来酸素運搬物質
HeartMate　343, 349, 351, 352f, 353
hemiarch repair　35
Heyde症候群　511
HIPA（heparin-induced platelet aggregation）→ヘパリン誘発性血小板凝集
HIT（heparin-induced thrombocytopenia）→ヘパリン誘発性血小板減少症
HIV（human immunodeficiency virus）→ヒト免疫不全ウイルス
HOCM（hypertrophic obstructive cardiomyopathy）→閉塞性肥大型心筋症
HR（heart rate）→心拍数
5-HT_3拮抗薬　503, 507

IABP（intraaortic balloon pump）→大動脈内バルーンポンプ
ICD（implantable cardioverter-defibrillator）→植え込み型除細動器
ICU
　退室時指示　474b
　退出　471-477
　退出指示表　533
　入室　201-213, 206-212
　入室患者　初期評価　202b
　入室指示表　203b, 530
　モニタリング法　201-213
　薬物療法　539-541
　ライン・チューブ抜去　212-213
IMV（intermittent mandatory ventilation）→間欠的強制換気
iNO（inhaled nitric oxide）→NO吸入
INR（international normarlized ratio）→国際標準

率
IPP（inspiratory plateau pressure）→吸気時プラトー圧
ITA（internal thoracic artery）→内胸動脈

J・K・L

Jarvik 2000 343, 349

Kienböck の徴候 480

LAD（left anterior descending）→左前下行枝
Laplace の定理 312
LBBB（left bundle-branch block）→左脚ブロック
LionHeart LVAS 352
LMWH（low-molecular-weight heparin）→低分子ヘパリン
LVA（left ventricular aneurysm）→左室瘤
LVAD（left ventricular assist device）→左室補助循環装置
LVEDP（left ventricular end-diastolic pressure）→左室拡張終期圧
LVEDV（left ventricular end-diastolic volume）→左室拡張終期容積
LVESV（left ventricular end-systolic volume）→左室収縮終期容積
LVH（left ventricular hypertrophy）→左室肥大

M・N

Marfan 症候群 33, 35
Maze 手術 22, 40, 234
MDCTA（multidetector-row CT angiography）→多列検出器型（マルチスライス）CT 血管造影
MI（myocardial infarction）→心筋梗塞
MIDCAB（minimally invasive direct coronary artery bypass）→最小限侵襲冠動脈バイパス術
miniplegia 192, 194
Mobitz 型房室ブロック 385, 386f
MR（mitral regurgitation）→僧帽弁閉鎖不全症
MRA（magnetic resonance angiography）→磁気共鳴血管画像法
MRI（magnetic resonance imaging）77-79
　　主な適応 77
　　禁忌 79
　　造影 64
　　大動脈解離 31, 81f
MRSA（methicillin-resistant S. aureus）→メチシリン耐性黄色ブドウ球菌
MS（mitral stenosis）→僧帽弁狭窄症
MUF（modified ultrafiltration） 限外濾過
Multicenter Automatic Defibrillator Implantaion Trial（MADIT） 37
Multicenter Unsustained Tachycardia Trial（MUSTT） 37
MVA（mitral valve area）→僧帽弁口面積
MVR（mitral valve replacement）→僧帽弁置換術

NBG ペースメーカ分類コード 374t
New York Heart Association 機能分類 2
NO 吸入（iNO） 324
Novacor LVAD 352
NSVT（nonsustained ventricular tachycardia）→非持続性心室頻拍

O・P

OPCAB（off-pump coronary artery bypass）→オフポンプ冠動脈バイパス術

PAC（premature atrial complex）→上室性期外収縮
PADCAB（perfusion-assisted direct coronary artery bypass）→灌流補助下の直接冠動脈バイパス術
PAT（paroxysmal atrial tachycardia）→発作性心房性頻拍
PBMV（percutaneous balloon mitral valvuloplasty）→経皮的バルーン僧帽弁形成術
PCA（patient-controlled analgesia）→自己調節鎮痛法
PCI（percutaneous coronary intervention）→経皮的冠動脈インターベンション
PCV（pressure-controlled ventilation）→圧調節換気
PCWP（pulmonary capillary wedge pressure）→肺動脈喫入圧
PDE（phosphodiesterase）阻害薬 →ホスホジエステラーゼ阻害薬
PEEP（positive end-expiratory pressure）→呼気終末陽圧
PET（Positron emission tomography）→ポジトロン断層撮影
PFTs（pulmonary function tests）→肺機能検査
PGE_1 →プロスタグランジン E_1
PMI（perioperative myocardial infarction）→周術期心筋梗塞
PPS（postpericardiotomy syndrome）→心膜切開後症候群
pseudo-obstruction 509
PSV（pressure support ventilation）→圧補助換気
PT（prothrombin time）→プロトロビン時間
PTT（partial thromboplastin time）→部分トロンボプラスチン時間

PVC（premature ventricular complex）→心室性期外収縮
PVE（prosthetic valve endocarditis）→人工弁関連感染性心内膜炎
PVR（pulmonary vascular resistance）→肺血管抵抗

R・S

RAP（retrograde autologous priming）→逆行性自己血充填
RBF（renal blood flow）→腎血流量
RCP（retrograde cardioplegia）→逆行性心筋保護液
Ross 手術　15, 19
RSBI（rapid shallow breathing index）→急速浅呼吸指標
RVADs（right ventricular assist devices）→右心補助装置

SAM（systolic anterior motion）→収縮期前方運動
SBT（spontaneous breathing trial）→自発呼吸トライアル
Schatzki 下部食道粘膜輪　125
SCUF（slow continuous ultrafiltration）→緩徐持続的限外濾過
second-look operation　512
SEP（systolic ejection period）→収縮駆出時間
SIMV（synchronized intermittent mandatory ventilation）→同期式間欠的強制換気
sniff test　292, 480
SPECT（single-proton emission computed tomography）　64
square root sign　43
SRA（serotonin release assay）→セロトニン放出試験
Stanford　大動脈解離の分類　30
Starling の法則　431
subcoronary 法　14
surgical anterior ventricular endocardial restoration（SAVER）法　11
SVG（saphenous vein grafts）→大伏在静脈グラフト
SVI（stroke volume index）→一回拍出量係数
SVR（systemic vascular resistance）→体血管抵抗

Swan-Ganz カテーテル　65
　ICU での　208
　オフポンプ手術の　151
　合併症　209
　出血の評価　249
　術中　122-125
　低心拍出量での　226
　ペースポート　380

T・V・W・X

T ピーストライアル　296, 297
T_3（トリヨードチロニン）　460, 461
TEE（transesophageal echocardiography）→経食道心エコー法
Thoratec HeartMate　351
Thoratec VAD　351
torsades de pointes　401, 403f, 403-409
TPN（total parenteral nutrition）→完全静脈栄養
TR（tricuspid regurgitation）→三尖弁閉鎖不全症
Transmyocardial revascularization（TMR）　8
Tris 緩衝液（THAM）　192, 457
trocar　551
TS（tricuspid stenosis）→三尖弁狭窄症
turtle shell 法　486

VAC（vacuum-assisted closure）→持続陰圧閉鎖療法
VAD（ventricular assist device）→心室補助装置
VAP（ventilator-associated pneumonia）→人工呼吸器関連肺炎
Vaughn-Williams 分類　404
VF（ventricular fibrillation）→心室細動
von Willebrand 因子欠損　255
VSD（ventricular septal defect）→心室中隔欠損症
VT（ventricular tachycardia）→心室頻拍

Waffle 法　45, 486
warm induction　194
Wenckebach 型房室ブロック　385
Wolff-Parkinson-White（WPW）症候群　405, 408, 410

X 線透視　69

【和文索引】
あ 行

アシドーシス
　高カリウム血症と　453
　呼吸性　277, 458
　水素イオン性　375t
　代謝性　276, 316, 455-457
　治療　457
　乳酸　456, 457, 511, 513
亜硝酸アミル，チオシアン化物中毒に対する　357
アスピリン　143, 491, 491f, 492
　CABG 後の　227
　機械弁　231
　周術期　247
　手術直前　88-90
　術後　475b
　術前　5, 89t, 100, 121
アセタゾラミド　277, 458
アセチルシステイン　69, 98, 438, 439
アセトアミノフェン　205b, 467b, 512
　術後　475b
圧損傷　288
圧調節換気（PCV）　294, 295, 298
圧補助換気（PSV）　295, 298
アデノシン　325, 410
　右室不全に対する　325
　上室性頻拍に対する　397, 410
　心筋灌流イメージングに対する　62
アテノロール　390, 408
アトラクリウム　136, 137t
アトロピン
　心停止治療時　366
　不整脈治療　383
アナフィラキシー　328
アブシキシマブ　89t, 91, 100, 247, 258
アプロチニン　138-140, 441
　ACT　140
　術後出血　255
　術中出血　248
　　改善　133
　　軽減　35
　人工心肺　142
　投与のプロトコール　139
　用量　139b
アミオダロン　366f, 404, 408, 410, 411, 450
　術後　218t, 321
　術前　94, 100
　心室頻拍　37
　心停止　366t, 366
　心房細動　390, 393b, 395, 396
　投与量と治療域　405t

肺毒性　94
アミトリプチリン　506
ε-アミノカプロン酸　140-141, 441
　術中出血　248
　用量　139b
アミノグリコシド　438t
アミノフィリン
　気管支攣縮　300
　プロタミン特異反応　150
アミロリド　458
アムロジピン　361
アモキシシリン　心内膜炎に対する　499t
アルガトロバン　143t, 144, 490
アルカリホスファターゼ　98, 509
アルカローシス
　呼吸性　276
　代謝性　277, 458-459
　治療　458
　低カリウム血症と　454
　動脈収縮　458
　濃縮性　458
アルギニンバソプレシン　321
アルコール
　禁断　503, 504
　中毒　94
　による中隔アブレーション　28
アルフェンタニル　135, 136t, 137t
アルブテロール　300, 476, 476b
アルブミン　224, 259, 434, 435
　ヘタスターチと　148, 166
アンギオテンシンⅡ受容体拮抗薬　445
アンギオテンシン変換酵素（ACE）阻害薬　100, 321
アンチトロンビンⅢ欠損症　92
アンピシリン　499t

胃潰瘍，ストレス性　293
息切れ，術後の　477
イソソルビド
　CABG 後　227
　冠動脈攣縮　371
　麻酔　135
イソプロテレノール
　血行動態への作用　331
　使用量　328t
　適応　331
　不整脈治療　383
一時的右房ペーシング　389
一時的ペーシングモード　374t, 380
Ⅰ度房室ブロック　385, 385f
イチョウ製剤　92
一回拍出量（SV）　313t

一回拍出量係数（SVI） 313t
一酸化窒素 233
遺伝子組換え型エリスロポエチン 99
遺伝子組換え血小板第4因子 150
遺伝子組換え第Ⅶ因子（rFⅦa） 259
イナムリノン 324
　　血行動態への作用 330
　　使用量 328t
　　適応 330
イブチリド 405t, 409
イブプロフェン 486
イプラトロピウム 300
イレウス，麻痺性 508
イロプロスト 325
インスリン
　　術後 475b
　　術前 100, 121
　　抵抗性 487
　　プロタミンと 94
インセンティブスパイロメータ 284
咽頭機能不全 507
インドメタシン 221, 273
院内感染 493
インフォームドコンセント 104-112

ウィーニング（法）
　　開始基準 280
　　短期人工呼吸後の 281
　　中止基準 282b
植え込み型除細動器（ICD） 370
　　左室瘤 9
　　心室性不整脈 236
　　装置，経静脈的 38f
　　適応 36
　　閉塞性肥大型心筋症（HOCM） 28
　　麻酔 134
右冠動脈造影 71f
う歯　術前評価 96
右室機能障害，僧帽弁手術後 232
右室機能不全 322, 330, 331
右室前負荷 323
右（心）室不全 226, 323b
右心バイパス，オフポンプ手術 183
右心補助装置（RVAD） 344b, 345
うっ血性心不全（CHF） 42, 278, 401
　　New York Heart Association 機能分類 2
　　拡張機能障害と 325
　　感染性心内膜炎 27
　　左室瘤 8
　　手術適応 42
　　心筋バイアビリティ 64
　　僧帽弁狭窄症 20

低酸素 290
肺塞栓 481
閉塞性肥大型心筋症 28
うつ状態 505
右房ペーシング，一時的 389
運動負荷検査 62, 62f, 63

永久ペースメーカ 380
経皮的バルーン僧帽弁形成術（PBMV） 20
栄養 514-515
エスモロール 259, 408
　　開心術後 363
　　希釈法と投与量 356t
　　心房細動 394
　　大動脈解離 31
　　不整脈治療 388
エトミデート 137t
エドロホニウム 398
エナラプリラート 356t, 362
エノキシモン 335
エピネフリン 148, 366f
　　気管支痙攣 300
　　血行動態への作用 327
　　使用量 328t
　　心停止治療時 366
　　適応 328
　　不整脈治療 383
エプチフィバチド 1, 89t, 91, 143, 247
エプレレノン 458
エホバの証人 99
エポプロステノール 143, 325
エリスロマイシン 514
遠位弓部置換術 35
塩化カリウム 192, 454, 455
　　血行動態への作用 333
　　術後 476b
　　心停止時 367
塩化カルシウム 333, 255
嚥下障害 507
塩酸（HCl） 458
エンドセリン受容体拮抗薬 325
エンフルラン　麻酔 135

横隔膜機能不全 480
嘔気 507
黄色ブドウ球菌 495
オーバーセンシング 379
オーバードライブペーシング 375
オキシコドン 475b
オクトレチド 511
オフポンプ冠動脈バイパス術（OPCAB） 7
　　オンポンプ手術への変更 7

術後管理　229-230
　　　術後の凝固機能障害　243
　　　心筋保護液　191
　　　腎不全　433
オフポンプ手術
　　　右心バイパス　183
　　　経食道心エコー法　127
　　　血行動態の維持　153
　　　腎機能　432-433
　　　麻酔　130
　　　麻酔管理　151-154
オメプラゾール　510
オランザピン　503
オンダンセトロン　205b, 503, 507
オンポンプ冠動脈手術
　　　経食道心エコー法　127
　　　術後管理　227-228

か　行

開胸心マッサージ　367
回収式自己血輸血　257
開心術
　　　術前評価　88b
　　　腎障害　432
潰瘍　95
　　　ストレス性　293, 513
加温心筋保護法　194, 195
下気道感染　293
核磁気共鳴画像法　→ MRI
拡大弓部置換術　35
拡張期充満時間（DFP）　20
拡張期心停止　192
拡張機能障害（不全）　226, 330, 325
下行大動脈瘤　34, 35
　　　CT所見　80f
　　　麻酔　133
下肢静脈瘤　97
下肢創感染　498
下垂体異常　461-462
活性凝固時間（ACT）
　　　アプロチニンと　140
　　　アルガトロバンと　144
　　　抗リン脂質抗体症候群と　93
　　　循環補助装置に対する　345
　　　人工心肺（CPB）と　169, 175t, 179
　　　大動脈瘤と　35
　　　ビバリルジンと　144
　　　プロタミンと　245b
　　　ヘパリンと　142, 152, 175
　　　レピルジンと　144
カニュレーション

　　　静脈　173f
　　　人工心肺のための　170-175
　　　動脈　170
　　　と大動脈遮断　174f
　　　方法, 心室補助装置の　345f
ガバペンチン　506
カプノグラフィ　272
カラードプラー　125
カルシウム拮抗薬　410
　　　冠動脈攣縮　371
　　　血行動態への作用　259
　　　作用　260t
　　　術前　100
　　　上室性頻拍　398
　　　大動脈弁狭窄症（AS）と　14
　　　閉塞性肥大型心筋症（HOCM）　26
肝炎, C型　99, 512
換気
　　　圧調節　294, 295, 298
　　　圧補助　295, 298
　　　間欠的強制　271, 294
　　　血流比不均衡　269, 272
　　　調節強制　294
　　　同期式間欠的強制　271, 294
　　　肺胞　275-277
　　　非侵襲的陽圧　295
　　　補助・調節　271, 294
肝機能検査　98
肝機能障害　512-513
間欠的強制換気（IMV）　271, 294
間欠的血液透析（HD）　450
緩徐持続的限外濾過（SCUF）　451
感染（症）　493-499
　　　院内　493
　　　下気道　293
　　　下肢創　498
　　　管理　497
　　　胸骨創　495
　　　クロストリジウム　509
　　　縦隔創　496
　　　人工弁　516
　　　皮下　497
完全静脈栄養（TPN）　514
感染性心内膜炎　26-28
　　　三尖弁位の　28
　　　手術手技　27
　　　手術適応　27
　　　術前の注意点　27
　　　人工弁関連　26
　　　診断　27
　　　僧帽弁位の　28
　　　大動脈弁位の　27

　　　　病態生理　26
完全心ブロック　386f, 387
完全房室ブロック　房室解離を認める　386f
冠動脈形成術　4
冠動脈疾患（CAD）　1-8
　　　　カテーテル治療の選択　1
　　　　冠動脈造影　69
　　　　手術手技　6
　　　　手術適応　2
　　　　術前の注意点　3
　　　　心エコー図検査　76t
　　　　治療管理　1
　　　　病態生理　1
冠動脈造影　69-73, 70f, 71f
冠静脈洞破裂　195
冠動脈バイパス術（CABG）　6, 227, 491
　　　　ACC/AHA ガイドライン　4t
　　　　CEA 同時手術　95
　　　　オフポンプ　7
　　　　灌流補助下の直接　183
　　　　クリティカルパス　472t
　　　　後患者　リスク評価　109t
　　　　術後合併症と死亡危険度　111t
　　　　術前リスク　105
　　　　大動脈瘤　34
　　　　麻酔　130
灌流補助下の直接冠動脈バイパス術（PADCAB）
　183
寒冷反応性自己免疫疾患　181
間欠的虚血性心停止　192
冠動脈攣縮　260, 227, 318, 361, 370-371

期外収縮
　　　　上室性　382t, 388, 389f
　　　　心室性　383t, 399
機械弁　492
　　　　抗凝固療法　231, 234
気管支拡張薬　289
気管支鏡　289
気管支痙攣　300, 328, 331
気管切開（法）
　　　　Ciaglia の経皮的　293
　　　　Fanconi の経喉頭的　293
　　　　長期人工呼吸補助　293
擬製閉塞　509
喫煙者　93
キニジン　412, 512
逆行性自己血充填（RAP）　176, 248
逆行性心筋保護液（RCP）　195
吸気時プラトー圧（IPP）　295
急性冠症候群　2
急性尿細管障害　438t

急性腹症　507-508
弓部大動脈瘤　33, 35
　　　　麻酔　133
急性換気不全　の管理　287b
急性呼吸不全　285-290
　　　　人工換気中の　287-290
急性呼吸促迫症候群（ARDS）　285, 290, 295
急性腎不全　443
急性尿細管壊死（ATN）　442, 447　→腎不全も参照
急性肺損傷　285
吸着性無気肺　275
気胸　299
胸腔ドレーン　249
　　　　ICU での　210
　　　　挿入法　551
　　　　抜去　213
凝固因子欠乏　245
凝固機能検査　250
凝固機能障害
　　　　OPCAB 後　243
　　　　治療　151
胸骨穿刺　496
胸骨創感染　495, 497
胸骨デブリードメント　497
狭心症
　　　　冠動脈バイパス術　4t
　　　　不安定　3
強心薬　227, 326-338
胸水　300
　　　　穿刺法　550
胸痛，術後の　477
胸部 X 線　57-60, 98
　　　　横隔膜機能不全　480
　　　　急性呼吸不全　287
　　　　縦隔出血　251
　　　　術直後　205
胸腹部大動脈瘤　33-36
　　　　Crawford 分類　34f
　　　　手術手技　35
　　　　手術適応　33
　　　　術前の注意点　34
　　　　病態生理　33
胸部大動脈手術
　　　　経食道心エコー法　129
　　　　左心バイパス　182
　　　　術後管理　235-236
虚血
　　　　CPB 開始前　138
　　　　心筋　318, 433, 483
　　　　脊髄　35
　　　　腸間膜　511
　　　　プレコンディショニング　192

索引

虚血性心室頻拍　36, 37
緊急再開胸
　　止血　261-262
　　の方法　261

空気塞栓　180, 210
　　CPB 中の　166, 181, 180
　　Swan-Ganz カテーテルによる　209
　　左房圧ラインと　211
クエン酸塩 - リン酸 - ブドウ糖（CPD）　192, 255
組換え型活性プロテイン C　495
グラニセトロン　507
グラフト攣縮, CABG 後の　227
クラリスロマイシン　499t
クリオプレシピテート　258
クリンダマイシン　499t
グルコース - インスリン - カリウム（GIK）　334
グルコン酸カルシウム　455
グルコン酸クロルヘキシジン　494
クレアチニン
　　周術期　436
　　術前　98
クレアチニンキナーゼ, 心筋特異性　368
クロストリジウム感染　509, 511
クロニジン, 術後の　220
クロピドグレル
　　周術期　247
　　術前　5, 89t, 90, 100, 121
クロルヘキシジン　104
クロロチアジド　447

経管栄養　514
ケイキサレート　453
経静脈的 ICD 装置　38f
経静脈的ペースメーカ　378
経食道心エコー法（TEE）　73
　　A 型大動脈解離　75f
　　CPB 離脱時の　147
　　オンポンプ冠動脈手術の　127
　　感染性心内膜炎　27
　　胸部大動脈手術　129
　　禁忌　125
　　経胃像　129f
　　最小限侵襲術式　128
　　左房粘液腫　75f
　　出血の評価　249
　　術中　125-129
　　上部 - 中部　127f
　　推奨断層像, 術中　126f
　　僧帽弁疾患　75f
　　僧帽弁閉鎖不全症（MR）　23
　　大動脈解離　31, 129

大動脈弁手術　128
　　中部 - 下部　128f
　　低心拍出量症候群　318
　　低心拍出量での　226
頸動脈雑音　術前評価　96
頸動脈内膜切除術（CEA）　95
経鼻胃管　514
　　ICU での　211
経皮的冠動脈インターベンション（PCI）　2
　　大動脈瘤　34
経皮的気管切開チューブ挿入法　553
経皮的空気加温装置　219
経皮的胆囊ドレナージ　509
経皮的バルーン抜去　343f
痙攣発作　504
ケタンセリン　220
血圧
　　CPB 中の　145, 176
　　上腕の　96
血液心筋保護法　192, 197
血液透析　449-452
　　間欠的　450
血液フィルター　256
血液濾過　441, 449-452
　　持続的静脈 - 静脈　451
　　持続的動脈 - 静脈　452
　　透析, 持続的静脈 - 静脈　451
血管拡張　と低血圧　223
血管拡張性ショック　354
血管拡張薬　355-363
血管作動薬　326-338
　　ウィーニング　336-9
　　血行動態への効果　327t
　　混合法と使用量　328t
　　選択時の戦略　335
血管収縮　と低体温　223
血行動態
　　異常に対する管理法　316t
　　計算式と正常値　313t
　　正常値　67t
　　補助　222
血小板機能　250
　　低下　縦隔出血　245
血小板凝集試験　143
血小板血漿採取　出血の予防　248
血小板減少症　342
　　CPB 後　488
血小板数　250
血小板輸血　257
血栓塞栓症
　　LVAD と　353
　　人工弁置換術後　515

血栓弁，機械弁置換術後　515
血栓溶解療法　92, 247
血中尿素窒素（BUN），術前　98
血糖　術前　98
ケトアシドーシス，糖尿病性　460
ケトロラク　221, 475b, 273
下痢，ICUでの　512
ゲンタマイシン　心内膜炎に対する　499t

コアグラーゼ陰性ブドウ球菌　495, 516
降圧薬　355-363
　　開心術後の選択　363
　　希釈法と投与量　356t
　　術前　100
高アミラーゼ血症　513
高アンモニア血症　513
高カリウム血症　452-453
　　治療　453
抗凝固薬
　　周術期　246
　　術前　100
　　中和方法　147-151
抗凝固療法
　　過剰　492
　　術後　488-493
　　人工心肺のための　141-145
　　人工弁患者の　491f
　　心房細動　395
　　僧帽弁手術後の　234
　　大動脈弁置換術後の　231
　　中和，代替法　150
　　に関連した出血　516
抗狭心症薬　110
高血圧　362, 482
　　全身性　354-355, 361
　　ニトロプルシド　357
抗血小板作用　92, 499, 517
抗血小板薬
　　周術期　246
　　術前中止の　89t
　　術前　100
　　人工弁患者の　491f
　　縦隔出血　245
抗血小板療法，CABG後の　227
高血糖　222, 459-460, 487
高血糖プロトコール　459, 538
抗リン脂質抗体症候群　93
抗ジゴキシンFab抗体　398, 412
甲状腺機能低下　460-461
甲状腺刺激ホルモン（TSH）　461
高浸透圧　460
抗生物質

術前　101
　　心内膜炎予防　499t
　　予防投与　493
抗線溶薬
　　CPB　138
　　オフポンプ手術での　152
　　術中出血　248
　　腎障害　441
　　用量　139b
酵素結合免疫吸着法（ELISA）　489
高窒素血症　443
喉頭気管浮腫　283, 297
高度II度心ブロック　386f, 387
高二酸化炭素症　276, 290
高ビリルビン血症　512
高頻度心房ペーシング　392, 376f
抗不安薬　136t, 137t
後負荷　312, 320
抗不整脈薬
　　術前　100
　　治療　404-412
　　電気生理学的特性　406t
　　投与量と治療域　405t
抗利尿ホルモン（ADH）　461, 487
誤嚥　507
呼気終末陽圧（PEEP）　288, 289
呼吸管理
　　ウィーニング，術後早期の　280-283
　　術後　479-481
　　抜管　283-285
呼吸器合併症　299-301
呼吸機能
　　術後変化　269-270
　　の改善，術後　279-280
　　不全，術後　479
呼吸性アシドーシス　277, 458
呼吸不全
　　急性　285-290
　　循環補助装置と　354
　　慢性　290-293, 292b
呼吸性アルカローシス　276
国際標準比（INR）　20
　　血小板減少症と　490
　　出血と　246, 491t, 492, 493
　　ビタミンKと　91 492, 493
　　弁手術後の　231, 234
コシントロピン　461
骨髄炎，慢性　497
コデイン　475b
孤立性心房細動　39
混合静脈血酸素飽和度（Svo2）　314
昏睡，非ケトン性　460

さ 行

再灌流障害 433
再灌流変法 196
最小限侵襲冠動脈バイパス術 (MIDCAB) 8
　　術後管理 227-8
最小限侵襲術式　経食道心エコー法 128
サイトメガロウイルス感染 512
左冠動脈造影 70f
左脚ブロック (LBBB) 369, 384
サクシニルコリン 37t
左室
　　一回仕事係数 (LVSWI) 313t
　　拡張終期圧 (LVEDP) 66t
　　拡張終期容積 (LVEDV) 311-312
　　駆出率 (EF) 67f, 107t
　　心収縮力 312
左室造影 65
左室破裂　僧帽弁置換術 (MVR) 後の 234
左室肥大 (LVH) 12, 59f
左室瘤 (LVA) 8-11
　　手術手技 10
　　手術適応 9
　　術後管理 236
　　術前の注意点 10
　　病態生理 8
　　麻酔 130
左心バイパス 183f
　　胸部大動脈手術における 182
左心補助（循環）装置 (LVAD) 343
　　移植前 42
　　カニュレーション 345f
　　禁忌 344
　　適応 344, 344b
　　補助時の管理 344-346
左心不全，僧帽弁手術後の 233
左前下行枝 (LAD) 4t, 6f
左房 (LA) 圧ライン，ICU での 210
左房粘液腫　の経食道心エコー法 75f
三次元 MRA 79
三尖弁狭窄症 (TS) 25-26
　　手術手技 25
　　手術適応 25
　　術前の注意点 25
　　病態生理 25
　　リウマチ性 25
三尖弁疾患，心エコー図検査 76t
三尖弁手術
　　形成術 26f
　　交連切開術 25
　　切除術 28
　　置換術 25

　　麻酔 132
三尖弁閉鎖不全症 (TR) 20, 25
酸素化 273-275, 312
　　不良 181
酸素化装置　人工心肺回路 167f
酸素毒性 275
酸素-ヘモグロビン解離曲線 274
酸素飽和度，CPB 中の 176
Ⅲ度房室ブロック　治療法 382t

シアン中毒 357
磁気共鳴血管画像法 (MRA) 77-79
ジクロフェナク 221
止血
　　機能の障害 254
　　緊急再開胸 261-262
ジゴキシン 390, 398, 411
　　術後 475b
　　術前 100
　　心房細動 (AF) 39, 395
　　中毒 411
　　不整脈治療 389
自己血
　　採血，出血の予防 248
　　採取，CPB 開始前の 138
　　貯血 99-100
自己調整鎮痛法 (PCA) 221, 479
持続陰圧閉鎖療法 (VAC) 498
持続気道陽圧 (CPAP)
　　人工呼吸器からの離脱 281, 296
　　抜管基準 283b
持続性異所性心室収縮 370
持続性心室頻拍 236, 403
持続的静脈-静脈血液濾過 (CVVH) 451
持続的動脈-静脈血液濾過 (CAVH) 451, 452
ジソピラミド 407
　　閉塞性肥大型心筋症 (HOCM) 28
自動抗凝固 513
自発呼吸トライアル (SBT) 296
シバリング 219
ジピリダモール 62, 143, 324
死亡危険度，冠動脈バイパス術の 111t
手術死亡　の予測因子 106t
縦隔炎 496-498, 549
　　VAD による 353
　　気管切開と 293
　　周術期リスク 109t
縦隔出血 220, 243-262
　　LVAD と 353
　　管理 252-255
　　原因 244-245
　　再開胸止血のためのガイドライン 259-260

　　　　評価　249-252
　　　　ペーシングワイヤー　379
収縮期高血圧，体外循環終了時　231
収縮期前方運動（SAM）　28, 29
　　　　治療適応　28
　　　　病態生理　28
収縮駆出時間（SEP）　13
収縮性心膜炎　44f, 486
周術期出血　の予防　246-249
周術期心筋梗塞（PMI）　367-370
　　　　CABG後の　227
　　　　原因　367
　　　　診断　368
　　　　治療　369
重症疾患多発性ニューロパチー　505
手術死亡率　術前予測　105
手術手技　44
出血
　　　　MIDCAB後の　227
　　　　下部消化管　511
　　　　傾向　151
　　　　抗凝固療法に関連した　516
　　　　縦隔　220, 243-262, 353, 379
　　　　周術期　246-249
　　　　消化管　94, 95
　　　　上部消化管　510
術後合併症
　　　　冠動脈バイパス術の　111t
　　　　縦隔出血の管理　253b
　　　　術前予測　108
　　　　術前予測因子　110t
　　　　心停止の主な原因　365f
術後管理　217-236
　　　　ICU退室後　471-477
　　　　一般的　223-227
　　　　早期　217-222
　　　　注意点，術式別の　227-236
術前
　　　　指示シート　102b, 529
　　　　チェックリスト　101-104
　　　　評価　88b
　　　　訪問　121-122
循環補助装置　343-355
　　　　関連する合併症　353-354
　　　　適応　344b
順行性心筋保護液（ACP）　195
消化管合併症　506-514
消化管
　　　　検査　94
　　　　出血　94, 95
　　　　　　下部　511
　　　　　　上部　510

上行大動脈瘤　33
　　　　麻酔　133
上室性期外収縮（PAC）　382t, 388, 389f
　　　　治療法　382t
晶質性心筋保護液　192
上室性頻拍　397
　　　　発作性　382t
静脈脱血　172
　　　　回路への空気混入　179
　　　　カニュレーション　173f
　　　　不良　179
静脈瘤，下肢　97
食道静脈瘤　125
除細動　365
　　　　低エネルギー心臓　397
ショック，血管拡張性　354
徐脈
　　　　MIDCAB後の　227
　　　　洞性　382t, 383, 384f
ジルチアゼム　361, 398, 410, 441
　　　　CABG後　227
　　　　開心術後　363
　　　　冠動脈攣縮　371
　　　　希釈法と投与量　356t
　　　　術後　475b
　　　　術前　100
　　　　心房細動　394
心移植　343
　　　　イソプロテレノールと　324
　　　　うっ血性心不全のための　42
　　　　低心拍出量と　227
　　　　肺高血圧と　322
心エコー　73
　　　　運動負荷　63
　　　　術後　77t
　　　　術前　76t
　　　　術中　125t
　　　　心タンポナーデ　260
　　　　心嚢液貯留　484, 485f
　　　　僧帽弁閉鎖不全症（MR）　23
　　　　大動脈弁狭窄症（AS）　13
　　　　ドブタミン負荷　63, 64
振戦譫妄　94, 504
心臓手術
　　　　後の一時的ペーシングモード　374t
　　　　後の薬物療法　542-546
心外膜ペーシングワイヤー　が起こしうる問題
　　　　378-379
腎機能障害
　　　　危険因子　437
　　　　予防　436-442
心筋灌流イメージング　61-65

心筋虚血　318, 433
　　再発　483
心筋梗塞（MI）
　　ST 上昇を伴う　1, 4t
　　ST 変化を伴わない（非 ST 上昇型）　1, 2, 69, 91, 367
　　周術期　227, 367-370
　　心筋虚血の再発　483
心筋酸素供給　315
心筋酸素需要（mvO₂）　315
心筋症, 閉塞性肥大型　131
心筋特異性クレアチニンキナーゼ（CK-MB）　368
心筋負荷シンチ検査　34
心筋保護液　433
　　オンポンプ心拍動下手術　192
　　加温血液　195
　　カテーテル　195f
　　逆行性　195
　　血液　192, 196
　　晶質性　192
　　順行性　195
　　注入法　197f
　　添加薬物　196
　　投与方法　195
心筋保護法　191-198
　　オフポンプ冠動脈バイパス術（OPCAB）　191
　　加温　194
　　基本原則　192-196
　　血液　197
　　種類　191-192
心筋バイアビリティ　の検査　64
神経学的合併症　500-506
　　危険因子　500
　　機序　500
　　治療　502
　　評価　502
　　予防　501
心係数（CI）　313t, 314, 315
神経認知障害　504
腎血流量（RBF）　432, 440
人工血液　259
人工呼吸　220
　　短期　285-290
人工呼吸器
　　ICU 入室後　271
　　依存　290-293
　　からの離脱　295-299
　　関連肺炎（VAP）　293
　　初期設定　271
人工呼吸法　294-295
　　従圧式モード　294
　　従量式モード　294

量変動式モード　294
人工心肺（CPB）　165-184
　　アスピリンと　88
　　開始と管理　175-178
　　開始前の麻酔管理　138-145
　　回路　166-170
　　カニュレーション　170-175
　　　　のための抗凝固療法　141-145
　　活性凝固時間（ACT）　166
　　からの離脱　147-151
　　灌流量とカニューレサイズ　171t
　　終了後低体温　219
　　出血の予防　248
　　術後の呼吸機能低下　269-270
　　腎障害　432-433
　　中に予想される問題　179-181
　　中の pH 管理　177
　　中のガス交換　177
　　中の血圧　145, 176
　　中の酸素飽和度　146, 176
　　中の体温管理　177
　　中の麻酔管理　145
　　の障害　165
人工弁　491-493, 515-516
　　感染, 人工弁置換後　516
　　関連感染性心内膜炎（PVE）　26
　　置換術　515
心雑音　97
心室細動（VF）　401-404
　　治療法　383t
心室収縮, 持続性異所性　370
心室性期外収縮（PVC）　376, 399, 400f
　　治療法　383t
心室性頻脈性不整脈　401
心室性不整脈　482
　　術後管理　236
　　循環補助装置と　353
心室中隔欠損症（VSD）　11-12
　　手術手技　11, 12t
　　手術適応　11
　　術前の注意点　11
　　病態生理　11
　　麻酔　130
心室頻拍（VT）　36-39, 401-404, 402f
　　持続性　236, 403
　　手術手技　38
　　術後管理　236
　　術前の注意点　37
　　多型性　403
　　単型性　403
　　治療法　383t
　　非持続性　401, 402f, 403

非特発性　36
　　病態生理　36
心室ペーシング　377, 378, 378f
心室補助装置（VAD）　343-354, 344b, 345f, 350f-352f
　　カニュレーション　345f
新鮮全血　256
新鮮凍結血漿（FFP）　142, 254, 258, 492
心臓カテーテル検査　65-69
　　右心　65
　　得られる情報　66t
　　左心　65
心臓血管管理　311-412
心臓腫瘤　心エコー図検査　76t
心臓除細動　低エネルギー　397
心タンポナーデ　43, 243, 260
　　心エコー図検査　76t
　　遅発性　487
心停止　364-367
　　拡張期　192
　　間欠的虚血性　192
　　原因と評価　364
　　治療　364
心電図　60-61, 99
　　ICUでの　202, 206
　　術後　227
心内膜炎
　　感染性　26-28
　　心エコー図検査　76t
　　人工弁関連感染性　26
　　麻酔　132
　　予防のための抗生物質投与　499t
心嚢液貯留　44, 484, 485f
　　開窓術　45
　　ドレナージ　44, 45f
心肺蘇生（CPR）　364-367
心拍出量（CO）　311, 313t
心拍数（HR）
　　血管作動薬の血行動態の効果　327t
　　コントロール　393b, 394-395
　　低心拍出量症候群　319
　　麻酔薬が血行動態に及ぼす影響　136t
深部静脈血栓症（DVT），術後の　479
心不全，末期　41-43
腎不全
　　一過性の　487
　　危険因子　438t
　　急性　443
　　原因　442-443
　　術後　442-449
　　循環補助装置と　353
　　進行してからの治療　448-449
　　非乏尿性　442

　　乏尿性　442
　　慢性　438
心ブロック　384-387　→房室ブロックも参照
　　完全　387
　　高度Ⅱ度　386f, 387
　　大動脈弁置換術後の　231
心房細動（AF）　39-41, 389, 391f
　　CABG後の　227
　　患者管理上の注意点　39
　　管理　392
　　手術手技　40
　　術前の注意点　39
　　僧帽弁狭窄症（MS）と　20
　　治療のプロトコール　393b
　　治療法　382t
　　病態生理　39
　　閉塞性肥大型心筋症（HOCM）　28
　　麻酔　134
心房性ナトリウム利尿因子（ANF）　432
心房性頻拍，発作性　397
心房粗動　389, 391f
　　治療のプロトコール　393b
　　治療法　382t
心房内電位図（AEG）　371, 372f
心房ペーシング　375f, 374-376, 400
　　高頻度　392
　　二点　391
心膜炎　収縮性　44f, 486
心膜疾患　43-45
　　手術適応　43
　　術前の注意点　43
　　病態生理　43
　　麻酔　134
心膜切開後症候群（PPS）　484-486
心膜剥皮術　45
心マッサージ　365
　　開胸　367

膵炎　513
水分管理　431-436
　　術後早期　433-436
スクラルファート　510
スコポラミン　122
ステントレス人工弁　16f
ストレス性胃潰瘍　293, 513
スピロノラクトン　458
スフェンタニル　135, 137t

生体弁　492
　　抗凝固療法　231, 234
セカンドルック手術　512
脊髄虚血，大動脈遮断時の　35

索引　571

切開縫合　22
セファゾリン
　　術後　475b
　　術前　101, 103
セファマンドール　101
セファレキシン　499t
セファロスポリン　101
セフロキシム　101
セボフルラン　136
セルセーバー血　257
セロトニン放出試験（SRA）　489
全身性高血圧　354-355, 361
浅速呼吸指数（RSBI）　296
前負荷　311
　　右室　323
譫妄　502-504
線溶現象　250
全血球計算（CBC）　97

躁うつ病　505
早期回復　のためのプロトコール　218f
早期抜管　278-279
　　のプロトコール　218f
送血圧　の上昇　180
創傷管理　493
創部合併症，下肢の　498
僧帽弁　492
僧帽弁狭窄症（MS）　19-22
　　X線写真　58f
　　左心カテーテル検査　66f
　　重症度　20
　　手術手技　20
　　術後管理　232
　　術前の注意点　20
　　心エコー図検査　76t
　　治療適応　20
　　病態生理　19
　　麻酔　131
僧帽弁手術
　　形成術　24f
　　交連切開　22
　　置換術（MVR）　22, 234
　　　　経心房中隔法　384
　　　　後方到達法　21
　　　　リング　492
　　　　抗凝固療法　234
僧帽弁疾患
　　X線写真　58f
　　経食道心エコー法　74f
　　抗凝固療法　234
　　術後管理　232-234
僧帽弁口面積（MVA）　20

ソタロール　390, 409
　　心房細動　396
　　投与量と治療域　405t
ソノクロット解析　250
僧帽弁閉鎖不全症（MR）　22
　　X線写真　58f, 59f
　　虚血性　22
　　手術手技　23
　　手術適応　23
　　術後管理　232
　　術前の注意点　23
　　心エコー図検査　76t
　　評価　23
　　病態生理　22
　　麻酔　131
ソマトスタチン　511
ソルビトール　453, 513

た　行

退院計画　516-518
体液
　　管理　486-488
　　分布　431-432
体温
　　管理，CPB中の　177
　　制御システム　219
体外式ペースメーカ　373f
体外循環　→人工心肺も参照
　　回路　167f
　　記録　169f
　　終了　178-179
　　中の目標値　175f
　　中の問題　179b
　　特殊な方法　181-184
　　前のチェックリスト　168f
体外生命補助装置（ECLS）　348
体外膜型肺（ECMO）　348
体血管抵抗（SVR）　312, 313t
第V Leiden因子欠乏症　92
代謝性アシドーシス　276, 316, 455-457
代謝性アルカローシス　277, 458-459
大腸炎，クロストリジウム性　511
大動脈解離　30-33, 259
　　MRI検査所見　81f
　　経食道心エコー法　75f, 129
　　手術手技　33
　　手術適応　30
　　術後管理　234-235
　　術前の注意点　31
　　診断　31
　　造影CT所見　78f

病態生理　30
分類　30
麻酔　132
大動脈弁狭窄症（AS）　12-19, 17f
　　左心カテーテル検査　65f
　　重症度　13
　　手術手技　14
　　手術適応　13
　　術後管理　230
　　術前の注意点　14
　　心エコー図検査　13, 76t
　　病態生理　12
　　麻酔　131
大動脈径の測定，CT 検査による　79f
大動脈遮断
　　カニュレーションと　174f
　　時の脊髄虚血　35
大動脈石灰化　CT 所見　81f
大動脈造影　69, 79-82
大動脈内バルーンポンプ（IABP）　338-343
　　ウィーニング　342
　　冠動脈疾患のための　3
　　作動のタイミング　340
　　挿入手技　339
　　低心拍出量症候群　320
　　適応　338
　　抜去法　342
　　問題点と合併症　340-2
大動脈弁　492
大動脈弁口面積（AVA）　13
大動脈弁手術
　　経食道心エコー法　128
　　術後管理　230-232
大動脈弁置換術（AVR）　14, 15f, 384
　　心ブロック　231
　　大動脈解離　33
大動脈弁閉鎖不全症（AR）　18-19
　　手術手技　19
　　手術適応　19
　　術後管理　231
　　術前の注意点　19
　　心エコー図検査　76t
　　大動脈基部造影　68f
　　病態生理　18
　　麻酔　131
大動脈弁輪拡張症　33
大動脈瘤
　　下行　34, 35, 133
　　弓部　33, 35, 133
　　胸腹部　33-36
　　上行　33, 133
　　腹部　97

大伏在静脈グラフト（SVG）
　　冠動脈バイパス　6f
　　後の抗血小板療法　491
体表面積表　556
代用血液　259
多型性心室頻拍　403
ダナパロイド　143t, 144, 490
多発性ニューロパチー　505
多変量回帰モデル　105
タリウム安静時再分布イメージ　64
多列検出器型 CT 血管造影（MDCTA）　77
単一光子放出型コンピュータ断層撮影→SPECT
単型性心室頻拍　403
炭酸水素ナトリウム（NaHCO$_3$）　457
　　心停止時　367
弾性圧迫（TED）ストッキング　481
胆嚢炎　509
タンパク摂取量　514
単変量解析　105
タンポナーデ
　　心　43, 243, 260
　　遅発性　483-484
　　遅発性心　487

チアジド系利尿薬　腎機能障害　447
チアミン　504
チオシアン化物中毒　357
チオペンタール
　　脳保護　35, 133
　　用量　137t
チクロピジン　247
遅発性タンポナーデ　483-484, 487
中心静脈圧（CVP）　208, 232, 323b
中毒
　　アルコール　94
　　シアン　357
　　ジゴキシン　411
　　チオシアン化物　357
腸間膜虚血　511
超高速電子ビーム CT（EBCT）　77
調節強制換気（CMV）　294
超低体温循環停止法（DHCA）　181
直接冠動脈バイパス術，灌流補助下の　183
貯血槽，人工心肺回路　166
チロフィバン　89t, 91, 143, 247
鎮静　289
　　術後　221, 273

対麻痺　36, 506

低エネルギー心臓除細動　397
低カリウム血症　454

低カルシウム血症　454-455
低血圧　224, 482
　　　血管拡張と　223
　　　持続性　322, 367
　　　術後　201
低血糖　460, 513
低酸素　285, 290
低心拍出量　226, 322, 332, 336
低心拍出量症候群　315-326, 369
　　　管理　318b
　　　治療　318
　　　評価　317
低体温　223, 432
　　　CPB 終了後　219
　　　CPB 中　176, 178
　　　大動脈瘤　35
　　　復温　217
低体温心室細動法　192
低二酸化炭素症　276
低分子ヘパリン（LMWH）　90, 515
　　　周術期　247
　　　術後　490
　　　術前　100, 121
低マグネシウム血症　455
18F-デオキシグルコース（FDG）集積　64
テオフィリン　気管支痙攣　300
デキサメタゾン　138, 461
　　　下垂体異常　461
　　　気管浮腫　238
　　　早期回復のためのプロトコール　218t
デクスメデトミジン　136t, 137t
　　　術後　220, 221
　　　麻酔　137
デスフルラン　136
デスモプレシン（DDAVP）　255, 461
デブリードメント，胸骨　497
電解質　術前の　98
電気的心臓除細動　392
伝導障害　384-387, 482
　　　大動脈弁置換術後　384
同期式間欠的強制換気（SIMV）　271, 294
　　　ウィーニング　297
橈骨動脈グラフト，CABG 後の　227
洞性徐脈　382t, 383, 384f
洞性頻脈　382t, 387, 388f
糖タンパク Ⅱ b/Ⅲ a 阻害薬　91, 121, 143
疼痛管理，術後早期　273
糖尿病　94, 487
糖尿病性ケトアシドーシス　460
動脈カニュレーション　170
動脈グラフト攣縮　361

動脈血液ガス分析（ABG）
　　　人工呼吸器の設定　272, 273, 275
　　　抜管基準　283b
動脈酸素飽和度　314
動脈ライン，ICU での　207
ドキサプラム　220
ドクサート　475b
ドクサクリム　136, 137t
特発性心室頻拍　36
突然死　36-39
ドパミン　440
　　　CPB 中　147
　　　血行動態への影響　329
　　　使用量　328t
　　　心停止治療時　366
　　　腎用量　225, 447
　　　適応　329
ドフェチリド　397, 405t, 409
ドブタミン　63, 148
　　　血行動態への作用　329
　　　使用量　328t
　　　適応　330
　　　負荷 MRI　79
　　　負荷心エコー図検査（DSE）　63, 64
ドペキサミン　335
ドラセトロン　504, 507
トラネキサム酸　139b, 141, 248
トリヨードチロニン（T_3）　392, 460, 461
　　　血行動態への作用　333
　　　適応　334
ドレナージ
　　　経皮的胆嚢　509
　　　剣状突起下心嚢　44, 45f
　　　脳脊髄液　235
トロッカー　551
ドロペリドール　205b, 507
トロポニン I（Tn I）　369
トロメタミン（THAM）　457
トロンボエラストグラフ　250

な 行

内胸動脈（ITA）　6f
　　　横隔神経の損傷　480
　　　血管作動薬と　336
　　　呼吸機能と　270
　　　腕神経叢損傷　505
ナトリウム排泄率（FE_{Na}）　445
ナドロール　100
ナロキソン　283

ニカルジピン　260

開心術後　363
　　希釈法と投与量　356t
二次救命処置（ACLS）　364
二相性陽圧呼吸（BiPAP）　271, 284, 297
二点心房ペーシング　心房細動　391
Ⅱ度房室ブロック　385, 385f
ニトログリセリン　325
　　CABG 後　227
　　開心術後　363
　　冠動脈攣縮　371
　　希釈法と投与量　356t
　　血行動態への作用　357
　　大動脈弁狭窄症（AS）と　14
　　適応　258
　　副作用　258
ニトロプルシド
　　CABG 後　227
　　開心術後　363
　　希釈法と投与量　356t
　　血行動態への作用　356
　　術後　223
　　大動脈解離　31
　　適応　357
　　副作用　357
ニフェジピン　361
　　CABG 後　227
　　冠動脈攣縮　371
乳化マグネシウム　475b
乳酸アシドーシス　456, 457, 511, 513
乳頭筋断裂　22, 74f
ニューロパチー, 重症疾患多発性　505
尿検査　98
尿細管
　　壊死　443
　　障害　443
尿道カテーテル，ICU での　210　→ Foly カテーテルも参照
尿崩症　461
尿量　低下時の治療　446b
妊娠，人工弁置換術後　515
ニンニク　92

ネオスチグミン　509
ネオマイシン　513
ネシリチド　147, 324, 363, 440, 447
熱交換器，人工心肺回路　167f

脳灌流（ScO$_2$），CPB 中の　146
濃厚赤血球液　256
脳酸素飽和度測定　146
濃縮性アルカローシス　458
脳症　502-504, 513

脳脊髄液（CSF）ドレナージ　235
脳塞栓症　395
脳卒中　500　→神経学的合併症も参照
脳の酸素化　CPB 中の　176
脳保護，循環停止時の　35
ノルエピネフリン
　　血行動態への作用　332
　　使用量　328t
　　適応　332

は　行

肺炎　293
肺機能検査（PFTs）　93
肺血管拡張薬　324
肺血管抵抗（PVR）　313t
敗血症　353, 494
肺高血圧　322
肺水腫　58f, 286
バイスペクトラル（BIS）　135
肺塞栓　481
肺動脈カテーテル　124
肺動脈喫入圧（PCWP）　66f, 66t, 67t, 316t, 327t
　　PEEP と　286
　　Starling の法則　431
　　Swan-Ganz カテーテル　123f
　　左心不全　233
　　大動脈弁狭窄症　231
　　低心拍出量　226, 319
　　尿量　225
　　復温期　224
肺動脈穿孔　124, 209
肺胞換気　275-277
肺胞 - 動脈血酸素分圧較差〔D（A-a）O$_2$〕　275
拍動流ポンプ　349
バソプレシン　224, 365, 366f, 511
抜管
　　術後早期　280-283
　　基準　282, 283b
白血球数増加　97
発熱，術後の　478
パパベリン　511
パルスオキシメータ，ICU での　206
ハロペリドール　503, 507
反回神経麻痺　506
パンクロニウム　136
　　術後　253
　　用量　137t
バンコマイシン　493, 511, 512
　　術後　475b
　　術前　101, 103
　　心内膜炎　499t

パントプラゾール　475b, 510, 513

皮下感染　497
非虚血性心室頻拍　36
非ケトン性昏睡　460
非持続性心室頻拍（NSVT）　401, 402f, 403
非侵襲的下肢静脈マッピング　95
非侵襲的陽圧換気　295
非ステロイド性抗炎症薬（NSAIDs），術前の　92
非特発性心室頻拍　36
ビタミン E　92
ビタミン K　91, 100, 493
ヒト免疫不全症ウィルス（HIV）　99
ヒドララジン　362
ヒドロクロロチアジド　447
ヒドロコルチゾン　461
非拍動流ポンプ　349
ビバリルジン　143t, 144, 490
非分画ヘパリン　3, 90, 515
　　周術期　246
　　術後　490
　　術前　121
非乏尿性腎不全　442
非発作性房室接合部頻拍　398, 383t
貧血，CPB 後　488
頻拍
　　虚血性心室　36, 37
　　持続性心室　236, 403
　　上室性　397
　　心室　36-39, 236, 383t, 401-404, 402f
　　多型性心室　403
　　特発性心室　36
　　非虚血性心室　36
　　非持続性心室　36, 401, 402f, 403
　　非特発性心室　36
　　非発作性房室接合部　398, 383t
　　房室結節内リエントリー性　397
　　房室接合部　399f
　　房室リエントリー性　397, 410
　　発作性上室性　382t
　　発作性心房性　397
　　誘発性心室　36
頻脈，洞性　382t, 387, 388f
頻脈性不整脈，心室性　401

不安　505
不安定狭心症　3
フィブリノーゲン　線溶現象　250
フェニトイン　398, 412
　　血行動態への作用　332
　　使用量　328t
　　適応　332

フェノルドパム　98, 439, 440, 447
　　CPB 中　147
　　希釈法と投与量　356t
　　腎灌流を改善　133
フェノルドパムメシレート　362
フェンタニル
　　術後　277
　　麻酔　135
　　用量　137t
フォローアップ計画　517
負荷検査
　　運動　62
　　種類　61
伏在静脈　術前評価　95
伏在神経障害　506
副腎機能不全　461
腹痛　511
腹部大動脈瘤　97
腹膜透析　452
不整脈　381-404, 482
　　心室性　236, 353, 482
　　心室性頻脈性　401
　　治療法　382t
ブドウ球菌性縦隔洞炎　498
ブピバカイン　227
部分トロンボプラスチン時間（PTT）　250
フルドロコルチゾン　461
フルマゼニル　283
プレコンディショニング，虚血　192
プレドニゾロン　300
プレドニゾン　486
プロカインアミド　366f, 392, 405
　　心房細動　396
　　投与量と治療域　405t
プロクロルペラジン　475b
プロスタグランジン E_1（PGE_1）　143, 325
　　血管拡張薬　233
プロスタグランジン類似化合物　143
プロスタサイクリン　233
フロセミド　289, 441, 447, 453
　　CPB 中　147
　　術後　436, 476b
　　腎機能障害　447
プロタミン　148, 254
　　インスリンと　94
　　特異反応　149
　　ヘパリン中和　246
プロテイン C　490
　　組換え型活性　495
　　欠乏症　92
プロトロンビン時間（PT）　250
プロトンポンプ拮抗薬　510, 513

プロパフェノン 392, 407
　心房細動 396
　投与量と治療域 405t
プロポフォール
　術後 220, 253, 277
　全身性高血圧 355
　麻酔 135
　用量 137t
平均動脈圧（MAP） 313t
ペーシング 375f
　一時的右房 389
　高頻度心房 392
　高頻度心房双極 376f
　心室 377, 378f
　心房 374-376, 400
　房室 376-377, 377f
　モード，一時的 380
ペーシングワイヤー 211, 371-381
　心外膜 378-379
　心室 378
　診断的用途 371
　治療的用途 372
　抜去困難 379
ペースメーカ 61, 371-381
　永久 380
　経静脈的 378
閉塞性肥大型心筋症（HOCM） 28-29, 29f
　手術手技 29
　術前の注意点 29
　麻酔 131
ヘキサジメトリン 151
ベクロニウム 136, 137t
ヘタスターチ 224, 259, 434
　アルブミンと 148, 166
ペニシリン 101
ヘパリナーゼ-I 150
ヘパリン 90
　ACT 142, 175
　コーティング回路 248
　縦隔出血 245
　術後 475b
　術前 100
　除去装置 150
　心房細動に対する 395
　抵抗性 142
　低分子 490, 515
　肺塞栓 481
　反跳 149
　非分画 3, 490, 515
　プロトコール，心臓手術患者の 537
ヘパリン化 オフポンプ手術 152

ヘパリン-プロタミン滴定試験 149
ヘパリン誘導血小板凝集テスト 97
ヘパリン誘発性血小板凝集（HIPA） 489
ヘパリン誘発性血小板減少症（HIT） 3, 143, 175, 208, 246, 488-491
ヘマトクリット（HCT）
　CPB中 177
　カテーテル検査後の 5
　輸血 314
ヘモグロビン由来酸素運搬物質（HBOCs） 259
ベラパミル 361, 398, 410, 411, 412
　開心術後 363
　冠動脈攣縮 371
　希釈法と投与量 356t
　閉塞性肥大型心筋症（HOCM） 28
弁機能不全 516
弁狭窄 の程度 13
弁透視 67t
ペントバルビタール 脳保護 35, 133
便秘 507

房室結節内リエントリー性頻拍（AVNRT） 397
房室接合部調律 398
　治療法 382t
房室接合部頻拍 399f
　非発作性 383t, 398
房室（AV）伝導 323
房室ブロック →心ブロックも参照
　Mobitz I 型 385, 385f
　Mobitz II 型 385
　Wenckebach 型 385, 385f
　I 度 385, 385f
　II 度 385
　III 度 382t
　完全 386f
房室ペーシング 376-377, 377f
房室リエントリー性頻拍（AVRT） 397, 410
乏尿
　原因 443t
　治療 445-448
　術後 442-449
　評価 444
乏尿性腎不全 442
ポジトロン断層撮影（PET） 64
補助・調節換気（ACV） 271, 294
ホスホジエステラーゼ（PDE）阻害薬 324, 330, 331, 337 →イナムリノン，ミルリノンも参照
発作性上室性頻拍 382t
発作性心房性頻拍（PAT） 397

ま 行

マグネシウム
 乳化 475b
 硫酸 →硫酸マグネシウム
麻酔（管理） 121-154
 オフポンプ手術 151-154
 術前訪問 121-122
 人工心肺開始前 138-145
 人工心肺中 145-147
 導入と維持 135-137
麻酔薬
 血行動態に及ぼす影響 136t
 用量と代謝 137t
末期心不全 41-43
 手術適応と手術手技 42
 病態生理 42
末梢血管疾患（PVD） 97
麻痺
 対 36, 506
 反回神経 506
麻痺性イレウス 508
マルチスライスCT血管造影 77-79
慢性呼吸不全 290-293
 患者の補助手段 292b
慢性骨髄炎 497
慢性腎不全（CRF） 438
慢性閉塞性肺疾患（COPD） 92-94, 270, 290
 PEEP 289
 気管支痙攣 300
 急性呼吸不全 285
 人工呼吸器の設定 272
マンニトール 441, 447, 448

ミダゾラム
 術後 221, 253, 277
 全身性高血圧 355
 麻酔 135
 用量 137t
ミネラルコルチコイド 461
ミルリノン 324
 血行動態への作用 330
 使用量 328t
 適応 330

無気肺 272
 吸着性 275
無収縮 365, 366
ムピロシン 104
無脈性電気的活性 366

メタプロテレノール 300

メタムシル 475b
メチシリン耐性黄色ブドウ球菌（MRSA） 497
メチルプレドニゾロン
 気管支痙攣 300
 周術期 247
 脳保護 35, 133
メチレンブルー 322
メトクロプラミド 507, 514, 475b
メトプロロール 259, 390, 398, 408
 開心術後 363
 術後 475b
 術前 100
 心房細動 394
 大動脈解離 31
 不整脈治療 388
メトヘモグロビン血症 274
メトラゾン 447
メトロニダゾール 511, 512
メペリジン
 シバリング 277
 術後 220, 253
 全身性高血圧 355

毛細管漏出 220, 224
モニタリング
 ICUでの 206-212
 術中 122-129
モルヒネ
 術後 221, 253, 277
 術前 122
 全身性高血圧 355
 疼痛管理 273

や 行

薬物溶出ステント（DES） 2
薬物療法，術前の 100-101

誘発性心室頻拍 36
遊離トリヨードチロニン（free T$_3$） 460, 461
輸液 433
 負荷 222
輸血 289
 回収式自己血 257
 血小板 257
 術前 99
 準備ガイドライン，開心術における 103t
 赤血球 256
 ヘマトクリット 314

溶血 516
陽性変力作用薬，CABG後 227

予防的抗生物質　517

ら 行

ラクツロース　513
ラニチジン　510
ラベタロール　259
　　希釈法と投与量　356t
　　大動脈解離　31
リエントリー性頻拍
　　房室　397, 410
　　房室結節内　397
リジノプリル　363
リスクアセスメント　104-112
リドカイン　366f, 407
　　CABG 後　227
　　心室性期外収縮　400
　　投与量と治療域　405t
利尿薬　289
　　術後　435
　　術前　100
　　腎機能障害　446
　　チアジド系　447
　　ループ　436
硫酸マグネシウム　366f, 455
　　心室性期外収縮　400
　　心房細動　391, 395

瘤形成術，左室瘤に対する　10
両心補助装置（BiVAD）　344b, 347
緑色レンサ球菌　516
臨床検査　97-99

ループ利尿薬　436

レピルジン　490, 143t, 144, 490
レボシメンダン　335
レミフェンタニル　135, 137t

濾過血液　257
ロクロニウム　136, 137t
ロラゼパム　122, 137t

わ 行

ワルファリン
　　影響を与える薬物・食物　547
　　収縮性心膜炎　486
　　周術期　246
　　術後　490
　　術前　20, 91, 100
　　人工弁患者の　491f, 492, 493
　　人工弁置換術後の妊娠　515
　　肺塞栓　481
腕神経叢損傷　505

| 心臓手術の周術期管理 | 定価（本体 8,500 円 + 税） |

2008 年 2 月 11 日発行　第 1 版第 1 刷 ©

著　者	ロバート・M・ボージャー
監訳者	天野　篤（あまの　あつし）
発行者	株式会社　メディカル・サイエンス・インターナショナル
	代表取締役　若松　博
	東京都文京区本郷 1-28-36
	郵便番号 113-0033　電話（03）5804-6050

印刷：双文社印刷／表紙装丁：トライアンス

ISBN 978-4-89592-497-9　C3047

JCLS ＜㈱日本著作出版権管理システム委託出版物＞

本書の無断複写は，著作権法上での例外を除き禁じられています．
複写される場合は，そのつど事前に㈱日本著作出版権管理システム
（電話 03-3817-5670，FAX03-3815-8199）の許諾を得てください．